U0199328

胎儿窘迫

Fetal Distress

主　编　刘兴会　王子莲　漆洪波
副主编　胡娅莉　李笑天　王谢桐　马宏伟

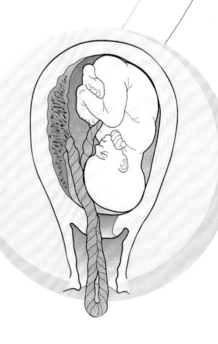

人民卫生出版社
·北京·

图书在版编目（CIP）数据

胎儿窘迫 / 刘兴会，王子莲，漆洪波主编 . —北京：
人民卫生出版社，2022.7（2023.7 重印）
ISBN 978-7-117-33248-4

Ⅰ.①胎… Ⅱ.①刘…②王…③漆… Ⅲ.①胎儿窘
迫 Ⅳ.①R714.5

中国版本图书馆 CIP 数据核字（2022）第 101680 号

| 人卫智网 | www.ipmph.com | 医学教育、学术、考试、健康，购书智慧智能综合服务平台 |
| 人卫官网 | www.pmph.com | 人卫官方资讯发布平台 |

胎 儿 窘 迫
Taier Jiongpo

主　　编：刘兴会　王子莲　漆洪波
出版发行：人民卫生出版社（中继线 010-59780011）
地　　址：北京市朝阳区潘家园南里 19 号
邮　　编：100021
E - mail：pmph @ pmph.com
购书热线：010-59787592　010-59787584　010-65264830
印　　刷：北京盛通印刷股份有限公司
经　　销：新华书店
开　　本：889×1194　1/16　印张：27
字　　数：798 千字
版　　次：2022 年 7 月第 1 版
印　　次：2023 年 7 月第 2 次印刷
标准书号：ISBN 978-7-117-33248-4
定　　价：178.00 元

打击盗版举报电话：010-59787491　E-mail：WQ @ pmph.com
质量问题联系电话：010-59787234　E-mail：zhiliang @ pmph.com
数字融合服务电话：4001118166　　E-mail：zengzhi @ pmph.com

编委名单

（以姓氏笔画为序）

丁依玲	中南大学湘雅二医院	张　力	四川大学华西第二医院
卫　蔷	四川大学华西第二医院	张雪芹	厦门大学附属妇女儿童医院
马宏伟	四川大学华西第二医院	陈　慧	中山大学孙逸仙纪念医院
王　华	四川大学华西第二医院	陈海天	中山大学附属第一医院
王子莲	中山大学附属第一医院	陈敦金	广州医科大学附属第三医院
王冬昱	中山大学附属第一医院	范建霞	上海交通大学医学院附属国际和平妇幼
王永红	四川大学华西第二医院		保健院
王国玉	四川大学华西第二医院	林建华	上海交通大学医学院附属仁济医院
王晓东	四川大学华西第二医院	岳　军	四川省人民医院
王慧艳	常州市妇幼保健院	周　容	四川大学华西第二医院
邓东锐	华中科技大学同济医学院附属同济医院	赵　茵	华中科技大学同济医学院附属协和医院
石　晶	四川大学华西第二医院	赵扬玉	北京大学第三医院
朴梅花	北京大学第三医院	胡　芸	中南大学湘雅二医院
朱启英	新疆医科大学第一附属医院	胡娅莉	南京大学医学院附属鼓楼医院
刘　铭	同济大学附属东方医院	段　然	重庆医科大学附属第一医院
刘兴会	四川大学华西第二医院	姚　强	四川大学华西第二医院
刘彩霞	中国医科大学附属盛京医院	贺　晶	浙江大学医学院附属妇产科医院
孙敬霞	哈尔滨医科大学附属第一医院	高　岩	四川省妇幼保健院
孙路明	同济大学附属第一妇婴保健院	郭晓辉	深圳市人民医院
李雪兰	西安交通大学第一附属医院	梅　劼	四川省人民医院
肖　梅	华中科技大学同济医学院附属湖北妇幼	曹引丽	西北妇女儿童医院
	保健院	彭　雪	四川大学华西第二医院
吴　琳	四川大学华西第二医院	漆洪波	重庆医科大学附属妇女儿童医院
余海燕	四川大学华西第二医院	谭　曦	四川大学华西第二医院
邹　刚	同济大学附属第一妇婴保健院	颜建英	福建省妇幼保健院
邹　丽	华中科技大学同济医学院附属协和医院		

编者名单

卫　星　同济大学附属第一妇婴保健院

王晓敏　浙江大学医学院附属妇产科医院

邓春艳　四川大学华西第二医院

付　帅　中山大学孙逸仙纪念医院

包　琳　中山大学孙逸仙纪念医院

朱梦兰　中山大学孙逸仙纪念医院

刘小平　四川大学华西第二医院

刘思诗　中国医科大学附属盛京医院

孙　雯　广州医科大学附属第三医院

何志明　中山大学附属第一医院

何菁菁　四川大学华西第二医院

沈丽霞　中山大学附属第一医院

张　阳　华中科技大学同济医学院附属协和医院

张金玲　四川大学华西第二医院

张勤建　福建省妇幼保健院

武建利　新疆医科大学第一附属医院

周　凡　四川大学华西第二医院

周　羽　四川省妇幼保健院

郑明明　南京大学医学院附属鼓楼医院

孟　梦　同济大学附属第一妇婴保健院

赵　蕾　华中科技大学同济医学院附属湖北妇幼保健院

胡诗淇　四川大学华西第二医院

徐　霞　福建省妇幼保健院

徐婷婷　四川大学华西第二医院

唐慧荣　南京大学医学院附属鼓楼医院

黄　轩　中山大学附属第一医院

黄林环　中山大学附属第一医院

龚　洵　华中科技大学同济医学院附属同济医院

盛雨婷　四川大学华西临床医学院

彭　萍　中国人民解放军南部战区总医院

董　欣　西安交通大学第一附属医院

韩　香　西北妇女儿童医院

傅　勤　上海交通大学医学院附属仁济医院

曾　宇　四川大学华西第二医院

缪慧娴　上海交通大学医学院附属仁济医院

滕　伟　中国人民解放军南部战区总医院

编写秘书

陈海天　段　然

4

主编简介

刘兴会

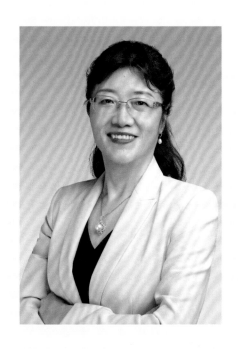

教授,博士研究生导师,四川大学华西第二医院产科学科主任。中华医学会围产医学分会主任委员、中国女医师协会母胎医学专业委员会副主任委员、中国妇幼保健协会高危妊娠管理专业委员会副主任委员、中华医学会妇产科学分会产科学组副组长及妊娠期高血压疾病学组委员、中华预防医学会出生缺陷预防与控制专业委员会常务委员、中国医师协会循证医学专业委员会常务委员、四川省医学会围产医学专业委员会主任委员、四川省医学会妇产科专业委员会候任主任委员、四川省学术和技术带头人、四川省卫生计生领军人才、四川省有突出贡献的优秀专家。被授予全国"三八红旗手""国之名医·卓越建树"等荣誉称号。享受国务院政府特殊津贴。

任《实用妇产科杂志》《中华妇幼临床医学杂志》(电子版)、《妇产与遗传》(电子版)副主编;《中华妇产科杂志》《中华围产医学杂志》《中国实用妇科与产科杂志》等多本杂志编委、常务编委。

一直从事产科工作,临床经验丰富,对产科危重症、手术、胎儿宫内发育及监测、孕期营养管理等有深入系统的研究。执笔撰写并发表了中国《产后出血预防与处理指南(2014)、(2009)》《正常分娩指南》《妊娠期铁缺乏和缺铁性贫血诊治指南》《妊娠和产后甲状腺疾病诊治指南(第 2 版)》《乙型肝炎病毒母婴传播预防临床指南(第 1 版)、(2020)》等 8 部指南,并参与撰写其他产科指南、专家共识及行业规范共 42 项。

负责国家自然科学基金及国家"十二五""十三五""十四五"重点研发计划课题等三十余项,在国内外学术期刊发表论文 418 篇。荣获全国妇幼健康科学技术奖一等奖、中华预防医学会科学技术奖二等奖、四川省科学技术进步奖一等奖等。编写专著 48 部,其中主编《实用产科手术学》(第 1 版、第 2 版)《难产》《助产》《助产理论与实践》《产科临床诊疗流程》《产科临床热点》《妇女常见病防治与孕产保健》等专著 17 部,参编人民卫生出版社《妇产科学》(5 年制及 8 年制)教材。

主编简介

王子莲

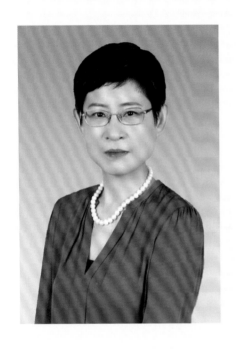

教授,博士研究生导师,中山大学附属第一医院副院长。中国医师协会妇产科分会母胎医学专业委员会副主任委员、中国妇幼保健协会妊娠合并糖尿病专业委员会副主任委员、广东省医师协会副会长、广东省医学会围产医学会妊娠期糖尿病学组组长、广州市围产保健专家组组长。

任《中华产科急救杂志》电子版副主编、中华妇产科杂志和中华围产医学杂志及母胎医学杂志(英文)等多个杂志编委。

在围产医学领域尤其在高危妊娠、母胎监护、多胎妊娠、妊娠期糖尿病、妊娠合并内外科疾病的诊治等方面具有较深入的研究和丰富的临床经验,参与产科多个诊治指南的制定。先后获得国家自然科学基金、国家重点研发计划、卫生部行业项目、世界糖尿病基金会、广东省自然和社会发展项目、广州市科技计划项目以及中山大学5010等多个项目的资助,在国内外学术期刊上发表学术论文多篇。获广东省南粤优秀教师、教育部宝钢优秀教师奖、中山大学教学名师奖等称号,主办多届"中山母胎监护论坛",为传播产科新知识、新理念起到了积极的推动作用。

主编简介

漆洪波

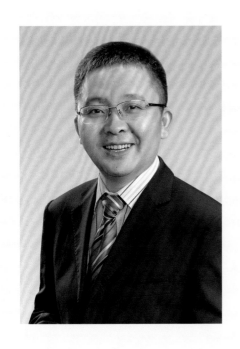

教授，博士研究生导师，重庆医科大学附属妇女儿童医院／重庆市妇幼保健院院长。中华医学会围产医学分会副主任委员兼秘书长，"新世纪百千万人才工程国家级人选"、"国家有突出贡献中青年专家"、"国家卫健委突出贡献中青年专家"、"享受国务院特殊津贴专家"。

全国统编5年制《妇产科学》（第9版）副主编，全国统编8年制《妇产科学》（第4版）副主编，研究生统编教材《妇产科学》主编，国家卫计委住院医师规范化培训教材《妇产科学》副主编。共同主编《难产》《助产》等著作30多部。执笔及参与制定了中华医学会、国家卫健委指南或规范60余部。

2019年获得第三届"国之名医-优秀风范"称号。获国家重点研发计划、国家自然科学基金重点项目等30多项，在Lancet、JAMA、Cell子刊等发表SCI论文170多篇。

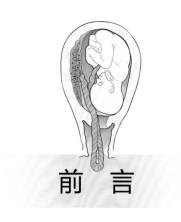

前 言

　　随着经济生活水平的提高、临床新技术新方法的不断涌现和开展,产科亚专业的划分已越来越细化。其中胎儿医学就是近年来围产医学的新兴亚专科,是正在快速发展的交叉学科,汇集了产科学、儿科学、产前诊断学、影像学等多学科的特色。当代产科医生对宫内胎儿的关注,已经从"发现问题就终止妊娠"迈入了"发现并妥善解决母胎问题"的新时代。

　　本书着眼于解决胎儿宫内安危的临床实际问题,云集了国内产科、新生儿科、内科等多学科专家,汇集临床上胎儿、新生儿涉及的一手病例资料,复习了国内外最新的、最优的胎儿医学研究成果,重点围绕临床上胎儿窘迫及相关新生儿异常的诊疗思路、诊疗方法、诊疗流程,提出了临床处置方案。希望本书能为胎儿疾病的孕期规范化管理、围产期诊治、出生后治疗以及远期预后提供参考价值,为围产医学同道所借鉴。

　　本书的特色是具有临床实用性,从胎儿的组织胚胎学发育开篇,阐述引起胎儿缺氧的生理机制,再论及临床上各种会引起胎儿窘迫的产科并发症、合并症,一一阐述临床表现、诊治过程,并提供相应的流程供读者参考、实践。本书搜集了大量临床病案资料、胎儿监护图像资料等,由全国各地的产科、儿科专家书写了病案分析。这些临床案例的诊治过程往往在教科书、工具书甚至文献中都很难找到相匹配的详细处理方法,因此,本书非常适合产科临床一线医务人员阅读和参考。

　　在产科医疗质量安全管理方面,本书也做了阐述,详解了产房标准配置、安全管理制度、分娩病情沟通等内容,并录制了相关的应急演练视频,希望为基层助产机构的建设和能力提升指引方向,同时也配合了《2022年国家医疗质量安全改进目标》中的"降低阴道分娩并发症发生率"。

　　所有编者从临床实践出发,尽力使编写内容满足产科临床医生的实际需求,但仍可能难以涵盖所有涉及胎儿窘迫之问题。本书出版之际,恳切希望广大读者在阅读过程中不吝赐教,发现任何疑问或错误,欢迎发送邮件至邮箱 renweifuer@pmph.com 或扫描封底二维码,关注"人卫妇产科学"。对我们的工作予以批评指正,以期再版时更加完善,回馈读者。

刘兴会　王子莲　漆洪波

2022年6月

获取图书配套增值内容步骤说明

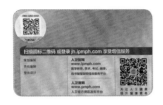

第一步

扫描封底圆形二维码
或打开增值服务激活平台
（jh.ipmph.com）
注册并登录

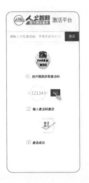

第二步

刮开并输入激活码
激活图书增值服务

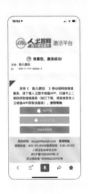

第三步

下载"人卫图书增值"客户端
或打开网站

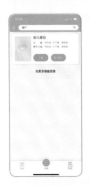

第四步

登录客户端
使用"扫一扫"
扫描书内二维码
即可直接浏览相应资源

客服热线：4006-300-567
（服务时间 8:00~21:30）

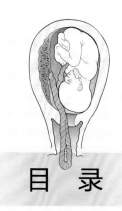

目　录

第一章

影响胎儿氧供的因素

胎儿的氧供通路包括母体、胎盘、脐带、胎儿、羊水等环节,即胎儿是否缺氧与上述因素相关,因此,当其中任意一个环节出现异常时,胎儿的氧供将受到影响。

第一节　母体因素

胎儿的氧供首先来源于母体,氧气从母体输送到胎盘前的环节包括肺、血液、心脏、子宫,即胎儿的氧供与母体的呼吸、血液、循环系统及子宫的变化和收缩有关。此外,母体病理因素、用药情况也会影响胎儿的氧供。

一、母体呼吸系统的生理变化特征

母体吸入的氧气需要经过肺通气(即肺与外环境的气体交换)和肺换气(即肺泡与肺毛细血管血液的气体交换)的过程,再经血液运输至组织、细胞进行气体交换。

(一) 肺通气的动力和阻力在妊娠期的生理变化

肺通气的原动力来自呼吸肌的收缩和舒张。吸气时,肋间外肌收缩从而增加胸腔的前后径和左右径,膈肌收缩从而增加胸腔的上下径,二者收缩使胸廓扩大,肺容积增大,肺内压降低。当肺内压低于大气压时,空气将流入肺内。妊娠时,横膈上升约4cm,导致胸腔上下径减小;与此同时,胸腔前后径、左右径及胸腔周长均增大,以此代偿减小的胸腔上下径,使得肺容积不至于显著减小。

平静呼吸时,呼吸肌运动需克服肺通气阻力以实现肺通气,肺通气阻力来自肺弹性阻力和非弹性阻力。肺弹性阻力指肺组织对抗外力作用引起的变形的力,肺顺应性指肺组织在外力作用下引起变形的难易程度。非弹性阻力指气体流动时发生的阻力,包括气道阻力、惯性阻力等。妊娠时,肺顺应性不受影响,气道传导率增加,总肺通气阻力降低。

(二) 肺通气功能在妊娠期的生理变化

1. 肺容积　指肺在不同状态下能容纳的气体量。可分为,①潮气量,即每次呼吸时吸入或呼出的气体量,正常为400~600ml;②补吸气量,即平静吸气后再尽力吸气时所能吸入的气体量,正常为1 500~2 000ml;③补呼气量,即平静呼气后再尽力呼气时所能呼出的气体量,正常为900~1 200ml;④余气量,指最大呼气后仍留在肺内的气体量,正常为1 000~1 500ml。

2. 肺容量　指肺容积中两项或以上的联合气体量。可分为,①深吸气量,指平静呼气后做

最大吸气时所能吸入的气体量,为潮气量与补吸气量的和;②功能余气量,指平静呼气后仍留在肺内的气体量,为补呼气量与余气量的和,正常约2 500ml;③肺活量,指尽力吸气后所能呼出的最大气体量,为潮气量、补吸气量、补呼气量的和;用力肺活量,为一次尽力吸气后尽力尽快呼气所能呼出的最大气体量;④肺总量,指肺能容纳的最大气体量,为肺活量与余气量的和,成年女性约为3 500ml。

妊娠时,随着横膈上抬,肺容积和肺容量减小,功能余气量和余气量也随之减小,至妊娠24周时尤为显著。妊娠期间功能余气量减少约20%~30%(400~700ml),其中补呼气量减少了15%~20%(200~300ml),余气量减少了20%~25%(200~400ml)。深吸气量在妊娠期间上升5%~10%(200~350ml)。肺总量在足月妊娠时保持不变或减少小于5%。妊娠期间潮气量有所增加,在妊娠8周时,潮气量增加30%~50%。补吸气量和肺活量在妊娠期无明显改变(图1-1-1)。

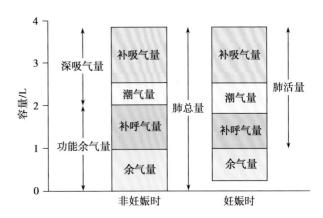

图1-1-1　妊娠和非妊娠女性的肺容积和肺容量

3. 肺通气量和肺泡通气量　肺通气量指每分钟出入肺的气体总量,为潮气量与呼吸频率的积。正常非妊娠时呼吸频率为12~18次/min,肺通气量为6~9L/min。肺泡通气量指每分钟肺泡吸入的新鲜空气量,为潮气量和无效腔气体量的差与呼吸频率的积。随着妊娠进展,呼吸速率基本不变,潮气量增加和功能余气量下降的结合效应使得母体平静呼吸时的每分钟通气量明显增加,增幅为50%~70%,可达10.7~14.1L/min,这与孕酮对呼吸中枢的刺激作用、补呼气量减少及呼吸性碱中毒的代偿有关。此外,妊娠时血浆渗透压降低也有助于减少呼吸抑制,以增加每分钟通气

量。妊娠期间,随着每分钟通气量增加,氧气摄入量和耗氧量也轻度上升。妊娠期间耗氧量增加约20%~40%,而多胎妊娠在此基础上再增加约10%,这种增加主要是用来满足胎儿、胎盘及母体器官对氧气的需求。分娩期间,每分钟通气量和耗氧量进一步增加,耗氧量在分娩时增加了40%~60%。

4. 闭合容量 呼气时,胸膜腔内压增大,压迫气道,使其趋于闭合,当肺下部的小气道开始闭合时所能继续呼出的气体量称为闭合容量。目前仍不清楚妊娠期间闭合容量是否增加。

（三）肺换气功能在妊娠期的生理变化

气体分子的运动是无定向的,当存在气压差时,气体将从气压高处往气压低处扩散,肺换气以此方式进行。正常情况下,母体吸入的氧气以扩散的方式从气压高处往气压低处转移,随着氧气扩散,氧分压(partial pressure of oxygen,PO_2)逐渐降低。其中肺泡的PO_2约为102mmHg(1mmHg=0.133kPa),转移至动脉血、混合静脉血和组织后,PO_2逐渐下降为97~100mmHg、40mmHg、30mmHg。当氧气扩散至脐静脉时,PO_2可低至30mmHg,经胎儿循环返回脐动脉后,PO_2约为15~25mmHg。

氧气扩散与多种因素有关。氧气从肺泡经肺泡毛细血管膜扩散至肺毛细血管,肺泡毛细血管膜也称呼吸膜,由六层结构组成:表面活性物质层、肺泡上皮细胞层、上皮基底膜、基质层、毛细血管基底膜和毛细血管内皮细胞层。氧气经呼吸膜的扩散速率与呼吸膜的厚度、扩散距离有关,当出现使呼吸膜增厚或扩散距离增加的疾病时,氧气扩散量将减少,如肺纤维化、肺水肿等。呼吸膜扩散面积与氧气扩散的速率成正比,因此使呼吸膜扩散面积减小的疾病均可影响氧气扩散,如肺不张、肺气肿等。此外,每分钟肺泡通气量和每分钟肺血流量的比值,即通气/血流比值,反映了肺换气功能。正常情况下该比值约为0.84。当出现缺氧或二氧化碳潴留,如肺气肿等阻塞性肺病时,部分细支气管阻塞导致气体交换不足,比值降低;肺泡壁破坏导致血流量减少,比值升高。综上,当母体呼吸道梗阻,或药物(如阿片类或硫酸镁)导致呼吸中枢抑制或呼吸暂停时,均可能阻碍氧气扩散至肺泡;当出现肺炎、哮喘、肺不张或急性呼吸窘迫综合征引起通气与血流灌注比值失调和弥散障碍时,氧气从肺泡扩散至毛细血管受阻,可影响胎儿供氧。

二、母体血液系统的生理变化特征

（一）氧气在母体血液中的运输

氧气经肺换气后弥散至母体血液循环,其中仅1%~2%以物理溶解的形式在血液中运输,余98%的氧气与血红蛋白结合运输。氧气以物理溶解形式存在的量很少,但PO_2直接决定了与血红蛋白结合的氧含量,因为在肺或组织换气时,进入血液中的氧气都是先溶解在血浆以提高其分压,再与血红蛋白结合的;同理,当氧气需要从血液中释放时,也是溶解形式的氧气先释放以降低其分压,而后与血红蛋白结合的氧气再溶解出来。

血红蛋白由1个珠蛋白和4个血红素构成,每个血红素基团中心有一个Fe^{2+},其与氧气结合后,血红蛋白变为氧合血红蛋白(oxyhemoglobin,HbO_2)。血红蛋白在每100ml血液中所能结合的最大氧气量称为血红蛋白氧容量(即血氧容量),而所结合的实际氧气量称为血红蛋白氧含量(即血氧含量),血氧含量与血氧容量的百分比称为血红蛋白氧饱和度(即血氧饱和度)。血红蛋白与氧气的结合十分迅速且可逆,并受氧分压影响。当血液流至肺部时,因肺部的氧分压高,血红蛋白与氧气结合为HbO_2,当血液流至组织时,因组织的氧分压较低,HbO_2迅速解离,释放氧气。

妊娠期间,血容量显著增加以满足子宫、胎盘和各器官组织增加的代谢需求,并提供丰富的营养物质,有利于维持胎盘、胎儿生长发育,应对妊娠和分娩期间失血造成的不良影响。血容量自妊娠6~8周开始增加,24~28周增长速度最快,至32~34周达到高峰,此后维持。整个妊娠期间血容量增加40%~45%(平均约1 450ml),增加程度有个体差异。血浆和红细胞在此过程中同时增加,但血浆的增加量大于红细胞,因而出现生理性血液稀释。循环红细胞平均增加450ml,这使得血红蛋白的量增加,血氧容量增加,心脏输出量上升。

血液PO_2与血氧饱和度的关系曲线为氧解离曲线,该曲线显示了不同PO_2下氧气和血红蛋白的结合和解离情况。因血红蛋白的4个亚单位之间有协同效应,当1个亚单位结合或释放氧气后,由于变构效应,会促进其他亚单位结合或释放氧气,因此氧解离曲线呈"S"形(图1-1-2)。氧解离曲线的右上段相当于PO_2为60~100mmHg时的血氧饱和度,此区间曲线较为平坦,表明在此范围内PO_2对血氧饱和度(或血氧含量)的影响不大。氧

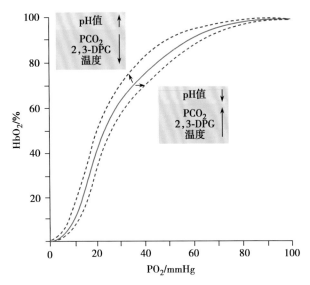

图 1-1-2   氧解离曲线及其影响因素
注:HbO₂:氧合血红蛋白;PO₂:氧分压;PCO₂:二氧化碳分压;2,3-DPG:2,3-二磷酸甘油酸。

解离曲线的中段相当于 PO₂ 为 40~60mmHg 时的血氧饱和度,此区间曲线较陡峭,反映了安静状态下机体的供氧情况。氧解离曲线的左下段相当于 PO₂ 为 15~40mmHg 时的血氧饱和度,此区间曲线最陡直,反映了血液供氧的储备能力。

(二)影响氧气在母体血液中运输的因素

多种因素可改变氧气与血红蛋白结合或解离的状态,从而影响氧气的运输,导致机体供氧情况变化。氧气与血红蛋白的亲和力变化可以通过氧解离曲线的位置偏移显示,氧气与血红蛋白亲和力通常用 P_{50} 表示,P_{50} 指血氧饱和度为 50% 时的 PO₂。当 P_{50} 增大,氧解离曲线右移,表示血红蛋白对氧气的亲和力降低,血氧饱和度达到 50% 所需要的 PO₂ 增加;当 P_{50} 减小,氧解离曲线左移,表示血红蛋白对氧气的亲和力增强,血氧饱和度达到 50% 所需要的 PO₂ 降低。正常成人动脉血 PO₂(即 PaO₂)为 95~100mmHg,此时血氧饱和度可达 95%~100%。妊娠早期 PaO₂ 可增加至 106~108mmHg;妊娠晚期因子宫增大,PaO₂ 有所下降,约为 101~104mmHg。很多因素可以影响血红蛋白对氧气的亲和力,导致氧解离曲线向左移或右移,从而影响氧气在血液中的运输。一般而言,当组织需氧量增加时,从 HbO₂ 解离出的氧气就会增加,即代谢较为活跃。影响氧气在血液中运输的因素包括酸碱度(pH value,pH)、二氧化碳分压(partial pressure of carbon dioxide,PCO₂)、温度、有机磷化合物(2,3-二磷酸甘油酸)、一氧化碳及血红蛋白的质和量等(见图 1-1-2)。

1. 血液 pH 值和 PCO₂ 对氧气运输的影响   当 pH 值升高或 PCO₂ 降低时,血红蛋白对氧气的亲和力上升,P_{50} 减小,氧解离曲线向左移;反之,当 pH 值降低或 PCO₂ 升高时,血红蛋白对氧气的亲和力下降,P_{50} 增大,氧解离曲线向右移。血液 pH 值和 PCO₂ 影响血红蛋白对氧气的亲和力的这种效应称为波尔效应,其主要与 pH 值的改变从而引起血红蛋白的构象变化有关。PCO₂ 的改变主要通过 pH 值的改变产生间接效应,从而影响血红蛋白对氧气的亲和力。波尔效应既可以促进肺毛细血管血液摄取氧气,又有利于组织毛细血管血液释放氧气。当血液流至肺部时,血液中的 CO₂ 扩散至肺泡,血液 PCO₂ 下降,H⁺ 浓度随之降低,pH 值升高,此时血红蛋白对氧气的亲和力上升,与氧气的结合增加,血氧含量增加。当血液流至组织时,组织中的 CO₂ 扩散至血液,血液 PCO₂ 上升,H⁺ 浓度随之升高,pH 值降低,血红蛋白对氧气的亲和力下降,HbO₂ 解离增加,有利于为组织提供氧气。

2. 温度对氧气运输的影响   当温度升高时,血红蛋白对氧气的亲和力下降,P_{50} 增大,氧解离曲线向右移;反之,当温度降低时,血红蛋白对氧气的亲和力上升,P_{50} 减小,氧解离曲线向左移,不利于氧气的释放。温度对氧气运输的影响可能与 H⁺ 的活度变化有关。当温度升高,H⁺ 的活度增加,从而降低血红蛋白与氧气的亲和力,反之亦然。当母体温度升高,CO₂ 和酸性代谢产物增加,有利于 HbO₂ 解离释放氧气,从而使组织获得更多氧气,满足细胞代谢活跃的需要。

3. 红细胞内 2,3-二磷酸甘油酸对氧气运输的影响   红细胞内有多种磷酸盐,如腺苷三磷酸(adenosine triphosphate,ATP)、2,3-二磷酸甘油酸(2,3-DPG)等,其中 2,3-DPG 在影响血红蛋白与氧气的亲和力中有重要作用。当 2,3-DPG 浓度升高时,血红蛋白对氧气的亲和力下降,P_{50} 增大,氧解离曲线向右移;反之,当其浓度降低时,血红蛋白对氧气的亲和力上升,氧解离曲线向左移。这可能与 2,3-DPG 影响血红蛋白的构象有关。此外,当红细胞内 2,3-DPG 浓度升高时,细胞内 H⁺ 浓度也增加,从而通过波尔效应降低血红蛋白对氧气的亲和力。在母体处于高原地区、慢性缺氧、贫血等情况时,糖酵解增加,红细胞内的 2,3-DPG 代偿性增加,氧解离曲线向右移,有利于 HbO₂ 解离,从而释放更多的氧气,增加组织对缺氧的耐受性;同时这也减少了血红蛋白在肺部与氧气的结合。

4. 一氧化碳对氧气运输的影响　一氧化碳(carbon monoxide,CO)可与血红蛋白结合,占据原本血红蛋白中氧气的结合位点,而当 CO 与血红蛋白中的一个血红素结合后,其余的血红素对氧气的亲和力增加,使氧解离减少,从而影响氧气在血液中的运输。CO 与血红蛋白的亲和力约为氧气的 250 倍,这意味着极低浓度的一氧化碳即可对母体造成严重影响。

5. 其他因素　血红蛋白和氧气的结合还受自身的质和量的影响。当血红蛋白中的 Fe^{2+} 被氧化成 Fe^{3+} 时,血红蛋白将失去运输氧气的能力。异常的血红蛋白、血红蛋白的含量降低等因素均会使氧气在血液中的运输减少。

母体在妊娠初期就可能出现呼吸意识增强,导致轻度过度通气,引起潮气量增加,PaO_2 升高,PCO_2 降低。这一作用可能在很大程度上因孕激素作用导致,小部分因雌激素作用导致。为了代偿由以上生理过程引起的过度通气所导致的呼吸性碱中毒,碳酸氢盐经肾脏排泄增加,血浆碳酸氢盐水平有所下降(通常从 26mmol/L 降至 22mmol/L),血液 pH 值轻微上升(维持在 7.4~7.45),导致氧解离曲线向左移动,从而通过波尔效应增加了母体血红蛋白对氧气的亲和力,降低了母体血液中氧气的释放能力。过度通气导致母体 PCO_2 降低,加速二氧化碳从胎儿到母体的运输,但却影响了氧气从母体释放到胎儿的过程。事实上,pH 值的轻微升高也会刺激母体红细胞中 2,3-DPG 的增加,使氧解离曲线向右移动,这一过程与 PCO_2 降低的影响相互抵消。因此,母体过度通气导致的 PCO_2 减少有助于 CO_2 从胎儿向母体转移,同时还有助于氧气向胎儿的释放。

此外,胎儿的血红蛋白与氧气的亲和力较高,有助于胎儿的血液流至胎盘时,从母体摄取氧气。当母体出现严重贫血或影响氧结合能力的先天性或获得性疾病(如血红蛋白病或高铁血红蛋白症)时,母体携氧异常,使得胎儿供氧中断。但在孕妇中,因母体携氧能力下降引起的胎儿供氧障碍的情况很少见。

三、母体心血管系统的生理变化特征

心血管系统由心脏、血管和其中的血液组成。心脏的主要功能是通过有节律的收缩和舒张推动血液流动,称为心脏的泵血功能。心脏搏动推动血液在心血管系统内循环,称为血液循环,其主要将营养物质和氧气输送到全身,并将代谢产物和二氧化碳输送到排泄器官。妊娠期间母体循环系统的变化十分显著,目的是最大限度地将氧气从母体输送给胎儿。当母体循环功能出现障碍,在自身受到影响的同时,氧气输送给胎儿的过程也将受阻。

(一)心脏泵血的过程

心脏泵血主要通过心房、心室的收缩和舒张完成。在一个心动周期中,心房和心室按一定的顺序和时长先后进行收缩和舒张,心房和心室各自的收缩期均比舒张期短。左、右心室的泵血过程几乎同时进行。

母体吸入的氧气在肺部经过通气和换气后与血液中的血红蛋白结合,从肺静脉输送至心脏,再经主动脉输送至体循环系统。以左心房、左心室为例,在全心舒张期,从母体肺静脉输送至左心房的血液将流入左心室。当左心房开始收缩,血液继续从左心房流入左心室,此时左心室仍处于舒张状态。此后左心房收缩结束,左心室开始收缩。心室收缩期可以分为等容收缩期和射血期。在左心室等容收缩期,心室内压升高超过心房内压时,房室瓣(二尖瓣)关闭,防止血液倒流。此时左心室内压仍低于主动脉压,因此主动脉瓣仍关闭。这一时段内左心室暂时密闭,但容积不变,当心室继续收缩,心室内压将持续上升。当左心室内压上升至超过主动脉压时,主动脉瓣开放,进入射血期。当射血结束后,左心室开始舒张。心室舒张期分为等容舒张期和心室充盈期。在左心室等容舒张期,室内压下降,主动脉的血液反流,推动主动脉瓣关闭,此时心室内压仍高于心房内压,因此二尖瓣仍关闭。这一时段内左心室再次暂时密闭,容积不变,当左心室继续舒张,心室内压将持续下降。当左心室内压下降至低于房内压时,二尖瓣开放,血液从左心房流入左心室,进入心室充盈期。在心室充盈末期,心房开始收缩,此后心室进入新一轮活动周期。

(二)心输出量的变化

1. 每搏输出量　每搏输出量指单侧心室一次搏动射出的血液量,简称搏出量,可通过舒张末期容积与收缩末期容积的差值算出。心室每次射血时仅将其内充盈的血液部分射出,搏出量占心室舒张末期容积的百分比称为射血分数,正常成人

的射血分数为55%~65%,且搏出量与心室舒张末期容积相匹配,二者同步增加,而射血分数基本不变。当成人存在心室功能减退、心室异常扩大等异常时,搏出量可能维持不变,但心室舒张末期容积增大,因而射血分数降低。妊娠时,搏出量从妊娠8周时开始上升,在妊娠约20周时达到高峰,较未妊娠时增加20%~30%。

2. **心输出量**　心输出量指单侧心室每分钟搏动射出的血液量,也称每分输出量或心排血量,等于心率与每搏输出量的乘积。正常情况下左、右心室的心输出量基本相等。心输出量与新陈代谢水平有关,不同性别、年龄和生理状态的人群的心输出量不同。正常成年女性在安静状态下的心输出量约为4.0~5.4L/min。

妊娠期间因血容量增加、心率加快、搏出量增加、外周血管阻力下降等因素,心输出量自妊娠10周起逐渐增加,至32~34周达到高峰,高峰时的平均心输出量较妊娠前增加30%~50%,可达4.9~7.3L/min(图1-1-3)。双胎妊娠的平均心输出量比单胎妊娠再增加20%。心输出量增加是妊娠期间循环系统最重要的改变,可保证子宫、胎盘和乳房有足够的血液供应。妊娠期间心输出量流至肾脏、皮肤、大脑和冠状动脉的比例较非妊娠时无明显改变,增加的心输出量主要流至子宫和乳房。在非妊娠时,子宫和乳房分别接受2%~3%和1%的心输出量,足月妊娠时,这一比例分别达到17%(450~650ml/min)和2%。分娩时,心输出量在妊娠的基础上进一步增加。在第一产程宫缩时,心输

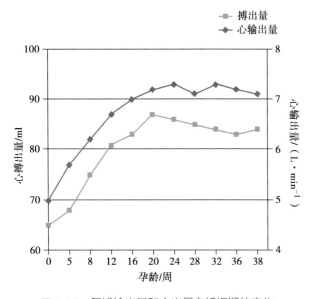

图 1-1-3　每搏输出量和心输出量在妊娠期的变化

出量增加12%,这一增加主要是由于每搏输出量增加所致。至第一产程末宫缩时,心输出量较妊娠时的基线值增加51%(6.99~10.57L/min)。增加的心输出量主要是来自疼痛和焦虑,还有部分是来自子宫收缩时泵出的静脉血的自体回收,量约300~500ml。分娩时的心输出量还与麻醉状态、体位有关,使用硬膜外麻醉时,心输出量的增加程度减小;侧卧位较仰卧位心输出量增加。无论是阴道分娩还是择期剖宫产,心输出量均在产后10~30分钟达到最高峰,此时心输出量在分娩时的基础上再增加10%~20%,并在产后1小时下降至分娩前的水平。有基础心脏病的孕妇容易在妊娠和分娩期间发生心力衰竭。产后2~4周,心输出量逐渐恢复至妊娠前的水平。

(三)影响心输出量的因素

心输出量等于搏出量与心率的乘积,因此凡是能影响搏出量和心率的因素均可影响心输出量。搏出量与心室前负荷、后负荷和心脏收缩力等因素有关。

1. **心室前负荷**　心室前负荷指舒张末期心室充盈时心肌纤维的张力,即心室舒张末期容积。凡是能影响心室舒张期充盈血量的因素都可以影响搏出量,进而影响心输出量。心室舒张末期充盈血量为静脉回心血量和射血后心室内剩余血量相加的和。

影响静脉回心血量的因素有:①心室充盈时间。心率加快时,心室活动周期缩短,心室充盈时间缩短,静脉回心血量减少;反之,静脉回心血量增多。②静脉回流速度。当心室充盈时间不变时,如静脉回流速度加快,则静脉回心血量增多;反之,静脉回心血量减少。③心室舒张功能。心室舒张速率与收缩期末心肌细胞内钙离子的回降速率有关,舒张期钙离子回降速率越快,心肌舒张速率也越快,此时心室在充盈期产生的负压就越大,就能充盈更多的血量。反之,静脉回心血量减少。④心室顺应性。心室顺应性指心室壁在经受外力作用时发生变形的难易程度。如心室顺应性高,则在相同的心室充盈条件下,心室能充盈的血量更多;反之,心室能充盈的血量减少。⑤心包腔内压力。正常情况下,心包可以防止心室过度充盈。当出现心包积液时,心包腔内压升高,心室充盈受限,导致静脉回心血量减少。

当静脉回心血量不变时,如动脉压突然升高,搏出量将暂时减少,射血后心室内剩余血量增加,

心室充盈血量增加。但这一过程会使得舒张末期心室内压也增高,静脉回心血量将减少,因此心室充盈量不一定增加。

2. 心室后负荷　心室后负荷指心脏收缩时阻碍肌纤维缩短的压力,可以用大动脉血压来衡量。当心室前负荷、收缩能力和心率不变时,如大动脉血压升高,等容收缩期将延长,室内压峰值升高,导致射血期缩短,射血速度减慢,搏出量减少;反之,射血速度加快,搏出量增加,加强心室射血功能。当大动脉血压升高使得搏出量减少时,射血后心室内剩余血量增加,此时心室通过调节加强心肌的收缩能力,使搏出量回升,因此尽管大动脉血压升高,但心室搏出量将不再减少。如果大动脉血压升高超过一定范围并长期存在,心室肌将因长期加强收缩而发生心肌肥厚,最终导致泵血功能减退。

3. 心肌收缩能力　心肌收缩能力指心肌纤维在心室收缩期泵出血液时的力量和速度,它不依赖于心室前负荷和后负荷,是心肌的内在特性。

心肌属于横纹肌,其内含肌管系统和肌原纤维。肌原纤维由粗肌丝和细肌丝组成,粗肌丝由肌球蛋白聚合而成,细肌丝由肌动蛋白、肌钙蛋白和原肌球蛋白构成。肌动蛋白和肌球蛋白都是参与肌肉收缩的蛋白。心肌细胞受刺激而兴奋时,肌膜发生去极化,钠离子、钾离子等通透性增高,产生动作电位;当细胞质中钙离子浓度升高,引发收缩蛋白移动、结合,并拖动肌丝滑行,引起肌肉收缩。许多药物可增强心肌收缩能力,如儿茶酚胺、茶碱和甲状腺激素等。

4. 心率　正常成人静息状态下的心率为60~100次/min。心率可因年龄、性别和不同的生理状况而发生变化。在一定范围内,心率增加可使心输出量增加,此时即使心室充盈时间缩短,静脉回心血量也大部分可回流入心室,因此心室充盈血量和搏出量不会明显减少。但当心率过快或过慢时,心输出量将下降。影响心率的因素很多,如内源性心脏起搏器(窦房结和房室结)、心脏传导系统、自主神经系统(交感与副交感神经系统)、内源性体液因子(儿茶酚胺)、外源性因素(药物作用)以及局部因子(钙离子、钾离子)等。妊娠期间,心率从妊娠5周起开始增加,至妊娠32周达到高峰,在休息时心率每分钟增加10~15次。

综上,正常妊娠期间搏出量和心率增加,导致心输出量增加,以满足胎儿的氧供。当母体心脏

任何一个环节出现异常,影响搏出量和心率,进而导致心输出量减少时,均可阻碍氧气从外界输送给胎儿。心输出量减少的因素包括心律失常、心室前负荷降低(如低血容量或下腔静脉受压)、心室后负荷增加(如高血压)或心脏收缩能力减弱(如缺血性心脏病、糖尿病、心肌病、充血性心力衰竭)等。此外,心脏及大血管的结构异常(如瓣膜狭窄、瓣膜关闭不全、肺动脉高压、主动脉缩窄)也可能影响心脏泵血功能,导致心输出量减少。正常妊娠时,心输出量减少的常见原因是低血容量或下腔静脉受压引起的心室前负荷降低。

此外,母体的一些生理变化与心脏病的症状和体征相似,使得两者难以区分。如呼吸困难在正常妊娠和心脏病中均可出现。与正常妊娠相关的呼吸困难通常在妊娠20周前发生,75%的孕妇可在孕晚期出现呼吸困难。与心脏病引起的呼吸困难不同的是,妊娠相关的呼吸困难通常程度较轻,且不会随着妊娠的进展而加重,不会影响母体的正常日常活动,也不会在休息时发生。其他需要与心脏病鉴别的正常妊娠相关症状和体征包括运动耐受性降低、疲劳、偶尔端坐呼吸、晕厥和胸部不适感等。

(四)母体血管在妊娠期的变化

心脏将血液泵入体循环,途经主动脉、髂总动脉、髂内动脉、髂内动脉前干分支及子宫动脉进入子宫。接着经弓状动脉、放射动脉及螺旋动脉,进入胎盘绒毛间隙。

动脉血压的形成主要与以下条件有关。①心血管系统的血液充盈:当血量减少或循环系统容积增大时,循环系统的充盈压力降低,反之亦然。②心脏射血:心室收缩射血时,大动脉扩张,血液流入动脉,动脉血压升高;心室舒张时,血压降低。③外周阻力:主要为小动脉和微动脉对血流的阻力,该阻力使得心室射血时只有1/3流至外周,其余的血液储存在主动脉和大动脉中,因此动脉血压升高。④主动脉和大动脉的弹性储存器作用:心室收缩时,主动脉和大动脉扩张,使得容积增大,射血期动脉血压不至于上升过高。心室舒张时,主动脉和大动脉弹性回缩,推动血液流入外周,使舒张压不至于过低。

动脉血压的影响因素与形成因素对应,主要有,①搏出量:主要影响收缩压。当搏出量增加,心室收缩期射入主动脉的血液量增加,收缩压升高。②心率:主要影响舒张压。心率加快时,心室

舒张期明显缩短,从大动脉流至外周的血液量减少,储存在主动脉内的血液量增多,使舒张压升高。③外周阻力:主要影响舒张压。外周阻力增大时,心室舒张期血液流速减慢,流向外周的血液减少,舒张压升高。④主动脉和大动脉的弹性储存器作用:主要影响动脉血压的波动幅度。当动脉管壁硬化时,血管扩张能力降低,大动脉的弹性储存器作用减弱,使得收缩压升高,舒张压降低。⑤循环血量与血管系统容量的匹配程度:正常情况下循环血量和血管系统的容量相匹配。当失血时,循环血量减少,如此时血管系统容量变化不大,动脉血压将下降。

正常青年人的收缩压为100~120mmHg,舒张压为60~80mmHg,脉压为30~40mmHg。动脉血压受个体、年龄和性别影响。妊娠早、中期血压偏低,通常在妊娠24~26周时降至最低点,此后逐渐上升。收缩压一般无变化,舒张压因外周血管扩张、血液稀释和胎盘形成动静脉短路而轻度降低,使得脉压稍大。孕妇体位也可影响血压,妊娠晚期仰卧位时子宫压迫下腔静脉,回心血量减少,心排出量减少,血压下降,形成仰卧位低血压综合征。低血压将影响胎儿供氧,区域麻醉、低血容量、静脉回流障碍、心输出量减少或药物均可导致低血压。此外,内源性的血管收缩因子或药物也可以引起远端小动脉的收缩。高血压、长期糖尿病、甲状腺疾病或肾脏疾病等均可导致血管病变,从而影响胎儿氧气和营养的供应。子痫前期引起螺旋动脉的重铸异常也会影响绒毛间隙的血液灌注。在妊娠期,一过性低血压是胎儿供氧中断最常见的母体血管因素,而因急性血管损伤(外伤、主动脉夹层)引起的低血压很少见。

四、母体子宫变化及子宫收缩

(一)母体子宫变化

整个妊娠期间,子宫肌肉基本是处在安静、不敏感状态。妊娠足月时,随着子宫下段的形成,子宫颈的成熟,子宫在经历了较长一段时间的静止期后开始被“唤醒”,为分娩做准备。分娩过程是在强烈的子宫收缩力的作用下,子宫颈管逐渐展平,宫口扩张,同时伴随着胎先露的下降,最后迫使胎儿通过产道娩出。为适应分娩的需要,子宫将发生很大的变化。

1. 子宫体的变化　子宫平滑肌是呈束状排列的,因此,子宫收缩时可以使肌肉明显缩短,而舒张时,子宫平滑肌不能恢复到原来的长度,而是固定在相对短缩的长度,即子宫的收缩与缩复作用。这样,随着每一次宫缩,子宫上段越来越厚,宫腔容积越来越小,而子宫下段肌纤维受牵拉被动扩张、变薄,相对固定在被拉长的状态,且随着每一次宫缩,下段继续被拉长,肌层更薄,如此推着胎儿向下最终娩出。

2. 子宫颈的变化　子宫颈由大量纤维结缔组织以及少量的弹力纤维和平滑肌组成。随着妊娠的进展,宫颈变软、成熟。宫颈成熟的过程就是胶原纤维在胶原酶的作用下水解、断裂,最终分解,同时基质成分也发生变化,水的含量增加。临产后子宫体肌规律性收缩与缩复作用,宫颈内口肌纤维被向上牵拉,形成子宫下段,而宫颈外口保持不变,使宫颈管呈漏斗形展开。以后,随着宫缩逐渐增强,宫口被动扩张,胎膜破裂后,胎先露直接作用于宫颈和子宫下段,致使宫口进一步扩张,直至宫口开全。

(二)子宫收缩的调节

分娩启动的生理机制尚未完全阐明,现认为分娩启动是多因素综合作用的结果。可能涉及胎儿硫酸脱氢表雄酮(dehydroepiandrosterone sulfate,DHEAS)在胎盘中转化为雌三醇和雌二醇。这些激素通过上调子宫内的孕酮、孕酮受体、缩宫素受体和缝隙连接蛋白的转录,进而促进子宫规律的收缩。也有研究提示炎症反应或机械性可刺激、诱发子宫收缩。

1. 激素的作用

(1)甾体类激素:已有证据表明,近足月时人类胎盘中促肾上腺皮质激素释放激素(corticotropin releasing hormone,CRH)可激活胎儿下丘脑-垂体轴,导致胎儿肾上腺脱氢表雄甾烯二酮合成增加。胎盘脱氢表雄甾烯二酮在胎盘中转化成雌二醇和雌三醇。胎盘产生的雌三醇通过增强母体前列腺素 $F_{2\alpha}$(prostaglandin $F_{2\alpha}$,$PGF_{2\alpha}$)、前列腺素(prostaglandin,PG)受体、缩宫素受体和缝隙连接蛋白的转录来增强子宫活动。

(2)孕酮:虽然没有观察到人类近足月时血中孕酮水平降低,而且孕酮水平降低不是分娩发动所必需的,但也有研究认为人类可能有功能性孕酮撤退。分娩过程伴有孕酮受体浓度降低及子宫肌层和胎膜中孕酮受体异构体A和B的比例变化。临产过程中,细胞核和细胞膜孕酮同型受体表达的增加可增强收缩相关蛋白的基因表达、增加细胞内钙以及降低环磷酸腺苷的浓度。

（3）缩宫素：妊娠期或分娩前母体缩宫素浓度无明显变化，但在第二产程后期会升高。子宫肌层缩宫素受体分布具有显著差异，子宫底部有大量缩宫素受体而子宫下段和宫颈较少。妊娠期间子宫肌层缩宫素受体平均增加 100~200 倍，并在分娩早期达到峰值。随着缩宫素受体数量增加，子宫对循环中缩宫素的敏感性也增加。缩宫素可直接通过缩宫素受体或钙通道介导的途径或间接通过刺激胎膜前列腺素 E_2（prostaglandin E_2，PGE_2）和 $PGF_{2\alpha}$ 的释放来诱发宫缩。

（4）前列腺素：前列腺素是一种旁 - 自分泌激素，主要在分泌的局部起作用。子宫前列腺素合成增加是分娩启动的重要因素，目前认为前列腺素的主要作用：①诱发子宫有力、协调地收缩；②促宫颈成熟；③上调缩宫素受体的表达，增强子宫对缩宫素的敏感性。

2. 钙离子的调节作用　平滑肌内含有肌球蛋白和肌动蛋白，两者相互作用使子宫平滑肌收缩，这种作用必须在钙离子的作用下才能完成，所以胞质内游离钙的浓度对调节子宫收缩起决定性作用。肌细胞在静止时钙并不进入细胞内，当细胞膜有冲动传来时钙即迅速释放。前列腺素、缩宫素对钙的释放和抑制摄取均有调节作用。

3. 炎症反应学说　大量研究表明，炎症在分娩启动中扮演了重要角色。母胎界面免疫微环境由蜕膜中的免疫活性细胞及其分泌的细胞因子组成，母体的免疫调节系统参与调节该免疫微环境，使母体在妊娠期间对胎儿产生特异性免疫耐受以维持妊娠。在分娩启动过程中免疫系统发生变化，不仅表现在全身，在母胎界面也有明显变化，免疫平衡的改变可能在分娩启动中起着重要作用。同时，分娩前子宫蜕膜、宫颈均出现明显的中性粒细胞和巨噬细胞的趋化和浸润，炎症因子表达增高，提示存在非感染性炎症。

4. 机械性刺激　又称子宫张力理论。随着妊娠的进展，子宫内容积增大，子宫壁的伸展张力增加，子宫壁收缩的敏感性增加；妊娠末期羊水量逐渐减少而胎儿不断生长，胎儿与子宫壁，特别是与子宫下段和宫颈部密切接触；此外，在宫颈部有 Frankenhauser 神经丛，胎儿先露部下降压迫此神经丛。以上所述均可刺激诱发子宫收缩。

（三）子宫收缩力

子宫收缩力是临产后的主要产力，贯穿于整个分娩过程中。临产后的宫缩能迫使宫颈管消失、宫口扩张、胎先露部下降、胎盘和胎膜娩出。临产后正常宫缩包括以下特点。

1. 节律性　子宫节律性收缩是临产的重要标志。每次子宫收缩都是由弱渐强（进行期），维持一定时间（极期），随后从强渐弱（退行期），直至消失进入间歇期。间歇期一般为 5~6 分钟。随产程进展，宫缩持续时间逐渐延长，间歇期逐渐缩短。当宫口开全后，宫缩可持续 60 秒，间歇期仅 1~2 分钟。如此反复，直至分娩结束。宫缩时，子宫肌壁血管受压可以造成胎儿暂时性的氧供应减少，但宫缩间歇期，子宫血流量恢复至原来水平，胎盘绒毛间隙的血流量重新充盈，胎儿又可维持自身的氧储备。

2. 对称性和极性　正常宫缩起自两侧子宫角部，迅速向子宫底中线集中，左右对称，再以 2cm/s 的速度向子宫下段扩散，约 15 秒可均匀、协调地遍及整个子宫，此为子宫收缩的对称性。宫缩以子宫底部最强、最持久，向下逐渐减弱，此为子宫收缩的极性（图 1-1-4）。子宫底部收缩力的强度是子宫下段的 2 倍。

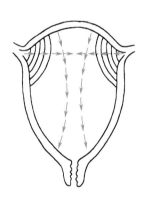

图 1-1-4　子宫收缩力的对称性和极性

3. 缩复作用　每当宫缩时，子宫体部肌纤维缩短变宽，间歇期虽松弛，但不能完全恢复到原来的长度，经过反复收缩，肌纤维越来越短，这种现象称为缩复作用。缩复作用使宫腔容积逐渐缩小，迫使胎先露部下降，宫颈管消失及宫口扩张。

（四）子宫收缩的评估方法

1. 宫缩的监测方法

（1）触诊：触诊是最简单的评估子宫收缩的方法。将手掌放于产妇腹壁上，宫缩时宫体部隆起变硬，间歇期松弛变软。定时连续观察宫缩持续时间、强度、规律性以及间歇期时间，并记录。

（2）宫缩外监测：临床上最常用，将宫缩压力探头固定在产妇腹壁宫体近宫底部。宫缩时，换能器按钮随着子宫收缩的力量而移动，并转化为可测量的电信号，来表示宫缩的相对强度。外监测可方便、较好地显示宫缩的开始、高峰和结束。

（3）宫缩内压力监测：此方法准确性较高，包括导管法、球囊法及压力传感器法。内测量法可以准确地测量宫缩频率、持续时间、静息压力和宫内的实际压力，而且不受呼吸、腹肌运动和体位变化的影响。但内测量法的操作复杂，并有造成感染和损伤的可能。因此，内测量时应小心，并在严格的无菌操作下进行。胎心 - 宫缩内监护时，可将探测宫腔内压力的充满液体的导管、球囊置于先露上部，并连接于同一水平的压力传感器上，液体系统的压力变化经过电信号放大，并记录输出。而压力传感器法则是直接将能反映压力大小的传感器直接放入宫腔内，体外连接测量仪。

2. 子宫收缩的评价　子宫收缩的性质可从四个方面进行评价，即收缩频率、持续时间、收缩强度和静息压力。

（1）收缩频率：以 10 分钟内子宫收缩的次数计算，每 1 个周期以 2 次宫缩开始时间的间距计算。

（2）持续时间：从宫缩开始至宫缩结束的时间为宫缩持续时间。

（3）收缩强度：以内测量法测量的宫腔内压力最准确。外测量法测量的结果并不能代表宫腔内的真正压力，它只能测到真实宫内压的 60%~90%。触诊法只凭感觉，带有明显的主观性，准确性较低。

（4）静息压力：是指 2 次宫缩间子宫休息时的宫腔压力。静息压力随孕周的增加而增加。在妊娠晚期约为 6~12mmHg，至第二产程时为 10~16mmHg。用缩宫素引产者，其静息压力可达 20mmHg。如静息压力过高需警惕胎儿窘迫。

（五）子宫收缩过强

1. 协调性子宫收缩过强　子宫收缩的节律性、对称性及极性均正常，仅子宫收缩力过强、过频。若产道无阻力，产程常短暂，初产妇总产程 <3 小时的分娩称为急产。若存在产道梗阻或瘢痕子宫，宫缩过强可发生病理性缩复环，甚至子宫破裂。

2. 不协调性子宫收缩过强

（1）强直性子宫收缩或宫缩过频：特点是子宫失去节律性、无间歇，呈持续性强直性收缩或子宫收缩过频（10 分钟内大于 5 次以上宫缩）。通常不是子宫肌组织功能异常，几乎均为外界因素异常引起，常见于缩宫素等引产药物使用不当、胎盘早剥导致血液浸润子宫肌层等引起子宫被过度刺激。产妇因持续性腹痛常有烦躁不安，腹部拒按，胎心听不清，胎位不易查清。若存在产道梗阻，亦可出现病理性缩复环、血尿等先兆子宫破裂的征象。

（2）子宫痉挛性狭窄环：特点是子宫局部平滑肌持续不放松，痉挛性不协调性收缩形成的环形狭窄。多因精神紧张、过度疲劳和不适当使用缩宫素等引产药物或粗暴实施阴道内操作所致。狭窄环位于胎体狭窄部及子宫上下段交界处，如胎儿颈部、腰部，不随宫缩上升，与病理性缩复环不同。产妇可出现持续性腹痛，烦躁不安，胎心时快时慢，宫颈扩张缓慢，胎先露部下降停滞，手取胎盘时可在宫颈内口上方直接触到此环（图 1-1-5）。

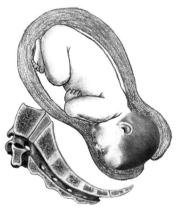

（1）狭窄环围绕胎颈

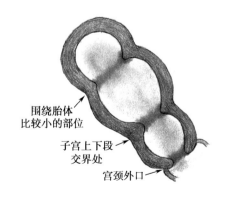

围绕胎体比较小的部位
子宫上下段交界处
宫颈外口

（2）狭窄环容易发生的部位

图 1-1-5　子宫痉挛性狭窄环

子宫收缩过强可对胎儿造成不良影响。当宫缩过强过频时,宫缩间歇期过短,胎儿氧储备下降,出现胎儿窘迫。急产时因宫缩过强胎头娩出过快,颅内高压突然解除,加之宫内缺氧可使新生儿发生颅内出血。不协调性子宫收缩导致无效宫缩,宫口扩张缓慢,产程停滞,亦可导致胎儿窘迫甚至胎死宫内。

(六) 诱发宫缩的药物

1. 缩宫素 缩宫素是下丘脑产生的一种多肽激素,以脉冲方式从垂体后叶分泌。人工合成的药物与体内分泌的完全相同。由于子宫肌层缩宫素结合位点的增加,使得子宫对缩宫素的敏感性随着孕周的增加而增加。从妊娠近 20 周开始,使用缩宫素可产生规律宫缩。从妊娠 34 周至足月,子宫肌对缩宫素的敏感性变化不大。一旦临产,子宫对缩宫素的敏感性迅速增加。

缩宫素通常是静脉滴注,不能口服给药,因为这种多肽会被胃肠道酶降解变小而失去活性。在开始用药或剂量改变之后 30~40 分钟,达到稳定的浓度。缩宫素的应用原则是以最小浓度获得最佳宫缩,一般将缩宫素 2.5U 配制于 0.9% 生理盐水 500ml 中,从 1~2mU/min 开始,根据宫缩强弱进行调整,调整间隔为 15~30 分钟,每次增加 1~2mU/min 为宜,最大给药剂量通常不超过 20mU/min,直至出现有效宫缩。有效宫缩的判定标准为 10 分钟内出现 3 次宫缩,每次宫缩持续 30~60 秒,伴有宫颈的缩短和宫口扩张。如达最大滴速,仍不出现有效宫缩时可增加缩宫素浓度。增加浓度的方法是将缩宫素 5U 溶于 0.9% 生理盐水 500ml 中,配制成 1% 的缩宫素浓度,从 1~2mU/min 开始,根据宫缩强弱进行调整。若出现 10 分钟内宫缩 >5 次、持续 1 分钟以上或胎心率异常,应立即停止滴注缩宫素。外源性缩宫素的血浆半衰期较短,大约为 1~6 分钟,故停药后能迅速好转,必要时可加用宫缩抑制剂。

2. 前列腺素制剂 前列腺素可导致子宫颈胶原束的溶解和其黏膜下水含量的增加。妊娠期间的子宫肌层、蜕膜和胎膜中,都有内源性的前列腺素。其化学前体是花生四烯酸。前列腺素制剂自 1968 年首次在实验室合成以后就使用于临床促宫颈成熟。目前在临床上常用的前列腺素制剂如下。

(1) 可控释地诺前列酮栓:是一种可控制释放的 PGE$_2$ 栓,含有 10mg 地诺前列酮,以 0.3mg/h 的速度缓慢释放,需低温保存。用法为,外阴消毒后将可控释地诺前列酮栓置于阴道后穹窿深处,并旋转 90°,使栓剂横置于阴道后穹窿,宜于保持原位。在阴道口外保留 2~3cm 终止带以便于快速取出。其优点在于可以控制药物释放,方便取出。当出现以下情况时应及时取出,①出现规律宫缩(每 3 分钟 1 次的宫缩)并同时伴随宫颈成熟度的改善,宫颈 Bishop 评分≥6 分;②自然破膜或行人工破膜术;③子宫收缩过频(每 10 分钟 5 次以上的宫缩);④置药 24 小时后;⑤有胎儿出现不良状况的证据,胎动减少或消失、胎动过频、电子胎心监护结果分级为Ⅱ类或Ⅲ类;⑥出现不能用其他原因解释的母体不良反应,如恶心、呕吐、腹泻、发热、低血压、心动过速或者阴道流血增多。取出至少 30 分钟后方可静脉滴注缩宫素。

(2) 米索前列醇:是一种人工合成的 PGE$_1$ 制剂,有 100μg 和 200μg 两种片剂。参考美国妇产科医师学会(American College of Obstetricians and Gynecologists,ACOG)2009 年的规范并结合我国米索前列醇的临床使用经验,中华医学会妇产科学分会产科学组制定了米索前列醇在妊娠晚期促宫颈成熟的应用常规,具体如下,①用于妊娠晚期未破膜而宫颈不成熟的孕妇,是一种安全有效的引产方法。②每次阴道放药剂量为 25μg,放药时不要将药物压成碎片。如 6 小时后仍无宫缩,在重复使用米索前列醇前应行阴道检查,重新评价宫颈成熟度,了解原放置的药物是否溶化、吸收,如未溶化和吸收则不宜再放。每日总量不超过 50μg,以免药物吸收过多。③如需加用缩宫素,应该间隔最后 1 次放置米索前列醇 4 小时以上,并行阴道检查证实米索前列醇已经吸收才可以加用。④使用米索前列醇者应在产房观察,监测宫缩和胎心率,一旦出现宫缩过频,应立即进行阴道检查,并取出残留药物。

(七) 抑制宫缩的药物

1. 钙通道阻滞剂 通过影响子宫平滑肌细胞膜表面的电压门控钙通道,阻止细胞外钙离子内流,降低细胞内钙浓度,从而抑制子宫收缩。常用药物为硝苯地平。硝苯地平在松弛子宫平滑肌的同时,也舒张全身血管,可导致低血压,相应减少子宫的血供,因此需严密监测血压情况。

2. β₂ 肾上腺素受体激动剂 β$_2$ 肾上腺素受体激动剂可松弛子宫、血管及支气管的平滑肌,在众多 β$_2$ 受体激动剂中,利托君是美国食品药品管理局(Food and Drug Administration,FDA)唯一被批准用于治疗早产的药物。临床使用的还有硫酸沙丁胺醇。其作用机制是：①子宫平滑肌松弛作用。肾上腺素受体激动剂与子宫平滑肌细胞膜表面的受体结合后，可激活细胞膜的腺苷酸环化酶，在此酶的作用下腺苷三磷酸转化为环腺苷酸，从而降低肌球蛋白轻链酶的活性，并使细胞内钙离子浓度降低，使肌肉的收缩蛋白不能作用而抑制宫缩。②血管平滑肌松弛作用。使动脉血管扩张，子宫胎盘血流增加，致血压降低、脉压增大，改善宫内供氧环境。临床研究表明，利托君可明显抑制妊娠期子宫的不正常收缩，缓和子宫收缩频率，降低子宫收缩强度，稳定子宫内胎儿的生长环境。

由于 β 受体存在多种组织中，因而引起的不良反应也较多，如母亲的心率增快、收缩压升高、舒张压下降以及恶心、呕吐、震颤、头痛、红斑等，还有抗利尿作用，可发生严重水钠潴留而出现肺水肿。此外，可诱发高血糖、低血钾等。药物还可通过胎盘导致胎心率增快。对合并心脏病、高血压、未控制的糖尿病或并发重度子痫前期、明显产前出血等的孕妇应慎用或禁用。用药期间需密切监测生命体征和血糖情况。

3. 缩宫素受体拮抗剂　缩宫素受体拮抗剂（阿托西班）通过竞争子宫平滑肌细胞膜上的缩宫素受体，抑制由缩宫素所诱发的子宫收缩。阿托西班对子宫收缩的抑制作用与缩宫素受体含量成正相关。阿托西班胎盘通透率相对较低，在胎儿血液循环中无明显堆积。因其副作用轻微、无明确禁忌证而广泛使用，尤其可应用于双胎、经济条件较好、有其他药物禁忌证或其他药物不能耐受者。

4. 硫酸镁　高浓度的镁离子直接作用于子宫平滑肌细胞，拮抗钙离子对子宫收缩的活性。当血镁浓度达 2~4mmol/L 时，可竞争钙在细胞膜上的结合位点，阻止钙内流，同时提高腺苷酸环化酶活性，降低细胞内钙离子浓度，从而松弛肌肉，又可较好抑制子宫的收缩。硫酸镁可穿过胎盘，导致新生儿肌张力下降、骨代谢异常、先天性肌痛等，但发生率较低。长时间大剂量使用硫酸镁可引起胎儿脱钙，因此硫酸镁用于早产治疗尚有争议。

5. 前列腺素合成酶抑制剂　能抑制前列腺素合成酶，减少前列腺素合成或抑制前列腺素释放，从而抑制宫缩。因其可通过胎盘，大剂量长期使用可使胎儿动脉导管提前关闭，导致肺动脉高压；且有使肾血管收缩、抑制胎尿形成、使肾功能受损、羊水减少的严重副作用，故此类药物仅在妊娠32 周前短期选用。目前临床较少使用。

五、常见母体病理因素

（一）胎儿氧供与母体的关系

胎儿血氧供应依赖于充足的母体血流灌注、母体血液正常的血氧含量、正常的子宫胎盘血流灌注、胎盘 - 胎儿血流及正常的胎盘功能。胎儿的循环血液通过胎盘屏障的绒毛间隙与母体血液中的氧进行氧气交换，将富含氧的血液经胎儿循环供应胎儿的各个器官。孕妇的搏出量是影响子宫血流的根本因素，在妊娠中晚期母体血容量增加，搏出量约 80ml/min。子宫血流供应子宫及胎儿营养，其血流及血氧含量直接影响胎儿的氧供，孕早期子宫血流量为 50ml/min，主要供应子宫肌层及蜕膜，孕晚期子宫血流速度约 450~650ml/min，充足的子宫胎盘血流灌注对维持正常的胎儿氧供非常重要。超过 80% 的子宫血流通过胎盘屏障的胎盘绒毛间隙与胎儿血液进行氧气及营养物质交换。母体子宫动脉血氧分压为 95~100mmHg，绒毛间隙内血氧分压为 40~50mmHg，胎儿脐动脉血氧分压交换前为 20mmHg，在绒毛与母体血交换后胎儿静脉血氧分压升高至 30mmHg 以上，血氧饱和度超过 70%，由于胎儿血红蛋白对氧气的亲和力强，因此胎儿能从母体血液中获取足够的氧气。妊娠期母体的病理状态如心功能不全、子痫前期、贫血等因素可导致母体血氧含量不足、血氧分压降低、母胎之间的血液携带氧气、运输及交换障碍均能损坏胎儿胎盘单位的血液交换，从而影响胎儿的血氧供给，引起胎儿宫内缺氧状况，导致胎儿急性或慢性缺氧。

（二）导致胎儿缺氧的母体病理因素

任何影响胎儿血氧供应的环节发生异常均可导致胎儿急性或慢性缺氧。

1. 妊娠并发症　妊娠并发症如产前出血、子痫前期、子宫破裂、羊水栓塞等可导致母体血容量减少，回心血量减少，子宫血流量降低，子宫胎盘血流灌注下降。孕妇与胎儿在胎盘进行氧气及营养物质交换，正常妊娠时胎盘血管丰富，足月妊娠时胎盘有 500ml 血液，其中 350ml 为胎儿系统所有，150ml 为母体血来源。正常情况下，胎盘 - 胎儿循环有 2 倍以上的储备能力，只有一半的绒毛间腔内血流参与母胎之间的血液交换；当绒毛间腔血流量减少超过 50% 时,才会危及胎儿,导致胎儿宫内急性或慢性缺氧。常见的因素如下。

(1) 仰卧位低血压综合征:妊娠晚期孕妇长时间仰卧位时,增大的子宫压迫下腔静脉及盆腔静脉,静脉回流受阻,回心血容量减少,特别是在硬膜外阻滞麻醉镇痛时,孕妇外周血管扩张,血压下降,回心血量进一步减少,子宫动脉血流量不足,胎盘屏障血流灌注降低,胎儿血供不足,导致胎儿急性缺氧。

(2) 产前出血:产前出血最常见的原因是前置胎盘和胎盘早剥。产前出血超过母体血容量的 20% 时,血容量下降,子宫 - 胎盘血管床受母体内脏神经从调控,母体血流再分布,子宫胎盘血流灌注减少,以保证母体重要脏器如脑、心、肾的血流供应,子宫胎盘血流灌注下降,胎儿血液不能在胎盘屏障的绒毛间隙进行有效的氧气交换。大量出血引起严重贫血,血红蛋白浓度降低,母体血液携带氧气的能力也显著下降,子宫胎盘循环血氧供应不足;大量出血继发弥散性血管内凝血,血管内血栓形成,胎盘缺血、缺氧,引起胎儿宫内急性缺氧。

(3) 羊水栓塞(amniotic fluid embolism):羊水栓塞是分娩期的严重并发症,严重危及母体生命安全。子宫收缩过强、羊水过多、胎膜早破等原因可诱发羊水栓塞。羊水栓塞时胎儿未及时分娩,可导致胎儿窘迫甚至胎死宫内。可能机制包括,①羊水进入母体血液循环后,羊水中的有形物质如胎脂、胎粪直接形成栓子经肺动脉进入肺循环,阻塞小血管并刺激血管释放活性物质如白三烯、5- 羟色胺等导致血管痉挛;同时,有形物质作为栓子激活凝血过程,小血管内血栓形成,导致肺动脉高压的发生。肺动脉压力升高,回心血量明显减少,左心排出量减少,周围血管循环障碍,子宫动脉血流减少,胎盘灌注下降;②羊水有形物质作为变应原,可作用于母体引起严重的过敏反应甚至过敏性休克,母体血压下降,血氧分压降低,血红蛋白含量下降,血液携带氧气的能力不足,胎盘屏障血流灌注减少。

(4) 严重贫血:贫血是妊娠期常见的合并症。妊娠期血容量增加,而血浆增加多于红细胞增加,血液呈稀释状态。孕妇骨髓和胎儿竞争性摄取母体血清铁,母体血清铁通过胎盘单向运输给胎儿。各种原因引起的孕妇贫血,尤其是在产前大出血时引起的重度贫血,母体血红蛋白水平显著降低,血液携带氧气的能力下降,即使子宫血流灌注正常,也可引起胎儿胎盘单位的血氧交换不足,胎盘供氧和营养物质供应不足,导致胎儿宫内的无氧酵解和酸中毒,从而导致胎儿缺氧。不同个体贫血导致胎儿缺氧的血红蛋白值有差异,但尚不清楚引起胎儿宫内缺氧的母体血红蛋白阈值。

(5) 妊娠高血压疾病(hypertensive disorders of pregnancy):妊娠高血压疾病是妊娠期的严重并发症,严重威胁母胎健康。妊娠高血压疾病的基本病理生理变化是母体全身小动脉痉挛、内皮损伤及局部缺血,引起胎儿生长受限、胎儿窘迫。可能的机制包括,①血管痉挛,外周血管阻力增加;血管通透性增加,血液浓缩;血管内皮细胞损伤引起动脉粥样硬化,血管腔变窄,外周血管阻力升高,心肌收缩力和射血阻力增加,心输出量减少,母体有效血容量减少,子宫血流量降低,子宫血流量较正常减少 30%~40%。②正常妊娠时子宫螺旋小动脉管壁的平滑肌细胞、内皮细胞被绒毛外滋养细胞取代,并深达子宫壁浅肌层,重铸的螺旋小动脉使得子宫胎盘形成低阻力循环。但是子痫前期孕妇的滋养细胞浸润浅,仅蜕膜层血管重铸,子宫螺旋小动脉重铸不足,胎盘血流减少,胎儿胎盘单位的血流减少,引起胎盘缺血、缺氧,胎盘功能降低,胎儿血液不能在胎盘绒毛间进行有效交换。③子痫前期孕妇过度升高的血压限制子宫血流,降低子宫胎盘血流灌注,使胎盘血流供应不足。血压升高的程度与胎盘血流灌注阻力成正比,与胎儿缺氧的程度也显著相关。④妊娠高血压疾病孕妇的血液浓缩,血液黏滞度增加,胎盘血管内皮损伤、硬化、变性、坏死,导致胎盘有效血流量减少,胎盘梗死灶增加,或形成的胎盘面积过小,胎盘功能不足以提供足够的氧气给胎儿。⑤重度子痫前期时子宫螺旋小动脉栓塞、底蜕膜出血导致胎盘早剥,进一步加剧胎儿缺血、缺氧。

(6) 妊娠肝内胆汁淤积症(intrahepatic cholestasis of pregnancy,ICP):ICP 是妊娠期特有并发症,常导致胎儿窘迫、胎死宫内。ICP 导致的胎儿缺氧机制目前尚不清楚。ICP 导致的胎儿宫内缺氧状态可能是慢性缺氧,与子宫胎盘血流灌流不足引起的胎儿慢性缺氧不同。研究发现 ICP 常引起突然发生的胎死宫内,常在无宫缩或偶然宫缩发生时出现,常规产前监护无法预测。突发的胎儿宫内死亡可能是 ICP 导致胎儿宫内急性缺氧引起的。目前认为 ICP 引起胎儿急性缺氧,是由母体及胎儿的高胆汁酸血症引起胎盘绒毛膜间腔狭窄所导致的。正常情况下,胎盘 - 胎儿循环有足够的血氧储备能力,仅需一半的绒毛间腔血流参与母胎血液交换即可维持胎儿正常的血氧供给。胆汁淤积时母体及胎儿的高胆汁酸毒性作用、子宫收缩及羊水粪染等原因导致胎盘 - 胎儿单位的缺氧应激超过胎盘对缺氧应激储备代偿能力,从而出现胎儿急性缺血缺氧。可能机制包括,①胆汁酸能影响红细胞上的 ATP 酶活性,破坏生物细胞膜的结构和流动性,影响红细胞的携氧能力。②胎盘对胆汁酸进行母胎双向可逆的转运。正常情况下,胎儿的胆汁酸水平高于母体,胎盘将胎儿循环中的胆汁酸转运至母体,当母体产生过多的胆汁酸,也可经过胎盘屏障转运至胎儿体内,使胎儿胆汁酸水平升高。发生 ICP 时,胎盘将胆汁酸从胎儿向母体转运的能力受损,胎儿产生的胆汁酸排泄受阻,胎儿体内胆汁酸水平升高,对胎儿心脏产生毒性,导致胎儿心律失常、胎儿窘迫,甚至突然胎死宫内。③胆汁酸不仅有细胞毒性,还可对胎盘血管产生毒害作用。胆汁酸在胎盘沉积,通过各种因素使胎盘绒毛间隙缩小、狭窄,合体结节增多、滋养细胞增生,绒毛间质水肿,胎盘血流量灌注储备不足,胎盘功能受损,胎儿处于胆汁酸淤积状态。④胆汁酸有浓度依赖性血管收缩作用,引起胎盘绒毛表面血管痉挛,绒毛静脉血管阻力增加;胎盘绒毛膜板中氧合血流量骤然减少,胎儿血液灌注急剧下降,胎儿急性缺氧。⑤母体及胎儿的胆汁酸淤积,羊水中的胆汁酸浓度也明显升高,发生羊水粪染,胎盘绒毛间隙的静脉腔内、外都浸润在高浓度的胆汁酸中,引起血管收缩,胎盘、胎儿血流急性减少,导致胎儿急性缺氧。

(7) 子宫破裂(rupture of uterus):各种原因如梗阻性难产、瘢痕子宫等导致的子宫破裂,是直接危及孕产妇及胎儿生命的严重并发症。子宫破裂引起产前、产时大出血,引起胎儿急性缺氧。可能的机制包括,①破裂子宫出血,子宫动脉血流经破裂子宫平滑肌血管外流,子宫胎盘循环受阻或中断,绒毛间隙血流灌注减少;②大量出血导致母体血容量下降,心输出量减少,子宫血流进一步降低;血压下降,母体血流重分布,不能维持子宫动脉的血流灌注;③大量出血引起母体重度贫血,血红蛋白含量下降,母体血液携带氧气的能力不足;④梗阻性难产引起的子宫破裂,子宫强烈收缩,子宫肌层血管受压迫,子宫血流减少或中断,胎盘血流灌注减少。

(8) 抽搐:引起母体抽搐的各种原因如重度子痫前期、子痫、癫痫及代谢紊乱等均可导致胎儿宫内缺氧。可能的机制包括,①母体抽搐,呼吸肌痉挛,呼吸受阻,母体血流不能在肺部进行有效交换,母体处于缺氧状态,母体血氧分压降低,血液氧含量不足,胎儿未能获得足够的血氧供给;②母体全身肌肉及子宫平滑肌收缩,子宫动脉及肌层血流减少,胎盘屏障灌注血流下降,子宫胎盘血流受阻甚至中断,胎盘缺血、缺氧,导致胎儿急性缺氧。

2. 妊娠合并基础疾病　母体存在的严重基础疾病如先天性心脏病、心功能不全、未控制的哮喘、肺部严重感染、肺结核、胸廓畸形、严重贫血等导致母体血氧分压降低、血液氧气含量不足,子宫胎盘血氧含量不足。而高血压、糖尿病、糖尿病酮症酸中毒、慢性肾炎等疾病引起母体血管及胎盘血管病变,血管硬化、狭窄,子宫血流氧分压降低,子宫胎盘血流灌注不足,胎盘梗死。

(1) 发绀型先天性心脏病、心力衰竭:发绀型先天性心脏病导致胎儿缺氧的可能机制,①由于心脏结构异常,回流的静脉血进入右心室后不能全部流入肺循环,与氧气进行交换,部分或大部分静脉血自右心或肺动脉流入左心或主动脉,直接进入体循环,动脉血氧饱和度明显降低,子宫动脉血流的血氧含量下降,子宫胎盘血氧不足,胎儿血液在胎盘绒毛间隙与母体血未能充分交换,导致胎儿慢性缺氧、胎儿生长受限,甚至发生胎死宫内。②由于动脉血氧饱和度下降,刺激骨髓造血,导致继发性红细胞增多,血液黏稠,妊娠期孕妇血液处于高凝状态,容易出现血栓形成,胎盘缺血、梗死,影响胎盘功能。③心脏结构异常,循环血右向左分流,肺血管阻力增加,肺动脉压明显升高,不能通过右心室的代偿性肥厚维持心脏负荷,右心扩大,左心缩小。右心增大使心室壁耗氧量增加、右心室灌注降低、心脏收缩功能降低,搏出量下降,血压下降,全身各脏器血流灌注不足,子宫胎盘血流灌注也下降,导致胎儿慢性缺氧。④当孕妇发生心力衰竭时,心脏不能将回心血流充分排出,左心室舒张压、左心房压力升高,引起肺淤血、肺水肿,传导至右心,肺动脉压力、右心压力增加,导致其他脏器淤血。组织、脏器血流灌注减少,子宫胎盘血流灌注减少,导致胎儿缺氧甚至胎死宫内。

(2) 肺功能不全、呼吸窘迫：严重的肺疾病（如严重肺部感染、未控制的哮喘、严重胸廓畸形）导致孕妇发生呼吸窘迫，引起孕妇缺氧。母体轻度缺氧和高碳酸血症不会影响子宫血流和胎儿氧合，而显著缺氧、呼吸窘迫可降低子宫-胎盘-胎儿血流、影响胎儿氧合及血流交换，导致胎儿血氧不足。可能原因包括，①母体呼吸窘迫使母体缺氧，出现低氧血症，母体血液中的氧含量减少，血氧分压下降，哮喘所致的过度换气可阻止静脉血回流至心脏，回心血量减少，心输出量降低，子宫血流及胎盘血流灌注下降；②高碳酸血症使子宫胎盘血管收缩，绒毛间隙血流灌注降低。过度换气导致母体呼吸性碱中毒，当胎儿没有足够的氧合作用时，代谢物通过厌氧途径产生有机酸，如乳酸。乳酸的积累会耗尽缓冲系统，导致代谢性酸中毒，胎儿宫内缺氧；③呼吸窘迫的孕妇多处于过度通气状态，二氧化碳分压下降低至 35mmHg，二氧化碳分压过低也影响胎盘的血流灌注，呼吸改变引起代谢性酸中毒，低碳酸氢盐水平会使得血红蛋白氧解离曲线向右移，母体血红蛋白对氧的亲和力降低，血液携带氧气能力下降，胎儿胎盘单位血氧供应不足。

(3) 糖尿病酮症酸中毒：糖尿病酮症酸中毒是糖尿病的严重并发症。糖尿病合并妊娠或妊娠糖尿病血糖控制不佳或胰岛素使用不当、感染等诱因可导致糖尿病酮症酸中毒。酸中毒引发胎儿窘迫的可能机制包括，①糖尿病酮症酸中毒时，由于胰岛素的作用明显减弱，而升糖激素的作用增强，使脂肪组织分解为游离脂肪酸，释放入血液循环，在肝脏氧化分解产生酮体，如 β-羟丁酸、乙酰乙酸和丙酮，引起母体酮血症和代谢性酸中毒。孕妇酸中毒，子宫内胎儿的 HCO_3^- 可通过胎盘进入母体血液循环以缓解母体酸中毒，但是过多的 HCO_3^- 进入母体，可导致胎儿体内出现酸中毒。②母体酮症酸中毒时，血糖升高，导致高渗透性利尿，机体脱水，血液高度浓缩，进而出现电解质紊乱，血容量显著减少，子宫血流量降低，子宫胎盘灌注减低，进一步加重胎儿酸中毒状态。③糖尿病孕妇长期血糖升高，引起外周血管、肾脏的微血管病变，小血管内皮细胞增厚，通透性增加，毛细血管渗出或出血，管腔狭窄甚至闭塞，组织血流灌注减少，供血不足，出现缺血性坏死，胎盘血管也出现微血管病变，引起胎盘血管腔狭窄甚至闭塞，母体与胎儿的血液不能在胎盘绒毛间隙进行有效交换。

(4) 免疫性疾病（系统性红斑狼疮、抗磷脂综合征）：系统性红斑狼疮（systemic lupus erythematosus, SLE）是一种自身免疫性疾病，主要发病机制是内皮细胞损伤，自身抗体相互作用形成血栓，并进一步激活炎症反应。SLE 合并妊娠将导致不良结局如流产、胎儿生长受限、胎儿窘迫、死胎的风险明显增加。SLE 导致宫内慢性缺氧的可能机制包括，①SLE 孕妇体内抗原抗体免疫复合物沉积，全身炎症反应，血管内皮细胞损伤，血液处于高凝状态，微血栓形成，子宫胎盘灌注不良，降低子宫、胎盘及脐血流量，影响胎儿生长发育，长期血流灌注不足将导致胎儿宫内慢性缺氧。②妊娠导致孕妇体内激素水平的改变，引起体内自身抗体及炎症因子增加，母胎界面的血管新生受阻，胎盘螺旋动脉重铸不足，胎盘绒毛发育不良，胎盘上沉积有大量免疫复合物，绒毛血管内血栓形成，导致胎盘缺血、梗死，子宫胎盘血流灌注不足，胎盘交换功能受损，导致胎儿宫内缺氧。③SLE 合并抗磷脂综合征（antiphospholipid syndrome, APS），孕妇体内产生大量抗磷脂抗体，包括狼疮抗凝物抗体、抗心磷脂抗体及抗 $β_2$ 糖蛋白 I 抗体等。抗磷脂抗体与内皮细胞表面的磷脂结合，引起内皮细胞损伤，进一步激发各种炎症因子、组织因子的释放，促进抗原抗体复合物的形成进而激活凝血过程，导致血管内微血栓形成，各组织、器官的血流灌注减少，子宫胎盘血流灌注也明显减少；而抗磷脂抗体还可与 $β_2$ 糖蛋白 I 相互作用，促进胎盘滋养细胞和蜕膜细胞分泌促血栓细胞粘连分子，激活补体通路，胎盘血管血栓形成，胎盘灌注不良，胎儿胎盘单位的血流交换功能受损。④SLE 及 APS 孕妇由于自身免疫功能紊乱，血管内皮细胞受损，妊娠期间发生子痫前期的风险显著升高，并发子痫前期时全身小血管痉挛，子宫动脉血流减少，子宫胎盘灌注不足，引起胎儿慢性缺氧。

综上所述，胎儿正常血氧代谢受母体、子宫、胎盘等多因素的影响，母体的各种合并症及妊娠并发症可通过影响母体血容量、子宫血流量、子宫胎盘血流灌注、母体或子宫血氧分压、胎盘功能等多方面影响胎儿的血氧代谢，导致胎儿缺氧。

六、常见母体用药情况

妊娠期妇女在出现妊娠期特有的疾病如早产、妊娠高血压、合并内外科疾病或分娩镇痛时需要适当用药，以改善母胎结局。但是，母体用药可能会引起母体血流动力学异常,导致宫内胎儿氧供不足,从而导致胎儿窘迫的发生。本部分主要介绍与胎儿窘迫可能有关的常见母体用药。

（一）降压药物

收缩压≥160mmHg 和 / 或舒张压≥110mmHg 为重度高血压,无论是否为高血压急症,均应启动降压治疗。《中国妊娠期高血压疾病诊治指南(2020)》和加拿大、英国的妊娠高血压疾病相关指南均提出,当孕妇收缩压≥140mmHg 和 / 或舒张压≥90mmHg 时可酌情应用降压药,以避免发生母胎严重并发症,延长孕周。妊娠高血压疾病的血压控制关键是要灵活掌控血压水平,避免过度降压。若出现危及生命的器官功能损害如肺水肿、急性心力衰竭等时应紧急降压,但降压速度需缓慢,以免导致母体不良反应如颅内出血、心肌梗死、胎盘早剥等,胎儿不良反应如胎儿窘迫等。降压幅度应控制在平均动脉压的 10%~25%,降压时间应控制在 24~48 小时,有效降压的同时应维持血压不低于 130/80mmHg,以保证胎盘的血流灌注不受影响。目前来说,没有任何一种降压药物能够在降低母体血压的同时不影响宫内胎儿的血供。因此,应在充分评估母体血压升高对母体、胎儿带来的不利影响以及使用降压药物对母体、胎儿造成的不良反应,权衡利弊后根据不同患者的情况个体化用药。

1. α、β 肾上腺素受体拮抗剂　拉贝洛尔是非选择性 α_1 和 β 受体拮抗剂,不影响肾及胎盘血流量,因此一般不会引起胎儿窘迫。该药起效快,不引起血压过低或反射性心动过速,可作为妊娠期首选降压药。用法:口服,50~150mg,3~4 次 /d,每日极量 2 400mg;静脉注射,初始剂量 20mg,10 分钟后如未有效降压则剂量加倍,最大单次剂量 80mg,直至血压被控制,每日极量 220mg;静脉滴注,50~100mg 加入 5% 葡萄糖注射液 250~500ml 中,根据血压调整滴速,待血压稳定后改口服。

2. 钙通道阻滞剂　硝苯地平为妊娠高血压疾病的一线用药,用法:口服,5~10mg,3~4 次 /d,24 小时总剂量不超过 60mg。需要注意的是,舌下含服短效硝苯地平降压速度较快,可能导致母体显著低血压,从而影响胎盘血流灌注,因此为避免胎盘灌注瞬间减少,不推荐孕妇舌下含服此药。

3. 中枢性肾上腺素能神经阻滞剂　酚妥拉明为 α 肾上腺素受体拮抗剂,静脉滴注酚妥拉明为妊娠高血压的常见用药。用法:10~20mg 溶于 5%

葡萄糖注射液 100~200ml,以 10μg/min 的速度开始静脉滴注,应根据降压效果调整滴注剂量。值得关注的是,静脉滴注酚妥拉明可导致母体心动过速、低血压以及严重低血压引起的心肌梗死、脑血管痉挛、脑血管闭塞等一系列并发症。虽然暂无酚妥拉明导致胎儿宫内窘迫的相关报道,但因酚妥拉明引起的母体低血压不易预测,因此孕妇应慎用酚妥拉明,以防引起严重低血压,影响母体血流动力学稳定,导致胎儿窘迫。

4. 硝普钠　为强效血管扩张剂,孕期仅适用于其他降压药物无效的妊娠高血压危象。常见用法:50mg 加入 5% 葡萄糖注射液 500ml 以 0.5~0.8μg/(kg·min) 的速度静脉缓滴,根据血压情况以 0.5μg/(kg·min) 的速度递增,安全剂量为 3.5mg/kg。值得注意的是,大剂量、长期使用硝普钠或肾衰竭孕妇使用硝普钠可导致宫内胎儿氰化物中毒,表现为组织缺氧、代谢性酸中毒甚至胎死宫内,因此,硝普钠应用时间不宜超过 4 小时。

5. 硝酸甘油　可同时扩张动静脉,降低心脏前、后负荷,主要应用于高血压急症合并急性心力衰竭和急性冠脉综合征时的紧急降压治疗。起始剂量为 5~10μg/min,每 5~10 分钟增加滴速至维持剂量 20~50μg/min。硝酸甘油的优点为作用迅速、监护简单、副作用少,但作为强效血管扩张剂,硝酸甘油仍有引起血压过低的风险,有研究表明小剂量硝酸甘油也可能引起严重低血压,因此使用时应关注母体血压情况。

6. 血管紧张素转化酶抑制剂和血管紧张素Ⅱ受体阻滞剂　研究已表明妊娠期使用血管紧张素转化酶抑制剂(angiotensin converting enzyme inhibitor,ACEI)、血管紧张素Ⅱ受体阻滞剂(angiotensinⅡreceptor blocker,ARB)类药物可致胎儿泌尿系统畸形、胎儿死亡、新生儿死亡等严重不良事件,妊娠中晚期应用则可引起羊水过少,从而导致胎儿窘迫等胎儿不良事件发生,因此孕期应禁用 ACEI、ARB 类药物。

7. 利尿剂　利尿剂可引起有效循环血量减少、血液浓缩及高凝倾向,孕妇的有效循环血量减少可引起子宫胎盘血流灌注不足,从而导致胎儿宫内缺氧;同时,处于血液高凝状态的孕期妇女使用利尿剂也容易引起血栓性疾病,因此孕期不建议使用利尿剂降压。仅当孕妇出现肺水肿、脑水肿、急性左心衰竭等危及生命的情况时,可考虑使用呋塞米、氢氯噻嗪等利尿剂,使用期间应密切监护胎儿情况。

（二）分娩镇痛药物

分娩疼痛是一种难以忍受的剧烈疼痛，可导致母体在分娩过程中出现过度通气、儿茶酚胺水平升高、腹压升高、心输出量增加、子宫血流灌注减少和子宫收缩减弱等改变，严重时可导致产妇发生呼吸性碱中毒、低碳酸血症、低氧血症、代谢性酸中毒、宫缩乏力、子宫不协调性收缩、产程延长及胎儿宫内窘迫等并发症。随着分娩镇痛技术的发展，分娩镇痛在临床上的应用已越来越普遍。分娩镇痛的方法主要有全身药物镇痛、吸入麻醉气体镇痛、椎管内阻滞镇痛、静脉分娩镇痛等，其中椎管内分娩镇痛为目前国内外应用最广、效果最佳的分娩镇痛方式。

1. **全身药物镇痛** 分娩镇痛中常用的全身性药物为哌替啶等阿片类药物，有报道指出哌替啶应用于分娩镇痛时可导致新生儿呼吸抑制，因此需谨慎使用。为减少新生儿呼吸抑制应在胎儿娩出前 1 小时内或 4 小时以上使用。

2. **吸入麻醉气体镇痛** 常用的吸入性麻醉气体为氧化亚氮（nitrous oxide，N_2O），其可作为分娩镇痛的主要药物或其他分娩镇痛方式的辅助手段，但其致吐作用明显，且随着使用时间延长，新生儿呼吸抑制的发生率增加，因此不被推荐作为常规分娩镇痛方式。

3. **椎管内阻滞镇痛** 椎管内阻滞镇痛作为分娩镇痛最常见的镇痛方式，可分为连续硬膜外镇痛（continuous epidural analgesia，CEA）、患者自控硬膜外镇痛（patientcontrolled epidural analgesia，PCEA）、连续蛛网膜下腔镇痛（continuous spinal analgesia，CSA）和腰硬联合阻滞镇痛（combined spinal andepidual analgesia，CSEA）等。已有大量研究表明椎管内阻滞镇痛对产程进展无影响或影响轻微；此外，椎管内阻滞镇痛可增加产时发热风险，但现有证据表明其导致产时发热的原因可能为麻醉药物的作用、母体体温调节功能紊乱、无菌性炎症等，暂未有证据表明此发热会对新生儿预后造成影响，但鉴于产时发热可能导致胎儿窘迫、胎儿宫内感染、新生儿败血症等不良事件，产妇在分娩镇痛后出现发热应加强母胎监护。椎管内阻滞镇痛可通过有效镇痛，改善产妇因过度通气导致的酸碱失衡，对改善宫内胎儿氧供有积极作用。椎管内阻滞的常见用药方案为局部麻醉药物联合阿片类药物，常用的局部麻醉药物为布比卡因

和罗哌卡因，阿片类药物则为芬太尼和舒芬太尼。暂未有研究表明局部麻醉药物的使用会对宫内胎儿或新生儿带来不利影响，但局部麻醉药物过敏、使用过量、注射进入血管导致局部麻醉药物中毒时，可导致母体出现低血压、呼吸暂停、心律失常甚至心搏骤停等严重不良反应，从而导致胎儿窘迫的危险性增加。所有的阿片类药物均可造成母体呼吸抑制、恶心呕吐和过度镇静，也可透过胎盘导致胎心基线减慢和新生儿呼吸抑制等。麻醉阻滞平面过高、阿片类药物过量或硬膜外麻醉时产生交感神经阻滞也可能导致母体呼吸抑制。出现母体呼吸抑制时应立即停用镇痛药，给予呼吸支持，保障母胎充足的氧气供应。值得注意的是，椎管内阻滞后因腹肌和子宫韧带松弛导致子宫压迫下腔静脉，使得仰卧位低血压综合征的发生率上升，因此椎管内阻滞前应开放静脉通道并充分补液、扩充血容量，椎管内阻滞完成后应取左侧卧位，避免仰卧位低血压综合征导致胎盘血流灌注不足和胎儿窘迫。

4. **静脉分娩镇痛** 瑞芬太尼静脉持续输注镇痛效果弱于椎管内阻滞镇痛。但对于合并凝血功能障碍、脊柱畸形和穿刺点感染等椎管内阻滞禁忌的孕妇，其仍不失为一种有效的分娩镇痛方式。作为短效阿片类药物，瑞芬太尼也可引起呼吸抑制。瑞芬太尼的镇痛作用与呼吸抑制作用均与其使用剂量呈相关性。因此使用时需持续关注产妇生命体征及胎心监护，但瑞芬太尼与其他阿片类药物相比，其清除较快且无积蓄作用，在停药 10 分钟左右呼吸抑制即可消失。虽然可透过胎盘，但胎儿具备快速清除瑞芬太尼的能力，因此不易引起胎儿呼吸抑制。值得关注的是，使用瑞芬太尼静脉滴注镇痛后产妇可出现血氧饱和度下降，尽管暂无报道表明瑞芬太尼导致胎儿窘迫，但镇痛时需监测产妇血氧饱和度、持续胎心监护和给予充足氧供，做好新生儿复苏抢救的准备。

（三）宫缩抑制剂

1. **钙通道阻滞剂** 硝苯地平是产科常用的钙通道阻滞剂，可用于抑制宫缩、治疗早产。英国皇家妇产科医师协会（Royal College of Obstetricians and Gynaecologists，ROCG）指南推荐的硝苯地平用法为口服，起始剂量为 20mg，维持剂量为 10~20mg，每天 3~4 次，根据宫缩情况调整，可持续 48 小时。值得注意的是，硝苯地平在抑制宫缩的同时也可降低母体血压，胎盘血管无自我调节机制，

当母体的血压迅速显著降低时可导致胎盘血流量明显减少,出现胎儿窘迫。因此,服药中注意观察血压情况,防止母体血压过低。

2. β₂肾上腺素受体激动剂　用于抑制宫缩的 β₂ 肾上腺素受体激动剂主要是利托君,用法:静脉滴注,起始剂量 50~100μg/min,每 10 分钟可增加剂量 50μg/min,至宫缩停止,最大剂量不超过350μg/min,共 48 小时。利托君可能引起的母体的副作用有恶心、头痛、鼻塞、低血钾、心动过速、胸痛、气短、高血糖、肺水肿,偶有心肌缺血等。使用过程中应密切观察心率和孕妇主诉,如心率超过120 次/min 或诉心前区疼痛则停止使用。有心脏病、心律不齐、糖尿病控制不满意、甲状腺功能亢进为用药禁忌证。有报道指出,利托君会导致孕妇对胰岛素的需求增加,若孕妇体内胰岛素分泌受限或相对不足,可导致血糖升高,严重时可致酮症酸中毒,导致胎儿缺氧。因此已有糖耐量异常的孕妇发生早产时,应尽量避免使用 β₂ 肾上腺素受体激动剂如利托君进行治疗,以免引起血糖水平升高甚至酮症酸中毒等而引起胎儿窘迫。胎儿及新生儿方面的副作用主要有心动过速、低血糖、低血钾、低血压、高胆红素,偶有脑室周围出血等。

3. 前列腺素合成酶抑制剂　用于抑制宫缩的前列腺素合成酶抑制剂为吲哚美辛,它是非选择性环氧合酶抑制剂。妊娠 32 周前使用或使用时间不超过 48 小时,对胎儿的副作用小;否则可引起胎儿动脉导管提前关闭,也可因减少胎儿肾血流量而使羊水量减少。动脉导管的缩窄及提前关闭使得流经胎儿肺部的血液增多,导致肺动脉高压及三尖瓣反流,从而导致右心衰竭及左心衰竭,影响胎儿心输出量;同时,动脉导管的缩窄与提前关闭可导致经过动脉导管流入降主动脉的血液减少,影响胎儿组织、器官的血氧供应,最终导致胎儿宫内窘迫。吲哚美辛及其他前列腺素合成酶抑制剂可减少羊水生成量,可用于治疗羊水过多,但同时也可能因导致羊水过少而造成胎儿窘迫、新生儿窒息等。因此,妊娠 32 周后用药需要监测羊水量及胎儿超声心动图,发现胎儿羊水减少或动脉导管狭窄时应立即停药。

4. 缩宫素受体拮抗剂　阿托西班是一种选择性缩宫素受体拮抗剂。阿托西班与其他宫缩抑制剂相比具有更低的胎盘透过率,在动物实验及临床应用中均未发现其会造成胎儿窘迫等胎儿不良反应。副作用轻微,无明确禁忌,但价格较昂贵。

（四）硫酸镁

硫酸镁在产科的主要应用包括:①产前使用硫酸镁以达到胎儿神经保护的目的,建议应用时间不超过 48 小时;②子痫的预防和治疗,宜采用完整的硫酸镁静脉或者肌内给药的方案。为避免长期应用对胎儿钙水平和骨质造成影响,建议在 7 天内停用,发现病情进展可随时再启用。相关的随机对照试验提示,短期硫酸镁产前暴露的新生儿不良反应的发生率并无增加,不需要额外的新生儿评估或护理。最近的一项研究表明,产前使用硫酸镁对胎心率、胎心变异度和胎心加速的影响微小。因此,国外指南推荐新生儿复苏的决定不应受是否接受硫酸镁用于胎儿神经保护治疗的影响。

值得关注的是,硫酸镁有潜在的致肺水肿的风险,因此在使用硫酸镁时不应扩容。硫酸镁治疗的有效浓度为 1.8~3.0mmol/L,超过 3.5mmol/L 即可出现中毒症状。因此,在临床使用硫酸镁期间应保证呼吸≥16 次/min,尿量≥25ml/h(即≥600ml/d),膝跳反射存在,同时应备有 10% 葡萄糖酸钙用于解毒,以防硫酸镁中毒导致产妇严重不良反应,如呼吸抑制、心律失常、心搏骤停等,影响母体生命安全及宫内胎儿氧供。此外,有报道指出硫酸镁与钙通道阻滞剂联合用于预防早产及胎儿神经保护时有增加胎儿宫内窘迫风险的可能,临床联合应用时应注意。

（五）缩宫素

小剂量静脉滴注缩宫素为安全、常用的引产方法,其特点是可随时调整用药剂量,保持有效宫缩。但值得注意的是,使用缩宫素可能导致子宫收缩过强、宫缩间歇时间过短甚至强直性子宫收缩,导致急性胎儿窘迫的发生,影响宫内胎儿氧供及新生儿预后。对于有多次宫腔操作史、瘢痕子宫、子宫畸形的产妇,缩宫素的使用可能导致先兆子宫破裂或子宫破裂,导致宫内胎儿缺氧、窒息,威胁产妇与胎儿的生命安全。因此,在使用缩宫素催产时要专人监护,应密切监测宫缩、胎心、产程进展情况,出现胎儿窘迫迹象时应立即停止缩宫素滴注,必要时使用宫缩抑制剂如硫酸镁等抑制宫缩,及时终止妊娠。

缩宫素还可用于行催产素激惹试验(oxytocin challenge test,OCT)评估胎盘功能,研究已表明OCT 不增加胎儿窘迫及新生儿窒息的风险,但缩宫素有引起过强宫缩的风险,该试验应在住院期间进行,并应做好发生急性胎儿窘迫急救的准备,一旦出现强直宫缩或胎心异常应立即停止试验。

(六)降糖药物

妊娠期高血糖会对胎儿造成一系列不良影响,包括胎儿畸形、高胰岛素血症、高血糖、胎儿生长受限和巨大胎儿等,可导致胎儿慢性缺氧甚至胎死宫内。高血糖和高胰岛素血症可以影响胎儿肺表面活性物质合成,胎肺成熟延迟,新生儿肺透明膜病的发生风险增加。因此,妊娠期的血糖控制非常重要。胰岛素是妊娠期降血糖的一线药物。胰岛素不能透过胎盘,妊娠期使用安全而有效。口服降糖药成为妊娠糖尿病患者除了胰岛素外的另一项选择。ACOG认为,口服降糖药也适用于妊娠期降血糖治疗,但不作为首选药物。目前的证据只推荐二甲双胍和格列本脲。二甲双胍和格列本脲均可透过胎盘,但并无研究发现妊娠期使用二甲双胍及格列本脲会增加胎儿窘迫的风险,其安全性和有效性不断得到研究的证实。但对子代远期影响的研究证据不足。在我国缺乏相关研究,需在知情同意的基础上,谨慎用于部分妊娠期降血糖治疗。

(沈丽霞　王子莲)

参考文献

[1] 谢幸,孔北华,段涛. 妇产科学. 9版. 北京:人民卫生出版社,2018:38-40.

[2] CUNNINGHAM FG,LEVENO KJ,BLOOM SL,et al. Williams Obstetrics. 25th ed. New York:McGraw-Hill Education,2018:135-150.

[3] GABBE SG,NIEBYL JR,SIMPSON JL,et al.Obstetrics: Normal and problem pregnancies. 7th ed. Philadelphia: Elsevier,2017:39-47.

[4] GABBE,NIEBYL,SIMPSON,等. 产科学:正常和异常妊娠. 郑勤田,杨慧霞,译.7版. 北京:人民卫生出版社,2018:234-235,838-855.

[5] 中华医学会妇产科学分会产科学组. 妊娠晚期促子宫颈成熟与引产指南. 中华妇产科杂志,2014,49(12):881-885.

[6] 连岩,王谢桐. 常用宫缩抑制药物对胎儿的影响. 中国实用妇科与产科杂志,2017,33(11):1144-1148.

[7] American College of Obstetricians and Gynecologists. ACOG practice bulletin No.202 gestational hypertension and preeclampsia. ObstetGynecol,2019,133(1):1.

[8] American College of Obstetricians and Gynecologists' Committee on Practice Bulletins—Obstetrics ACOG

[Practice Bulletin No. 209:Obstetric Analgesia and Anesthesia. ObstetGynecol,2019,133(3):e208-e225.

[9] 中华医学会妇产科学分会妊娠期高血压疾病学组. 妊娠期高血压疾病诊治指南(2020). 中华妇产科杂志,2020,55(4):227-238.

[10] GARCIA D,ERKAN D. Diagnosis and management of the antiphospholipid syndrome. N Engl J Med,2018,378(21):2010-2021.

第二节　胎盘因素

一、胎盘的形成与发育

受精卵在输卵管向宫腔移动的过程中不断进行有丝分裂,形成多细胞团(分裂球)。

通常受精后第4日早期囊胚进入子宫腔。受精6~7日后晚期囊胚植入子宫内膜,这一过程称为着床。晚期囊胚表面包绕一层糖蛋白即透明带,里面的细胞包括两类:外壁是滋养细胞,围绕囊胚腔,滋养细胞是胎盘的前身;内部是一群由较大细胞形成的细胞团,该细胞团形成成胚细胞,最终衍化成胚胎、脐带及羊膜。着床需要经历定位(apposition)、黏附(adhesion)及侵入(invasion)3个步骤:①定位,通常情况下晚期囊胚以其内细胞团端(胚极)接触子宫内膜,形成植入极,假如植入时囊胚旋转,那么胚极与植入极不完全相同,则会发生异常的脐带附着;②黏附,晚期囊胚黏附在子宫内膜,囊胚表面滋养细胞分化为两层,内层起初不接触母体组织,为细胞滋养细胞;外层朝向母体组织,通过与邻近的细胞滋养细胞融合转化为合体滋养细胞;③侵入,植入极的合体滋养细胞群穿透侵入子宫内膜、子宫肌层及血管,并与子宫内膜呈犬牙交错,而囊胚则完全埋入子宫内膜中并被内膜覆盖。

胎盘的形成起源于包绕囊胚的滋养细胞层,也叫滋养外胚层。在胎盘成分中滋养细胞结构、功能及发育模式多样,在母胎界面中发挥了重要作用。例如滋养细胞的侵袭能力促进了囊胚的植入,而滋养细胞同样具备营养胚胎的作用,其内分泌功能对于母体生理性适应及妊娠维持都至关重要。晚期囊胚着床后,着床部位的滋养层细胞迅速分裂增殖为两层,内层为细胞滋养细胞,为单个核细胞,是分裂生长的细胞;外层为合体滋养细胞,是执行运输功能的细胞。合体滋养细胞进一步分化为两类具有不同功能的细胞:绒毛滋养细胞以及绒毛外滋养细胞,绒毛滋养细胞形成胎盘绒毛,负责母胎间氧气、养分及其他复合物的转运,而绒毛外滋养细胞则侵入母体子宫蜕膜、肌层及血管处,并与更多类型的母体细胞发生联系。绒毛外滋养细胞进一步分为间质滋养细胞以及血管内滋养细胞,间质滋养细胞侵入母体蜕膜及肌层形成胎盘床的巨细胞,并包绕子宫螺旋动脉,而血管内滋养细胞则穿透至螺旋动脉管腔,将胎盘血供改造成低阻力的血流特征。

受精7~8天后,晚期囊胚植入极的内细胞团(胚盘)进一步分化成表面为原始外胚层,其下为内胚层的厚盘结构。而一些小细胞出现在胚盘与滋养细胞之间最终形成羊膜腔。胚外间充质为中胚层,最早是囊胚腔内的一些游离细胞,随后完全覆盖囊胚腔,最终形成绒毛腔(即胚外体腔)。绒毛膜包括滋养细胞及间充质细胞,部分间充质细胞形成体蒂,最终发展为脐带。

在滋养细胞侵入子宫蜕膜及子宫肌层的过程中,子宫螺旋血管破裂,直接开口于绒毛间隙,绒毛间隙充满母体血液,游离绒毛悬浮其中,母胎间物质交换在悬浮于母血的绒毛处进行。

滋养层内面有一层胚外中胚层,与滋养层共同组成绒毛。与底蜕膜接触的绒毛营养丰富、发育良好,称为叶状绒毛,其形成经历了3个阶段:①初级绒毛,绒毛膜表面长出呈放射状排列的合体滋养细胞小梁,绒毛深部增生活跃的细胞滋养细胞伸入其中,形成合体滋养细胞小梁的细胞中心索;②次级绒毛,受精后12天开始,初级绒毛继续增长,胚外中胚层长入细胞中心索,形成间质中心索;③三级绒毛,受精后第15~17日,胚胎血管长入次级绒毛的间质中心,形成绒毛内胚胎血管。通常受精后15天母体动脉血进入绒毛间隙,受精后17天胚胎血管具备功能,这就意味着建立了胎盘循环。

绒毛外被覆一层合体滋养细胞,其内为细胞滋养细胞,绒毛尖端合体滋养细胞增生形成滋养细胞柱,成为锚定绒毛,从而锚定子宫蜕膜基底层,其内没有胚胎及胎儿血管。

胎盘发育过程中最显著的特征之一是胎儿来源的滋养细胞对母体血管系统的广泛改造。子宫螺旋动脉的重塑需要两类绒毛外滋养细胞,第一类是能穿透螺旋动脉管腔的血管内滋养细胞,第二类是在血管周围的间质滋养细胞。其中间质滋养细胞是胎盘床的主要组成部分,能穿过蜕膜和邻近的子宫肌层,在螺旋动脉周围聚集。子宫胎盘血管的发育分2个阶段,其中第一阶段发生在受精后12周之前,螺旋动脉被滋养细胞侵入至蜕膜和子宫肌层间的边界;第二阶段发生在受精后12~16周,包括螺旋动脉子宫肌层段的侵袭。血管重铸是指将窄腔、肌性的螺旋动脉转化为扩张、低阻力的子宫胎盘血管。由此可见上述过程发生在妊娠前半期,对于子宫胎盘血流的形成具有重要作用,并且影响胎盘功能。如果这一过程没有顺利完成,可能导致一些病理妊娠,如子痫前期、胎儿生长受限、早产等妊娠并发症。

二、胎盘组织学

妊娠早期胎盘生长常快于胎儿的生长。大约在妊娠17周左右时胎盘与胎儿重量大致相等。通常妊娠足月的胎盘呈盘状,多为圆形或椭圆形,重450~650g,直径16~20cm,厚1~3cm,中央部位厚约3cm,中央厚,边缘薄。胎盘分胎儿面和母体面。胎儿面被覆羊膜,呈灰白色,光滑半透明,脐带动静脉从附着处分支向四周呈放射状分布达胎盘边缘,其分支穿过绒毛膜板,进入绒毛干及其分支。母体面呈暗红色,蜕膜间隔形成若干浅沟分成母体叶。

胎盘的蜕膜基底板附着于子宫内腔,被蜕膜间隔分隔开,形成胎盘子叶。而胎盘胎儿面是绒毛膜板,脐带通常从胎盘中心处插入胎盘。脐血管从插入处分支并向胎盘四周分布,其分支穿过绒毛膜板,进入胎盘实质内的绒毛干。在此过程中,胎儿动脉几乎不可避免地要跨过静脉血管。绒毛膜板及其血管上覆盖了一层羊膜,在产后检查胎盘时可轻易剥除。

胎盘由胎儿部分的羊膜和叶状绒毛膜及母体部分的底蜕膜构成。

1. **羊膜** 为附着在胎盘胎儿面的半透明薄膜。羊膜是光滑的,没有血管、神经及淋巴。正常羊膜厚0.02~0.05mm,电镜下显示羊膜为单层上皮细胞,表面具有微绒毛,能让羊水与羊膜间进行交换。

2. **叶状绒毛膜** 是胎盘的主要结构。与底蜕膜接触的绒毛营养丰富、发育良好,被称为叶状绒毛膜,其形成经历了初级绒毛、次级绒毛及三级绒毛三个阶段。一个初级绒毛干及其分支形成一个胎儿叶,一个次级绒毛干及其分支形成一个胎儿小叶。通常每个胎盘有 60~80 个胎儿叶，有 200 个胎儿小叶。每个绒毛干中均有脐动脉及脐静脉的分支，随着绒毛干再分支，脐血管越来越细，最终形成胎儿毛细血管进入的三级绒毛，建立胎儿 - 胎盘循环。绒毛之间的间隙称为绒毛间隙。在滋养细胞侵入子宫壁的过程中，子宫螺旋血管破裂，直接开口于绒毛间隙，因此绒毛间隙充满母体血液，游离绒毛悬浮其中，母胎之间的物质交换在悬浮于母血的绒毛处进行。胎儿血液和母血不直接相通，两者隔有绒毛毛细血管壁、绒毛间质及绒毛滋养细胞层，构成母胎界面，具有胎盘屏障的作用。

据估算，足月妊娠的胎盘绒毛表面积达 12~14m^2，相当于成人肠道的总面积。如此巨大的交换面积可以满足母胎间的物质交换。胎儿体内含氧量低、代谢废物浓度高的血液经脐动脉流至绒毛毛细血管，与绒毛间隙中的母血进行物质交换后，形成含氧量高、营养丰富的血液，经过脐静脉带回至胎儿体内，满足胎儿生长发育的需求。病理情况下如果母胎界面面积缩小或者脐血管异常可能无法满足母胎物质交换的需求，可导致胎儿生长受限、胎儿缺氧甚至胎儿死亡。

3. 底蜕膜 是来自胎盘附着部位的子宫内膜，占胎盘的很小部分。

子宫内膜的蜕膜化是指增殖的子宫内膜间质细胞在雌激素、孕激素、雄激素和植入胚胎分泌的因子的刺激下，化为特异的分泌细胞的过程。蜕膜是妊娠中特异的必不可少的内膜，是胎盘的重要组成部分，是母体血液与滋养细胞直接接触的部位。蜕膜产生调节因子并调节子宫内膜容受性和母体 - 胎儿微环境中的免疫和血管功能。蜕膜与侵入滋养细胞之间的关系保证了母体能耐受胎儿这种同种半异体移植物，正常情况下能够维持至妊娠足月。滋养细胞入侵的过程及调节机制、蜕膜细胞与入侵的滋养细胞之间的相互作用是关于母胎界面基础研究的热点，也是很多病理妊娠基础研究的热点。

按照解剖位置可以将子宫蜕膜分为 3 个部分：底蜕膜、包蜕膜及壁蜕膜。其中滋养细胞入侵的蜕膜组织位于胚泡植入处的正下方，称为底蜕膜。固定绒毛的滋养层细胞与底蜕膜共同形成蜕膜板。从蜕膜板向绒毛膜伸出蜕膜间隔，通常不超过胎盘厚度的 2/3，将胎盘母体面分成肉眼可见的 20 个左右的母体叶。而包蜕膜则是覆盖在增

大的囊胚上的蜕膜，起初与子宫腔其余部分是分开的。此部分由单层扁平上皮细胞覆盖的蜕膜细胞组成，在妊娠第 2 个月时最突出。包蜕膜与位于胚胎外的无血管的平滑绒毛膜相互接触。覆盖子宫腔的其余部分的蜕膜称为壁蜕膜。在妊娠早期，因为妊娠囊不能填满整个子宫腔，所以包蜕膜和壁蜕膜之间存在间隙。妊娠 14~16 周以后，增大的囊腔扩大到完全填充子宫腔。由此包蜕膜和壁蜕膜融合成真蜕膜，子宫腔在功能上消失。

通常妊娠中期行系统超声检查时，应注意脐带插入点位置、胎盘位置及胎盘与宫颈内口的关系，排除前置血管以及前置胎盘，必要时可通过阴道超声进一步明确诊断。超声下可见胎盘组织回声一致，厚 2~4cm，附着于子宫内腔并突向羊膜腔。胎盘后方是一片低回声区域，将子宫蜕膜与蜕膜基底板分开，测量厚度一般小于 2cm。

胎盘增厚是指胎盘厚度超过 5cm，可表现为均一性增厚或局部增厚。通常胎盘均一性增厚由绒毛肿大造成，常继发于糖尿病、重度贫血，或胎儿水肿、贫血，或梅毒、弓形虫、细小病毒和巨细胞病毒感染。胎盘局部增厚常见的原因是血液或纤维素沉积于局部胎盘内，使胎盘组织表现为不均质回声，包括大量绒毛周纤维素沉积、绒毛间或绒毛膜下血栓形成，以及较大的胎盘后血肿。而罕见的情况是部分性葡萄胎，即肿大的绒毛与胎儿组织共同存在，外观类似胎盘小囊肿。

大多数胎盘病变可通过肉眼或超声检查确诊，但一些异常仍需病理学检查明确。特别需要注意的是对于病理妊娠、双胎妊娠、死胎、胎儿窘迫、新生儿窒息甚至新生儿死亡的病例应该仔细检查胎盘，并且行组织病理学检查。

三、胎盘的功能

胎盘介于胎儿与母体之间，是维持胎儿生长发育的重要器官。胎盘具有物质交换、防御、合成及免疫等功能。胎盘功能受损可能影响胎儿生长发育、严重者可导致胎儿生长受限、胎儿感染、流产、早产，甚至胎死宫内。深入研究胎盘功能并且探索监测胎盘功能的方法有助于尽早发现受影响的胎儿、及时终止妊娠、甚至逆转母体病情发展。下面简要叙述胎盘的各项功能。

1. 物质交换功能 胎盘的物质交换功能包括气体交换、营养物质供应以及胎儿代谢产物排出等。

（1）气体交换：母胎间 O_2 和 CO_2 在胎盘中以简单扩散方式进行交换，因此胎盘具有类似于呼吸系统的功能，代替胎儿肺脏完成气体交换。

（2）营养物质供应：葡萄糖是胎儿代谢的主要能源，以易化扩散方式通过胎盘，胎儿体内的葡萄糖均来自母体。临床上血糖控制不佳的糖尿病孕妇常会引起胎儿高血糖，而长期高血糖导致的胎儿高胰岛素血症可促进胎儿蛋白、脂肪合成和抑制脂解作用，最终导致胎儿躯体过度发育，巨大儿发生率升高。氨基酸、钙、磷、碘和铁以主动运输方式通过胎盘。游离脂肪酸、水、钾、钠、镁及维生素 A、维生素 D、维生素 E、维生素 K 则以简单扩散方式通过胎盘。

（3）胎儿代谢产物排出：胎儿代谢产物如尿素、尿酸、肌酐、肌酸等，经胎盘输入母血，由母体排出体外，因此胎盘具有类似于成人肾脏的功能。

2. **防御功能**　虽然胎盘介于母体与胎儿之间，具有一定的阻隔作用，但是胎盘屏障作用极为有限。临床上考虑化学物质、病毒、药物等对胚胎及胎儿的不良影响时应该充分意识到胎盘屏障的局限性。

3. **合成功能**　胎盘具有内分泌功能，其合体滋养细胞能合成多种激素、酶、神经递质和细胞因子，对维持正常妊娠起重要作用。如人绒毛膜促性腺激素、人胎盘生乳素、松弛素、雌激素、孕激素、缩宫素酶等。

4. **免疫功能**　胎儿是同种半异体移植物。正常妊娠母体能容受、不排斥胎儿，其具体机制目前尚不清楚，可能与早期胚胎组织无抗原性、母胎界面的免疫耐受以及妊娠期母体免疫力低下有关。

四、常见胎盘病理因素

（一）胎盘形态异常

足月胎盘通常呈盘状，多为圆形或椭圆形，临床上常有胎盘形态异常发生，下面简要介绍几种。

如果胎盘呈相互分离的几乎等大的圆盘，称为双叶胎盘，也可称为分叶胎盘或两叶胎盘，这种情况并不常见。脐带可插入两个胎盘叶之间或两胎盘间相连接的绒毛膜或胎膜中。由三个或更多相似大小的胎盘叶组成的胎盘称为多叶胎盘。

一个或多个小的副叶胎盘位于距离主胎盘一段距离的胎膜内，则称为副胎盘。副胎盘的血管穿行于胎膜，如果这些血管位于宫颈上方，则为前置血管，当前置血管破裂可造成非常危险的胎儿出血。副胎盘也可能在产后滞留于子宫内，造成产后出血或产后子宫内膜炎。

很罕见的情况下，胎盘的表面部分可能发生变异，如膜状胎盘。绒毛覆盖全部或几乎全部的子宫腔。与其相关的前置胎盘或胎盘粘连的存在，可能使大出血的风险增加。而环状胎盘可能是膜状胎盘的变异，这种胎盘的胎盘组织呈一个完整的或部分的环形。这些异常胎盘与产前出血、产后出血及胎儿生长受限可能相关。如果胎盘的中央部分缺失，称为有孔胎盘，某些情况下胎盘上的确存在一个洞，但多数情况仅仅是绒毛组织的缺陷，而绒毛膜板仍然保持完整，该现象可能误导产科医生寻找"残留"的胎盘小叶。

（二）胎盘钙化

胎盘钙化是妊娠足月或者过期妊娠常见的现象，通常钙盐可沉积在胎盘各处，但最常见的是沉积在胎盘母体面的基底板内，超声下可见胎盘钙化呈高回声。胎盘钙化会随孕周增加而增加，且与吸烟、母体血清钙水平有关。通常超声根据钙化程度将胎盘分为 0~3 级：0 级胎盘无钙化，回声均一，绒毛膜板光滑、平坦；1 级胎盘回声基本均匀，绒毛膜板呈波浪形；2 级胎盘可见母体面基底板内的散在强回声，以及海湾形的绒毛膜板形成的"大逗号"形回声；3 级胎盘内可见从绒毛膜延伸至基底板的回声带，将胎盘分为数个胎盘小叶，基底板的密度也会增加。超声分级标准并不能准确有效地预测近足月的胎儿结局。钙化的胎盘往往肉眼观显示胎盘母体面散在钙化灶，可触摸到散在的粗糙的钙化斑块。

（三）胎盘灌注障碍

胎盘灌注障碍可以分为母体血液无法流入胎盘或血流停滞其中以及胎儿血流无法通过绒毛这两种情况。这种病理变化在正常成熟的胎盘中也可见到，多数情况下胎盘的储备功能可避免损害的发生。有研究认为在胎盘损失多达 30% 的绒毛时胎儿仍然不会受到不良影响。

产前超声以及产后肉眼检查胎盘通常可以发现影响胎盘灌注的显著病变，但微小病变只能通过病理组织学检查发现。胎盘灌注障碍常见的病变有绒毛膜下纤维素沉积、绒毛周纤维素沉积和绒毛间血栓，超声下这类病变表现为胎盘内的透声点。如果没有母胎并发症，孤立的胎盘透声点并没有临床意义。

1. **绒毛膜下纤维素沉积** 是由绒毛间隙中的母血流动缓慢造成的。在靠近绒毛膜板的绒毛间隙中,血液淤滞明显,导致了纤维素的沉积。检查胎盘母体面时,绒毛膜下的病变通常呈白色或黄色,为邻近绒毛膜板的质硬、圆形、凸起的斑块。

2. **绒毛周纤维素沉积** 由单个绒毛周围的母体血流淤滞所致,导致绒毛氧合不足,甚至是合体滋养层细胞的坏死。胎盘截面的软组织内可见小的、黄白色的胎盘结节。这种现象被认为是正常胎盘老化的表现。

3. **胎盘母体面梗死** 是绒毛周纤维素沉积的极端状态。胎盘基底板沉积了一层致密的纤维蛋白类似物,其表面为厚实的、黄或白色的、坚固的皱褶,阻碍了母体血液流入绒毛间隙,这种现象被错误地称为梗死。特殊情况下如果蔓延范围超过基底板并包裹绒毛,使绒毛间隙完全消失,则称为块状绒毛周纤维素沉积。其发病机制不明,可能导致胎盘基底板增厚,与流产、胎儿生长受限、早产和死胎等不良妊娠结局可能相关。

4. **绒毛间血栓** 是绒毛断裂后母血与胎儿血的混合物凝集并沉积于绒毛间隙,形成血栓。肉眼可见病变呈圆形或椭圆形,较大者直径可达数厘米;其可发生于胎盘实质组织的任何部位,如近期形成则呈红色,陈旧血栓则呈黄白色。绒毛间隙血栓比较常见,通常与胎儿不良结局无关。

(四)胎盘梗死

绒毛的氧供只来源于灌注于绒毛间隙的母体血液,任何减少或阻断胎盘血供的子宫胎盘疾病都可能导致单个绒毛的梗死。这种改变在成熟胎盘中比较常见,如绒毛梗死数量有限,可以认为是良性的;但如果数量较多,可能进展为胎盘功能障碍。如果这些病变紧密聚集于胎盘中心部位,并且在胎盘其他部位随机分布,则可能与子痫前期或狼疮抗凝物相关。

(五)胎盘血肿

母体 - 胎盘 - 胎儿单位可能形成胎盘后血肿、胎盘边缘血肿(绒毛膜下出血)、羊膜下血肿以及绒毛膜下血栓形成等胎盘血肿。

胎盘血肿在出血后第1周超声表现为高至中等回声,1~2周表现为低回声,2周后表现为无回声。多数超声可见的绒毛膜下血肿都很小,并无临床意义。但大范围的胎盘后血肿、边缘血肿及绒毛膜下血肿与流产、死胎、胎盘早剥和早产发生率增加相关。

(六)胎儿血栓性血管病变

胎儿血液从两条脐动脉流入绒毛膜板内的动脉,这些动脉逐级分支并通过胎盘表面,最终到达绒毛干,如果其内形成血栓会阻碍胎儿血流。在梗阻远端,受影响的绒毛将会失去功能。正常情况下成熟胎盘内可发现少量血栓,但是如果受影响的绒毛较多,如子痫前期患者的胎盘,可能存在胎儿宫内生长受限、死胎或胎心监护异常。

(七)胎盘绒毛膜血管瘤

胎盘绒毛膜血管瘤是胎盘中最常见的良性非滋养细胞肿瘤之一,起源于原始的绒毛膜间充质,主要由血管和结缔组织组成,发生率约为1%。胎盘绒毛膜血管瘤潜在的病理生理学机制以及如何影响孕产妇和胎儿尚未完全阐明。动静脉分流可能在此过程中发挥重要作用。绒毛膜血管瘤位于脐带插入部附近会增加严重并发症的风险,此外血管瘤的大小和血管分布也是影响妊娠结局的重要因素。

小的绒毛膜血管瘤通常无症状,如果肿瘤大于4cm,可能造成严重的胎盘内动静脉分流,从而导致胎儿高输出量型心力衰竭、水肿甚至死亡。肿瘤血管内胎儿红细胞受挤压可导致溶血和微血管病性溶血性贫血;其他并发症还包括羊水过多、早产和胎儿生长受限。罕见病例包括肿瘤血管破裂、出血和胎儿死亡。

胎盘绒毛膜血管瘤典型的超声表现为邻近绒毛膜的圆形、边界清楚并突入羊膜腔的低回声病变。彩色多普勒超声检查发现其血流增加可与其他胎盘肿块如血肿、部分性葡萄胎、畸胎瘤、转移瘤和平滑肌瘤相鉴别。在非常罕见的情况下,有胎盘绒毛膜血管瘤并发胎盘绒毛膜血管癌的病例报道。

胎盘绒毛膜血管瘤的胎盘仅少部分可通过肉眼发现胎盘血管瘤,多为单发,也可能为弥漫性多发,多位于绒毛膜板下,与正常胎盘组织相比质地较实性,界限清楚,切面暗红或者灰红,大部分肉眼无法明确肿瘤病变,需在显微镜下明确诊断。镜下见肿物位于绒毛膜板下及绒毛间。肿瘤组织由毛细血管、间质细胞和被覆的滋养细胞组成,其中血管为海绵状血管和毛细血管,间质或多或少,镜下血管通常为小的毛细血管,部分呈海绵状血窦样结构。

(八)急性绒毛膜羊膜炎

绒毛膜羊膜炎是胎膜早破的常见并发症,并

且互为因果,常导致母胎不良结局。急性临床绒毛膜羊膜炎的主要表现为孕妇体温升高(体温≥37.8℃)、脉搏增快(>100次/min)、胎心率增快(≥160次/min)、宫底有压痛、阴道分泌物异味、外周血白细胞计数升高(≥15×10^9/L或核左移)。孕妇体温升高的同时伴有上述2个或以上的症状或体征可以诊断为临床绒毛膜羊膜炎。

胎盘病理检查是诊断绒毛膜羊膜炎的金标准,绒毛膜羊膜炎的胎盘病理分为三期。Ⅰ期:中性粒细胞少量浸润,局限于绒毛板下纤维蛋白沉积物内或蜕膜层;Ⅱ期:中性粒细胞浸润增加,逐渐浸润绒毛板、绒毛组织内,但还未进入羊膜;Ⅲ期:中性粒细胞广泛浸润蜕膜、绒毛膜、羊膜,发生坏死性绒毛膜羊膜炎。建议临床上对于胎膜早破、怀疑绒毛膜羊膜炎以及临床确诊的患者都应送胎盘病检明确诊断。

(九) 妊娠期肝内胆汁淤积

妊娠期肝内胆汁淤积(intrahepatic cholestasis of pregnancy,ICP)是妊娠中、晚期特有的并发症,发病有明显的地域和种族差异,临床表现主要为皮肤瘙痒,生化检测提示血清总胆汁酸升高,ICP可能对围产儿造成严重的不良影响。发病机制尚未完全明确。目前的研究认为胎儿不良结局与胎盘绒毛间隙狭窄、高胆汁酸引起脐带血管痉挛以及胎儿心肌受损等有关。

通常ICP患者胎盘大体观并无明显异常,如果出现羊水胎粪污染常表现为胎盘子面及脐带、胎膜黄染。既往体视学研究认为,胎盘绒毛间隙狭窄是ICP的突出特点,而其他指标如胎盘实质与非实质的容积、绒毛组织、绒毛毛细血管及纤维蛋白样坏死绒毛等各成分的容积百分比等没有显著差异。也有研究发现孕足月前ICP可出现胎盘绒毛膜板下纤维素样物质、合体结节增多、绒毛周围纤维素样物质、胎盘边缘陈旧性梗死、母体底板纤维素样物质增多及钙化等"过熟"表现。

(十) 胎儿生长受限

胎儿生长受限(fetal growth restriction,FGR)是指受母体、胎儿、胎盘等病理因素影响,胎儿生长未达到其应有的遗传潜能,多表现为胎儿超声估测体重或腹围低于相应胎龄第10百分位。

发生FGR的重要原因之一是胎盘及脐带的异常,常见的胎盘异常有轮廓胎盘、胎盘血管瘤、绒毛膜下血肿、小胎盘、副胎盘等,而常见的脐带异常有单脐动脉、脐带过细、脐带扭转、脐带打结等。

当临床诊断为FGR时,应该仔细检查胎盘及脐带,仔细测量胎盘大小、重量及厚度等指标,重点关注有无上述异常,并将胎盘送病理检查。通常FGR胎盘中的绒毛血管密度、绒毛间隙体积、终末绒毛的数量、滋养细胞及滋养干细胞的分化均显著降低,对子宫螺旋动脉的侵蚀不足,从而导致子宫胎盘血管重铸不良,最终导致胎盘交换面积及绒毛间隙减少,继而导致胎盘血液灌注不足,胎盘血氧供应缺乏。也有研究表明慢性绒毛膜炎与FGR息息相关,因此应关注FGR胎盘病理检查有无绒毛膜炎及胎盘滋养细胞凋亡增加的现象。胎盘病理检查时还应关注脐带异常情况,并进一步证实有无单脐动脉、脐带帆状附着、脐带边缘附着等。

(十一) 胎盘早剥

胎盘早剥是指妊娠20周后正常位置的胎盘在胎儿娩出前,部分或全部从子宫壁剥离。胎盘早剥虽然发病率低,但是属于妊娠中晚期严重并发症,往往发展迅猛,若处理不及时可危及母胎。目前确切发病机制尚不清楚,常见的原因有:

1. 血管病变 如妊娠高血压疾病、慢性肾脏疾病或全身血管病变的孕妇,这类疾病常可导致底蜕膜螺旋小动脉痉挛或硬化,引起远端毛细血管变性坏死甚至破裂出血,血液在底蜕膜与胎盘之间形成血肿,致使胎盘与子宫壁分离。此外,妊娠中晚期或临产后,子宫压迫下腔静脉,回心血量减少,血压下降,子宫静脉淤血,静脉压突然升高,蜕膜静脉床淤血或破裂,形成胎盘后血肿,导致胎盘与宫壁部分或全部剥离。

2. 机械性因素 外伤尤其是腹部钝性创伤会导致子宫突然拉伸或收缩而诱发胎盘早剥。

3. 宫腔内压力骤减 可见于胎膜早破、双胎妊娠第一胎娩出过快、羊水过多的患者破膜后,上述情况导致宫腔内压力骤减,子宫骤然收缩,胎盘与子宫壁发生错位而剥离。

4. 其他因素 高龄多产、有胎盘早剥史的孕妇再发风险明显增高。吸烟、吸毒、绒毛膜羊膜炎、辅助生殖技术助孕、易栓症等可能发生胎盘早剥。

胎盘早剥主要为底蜕膜出血、形成血肿,使该处胎盘自宫壁剥离。如剥离面积小,血液易凝固而出血停止,临床可无症状或症状轻微。如果继续出血,胎盘剥离面随之扩大,形成较大胎盘后血肿,血液可冲开胎盘边缘及胎膜经宫颈管流出,表现为显性阴道流血。如果胎盘边缘或胎膜与子宫壁未剥离，或胎头进入骨盆入口压迫胎盘下缘，使血液积聚于胎盘与子宫壁之间而不能外流，则没有阴道流血表现。当隐性剥离内出血急剧增多时，胎盘后血液积聚于胎盘与子宫壁之间，压力不断增加，血液浸入子宫肌层，引起肌纤维分离、断裂乃至变性。血液浸入浆膜层导致子宫表面呈现紫蓝色淤斑，以胎盘附着处明显，即为子宫胎盘卒中。血液还可渗入卵巢生发上皮下、输卵管系膜、阔韧带内。大量组织凝血活酶从剥离处的胎盘绒毛和蜕膜中释放进入母体血液循环，激活凝血系统并影响血供，导致母体多器官功能障碍。

产前超声检查可协助了解胎盘的部位及胎盘早剥的类型，并可明确胎儿大小及存活情况。典型的超声影像显示胎盘与子宫壁之间出现边缘不清楚的液性低回声区即为胎盘后血肿，胎盘异常增厚或胎盘边缘"圆形"裂开，甚至宫内未查见正常形态的胎盘。需要注意的是超声检查对于胎盘早剥的阳性预测值较高，阴性结果较低，阴性结果并不能完全排除胎盘早剥，尤其是胎盘附着在子宫后壁时，需结合临床表现进一步判断。

胎盘早剥终止妊娠后需仔细检查胎盘，应从大体观及组织病理上分析。大体观上，重点关注胎盘大小、胎盘重量、剥离面大小、胎盘母体面有无血管压迹以及血凝块附着等，并注意搜索有无胎盘灌注不良的证据。急性胎盘早剥多系胎盘动脉灌注不良。组织病理检查在蜕膜间质周围常可以见明显出血，可出现绒毛膜及其周围组织梗死，胎盘母体面血管管壁增厚和动脉粥样硬化。损伤的动脉大多位于胎盘中央，引起胎盘血管血流压力增大，导致胎盘早剥。而慢性胎盘剥离与胎盘边缘静脉破裂有关，症状隐匿，一般进展缓慢，多数在孕中期出现，持续到孕晚期。组织病理检查发现胎盘边缘绒毛膜下血管破裂，表现为出现血凝块，流动的血液浸入绒毛膜，伴有弥漫性的含铁血黄素沉积，进而影响整个绒毛膜的功能。这种慢性剥离通常称为绒毛膜下血肿，可不诊断为胎盘早剥。

（姚强）

参考文献

［1］谢幸，孔北华，段涛．妇产科学．9版．北京：人民卫生出版社，2018．

［2］CUNNINGHAM FG，LEVENO KJ，BLOOM SL，et al. Williams Obstetrics. 25th ed. New York：McGraw-Hill Education，2018．

［3］BAERGEN RN，BURTON GJ，KAPLANCG.Benirschke's Pathology of the Human Placenta.7th ed. New York：Springer-Verlag，2022．

［4］KAPLAN C. Gross Examination of the Placenta. Surg Pathol Clin，2013，6（1）：1-26．

第三节　脐带因素

脐带（umbilical cord）是连接胎儿和母体的纽带，是母胎进行气体交换、营养物质供应和代谢产物排出的重要通道。

一、脐带的形成与发育

脐带的发育与羊膜的发育关系密切。受精后2周，胚胎发育为两胚层，胚泡腔中的成胚细胞被中胚层细胞的疏松网状组织围绕。第3周后，中胚层形成，胚盘尾部与中胚层相接形成体蒂，又称连接蒂。随后羊膜腔扩大并围绕胚胎伸展，胚胎背侧面生长迅速，卵黄囊的背侧部分混入胚胎体内。胚胎尾部区域的卵黄囊呈管样伸展，生长进入体蒂，这个结构称为尿囊。

妊娠6周左右，脐带内存在两条尿囊动脉和两条尿囊静脉。妊娠8周左右，两条尿囊动脉变成脐动脉（umbilical artery），右侧尿囊静脉退化，左侧尿囊静脉变为脐静脉（umbilical vein），而通过卵黄囊的血管称为脐肠系膜动脉和脐肠系膜静脉。卵黄囊及其血管随妊娠进展逐渐退化，脐动脉和脐静脉逐渐进化。

妊娠10周左右，胚外体腔消失，羊膜将尿囊、尿囊血管、卵黄囊及其周围的胚外中胚层、血管包绕形成体蒂，此为脐带的前身。

二、脐带组织学

脐带由羊膜的上皮、华通胶（Wharton jelly）和脐血管组成，脐带的华通胶内有两条脐动脉和一条脐静脉，其表面由一层羊膜的上皮组成，此层紧接胎盘表面和胎儿皮肤。靠近胎儿脐部的羊膜上皮主要为非角化的复层鳞状上皮，通过腹壁转化为角化的复层鳞状上皮。远离胎儿脐部的上皮为复层柱状上皮（2~8层细胞），当其延伸至胎盘的胎儿面时则转化为单层柱状上皮。脐带的羊膜牢固地长入中央的结缔组织中,且不被移动。脐带上皮的镜下结构由稀疏的细胞组成,包括巨噬细胞和数量稍增多的肥大细胞。在脐带表面的下层有肌成纤维细胞围绕血管。脐带内膜是间充质干细胞和上皮干细胞的良好来源。

脐带的结缔组织由胚外中胚层演化而来。脐带的结缔组织或华通胶是一种胶状物质,由多糖基质组成,可保护脐带内的血管。一般包括胶原、层黏蛋白、硫酸乙酰肝素、透明质酸、带有单糖团和寡糖团的糖类等,多积聚在间质的裂隙周围。脐带中没有淋巴管。华通胶内细胞稀少,含少量巨噬细胞、肥大细胞和肌成纤维细胞。

脐动脉平均直径 4mm,静脉直径约为动脉的 2 倍。脐血管与体内其他直径相似的血管组成成分不同。脐动脉肌层由交叉的螺旋状肌纤维组成,脐静脉由分开的纵行或环状肌纤维组成,故静脉肌层较动脉薄。此外,脐血管均被交叉的螺旋形胶原纤维束形成的外膜围绕。脐动脉内无弹力膜,而脐静脉在血管内膜下有弹力层。镜下观察脐动脉主要由 2 层细胞构成:外层为圆形排列的平滑肌细胞,内层为不规则松散排列的纵行平滑肌细胞,嵌在丰富的基质中。

三、脐带的生理功能

脐带是母体与胎儿之间连接的唯一通道,母胎经过此通道进行气体交换、营养物质供应及代谢产物的交换。足月妊娠的脐带的长度不一,30~100cm,平均长 55cm,直径约为 0.8~2.0cm,表面有羊膜覆盖,呈灰白色。脐带受压使血流受阻时,可导致胎儿缺氧,甚至危及胎儿生命。

正常妊娠的脐带含有 2 条脐动脉和 1 条脐静脉,2 条脐动脉连接左右髂内动脉。脐静脉进入胎儿体内,一条分支与肝门静脉相连,经肝静脉汇入下腔静脉,另一条分支经静脉导管入下腔静脉,下腔静脉将血液输送到右心房,经卵圆孔入左心房,再经左心室入主动脉,主要供应胎儿的脑部和心脏。来自下腔静脉的血液与来自头部和上肢的上腔静脉的血液在右心房混合后,流入右心室,再进入肺动脉。因宫内胎儿的肺部尚无呼吸功能,故大部分血液经动脉导管流入降主动脉,大部分降主动脉血液经脐动脉返回至胎盘。由此可见,胎盘来源的营养物质丰富的血液通过脐静脉经胎儿体循环后,经降主动脉、脐动脉再次转运至胎盘进行物质交换后,再由脐静脉运送至胎儿体内。脐

动脉与胎儿降主动脉相连。即胎儿体循环的血液是动脉血与静脉血的混合,脐静脉将母体的氧气、营养物质从胎盘运送至胎儿,氧含量较高。脐动脉将胎儿产生的废物运送至胎盘进行物质交换,含氧量较低。

研究发现,妊娠 20 周时脐带血流量约为 35ml/min,妊娠 40 周时为 240ml/min,根据胎儿的体重估算脐带血流量,20 周时约为 115ml/(min·kg),40 周时为 64ml/(min·kg)。

四、常见的脐带异常

常见的脐带异常包括:脐带血管数目异常(单脐动脉)、脐带长度异常、脐带附着异常、脐带水肿、脐带真假结、脐带扭转、脐带血管瘤、脐带先露与脱垂、脐带囊肿、脐带血肿等。脐带因素可导致胎儿窘迫、胎儿急性或慢性缺氧、新生儿窒息,脐带血液循环阻断 7~8 分钟,可导致胎死宫内。研究发现约 19% 的死产与脐带异常相关,脐带异常增加了剖宫产及手术助产的发生率。

部分脐带异常通过产前超声可以检测,彩色多普勒超声检查有助于明确诊断,脐带超声检查可检测到脐带血管的数目、脐带绕颈、脐带绕体、脐动脉血流、脐带囊肿、包块等,但不能辨识所有的脐带异常。

临床上预防和降低因脐带异常导致的围产儿缺氧或窒息等不良结局至关重要,但脐带异常与胎儿缺氧之间并非呈现简单的因果关系,某些脐带异常并非病理性的,故超声发现脐带异常后要适时予以胎心监测,特别是临床上出现无法合理解释的胎心监护异常或胎儿窘迫时,应考虑存在脐带异常的可能。

1. 单脐动脉　正常脐带有三条血管,一条脐静脉,两条脐动脉。若脐带只有一条动脉时,为单脐动脉(single umbilical artery,SUA),单脐动脉是最常见的脐带异常之一。大多数病例可通过产前超声检查发现。若 B 超检查仅发现单脐动脉,未合并其他结构异常,新生儿多预后良好。但若同时合并其他超声结构异常,则染色体非整倍体以及其他畸形如肾脏发育不全、无肛门或椎骨缺陷等的风险增高。

单脐动脉超声表现:脐带横切面由两条脐动脉及一条脐静脉组成的正常"品"字结构消失,变为由一条脐动脉和脐静脉组成的"吕"字。彩色多普勒超声检查血流显示一红一蓝两个圆形结构;

脐带纵切面只显示一条脐动脉,且其内径较正常脐动脉粗。

2. 脐带水肿 胎儿脐带水肿极罕见,目前发病机制不明。脐带水肿可致脐带动静脉直径变细、供血不足,导致胎儿发生缺血缺氧改变,胎儿出生后可出现凝血功能障碍、脏器发育不良等不良并发症。研究发现脐带水肿的发生可能与妊娠合并糖尿病、胎盘早剥、母胎血型不合、妊娠高血压等有关。孕期超声检查可协助诊断。

3. 脐带扭转 脐带扭转(torsion of cord)指在脐带的任何部位发生脐带过度扭曲,呈螺旋状,可发生在妊娠各期,但多发生在妊娠中期和妊娠晚期。脐带向左侧扭曲的概率较向右侧扭曲高,多与脐带血管中螺旋肌纤维的分布情况有关。生理性扭转可达6~11周,是胎儿避免脐带受压的自我保护机制。脐带过度扭转可致母胎血液循环严重受阻或中断,使胎儿宫内处于缺氧状态,发生胎儿宫内窒息或死亡。但脐带扭转的周数难以通过超声准确评估,故当胎动异常时应加强胎心监测,联合超声检查指标,评估胎儿宫内状况,及时发现并积极干预,降低围产儿窒息及死亡的发生率,改善不良妊娠结局。

4. 脐带血管瘤 脐带血管瘤是较罕见的脐带异常,多为良性肿瘤,可发生在一条或多条脐血管,常见部位为脐带附着胎盘处。脐带血管瘤一般较小,与胎盘血管来源相似,但与胎盘绒毛膜血管瘤不同,脐带血管瘤一般不伴羊水过多。其组织学表现为由疏松的结缔组织间质内小毛细血管增生构成,显微镜观察多为毛细血管性肿瘤或海绵状血管瘤。

脐带血管瘤的超声图像特点为实质肿块、边界较清、内部回声紊乱,彩色多普勒超声查见丰富的血流信号。应注意与脐带囊肿相鉴别,脐带囊肿的超声检查见圆形或不规则形的无回声结节,包膜完整,囊壁光滑,边界清晰,内部透声好,彩色多普勒超声显示囊肿内部无血流信号。

研究发现血管瘤可导致母体甲胎蛋白(alpha fetoprotein,AFP)升高。此外,血管瘤侵袭至脐动静脉后可破坏母胎血液循环,导致羊水过多、胎儿出血、高排出量性心力衰竭、胎儿贫血、胎儿水肿、早产、低体重儿等。此外,脐带血管瘤若发生破裂,胎儿可能发生急性缺血缺氧导致胎死宫内。故孕期检查发现脐带血管瘤,应密切随访,追踪肿块大小及对脐血管的影响,积极对症处理,有效干预,

避免不良妊娠事件的发生。

5. 脐带真假结 脐带打结分为脐带真结(true knot of cord)和脐带假结(falseknotof cord)两种,可影响脐带血流。由于脐静脉较脐动脉长,血管卷曲似结,称为脐带假结,通常对胎儿无大危害。脐带缠绕胎体后,若胎儿穿过脐带套环可形成脐带真结。脐带真结较少见,发生率约为1.1%。一般来说,若脐带尚未拉紧不影响脐带血流,一般无明显症状,多于分娩后发现;若脐带拉紧,胎儿血液循环受阻可导致急性胎死宫内。此外,脐带真结导致打结的胎盘侧脐带充血及未打结的脐带趋向螺旋旋转发生静脉瘀滞,导致胎盘静脉血栓及脐静脉血栓的形成。

脐带真结在产前常规的多普勒超声检查中较难被发现,必要时可借助彩色多普勒超声协助诊断。脐带假结主要显示在脐带局部某一切面血管穿出成团,血管走行易于追踪显示。

应重视对脐带真结孕产妇的围产期保健,提高警惕,及早发现,及时对症处理,降低胎儿窒息或死亡的发生率。

6. 脐带脱垂 胎膜未破时脐带位于胎先露部前方或一侧称为脐带先露(presentation of umbilical cord),也称为隐性脐带脱垂。胎膜破裂时脐带脱出于宫颈口外,降至阴道内甚至露于外阴,称为脐带脱垂(prolapse of umbilical cord)。脐带脱垂是造成胎儿急性缺氧甚至胎儿死亡的重要因素。

发生脐带脱垂的原因包括:①胎头未衔接时如头盆不称或胎头入盆困难;②胎位异常,臀先露、肩先露、枕后位等;③胎儿过小或羊水过多;④脐带过长;⑤脐带附着异常或低置胎盘等;⑥胎膜自发性破裂,等。

脐带脱垂主要表现为脐带下降到子宫颈中,处于胎先露一侧或前方。脐带脱垂一般对孕妇影响不大,仅增加剖宫产及手术助产的发生率。对胎儿影响较大,若发生在胎先露尚未衔接、胎膜未破时,一过性压迫脐带导致胎心率异常;若胎先露已衔接或胎膜已破,脐带受压于胎先露部与骨盆之间,可引起胎儿缺氧,甚至发生胎心完全消失,头先露最严重。脐带脱垂增加了脐带受压的风险,若脐带血液循环阻断超过8分钟,可导致急性胎死宫内。

孕晚期超声检查有助于尽早发现脐带先露。由于脐带脱垂可能与胎儿缺氧、窒息、死亡和不良神经系统损伤有关,当长时间的胎心率过缓或电

子胎心监护出现频发的晚期减速或变异减速时，在排除妊娠期合并症、并发症及其他脐带异常因素后，应怀疑脐带隐性脱垂的可能，尤其是胎膜早破的孕产妇，及早进行处理及干预，以改善围产儿发生缺氧、窒息或死亡等不良妊娠结局。

7. 脐带异常附着　　正常情况下，脐带附着于胎盘胎儿面的近中央处。若附着于胎盘边缘，因组织形态与羽毛球拍相似，故称为球拍状胎盘（battledore placenta），在多胎妊娠中发生率较高。分娩过程中对母儿影响不大，多在产后检查胎盘时发现。若附着于胎膜上，脐带血管通过羊膜与绒毛膜间进入胎盘，称为脐带帆状附着（cord velamentous insertion）。发育过程中胎盘部分萎缩，导致脐带插入部位发生缺陷，脐带在到达胎盘边缘之前插入胎盘的胎膜中，无胎盘组织覆盖，导致发生脐带帆状附着。若胎膜上的胎儿血管越过宫颈内口区，位于胎先露前方，称为前置血管（vasa previa）。

孕产妇合并球拍状胎盘或帆状胎盘在分娩过程中，尤其是在第三产程中，增加了发生出血的风险，有时需行人工剥离胎盘。脐带帆状附着的脐血管游离于胎膜上，不受华通胶保护，在羊膜破裂时可能增加脐带断裂的风险。前置血管缺乏华通胶的保护，宫缩时易受到胎先露的压迫或发生破膜时发生脐血管断裂，导致脐血循环受阻，胎儿失血而出现急性胎儿窘迫，甚至突发死亡。

对于脐带帆状附着合并前置血管的孕产妇，应加强孕期监护，择期行剖宫产终止妊娠，降低围产儿死亡率。

8. 脐带缠绕　　脐带缠绕（cord entanglement）是指在宫内胎儿颈部、四肢或躯干被脐带围绕，其发生常与脐带过长、胎儿小、羊水过多及胎动频繁等因素相关。通常情况下，脐带自身具有一定的伸展性，轻微的脐带牵拉对胎儿影响不大，不增加围产儿窒息及死亡等不良妊娠结局的发生率。当发生缠绕周数过多、过紧或脐带受压、过度拉伸等，使脐带血管内血液循环受阻或中断，胎儿宫内缺氧，可出现频繁的胎心率变异减速，导致胎儿宫内窘迫、新生儿窒息及胎儿死亡等不良妊娠结局的发生。一般来说，脐带缠绕的松紧程度与围产儿窒息或死亡等不良妊娠结局有关，缠绕越紧，发生胎儿窒息或死亡的风险越高。

研究发现，脐带缠绕的发生率约为妊娠总分娩数的 20%，其中脐带绕颈约占 90%，以脐带缠绕颈部 1 周者较多见，约占总脐带缠绕的 81.9%，脐带绕颈 2 周及以上者较少见。在所有脐带缠绕中，约 10% 为脐带缠绕胎儿躯干及四肢。

二维超声检查在颈部纵切面显示颈部皮肤有 U 形、W 形或锯齿状压迹，并在其前方有"等号"状的脐带血管横断面回声。一般来说，脐带缠绕一周呈 U 形压迹，脐带缠绕 2 周呈 W 形压迹，脐带缠绕 3 周及以上呈锯齿状压迹。彩色多普勒血流成像横切胎儿颈部可显示环绕颈部的脐带内红蓝相同的血管花环样图像。

脐带缠绕可导致胎先露下降受阻，产前诊断为脐带缠绕时，分娩过程中应加强监护，一旦出现胎儿宫内窘迫，应及时处理，避免不良妊娠结局的发生。

9. 脐带长度异常　　脐带正常长度为 30~100cm，平均长度为 55cm。脐带短于 30cm 者，称为脐带过短（excessive short cord）。脐带长于 100cm，称为脐带过长（excessively long cord）。妊娠期脐带过短一般无明显临床征象，临产时可导致胎先露部下降受阻，引起产程延长，以第二产程延长居多。此外，因胎先露下降，脐带被牵拉过紧，使胎儿血液循环受阻，出现胎心率异常，严重者导致胎盘早剥，造成出血过多。脐带过长易缠绕胎儿颈部、肢体，发生脐带脱垂或脐带受压等，可导致胎儿血液循环受阻，发生胎儿窒息死亡。

（徐婷婷　余海燕）

参考文献

［1］祝彼得.脐带的正常解剖结构和先天异常.实用妇产科杂志,2000,16(5):227-228.

［2］CUNNINGHAM FG,LEVENO KJ,BLOOM SL,et al. Williams Obstetrics. 25th ed. New York：McGraw-Hill Education,2018.

［3］ROSS J A,JURKOVIC D,ZOSMER N,et al. Umbilical cord cysts in early pregnancy. ObstetGynecol,1997,89(3):442-445.

［4］DINARO E,GHEZZI F,RAIO L,et al. Umbilical cord morphology and pregnancy outcome. Eur J Obstet-GynecolReprod Biol,2001,96(2):150-157.

［5］REBECCAN.BAERGEN.Benirschke 和 kaufmann 人类胎盘病理学手册.刘伯宁,范娜娣,译.天津：天津科技翻译出版公司,2008.

［6］COLLINS JH. SILENT RISK：Issues about the Human Umbilical Cord. Philadelphia：Xlibris Corporation,2014.

［7］MOSHIRI M,ZAIDI SF,ROBINSON TJ,et al.

Comprehensive imaging review of abnormalities of the umbilical cord. Radiographics,2014,34(1):179-196.

[8] TANTBIROJN P,SALEEMUDDIN A,SIROIS K,et al. Gross abnormalities of the umbilical cord:related placental histology and clinical significance. Placenta,2009,30(12):1083-1088.

[9] HAMMAD IA,BLUE NR,ALLSHOUSE AA,et al. Umbilical cord abnormalities and stillbirth. Obstet-Gynecol,2020;135(3):644-652.

[10] MUNIRAMAN H,SARDESAI T,SARDESAI S. Disorders of the umbilical cord. Pediatr Rev,2018,39(7):332-341.

第四节　羊水因素

羊水(amniotic fluid)指充盈在羊膜腔内的液体。

一、羊水的形成

(一)羊水的来源

1. 妊娠早期　羊水主要来自母体血清经过胎膜渗入羊膜腔的透析液,此时的羊水类似于细胞外液。妊娠 8~11 周时,胎儿开始逐渐产生尿液,但此时胎儿尿液尚不是羊水的主要来源。

2. 妊娠中期　羊水的主要来源是胎儿的尿液,因尿液较母体血浆渗透压低,随着尿液的增多,羊水的渗透压逐渐降低。胎儿的血液也可经绒毛膜板和脐带过滤渗入羊膜腔。

3. 妊娠晚期　胎肺参与羊水的生成,每日大约有 350ml 液体从胎儿肺泡分泌至羊膜腔内。

4. 其他　羊膜、脐带的华通胶及胎儿皮肤都可渗出液体进入羊膜腔,但是量少。

(二)羊水的吸收

胎儿吞咽羊水是羊水吸收的主要途径。自妊娠 18 周开始,胎儿出现吞咽动作,接近足月时,每日可吞咽 500~1 000ml 液体。羊水吸收的另一个重要途径是经羊膜-绒毛膜界面的膜内转运,低渗的羊水转移至胎盘血管内,其中有微量的羊水转移至母体血浆。因此,胎儿吞咽与膜内运输协同作用,构成羊水的主要吸收途径。每小时还有 40~50ml 羊水经胎盘和脐带表面的羊膜上皮吸收。此外,胎儿体表皮肤也可吸收少量羊水,但妊娠 22~25 周胎儿皮肤表皮细胞逐渐角化,此后胎儿皮肤吸收羊水的功能渐减退。

(三)母体、胎儿、羊水三者间的液体平衡

正常妊娠时,羊水的产生和吸收处于动态平衡中,以保持羊水量相对恒定。羊水、母体血浆和胎儿血浆三者间存在渗透压差,羊水的渗透压约为 260mmol/L,母体血浆和胎儿血浆的渗透压约为 280mmol/ml。母胎间的液体交换主要通过胎盘,每小时约 3 600ml。母体与羊水间的液体交换,主要通过胎膜,每小时约 400ml。羊水与胎儿间的液体交换量少,主要通过胎儿消化道、呼吸道、尿路以及角化前皮肤进行交换。

孕晚期维持羊水量稳定和调节液体动态平衡的主要因素见表 1-4-1。

表 1-4-1　孕晚期调节羊水量的因素

途径	作用	每日的大致交换量 /ml
胎儿产生尿液	增加羊水	1 000
胎儿吞咽	吸收羊水	750
胎肺分泌	增加羊水	350
膜内转运入胎盘的血管内	吸收羊水	400
跨羊膜的液体交换	吸收羊水	较少

随着孕周不断增加,四条主要途径调节着羊水量。第一,妊娠中期以后,胎儿尿液产生成为羊水最主要的来源。足月后胎儿每日可产生超过 1L 的尿液,因此羊水每日都处在循环更新之中。第二,因为羊水渗透压低于母体血浆和胎儿血浆渗透压,所以羊水可经膜内转运的方式进入胎盘表面的胎儿血管内,每日约 400ml。当母体脱水时,血浆渗透压升高,胎儿体内的水分经胎盘进入母体血浆代偿,而羊水则转运进入胎儿体内代偿,导致羊水减少。第三,胎儿呼吸系统也参与调节羊水,孕晚期的胎肺每日大约产生 350ml 分泌液,其中约有一半立即就被胎儿吞咽了。第四,胎儿每日平均吞咽 500~1 000ml 羊水进入消化道,如果胎儿神经系统畸形或消化道梗阻,会继发胎儿吞咽功能障碍,引起羊水过多。在孕中期以后,经胎膜和胎儿皮肤的液体交换逐渐弱化,对羊水量的影响很小。

(四)羊水量、性状和成分

1. 羊水量　妊娠期羊水量逐渐增加,妊娠 8 周时仅 5~10ml,妊娠 10 周时约为 30ml,妊娠 20 周时约 400ml,到妊娠 36~38 周时达高峰,可达 1 000~1 500ml,以后逐渐减少,至妊娠 40 周时羊

水量约 800ml；过期妊娠羊水量明显减少，可减少至 300ml 以下。

2. **性状**　妊娠早期的羊水为无色透明液体，弱碱性。妊娠足月后羊水逐渐变得混浊，不透明。

3. **成分**　羊水中混悬有小片状物，包括胎脂、胎儿脱落的上皮细胞、毳毛、毛发、少量白细胞、清蛋白、尿酸盐及消化道、呼吸道分泌物等。羊水中也含有氨基酸、肌酐、尿素、胆红素等小分子化合物，同时还有大量的激素和酶。足月妊娠时羊水比重为 1.007~1.025，pH 值约为 7.20，其中 1%~2% 为无机盐及有机物，其余 98%~99% 为水分。羊水的成分可见表 1-4-2。

二、羊水的生理功能

1. **胎儿的生长环境**　羊水的存在为胎儿提供了适宜的生长环境。羊水温度适宜且恒温，适量的羊水使得胎儿在羊膜腔内有一定的活动空间，防止胎儿自身肢体粘连或胚胎与羊膜粘连而发生畸形。胎儿吞咽羊水可以促进胎儿消化道发育，胎儿吸入羊水可促进胎肺发育；相反，羊水过少则可导致胎肺发育不全，胎儿肢体粘连、畸形等。

2. **保护胎儿**　适量的羊水可发挥缓冲作用，避免胎儿受到挤压，减轻外界环境暴力打击和强烈震动所造成的机械性损伤。临产宫缩时，宫缩压力经由羊水传导而均匀分布，可避免胎儿、脐带局部受压而导致胎儿窘迫。

3. **保护母体**　羊水的缓冲作用减轻了胎动引起的母体不适感。临产后，前羊水囊楔入宫颈管，以水压扩张宫口及阴道。破膜后羊水冲洗产道，减少感染机会，分娩时羊水起润滑作用，减少产道损伤。

三、羊水量的测量与评估

（一）羊水量的测量

除非研究需要，否则临床实践中极少会测量羊水实际的容量。通过染料稀释法直接定量测量羊水量有助于认识妊娠生理，或者用来验证超声评估羊水量的准确性。染料稀释法的步骤包括：在超声引导下羊膜腔内注射一定剂量的染料（如对氨基马尿酸），溶解均匀后抽出少量羊水测定染料的浓度，然后即可算出羊水的容量。

研究者 Brace 和 Wolf 回顾了 20 世纪 60 年代 12 个运用上述方法测定羊水量的研究发现，虽然羊水量随孕周增加，但是在妊娠 22~39 周的时段里，平均值没有明显差异，平均大约 750ml。但是个体变异很大，尤其在孕晚期，羊水量的第 5 百分位值是 300ml，第 95 百分位值则接近 2 000ml。相反，研究者 Magann 等运用同样的手段测量羊水量后发现，羊水量随孕周增加，妊娠 22~30 周的时段里平均约为 400ml，此后加倍至平均 800ml，而在妊娠 40 周过后平均每周减少 8%。前述 2 篇研究运用的回归统计方法不同，尽管结论不尽相同，但都确定了一个正常羊水量的范围，尤其在孕晚期变异较大。目前孕晚期羊水量的参考范围为 300~2 000ml，超过 2 000ml 称为羊水过多，少于 300ml 称为羊水过少。

表 1-4-2　羊水的成分

成分	浓度	特殊成分
葡萄糖	50~200mg/L	
蛋白质		清蛋白、球蛋白（IgA、IgG、IgM）、甲胎蛋白、脂蛋白
脂质		胆固醇、甘油三酯、甘油二酯、游离脂肪酸、磷脂
尿素	200~400mg/L	
激素		黄体酮、雌二醇、雌三醇、睾酮、醛固酮、皮质醇、甲状腺激素、缩宫素、胰高血糖素、胰岛素等
促性腺激素		黄体生成素、卵泡刺激素、人绒毛膜促性腺激素、胎盘催乳素、催乳素、促肾上腺皮质激素、生长激素、促生长因子、促甲状腺激素
酶		蛋白酶的激活剂和抑制剂，如组织型纤溶酶原激活物（t-PA）、尿激酶型纤溶酶原激活物（u-PA）及其各自的抑制物 PAI-1 和 PAI-2
细胞	随孕周增加	无核鳞状细胞、有核鳞状细胞（可能来自胎儿的黏膜和羊膜）、胎儿的尿路上皮细胞
其他		氨基酸、肌酐、胆红素等

（二）羊水量的超声评估

超声评估羊水量是妊娠中期、晚期产科超声检查的常规项目。超声评估是通过最大羊水池深度和羊水指数两个半定量指标来反映羊水量。这两个指标都具有可重复性，在羊水量异常的情况下，可用于连续监测以评估变化趋势。因此，ACOG 认为通过这两个半定量指标评估羊水量优于定性的或主观的评估方法，且更倾向于使用最大羊水池深度。但是，羊水深度至少 1cm 时才能使用羊水池深度和羊水指数来评估羊水量。虽然胎儿的肢体或脐带的襻可能在羊水池中，但测量羊水深度时不应将其包含在内。常用彩色多普勒超声来验证脐带不在测量的羊水范围里。

1. **羊水最大暗区垂直深度**（amniotic fluid volume，AFV） 也称羊水的最大垂直深度、羊水池深度等。当超声探头垂直于水平面，平行于孕妇的身体长轴，扫过矢状面时测量到的才是最大暗区深度。AVF 的参考值范围是 2~8cm，≤2cm 称为羊水过少，≥8cm 称为羊水过多。当评估双胎或多胎妊娠羊水深度时，则分别在每个羊膜囊内测量，依然使用 2~8cm 的参考值范围。在胎儿生物物理评分时，深度大于 2cm 意味着羊水量正常。

2. **羊水指数**（amnionic fluid index，AFI） 在超声测量羊水深度时，羊膜腔可以看成被腹部脐横线与腹白线分成了四个象限，分别是左上、右上、左下、右下。而这四个象限最大羊水深度之和就称为羊水指数。同一超声医生测量 AFI 的差异大约在 1cm，不同超声医生之间的测量差异大约在 2cm。当羊水过多时，测量差异也会增加。AFI 的参考值范围是 5~25cm，≤5cm 称为羊水过少，≥25cm 称为羊水过多。研究显示，妊娠 16~40 周的 AFI 平均值在 12~15cm。羊水指数随孕周的变化见图 1-4-1。

四、常见羊水病理因素

正常妊娠时羊水的产生与吸收处于动态平衡中，若产生和吸收失衡，将会导致羊水量的异常。孕期多种因素均可能促发在宫内的胎儿排出胎粪，导致羊水胎粪污染。羊水量和性质异常不仅可预示潜在的母胎疾病，也可直接危害围产儿安全。

（一）羊水过多

妊娠期间羊水量超过 2 000ml，称为羊水过多（polyhydramnios）。在单胎妊娠中的发生率约为 1%~2%。少部分病例的羊水量可以在数日内急剧增多，称为急性羊水过多；多数病例的羊水量则在数周内缓慢增多，称为慢性羊水过多。

1. **病因学** 在羊水过多的孕妇中，约 1/3~1/2 病因不明，称为特发性羊水过多。胎儿结构异常约占 15%，胎儿基因异常约占 15%，母体糖尿病约占 15%~20%。但重度羊水过多可能与胎儿结构异常、妊娠合并症及并发症等因素有关。

（1）胎儿疾病：包括胎儿结构异常、染色体或基因异常、胎儿代谢性疾病、胎儿肿瘤等。胎儿结构异常以中枢神经系统畸形最常见。神经管缺陷的胎儿（如无脑儿、脊柱裂）因脑脊膜暴露，脉络膜组织增殖，脑脊液大量渗出到羊膜腔；因抗利尿作用缺乏而尿量增加；同时中枢吞咽功能异常，胎儿无吞咽反射，多种机制使羊水的产生增加而吸收减少。消化道畸形，如食管和十二指肠闭锁或狭

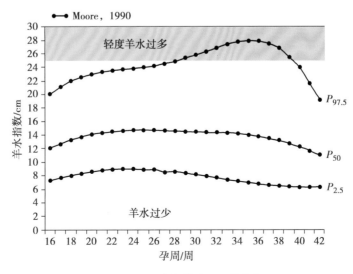

图 1-4-1 羊水指数随孕周的变化

窄以及小肠高位闭锁等,导致胎儿吞咽羊水障碍,引起羊水过多。其他如脐膨出、膈疝、腹壁缺陷、遗传性假性低醛固酮症、先天性醛固酮增多症、胎儿纵隔肿瘤、胎儿脊柱畸胎瘤、先天性多囊肾等疾病,都可造成羊水过多。18三体、21三体、13三体胎儿也可因吞咽羊水障碍,引起羊水过多。部分胎儿疾病导致羊水过多的机制见表1-4-3。

表1-4-3　部分胎儿疾病导致羊水过多的机制

机制	胎儿结构异常
吞咽功能异常（中枢）	无脑畸形
	脑积水
	全前脑畸形
吞咽功能异常（颅面）	唇腭裂
	小颌畸形
气道压迫或阻塞	颈静脉畸形
	先天性高位气道阻塞综合征
胸部疾病（纵隔移位）	膈疝
	肺囊腺瘤
	肺隔离症
高心输出量	三尖瓣下移畸形（埃勃斯坦畸形,Ebstein anomaly）
	法洛四联症伴发无肺动脉瓣
功能性心脏病	甲状腺功能亢进
心律失常	心肌病、心肌炎
	快速性心律失常:房扑、房颤、室上性心律失常
消化道闭锁	缓慢性心律失常:心脏传导阻滞
	食管闭锁
泌尿系统疾病	十二指肠闭锁
	肾盂输尿管连接部梗阻
神经肌肉疾病	巴特综合征
	关节挛缩症,胎儿运动技能丧失变形序列
肿瘤性疾病	强直性肌营养不良
	骶尾部畸胎瘤
	中胚层肾瘤
	胎盘绒毛膜血管瘤

(2) 多胎妊娠:双胎妊娠羊水过多发生率约为10%,其中又以单绒毛膜双胎居多。若发生双胎输血综合征,受血胎儿循环血量增加,尿量增加,导致羊水过多。

(3) 胎盘脐带病变:胎盘绒毛膜血管瘤直径大于1cm时,15%~30%合并羊水过多。巨大胎盘、脐带帆状附着也可导致羊水过多。

(4) 妊娠合并症:母体高血糖可致胎儿血糖升高,产生高渗性利尿,并使胎盘、胎膜渗出增加,导致羊水过多。其他如母儿血型不合、胎儿水肿、胎盘绒毛水肿等也可影响液体交换导致羊水过多。

(5) 巨大儿:由于巨大胎儿的循环血量增加,尿量多,胎盘面积大,因此可发生羊水过多。

2. 诊断

(1) 临床表现:急性羊水过多较少见,多发生在20~24周。数日内羊水迅速增多,子宫明显增大,似足月妊娠或双胎妊娠,导致横膈上抬,出现一系列压迫症状。孕妇自觉腹胀、腹痛,行动不便,可出现呼吸困难,甚至发绀,不能平卧。查体可见腹部高度膨隆、皮肤紧绷发亮、皮下静脉清晰可见,胎位扪不清、胎心音遥远或不清;巨大子宫压迫下腔静脉,引起孕妇外阴、双下肢水肿及静脉曲张;若压迫双侧输尿管,可引起孕妇尿量减少,甚至无尿。

慢性羊水过多较多见,常发生在妊娠晚期。羊水在数周内逐渐增多,孕妇多能适应,仅感腹部增大较快,或有轻微压迫症状。查体见腹部膨隆,腹部皮肤变薄、发亮、张力大,宫高和腹围大于妊娠月份,胎位不清,有液体震颤感,胎心音遥远。

(2) 辅助检查:超声检查是诊断羊水过多的重要辅助检查,同时可发现胎儿畸形、多胎妊娠等。超声诊断羊水过多的标准包括:①AFV≥8cm即可诊断为羊水过多,其中AFV 8~11cm为轻度羊水过多,12~15cm为中度羊水过多,>15cm为重度羊水过多。②AFI≥25cm即可诊断为羊水过多,其中AFI 25~35cm为轻度羊水过多,36~45cm为中度羊水过多,>45cm为重度羊水过多(图1-4-2)。也有观点认为以AFI大于该孕周AFI的3个标准差或大于第97.5百分位为诊断标准较为恰当。

胎儿疾病检查包括影像学排查结构异常,利用羊水或脐血中的胎儿细胞进行细胞或分子遗传学检查等。羊膜腔穿刺行羊水甲胎蛋白(AFP)检测,如羊水AFP超过同期正常妊娠平均值3个标准差以上,母体血清AFP值超过2个标准差以上,提示胎儿存在开放性神经管畸形及消化道畸形;可行羊水细胞培养或采集胎儿血细胞培养做染色体核型分析,排除胎儿染色体异常;行PCR检测细小病毒B19、巨细胞病毒、弓形体、梅毒等感染。

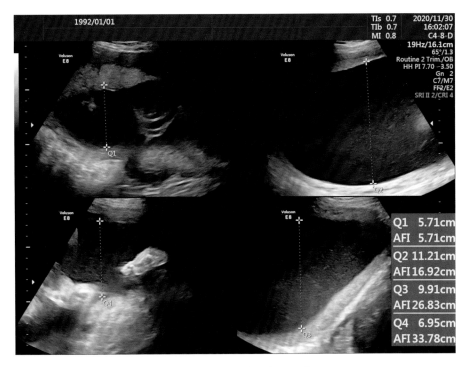

图 1-4-2   羊水过多的超声影像

此外,还应行母体口服葡萄糖耐量试验(oral glucose tolerance test,OGTT)排除糖尿病;怀疑血型不合者可检测母体血型抗体滴度。

3. **对母胎的影响**   羊水过多时,子宫张力增高,可影响孕妇休息,是发生胎膜早破、早产、胎盘早剥的危险因素。宫腔、腹腔压力严重增高时可引起孕妇心脏负担加重。子宫肌纤维过度伸展可致产后子宫收缩乏力,是产后出血的危险因素。

羊水过多也可能导致胎儿窘迫、胎位异常、破膜后脐带脱垂等。羊水过多的程度越重,围产儿预后越差,妊娠中期重度羊水过多的围产儿死亡率超过 50%。

4. **处理**   处理方式取决于胎儿有无合并结构异常和遗传性疾病、孕妇自觉症状的严重程度、孕周大小等。

(1)胎儿正常:应寻找病因,积极治疗母体原发病的同时,做如下处理。

1)期待疗法:孕妇自觉症状较轻,胎肺不成熟者,可继续妊娠,尽量延长孕周。侧卧位以改善子宫胎盘循环,每周复查超声以了解羊水指数及胎儿生长情况。

2)前列腺素合成酶抑制剂:常用吲哚美辛治疗,2.2~2.4mg/(kg·d),分 3 次口服。吲哚美辛的主要作用机制是抗利尿作用,可通过增加近曲小管的重吸收而使胎儿尿液生成减少,其副作用是使动脉导管提前关闭,因此不宜长期应用,32 周后禁用。羊水量减少大多数发生在服药后第 1 周,以后几周中羊水量逐渐减少。用药 24 小时后即行胎儿超声心动图检查,此后每周 1 次,同时每周测量 2 次羊水量,发现羊水量明显减少或胎儿动脉导管狭窄则立即停药。

3)羊膜腔穿刺:孕妇自觉症状严重,且胎肺不成熟者,可考虑在超声监测下经腹羊膜穿刺放出适量羊水,以缓解症状,延长孕周。放液时需注意避开胎盘部位;既往采用被动重力引流或注射器手动抽吸,但目前多通过电子真空装置进行连续抽吸,抽吸速度为 100~125ml/min,通常总量不超过 2 000~2 500ml,但羊水明显增多情况下也有学者主张羊水减量不超过 5 000ml;严密观察孕妇血压、心率、呼吸变化,监测胎心率,警惕胎盘早剥的发生;酌情给予镇静、宫缩抑制剂等治疗预防早产。

(2)胎儿结构异常:合并严重的胎儿结构异常时,患者要求终止妊娠,应获得知情同意后终止妊娠,方式可选择经腹羊膜腔穿刺放出适量羊水后,注入依沙吖啶引产。对于非严重的胎儿结构异常,应根据当前胎儿医学、儿内科、儿外科的救治技术评估胎儿情况和预后,与孕妇和家属充分沟通后决定。对于合并母胎血型不合的溶血胎儿,应在有条件的胎儿医学中心进行宫内输血等治疗。

（3）围产期处理：孕妇症状严重,胎肺已成熟者,可终止妊娠;如胎肺未成熟,可促胎肺成熟后引产。围产期应警惕脐带脱垂、胎盘早剥的发生,胎儿娩出后应用宫缩剂以预防产后出血。羊水过多本身不是剖宫产指征,但可能合并胎儿窘迫、脐带脱垂、胎盘早剥等其他需要剖宫产终止妊娠的情况。对于产前诊断有异常的新生儿,及时转儿科治疗。

（二）羊水过少

妊娠晚期,羊水量少于300ml者,称为羊水过少(oligohydramnios)。羊水过少发生率约为0.4%~4%,羊水过少与围产儿不良结局密切相关,羊水量少于50ml时,围产儿死亡率高达88%。

1. **病因学** 主要与羊水的产生减少和吸收增加相关,部分羊水过少的病因不明。常见病因如下。

（1）胎儿结构异常：先天性泌尿系统异常最为多见,如胎儿肾缺如(Potter综合征)、肾小管发育不全、输尿管或尿道梗阻、膀胱外翻、Meckel-Gruber综合征等,引起胎儿尿液生成或排泄障碍而导致羊水过少。另外,染色体异常、膈疝、脐膨出、法洛四联症、水囊状淋巴管瘤、小头畸形、甲状腺功能减退等也可引起羊水过少。

（2）胎盘功能减退：过期妊娠、妊娠高血压疾病、胎儿生长受限等引起胎盘功能不全、胎盘灌注不足,导致胎儿慢性缺氧,引起胎儿血液重新分配,为保障心脑血管,肾血流量减少,胎儿尿生成减少,导致羊水过少。

（3）胎膜病变：胎膜破裂,羊水外漏速度大于生成速度,导致继发性羊水过少。宫内感染、炎症等引起羊膜通透性改变,也可导致羊水过少。

（4）母体因素：孕妇脱水、血容量不足时,血浆渗透压增高,可使胎盘吸收羊水增加,同时胎儿血浆渗透压也增高,肾小管重吸收水分增加,尿形成减少。一些免疫性疾病如系统性红斑狼疮、干燥综合征、抗磷脂综合征等,也可能导致羊水过少。

（5）药物作用：孕妇应用某些药物如前列腺素合成酶抑制剂、利尿剂、血管紧张素转换酶抑制剂、非甾体抗炎药等,可引起羊水过少。

2. **诊断**

（1）临床表现：羊水过少的临床表现多不典型。孕妇自感腹部增长缓慢,胎动时常感腹部不适,子宫壁敏感、易激惹,轻微刺激即可引起宫缩;

胎膜早破者有阴道排液;胎盘功能减退时常有胎动减少。查体发现宫高、腹围小于孕周,尤以胎儿生长受限者明显,有子宫紧裹胎儿感。临产后阵痛剧烈,宫缩多不协调,宫口扩张及先露下降缓慢,产程延长。阴道检查时发现前羊膜囊不明显,胎膜紧贴胎儿先露部,人工破膜时羊水流出少而黏稠。

（2）辅助检查：超声检查是诊断羊水过少的重要辅助检查,同时可发现胎儿结构异常、生长受限等。妊娠晚期超声测量AFV≤2cm可诊断为羊水过少,AFV≤1cm为严重羊水过少;或AFI≤5cm时诊断为羊水过少(图1-4-3)。研究显示,使用AFI作为诊断羊水过少的标准比使用AFV作为标准的检出率更高,但更易出现过度诊断和干预;AFV与胎儿预后更加相关,因此目前更推荐使用AFV诊断羊水过少。双胎输血综合征的病例中,诊断供血儿羊水过少时,使用AFV作为标准。

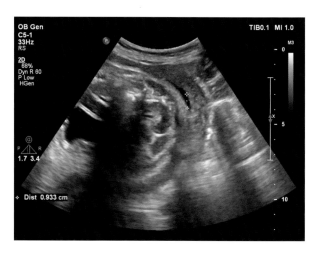

图1-4-3 羊水过少的超声影像
39周单胎孕妇,图中可见AFV 0.93cm。

排除胎膜早破后,获取羊水或脐血中的胎儿细胞进行细胞或分子遗传学检查,可了解胎儿染色体数目、结构有无异常。但羊水过少时,羊膜腔穿刺取样难度明显增加,应告知风险和失败的可能。

胎儿宫内安全性评估：妊娠晚期发现羊水过少时,应结合胎儿生物物理评分、电子胎心监护等了解胎盘储备功能,评价胎儿宫内安危。产程中宫缩导致脐带受压,可出现胎心率变异减速和晚期减速。

3. **对母胎的影响** 妊娠早期发生羊水过少可使羊膜黏附于胎体上,或羊膜破裂形成羊膜带,缠绕胎儿,致肢体畸形,即羊膜带综合征。妊娠中晚期发生羊水过少,子宫外压力直接作用于胎儿,引起骨骼、肌肉畸形,如斜颈、曲背、手足畸形。先天性肾缺如引起典型的 Potter 综合征(胎肺发育不良、扁平鼻、耳大位置低、肾及输尿管不发育以及铲形手、弓形腿等),预后极差,新生儿死亡率高。羊水过少还可导致胎肺发育不全、胎儿生长受限。当羊水量少于 50ml 时,胎儿窘迫发生率高达 50%,围产儿病死率是正常的 40~50 倍,死亡原因主要是胎儿缺氧和胎儿结构异常。羊水过少对母体的影响主要是增加剖宫产率、阴道助产率和催引产率。

4. 处理 处理方式取决于胎儿有无合并结构异常和遗传性疾病、孕周大小等。

(1)合并胎儿严重结构异常:确诊后经与孕妇及家属充分沟通,应予尽早引产。

(2)胎儿正常:应寻找并祛除病因,动态监测胎儿宫内情况(具体方法详见本书第二章)的同时,做如下处理。

1)期待疗法:<36 周、胎肺不成熟者,针对病因治疗,尽量延长孕周。定期复查超声以了解 AFV、AFI 和胎儿生长情况。根据孕龄和胎儿宫内情况决定是否终止妊娠。

2)干预治疗:对于需延长孕周的孕妇,羊膜腔内灌注输液虽能改善脐带受压,但存在一定风险,且并不能从根本上治疗羊水过少,因此不推荐作为常规治疗方法。孕妇增加饮水量或静脉补液可能有助于改善羊水量,但能否改善妊娠结局尚有争议。对于未足月胎膜早破引起的羊水过少,注意宫内感染的监测和防治。

3)终止妊娠:对妊娠≥36 周、估计胎肺已成熟者,应终止妊娠。终止妊娠的方式根据胎儿宫内状况而定。对胎儿贮备力尚好、宫颈成熟者,无剖宫产指征,可行缩宫素滴注引产,引产过程中应严密监测胎心变化,尽早行人工破膜以观察羊水的性状及量,一旦出现胎儿窘迫征象,及时剖宫产。产程中羊水过少易发生脐带受压,可发生胎心变异减速、晚期减速、胎儿缺氧、羊水胎粪污染等,当胎儿监护提示胎儿宫内缺氧时,如无法短时间内经阴道分娩,应及时行剖宫产。

(三)羊水胎粪污染

胎儿可在宫内排出胎粪,胎粪混入羊水中形成羊水胎粪污染(meconium-stained amniotic fluid)。羊水胎粪污染较为常见,发生率约为 10%~20%。

影响胎粪排出的最主要因素是孕周,孕周越大羊水胎粪污染的概率越高;相反,胎粪排出在早产儿中少见。

1. 病因学 主要与孕周相关,某些高危因素也会增加胎粪排出的概率。常见的病因有:

(1)孕周增加:影响胎粪排出的最主要因素是孕周,孕周越大羊水胎粪污染的概率越高。目前普遍被认为这是胎儿消化道发育成熟的表现,属于生理现象。胎粪排出在妊娠 36 周前不常见,发生率约为 3%,妊娠 39 时发生胎粪排出的发生率约为 15%,40~41 周时约为 19%,41~42 周时约为 27%,42 周后则可达到 30% 以上。

(2)胎儿缺氧:缺氧使胎儿胃肠道血流量减少,肠蠕动亢进,迷走神经兴奋致肛门括约肌松弛,从而使胎粪排出,羊水粪染。

(3)妊娠期肝内胆汁淤积症:胆汁酸的毒性作用使胎儿排出胎粪。

2. 诊断 羊水胎粪污染的诊断主要靠临床表现,根据肉眼观察羊水流出的性质,有时羊水中会混有阴道分泌物、血液、消毒用聚维酮碘等,需注意区分。依据胎粪污染的程度不同,羊水污染分为 3 度:Ⅰ度为浅绿色,无明显浑浊;Ⅱ度为黄绿色,浑浊;Ⅲ度为棕黄色,稠厚。

胎粪排出至分娩的时间估算方法如下。

<1 小时——胎粪可从胎盘的表面洗净,不留染色或镜下所见。

1~3 小时——羊膜而不是绒毛膜将有肉眼可见的染色,显微镜下可见含有充满色素的巨噬细胞。

>3 小时——羊膜及绒毛膜都将被染色,并含有充满色素的巨噬细胞。

4~6 小时——新生儿的手指甲和脚趾甲可被染色。

12~14 小时——胎脂将被染色。

另外,一些进入羊水的色素如胆红素、含铁血黄素与胎粪非常类似。胆红素可导致胎儿面及胎膜黄染变色,常伴母体的高胆红素血症,但在镜下罕见充满色素的巨噬细胞,可通过病理检查与羊水胎粪污染相鉴别。含铁血黄素来源于发生溶血的红细胞,常见于胎盘早剥、轮状胎盘、血栓形成及其他发生出血的情况。含铁血黄素着色的胎盘呈深褐色,不同于胎粪染成的绿色,胎盘病理检查时在组织切片中以普鲁士蓝进行铁染色,非常有助于识别含铁血黄素与胎粪。

3. 对母胎的影响　虽然研究显示，与类似妊娠但羊水清亮的病例对照，胎粪排出与胎儿窘迫、胎儿酸中毒、围产儿病死率、剖宫产率的增加有相关性，但这并不代表存在因果关系。胎粪排出也可发生于没有窘迫的胎儿。很多足月死产儿尽管长时间缺氧、窘迫，最终导致死亡，但无胎粪排出。同样，有许多在宫内或分娩时排出胎粪的新生儿却未曾有过胎儿窘迫。

关于羊水胎粪污染，不管它是胎儿宫内窘迫的结果，还是胎儿窘迫的征象，可以肯定，胎粪本身的作用是有害的。这主要体现在胎儿吸入胎粪后的肺部损害，以及胎粪直接作用于羊膜、脐带产生的损害。胎粪吸入后可局部刺激肺组织引起化学性炎症，而且胎儿肺部损害可在产前就发生。还有研究显示，胎粪对胎儿的血管组织也有损害作用。当脐静脉在宫内暴露于胎粪时，其血管壁肌肉收缩，因此胎粪刺激可能是低灌注及缺氧的诱因之一。

4. 处理　产程中出现羊水胎粪污染时，可考虑行连续电子胎心监护，如果胎心监护正常，不需要进行特殊处理；如果胎心监护异常，存在宫内缺氧的情况，则会引起胎粪吸入综合征，造成新生儿不良结局，需尽快终止妊娠。新生儿出生时做好窒息复苏的准备，有条件者请新生儿科医生协助新生儿的救治。

（马宏伟　刘兴会）

参考文献

［1］CUNNINGHAM FG, LEVENO KJ, BLOOM SL, et al. Williams Obstetrics. 25th ed. New York：McGraw-Hill Education, 2018.

［2］REBECCA N. BAERGEN. Benirschke 和 kaufmann 人类胎盘病理学手册. 刘伯宁, 范嫦娣, 译. 天津：天津科技翻译出版公司, 2008.

［3］谢幸, 孔北华, 段涛. 妇产科学. 9 版. 北京：人民卫生出版社, 2018.

［4］CRUM CP, LEE KR. 妇产科诊断病理学. 回允中, 译. 北京：北京大学医学出版社, 2007.

［5］PAUL RH. Practice bulletin No. 145：antepartum fetal surveillance. ObstetGynecol, 2014, 124（1）：182-92.

［6］MOORE TR, CAYLE JE. The amniotic fluid index in normal human pregnancy. ObstetGynecol, 1990, 162（5）：1168-1173.

［7］MACHADO MR, CECATTI JG, KRUPA F, et al. Curve of amniotic fluid index measurements in low-risk pregnancy. Acta ObstetGynecolScand, 2011, 86（1）：37-41.

［8］HINH ND, LADINSKY JL. Amniotic fluid index measurements in normal pregnancy after 28 gestational weeks. Int J GynaecolObstet, 2005, 91（2）：132-136.

［9］American College of Obstetricians and Gynecologists. Antepartum fetal surveillance：ACOG practice bulletin summary, Number 229. ObstetGynecol, 2021, 137（6）：1134-1136.

第五节　胎儿因素

一、胎儿循环系统的发育与生理特征

胎儿心血管系统来源于中胚层，其形成过程十分复杂。原始心血管系统于胚胎发育第 3 周初步建立，心脏开始搏动，并在此基础上进行生长、发育和构建等过程。至胚胎发育第 5 周末，已基本完成心脏外形演变和复杂的内部分隔。胎儿心血管系统是胚胎发生和行使功能最早的重要器官，胚胎发育前 8 周是胎儿心脏发育的主要时期，在此期间多种高危因素可引起胚胎心血管系统发育异常，从而导致胚胎停育或各种类型的先天性心血管畸形以及孕中晚期胎儿的缺血缺氧。

（一）原始心血管系统的建立

原始心血管系统左右对称，由心管、原始动脉系统和原始静脉系统组成。心血管的管壁构造，最初为内皮性管道，以后其周围的间充质分化出肌组织和结缔组织，参加管壁的构成，进而演变成心脏、动脉和静脉。

胚胎发育第 3 周，卵黄囊壁的胚外中胚层细胞密集成索状或团状，即为血岛，继而体蒂和绒毛膜等处的胚外中胚层细胞也形成血岛。不久血岛内出现间隙，其周边的细胞分化为扁平的内皮细胞，中央的细胞分化成游离的造血干细胞。管道不断向外出芽延伸，使相邻血岛形成的内皮管道互相融合通连，逐渐形成胚外毛细血管网。胚胎发育第 18~20 天，胚体内各处间充质出现许多裂隙，裂隙周围的间充质细胞变扁，分化为内皮细胞，形成胚内毛细血管，相邻血管内皮以出芽方式连接，形成胚内原始血管网。内皮管周围的间充质细胞密集，分化为平滑肌纤维和结缔组织，形成中膜和外膜，演化出动脉和静脉的组织结构。

（二）心脏的胚胎发育

1. **原始心脏的形成**　胚胎发育第 22 天,心管形成。心管的头尾两端未融合,分别与成对的动静脉相接。心管合并时,心管内皮形成心内膜的内皮层。心管周围的间充质逐渐密集,形成心肌外套层,间充质分化为心肌细胞和结缔组织,以后分化为心肌膜和心外膜。

2. **心脏外形的建立**　心管的头端与动脉连接,尾端与静脉相连,两端连接固定于心包上。心管的各段因生长速度不同,首先出现三个膨大,由头端向尾端依次是心球、心室和心房。随后在心房的尾端又出现一个膨大,称为静脉窦。静脉窦分为左、右两角。左、右总主静脉、脐静脉和卵黄静脉分别通入两角。心球的远侧较细长,称动脉干。此时的心脏外形呈“S”形弯曲,而心房受前面的心球和后面的食管限制,向左、右方向扩展,结果膨出于动脉干的两侧。心房扩大,房室沟加深,房室之间遂形成狭窄的房室管。心球则可分为三段:远侧段细长,为动脉干;中段较膨大,为心动脉球;近侧段被心室吸收,成为原始右心室。原来的心室成为原始左心室,左、右心室之间的表面出现室间沟。至此,心脏已初具成体心脏的外形,但内部仍未完全分隔。

3. **原始心脏内部的分隔**　原始心脏内部的分隔始于胚胎发育第 4 周,包括房室管、心房、心室、心球和动脉干以及静脉窦的分隔,至胚胎发育第 8 周末基本完成。在此期间,还完成了心脏瓣膜和心脏传导系统的形成。

（1）房室管的分隔:房室管为心房与心室交界处的狭窄通道,在心脏外表面的相应部位则有一缩窄环。胚胎发育第 4 周时,房室管背侧和腹侧壁的心内膜下组织增生,突入房室管,形成一对隆起,分别称为背腹心内膜垫。胚胎发育第 5 周末,两个心内膜垫彼此对向生长,互相融合,便将房室管分隔成左、右房室孔。围绕房室孔的间充质局部增生并向腔内隆起,逐渐形成房室瓣,右侧为三尖瓣,左侧为二尖瓣。

（2）原始心房的分隔:胚胎发育第 4 周末,在原始心房顶部背侧壁的正中线处,呈矢状位长出一新月形隔膜,称第一房间隔或原发隔,并逐渐向心内膜垫方向延伸,将原始心房分隔为左、右心房。分隔完成前,在其游离缘与心内膜垫之间暂时留有一孔,称第一房间孔或原发孔。随着第一房间隔继续向下生长并最终与心内膜垫融合,第

一房间孔由大变小,直至闭合。在第一房间孔闭合前,第一房间隔上部的中央区域被吸收变薄,出现一些小的穿孔,继而融合成一个大孔,称第二房间孔或继发孔。胚胎发育第 5 周末,紧邻第一房间隔的右侧,在心房头端腹侧壁,又生长出一个较厚的新月形肌性隔,称第二房间隔或继发隔,不断朝心内膜垫方向生长,其下缘呈弧形,当其前后缘与心内膜垫融合后,下方留有一卵圆形的孔,称卵圆孔。卵圆孔与第二房间孔交错重叠,覆盖于卵圆孔左侧的第一房间隔较薄,成为卵圆孔瓣。胎儿时期,由于肺循环尚未开放,因此右心房的压力大于左心房,使右心房的血液由卵圆孔推开卵圆孔瓣,经第二房间孔进入左心房,左心房的血液因卵圆孔瓣的覆盖而不能流入右心房。胎儿出生后,由于肺循环开始,左心房压力增大,致使两个隔紧贴并逐渐愈合形成一个完整的隔,卵圆孔关闭成为卵圆窝,左、右心房完全分隔。

（3）原始心室的分隔:胚胎发育第 4 周末,原始心室底部组织增生,形成一个较厚的半月形肌性隔膜,伸入心室腔,为室间隔肌部。该隔膜持续地向心内膜垫延伸,其上缘凹陷,与心内膜垫之间留有一孔称室间孔,使左、右心室相通。至胚胎发育第 7 周,室间孔被左、右球嵴向心室延伸和心内膜垫增生共同形成的结缔组织膜封闭,即室间隔膜部封闭。至此,肺动脉干与右心室相通,主动脉与左心室相通。

（4）动脉干和心球的分隔:胚胎发育第 5 周,心球和动脉干的内膜组织局部增生,形成一对心球嵴和动脉干嵴。相应的嵴对向生长,在中线融合,形成螺旋状走行的隔,称主动脉肺动脉隔,将心球和动脉干分隔成相互缠绕的主动脉和肺动脉。主动脉和肺动脉起始处的内膜组织向腔内增生,各形成三个薄片状隆起,逐渐演变为半月瓣。室间孔封闭后,肺动脉干与右心室相通,主动脉与左心室相通。

（5）静脉窦的演变和永久性左、右心房的生成:静脉窦位于原始心房尾端的背面窦的左、右角,分别与同侧的总主静脉、脐静脉和卵黄静脉相连。起初,静脉窦开口于心房的中央部,两个角是对称的,后因血液多经右角回流心脏,右角逐渐扩大,窦房口逐渐移向右侧。窦左角逐渐退化萎缩,近侧段成为冠状窦,远侧段成为左心房斜静脉的根部。胚胎发育第 7~8 周,原始右心房扩展很快,静脉窦右角被吸收并入右心房,形成永久性右心

房固有部。原始右心房则变为右心耳。原始左心房最初只有一条原始肺静脉通入。此静脉分出左、右属支,再各分为2支。以后由于左心房扩大,逐渐把原始肺静脉根部及左、右属支吸收并入左心房,使4条肺静脉直接开口于左心房。肺静脉及其属支参与形成永久性左心房固有部,原始的左心房则成为左心耳。

4. 心脏瓣膜的形成　心脏瓣膜包括半月瓣和房室瓣。

(1) 半月瓣:在升主动脉和肺动脉下端开口处,内皮下的心胶质和间充质局部增生,连同表面的内皮各自形成三个瓣膜隆起。这三个瓣膜隆起朝向动脉开口面的根部凹陷变空如袋状,逐渐形成三个半月形的薄膜状瓣膜,称半月瓣。

(2) 房室瓣:房室瓣位于心房与心室交界处,是房室管管壁和已融合心内膜垫心胶质及间充质的局部增生,和内皮一起形成朝向心室的突起,称瓣膜隆起。早期的瓣膜隆起外形粗钝,心室面有大量心肌,并与心室壁的肌柱相连。以后瓣膜隆起变薄,基部变宽,心室面的心肌消失,逐渐变成薄的瓣膜,与瓣尖相连的肌柱退化消失,代以结缔组织形成的腱索。与心室壁相连续的肌柱保留,增粗形成乳头肌。腱索与乳头肌相连,乳头肌的收缩可拉紧腱索,从而可对抗心室收缩时血液对瓣膜的压力,不致使瓣膜向心房弯曲,并防止血液由心室反流入心房。位于左、右心房室管的瓣膜隆起分别发育形成二尖瓣和三尖瓣。

5. 心脏传导系统的形成　心脏传导系统位于心壁内,由特殊分化的心肌细胞组成。包括窦房结、房室结、房室束及左、右束支。

(1) 窦房结的发生:窦房结来源于静脉窦的右壁,约在胚胎发育第6周时,在上腔静脉和右心房交界处,近静脉窦瓣头端部位的细胞增生出现一个致密区,称窦房区,它由小细胞和裂隙状的小血管组成。胚胎发育第8周时,裂隙状小血管连接形成1条窦房结动脉,动脉管壁薄并与周围组织分界不清。胚胎发育第10~12周,窦房区细胞大量增生并围绕窦房结动脉,此时,窦房区改称为窦房结。随着窦房结的进一步发育分化,结内有大量胶原纤维构成网架,网眼中有三种大小不等的细胞,即起搏细胞、移行细胞和心肌细胞。它们具有起搏和传递冲动的双重功能。约在胚胎发育第3个月初,窦房区已出现胆碱酯酶阳性的神经纤维。4个月时,窦房结内可见椭圆形的结内神经节

和较粗大的神经纤维。5个月时出现结外神经节,并逐龄增多。7个月时,在窦房结外侧的心外膜内,结外神经节已可分出深、浅两组,以后进一步发育,至出生前已与成人相近。

(2) 房室结的发生:房室结起源于静脉窦左侧壁和房室管的肌纤维。由于静脉窦左角并入右心房,其左壁的细胞移至房间隔基部、冠状窦开口的前上方,与房室管处的肌纤维一起分化成房室结。房室结的结构与发生和窦房结基本相似,也由三种细胞、结缔组织以及血管、神经组成。

(3) 房室束、左、右束支及浦肯野纤维的形成:起初,心房与心室之间的肌束是连续的,随着心脏的分隔,房室管周围的心外膜内出现纤维性结缔组织把心房肌和心室肌隔开。但房室管处还留下一束肌细胞,由此分化形成房室束。房室束的左、右束支再分出许多细小分支,形成浦肯野纤维网。

(三) 胎儿循环系统生理特征

胎儿期由于肺循环阻力高及胎盘脐带循环的存在,心血管循环系统具有如下生理特点:①胎儿体内的血流灌注。胎儿下腔静脉血是混合血,有来自脐静脉含氧量较高的血液,也有来自胎儿身体下半部含氧量较低的血液。来自胎盘的血液进入胎儿体内后分为3支,一支直接入肝,一支与门静脉汇合入肝,此2支血液经肝静脉汇入下腔静脉;另一支经静脉导管直接入下腔静脉。②胎儿心内血流灌注。卵圆孔位于左右心房之间,其开口处正对下腔静脉入口,下腔静脉进入右心房的血液绝大部分经卵圆孔进入左心房。上腔静脉进入右心房的血液流向右心室,随后进入肺动脉。③胎儿肺循环。肺循环阻力较大,肺动脉血液绝大部分经动脉导管流入主动脉,仅部分血液经肺静脉进入左心房,再经过左心室进入主动脉直至全身,然后经腹下动脉和脐动脉进入胎盘,与母血进行气体及物质交换。

可见,胎儿通过胎盘与母体连接,完成营养物质和氧气的交换。胎儿循环的两条通路构成了"并联循环",其特点使胎儿肝供血的含氧量最高,心、脑、上肢次之,而下半身供血的含氧量最低,从而优先保证了肝、心、脑和上肢等器官的发育。胎儿时期肺处于压缩状态,没有呼吸功能,右心室承担着较左心室更大的容量负荷和压力负荷。静脉导管、卵圆孔及动脉导管成为胎儿血液循环中的特殊通道(图1-5-1)。

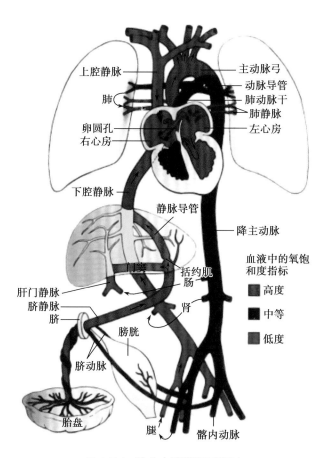

上腔静脉 — 主动脉弓
肺 — 动脉导管
— 肺动脉干
卵圆孔 — 肺静脉
右心房 — 左心房

下腔静脉 — 静脉导管
— 降主动脉
胰
门脉 括约肌
肝门静脉 肠
脐静脉 — 血液中的氧饱和度指标
脐 肾 ■ 高度
膀胱 ■ 中等
脐动脉 ■ 低度
胎盘
腿
髂内动脉

图 1-5-1　胎儿血液循环示意图

出生后随着新生儿的呼吸建立,肺泡扩张,肺小动脉扩张,肺血管阻力快速下降,出生后 24 小时,平均肺动脉压力降为体循环血压的一半,此后呈缓慢降低。肺循环压力和阻力下降,使肺循环血量明显增多,肺静脉回流入左心房的血量也明显增加,左心房压力增高,左心房压力超过右心房,使卵圆孔发生功能性关闭,右心房血流不再通过卵圆孔进入左心房;出生后 1 年以内卵圆孔发生解剖性闭合,形成卵圆窝。新生儿时期卵圆孔关闭往往并不完全,可以检测到少量的左向右分流。20%~25% 的正常人卵圆孔没有完全解剖性闭合,但一般不产生血流动力学异常。出生后脐带结扎,低阻力的胎盘循环终止,体循环阻力增高,因此,从肺动脉经动脉导管流向主动脉的血流逐渐减少,最后逆转为血流从主动脉反向流入肺动脉。氧合血对动脉导管的刺激,加之内源性物质如前列腺素、缓激肽等的作用,使动脉导管壁平滑肌收缩,动脉导管发生功能性关闭,出生后 6~8周内动脉导管闭锁,形成动脉韧带。约 80% 的足月儿在出生后 10~15 小时动脉导管形成功能性关闭;约 80% 的婴儿在生后 3 个月内,95% 的婴儿

在生后 1 年内形成解剖性关闭。随着动脉导管关闭,主动脉血液全部注入降主动脉,胎儿时期在左锁骨下动脉开口处与动脉导管入口之间的主动脉峡部逐渐扩大,一般在出生后 3~4 个月内峡部消失。若持续不消失则形成主动脉缩窄。脐带结扎后,脐动、静脉退化,6~8 周后完全闭锁,逐渐形成韧带。静脉导管逐渐闭锁,形成静脉导管索。

正常胎儿心率为 110~160 次 /min,心律规整。胎儿心律失常则是指无宫缩时胎儿心脏节律不规则或胎儿心率在参考值范围外。当胎儿出现宫内缺氧、酸中毒、感染、心肌炎等不良应激,或母亲甲状腺功能亢进以及母体使用激素、儿茶酚胺类药物等状况时,胎儿可出现心率和节律的改变。持续或反复出现的心律失常多为病理性,多因胎儿器质性心脏病或心脏传导路径存在异常所致,发生率为 1%~2%,可造成胎儿神经系统损害、心力衰竭、水肿,甚至胎死宫内。常规的产检中发现有0.2%~2% 胎儿存在心律失常,其中约 90% 为孤立性的房性或室性期前收缩,预后良好,仅 10% 左右的胎儿由于显著的心动过缓或心动过速等恶性心律失常事件,发生胎儿水肿或宫内死亡。

二、胎儿血液系统的发育与生理特征

(一) 概述

胎儿血液系统的发育,经历了从原始血细胞在卵黄囊壁的血岛内发生,到造血干细胞随血流迁入肝内开始造血,随后逐渐迁至脾内造血,最终在胚胎后期至出生后在骨髓内造血这三个阶段。造血器官是生成各种血细胞的场所,而血液系统是氧气及营养物质运输的载体,与胎儿宫内窘迫的发生发展密切相关。

(二) 造血器官的发育

胚胎发育到第 3 周,胎儿的原始血细胞在卵黄囊壁的血岛内发生。随着胚胎血液循环的建立,第 6 周血岛内的造血干细胞随血流迁入肝内开始造血,第 12 周逐渐迁至脾内造血。胚胎后期至出生后,骨髓成为主要的造血器官。胎儿发育不同时期的造血部位见图 1-5-2。

1. 卵黄囊造血期　最早的造血活动发生在胚胎时期的血岛。血岛是人胚第 3 周时,卵黄囊、体蒂和绒毛膜等处的胚外中胚层细胞密集形成的细胞团。血岛周边的细胞分化为成血管细胞;中间的细胞变圆,与周边细胞脱离,分化为原始成血细胞,即最早的造血干细胞,从而进入原始造血或胚

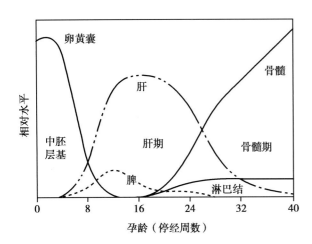

图1-5-2　胎儿发育不同时期造血部位

胎造血。原始造血的主要特点是造血向红细胞系方向分化。

2. 肝、脾、胸腺和淋巴结造血期　随着胚胎血液循环的建立,约在胚胎第6周,卵黄囊内造血干细胞开始随血液循环进入肝,定植于肝血窦外的肝细胞索内。9~24周肝为胚胎主要的造血器官。继肝造血后,约在胚胎第12周,脾开始造血,其造血干细胞可能来源于肝脏。

胸腺和淋巴结是淋巴细胞增殖和分化的部位。胚胎第3个月初,从血液循环来的淋巴干细胞进入胸腺,增殖分化后形成胸腺细胞,并培育成T细胞。胚胎第4个月,由胸腺培育的成熟T细胞和骨髓培育的成熟B细胞进入淋巴结内,在合适的微环境作用下生长发育成更多的T细胞和B细胞。胸腺和淋巴结产生淋巴细胞的能力可维持终生。

3. 骨髓造血期　骨髓是出生前最后出现的造血器官。

(三) 骨髓的发育

人骨髓造血大约始于胚胎第20周,也可早在第12~15周出现,维持终生。骨髓造血的方式为定型性造血,主要产生髓系细胞,包括红细胞、粒细胞、单核细胞与巨核细胞——血小板。骨髓位于骨髓腔中,分为红骨髓和黄骨髓。红骨髓的主要构成为造血组织,黄骨髓主要为脂肪组织。胎儿和婴幼儿时期的骨髓均为红骨髓。

(四) 血液系统的生理特征

1. 造血细胞　在胚胎早期,首先在卵黄囊中发现造血细胞,以后红细胞生成的主要部位在肝脏,最后是在骨髓,每个部位在胚胎和胎儿生长和发育过程中所起的作用大小。胎儿最初形成的红细胞是有核红细胞和巨红细胞。随着胎儿不断发育,越来越多的循环红细胞变为无核红细胞。随着胎儿的生长,不仅胎儿胎盘循环血量在增长,而且血红蛋白浓度也在升高。胎儿血的血红蛋白水平在孕中期达到正常成人男子水平,足月时会更高些。在足月或近足月时,胎儿血红蛋白浓度具有高于母体水平的特征。胎儿红细胞在结构和代谢上与成人红细胞相差很多。胎儿红细胞具有很大的变形性,以平衡这些细胞的高黏滞性。

2. 红细胞生成素　严重贫血时,胎儿可产生大量红细胞生成素,并分泌到羊水中。而且贫血会导致红细胞生成素样物质增多。在子宫内红细胞生成素的主要来源是胎儿肝脏而并非肾脏。羊水中和脐静脉血中(通过脐穿刺获得)的红细胞生成素浓度有密切关系。另外,RhD母胎血型不合的胎儿其血红蛋白浓度与红细胞生成素浓度呈负相关。出生3个月后,正常情况下则不能测到红细胞生成素。

3. 胎儿血容量　Usher等测量了足月正常胎儿在出生后立即夹闭脐带后的血容量,其平均值约为78ml/kg。Gruenwald发现在生后立即断脐后胎盘中胎儿来源的血容量平均值为45ml/kg。因此,足月胎儿胎盘血容量约为125ml/kg。

4. 胎儿血红蛋白　在胚胎和胎儿中,大多数血红蛋白的珠蛋白部分与正常成人不同。随着胎儿和婴儿的成熟,其所含比例不断改变。

血红蛋白A(hemoglobinA,HbA),即胎儿成熟过程中所形成的最后一种形式的血红蛋白,也是胎儿在出生后正常人体内的主要血红蛋白形式,出现于妊娠11周后,并随着胎儿成熟不断增多。已有证据表明,由血红蛋白F(HbF)向HbA的转变开始于第32~34周。HbA在成熟胎儿体内浓度很低,但出生后会有所增加。随着胚胎和胎儿的不断生长,所合成的血红蛋白中珠蛋白的量和类型均在不断改变。

在特定氧分压和pH值下,以HbF为主的胎儿红细胞比以HbA为主的红细胞能结合更多的氧,这一差别主要是由于HbA比HbF结合2,3-二磷酸甘油酸的能力更强。而结合的2,3-二磷酸甘油酸降低了血红蛋白分子对氧的亲和力。母体2,3-二磷酸甘油酸水平比非妊娠状态时增高,与母体红细胞相比低浓度的2,3-二磷酸甘油酸导致胎儿对氧的亲和力增高。Gilbert等发现体温越高,胎儿血氧亲和力越低。母体高热可导致胎儿体温升高会加重胎儿缺氧。

妊娠晚期较妊娠早期形成的胎儿红细胞含有相对较少的 HbF 和较多的 HbA，胎儿红细胞中 HbF 的含量在妊娠最后几周内有一定程度的降低。在孕足月时，血红蛋白总量的 3/4 是 HbF。在生后 6~12 个月内，HbF 持续下降，最终降至正常人红细胞的低水平。调节血红蛋白由胎儿向成人转换的一个因素是糖皮质激素，这个过程是不可逆的。

5. 胎儿凝血因子 胎儿出生时体内某些凝血因子的浓度明显低于生后几周时的水平。脐血中因子Ⅱ、Ⅷ、Ⅹ、Ⅺ和纤维蛋白原水平较低。在没有预防性维生素 K 治疗的情况下，维生素 K 依赖性的凝血因子通常会降低，尤其是母乳喂养的婴儿，即使出生后前几天也是如此，并且还会导致新生儿出血。脐血中血小板计数与正常非孕成人相同，而纤维蛋白原含量较正常成人低。

三、胎儿泌尿系统的发育与生理特征

（一）概述

胎儿泌尿系统的发育，来源于胚胎早期的间介中胚层。其中，肾脏的发育经历了前肾、中肾和后肾三个阶段，后肾成为永久肾。而膀胱和尿道均由尿生殖窦演变而来。孕早期的后肾已具有微弱的泌尿功能，参与少部分代谢废物的排泄。胎儿的尿液排入羊膜腔，构成羊水的主要成分。

（二）泌尿系统的发育起源

泌尿系统的主要器官起源于胚胎早期的间介中胚层。

人胚第 4 周初，体节外侧的间介中胚层随胚体侧褶的形成，逐渐向腹侧移动，并与体节分离，形成两条纵行的细胞索，为生肾索，其头侧呈分节状，为生肾节。

第 5 周时，由于生肾索继续增生，从胚体后壁突向体腔，沿中轴线两侧形成左右对称的一对纵行隆起，称尿生殖嵴，是泌尿、生殖系统发生的原基。以后，尿生殖嵴的中部出现一纵沟，将其分成外侧粗而长的中肾嵴和内侧细而短的生殖腺嵴。

（三）肾和输尿管的发生

人胚肾的发生可分为三个阶段，即前肾、中肾和后肾，前肾和中肾是生物进化过程的重演，后肾是人的永久肾。

1. 前肾 前肾发生于人胚第 4 周初，第 7~14 体节外侧的生肾节形成数条横行的上皮性小管，称前肾小管，其内侧端开口于胚内体腔，外侧端向尾部延伸，互相连接形成一条纵行的管道，称前肾管。前肾管与前肾小管构成前肾。前肾无泌尿功能，前肾小管很快退化消失，但前肾管大部分保留，并向尾端延伸，开口于泄殖腔。

2. 中肾 中肾发生于第 4 周末，当前肾小管退化时，中肾开始发生。人胚的中肾在后肾出现之前可能有短暂的泌尿功能。后肾发生后，中肾小管大部分退化。在男性胚胎中，中肾管演化为附睾管、输精管和射精管，部分未退化的中肾小管演变为睾丸输出小管。而在女性胚胎，中肾管退化，米勒管演化为生殖管道。

3. 后肾 后肾是人体的永久肾，发生于第 5 周初，起源于输尿管芽及生后肾组织。

（1）输尿管芽：输尿管芽是中肾管末端近泄殖腔处发出的一个盲管，并向胚体的背外侧和头侧方向伸长，长入中肾嵴尾端的中胚层内。输尿管芽反复分支，其主干部分形成输尿管，各级分支形成肾盂、肾大盏、肾小盏和集合小管（图 1-5-3）。

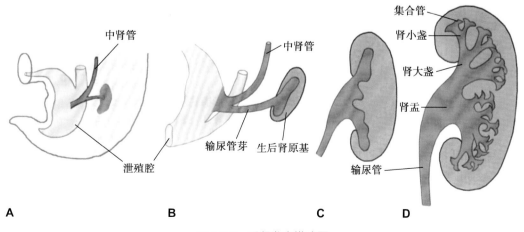

图 1-5-3　后肾发生模式图

（2）生后肾组织：生后肾组织又称生后肾原基。中肾嵴尾端的中胚层在输尿管芽的诱导下，形成许多密集的细胞团，呈帽状包围在输尿管芽末端的周围，形成生后肾组织。

生后肾组织内部的细胞团在由输尿管芽反复分支形成的集合小管盲端处演化为肾小管。肾小管一端与集合小管的盲端接通，另一端膨大并凹陷，形成肾小囊，毛细血管伸入囊中与肾小囊组成肾小体。肾小管与肾小体共同组成肾单位。生后肾组织的外周部分形成肾的被膜。出生后，集合小管停止分支，肾单位不再发生，肾的增大是由于肾单位的生长而不是数目的增多。

人胚3个月时，后肾已能分辨出皮质与髓质，并具有微弱的泌尿功能。胎儿的尿液排入羊膜腔，构成羊水的主要成分。由于胚胎的代谢产物主要通过胎盘排至母血，故胎儿时期的肾几乎没有排泄和代谢产物的作用。

（四）膀胱和尿道的发生

人胚第4~7周时，泄殖腔被尿直肠隔分隔为2部分：背侧的直肠和腹侧的尿生殖窦。膀胱和尿道均由尿生殖窦演变而来。尿生殖窦分为3段：①上段，较大，发育为膀胱。由于膀胱各部发育速度的差异，致使中肾管的开口下移到尿道起始部。②中段，保持管状，在女性形成尿道的大部分，在男性形成尿道前列腺部和尿道膜部。③下段，在女性形成尿道下段和阴道前庭，在男性则形成尿道海绵体部。

（五）泌尿系统的先天性畸形

1. **多囊肾**　是一种常见畸形。主要成因是集合小管未能与远端小管接通，或者是由于集合小管发育异常，管腔阻塞，致使肾单位产生的尿液不能排出，肾内出现大小不等的囊泡。

2. **异位肾**　由肾上升过程受阻所致。出生后的肾未达到正常位置者，均称异位肾。异位肾多是位于骨盆腔内，也有位于腹腔低位处的。

3. **马蹄肾**　由左右肾的下端互相融合所致，呈马蹄形。由于肾上升时被肠系膜下动脉根部所阻，故肾的位置常较正常低。由于两侧输尿管受压，所以易发生尿路阻塞及感染。

4. **肾缺如**　肾缺如的成因是中肾管未长出输尿管芽，或者输尿管芽未能诱导生后肾原基分化出后肾。单侧肾缺如发生率占出生婴儿的1/1 000，两侧肾缺如者少见。单侧肾缺如由于功能上的代偿，可能无症状。

5. **双输尿管**　双输尿管是由在同一侧发生两个输尿管芽或一个输尿管芽过早分支所致。此时一侧肾有两个肾盂，各连一条输尿管，两条输尿管分别开口于膀胱，或两条输尿管合并后开口于膀胱。

6. **脐尿管相关畸形**

（1）脐尿瘘：脐尿瘘的成因是膀胱顶端与脐之间的脐尿管未闭锁。出生后腹压增高时，膀胱内的尿液可经此瘘从脐部漏出。

（2）脐尿管囊肿：脐尿管囊肿是由于脐尿管中段局部未闭锁并扩张所致，囊内有上皮分泌的液体。

（3）脐尿管憩室：脐尿管憩室是脐尿管连于膀胱根部未闭锁所形成的一个盲管，开口于膀胱。

7. **膀胱外翻**　膀胱外翻主要是由于尿生殖窦与表面外胚层之间没有间充质长入，膀胱前壁与脐下腹壁之间无肌组织发生，致使腹壁和膀胱前壁变薄而破裂，膀胱黏膜外露。多见于男性。

（六）泌尿系统的生理特征

泌尿系统发育过程中，前肾和中肾如有任意一个存在胚胎学发生异常，均会导致最终泌尿系统的发育异常。

在妊娠早期末期，尽管在胎儿期肾功能仍不健全，但是肾单位通过肾小球滤过具有一定的清除能力。对于成熟胎儿，其浓缩和调节尿pH值的能力是有限的。胎儿尿液与胎儿血浆相比是低渗的，因为所含电解质浓度较低。与出生后相比，胎儿心输出量流经肾脏的部分很少，肾血流阻力很高，且会随血压变化而变化。

在很小的胎儿膀胱内也存在尿液。Wladimiroff和Campbell利用超声测量膀胱容量来估计人类胎儿产生的尿量。发现在孕30周时，平均尿量为10ml/h，到足月时增至27ml/h或650ml/d。母体使用利尿剂会增加胎儿尿量的形成。Kurjak等证实了Wladimiroff和Campbell的发现，并测量了胎儿肾小球滤过率和胎儿肾小管重吸收量。生长迟缓的胎儿上述3种测量值减少33%，妊娠糖尿病母亲的胎儿减少17%。

当尿路梗阻后，膀胱、尿道和肾盂变得非常扩张，膀胱会过度扩张而导致难产。这种情况下肾脏能够产生尿液，直到尿路压力最终损坏肾实质。肾脏对于胎儿宫内生存并非必需，但对于控制羊水的组成和羊水量至关重要。无尿症时常合并羊水过少和肺发育不全。

四、胎儿呼吸系统发育与生理特征

(一) 胎儿肺的发育

人肺发育分为五个不同的形态阶段:胚胎期、假腺体期、小管期、囊状期和肺泡期。这些发育阶段的时间是相互重叠的。下呼吸道从胚胎第22天开始发育,并陆续形成气管、肺、支气管和肺泡。尽管该过程在胎儿发育的早期就开始了,但直到大约8岁时才会完全成熟。这种发育迟缓对于早产儿至关重要,因为早产儿的生存与出生时呼吸道已达到哪个发育阶段有着错综复杂的联系。

1. 胚胎期(3~6周) 呼吸憩室出现在原始前肠内胚层的腹壁上,位于咽后部。与肺芽相连的腹壁从背侧离断,形成一个平行管,在尾部伸长后,在前面形成气管,在后面形成食道。在发育的第4周后,气管的尾端分叉形成左、右初级支气管芽,它们继续生长到邻近的内脏胸膜中胚层衍生的胸膜间充质层。初级支气管芽的形成标志着分支形态发生的开始。在第5周结束时,初级支气管芽不对称地分裂形成次级支气管芽,左侧2个,右侧3个,这将产生每个肺的肺叶。胚胎期的最后一轮分支发生在发育的第6周结束时,二级支气管芽在每一侧分裂成三级支气管芽,最终形成成熟肺的支气管肺段。肺的壁胸膜和脏胸膜分别在第5~7周由中胚层的体胸膜层和内脏胸膜层形成。这些胸膜、腹膜随后将向尾侧延伸并与横隔后缘融合以闭合胸腔,并将其与腹腔分开。胚胎期末,喉部、气管、肺原基、肺叶和支气管肺段均已形成。

2. 假腺样期(5~17周) 假腺样期的主要任务是支气管树的生成。立方上皮使肺看起来类似于外分泌腺,在这个发育阶段松散地嵌入广泛的胸膜间充质中。在此阶段,第三支气管芽经历广泛的分支形态发生,在第16周结束时形成人类呼吸树的前20代。呼吸上皮细胞的分化始于近端气道,在柱状上皮细胞表面形成纤毛。内脏胸膜中胚层开始分化形成肺内动脉,肺内动脉以类似但更广泛的方式分支到支气管、气道中的支持性软骨和周围的 α 肌动蛋白层。在这个阶段结束时,呼吸树已经发展到末端细支气管,形成了动脉系统、软骨和平滑肌。由于呼吸性细支气管尚未发育,这个阶段出生的婴儿将无法促进气体交换,因此无法存活。假腺样期也是横膈膜的发育期,如果横膈膜结构没有完全融合,形成横膈疝,造成腹腔脏器进入胸腔,并导致同一侧(多为左侧)肺组织发育障碍和发育低下。

3. 导管期(16~25周) 导管期标志着呼吸树中传导单元和呼吸单元之间的划分。现有的终末细支气管伸长和生长形成由呼吸细支气管组成的腺泡,每个细支气管产生3~6个肺泡管。腺泡周围的中胚层组织中内脏间充质的密集血管生成,形成致密的毛细血管网络,开始形成气-血屏障。在第20周,层状体开始出现在排列在远端上皮细胞内的立方形Ⅱ型肺泡细胞的细胞质中。层状体在胞吐释放到肺泡之前储存肺表面活性剂,由脂质和表面活性蛋白 A~C 组成。Ⅱ型肺泡细胞几乎没有分化为Ⅰ型肺泡细胞,后者将形成肺泡的结构上皮。在这个阶段,由于肺气体交换部分的形成,简单呼吸功能是可能的。然而,由于缺乏用于气体交换的表面积和Ⅱ型肺泡细胞产生的肺表面活性剂有限,此时出生的新生儿通常无法存活。

4. 囊泡期(24周至出生) 在这个阶段,肺的气体交换表面积显著扩大。末端气道的生长减少了周围中胚层组织的数量,并形成了称为末端囊或"球囊"的扩大空域簇。每个球囊由厚的初级隔膜隔开,该隔膜包含双毛细血管网络和中央结缔组织层。Ⅱ型肺泡细胞成熟和分化为Ⅰ型肺泡细胞导致薄壁末端囊。毛细血管侵入球囊的薄壁,形成由Ⅰ型肺泡细胞、毛细血管的薄基底膜和内皮组成的气-血屏障,产生用于有效气体交换的功能表面。肺表面活性剂从24周开始产生;然而,产生预防肺不张的足量表面活性物质要等到32周。因此,32周后出生的婴儿比24周出生的婴儿有更高的存活机会。

5. 肺泡期(36周~8岁) 出生前,未成熟的肺泡表现为球囊凸起,侵入初级隔膜。随着球囊尺寸的不断增大,原隔中的突起变大;这些新的更长和更薄的隔膜被称为次级隔膜,负责将球囊的呼吸树最终分裂成肺泡。分隔发生在成纤维细胞活性增加以及胶原蛋白和弹性蛋白纤维分泌到间质中的部位。肺泡分裂过程一直持续到3岁,大部分分裂发生在前6个月内,创造更薄的扩散屏障。双层毛细血管网络融合成一个单一的网络,随着成熟的进行,每个网络都与2个肺泡密切相关。直到生命的第3年,肺的扩大是肺泡数量增加的结果;此后,肺泡的数量和大小都会增加,直到8岁左右形成成熟的肺。据估计,出生时肺泡的数量在 2 500 万 ~5 000 万。肺泡增殖在出生后持续至少到 2~3 岁,并且肺泡大小和表面积增加直到青春期之后。在一个完全发育的成人肺中,肺泡的最终数量达到 3 亿 ~4 亿个,每立方毫米大约有 170 个肺泡。

(二)胎儿呼吸系统的生理特征

肺液的分泌始于假腺体期,上皮分化为 II 型肺泡细胞。此外,内分泌活性细胞(Kultschitsky 细胞)在发育早期出现,产生铃蟾肽和血清素。肺细胞前体源自内胚层,而这些细胞源自神经嵴。通过旁分泌机制,铃蟾肽可能对肺起决定性作用,主要促进 II 型肺泡细胞增殖。在肺发育过程中,衬里上皮变得越来越复杂。基底细胞是大量相对未分化的细胞,它们与基底膜接触,但不与气道腔接触。尽管基底细胞代表假复层气道上皮的祖细胞,但在静息条件下,腔内祖细胞可能占增殖细胞的大部分。人类黏液细胞有多种潜在的祖细胞:纤毛细胞可以在黏液中白细胞介素 -8 刺激后分化。克拉拉(Clara)细胞已被证明可以分化为响应变应原暴露的黏液产生细胞。人类气道的基底细胞以逐渐减少的数量延伸到细支气管中。尽管已显示人肺中末端传导气道的非纤毛分泌细胞(克拉拉细胞)增殖,但尚不清楚远端气道的基底细胞是否也对此处的上皮维持有显著贡献。

孕期,肺上皮细胞主动分泌的肺液充满肺腔,然后流入咽部或被吞咽,参与羊水形成。随着肺液的产生,充满液体的肺内建立起了机械压力。因此,羊水减少可导致肺发育不良。在正常发育的胎儿中,肺部因液体而高度扩张。在妊娠后期,肺腔容积相当于出生后的功能残气量,甚至超过了出生后早期的功能残气量。新肺液的产生会在足月前的数天内下降。

与上述肺液分泌的同时,胸部平滑肌发育,神经支配和神经调节建立。妊娠 10~11 周,胎儿出现第一次呼吸运动。呼吸运动创造了一个外力作用于肺组织。拉伸刺激促进生长因子的释放,此外,内部充盈压力和外部拉力的反作用为正常的肺生长奠定了基础。胎儿呼吸运动间歇性发生,并在休息和活动的循环中发生。

为适应出生后的呼吸,新生儿呼吸系统有以下几个特征性的功能变化。

1. 肺表面活性物质的大量合成分泌　出生后第一次呼吸以及随后的几次呼吸,可以使肺泡扩张充气,在数分钟内可以达到平静呼吸,通气量保证机体氧和二氧化碳代谢需要。早产不成熟肺的

肺泡内缺乏肺表面活性物质,肺泡因表面张力高而萎陷,出现吸气困难。

2. 由分泌肺液转换为气体交换和吸收肺泡内液体　胎肺内液系上皮细胞 Cl^- 泵作用下富含 Cl^-、K^+、H^+ 的液体,为胎肺发育所必需。在妊娠后期,胎肺液分泌放缓,特别当产程发动后,肺泡上皮细胞由分泌富含 Cl^- 的液体转化为吸收 Na^+ 为主的液体,并以钠离子通道功能作为肺液吸收的主要途径。

3. 建立肺循环　出生后随着通气开始,由于肺泡扩张、吸入气体中氧和一氧化氮(NO),或内源性舒张血管因素,可以弥散并作用于肺阻力性小血管的平滑肌,使血管松弛,血管阻力随之下降,右心房压力下降,卵圆孔关闭。肺内前列腺素分泌增加和肺动脉压力下降,可以使动脉导管关闭。最终结束胎儿循环,建立分离的体循环和肺循环。随着循环氧分压的提高,肺部血管阻力继续下降,血管肌层发育使肺血流在低阻力条件下维持,肺循环血流量保证左心回流量和心搏输出量。

五、胎儿神经系统的发育与生理特征

人的神经系统发育从胎儿期延续至出生后若干年。胎儿期主要完成神经系统结构的建立和初步的神经功能,为出生后发展高级神经功能奠定基础。神经系统分为中枢神经系统和周围神经系统,中枢神经系统又包括脑和脊髓两部分。脑是神经系统最核心的部分,早期脑的发育大致分为 3 个阶段:神经管形成期,细胞增殖与迁移期、突触形成期。

胎儿神经系统发育过程中,因胎儿染色体或基因异常、母体高热或低热、妊娠合并糖尿病、宫内感染或服用药物等多种高危因素,可导造成脑细胞损伤或死亡,改变脑组织的正常生长,阻碍脑结构的正常形成,导致神经功能发生障碍。胎儿神经系统损伤或畸形可引发流产、死胎、死产,出生后存活的小儿也可能存在不同类型的神经后遗症。

(一)胎儿脑的发生

1. 神经管形成期　神经系统起源于外胚层,由最早形成的神经管和神经嵴分化而成。神经管继续分化为中枢神经系统的脑和脊髓以及神经垂体、松果体和视网膜等,神经嵴则发展为周围神经系统。

胚胎发育第 3 周初,外胚层首先生成神经板,神经板逐渐长大并形成中间纵行的凹陷,即神经沟,枕部体节部位的神经沟先愈合成管,愈合过程分别向头尾两端进展,使愈合的部分逐渐变长,于胚胎发育第 23~27 天形成完整的神经管。神经管的头段将分化为脑,后段将发展为脊髓。

孕早期神经管发育异常可导致神经管畸形。神经管畸形存在多种类型,如无脑畸形、脊柱裂、露脑畸形、脑积水、脑脊膜膨出等,常累及整个神经系统,严重神经管畸形的胎儿多发生宫内死亡,或经诊断后结束妊娠。

2. 细胞的增殖与迁移期　外胚层生成的神经板上存在活跃的上皮细胞,可分化为成神经细胞和成神经胶质细胞,这些细胞是神经元和胶质细胞增殖、分化的基础。

成神经细胞不断分裂、增殖,生成神经元,并发出突起成为原始轴突和原始树突。从妊娠 12 周开始,神经细胞快速增殖,至妊娠 20 周左右增殖数量最多,至妊娠 32 周左右增殖开始减少。在神经元发生的过程中,凡未能与靶细胞或靶组织建立联系、或处在异常部位的神经元,都将在一定时间内凋亡,所以最终存留的神经元数目远比最初生成的数目少,存留的神经元才是有功能的神经元。

神经胶质细胞的发生稍晚于神经元。成神经胶质细胞首先分化为胶质细胞的前体,包括成星形胶质细胞和成少突胶质细胞,后发展为成熟的星形胶质细胞和少突胶质细胞。

神经元的迁移始终与增殖相伴,妊娠 4 个月左右进入迁移高峰。迁移过程存在复杂的细胞内外信号转导、诱导机制和细胞外各种调控因子的相互作用,并在星形胶质细胞的帮助下,最终使神经元准确无误地向靶目标位置迁移。至妊娠 20 周,脑的主体部位形成。因此,神经元和神经胶质细胞的增殖、迁移是脑生成的细胞学基础。

神经元增殖与迁移障碍所致的脑畸形多发生在妊娠 12~24 周,主要是皮质发育畸形,涉及神经细胞增殖、分化、迁移和皮质构建全过程。临床常见类型有无脑回畸形、多小脑回畸形、小头畸形、巨脑畸形和皮质异位等。

(1) 脑的生成:在胚胎发育第 4 周末,神经管头段开始膨大,由前向后形成 3 个脑泡,分别是前脑泡、中脑泡和后脑泡。

前脑泡发育最快。发展为双侧大脑半球。大脑半球继续分化,前极形成额叶,后极形成枕叶,向上形成顶叶,向前下形成颞叶,底部增厚形成纹状体,背侧部灰质弯曲形成尾状核,腹外侧灰质形成豆状核,以后再分为苍白球和壳核。前脑泡中间和尾端部位形成间脑。

中脑泡形成中脑,中脑是发育最慢的部位。

后脑泡形成后脑和尾侧末脑,其中的后脑衍变为脑桥和小脑,末脑衍变为延髓。

(2) 脑室的形成:神经管管腔发展为各个脑室,不同脑室的形状与其周围脑的发育相关。

(3) 大脑皮质的发育:神经元胞体和树突在大脑表面配布的层状结构即为大脑皮质,到出生时已完成 6 层细胞的组成。由于皮质颜色灰暗,故也称为灰质。皮质的形成是神经元增殖、迁移和结构完善的结果。随着脑的发育,脑的表面积增加,在颅腔有限的空间内,脑表面由原来的平滑逐渐变成多重皮质折叠,即脑沟回。脑沟回形成是皮质自身发育的结果,是胎儿脑皮质发育的标志之一。妊娠 30~40 周期间,皮质灰质体积可增加 4 倍之多。

(4) 脑白质的发育:脑白质是神经纤维的聚集地。早在生发基质细胞增殖阶段,神经元即已发出了突起,其中唯一细长的突起为轴突,即神经纤维。轴突外包绕少突胶质细胞,即髓鞘,由于颜色白亮,故称为白质。白质中功能、起止、形成基本相同的神经纤维集合成束,形成具有特定神经传递功能的神经纤维束。胎儿磁共振成像最早在妊娠 22 周可发现髓鞘的信号。

胼胝体是连结左、右两侧大脑半球最大的神经纤维集合体,位于大脑半球纵裂的底部,在大脑两半球之间起神经信息的整合作用,是认知的功能基础。在妊娠 12~20 周时,胼胝体从头端向尾端依次发育成为嘴部、膝部、体部和压部。如果发育中不能诱导轴突从大脑半球一侧越过中线到达对侧大脑半球,则胼胝体发育不全。

(5) 小脑的发育:小脑是颅后窝的主要脑结构。小脑起源于神经管前部分化成的后脑泡,由后脑泡两侧的翼板相互融合成小脑板。小脑内的白质纤维早期无髓鞘,以后逐渐发育,出生时小脑结构仍未完成,直到 1~1.5 岁才趋于完善。

3. 突触形成期　突触是神经元之间相互接触的结构,作用是传递神经信息,是建立神经功能的重要基础。突触形成是在神经元发育基本完善的基础上,建立神经功能所必需的程序,突触形成期是妊娠期的最后3个月。突触形成过程极快，但持续时间较长，直至出生后2~3岁。初始神经元间随机建立突触联系，已形成的突触并非一成不变，会按照"用则留，不用则失"的原则相应"修剪"，故后天的环境和社会活动对突触的建立和存留有很大的影响。

（二）胎儿脊髓的发生

在脑泡形成的同时，神经管的尾段仍保持较细的直管状，其管腔演化为脊髓中央管，套层分化为脊髓的灰质，边缘层分化为脊髓的白质。神经管的两侧壁由于套层中成神经细胞和成神经胶质细胞的增殖而迅速增厚，腹侧部增厚形成左、右两个基板，背侧部增厚形成左、右两个翼板。神经管的顶壁和底壁则相对薄而窄，分别形成顶板和底板。由于基板和翼板的增厚，两者在神经管的内表面也出现了左右相对的两条纵行的界沟。

由于成神经细胞和成神经胶质细胞的增多，左、右两基板向腹侧突出，致使两者之间形成一条纵行的深沟，位居脊髓的腹侧正中部，称前正中裂。同样，左、右两翼板也增大，但主要是向内侧推移并在中线融合，致使神经管管腔的背侧份消失。左、右两翼板在中线的融合处形成一隔膜，称后正中隔。基板形成脊髓灰质的前角（或前柱），其中的成神经细胞主要分化为躯体运动神经元。翼板形成脊髓灰质后角（或后柱），其中的成神经细胞主要分化为中间神经元。若干成神经细胞聚集于基板和翼板之间，形成脊髓侧角（或侧柱），其内的成神经细胞分化为内脏传出神经元。边缘层由于灰质内神经细胞突起的伸入和神经胶质细胞的产生而增厚，其中还含有脊神经节细胞伸入脊髓的中枢突和脊髓内部的联络纤维，于是边缘层内胞突数量不断增加，发育为白质。至此，神经管的尾段分化成脊髓，神经管周围的间充质则分化成脊膜。胚胎发育第4~5周时，整个脊髓区为等粗的圆柱形管状。脊髓前根发生于第4周末，稍后出现了神经嵴迁移而成的脊神经节的脊髓后根。第4个月时，出现脊髓颈膨大和腰膨大，分出颈、胸、腰、骶区和马尾。

胚胎第3个月之前，脊髓与脊柱等长，其下端可达脊柱的尾骨。此时，所有脊神经的起始处与它们相对应的椎间孔处于同一平面。妊娠第3个月后，由于脊柱和硬脊膜的增长比脊髓快，脊柱逐渐超越脊髓向尾端延伸，脊髓的位置相对上移。至出生前，脊髓下端与第三腰椎平齐，仅以终丝与尾骨相连。由于呈节段分布的脊神经均在胚胎早期形成，并从相应节段的椎间孔穿出，当脊髓位置相对上移后，脊髓颈段以下的脊神经根便越来越向尾侧斜行，再穿过其相应的椎间孔离开椎管。腰、骶和尾段的脊神经根则在椎管内垂直下行，与终丝共同组成马尾。

（三）神经节和周围神经的发生

1. 神经节的发生　神经节起源于神经嵴。神经嵴细胞向两侧迁移，分列于神经管背外侧并聚集成细胞团，分化为脑神经节和脊神经节。这些神经节均属感觉神经节。神经嵴细胞首先分化为成神经细胞和卫星细胞，成神经细胞再分化为感觉神经元，卫星细胞包绕在神经元胞体周围。神经节周围的间充质分化为结缔组织被膜。

2. 周围神经的发生　周围神经由感觉神经纤维和运动神经纤维构成，神经纤维由神经元突起和施万细胞构成。感觉神经纤维中的突起，是感觉神经节细胞的周围突；躯体运动神经纤维中的突起，是脑干及脊髓灰质前角运动神经元的轴突；内脏运动神经节前纤维中的突起，是脑干内脏运动核和脊髓灰质侧角中神经元的轴突，节后纤维则是自主神经节内节细胞的轴突。神经嵴细胞分化形成的施万细胞，在随神经元轴突或周围突延长、同步增殖和迁移过程中，逐渐形成有髓神经纤维和无髓神经纤维。有髓神经纤维的形成过程中，施万细胞与轴突相贴处凹陷成一条纵沟，轴突陷入沟内，沟两侧的细胞膜贴合形成轴突系膜。轴突系膜不断增长并旋转包绕轴突，于是在轴突外周形成了由多层施万细胞胞膜包绕而成的髓鞘。在无髓神经纤维中，一个施万细胞可与多条轴突相贴，并形成多条深沟包裹轴突，但不形成髓鞘。

（四）胎儿神经系统的生理特征

胎儿神经系统的视听功能基于视听神经传导通路的建立及脑整合功能的完善，妊娠28周胎儿眼开始出现对光反应，从接受光到反应性闭眼动约1秒，出生后才逐渐形成对形象及色彩的视觉。妊娠中期胎儿内、外及中耳已形成，妊娠24~26周胎儿已能听到一些声音。胎儿运动功能也由宫内开始，最早在妊娠7~8周发生头部侧屈，妊娠9~10周开始出现复杂的自发运动和惊吓反应，妊娠10~11周出现臂或腿的孤立运动，以后出现更多的自发性胎儿运动模式。

胎儿神经系统的细胞基础是神经元和神经胶质细胞，细胞能量代谢以有氧代谢为主，对缺血、缺氧十分敏感。当母体合并呼吸系统疾病导致机体氧合降低，或母体因心力衰竭、子痫前期或癫痫发作等疾病状态而导致胎盘血液灌注障碍，或胎儿严重失血、胎儿重度溶血等严重胎儿急症，或在临产和／或产程中发生胎盘早剥、脐带脱垂、羊水栓塞等产科急症，胎儿全身和脑的血流动力学异常，脑组织氧和血液灌注减少，脑细胞能量代谢过程最早也最易受到影响，有氧代谢减弱，无氧代谢增加或取而代之，乳酸产生增加，出现脑组织酸中毒，加剧脑组织损伤。如脑缺血、缺氧不能及时解除，脑细胞能量代谢衰竭后将引发其他病理机制瀑布般发生，如兴奋性氨基酸神经毒性、氧化应激反应、一氧化氮通路等，使脑损伤处于不可逆状态，病理上将出现脑水肿、神经元凋亡、坏死等改变，临床上胎儿监护可出现各种不良结果，胎儿娩出后表现出一系列神经功能异常，病情严重的小儿可留有不同程度的神经系统后遗症。

六、消化系统的发育与生理特征

人胚第3周末，三胚层胚盘的头尾和周边向腹侧卷折，形成圆柱形胚体，卵黄囊顶部的内胚层则卷入胚体内形成了一条纵行的管道，称为原始消化管（图1-5-4）。原始消化管分别形成前肠、中肠和后肠。随着胚胎的发育，前肠逐渐分化为咽、食管、胃和十二指肠上段、肝、胆、胰以及呼吸系统的原基。中肠逐渐分化为十二指肠中段至横结肠的右2/3部；后肠逐渐分化为横结肠的左1/3至肛管上段。消化系统由消化管和消化腺组成，其上皮组织大部分来自内胚层，其结缔组织、平滑肌、浆膜由中胚层分化而成，神经纤维及神经元则来自外胚层。

（一）消化系统的发育

1. **咽的发生及咽囊的演变** 前肠头端膨大呈漏斗状的部分为原始咽。在原始咽的侧壁有5对咽囊，随着胚的发育，咽囊将逐渐演化为成体的一些重要结构。第1对咽囊演化为咽鼓管、中耳鼓室，第一腮膜分化为鼓膜，鼓膜外侧为第一鳃沟，形成外耳道。第2对咽囊外侧份逐渐退化，内侧份则演化为腭扁桃体隐窝。第3对咽囊的腹侧份上皮增生形成左、右两条细胞索，并向胚体尾侧延伸，在未来的胸骨柄后方部位左、右两条细胞索愈合形成胸腺原基。第3对咽囊的背侧份分化为下一对甲状旁腺。第4对咽囊腹侧份退化，背侧份增生分化为上一对甲状旁腺。第5对咽囊很小，只形成一个细胞团，称后鳃体。后鳃体的部分细胞迁移至甲状腺原基，逐渐分化为甲状腺内的滤泡旁细胞。

2. **食管的发生** 原始咽尾侧的一段原始消化管随着心、肺位置的下降和颈部的出现与伸长成为食管。其表面上皮由单层增殖为复层，使管腔极为狭窄甚至一度闭锁。至人胚第8周，过度增生的上皮凋亡退化，食管腔重新出现。

3. **胃的发生** 人胚第4~5周，食管尾端前肠形成一梭形膨大，为胃的原基，位置较高，紧靠原始横膈，位于心的背侧，以背系膜和腹系膜与体壁相连，并随着食管的伸长向胚体的尾侧移动。之后胃背侧缘生长迅速，使胃体向背侧扩展，形成胃大弯。胃大弯头端膨出形成胃底；腹侧缘生长缓慢，形成胃小弯。由于胃背系膜发育、增长较快，胃本身沿长轴顺时针旋转90°，并由原来的垂直方位变成了由左上斜向右下的方位。

4. **肠的发生** 肠最初为一条与胚体长轴平行的原始消化管，人胚第4周时，在胃的尾侧形成

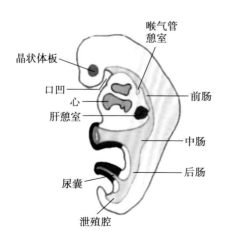
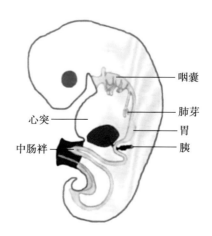

图 1-5-4 原始消化管早期演变示意图

十二指肠。十二指肠的生长速度较快,肠的中段弯向腹侧形成一襻,使整个肠管形成位于矢状面的"C"字形肠襻。"C"字形肠襻的顶点连接于卵黄囊蒂,使肠襻分为 2 支,即头支和尾支。第 5 周末,肠襻尾支发生一囊性膨大,称盲肠突,此为盲肠和阑尾的原基,同时又是大、小肠分界的标志。此后,由于十二指肠固定在右侧,肠襻以肠系膜上动脉为轴做逆时针方向旋转,肠襻头支从头侧转向右下,尾支从尾侧转向左侧。由于肠、肝、肾的迅速发育,腹腔的容积相对变小,暂时不能容纳全部肠襻,而使肠襻突入脐带内的脐腔。人胎第 10 周,肠襻从脐腔退回腹腔,其次序为小肠在先,大肠随后。头支逐渐演变成空肠和大部分回肠,盘曲于腹腔中部;盲肠突以前的尾支形成小部分回肠;盲肠突以后的尾支横过十二指肠腹侧形成横结肠的右 2/3;盲肠突近端膨大形成盲肠,盲肠退入腹腔后,从右上方降至右髂窝处,升结肠随之形成。盲肠突远端狭窄部分则形成阑尾。肠襻退回腹腔时,后肠被推向左侧,形成横结肠的左 1/3 部分、降结肠和乙状结肠。

5. 直肠与肛门的发生   后肠末端膨大部分系泄殖腔。人胚第 4~7 周,尿囊起始部与后肠之间的间充质增生,形成一镰状隔膜并突入泄殖腔内,称尿直肠隔。尿直肠隔将泄殖腔分隔为腹侧的尿生殖窦和背侧的原始直肠,泄殖腔膜也被分为腹侧的尿生殖窦膜和背侧的肛膜。肛膜外周形成结节状隆起、中央凹陷,称原肛。第 8 周时肛膜破裂被吸收后,消化管尾端与外界相通,肛凹加深,并演变为肛管的下段,形成肛门,肠管与外界相通。

(二) 消化系统的生理特征

1. 吞咽功能   吞咽活动始于妊娠 10~12 周,与小肠开始蠕动和具备葡萄糖转运功能的时间一致。促发吞咽的因素目前尚未清楚,胎儿口渴、胃排空的神经感受、味蕾刺激及羊水成分的改变可能是潜在因素。胎儿吞咽的羊水成分大部分被吸收,而不能吸收的成分被排至结肠远端。因此,早产儿由于肠道运动功能不成熟可能会存在吞咽困难。

妊娠早期胎儿的吞咽量相对于羊水总体积来说微不足道,因此胎儿的吞咽活动对孕早期羊水量几乎没有影响。而足月胎儿每天可吞咽 500~700ml 羊水,与新生儿吞咽量相当。因此,足月时羊水量受到胎儿吞咽功能的调节,吞咽功能障碍时常出现羊水过多。

2. 消化作用   在胎儿早期,胃和小肠内存在极少量盐酸和一些消化酶。妊娠 11 周时可检出内因子,妊娠 16 周时可检出胃蛋白酶。根据早产儿出生的孕周不同,这些酶可有不同程度的短暂缺乏。

3. 胃排空   胃排空主要由其内容物体积引发。羊水循环通过胃肠系统可能促进胃肠道的生长和发育。神经调节因素也可能参与其中。

4. 胎粪   胎儿肠道内容物主要来源于胎肺分泌的甘油磷酸酯类、胎儿脱落细胞、胎毛、头发及胎脂等,也含有羊水中未消化的残渣。胎粪呈墨绿色,受胆汁,尤其是胆绿素的影响。胎粪可由成熟胎儿的正常肠道蠕动或短暂脐带受压引起迷走神经兴奋而排出,也可因缺氧刺激胎儿垂体释放精氨酸升压素引起结肠平滑肌收缩而排出。

分娩时羊水中出现胎粪通常代表胎儿排泄胃肠道内容物,是一种正常的生理现象。在某些情况下,临产时或产时吸入被胎粪污染的羊水可导致急性呼吸道阻塞、化学性肺炎、肺表面活性物质功能异常或失活、肺动脉高压以及呼吸衰竭,更为严重的情况下,因严重低氧血症可导致长期的神经系统后遗症和新生儿死亡。Singh 等研究表明,严重胎粪吸入综合征的发病率是 0.07%,在孕 37~43 周内发病率呈逐渐递增趋势,死亡率则取决于其严重程度。美国 Parkland 医院的一项调查显示胎粪污染导致的围产儿死亡率为 1/1 000。胎粪吸入综合征可能与以下几个方面有关:①羊水污染的程度和胎粪排出的时间;②合并有异常的产科因素,如过期妊娠、胎儿生长受限、羊水量少、分娩时脐带受压或子宫胎盘功能不足等情况;③胎儿出生时的酸中毒状态;④其他相关的因素,包括剖宫产、产钳助产、产时胎心率异常、低 Apgar 评分及需辅助通气。

5. 肝脏的生理特征   肝憩室由前肠的内胚层上皮增生形成。肝上皮和原始细胞分化成肝实质。血浆转氨酶水平随孕周增加而增加,但胎儿肝脏将间接胆红素转化为胆红素的能力逐渐减弱。早产儿因为肝脏的不成熟,特别容易患高胆红素血症。由于正常胎儿的红细胞寿命较短,因此可产生较多的直接胆红素。妊娠 12 周后,大部分直接胆红素排泄到羊水中,并通过胎盘转运。只有一小部分直接胆红素在肝脏转变为间接胆红素后再由肝脏分泌进入肠道,最终氧化为胆绿素。直接胆红素的胎盘转运是双向的,因此,各种原因导致严重溶血的孕妇体内均有过量的直接胆红素,其可转运至胎儿,从而进入羊水。而间接胆红素则无太多的母胎交换。

大部分胎儿的胆固醇由其肝脏合成,并可满足胎儿肾上腺对低密度脂蛋白的大量需求。在孕中期时,胎儿肝糖原浓度较低,至近足月时其水平显著提高,达到成人肝脏水平的2~3倍。出生后肝糖原含量急速下降。

七、胎儿肾上腺和甲状腺的发育与生理特征

(一)胎儿肾上腺的发生

肾上腺实质包括皮质和髓质,皮质来源于脏壁中胚层,髓质来源于神经嵴。胎儿肾上腺皮质发生早。人胚第3~4周,肠系膜根部与发育中的生殖腺嵴之间的中胚层表面上皮增生,并移向深部的间充质,人胚第5周分化为胎儿肾上腺的胎儿皮质。第7周,表面上皮细胞第2次增生,并进入间充质,围绕在胎儿皮质周围,成为永久皮质。永久皮质在胎儿后期开始分化,到胎儿出生时可见球状带和束状带,到出生后3年才出现网状带。

胎儿皮质占肾上腺体积的70%左右,由肾上腺皮质内侧或胎儿带组成,并在出生后迅速退化,主要产生硫酸脱氢表雄酮(dehydroepiandrosterone sulfate,DHEAS),是胎盘合成雌三醇的源物质。胎儿带缺少或消失见于罕见的胎儿先天性垂体缺如的病例。永久皮质区包裹在外层,产生肾上腺皮质激素,包括皮质醇和醛固酮;胎儿分泌的皮质激素对胎肺和其他器官成熟有重要作用。

肾上腺的髓质发生较晚。约在人胚发育第6周,神经嵴的细胞迁移并进入胎儿皮质内侧,与肾上腺皮质接触的细胞分化成髓质的嗜铬细胞,其余少量细胞分化为交感神经节细胞。最初髓质细胞混杂在皮质之间,以后逐渐向中心迁移,第20周左右,多数髓质细胞迁移至肾上腺中轴。出生后12~18月龄时髓质发育完善。

孕20周以前肾上腺的发育是自主的,无脑儿肾上腺结构发育停止在孕20周水平。20周以后胎儿肾上腺受下丘脑及垂体分泌的激素调节,但胎儿肾上腺的分泌没有昼夜节律。除促肾上腺素释放激素(CRH)外,胎儿肾上腺的生长也受胎盘分泌的其他因子的影响。足月时胎儿肾上腺和成人一样重。

(二)胎儿肾上腺的生理特征

1. 具有很强的甾体化合物生物合成功能　胎儿肾上腺合成的甾体化合物是胎盘雌激素前体最重要的来源。母体胆固醇在胎盘内转化为孕烯醇酮后,经胎儿肾上腺胎儿带转化为DHEAS,再经胎儿肝内16α-羟化酶作用转化成16α-OH-DHEAS后,在胎盘合体滋养细胞硫酸酯酶的作用下,去硫酸根形成16α-OH-DHEA,随后经胎盘芳香化酶作用转化成16α-羟基雄烯二酮,最终形成游离雌三醇(图1-5-5)。

2. 影响胎肺及其他器官的发育　下丘脑-垂体-肾上腺轴是胎儿生命中最早发育的内分泌系统之一,糖皮质激素的分泌对于胎肺及其他重要器官的成熟是必需的。研究表明在CRH基因失活突变的怀孕小鼠会产生有CRH缺陷的后代,在出生时会因肺发育不良而死亡,可通过产前母体糖皮质激素治疗来预防。另外也有研究发现在长期慢性缺氧的环境下,胎儿下丘脑-垂体-肾上腺轴被激活,释放皮质醇并使胎儿增加对外界刺激的适应能力,避免可能发生的胎儿生长受限和早产。

3. 参与分娩发动的可能机制　如前所述,孕20周以后胎儿肾上腺受下丘脑及垂体分泌的激素调节。当处于缺氧等应激状态时,下丘脑-垂体-肾上腺轴被激活。胎儿CRH直接与胎儿肾上腺CRH受体相互作用,刺激胎儿肾上腺产生皮质醇与胎盘糖皮质激素受体结合,解除孕酮的功能性抑制作用,正反馈刺激CRH增长;CRH抑制前列腺素脱氢酶的活性而使母胎界面前列腺素的合成增加,前列腺素也能正反馈促进CRH增长;CRH与子宫肌层CRH受体结合,子宫平滑肌细胞环磷酸腺苷及胞内游离钙增加,加强子宫的收缩作用,诱导分娩启动。

(三)胎儿甲状腺的发生

人胚第4周初,在原始咽底壁正中线相对于第1对咽囊平面上的上皮细胞增生形成一伸向尾侧的盲管,称为甲状舌管,即甲状腺原基。甲状舌管沿胚颈部正中向下延伸至未来气管前方,末端向两侧逐渐膨大,形成左、右两个甲状腺侧叶和峡部。第7周时甲状舌管上段退化闭锁,其起始段开口仍残留一盲孔;如退化不全,残留部分可形成囊肿。人胚胎第11周时,甲状腺原基中开始出现甲状腺滤泡,内含胶质,不久即开始分泌甲状腺激素;随着胚胎的发育,腺泡数急剧增多、增大,甲状腺也随之增大,腺泡中央胞腔内胶质滴成为聚集

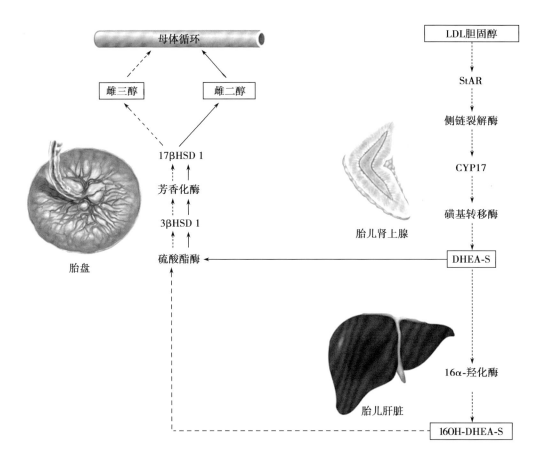

图 1-5-5　人胎盘雌激素生物合成示意图

的胶体。在胚胎发生期,甲状腺除了上皮细胞和间质细胞外,还出现一些滤泡细胞,是分泌降钙素的细胞。甲状腺腺体结构在人胎 15 周可见,而其生物合成功能至妊娠 30~35 周仍未成熟。妊娠足月时胎儿甲状腺容量约为 1ml。在出生后,甲状腺呈典型的两个腺叶,中间有峡部相连。

(四) 胎儿甲状腺系统调控功能的成熟

下丘脑 - 垂体 - 甲状腺轴建立于妊娠早期,并持续发展至出生后 1~2 个月。胎儿甲状腺在妊娠 10 周已开始碘浓缩及碘化酪氨酸合成。下丘脑垂体门脉系统,从妊娠 17 周开始启动至妊娠 35~40 周成熟。在妊娠 30 周以前,胎血三碘甲腺原氨酸 (triiodothyronine, T_3) 持续低水平。妊娠 36 周时,胎儿血清促甲状腺激素 (thyroid stimulating hormone, TSH) 水平较母体水平高,总 T_3 和游离 T_3 浓度较母体水平低,而甲状腺素 (thyroxine, T_4) 水平相当,提示孕期胎儿垂体对反馈不敏感。胎儿血 TSH 从妊娠 18 周开始逐渐增加,在大约妊娠 25 周达到峰值 15mU/L,与此同时,总 T_4 水平开始稳步上升,直至妊娠结束。TSH 在妊娠最后 3 个月基本保持稳定,到孕足月略微下降至 10mU/L;出生时由于

宫内到体外的降温刺激,由促甲状腺激素释放激素介导的 TSH 在出生后 30 分钟达到高峰 70mU/L,并持续到出生后 2~3 天。TSH 升高带来相应的 T_4 增加,而出生后 T_3 增加则部分与 TSH 高峰有关,部分归因于 T_4 转化增多。新生儿血 T_3 及 T_4 将增加 2~6 倍,并在生后 24~36 小时达到最高值,在出生后 4~5 周内逐渐下降 (图 1-5-6)。随着垂体对下丘脑 TRH 刺激的敏感性增加,甲状腺滤泡对 TSH 刺激更敏感;垂体对甲状腺激素负反馈增加,从而逐渐达到甲状腺激素分泌的调控平衡。

(五) 胎儿甲状腺的生理特征

人类甲状腺激素受体分为 α、β 两种表型;由位于第 3 号及第 17 号染色体上的基因位点调控。每个基因位点具有两个表型,即 TRα1、TRα2 和 TRβ1、TRβ2。其中 TRα1 和 TRβ1 是主要的激素受体,其结合 T_3 的能力约为 T_4 的 10 倍。胎儿的甲状腺激素受体在妊娠 13~19 周可见于肺、脑、心、肝及胎盘,可见甲状腺激素对胎儿很多重要器官和系统发育的重要性。甲状腺激素受体异常可导致胎儿宫内发育迟缓。其次,先天性甲状腺功能亢进母体中的甲状腺激素抗体可通过胎盘到达胎

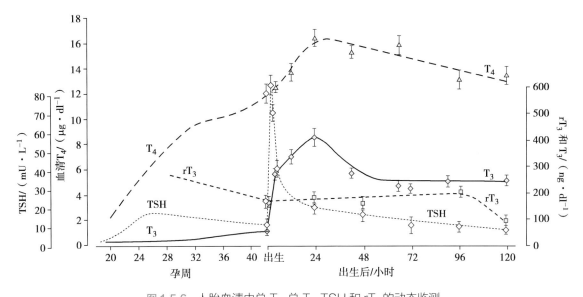

图 1-5-6　人胎血清中总 T_3、总 T_4、TSH 和 rT_3 的动态监测

注:rT3 系 5- 脱碘酶催化 T4 内环脱碘形成。rT3 与 T3 在化学结构上属异构体,rT3 则几乎无生理活性。

引自:POLAK M. Human fetal thyroid function. Endocrine development,2014,26:21.

儿体内,刺激胎儿甲状腺分泌 T_4,继发胎儿巨大甲状腺肿,还可引起胎儿心动过速、肝大、脾大、血液系统异常、颅缝早闭和生长受限等异常。儿童时期则可出现感知运动障碍、多动和生长受限。

值得强调的是,整个孕期母体 T_4 都可通过胎盘转运至胎儿,母源性 T_4 占胎儿血清中 T_4 的 30%,对胎儿中枢神经系统的发育尤为重要,尤其在胎儿甲状腺尚未有功能之前。因此,部分胎儿自身甲状腺功能低下仍可满足正常生长发育需要,归因于母体来源的少量 T_4 阻止了甲状腺缺如胎儿呆小症的发生。胎盘对母胎甲状腺激素交换具有相对的屏障作用,胎盘也可将母体的 T_3、T_4 迅速脱碘形成相对没有活性的 rT_3,从而阻止母体甲状腺激素转运至胎儿。

（六）胎儿甲状腺功能不全对新生儿的影响

胎儿甲状腺疾病极为罕见,通常因超声检查发现胎儿甲状腺肿而疑诊。如果发现甲状腺肿,应明确胎儿是否存在甲状腺功能亢进或减退,甲状腺激素水平可通过羊水或胎血检测。尽管数据有限,但目前认为检测胎血的激素水平更有利于指导治疗。治疗目的是纠正生理异常和缩小甲状腺肿体积。甲状腺肿可压迫气管和食管,导致严重羊水过多或新生儿气道梗阻。甲状腺肿引起的胎儿颈部过伸可能会造成难产。另外,如母体患有 Graves 病,母体自身抗体 IgG 的胎盘转运和抗甲状腺药物的使用,可增加胎儿甲状腺功能亢进或减退的患病风险,胎儿可能出现甲状腺肿、心律失常、生长受限、羊水过多、骨骼成熟加速或过缓,甚至心力衰竭或胎儿水肿等。

（赵茵　张阳　邹丽　谭曦　曾宇
王子莲　黄轩　刘小平）

参考文献

[1] 邵肖梅,叶鸿瑁,丘小汕 . 实用新生儿学 . 5 版 . 北京:人民卫生出版社,2019.

[2] 谢幸,孔北华,段涛 . 妇产科学 . 9 版 . 北京:人民卫生出版社,2018.

[3] 李继承,曾园山 . 组织学与胚胎学 . 9 版 . 北京:人民卫生出版社,2018.

[4] 李和,李继承 . 组织学与胚胎学 . 3 版 . 北京:人民卫生出版社,2015.

[5] CUNNINGHAMFG. 威廉姆斯产科学 . 郎景和,译 .20 版 . 西安:世界图书出版公司,1999.

[6] 殷钢,徐祗顺,刘媛,等 . 肾上腺功能低下与胎儿发育 . 临床儿科杂志,2003,21(7):393-394.

[7] 汪晖,彭仁琇,夏雪雁,等 . 胎儿发育时期肾上腺的抗氧化功能 . 中国药理学与毒理学杂志,2002,16(1):47-52.

[8] KRAMER MS,GOULET L,LYDON J,et al. Socio-economic disparities in preterm birth:causal pathways and mechanisms.Paediatr Perinat Epidemiol,2001,15 Suppl 2:104-123.

[9] MELAU C,NIELSEN JE,FREDERIKSEN H,et al. Characterization of human adrenal steroidogenesis during fetal development.J Clin Endocrinol Metab,2019,104(5):1802-1812.

[10] NEWBY EA,MYERS DA,DUCSAY CA. Fetal

endocrine and metabolic adaptations to hypoxia:the role of the hypothalamic-pituitary-adrenal axis.Am J Physiol Endocrinol Metab,2015,309(5):E429-E439.

[11] ENG L,LAM L. Thyroid function during the fetal and neonatal periods.NeoReviews,2020,21(1):e30-e36.

[12] POLAK M. Human fetal thyroid function.EndocrDev, 2014,26:17-25.

[13] MORIOKA I,IWATANI S,KODA T,et al. Disorders of bilirubin binding to albumin and bilirubin-induced neurologic dysfunction.Semin Fetal Neonatal Med,2015, 20(1):31-36.

[14] SINGH BS,CLARK RH,POWERS RJ,et al. Meconium aspiration syndrome remains a significant problem in the NICU:outcomes and treatment patterns in term neonates admitted for intensive care during a ten-year period.J Perinatol,2009,29(7):497-503.

[15] JENNINGS RE,BERRY AA,STRUTT JP,et al. Human pancreas development.Development,2015,142(18): 3126-3137.

第六节　胎儿宫内生长生理指标的参考值范围

一、概述

现代产科分为生理产科、病理产科及胎儿医学。其中研究重点之一是胎儿的生理和病理生理、发育和环境,说明现代医学已将胎儿的地位提高到"人"的地位,因此,了解胎儿生长的生理指标参考值范围至关重要,可以为及时、正确诊断和治疗胎儿疾病提供有力的依据。自妊娠 11 周(受精第9 周)起称为胎儿。

二、胎儿生长生理指标分类

目前超声是检测胎儿生长发育各项生理指标最常用的技术。

1. 胎儿体格发育指标　双顶径(biparietal diameter,BPD)、头围(head circumference,HC)、腹围(abdominal circumference,AC)、股骨长(femur length,FL)、肱骨长(humerus length,HL)、估算胎儿体重(estimated fetal weight,EFW)、肾脏直径。

2. 胎儿附属物指标　羊水(amniotic fluid)、胎盘(placenta)、脐带(umbilical cord)。

3. 胎儿血流指标　脐动脉血流、静脉导管(ductus venosus,DV)血流、大脑中动脉(middle cerebral artery,MCA)血流。

4. 胎儿脐血生理指标　脐动脉血气分析、脐血血常规。

三、胎儿体格发育指标

美国国家儿童健康和人类发展研究所对 342 例亚裔在孕期进行了 6 次测量,建立了亚裔胎儿体格发育的各项指标范围如下(表 1-6-1~表 1-6-6):

1. 双顶径(biparietal diameter,BPD)

表 1-6-1　亚裔胎儿双顶径参考值范围

孕周/周	双顶径 /mm						
	P_3	P_5	P_{10}	P_{50}	P_{90}	P_{95}	P_{97}
10	10.0	10.2	10.5	11.8	13.3	13.8	14.1
11	12.9	13.2	13.6	15.2	17.0	17.6	17.9
12	16.1	16.4	16.9	18.8	21.0	21.7	22.1
13	19.4	19.8	20.4	22.6	25.1	25.9	26.4
14	22.8	23.2	23.9	26.4	29.2	30.1	30.6
15	26.1	26.6	27.3	30.1	33.1	34.1	34.7
16	29.3	29.8	30.6	33.6	36.9	37.8	38.5
17	32.4	32.9	33.7	36.9	40.3	41.4	42.1
18	35.3	35.8	36.7	40.0	43.6	44.7	45.4
19	38.1	38.7	39.6	43.1	46.8	47.9	48.6
20	42.0	41.6	42.6	46.1	49.9	51.1	51.8
21	44.0	44.6	45.6	49.2	53.1	54.3	55.1
22	47.0	47.6	48.6	52.3	56.4	57.6	58.4
23	49.9	50.6	51.6	55.5	59.6	60.8	61.6
24	52.9	53.6	54.7	58.6	62.8	64.1	64.9
25	55.9	56.6	57.7	61.7	66.0	67.3	68.1
26	58.8	59.5	60.6	64.7	69.1	70.4	71.3
27	62.6	62.4	63.5	67.7	72.2	73.5	74.3
28	64.4	65.1	66.3	70.6	75.1	76.5	77.3
29	67.0	67.8	69.0	73.3	78.0	79.3	80.2
30	69.5	70.3	71.5	76.0	80.7	82.1	83.0
31	71.9	72.7	73.9	78.5	83.3	84.7	85.6
32	74.1	74.9	76.2	80.8	85.7	87.2	88.1
33	76.2	77.0	78.3	83.0	88.0	89.5	90.4
34	78.0	78.9	80.2	85.0	90.1	91.6	92.6
35	79.7	80.6	81.9	86.8	92.0	93.5	94.5
36	81.2	82.1	83.5	88.5	93.7	95.3	96.3
37	82.6	83.5	84.8	89.9	95.3	96.8	97.9
38	83.7	84.6	86.0	91.1	96.6	98.2	99.2
39	84.6	85.5	87.0	92.1	97.7	99.3	100.3
40	85.3	86.2	87.7	93.0	98.6	100.2	101.3

2. 头围（head circumference，HC）

表 1-6-2　亚裔胎儿头围参考值范围

孕周 /周	头围 /mm						
	P_3	P_5	P_{10}	P_{50}	P_{90}	P_{95}	P_{97}
10	39.9	40.6	41.7	45.9	50.4	51.8	52.7
11	50.6	51.5	52.8	57.8	63.3	64.9	66.0
12	62.2	63.2	64.8	70.6	77.0	78.9	80.2
13	74.3	75.4	77.2	83.9	91.1	93.3	94.7
14	86.6	87.9	89.9	97.3	105.3	107.7	109.3
15	98.9	100.3	102.5	110.5	119.2	121.8	123.5
16	110.9	112.4	114.7	123.3	132.6	135.3	137.1
17	122.6	124.2	126.6	135.6	145.3	148.1	150.0
18	133.9	135.6	138.1	147.5	157.4	160.4	162.3
19	145.1	146.8	149.4	159.0	169.3	172.3	174.3
20	156.4	158.1	160.8	170.7	181.1	184.2	186.2
21	167.8	169.6	172.3	182.4	193.0	196.1	198.1
22	179.3	181.1	183.9	194.0	204.8	208.0	210.0
23	190.7	192.5	195.3	205.7	216.6	219.7	221.8
24	201.9	203.8	206.6	217.1	228.1	231.3	233.5
25	212.9	214.8	217.7	228.3	239.5	242.7	244.9
26	223.6	225.5	228.4	239.2	250.5	253.8	256.0
27	233.8	235.8	238.8	249.7	261.2	264.5	266.7
28	243.6	245.6	248.6	259.8	271.5	274.9	277.1
29	252.8	254.8	257.9	269.3	281.3	284.7	287.0
30	261.3	263.4	266.6	278.3	290.6	294.1	296.5
31	269.2	271.3	274.7	286.7	299.3	303.0	305.4
32	276.4	278.6	282.1	294.5	307.5	311.3	313.8
33	282.9	285.2	288.8	301.7	315.2	319.1	321.7
34	288.8	291.2	294.9	308.3	322.3	326.4	329.0
35	294.0	296.5	300.3	314.2	328.8	333.0	335.8
36	298.5	301.1	305.0	319.5	334.7	339.1	342.0
37	302.3	304.9	309.0	324.1	339.8	344.4	347.5
38	305.2	308.0	312.2	327.8	344.2	349.0	352.1
39	307.3	310.1	314.5	330.7	347.7	352.7	355.9
40	308.3	311.3	315.9	332.6	350.3	355.4	358.8

3. 腹围（abdominal circumference，AC）

表 1-6-3　亚裔胎儿腹围参考值范围

孕周 /周	腹围 /mm						
	P_3	P_5	P_{10}	P_{50}	P_{90}	P_{95}	P_{97}
10	30.9	31.5	32.4	36.0	40.0	41.2	42.0
11	39.2	39.9	41.1	45.4	50.1	51.6	52.5
12	48.4	49.2	50.6	55.7	61.3	63.0	64.1
13	58.3	59.3	60.9	66.8	73.3	75.2	76.5
14	68.8	70.0	71.8	78.4	85.7	87.9	89.4
15	79.7	81.0	83.0	90.4	98.5	100.9	102.5
16	90.8	92.2	94.3	102.5	111.3	113.9	115.6
17	101.8	103.3	105.7	114.5	123.9	126.8	128.6
18	112.9	114.5	117.0	126.3	136.4	139.4	141.4
19	123.8	125.5	128.1	138.0	148.7	151.8	153.9
20	134.6	136.4	139.2	149.6	160.8	164.1	166.3
21	145.3	147.2	150.2	161.1	172.8	176.3	178.6
22	155.9	157.9	161.0	172.4	184.6	188.2	190.6
23	166.2	168.3	171.5	183.4	196.2	200.0	202.5
24	176.3	178.4	181.8	194.3	207.6	211.5	214.1
25	186.1	188.4	191.9	204.9	218.8	222.9	225.6
26	195.7	198.1	201.8	215.4	229.9	234.2	237.0
27	205.2	207.6	211.5	225.8	241.0	245.5	248.4
28	214.5	217.1	221.2	236.1	252.1	256.8	259.9
29	223.9	226.7	230.9	246.7	263.4	268.4	271.7
30	233.4	236.3	240.8	257.3	275.0	280.3	283.7
31	242.8	245.8	250.5	268.0	286.7	292.3	295.9
32	252.0	255.2	260.2	278.7	298.5	304.3	308.2
33	260.9	264.3	269.6	289.1	310.1	316.3	320.4
34	269.5	273.1	278.7	299.3	321.4	328.0	332.3
35	277.6	281.4	287.3	309.0	332.4	339.3	343.9
36	285.2	289.2	295.4	318.3	342.9	350.3	355.1
37	292.4	296.6	303.1	327.2	353.2	360.9	366.0
38	299.4	303.7	310.6	335.9	363.2	371.4	376.8
39	306.2	310.7	317.9	344.5	373.4	382.0	387.7
40	312.9	317.7	325.2	353.3	383.8	392.9	398.9

4. 股骨长（femur length，FL）

表 1-6-4 亚裔胎儿股骨长参考值范围

孕周/周	股骨长 /mm						
	P_3	P_5	P_{10}	P_{50}	P_{90}	P_{95}	P_{97}
10	1.6	1.7	1.8	2.2	2.6	2.8	2.9
11	2.9	3.0	3.2	3.8	4.6	4.8	5.0
12	4.7	4.9	5.1	6.1	7.2	7.6	7.8
13	7.0	7.3	7.6	8.9	10.5	11.0	11.3
14	9.8	10.0	10.5	12.2	14.2	14.8	15.3
15	12.7	13.1	13.6	15.7	18.1	18.8	19.3
16	15.7	16.1	16.8	19.1	21.9	22.7	23.3
17	18.7	19.1	19.8	22.4	25.4	26.3	26.9
18	21.4	21.9	22.6	25.4	28.5	29.5	30.1
19	24.1	24.6	25.3	28.2	31.5	32.4	33.1
20	26.7	27.2	28.0	31.0	34.3	35.3	36.0
21	29.4	29.9	30.7	33.8	37.1	38.1	38.8
22	32.1	32.6	33.4	36.5	39.9	40.9	41.5
23	34.7	35.2	36.0	39.1	42.5	43.6	44.2
24	37.2	37.7	38.6	41.7	45.1	46.2	46.8
25	39.6	40.2	41.0	44.2	47.7	48.7	49.4
26	42.0	42.5	43.4	46.6	50.1	51.2	51.8
27	44.2	44.8	45.7	49.0	52.5	53.5	54.2
28	46.3	46.9	47.8	51.2	54.8	55.9	56.6
29	48.4	49.0	49.9	53.4	57.1	58.2	58.9
30	50.4	51.0	51.9	55.5	59.3	60.4	61.1
31	52.3	52.9	53.9	57.5	61.4	62.6	63.4
32	54.1	54.7	55.7	59.5	63.5	64.7	65.5
33	55.8	56.5	57.5	61.4	65.6	66.8	67.6
34	57.5	58.1	59.2	63.2	67.5	68.8	69.6
35	59.0	59.8	60.9	65.0	69.4	70.7	71.5
36	60.6	61.3	62.4	66.7	71.2	72.5	73.4
37	62.0	62.7	63.9	68.3	72.9	74.2	75.1
38	63.3	64.1	65.3	69.7	74.5	75.9	76.8
39	64.5	65.3	66.6	71.1	76.0	77.4	78.3
40	65.6	66.4	67.7	72.4	77.4	78.9	79.9

5. 肱骨长（humerus length，HL）

表 1-6-5 亚裔胎儿肱骨长参考值范围

孕周/周	肱骨长 /mm						
	P_3	P_5	P_{10}	P_{50}	P_{90}	P_{95}	P_{97}
10	1.8	1.8	1.9	2.3	2.8	3.0	3.1
11	3.2	3.3	3.4	4.1	4.8	5.1	5.2
12	5.1	5.2	5.5	6.4	7.6	7.9	8.2
13	7.5	7.7	8.1	9.4	10.9	11.4	11.7
14	10.3	10.6	11.0	12.7	14.6	15.2	15.6
15	13.3	13.6	14.1	16.1	18.4	19.1	19.6
16	16.2	16.6	17.2	19.4	22.0	22.8	23.3
17	19.0	19.4	20.0	22.5	25.3	26.1	26.7
18	21.5	22.0	22.6	25.2	28.1	29.0	29.5
19	23.9	24.3	25.0	27.7	30.6	31.5	32.1
20	26.2	26.6	27.4	30.0	33.0	33.9	34.5
21	28.5	28.9	29.7	32.4	35.4	36.3	36.9
22	30.7	31.2	31.9	34.7	37.7	38.6	39.2
23	32.9	33.4	34.1	36.9	39.9	40.8	41.4
24	35.0	35.5	36.3	39.1	42.1	43.0	43.6
25	37.0	37.5	38.3	41.2	44.2	45.2	45.8
26	38.9	39.4	40.2	43.1	46.3	47.2	47.8
27	40.6	41.2	42.0	45.0	48.3	49.2	49.9
28	42.3	42.8	43.7	46.8	50.1	51.1	51.8
29	43.8	44.4	45.3	48.5	52.0	53.0	53.7
30	45.3	45.8	46.8	50.1	53.7	54.8	55.5
31	46.6	47.2	48.2	51.6	55.4	56.5	57.2
32	47.9	48.5	49.5	53.1	57.0	58.2	58.9
33	49.1	49.8	50.8	54.5	58.6	59.7	60.5
34	50.3	51.0	52.0	55.9	60.1	61.3	62.1
35	51.5	52.2	53.3	57.3	61.5	62.8	63.6
36	52.7	53.4	54.5	58.6	63.0	64.3	65.1
37	53.8	54.5	55.6	59.8	64.3	65.6	66.5
38	54.8	55.5	56.7	60.9	65.5	66.9	67.8
39	55.7	56.4	57.6	61.9	66.6	68.0	68.9
40	56.4	57.1	58.3	62.7	67.5	68.9	69.8

6. **估算胎儿体重**(estimated fetal weight，EFW)　根据头围、腹围和股骨长采用 Hadlock 公式计算。

目前国内现有的相关数据都来自各家医院，尚无大样本多中心的综合数据。表 1-6-7 中数据摘自《妇科与产科超声诊断学》。

表 1-6-6　亚裔胎儿体重参考值范围

孕周 / 周	体重 /g						
	P_3	P_5	P_{10}	P_{50}	P_{90}	P_{95}	P_{97}
10	18	19	20	24	30	31	33
11	26	27	28	34	41	43	44
12	36	38	39	47	55	58	60
13	50	51	53	63	74	77	79
14	66	68	71	83	97	101	104
15	86	88	92	108	125	131	135
16	110	113	118	138	160	167	172
17	139	143	149	173	202	211	216
18	172	177	185	215	250	261	269
19	211	217	227	264	307	321	330
20	257	264	275	320	373	389	400
21	308	317	331	385	447	467	480
22	367	378	394	458	532	556	571
23	434	446	466	541	628	656	674
24	509	524	546	634	737	769	790
25	594	611	637	740	859	896	921
26	690	709	740	859	997	1 040	1 069
27	796	818	853	990	1 149	1 199	1 232
28	913	938	978	1 136	1 318	1 375	1 413
29	1 039	1 068	1 114	1 293	1 501	1 566	1 609
30	1 175	1 208	1 260	1 463	1 698	1 772	1 821
31	1 318	1 355	1 414	1 642	1 908	1 991	2 047
32	1 467	1 508	1 574	1 830	2 129	2 222	2 284
33	1 620	1 667	1 740	2 026	2 360	2 464	2 534
34	1 778	1 829	1 911	2 229	2 600	2 717	2 795
35	1 938	1 995	2 085	2 438	2 851	2 980	3 067
36	2 100	2 162	2 262	2 653	3 111	3 255	3 352
37	2 259	2 327	2 437	2 869	3 376	3 536	3 644
38	2 408	2 483	2 604	3 077	3 637	3 814	3 933
39	2 539	2 621	2 752	3 269	3 884	4 078	4 210
40	2 643	2 731	2 873	3 434	4 105	4 318	4 462

表 1-6-7　16~40 周胎儿双顶径、头围、腹围、股骨长及小脑参考值范围

孕周 / 周	双顶径 /cm	头围 /cm	腹围 /cm	股骨 /cm	小脑 /cm
16	3.41±0.43	12.2±1.32	9.54±1.60	2.17±0.34	1.60±0.11
17	3.89±0.30	13.98±0.92	12.24±1.66	2.62±0.21	1.71±0.12
18	4.32±0.22	15.72±0.90	14.38±2.62	3.03±0.16	1.83±0.09
19	4.63±0.24	16.71±0.87	15.20±2.76	3.36±0.17	2.01±0.20
20	4.79±0.28	17.33±1.14	15.66±2.58	3.49±0.27	2.16±0.16
21	5.24±0.27	19.01±0.83	17.41±3.17	3.91±0.31	2.23±0.13
22	5.62±0.27	20.03±0.81	18.21±4.50	4.17±0.24	2.38±0.14
23	5.72±0.36	20.87±1.15	19.55±3.12	4.44±0.26	2.51±0.25
24	6.33±0.28	22.78±0.84	21.39±3.84	4.82±0.36	2.70±0.19
25	6.57±0.36	23.74±0.95	21.93±2.88	5.00±0.21	2.85±0.17
26	6.85±0.44	24.51±1.20	22.95±2.83	5.25±0.31	3.00±0.20
27	7.05±0.41	25.42±1.34	23.69±3.71	5.47±0.26	3.21±0.34
28	7.36±0.38	26.36±1.29	25.02±3.48	5.64±0.23	3.43±0.33
29	7.58±0.27	27.10±1.19	25.58±3.31	5.77±0.19	3.47±0.25
30	7.80±0.25	27.74±0.82	26.80±3.23	5.91±0.21	3.86±0.34
31	7.88±0.32	28.06±1.11	27.08±3.81	6.09±0.22	3.77±0.26
32	8.25±0.30	29.28±1.26	28.58±4.07	6.39±0.25	3.85±0.34
33	8.42±0.30	29.71±1.10	29.84±3.92	6.52±0.25	4.10±0.32
34	8.65±0.32	30.35±1.13	30.47±6.42	6.69±0.15	4.20±0.44
35	8.55±0.19	30.19±1.31	30.94±4.69	6.82±0.15	4.29±0.26
36	8.82±0.30	31.25±0.99	31.98±4.13	7.03±0.25	4.44±0.30
37	9.01±0.27	31.74±0.95	32.34±4.26	7.27±0.19	4.61±0.45
38	9.15±0.31	32.30±1.10	33.51±3.62	7.41±0.21	4.72±0.31
39	9.29±0.27	33.24±0.99	34.41±3.72	7.62±0.17	4.80±0.44
40	9.31±0.22	33.20±1.02	34.19±4.69	7.69±0.18	4.87±0.42

注:参考值范围以平均数 ±2 倍标准差表示。

7. 肾脏直径（表 1-6-8~ 表 1-6-10）

表 1-6-8　英国 471 例胎儿肾脏长径参考值范围

孕周 / 周	肾脏长径 /mm					标准差 / mm
	P_3	P_{10}	P_{50}	P_{90}	P_{97}	
14	7.5	8.0	9.3	10.8	11.6	0.12
15	8.8	9.5	11.0	12.8	13.7	0.12
16	10.2	11.0	12.7	14.8	15.8	0.12
17	11.6	12.5	14.5	16.8	18.1	0.12
18	13.1	14.1	16.3	18.9	20.3	0.12
19	14.6	15.6	18.2	21.1	22.6	0.12
20	16.1	17.2	20.0	23.2	24.9	0.12
21	17.5	18.8	21.8	25.4	27.2	0.12
22	19.0	20.4	23.6	27.4	29.4	0.12
23	20.4	21.9	25.4	29.5	31.6	0.12
24	21.8	23.4	27.1	31.5	33.8	0.12
25	23.1	24.8	28.8	33.4	35.8	0.12
26	24.4	26.2	30.4	35.3	37.8	0.12
27	25.6	27.5	31.9	37.1	39.7	0.12
28	26.8	28.7	33.4	38.7	41.5	0.12
29	27.9	29.9	34.7	40.3	43.2	0.12
30	28.9	31.0	36.0	41.8	44.8	0.12
31	29.9	32.1	37.2	43.2	46.3	0.12
32	30.8	33.0	38.3	44.5	47.7	0.12
33	31.6	33.9	39.4	45.7	49.0	0.12
34	32.4	34.7	40.3	46.8	50.2	0.12
35	33.1	35.4	41.1	47.8	51.2	0.12
36	33.7	36.1	41.9	48.7	52.2	0.12
37	34.2	36.7	42.6	49.4	53.0	0.12
38	34.7	37.2	43.2	50.1	53.8	0.12
39	35.1	37.6	43.7	50.7	54.4	0.12
40	35.4	38.0	44.1	51.2	54.9	0.12
41	35.7	38.3	44.5	51.6	55.4	0.12
42	36.0	38.6	44.8	52.0	55.7	0.12

表 1-6-9　英国 471 例胎儿肾脏前后径参考值范围

孕周 / 周	肾脏前后径 /mm					标准差 / mm
	P_3	P_{10}	P_{50}	P_{90}	P_{97}	
14	4.6	5.2	6.5	8.3	9.2	0.18
15	5.4	6.0	7.6	9.6	10.7	0.18
16	6.2	6.9	8.6	10.9	12.1	0.18
17	7.0	7.8	9.7	12.2	13.6	0.18
18	7.8	8.7	10.8	13.6	15.1	0.18
19	8.6	9.5	11.9	14.9	16.6	0.17
20	9.4	10.4	13.0	16.3	18.0	0.17
21	10.2	11.3	14.1	17.5	19.4	0.17
22	11.0	12.2	15.1	18.8	20.8	0.17
23	11.8	13.0	16.1	20.0	22.1	0.17
24	12.5	13.8	17.1	21.1	23.3	0.17
25	13.2	14.6	18.0	22.2	24.5	0.16
26	13.9	15.4	18.9	23.2	25.6	0.16
27	14.6	16.1	19.7	24.2	26.6	0.16
28	15.2	16.7	20.5	25.1	27.6	0.16
29	15.8	17.4	21.2	25.9	28.4	0.16
30	16.4	18.0	21.9	26.7	29.2	0.15
31	16.9	18.5	22.5	27.3	29.9	0.15
32	17.4	19.0	23.1	27.9	30.6	0.15
33	17.8	19.5	23.6	28.5	31.2	0.15
34	18.2	19.9	24.0	29.0	31.6	0.15
35	18.6	20.3	24.4	29.4	32.1	0.14
36	18.9	20.6	24.8	29.7	32.4	0.14
37	19.2	20.9	25.1	30.0	32.7	0.14
38	19.5	21.2	25.3	30.3	32.9	0.14
39	19.7	21.4	25.5	30.5	33.1	0.14
40	19.9	21.6	25.7	30.6	33.2	0.14
41	20.1	21.8	25.8	30.7	33.2	0.13
42	20.2	21.9	25.9	30.7	33.2	0.13

表1-6-10　中国625例胎儿肾脏各径线与孕周的关系

孕周/周	长径/mm		前后径/mm	
	左侧	右侧	左侧	右侧
18	19.5±2.4	16.6±2.5	13.0±2.5	13.0±2.1
19	19.8±2.5	17.7±2.4	14.4±1.8	14.3±1.7
20	20.6±2.6	18.7±2.5	16.1±1.2	16.0±1.3
21	23.4±3.1	22.5±3.0	17.3±1.3	17.1±1.1
22	25.6±2.9	24.5±3.1	17.3±1.4	17.2±1.2
23	26.5±3.1	25.9±3.0	17.5±1.5	17.4±1.6
24	28.7±3.2	28.4±2.9	18.1±2.1	18.1±1.9
25	29.6±3.0	29.4±2.8	18.3±2.2	18.2±1.9
26	30.1±2.9	30.1±2.4	19.1±1.9	19.1±1.7
27	32.3±2.8	32.0±2.5	19.2±1.9	19.2±1.7
28	33.4±2.7	33.2±2.6	19.5±1.0	19.5±0.9
29	34.3±2.7	34.2±2.6	19.9±1.0	19.7±1.1
30	35.1±2.4	35.0±2.2	20.0±1.1	19.7±1.1
31	35.4±2.2	35.3±2.1	19.9±1.1	20.0±1.2
32	35.5±2.3	35.4±2.2	20.1±1.2	22.0±1.0
33	36.1±2.1	36.0±2.1	22.2±1.1	22.1±1.1
34	37.2±2.3	37.1±2.2	22.2±1.3	22.2±1.0
35	38.1±2.8	37.2±2.4	22.2±1.0	22.9±1.0
36	39.0±2.8	37.3±2.3	25.0±1.6	24.0±1.4
37	39.1±2.4	38.0±2.4	25.1±1.5	25.0±1.3
38	40.1±2.1	40.0±2.1	25.2±1.4	25.0±1.6
39	40.1±1.4	40.0±1.7	25.3±1.1	25.0±1.6
40	40.2±1.4	40.1±1.8	25.3±1.0	25.3±1.4
41	40.3±2.0	40.2±2.0	25.4±1.0	25.4±1.1
42	40.4±1.9	40.3±1.8	25.4±1.0	25.4±1.1

注：参考值范围以平均数±2倍标准差表示。

目前建立并已发表的用于评估胎儿体格发育的生长曲线包括非定制的生长曲线，如传统的Hadlock、INTERGROWTH-21st、世界卫生组织胎儿生长曲线等，还包括Mikolajczyk等提出的基于中国人群校正的半定制胎儿生长曲线，以及定制的生长曲线，如GROW生长曲线、美国国家儿童健康与人类发展研究所胎儿生长曲线（亚裔）和中国南方人群胎儿生长曲线等。由于胎儿体格发育各指标受胎儿性别及孕妇产次、父母种族、身高、体重、年龄等因素影响，在国内现有条件下，我们应尽可能选择基于中国人群数据的胎儿生长曲线，以提高对胎儿体格发育评估的准确性，国内外指南及专家共识均推荐胎儿超声估测体重或腹围低于相应胎龄第10百分位为胎儿生长受限的诊断标准。

四、胎儿附属物指标

1. **羊水（amniotic fluid）**　常用羊水最大深度（maximal vertical pocket，MVP）或羊水指数（amniotic fluid index，AFI）评估羊水量（表1-6-11~表1-6-13）。

表1-6-11　不同孕周羊水最大深度参考值

单位：cm

孕周/周	平均值	标准差	中位数
14	3.1	1.1	3.0
15	3.2	0.6	3.1
16	3.5	1.0	3.5
17	3.5	0.6	3.5
18	3.6	0.5	3.7
19	4.4	0.5	4.4
20	4.1	0.8	4.0
21	4.4	1.0	4.4
22	4.5	0.9	4.4
23	4.7	0.8	4.6
24	4.5	1.2	4.4
25	4.5	1.2	4.5
26	4.6	1.2	4.5
27	4.6	1.2	4.4
28	4.6	1.2	4.6
29	4.5	1.1	4.4
30	4.7	1.1	4.7
31	4.7	1.3	4.6
32	4.7	1.4	4.6
33	4.4	1.3	4.3
34	4.5	1.3	4.3
35	4.6	1.3	4.5
36	4.9	1.6	4.6
37	4.7	1.4	4.5
38	4.7	1.4	4.5
39	4.7	1.5	4.4
40	4.3	1.7	4.6
41	3.7	1.6	3.6

表 1-6-12　不同孕周羊水指数参考值

单位:cm

孕周/周	$P_{2.5}$	P_{10}	P_{50}	P_{90}	$P_{97.5}$
22	12.95	14.09	16.38	18.85	20.22
23	12.38	13.64	16.20	18.98	20.53
24	11.83	13.21	16.02	19.10	20.85
25	11.29	12.77	15.84	19.23	21.16
26	10.76	12.35	15.66	19.36	21.48
27	10.24	11.93	15.48	19.49	21.80
28	9.74	11.52	15.31	19.63	22.13
29	9.25	11.12	15.13	19.76	22.45
30	8.77	10.73	14.96	19.89	22.78
31	8.31	10.34	14.78	20.02	23.11
32	7.86	9.96	14.61	20.15	23.44
33	7.42	9.58	14.44	20.29	23.78
34	6.99	9.22	14.27	20.42	24.12
35	6.58	8.86	14.10	20.55	24.46
36	6.17	8.50	13.93	20.69	24.80
37	5.78	8.16	13.76	20.82	25.15
38	5.41	7.82	13.60	20.96	25.49
39	5.04	7.49	13.43	21.10	25.84
40	4.69	7.17	13.27	21.23	26.20
41	4.36	6.85	13.10	21.37	26.55
42	4.03	6.54	12.94	21.51	26.91

表 1-6-13　中国中南部人群羊水指数参考值

单位:mm

孕周/周	P_3	P_5	P_{10}	P_{50}	P_{90}	P_{95}	P_{97}
16	50	51	57	72	118	134	140
17	49	51	55	77	129	139	161
18	52	55	58	81	127	142	158
19	53	56	61	84	139	153	162
20	55	56	61	92	150	163	169
21	57	61	68	103	158	176	186
22	57	61	68	101	162	185	197
23	57	59	66	108	163	181	202
24	55	58	64	106	172	187	200
25	62	65	69	109	170	189	205
26	54	62	70	119	176	190	200
27	61	64	71	117	170	179	197
28	57	59	70	118	173	188	194
29	54	60	70	105	167	191	214
30	62	66	72	108	167	180	187
31	56	61	70	109	169	182	195
32	59	66	72	113	171	178	187
33	58	62	69	107	156	183	200
34	54	60	65	107	168	186	211
35	55	60	68	105	167	183	201
36	56	62	65	102	165	192	203
37	51	56	62	94	148	175	185
38	53	54	58	91	151	172	182
39	52	56	62	95	159	177	191
40	52	56	61	91	144	161	180

约 32 周时羊水量达到峰值,随后稳步下降,直到 42 周。羊水过少常用的诊断标准为 AFI≤5cm 或 MVP≤2cm;羊水过多为 AFI≥25cm 或 MVP≥8cm。AFI 在诊断羊水量正常或过多时是相当可靠的,但在诊断羊水过少方面是不准确的,相比 MVP,使用 AFI 会增加诊断羊水过少的孕妇数目,同时使剖宫产率更高,而围产儿结局无差异,因此建议采用 MVP 来诊断羊水过少。

2. **胎盘(placenta)** 大多数人类足月胎盘为圆形或椭圆形,中间厚,边缘薄。但是实际上胎盘形态多种多样,难以计算其体积,各研究建立的计算模式也不尽相同。Kimberly 等通过 366 名孕妇的胎盘长度、宽度和厚度的数值建立了估算胎盘体积(estimated placental volume,EPV)的公式:$EPV=(0.372×GA^*-0.003\ 64×GA^2)^3$,GA(gestational age)为孕周。Elizabeth 等根据 423 名孕妇的 B 超结果建立的胎盘体积公式为:$EPV=(0.384×GA-0.003\ 66×GA^2)^3$。

胎盘在妊娠不同月份大小也不相同,妊娠足月时胎盘重约 450~650g,直径为 16~20cm,厚 1~3cm。

3. 脐带（umbilicalcord）（表 1-6-14~ 表 1-6-15）

表 1-6-14   各文献中报道的脐带横截面积平均值

孕周 / 周	平均值 /mm²				
	RAIO L	TOGNI FA	BARBIERI C	ROSTAMZADEH S	AFROZE KH
24	127.8	136.0	168.4	99.3	132.8
25	128.0	159.9	171.9	145.4	133.5
26	139.0	175.1	190.2	166.4	143.8
27	143.0	183.9	193.1	—	164.0
28	143.4	199.0	210.4	209.9	168.1
29	186.3	202.5	218.1	178.9	160.0
30	186.6	201.9	226.0	187.8	168.8
31	187.5	218.4	239.2	182.4	177.7
32	187.9	217.4	235.2	185.2	181.6
33	189.9	220.4	231.7	181.1	182.4
34	192.5	219.2	237.7	195.8	189.3
35	182.6	233.7	241.9	187.3	172.0
36	181.7	228.0	230.8	190.0	178.7
37	181.5	217.4	235.7	167.4	173.0
38	163.0	227.1	238.1	186.5	143.0
39	149.4	205.7	241.1	198.6	126.6

表 1-6-15   各孕周脐带长度

单位：cm

孕周 / 周	P_{10}（女 / 男）	P_{50}（女 / 男）	P_{90}（女 / 男）	标准差（女 / 男）
22	22.9/24.6	33.3/34.6	48.7/48.6	0.29/0.26
23	23.7/25.3	34.3/35.5	49.7/50.1	0.29/0.27
24	24.6/25.9	35.3/36.5	50.7/51.7	0.28/0.27
25	25.4/26.5	36.3/37.5	51.7/53.2	0.28/0.27
26	26.2/27.3	37.3/38.5	52.6/54.7	0.27/0.27
27	27.0/28.0	38.3/39.6	53.6/56.2	0.27/0.27
28	27.8/29.0	39.4/40.8	54.8/57.7	0.26/0.27
29	28.8/30.0	40.6/42.1	56.2/59.3	0.26/0.27
30	29.8/31.2	41.9/43.5	57.7/60.9	0.26/0.26
31	30.9/32.6	43.4/45.1	59.4/62.6	0.25/0.25
32	32.1/34.1	44.9/46.8	61.2/64.5	0.25/0.25
33	33.4/35.7	46.5/48.6	63.0/66.4	0.25/0.24
34	34.7/37.3	48.1/50.5	65.0/68.4	0.24/0.24
35	36.1/38.9	49.8/52.5	66.9/70.5	0.24/0.23
36	37.7/40.5	51.6/54.3	68.9/72.4	0.23/0.23

孕周/周	P_{10}（女/男）	P_{50}（女/男）	P_{90}（女/男）	标准差（女/男）
37	39.3/41.9	53.3/55.9	70.7/74.1	0.23/0.22
38	40.8/43.1	54.8/57.3	72.2/75.5	0.22/0.22
39	42.3/44.5	56.3/58.8	73.7/77.0	0.22/0.21
40	43.8/45.7	57.7/60.1	75.3/78.5	0.21/0.21
41	44.9/46.4	58.9/60.9	76.8/79.6	0.21/0.21
42	45.7/46.5	59.7/61.2	77.8/80.1	0.21/0.21
43	46.4/46.5	60.5/61.2	78.6/80.5	0.21/0.21
44	46.8/46.4	60.9/61.2	79.1/80.7	0.20/0.22

　　脐带短于 30cm 为脐带过短；脐带超过 100cm 为脐带过长。脐带过短可能与不良围产期结局有关，如胎儿生长受限、先天性畸形、产时窘迫和死亡风险增加 2 倍。脐带过长可能与脐带脱垂或缠绕、胎儿异常、胎儿窘迫和死亡有关。脐带长度受羊水容量和胎儿活动度的影响，产前脐带长度测定有技术上的局限性。因此，研究人员将脐带直径作为预测胎儿预后的指标进行了评估，虽然脐带过细与胎儿生长不良有关，脐带过粗与巨大儿有关，但该参数的参考值范围仍不清楚。

五、胎儿血流指标

1. 脐动脉血流（表 1-6-16~ 表 1-6-18）

表 1-6-16　脐动脉搏动指数（pulsatility index，PI）

孕周/周	P_3	P_5	P_{10}	P_{50}	P_{90}	P_{95}	P_{97}
24	0.83	0.86	0.91	1.10	1.31	1.38	1.42
25	0.80	0.84	0.89	1.08	1.30	1.37	1.41
26	0.78	0.81	0.87	1.07	1.29	1.35	1.40
27	0.76	0.79	0.85	1.05	1.27	1.34	1.38
28	0.74	0.78	0.83	1.03	1.25	1.32	1.36
29	0.73	0.76	0.81	1.01	1.23	1.30	1.34
30	0.71	0.75	0.80	1.00	1.21	1.28	1.32
31	0.70	0.73	0.78	0.98	1.19	1.26	1.30
32	0.68	0.72	0.77	0.96	1.17	1.24	1.28
33	0.67	0.70	0.75	0.94	1.15	1.21	1.25
34	0.66	0.69	0.74	0.92	1.13	1.19	1.23
35	0.64	0.67	0.72	0.90	1.10	1.16	1.20
36	0.63	0.66	0.70	0.88	1.08	1.14	1.18

孕周/周	P_3	P_5	P_{10}	P_{50}	P_{90}	P_{95}	P_{97}
37	0.61	0.64	0.69	0.86	1.05	1.11	1.15
38	0.59	0.62	0.67	0.84	1.03	1.08	1.12
39	0.58	0.60	0.65	0.82	1.00	1.06	1.09
40	0.56	0.59	0.63	0.79	0.97	1.03	1.06

表 1-6-17　脐动脉阻力指数（umbilical artery resistance index，RI）

孕周/周	P_3	P_5	P_{10}	P_{50}	P_{90}	P_{95}	P_{97}
24	0.58	0.60	0.62	0.69	0.76	0.78	0.79
25	0.57	0.58	0.61	0.68	0.75	0.77	0.79
26	0.56	0.57	0.60	0.67	0.75	0.77	0.78
27	0.55	0.56	0.59	0.67	0.74	0.76	0.78
28	0.54	0.55	0.58	0.66	0.74	0.76	0.77
29	0.53	0.55	0.57	0.65	0.73	0.75	0.77
30	0.52	0.54	0.56	0.64	0.72	0.75	0.76
31	0.51	0.53	0.55	0.63	0.72	0.74	0.75
32	0.50	0.52	0.54	0.63	0.71	0.73	0.74
33	0.49	0.51	0.53	0.62	0.70	0.72	0.74
34	0.49	0.50	0.52	0.61	0.69	0.71	0.73
35	0.48	0.49	0.52	0.60	0.68	0.70	0.72
36	0.47	0.48	0.51	0.59	0.67	0.69	0.71
37	0.46	0.47	0.50	0.58	0.66	0.68	0.70
38	0.45	0.46	0.49	0.57	0.65	0.67	0.69
39	0.44	0.45	0.48	0.56	0.64	0.66	0.68
40	0.43	0.44	0.46	0.55	0.63	0.65	0.66

表 1-6-18　脐动脉 S/D 值（systolic/ diastolic ratio，S/D ratio）

续表

孕周/周	P_3	P_5	P_{10}	P_{50}	P_{90}	P_{95}	P_{97}
24	2.38	2.46	2.61	3.23	4.12	4.46	4.72
25	2.30	2.39	2.53	3.15	4.03	4.38	4.63
26	2.23	2.32	2.46	3.07	3.95	4.29	4.54
27	2.18	2.26	2.40	3.00	3.86	4.19	4.44
28	2.13	2.22	2.35	2.93	3.77	4.09	4.33
29	2.09	2.17	2.31	2.87	3.68	3.99	4.22
30	2.06	2.14	2.26	2.81	3.58	3.89	4.11
31	2.03	2.10	2.22	2.74	3.49	3.78	4.00
32	2.00	2.07	2.19	2.68	3.40	3.67	3.88
33	1.97	2.04	2.15	2.62	3.30	3.57	3.76
34	1.94	2.01	2.11	2.56	3.21	3.46	3.65
35	1.91	1.97	2.08	2.50	3.12	3.35	3.53
36	1.88	1.94	2.04	2.44	3.02	3.24	3.41

孕周/周	P_3	P_5	P_{10}	P_{50}	P_{90}	P_{95}	P_{97}
37	1.85	1.91	2.00	2.38	2.93	3.14	3.30
38	1.82	1.87	1.96	2.32	2.83	3.03	3.18
39	1.79	1.84	1.92	2.25	2.73	2.92	3.06
40	1.75	1.80	1.87	2.19	2.64	2.81	2.94

脐动脉舒张期的血流量随着孕周的增加而增加，脐动脉 S/D 值从 20 周时的 4.0 左右下降到足月时的 2.0，30 周后的 S/D 值一般 <3.0。脐动脉搏动指数 > 同孕龄的第 95 百分位，脐动脉舒张末期血流缺失或反向，或者高于同孕龄的第 95 百分位，都被认为是脐动脉血流异常。脐动脉血流对于处理胎儿生长受限是一种有效的辅助手段，不建议筛查低风险妊娠或生长受限以外的并发症。

2. **静脉导管**（ductus venosus，DV）血流（表 1-6-19）

表 1-6-19　静脉导管各指标

孕周/周	PIV		S/a		v/a		D/a	
	平均数	标准差	平均数	标准差	平均数	标准差	平均数	标准差
11	1.02	0.174	4.62	1.438	3.38	1.185	4.08	1.235
12	0.97	0.150	4.42	1.607	3.25	1.201	4.05	1.637
13	0.96	0.168	4.62	1.943	3.08	1.397	4.07	1.705
14	1.01	0.213	4.29	1.564	2.97	0.895	3.89	1.353
15	0.88	0.214	3.41	1.588	2.59	1.095	3.11	1.387
16	0.82	0.228	3.01	1.256	2.24	0.789	2.77	1.161
17	0.83	0.175	3.07	0.953	2.34	0.721	2.80	0.829
18	0.67	0.184	2.29	0.706	1.77	0.526	2.12	0.639
19	0.67	0.176	2.29	0.863	1.83	0.614	2.12	0.800
20	0.69	0.177	2.46	0.802	1.89	0.516	2.29	0.722
21	0.69	0.154	2.40	0.834	1.83	0.530	2.26	0.827
22	0.60	0.172	2.13	0.521	1.58	0.337	1.95	0.449
23	0.54	0.118	1.93	0.427	1.48	0.307	1.76	0.516
24	0.59	0.113	2.06	0.419	1.54	0.308	1.88	0.370
25	0.54	0.137	1.94	0.399	1.48	0.243	1.81	0.377
26	0.58	0.153	2.04	0.435	1.57	0.327	1.87	0.390
27	0.54	0.140	1.96	0.434	1.52	0.336	1.80	0.411

续表

孕周 / 周	PIV		S/a		v/a		D/a	
	平均数	标准差	平均数	标准差	平均数	标准差	平均数	标准差
28	0.56	0.124	1.99	0.313	1.52	0.186	1.81	0.245
29	0.54	0.138	1.91	0.392	1.45	0.266	1.76	0.350
30	0.57	0.124	2.04	0.699	1.41	0.335	1.84	0.519
31	0.57	0.114	1.98	0.325	1.44	0.200	1.76	0.260
32	0.51	0.128	1.87	0.371	1.40	0.211	1.69	0.339
33	0.54	0.148	1.91	0.439	1.45	0.325	1.70	0.350
34	0.55	0.138	1.91	0.366	1.44	0.313	1.71	0.329
35	0.52	0.106	1.83	0.231	1.41	0.161	1.67	0.181
36	0.54	0.135	1.91	0.379	1.46	0.281	1.69	0.322
37	0.53	0.129	1.83	0.303	1.35	0.187	1.63	0.246
38	0.47	0.144	1.74	0.343	1.45	0.275	1.61	0.298

注:PIV. 搏动指数,pulsatility index for veins;S. 心室收缩期峰值血流流速,ventricular systolic peak blood flow velocity(S-wave);a. 心房收缩期峰值血流速度,atrial systolic peak blood flow velocity(a-wave);v. 心室收缩末期峰值血流速度,ventricular end-systolic peak blood flow velocity(v-descent);D. 心室舒张期峰值血流速度,ventricular diastolic peak blood flow velocity(D-wave);S/a、v/a、D/a. 速度比。

在正常胎儿的整个心动周期中,静脉导管血流为持续的前向血流。静脉导管 a 波的减少、缺失甚至反向,通常代表胎儿心肌损伤和右心室后负荷增加所引起的心室舒张末期压力增加,与新生儿死亡率增加有关。

3. 大脑中动脉(middle cerebral artery,MCA)血流(表 1-6-20)

表 1-6-20 不同孕周胎儿大脑中动脉血流、收缩期峰值流速及搏动指数参考值

孕周 / 周	MCA-PI (P_5)	MCA-PSV(1.5MoM)/ ($cm\cdot s^{-1}$)
18	—	35.0
19	—	36.5
20	—	38.4
21	1.18	40.2
22	1.25	42.0
23	1.32	44.0
24	1.38	46.0
25	1.44	48.2
26	1.50	50.8
27	1.55	53.0
28	1.58	55.5

续表

孕周 / 周	MCA-PI (P_5)	MCA-PSV(1.5MoM)/ ($cm\cdot s^{-1}$)
29	1.61	58.2
30	1.62	60.8
31	1.62	63.8
32	1.61	67.0
33	1.58	70.0
34	1.53	73.5
35	1.47	77.0
36	1.39	80.5
37	1.30	84.5
38	1.20	88.5
39	1.10	92.5
40		97.0

注:MCA. 大脑中动脉;PSV. 收缩期峰值血流速度;PI. 搏动指数;MCA-PI. 大脑中动脉搏动指数;MCA-PSV. 大脑中动脉收缩期峰值血流速度 MoM 值。

当多普勒超声检测的 MCA-PSV>同孕龄胎儿正常标准 1.5MoM 时,即可诊断为胎儿贫血。MCA-PI<同孕龄的第 5 百分位可作为评估胎儿生长受限的一种辅助手段。

六、胎儿脐血生理指标

1. 脐动脉血气分析（表 1-6-21）

表 1-6-21　脐动脉血气分析各项指标

孕周 / 周	pH 值	碱剩余	PO$_2$		PCO$_2$	
		mmol/L	kPa	mmHg	kPa	mmHg
28~31	7.29±0.10	4.2±3.2	2.9±1.0	21.8±7.5	6.5±1.7	48.9±12.8
32~36	7.27±0.07	3.8±2.9	3.3±1.9	24.8±14.3	6.9±1.3	51.9±9.8
37~41	7.25±0.07	4.6±3.2	3.1±2.0	23.3±15.0	7.3±1.4	54.9±10.5
42	7.23±0.07	5.4±3.3	3.0±2.0	22.6±15.0	7.6±1.4	57.2±10.5

加拿大妇产科医生协会推荐脐动脉血气分析各项指标参考值范围为 pH 值 7.2~7.34，PCO$_2$39.2~61.4mmHg，[HCO$_3^-$]18.4~25.6mmol/L，碱剩余为 −5.5~0.1mmol/L。

2. 脐血血常规（表 1-6-22）

表 1-6-22　脐血血常规各项指标参考值范围

血常规	孕周 / 周					
	18~20	21~24	25~28	29~32	33~36	37~39
WBC/($\times10^9 \cdot L^{-1}$)	3.64±1.30	3.49±0.60	4.30±0.70	4.70±0.80	6.13±1.30	10.30±3.40
NEU%/%	5.78±1.5	7.66±3.2	8.73±3.20	10.60±5.00	25.46±7.00	48.70±50
LYM%/%	81.9±4.60	78.60±3.70	77.30±4.80	74.50±8.30	58.30±8.00	35.80±3.40
MON%/%	7.53±3.70	7.29±2.00	5.74±2.90	6.11±3.20	8.19±1.60	9.50±1.60
EOS%/%	1.37±0.70	2.75±1.20	3.62±1.90	4.47±2.80	4.08±1.80	4.03±2.00
BASO%/%	3.53±0.60	3.64±2.00	4.30±2.80	4.47±3.00	3.92±3.20	4.00±2.40
RBC（$\times10^{12} \cdot L^{-1}$）	2.78±0.15	3.10±0.36	3.38±0.30	3.48±0.30	3.65±0.34	3.94±0.70
HGB/($g \cdot L^{-1}$)	115.00±6.50	116.70±10.00	126.20±10.3	126.10±10.00	132.50±10.00	138.70±12.00
HCT/%	30.50±1.50	32.30±4.00	34.20±3.20	33.80±2.50	36.00±2.60	37.90±6.80
MCV/fl	109.90±5.0	104.00±4.60	101.60±4.20	99.20±3.60	98.80±3.30	96.00±9.10
PLT（$\times10^9 \cdot L^{-1}$）	230.00±24.00	215.00±38.00	203.00±40.00	223.00±36.00	231.00±23.00	197.00±45.00

注：WBC. 白细胞计数；NEU%. 中性粒细胞百分率；LYM%. 淋巴细胞分类百分率；MONO%. 单核细胞百分率；EOS%. 嗜酸性白细胞百分率；BASO%. 嗜碱性白细胞百分率；RBC. 红细胞数计数；HGB. 血红蛋白；HCT. 血细胞比容；MCV. 红细胞平均体积；PLT. 血小板计数。

上表数值来源于产前诊断结果无异常及追踪随访至 6 个月的发育正常者，推荐作为脐血血常规各项指标的参考值范围。

（龚洵　邓东锐）

参考文献

[1] BUCK LOUIS GM，GREWAL J，ALBERT PS，et al. Racial/ethnic standards for fetal growth：the NICHD Fetal Growth Studies.Am J ObstetGynecol，2015，213（4）：449.e1-449.e41.

[2] 汪龙霞. 妇科与产科超声诊断学. 北京：科学技术出版社，2003：172.

[3] CHITTY LS，ALTMAN DG. Charts of fetal size：kidney and renal pelvis measurements.Prenat Diagn，2003，23（11）：891-897.

[4] 解左平，金社红，沈晓燕，等. 超声测量不同孕周胎儿肾脏大小及其临床意义. 中国妇幼保健，2007（15）：2127-2129.

[5] 中华医学会围产医学分会胎儿医学学组，中华医学会妇产科学分会产科学组. 胎儿生长受限专家共识（2019 版）. 中华围产医学杂志，2019，22（6）：361-380.

[6] PEIXOTO AB，DA CUNHA CALDAS TM，GIANNEC-

CHINICV, et al. Reference values for the single deepest vertical pocket to assess the amniotic fluid volume in the second and third trimesters of pregnancy.J Perinat Med, 2016,44(6):723-727.

[7] GABBAY-BENZIV R,MAOR-SAGIE E,SHRIMA, et al. Determination of referencevalues for thirdtrimesteramnioticfluidindex:a retrospectiveanalysis of a largecohort of pregnancies with comparison to previousnomograms. JMatern Fetal Neonatal Med,2020,35(1):134-140.

[8] LEI H,WEN SW. Normalamnioticfluidindex by gestationalweek in a Chinesepopulation. Central-South China Fetal Growth Study Group.ObstetGynecol,1998,92 (2):237-240.

[9] 谢幸,孔北华,段涛.妇产科学.9版.北京:人民卫生出版社,2018:35,156.

[10] ISAKOV KMM,EMERSON JW,CAMPBELL KH,et al. Estimated placental volume and gestational age.Am J Perinatol,2018,35(8):748-757.

[11] ARLEO EK,TROIANO RN,DA SILVA R,et al. Utilizingtwo-dimensionalultrasound to developnormativecurves for estimatedplacentalvolume.Am J Perinatol, 2014,31(8):683-688.

[12] RAIO L,GHEZZI F,DI NARO E,et al. Sonographic measurement of the umbilical cord and fetal anthropometric parameters. Eur J ObstetGynecolReprod Biol,1999;83(2):131-35.

[13] TOGNI FA,ARAÚJO E,VASQUES FA,et al. The crosssectional area of umbilical cord components in normal pregnancy. Int J GynaecolObstet,2007,96(3):156-161.

[14] BARBIERI C,CECATTI JG,SURITA FG,et al. Sonographic measurement of the umbilical cord area and the diameters of its vessels during pregnancy. JObstetGynaecol,2012;32(3):230-36.

[15] ROSTAMZADEH S,KALANTARI M,SHAHRIARI M, et al. Sonographic measurement of the umbilical cord and its vessels and their relation with fetal anthropometric measurements. Iran J Radiol,2015,12(3):e12230.

[16] AFROZE KH,PRABHA SL,CHANDRAKALA V,et al. Sonographicestimation of umbilicalcordcross-sectionarea and its referencevalue in normalpregnancy. J Clin Diagn Res,2017,11(8):AC04-AC06.

[17] GEORGIADIS L,KESKI-NISULA L,HARJU M, et al.Umbilicalcordlength in singletongestations: a finnishpopulation-basedretrospectiveregisterstudy. Placenta,2014,35(4):275-280.

[18] CUNNINGHAM FG. Williams Obstetrics.25th ed. New York:McGraw-Hill Education,2018:235.

[19] RIZZO G,MAPPAI,RIZZOG,et al. Internationalgestationalage-specificcentiles forumbilicalarteryDopplerindices:a longitudinalprospectivecohortstudy of the INTERGROWTH-21st Project.Am J ObstetGynecol,2021,224(2):248-249.

[20] CUNNINGHAM FG. Williams Obstetrics.25thed. New York:McGraw-Hill Education,2018:523.

[21] TURAN OM,TURAN S,SANAPOL,et al. Referenceranges for ductusvenosusvelocityratios in pregnancies with normaloutcomes.J Ultrasound Med, 2014,33(2):329-336.

[22] CUNNINGHAM FG. Williams Obstetrics.25thed. NewYork:McGraw-Hill Education,2018:377.

[23] EBBING C,RASMUSSEN S,KISERUD T.Middle cerebral artery blood flow velocities and pulsatility index and the cerebroplacental pulsatilityratio:longitudinal reference ranges and terms for serial measurements. UltrasoundObstetGynecol,2007,30(3):287-296.

[24] CUNNINGHAM FG. Williams Obstetrics,25thed. New York:McGraw-Hill Education,2018:764.

[25] SKIÖLD B,PETERSSON G,AHLBERG M,et al. Population-basedreferencecurve for umbilicalcordarterialpH in infantsborn at 28 to 42weeks.JPerinatol,2017,37(3): 254-259.

[26] LISTON R,SAWCHUCK D,YOUNG D. No. 197b-fetal health surveillance:intrapartum consensus guideline. J ObstetGynaecolCan,2018,40(4):e298-e322.

[27] 钟燕芳,廖灿,李秋明,等.胎儿血生理指标检测及在产前诊断的研究.中国优生与遗传杂志,2005(8):57-58.

第七节　胎儿缺氧损伤的机制

一、概述

妊娠过程中,胎儿、胎盘和/或母体等各种因素都可能造成胎儿缺氧,如贫血、胎盘功能不全、脐带受压、子痫前期等。胎儿缺氧可导致胎儿重要脏器缺血、缺氧及高碳酸血症,发生厌氧糖酵解和乳酸性酸中毒,进而对全身各器官系统造成损伤。

胎儿缺氧时身体会重新分配心输出量,以维持重要器官的血流灌注,包括大脑、肾上腺和心脏,而减少胃肠道、肾脏和肝脏的血流灌注,缺乏血流灌注的器官会发生血管收缩、血液重新分布和氧气输送减少。这种心输出量的再分配是由非重要器官的血管收缩和重要器官如大脑和心脏的血管舒张直接导致的。各器官缺氧损伤既有共性又有各自的特点和不同的临床表现。各类组织细胞对缺氧性坏死的易感性亦不相同，以脑神经元最敏感，其次是心肌、肝和肾上腺细胞，而纤维细胞、上皮及骨骼肌耐受性较高。

胎儿缺氧损伤是从一个可逆性到不可逆性细胞损伤的逐渐演变过程。可逆性细胞损伤包括葡萄糖酵解增强、酸中毒、细胞水肿、细胞内钙增多、蛋白质从粗面内质网脱落、蛋白质和酶等合成减少。若在此阶段恢复血流灌注和供氧，上述变化可以完全恢复。若缺氧持续存在，将发生不可逆性细胞损伤，可呈现不同的临床表现，严重者可导致死亡。不可逆性细胞损伤包括线粒体发生严重的不可逆转的功能和形态异常、细胞膜严重损伤、溶酶体膜损伤或破裂。

二、胎儿各器官缺氧损伤机制

(一) 循环系统

1. 病理改变　胎儿缺氧可导致循环系统恶化，心肌功能障碍和心源性休克，其后果是血流动力学不稳定，心率和每搏输出量下降，导致心输出量降低，可能引发心律失常、瓣膜功能障碍、心动过缓、心肌收缩力下降和低血压。酸中毒和灌注不足可导致缺血性心肌损伤，显微镜下可见收缩带坏死、凝固性坏死和巨噬细胞，乳头肌坏死尤其明显。和成人冠状动脉梗死的通常模式不同，梗死发生在心内膜下，而缺血后的显微结构变化和成人心肌梗死相似。

胎儿缺氧会极大影响胎儿及其出生后的心血管健康，动物研究表明心肌细胞在缺氧早期即可退出细胞周期，发生细胞凋亡、心肌细胞肥大以及与能量代谢有关的结构变化，心肌血管生成的改变和冠状动脉储备降低以及成年后对缺血再灌注损伤的易感性增加，如大鼠胎儿期缺氧，成年后肠系膜动脉胶原蛋白 I 和 III 型表达增加，β/α 肌球蛋白重链比率改变，基质金属蛋白酶 2 的表达减少和内皮功能受损。

2. 心脏细胞因子及基因改变　胎儿缺氧改变了胎儿心脏的转录组学、蛋白质组学和代谢组学，从而影响心肌细胞能量代谢、脂质代谢、氧化应激和炎症相关途径。

(1) 线粒体重新编程：线粒体改变主要在两个集群中。①与"线粒体转录"/"氨酰基 t-RNA 生物合成"/"叶酸单碳池"/"DNA 甲基化"相关的集群；②"线粒体"/"三羧酸循环和呼吸电子转移"/"酰基辅酶 A 脱氢酶"/"氧化磷酸化"/"复合物 I"/"心脏肌钙蛋白球蛋白复合物"集群。

(2) 能量代谢：缺氧时，供应能量的腺苷三磷酸 (adenosine triphosphate，ATP) 下降到生产 Yes 相关蛋白 1 (Yes associated protein 1，YAP1) 的程度，心肌肌钙蛋白 T (cardiac troponin T，cTnT) 的减少幅度更大，细胞周期活动 (Ki67 和周期蛋白 D_2) 受阻。减少活性氧 (reactive oxygen species，ROS) 以维持适当水平的 ATP。肌节分解和释放更多的 cTnT，与 YAP1 或调节肌动蛋白共同促进增殖。另外，由于 ROS 减少，有更多核 YAP1 可以直接调节 β- 连环素促进增殖。

(二) 血液系统

胎儿缺氧除可导致凝血功能障碍外，还可直接影响血小板生成，导致血小板减少，缺氧后期血小板可立即增多。淋巴细胞也可出现类似的增长。巨核细胞一般不会受到缺氧损伤，但骨髓周围的细胞会受到影响，血小板生成因子释放减少。缺氧可影响脾脏，导致脾脏发生梗死和新生儿期脾脏功能下降，表现为自然杀伤细胞和 T 细胞产生减少。

(三) 泌尿系统

1. 缺氧对肾实质的影响　胎儿发生急性缺氧缺血，特别是合并酸中毒时，胎儿心输出量再分配的结果是肾血流量减少高达 20%，动脉血氧含量降低，肾实质细胞的无氧呼吸能力有限并对再灌注损伤高度敏感，尤其是肾小管。有研究表明，部分夹闭脐带使其闭塞 60 分钟后，可导致血浆 pH 值 <6.9，引起近足月羊胎肾小管坏死；完全夹闭脐带 30 分钟，72 小时后妊娠中期羊胎远端肾小管凋亡。另一项研究中，含有 CD1 背景的孕鼠被置于 12% 的 O_2 中，雄性后代表现为体重下降，肾脏重量下降，肾小管发育和皮质髓质比率改变，雌性后代却不受影响。

胎儿缺氧可导致肌酐和血尿素氮增加，尿量减少。肾脏可能出现急性肾小管坏死和电解质失衡包括高钾血症 (由于不能产生尿液和清除血钾)、低钠血症 (由于近端小管吸收减少) 和低钙血症。肾皮质坏死很少见，但与严重的低血压相关，如前置血管破裂或母胎大量出血时发生的低血压。

2. 缺氧对肾脏细胞因子及基因表达的影响　缺氧可引起肾脏细胞凋亡和炎症。缺氧 24

小时后,羊胎肾脏皮质免疫和炎症通路基因组的表达上调。肾皮质和髓质内 N- 甲基 -D- 天门冬氨酸(N-methyl-D-aspartate,NMDA)受体上调,使 NMDA 受体拮抗剂减弱,引起近端肾小管和远端小管肾细胞凋亡。在足细胞中,谷氨酸能信号通路过度激活会削弱肾小球滤过屏障的完整性造成肾小球损伤。

芯片研究结果表明,缺氧可单独诱发炎症介质显著上调,如白介素(interleukin,IL)-1β、IL-18、IL-1、IL-6、IL-8、肿瘤坏死因子 α(tumor necrosis factor-α,TNF-α),Toll 样受体(Toll-like receptor,TLR)2 和 TLR4。缺氧后 TLR 上调,TLR4 是主要的炎症细胞因子。在近端肾小管上皮细胞,缺氧刺激 TLR4 介导的炎症通路(TNFα、IL-8)和凋亡标记物(caspases3、8 和 9)增加。在另一项研究中,TLR4 基因与蛋白增加的幅度和肾脏缺血损伤的程度相关,缺氧上调选择素 P 表达,选择素 P 是在招募炎症细胞和 Toll 样受体中起重要作用的细胞黏附分子。

3. 缺氧对肾发育的影响 缺氧通过刺激炎症、免疫及凋亡对胎儿肾脏发育造成不利影响。胎儿的急性肾脏损伤可对肾小管和血管系统的正常发育产生长期的影响。胎儿期低氧暴露,成年后肾脏即使没有结构畸形,也更易受损。缺氧对肾发育的影响可能是由缺氧诱导因子(hypoxia-induciblefactor,HIF)介导的,刺激肾脏生成,特别是肾小管生成。HIF 的作用可能在不同的肾脏区域和不同的发育阶段是不同的。在肾脏发育的早期阶段,缺氧状态和 HIF 活化在诱导输尿管芽分支过程中起重要作用。在肾脏发生的下一阶段,HIF 是由肾原区后肾间充质细胞产生的,当壶腹部与被膜下肾祖细胞紧密接触时抑制输尿管分支。肾脏在 5% 和 1% 的 O_2 中培养,输尿管分支明显减少,可能导致肾髓质发育不全。

(四)呼吸系统

1. 呼吸系统病理变化 胎儿缺氧后多数有显著性肺损伤。缺氧和缺血会引起酸中毒,对毛细血管内皮和肺泡壁细胞都有损伤,导致出血。大量吸入的鳞状细胞可在气道中阻塞和扩张呼吸道。其他病理表现有肺水肿、肺出血(进一步并发凝血功能障碍)、肺细胞坏死、透明膜形成。吸入的胎粪在远端气道中可导致化学性肺炎。缺氧也可损害脑干呼吸中枢。

由于膈肌和其他骨骼肌能量需求高,因此对缺氧损伤敏感。缺氧、高碳酸血症和酸中毒可降低膈肌的功能和抗疲劳能力。其他骨骼肌受到的影响和脑瘫中的肌张力减低一样。

2. 缺氧对肺细胞因子及基因表达的影响 缺氧胎儿肺损伤取决于缺氧持续时间和严重程度。母体慢性缺氧(maternal chronic hypoxia,MCH)可促进胎肺调控缺氧信号、肺泡液再吸收和肺泡表面活性物质成熟的基因表达增加。研究表明 MCH 降低母体血氧分压和胎儿体重,增加了胎儿肺内抗氧化标记物过氧化氢酶的表达,降低促氧化标记物还原型烟酰胺腺嘌呤二核苷酸磷酸氧化酶 -4 的表达,增加缺氧调节信号和反馈基因表达(HIF-3α、促葡萄糖转运蛋白 -1 等),对胎儿血浆 / 肺组织皮质醇浓度和糖皮质激素信号通路(11β- 羟基类固醇脱氢酶 -1 和 -2 等)的基因调控无影响。MCH 增加了调节胎儿肺内钠(钠钾 ATP 酶)和水运动基因(水通道蛋白 -4)的表达。在分子水平上促进了胎肺表面活性剂的成熟(表面活性蛋白 -B 和 D 等),但没有改变肺组织表面活性剂阳性细胞的数量和密度。妊娠晚期 MCH 促进胎儿肺分子成熟,这可能是一个适应性反应的准备,以增加肺成熟和过渡到自主呼吸所必需的因子表达。

在急性低氧血症期间,缺氧导致 HIF-α 的稳定性和脯氨酰羟化酶(prolyl hydroxylase domain,PHD)活性降低。与急性低氧血症相反,哺乳动物细胞在长期缺氧的情况下由于线粒体呼吸减少,为了保留细胞氧供,从而增加 PHD 活性,通过过度激活 PHD 引起 HIF-α 复合体不稳定。在分子水平,PHD 恢复 HIF-α 的稳定性,随后缺氧信号上调,有 2 种机制,首先是通过管理细胞通透性的 PHD 抑制剂二甲基乙二酰甘氨酸(dimethyloxalylglycine,DMOG),直接靶向增加 PHD 表达;其次是通过管理关键的缺氧信号因子血管内皮生长因子(vascular endothelial growth factor,VEGF),改变内源性缺氧信号的调控。VEGF 能促进正常生长和慢性低氧的胎儿肺结构成熟。

肺内动脉因肺泡缺氧而收缩,将血液转移到氧合更好的肺段,从而优化呼吸 - 灌注匹配和全身供氧,缺氧性肺血管收缩是肺血管的一种适应性机制。为了适应肺泡缺氧,肺动脉平滑肌细胞(pulmonary artery smooth muscle cells,PASMC)线粒体传感器动态改变活性氧和氧化还原反应。抑制钾离子通道,去极化 PASMC,激活电压门控性钙通道,并增加胞质钙,引起血管收缩。持续缺氧激活 rho 激酶,增强血管收缩,导致肺血管重构不良和肺动脉高压。在未通气的胎儿肺中,缺氧性肺血管收缩使血液转向全身脉管系统。出生后,缺氧性血管收缩通常作为一种局部的稳态反应而发生局灶性肺炎或肺不张,可优化全身性 PO_2 而不改变肺动脉压力。

(五)神经系统

1. 神经系统病理变化　胎儿缺氧对神经系统产生损伤的主要结果是缺氧缺血性脑病(hypoxic-ischemicencephalopathy,HIE),从轻度缺氧(缺氧持续 10~14 分钟)后的正常神经认知功能到重度缺氧(缺氧持续 19~20 分钟)后的脑瘫、癫痫和认知、行为或记忆问题,HIE 的长期神经系统结局各不相同。产前和产时缺氧是脑损伤的主要原因,发生率约为活产数的 (5~9)/1 000。

胎儿神经系统的损伤区域取决于缺氧的严重程度和持续时间以及胎龄。胎儿发生缺氧后,神经系统细胞都将受到不可逆的损伤,不同种类的神经细胞对缺氧损伤的敏感度各不相同,由强到弱依次为神经元、少突胶质细胞、星形胶质细胞和小胶质细胞。各区域对缺氧的敏感性也不同,敏感度由强到弱依次为前扣带皮质、海马外侧皮质、齿状回、杏仁核、丘脑。具有较高能量利用率和较多谷氨酸受体的神经元更容易受损。并可见脑室周围出血和动脉供应区之间的脑梗死,出现神经元丢失、胶质增生和萎缩。随着髓磷脂的缺失,脑白质的髓鞘也会受到损伤。无论是足月儿还是早产儿,HIE 中最常见的神经损伤类型都可分为:选择性神经元坏死、局灶性脑损伤、脑室周围白质软化、缺血性坏死或脑卒中。

缺氧初期神经系统损伤就产生了,缺氧后 6~36 小时,由于继发性能量衰竭导致神经系统继续受损。因此胎儿在宫内缺氧后可以继续存活,但是神经系统损伤仍在继续发展。其中 8%~10% 的足月新生儿会发展成脑瘫。而炎症 / 感染、高血糖和低血糖等损伤,会增加缺氧的影响。

2. 胎儿缺氧对神经递质系统的影响

(1) 多巴胺(dopamine,DA)在基底神经节中的传递和调节:中重度缺氧(缺氧持续 15~20 分钟)后不久(20~40 分钟),黑质 / 腹侧被盖区(substantianigra/ventral tegmental area,SN/VTA) 和伏隔核(nucleus accumbens,NAC)/ 嗅结节多巴胺水平升高。更长时间的缺氧使这些区域的多巴胺大量增加。与此同时,这些区域的多巴胺代谢物 3,4- 二羟基苯乙酸(dihydroxyphenyl acetic acid,DOPAC)增加,SN/VTA、NAC/ 嗅结节和纹状体的高香草酸也增加,但酪氨酸羟化酶的反应性没有改变,而后者是多巴胺合成途径中的限速酶。这些结果表明,缺氧后多巴胺释放增加,但合成没有立即增加。

缺氧对多巴胺受体也有影响。中重度缺氧会增加混血幼犬背侧纹状体中 D_1 和 D_2 受体的数量,降低该区域 D_2 受体激动剂的亲和力。持续缺氧 15~20 分钟,NAC、嗅结节和 SN 中 D_1 受体的数量减少,而 D_1 受体与前两个区受体激动剂的亲和力增加。在 NAC 中,重度缺氧使 D_2 受体激动剂的亲和力降低。中度缺氧(缺氧持续 15~16 分钟)可增加背侧纹状体 D_3 受体激动剂的结合。这些研究表明缺氧后持续的多巴胺信号异常,可导致基底神经胶质受损,从而引起后续运动和焦虑相关的行为问题。

(2) 基底神经节中谷氨酸和 γ- 氨基丁酸(γ-aminobutyric acid,GABA)的传递:谷氨酸和 GABA 分别是大脑中主要的兴奋性和抑制性神经递质。这两个系统都与多巴胺能神经元传递相互联系。过度的谷氨酸释放引起的兴奋性是缺氧后急性神经毒性级联反应的核心。兴奋性和抑制性突触形成之间的平衡被认为是与缺氧相关的几种神经发育障碍的基础,包括自闭症、癫痫和精神分裂症。GABA 能神经元控制神经元的兴奋性、整合性和可塑性。这些神经元还调控着锥体神经元网络的时间同步和振荡行为的产生。这种神经系统内或跨神经系统的振荡被认为具有各种复杂的功能,如感知、运动启动和记忆等。

胎儿缺氧降低了海马对谷氨酸的摄取,同时也在 ATP 信号通路的作用下瞬时增加 P2X7 嘌呤受体(参与谷氨酸释放)的水平。在 SN 和纹状体中,胎儿缺氧持续 2~21 分钟,谷氨酸水平在 40~120 分钟内升高。纹状体 GABA 水平仅在胎儿重度缺氧后显著升高。在大脑发育过程中,GABA 具有兴奋性,随后被典型的抑制作用所取代。综上所述,兴奋性毒性是胎儿缺氧的主要机制。

(3) 5- 羟色胺传递和色氨酸代谢:5- 羟色胺神经递质在情绪障碍和自闭症中起着重要作用。大约 1/3 的自闭症患者 5- 羟色胺浓度升高。5- 羟色胺可以调节许多发育过程,包括细胞分裂、神经元迁移、细胞分化和突触形成。胎儿发育过程中高 5-羟色胺血症通过负反馈导致 5- 羟色胺末端丢失。重度缺氧后 1 个月,5- 羟色胺代谢物 5- 羟吲哚乙酸(5-hydroxyindoleaceticacid,5-HIAA)水平在 SN 中升高,在纹状体和 NAC 中降低,由此推测 5- 羟色胺水平变化,轻至重度缺氧后 2~4 个月,大脑大部分区域 5- 羟色胺未受影响,只有 NAC 中 5- 羟色胺增加。

(4)胆碱传递和认知结构:海马体和前额叶是与记忆、认知有关的关键结构。无论是人类还是大鼠,海马体都是在围产期发育的。海马体中大多数的锥体细胞是在产前产生的,只有 15% 的颗粒细胞在出生时存在于大鼠齿状回(dentate gyrus,DG)中。因此胎儿缺氧时这两个区域仍在发育,而它们发育中的微小变化可能会产生严重的远期后果,认知障碍是缺氧常见的远期并发症。早老蛋白(presenilin,PS,包括 PSEN1 和 PSEN2)也是在胚胎发育和神经退化损伤过程中受到调控的完整膜蛋白。重度缺氧后 1 天,皮质内 PSEN1、PSEN2 表达增加,海马内 PSEN1、PSEN2 表达上调,与阿尔茨海默病相似。然而,在缺氧后 11 天的恢复过程中,两个大脑区域的早老蛋白水平都有所下降。这些研究表明缺氧导致海马和其他认知结构的长期的突触和信号异常。

(5)生长因子:在缺氧损伤后神经发育和神经修复中起重要作用。大多数神经发育在产前,但海马区、室下区和嗅球等区域神经发育贯穿一生。低水平的生长因子可能导致缺氧后神经元丢失。脑源性神经营养因子(brain-derived neurotrophic factor,BDNF)和神经调节素 -1 也是精神分裂症的相关基因。动物实验表明重度缺氧后 4 周,海马体神经生长因子(nervegrowth factor,NGF)含量降低,小脑中无明显变化。重度缺氧后 1 周,全海马体星形细胞碱性成纤维细胞生长因子(basic fibroblast growth factor,bFGF)水平升高,并伴有 CA1、CA2 表达升高。这些变化在缺氧后 4 周仍然存在。中度缺氧后 2 周,SN/VTA bFGF 减少。bFGF 是 TH 基因的调节因子,参与多巴胺能系统对安非他明的致敏反应。然而,中重度缺氧后 4 周,SN/VTA 中 bFGF 表达增加。在中度缺氧后 6 周和 12 周,脑前额叶皮质和海马 BDNF 水平没有因缺氧而改变。缺氧组突触的营养因子神经调节蛋白 1(neuregulin-1,NRG-1)水平在两个时间点均显著降低,而海马未发生变化。在 12 周时,中度缺氧

增加胰岛素样生长因子 I(IGF-I)和 IGF-II 受体在海马的结合位点。在中度缺氧后 14 周,VTA 中基底 bFGF 的表达量降低,压力诱导的 bFGF 的释放量随着 NAC 中基底 bFGF 表达的增加而增加。

(6)神经激活模式、组胺能系统、肾上腺素能系统和一氧化氮信号通路:c-fos 基因是一种即时 -早期基因,通常用于观察大脑中神经元活动的模式。在损伤后 1 小时内,脑中 c-fos 整体表达增强。在缺氧 15 分钟后,去甲肾上腺素的总周转率增加了 3 倍,而在缺氧 20~21 分钟后,去甲肾上腺素的总周转率却降低了。轻度缺氧组大鼠脑干海马(尤其是腹中区)、新皮质、丘脑、纹状体、孤束核 c-fos mRNA 表达增加。儿茶酚胺不能介导 c-fos 的表达。短期缺氧(2~3 分钟)后 80 分钟后梨状皮质的 c-fos 免疫反应活性增加了,而长期缺氧(超过 10 分钟)后却减少了。在皮质杏仁体复合体中,缺氧 20 分钟后 c-fos 明显下降。在 2 月龄时,剖宫产出生的雄性幼鼠杏仁核内的去甲肾上腺素水平降低,而雌性幼鼠丘脑内的去甲肾上腺素水平升高。

一氧化氮(nitricoxide,NO)是一种重要的神经元功能调节剂。生理量的 NO 是维持大脑血流所必需的,但是 NO 的产生增加会导致反应性氮化合物的形成,如过氧亚硝酸盐,这会加重神经系统的损伤。在轻度到重度缺氧后不久,当胎儿的循环和代谢仍在继续时,神经元一氧化氮合酶(nitric oxide synthase,NOS)或可诱导的 NOS 的活性和转录没有明显变化。动物实验显示重度缺氧后 5~10 天,窒息大鼠纹状体 NO 产量增加,NO/ 过氧亚硝酸盐及环磷鸟苷水平升高。小脑未见 NO 产量增加。2 月龄大鼠暴露于重度缺氧后,脊髓神经元颈区 NO 产生了变化。在这些区域,可诱导的 NOS、硝基酪氨酸的形成(活性硝基物的指示物)和作为 NO 合成标记物的烟酰胺腺嘌呤二核苷酸磷酸酯酶(Nicotinamide adenine dinucleotide phosphatase,NADPH-d)的表达增加。暴露于重度缺氧的 6 月龄大鼠纹状体和新皮质的 NOS 活性增加。含 NOS 的神经元超微结构发生改变,表明周围神经元受损,神经元变性增强。

(六)消化系统

1. **肝** 常见的缺氧损伤类型为小叶中央坏死,肝细胞有明显的脂质积累。

2. **胰腺** 缺氧会很快消耗掉葡萄糖,并开始出现严重的低血糖。当胰岛受伤后,往往最初会出现低血糖,随后是高血糖期。胰腺腺泡组织很

少受到损伤。低血糖时,缺氧对大脑的损伤显著增加。

3. 胃肠   胃肠系统有多个容易发生缺氧损伤的区域,与围产期应激、缺氧、出血和其他休克状态有关。胃和肠黏膜产生的病理变化有炎症过程、出血糜烂、微血管损伤以及黏膜完整性受损,包括胃内皮细胞肿胀、毛细血管扩张、胃血流减少与黏膜屏障功能障碍。可出现肠黏膜或全肠壁穿孔坏死,胃肠道出血,保留胃内容物差和排空时间延迟,控制肠蠕动的神经元紊乱。哺乳动物的吞咽和摄食行为均在子宫内发育。胎儿的胃肠道吸收、摄入的液体有助于关键的发育过程,其中包括对羊水量和组成的调节、溶质再循环、胃肠酶成熟和吸收功能建立。缺氧使这些过程都受到了影响。回肠末端和近端升结肠尤其容易发生缺氧缺血,出生后易发生坏死性小肠结肠炎。

一系列复杂的事件参与损伤的发展,如游离氧自由基形成、中性粒细胞招募、溶酶体和蛋白水解酶的活化、补体和炎症细胞因子的活化以及内皮细胞损伤。在缺血再灌注损伤时炎症反应被激活,释放炎症细胞因子如 TNF-α 和 IL-1β、花生四烯酸代谢物或白三烯。研究显示胃溃疡的发生、胃窦损伤与黏膜生长因子表达的变化密切相关,诱导促炎因子产生,干扰内皮细胞相关血管活性物质(一氧化氮和内皮素)的功能。

(七)肾上腺

长期缺氧导致胎儿肾上腺皮质组织的细胞色素 P450(cytochrome P450,CYP)11A1 和 CYP17mRNA 水平较低,类固醇激素合成急性调控蛋白(steroidogenic acute regulation protein,StAR)水平相似,肾上腺皮质成熟较慢。在胎儿肾上腺皮质细胞(fetal adrenocortical cell,FAC)中促肾上腺皮质激素(adrenocorticotropic hormone,ACTH)可能需要额外的因子充分调节 StAR 的表达。FAC 适应了长期缺氧的不利条件,显示了适应性反应,皮质醇的分泌持续增强,维持较长时间(18 小时),除了经典的 cAMP/PKA 通路,ERK 信号通路也可能通过整合细胞外信息参与 ACTH 诱导的类固醇生成,长期缺氧中增强的皮质醇反应加上 ERK 信号通路抑制作用增强,下游的信号通路被上调。在持续中度缺氧条件下肾上腺皮质的 ERK 信号调整对胎儿其他生理系统的发育有广泛的意义。

胎儿在长期缺氧下会有一个显著的适应性内分泌模式。尽管有较高的基础血浆 ACTH 浓度,基础血浆皮质醇正常的个体发育得以维持,但是长期慢性缺氧胎儿仍表现出更强的皮质醇生物合成以应对急性继发性应激,如脐带闭塞或低血压。胎儿肾上腺水平有几个关键的适应性变化,有助于缺氧胎儿能够保持正常基础血浆皮质醇浓度,血浆 ACTH 升高时 CYP17、CYP11A1、ACTH 受体表达降低,可限制皮质醇产生的能力。

(龚洵　邓东锐)

参考文献

[1] POLGLASE GR,ONG T,HILLMAN NH. Cardiovascular alterations andmultiorgan dysfunction after birth asphyxia. Clin Perinatol,2016,43(3):469-483.

[2] COLLINS KA,POPEKE.Birth injury:Birth asphyxia and birth trauma.Acad Forensic Pathol,2018,8(4):788-864.

[3] GAO Y,DASGUPTA C,HUANG L,et al. Multi-omics integration reveals short and long-term effects of gestational hypoxia on the heart development.Cells,2019,8(12):1608.

第二章

胎儿宫内安全性的评估技术

第一节　胎动计数

一、概述

胎动(fetal movement)即胎儿在子宫内的活动,包括胎儿的全身运动、肢体运动、呼吸运动、头颈运动、下颌运动(包括打哈欠、吮吸、吞咽)和呃逆(表现为轻微而有节律的抽动)等。胎儿运动从妊娠7周开始,大多孕妇在妊娠16~20周开始感觉到胎动。胎动计数(fetal movement counting)是通过孕妇感觉胎动并计数来评估胎儿宫内状况的方法,是唯一可以推荐给所有孕妇(可常规使用或仅用于高危孕妇)的产前监护手段。

二、胎动计数方法

胎动计数将相同类型时间小于1秒的连续胎动计为1次胎动,虽然目前有许多计数胎动的方法,但对最佳运动次数或持续时间仍缺乏定义。以下为几种早期常用的计数胎动的方法。

1. 时间固定法　Sadovsky等提出每天早、中、晚各数胎动1小时,3次数量总和乘以4即为12小时胎动数,临床警戒值为<3次/h,如达警戒值可继续监测,若仍<3次/h需及时就诊。

2. 胎动数固定法　Pearson等提出每天记录从早上9时到晚上9时的胎动数,研究包括61名孕妇,共计数胎动1 654次,其中妊娠32周胎动数为90次/12h,妊娠40周为50次/12h,约2.5%的孕妇胎动数<10次/12h,最终将<10次/12h作为临床警戒值,如达警戒值建议及时就诊。

3. 其他方法　Moore等纳入妊娠28周后100名妇女,计数10次胎动所需的时间,计数胎动时间在晚上7时到11时,报道10次胎动所需的平均时间为(20.9±18.1)分钟,3%的孕妇计数10次胎动需时超过1小时,最终认为2小时内达到10次胎动是安全的。

三、胎动计数的影响因素

1. 胎动计数时段　胎动频率从早晨到夜晚是增加的,夜晚时达到峰值。

2. 胎动计数孕周　虽然一些研究报道临近足月时胎动减少,但正常妊娠时,整个晚期妊娠的胎动频率可能恒定。观察结果不一致很可能是因为胎儿静息期的胎动计数,静息期随着妊娠的进展而逐渐延长。另一混杂因素是感知到的胎动性质发生变化,即胎儿足月时活动空间变小导致胎动减弱。

四、胎动计数的应用

1. 胎动减少　目前临床上关于胎动减少(decreased fetal movement, DFM)的定义尚不明确,常认为是孕妇感知胎动强度或频率减少。DFM常是胎儿窘迫的首要征象,与死胎、胎盘功能不良、胎儿生长受限(fetal growth restriction, FGR)等不良妊娠结局相关,尤其是对于反复DFM(DFM≥2次)的孕妇。

临床上可通过胎动计数法进行定量评估,胎儿一般状况良好的情况下,母亲感知到的最少胎动次数称为"警报线",目前已提出多种确定警报线的方法,以下是4种确认胎儿状况良好的胎动阈值:①母亲休息并专注于胎动计数时,2小时以内至少感受到10次胎动;②母亲正常活动12小时内至少感受到10次胎动;③母亲休息并专注于胎动计数时,1小时内至少感受到4次胎动;④孕22~36周期间,25分钟内至少感受到10次胎动,孕37周或以上时,35分钟内至少感受到10次胎动。上述方法中,只有"数10法"是根据人群研究数据得出的警报线,并且在同一人群中作为筛查性检测接受过评估。在这项研究中,检测到10次胎动的平均时间间隔为(20.0±18.1)分钟,一旦发现2小时内胎动未达到10次即采取干预措施,使得DFM的干预量增加了3倍,但DFM妊娠中的胎儿死亡率降低了(从44/1 000降至1/100)。

2. 胎动增多　目前临床上缺乏一致的关于胎动增加的定义,对于胎动增加的研究较少。有研究认为妊娠32周后胎动增加是正常的胎动规律,提示胎儿良好,但单次过度运动与死胎有关。在瑞典244名孕妇单胎妊娠28周后死胎的问卷调查中,有10%的孕妇在死胎前48小时感受到过度的胎动,过度胎动表现为极其强烈的活动,如反复踢、颤动等,过度胎动之后运动停止,过度胎动在足月妊娠中发生率更高,其中12%出现在妊娠37周后,7%出现在妊娠28~36周,表明胎儿过度运动可能与晚期死胎有关。足月及过期妊娠死胎主要与感染、缺氧、脐带并发症有关,脐带并发症包括脐带脱垂、前置血管破裂、脐带缠绕、脐带真结、闭塞引起的循环减少等。对于胎动增加与感染、缺氧、脐带并发症的相关性有待研究证实。

五、鉴别诊断

1. 胎动减少的鉴别诊断

（1）胎儿活动的暂时性减少可能因胎儿处于睡眠状态、母亲使用可穿过胎盘的药物（如镇静剂）或母亲吸烟所致。胎儿睡眠是 DFM 的常见良性原因。睡眠周期可能长达 40 分钟。一项研究对无妊娠并发症的晚期早产胎儿进行了 100 分钟观察，发现 30% 的胎儿在此期间至少出现过 1 次安静睡眠（无眼部活动，除偶尔惊跳外无躯体活动，且胎心率模式仅有很少的基线变异），但 96% 的胎儿在观察期间处于安静睡眠和活动状态的交替中。

（2）母亲对胎儿活动的感知欠佳也是报告 DFM 的另一原因，其可能原因有孕龄较小、羊水量减少/增加、母亲的体位、胎方位（胎儿脊柱位于前位）、前壁胎盘、母亲的体力活动或仅仅是精神不集中。

2. 胎动增多的鉴别诊断　对孕妇和医务人员来说，识别单次的剧烈胎动有难度。因为无法判断一次胎动增加是否为常规胎动的一部分，所以这种相关性尚难应用于临床实践。

六、孕妇管理

1. 医务人员在产检时应告知孕妇胎动对胎儿健康评估的意义。孕妇在妊娠 28 周后如发现胎动变化，包括频率、强度、持续时间的增强、减弱或停止，应立即咨询产科专业人员，不应等到第 2 天才进行胎儿状况评估。如孕妇不确定胎动是否增加或减少，建议在安静的地方，改变体位或左侧卧位，专心计数胎动 2 小时，如 2 小时胎动少于 10 次，应及时就诊。

2. 医务人员对提出胎动变化的孕妇，应详细询问病史，了解死胎相关风险，评估胎儿宫内情况，减少或避免不良妊娠结局。2011 年英国皇家妇产科医师学院指南指出，对于妊娠 24 周内从未感觉到胎动的孕妇，应建议转诊至母胎医学中心排除胎儿神经肌肉系统疾病。对于妊娠 28 周前出现 DFM 者，首先使用手持多普勒胎心听诊仪进行胎心听诊。2018 年澳大利亚和新西兰围产医学会指南指出，对于妊娠 28 周后 DFM 的孕妇，应询问相关病史了解死胎风险，产检测量子宫底高度，行胎心听诊，DFM2 小时内行胎心监护，24 小时内行超声检查，包括胎儿生物物理评分、羊水测量，如未行胎儿结构筛查者，需行结构筛查，必要时行胎儿多普勒超声检查。

七、评估

1. **初始评估**　所有前来就诊且主诉有 DFM 的女性均应尽快接受产科评估，最好在 2 小时内进行。

（1）检查胎心率，以确定胎儿的存活情况。

（2）回顾产前病历以了解是否有增加胎儿不良结局风险的内科或产科疾病及其他特征。

（3）进行无应激试验（non-stress test，NST）直接评估胎儿状况。

2. **超声检查**　在胎心率监护图形显示无须紧急分娩时，应进行超声检查获得胎儿生长参数和羊水量，最好在 24 小时内进行。若近期未评估过胎儿的形态，也应进行该项评估。对于特定病例还应考虑检测是否有胎母输血。

3. **胎母输血的检测**　在评估同时表现出胎动减少和胎儿贫血征象的妊娠女性时，例如，胎心率为正弦曲线，或者超声检查发现胎儿水肿伴多普勒血流成像显示大脑中动脉（middle cerebral artery，MCA）收缩期峰值流速（peak systolic velocity，PSV）升高，建议进行母体检查（Kleihauer-Betke 染色或者流式细胞术）以确定是否存在胎母输血；注意当 MCA-PSV≥1.5 倍中位值时提示胎儿贫血。

八、胎动计数减少的处理

1. 进行无应激试验（non-stress test，NST）、生物物理评分、胎儿生长状况评估。

2. 胎儿活动情况和评估结果恢复正常：若妊娠女性在经历短期 DFM 后评估显示胎儿活动情况和其他结果恢复正常，则可恢复为常规产前护理。嘱其继续监测胎动，如感觉到复发性持续胎动减少应告知医生。

3. 持续性胎动减少而胎儿评估结果正常：对于持续性胎动减少且上述各项产前评估均正常的妊娠情况，可以随访，但对随访的最佳频率和方法尚无明确的证据推荐。根据妊娠是否足月以及母亲或胎儿是否存在其他可导致不良结局的危险因素来确定处理方案。在对初期评估结果正常的持续性 DFM 妊娠进行管理时，重复评估或终止妊娠是主要处理手段。

（1）对于孕龄≥39周的DFM女性，推荐终止妊娠。

（2）对于孕龄<37周者，可每周进行2次NST和超声检查，并嘱孕妇一旦感觉胎动进一步减少或消失即联系医护人员。

（3）对于孕龄≥37周且<39周的女性，可与孕妇及家属讨论孕37周后突发不明原因宫内死亡的风险，说明该孕龄引产的风险低，分娩可能有益。若孕妇选择了期待治疗，则每周进行2次NST和超声检查，直至妊娠39周再终止妊娠。

九、处理流程

见图2-1-1。

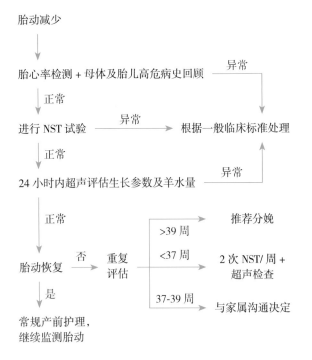

图2-1-1　胎动减少处理流程图

（唐慧荣　胡娅莉）

参考文献

［1］JAKES AD,WHYBROW R,SPENCER C,et al. Reduced fetal movements. BMJ,2018,360:k570.

［2］Royal College of Obstetricians and Gynaecologists.Green-top Guideline 57:Reduced fetal movements. 2011.

［3］HEAZELL AEP,BUDD J,LI M,et al. Alterations in maternally perceived fetal movement and their association with late stillbirth:findings from the Midland and North of England stillbirth case-control study. BMJ Open,2018,8
（7）:e020031.

［4］KAMATA H,RYO E,SETO M,et al. Counting fetal hiccups using a fetal movement acceleration measurement recorder. J Matern Fetal Neonatal Med,2017,30（4）:475-478.

［5］张力,胡晓吟,刘兴会. 胎儿监护手段应用的循证医学评价. 中国实用妇科与产科杂志,2010,2（26）:101-106.

［6］MOHRSA,TSUR A,KALTER A,et al. Reduced fetal movement:factors affecting maternal perception. J Matern Fetal Neonatal Med,2016,29（8）:1318-1321.

［7］American College of Obstetricians and Gynecologists. Practice bulletin No. 145:antepartum fetal surveillance. ObstetGynecol,2014,124（1）:182-192.

［8］DALY LM,GARDENER G,BOWRING V,et al. Care of pregnant women with decreased fetal movements:Update of a clinical practice guideline for Australia and New Zealand. Aust N Z J ObstetGynaecol,2018,58（4）:463-468.

［9］BINDER J,MONAGHAN C,THILAGANATHAN B, et al. Reduced fetal movements and cerebroplacental ratio:evidence for worsening fetal hypoxemia. Ultrasound ObstetGynecol,2018,51（3）:375-380.

［10］刘明,王雁玲. 胎儿死亡的胎盘病理. 中国实用妇科与产科杂志,2017,33（11）:1151-1157.

第二节　子宫底高度的测量

一、概述

子宫底高度（简称宫高）测量是一项简单、便捷、经济的一线产前筛查方法，是临床上用于胎儿生长评估的重要方法，尤其适合基层医院应用。

二、子宫底高度的测量孕周及频率

一般建议孕24周后产检时进行子宫底高度的测量，测量频率不高于2周1次。

三、子宫底高度的测量方法

1. McDonald测量法　1906年McDonald提出了使用软尺测量宫底高度的方法:测量者一只手的手指将软尺的一端置于耻骨联合上缘中点，另一只手的手指将软尺另一端置于宫底最高处。值得注意的是，该测量方法中，软尺在宫底处不直接接触子宫最高点的皮肤，以握于手指中的刻度为准。Westin在此基础上进行了改良，他建议在测量子宫底高度时,软尺的两端均贴紧皮肤,测量耻骨联合上缘至子宫底部的完整弧线长度,是目前临床上常用的测量方法。

2. Willson 测量法　测量者的两只手的手指分别垂直置于母亲宫底及耻骨联合上缘,使用软尺测量两手之间的间距即为宫底高度。该测量方法减少了因母亲肥胖、皮肤脂肪厚带来的测量误差。

3. Ahlfeld 测量法　使用骨盆测量卡尺进行测量,卡尺的一端置于母体宫底最高处,另一端置于母亲阴道内靠近胎头处。该方法实际测量的为胎儿的冠-臀长,因卡尺的一端置于阴道内,存在感染风险,目前在临床上较少使用。

四、子宫底高度测量的影响因素

1. 母体检查位置　一项研究对 192 例 21~36 孕周孕妇的不同体位(仰卧位、半卧位、双腿屈曲、双腿屈曲半卧位)进行宫高测量的研究发现,仰卧位时宫高测量数值最大,双腿屈曲的半卧位时测量值最低。双腿屈曲与半卧位时宫高测量数值接近。

2. 母亲体重指数(body massindex,BMI)　研究提示宫高测量的误差与母亲肥胖相关,BMI 高的孕妇的测量误差显著高于 BMI 正常孕妇。

3. 卷尺的使用　测量时采用卷尺的无刻度侧可以降低检测人员主观调整带来的偏倚。

4. 其他　其他可能影响宫高测量值的因素包括膀胱充盈程度、产次、种族及是否合并子宫肌瘤等。

因此,测量宫高时,孕妇应排空膀胱。采用的体位和测量方法在一个产前检查单位应该统一,以便于动态检查时可对比。

五、子宫底高度测量的应用

1. 估计胎儿体重　测量宫高为临床估计胎儿体重的一种方法。INTERGROWTH-21 根据 8 个国家(包括我国)的 13 108 例营养良好的城市健康女性,确定了宫高的第 3、10、50、90 和 97 百分位数(表 2-2-1)。对于医疗欠发达、超声设备缺乏的

表 2-2-1　不同孕周对应的宫高参考值

孕周 / 周	观察例数	宫高 /cm						
		P_3	P_5	P_{10}	P_{50}	P_{90}	P_{95}	P_{97}
16	965	13.0	13.5	14.0	16.0	17.5	18.0	18.5
17	1 140	14.0	14.5	15.0	17.0	18.5	19.0	19.5
18	872	15.0	15.5	16.0	18.0	19.5	20.0	20.5
19	508	16.0	16.5	17.0	19.0	20.5	21.0	21.5
20	747	17.0	17.5	18.0	20.0	21.5	22.0	22.5
21	872	18.0	18.0	19.0	21.0	22.5	23.5	23.5
22	991	19.0	19.0	20.0	22.0	24.0	24.5	24.5
23	960	20.0	20.0	20.5	23.0	25.0	25.5	25.5
24	618	20.5	21.0	21.5	24.0	26.0	26.5	27.0
25	702	21.5	22.0	22.5	24.5	27.0	27.5	28.0
26	836	22.5	23.0	23.5	25.5	28.0	28.5	29.0
27	934	23.5	24.0	24.5	26.5	29.0	29.5	30.0
28	939	24.5	25.0	25.5	27.5	30.0	30.5	31.0
29	724	25.5	26.0	26.5	28.5	32.0	31.5	32.0
30	744	26.5	26.5	27.5	29.5	32.0	32.5	33.0
31	772	27.0	27.5	28.0	30.5	33.0	33.5	34.0
32	927	28.0	28.5	29.0	31.5	34.0	34.5	35.0
33	964	29.0	29.5	30.0	32.5	34.5	35.5	36.0

续表

孕周 / 周	观察例数	宫高 /cm						
		P_3	P_5	P_{10}	P_{50}	P_{90}	P_{95}	P_{97}
34	747	29.5	30.0	31.0	33.0	35.5	36.5	36.5
35	760	30.5	31.0	31.5	34.0	36.5	37.0	37.5
36	714	31.5	31.5	32.5	35.0	37.5	38.0	38.5
37	1 119	32.0	32.5	33.0	35.5	38.0	39.0	39.5
38	603	33.0	33.0	34.0	36.5	39.0	39.5	40.0
39	337	33.5	34.0	34.5	37.0	40.0	40.5	41.0
40	120	34.0	34.5	35.5	38.0	40.5	41.5	42.0

地区,宫高测量的表格可用于估计胎儿体重。宫高腹围法可用于预测胎儿体重,目前常用的胎儿体重预测公式(其中胎儿体重单位为克,宫高、腹围的单位均为厘米)包括以下几种:①袁冬生法:胎儿体重 = 宫高 × 腹围 +200;②罗来敏算法:胎儿体重 =2 900+0.3× 宫高 × 腹围;③凌萝达算法:胎儿体重 =123× 宫高 +20× 腹围 −2 700;④改良 Johnson 法:胎儿体重 =(宫高度 −n)×155,其中,先露 0,n=11;先露 −1,n=12;先露 −2,n=13;⑤曾蔚越法:胎儿体重 = 宫高 × 腹围 ×0.9+500;⑥卓晶如法:胎儿体重 = 宫高 ×100;⑦颜贞淑法:胎儿体重 = (宫高 −n+m)×100,先露 0,n=0;先露 −1/−2,n=1;先露 −3,n=2;胎膜早破者 m=1,羊水暗区 2cm 以下者 m=2。

2. 筛查巨大儿　单纯采用宫高测量预测巨大儿不准确。回顾性研究表明,只用宫高来估计巨大儿的灵敏度小于 50%。临床上可通过妊娠女性腹部简单触诊胎儿联合测量宫底高度估计胎儿体重。其预测巨大儿的灵敏度为 10%~43%,特异度为 99.0%~99.8%,阳性预测值位于 28%~53%。对过期妊娠和糖尿病妊娠等巨大儿高发人群,该方法估计巨大儿的准确性与超声预测的结果相近。因此,对普通产科人群,通过宫高在产前诊断巨大儿的能力是有限的,但对于高危人群效果略佳。但是对于肥胖孕妇,采用触诊及宫高测量常导致体重估计偏大。

3. 筛查胎儿生长受限　英国、加拿大、法国和美国等国的妊娠保健指南,均推荐在每次产检时,进行连续宫高测量来筛查胎儿生长受限(FGR),如果发现宫高与孕龄预期对应值不一致,可初步怀疑 FGR,对于宫高异常的标准尚无定论,最常用的标准有 2 种:

(1) 宫高的数值(厘米)比孕龄(周)的数值少 3 以上,例如妊娠 36 周时宫高为 33cm 或者更低值。

(2) 宫高低于第 3 或第 10 百分位数。

文献报道,用孕妇宫高估测胎儿体重的方法筛查 FGR 的灵敏度差异较大,波动在 17%~93%。Pay 等开展的一项队列研究纳入了 42 018 例孕妇的 282 713 次宫高测量结果,提示孕 24 周前的宫高对 FGR 的筛查价值有限,但随孕周增加,宫高对 FGR 的筛查价值增加(灵敏度从孕 24 周的 3% 增至孕 40 周的 20%)。另外,现有证据不足以评估宫高测量相比于腹部触诊检测胎儿异常生长的有效性。2015 年的文献综述显示,与腹部触诊相比,宫高测量在筛查小于孕龄儿、围产儿的死亡率、因 FGR 入住 ICU 率、引产率及剖宫产率方面无明显差异。但对于基层检查条件不完备的地区,描记宫高曲线有助于检出 FGR 胎儿。

六、孕妇管理

英国、加拿大、法国和美国等国的妊娠保健指南均推荐在每次产检时进行 FGR 风险评估及通过连续宫高测量来筛查 FGR,对于宫高异常提示胎儿生长缓慢或停滞者,建议行进一步超声检查评估排除 FGR。

(唐慧荣　胡娅莉)

参考文献

[1] McDonald E. Mensuration of the child in the uterus with new methods. JAMA,1906,47(24):1979-1983.

[2] PAPAGEORGHIOU AT,OHUMA EO,GRAVETT MG, et al. International standards forsymphysis-fundal height

based on serial measurements from the Fetal Growth Longitudinal Study of the INTERGROWTH-21st Project: prospective cohort study in eight countries. BMJ, 2016, 355: i5662.

［3］PAY A, FROEN JF, STAFF AC, et al. Prediction of small-for-gestational-age status by symphysis-fundus height: a registry-based population cohort study. BJOG, 2016, 123 (7): 1167-1173.

［4］American College of Obstetricians and Gynecologists. ACOG Practice bulletin No. 134: fetal growth restriction. ObstetGynecol, 2013, 121 (5): 1122-1133.

［5］中华医学会围产医学分会胎儿医学学组, 中华医学会妇产科学分会产科学组. 胎儿生长受限专家共识(2019版). 中华围产医学杂志, 2019, 22 (6): 361-380.

［6］National Guideline Alliance (UK). Monitoring fetal growth: Antenatal care: Evidence review O. London: National Institute for Health and Care Excellence (NICE), 2021.

第三节　胎心听诊

一、概述

胎心听诊简便易行、对母儿无损伤,是传统的监护方法,也是评估胎儿宫内情况最常用的手段之一。

二、胎心听诊方法

1. Pinard 听诊器　是一个中空的木质的或金属的桶状听诊器,世界各地区使用的听筒长短不一(15~60cm)。检查者可通过听筒实时听取胎儿心跳。

2. 手持式多普勒听诊器　利用多普勒效应检测胎儿心跳频率,除检查者外,检查房间内其他人也可以听到胎儿心跳频率。

三、影响胎心率的因素

1. 胎龄　随着胎龄的增加,副交感和交感神经系统对胎心率的影响逐渐增大。心脏的副交感神经支配主要由迷走神经介导,后者影响着窦房结和房室结。副交感神经刺激会减慢胎心率,而副交感神经阻滞药(如阿托品)会增加胎心率。心脏的交感神经刺激会增加胎心率,而阻滞交感神经活动会减慢胎心率。随着胎龄的增加,副交感神经系统的成熟会使基线胎心率减慢,但常常不

低于参考值范围(110~160 次 /min)。交感神经系统的成熟会增加胎心率加速的频率和幅度。例如,一项研究显示,在胎龄 24 周时,50% 正常胎儿在胎动时心率加快,而在胎龄 30 周时,>95% 的正常胎儿胎动时心率加快。在胎龄 32 周之前,胎心率加速可能仅比基线值高 10 次 /min,持续 10 秒,而在之后的妊娠阶段,预计加速时胎心率可比基线值高 15 次 /min,持续 15 秒。

2. 低氧血症　胎儿氧合有赖于环境中的氧向胎儿组织充分转运。母亲将氧气从自身血液转运至胎儿血液的路径包括母亲肺、心脏、血管系统、子宫,以及胎盘、胎儿和脐带。胎儿低氧血症常常表现为血氧分压低,供氧路径的任何部位异常时都可发生。胎心率对低氧血症的反应取决于低氧的原因。

(1)与宫缩相关的一过性胎儿低氧血症可导致胎心率晚期减速。胎儿颈动脉和主动脉弓的化学感受器被刺激,可引起外周非重要区域的血管反射性收缩,从而使更多的血液流向重要器官(如肾上腺、心脏和脑)。血管收缩导致胎儿血压升高,继而刺激胎儿颈动脉和主动脉弓的压力感受器,从而在宫缩开始后不久便引起迷走神经介导的胎心率减慢。

(2)脐带受压迫引起的一过性胎儿低氧血症可导致胎心率变异减速。如果脐带受压迫首先引起脐静脉血流减少,那么可能发生低血容量和胎心率一过性反射性加速,但动脉受压迫会升高血压,导致迷走神经介导的胎心率减慢,直至消除脐带受压。

(3)胎儿氧合的急性持续受损可导致胎心率延长减速,病因包括:母亲肺(如母亲低氧血症)、母亲心脏(如心输出量急剧减少)、母亲血管系统(如母亲低血压)、子宫(如强直性收缩和子宫破裂)、胎盘(如胎盘早剥)和脐带(如脐带脱垂)因素。

3. 孕妇体位　听诊胎心的孕妇多采取平卧位,但平卧时增大的子宫压迫孕妇下腔静脉使回心血量减少,孕妇血压下降可导致胎儿供血减少,引起胎心率改变。

四、产时间歇胎心听诊

在产时评估胎儿氧合的充分性及是否存在胎儿代谢性酸血症,可及时进行干预以降低胎儿死亡或神经系统损伤的风险。有研究证明,产时胎心率监测与产时胎儿死亡减少有关。然而,目

前尚缺乏确凿的证据证明其可减少长期神经功能损害。

1. 产时间歇胎心听诊的频率及记录方法　由于没有循证医学证据阐明最佳的听诊间隔,临床上需视宫缩强度和产程阶段而定。综合美国妇产科学会、加拿大妇产科协会和英国皇家妇产科学会的指南,活跃期每 15 分钟听诊 1 次,第二产程每 5 分钟听诊 1 次,可能比较合理,并且每次听诊不应少于 60 秒。正常情况下胎心率应在 110~160 次 /min。如排除药物、感染或产程中操作的影响,观察 10 分钟持续胎心率(fetal heart rate,FHR)≥160 次 /min 为心动过速、FHR≥180 次 /min 为重度心动过速;而持续 FHR<110 次 /min 为心动过缓、FHR<100 次 /min 为重度心动过缓。

同时值得注意的是,产程中的胎心听诊应在宫缩前、宫缩时和宫缩后连续听诊,可持续听 3 次宫缩。听诊的胎心记录应使用统一的术语,如听到的频率、节律、有无加速或减速;每一个相关术语描述性注解应一致,如减速应记录最低值、是否反复减速以及采取的干预措施等。

2. 间歇胎心听诊与持续电子胎心监测比较　间歇胎心听诊是产时胎心率监测中的常用方法。与持续电子胎心监测相比,恰当运用间歇胎心听诊可以较可靠地评估宫缩时和宫缩后胎心率、节律、加速和减速,但不能准确区分减速的类型和基线变异。

研究表明,产程中定时、规范地听取胎心,与胎心持续监护的效果一样可靠。2017 年的一项系统评价纳入了 13 项随机试验,共 37 000 多例低危及高危妊娠女性,对持续电子胎心率监测与间歇胎心听诊进行了比较,在新生儿、儿童期结局(酸血症、5 分钟 Apgar 评分 <4、入住新生儿重症监护病房、缺氧缺血性脑病、围生期死亡率、12 月龄或之后的神经发育障碍、脑性瘫痪)的比较无统计学差异。

2009 年 Cochrane 的系统评价,包括 11 个随机对照试验,比较了持续电子胎心监测与间歇胎心听诊的母胎结局(n=3 300)。结果显示:与间歇胎心听诊相比,持续电子胎心监测预测新生儿不良结局的假阳性率高,因胎心图形异常或酸中毒而实施的阴道助产增多、剖宫产增多、阴道自然分娩减少。

间歇胎心听诊不妨碍孕妇活动,可增加产时的舒适度并加速产程进展。但间歇胎心听诊需要一对一的护理,在病人多但人员不足的医院可能难以完成,一项前瞻性研究指出完全达到指南要求的胎心听诊和记录的比例仅 3%。

五、孕妇管理

1. 对于无高危因素、自然临产的健康足月产妇,推荐间歇胎心听诊。与持续电子胎心监测相比,它对产妇的干预较少,而且没有危害新生儿健康的证据。

2. 当产程中使用了硬膜外分娩镇痛,如果有间歇胎心听诊频率等的规范(例如只要母亲健康状况正常,在硬膜外分娩镇痛开始或每次给药后 30 分钟内,每 5 分钟听诊 1 次),可以用间歇胎心听诊监护胎儿。

3. 对于高危妊娠(如子痫前期、疑似 FGR 或 1 型糖尿病)产妇,产程中应持续胎心监测。

4. 在临产过程中若出现下列任何情况建议持续胎心监测:①怀疑存在绒毛膜羊膜炎、脓毒血症或体温≥38℃;②重度高血压(≥160/110mmHg);③使用缩宫素;④有明显的胎粪;⑤新鲜的阴道流血。

5. 如果由于间歇胎心听诊显示存在问题而进行持续胎心监测,观察 20 分钟后胎心监测图形正常,可撤除胎心宫缩监测,转为间歇胎心听诊。

6. 对于特殊妊娠人群,例如胎龄太小难以存活的妊娠、胎儿存在无法治疗的可导致新生儿期死亡的先天异常的妊娠,通常不进行产时胎心率监测。

(唐慧荣　胡娅莉)

参考文献

[1] American College of Obstetricians and Gynecologists. ACOG Practice Bulletin No.106: Intrapartum fetal heart rate monitoring: nomenclature, interpretation, and general management principles. ObstetGynecol, 2009, 114(1): 192-202.

[2] DORE S, EHMAN W. No. 396-fetal health surveillance: intrapartum consensus guideline. J ObstetGynaecol Can, 2020, 42(3): 316-348.e9.

[3] DEVANE D, LALOR JG, DALY S, et al. Cardiotocography versus intermittentauscultation of fetal heart on admission to labour ward for assessment of fetal wellbeing. Cochrane Database Syst Rev, 2012(2): CD005122.

[4] ALFIREVIC Z, DEVANE D, GYTE GM, ET AL.

Continuous cardiotocography (CTG)as a form of electronic fetal monitoring (EFM) of fetal assessment during labour. CochraneDatabaseSystRev, 2017, 2 (2): CD006066.

[5] 张力,胡晓吟,刘兴会.胎儿监护手段应用的循证医学评价.中国实用妇科与产科杂志,2010,2(26):101-106.

[6] SMITH V, BEGLEY C, NEWELL J, et al. Admission cardiotocography versus intermittent auscultation of the fetal heart in low-risk pregnancy during evaluation for possible labour admission-a multicentrerandomised trial: the ADCAR trial. BJOG, 2019, 126 (1): 114-121.

第四节 胎儿超声指标测量

超声技术是产科检查中最常用的技术之一。超声检查通过测量胎儿各结构大小能够确定孕周、估计胎儿体重,并通过查看各脏器结构评估胎儿各部位发育是否正常,且多普勒血流成像监测能发现胎儿血流动力学异常。本节将讨论各种胎儿及其附属物的超声及多普勒血流成像的规范测量方法,评估孕周、监测胎儿生长、诊断胎儿生长异常等情况。

一、胎儿生长指标的超声评估

胎儿生长指标与妊娠时间密切相关,在发现胎儿生长发育可疑异常时,首先应核实妊娠周数。在计算妊娠时间时,我们最常用的术语是孕周和胚胎龄。胚胎龄指由受孕日期开始计算的时间;孕周则通常从末次月经算起,为受孕时间加2周,即比胚胎龄多2周。

孕周是描述妊娠时间的最常用术语。人类的妊娠期通常是 280 日,即 40 周,预产期(expected date of confinement, EDC)或预计分娩日期是指孕周达 40 周的日期。

准确判断妊娠时间对于评估胎儿的正常发育情况及分娩时机至关重要。判断胎儿体重等指标是否符合相应孕周的参考值范围是评估胎儿生长发育情况的重要方法之一,低于或高于参考值范围可能都需要采取相应的干预措施。

对于月经规律且周期为 28 日左右的妊娠妇女,孕周通常指从末次月经(last menstrual period, LMP)第 1 天算起的时间,亦称为月经龄(menstrual age)。对于某些特殊情况,如采取辅助生殖技术受孕的孕妇,胚胎龄相对准确,在胚胎龄的基础上加

2 周即为相应的孕周。但对于月经不规律或者末次月经记不清的女性,则需要进一步通过超声检查确定相应的孕周。

根据不同超声测量参数评估妊娠时间的准确性不同,美国妇产科学会(American College of Obstetricians and Gynecologists, ACOG) 建议,在不同的妊娠阶段,当所测得超声参数提示的妊娠时间与末次月经推算的妊娠时间有一定差距时,应采用由超声估测的妊娠时间来计算预产期(表 2-4-1)。因此,我们将根据不同妊娠阶段讨论相应的评估方法,且孕周越小,超声评估妊娠时间的准确性越高。

表 2-4-1 产科超声参数评估妊娠时间的准确性

妊娠时间	超声测量参数	超声参数的误差 /d
8^{+6} 周以内	CRL	±5
9 周 ~13^{+6} 周	CRL	±7
14 周 ~15^{+6} 周	BPD, HC, AC, FL	±7
16 周 ~21^{+6} 周	BPD, HC, AC, FL	±10
22 周 ~27^{+6} 周	BPD, HC, AC, FL	±14
28 周以后	BPD, HC, AC, FL	±21

注:CRL.crown-rump length, 冠 - 臀长;BPD.biparietal diameter, 双顶径;HC.head circumference, 头围;AC.abdominal circumference, 腹围;FL.femur length, 股骨长。

(一)早孕期妊娠龄的判断

妊娠早期胚胎或胎儿的发育情况受各种因素影响极小,且其躯体大小的变化在妊娠早期小于妊娠中晚期,因此,在妊娠早期采用超声检查评估确定妊娠时间比妊娠中晚期更为准确。

1. **妊娠囊**(gestational sac, GS) 在早期,通常根据阴道超声检查所得图像进行评估。最早的妊娠囊在超声图像中表现为子宫腔内一小圆的液性暗区,可表现或不表现"蜕膜内征"或"双环征"。"蜕膜内征"是指宫腔内一侧显著增厚的蜕膜内含液体积聚伴回声环,且子宫内膜回声偏强;"双环征"是指两层同心回声环包绕的子宫内液体积聚。当液性暗区内未见卵黄囊或胚胎组织时,对应妊娠周数可评估为 5.0 周;当液性暗区内可见卵黄囊但未见胚胎组织时,对应妊娠周数为 5.5 周;而当卵黄囊旁出现小于 2mm 的胚芽,且可见原始心管搏动时,对应妊娠周数则可评估为 6.0 周。根据以上早孕期超声各结构出现的时间评估相应妊娠周数的准确性可达 ±0.5 周。

另外,还可在妊娠早期测量平均孕囊直径(mean sac diameter,MSD)来评估相应妊娠龄,即妊娠囊内液性暗区的上下径、左右径及前后径的平均值。孕早期妊娠囊的平均增长趋势约为1.0~1.2mm/d,可通过查表方式(表2-4-2)或计算公式确定相应孕周。经阴道超声可清楚分辨的最小孕囊直径为2~3mm,相当于妊娠32~33日。临床常用简单估算妊娠龄的方式为:

$$妊娠龄(d) = 平均孕囊直径(mm) + 30$$

表2-4-2　早孕早期依据平均孕囊直径与妊娠龄的关系

平均孕囊直径/mm	平均孕周/周	妊娠龄/d		
		平均	95%置信区间	95%预测区间
2	5.0	34.9	34.3~35.5	31.6~38.2
3	5.1	35.8	35.2~36.3	32.5~39.1
4	5.2	36.6	36.1~37.2	33.3~39.9
5	5.4	37.5	37.0~38.0	34.2~40.8
6	5.5	38.4	37.9~38.9	35.1~41.7
7	5.6	39.3	38.9~39.7	36.0~42.6
8	5.7	40.2	39.8~40.6	36.9~43.5
9	5.9	41.1	40.7~41.4	37.8~44.3
10	6.0	41.9	41.6~42.3	38.7~45.2
11	6.1	42.8	42.5~43.2	39.5~46.1
12	6.2	43.7	43.4~44.0	40.4~47.0
13	6.4	44.6	44.3~44.9	41.3~47.9
14	6.5	45.5	45.2~45.8	42.2~48.7
15	6.6	46.3	46.0~46.6	43.1~49.6
16	6.7	47.2	46.9~47.5	44.0~50.5
17	6.9	48.1	47.8~48.4	44.8~51.4
18	7.0	49.0	48.6~49.4	45.7~52.3
19	7.1	49.9	49.5~50.3	46.6~53.2
20	7.3	50.8	50.3~51.2	47.5~54.0
21	7.4	51.6	51.2~52.1	48.3~54.9
22	7.5	52.5	52.0~53.0	49.2~55.8
23	7.6	53.4	52.9~53.9	50.1~56.7
24	7.8	54.3	53.7~54.8	51.0~57.6
25	7.9	55.2	54.6~55.7	51.9~58.5
26	8.0	56.0	55.4~56.7	52.7~59.4
27	8.1	56.9	56.3~57.6	53.6~60.3
28	8.3	57.8	57.1~58.5	54.5~61.1
29	8.4	58.7	58.0~59.4	55.4~62.0
30	8.5	59.6	58.8~60.4	56.2~62.9

超声测量注意事项:

(1)测量标准切面:膀胱充盈适度,完整显示妊娠囊。

(2)各径线测量值只取内径值,不应将孕囊周围的回声区纳入测量范围。

(3)通常当平均孕囊直径超过14mm或可清晰辨认出胚胎时,其用于确定妊娠时间的准确度就会降低,应测量胎儿冠-臀长进行评估。

(4)因妊娠囊形态不规则,且易受膀胱充盈程度的影响,测量值变异较大,故推测的妊娠时间仅可作为参考。

2. 冠-臀长(crown-rump length,CRL)　在妊娠早期,测量冠-臀长是确定妊娠时间最准确的方法。ACOG认为,在妊娠8^{+6}周以前,当超声测得冠-臀长推算的妊娠时间与末次月经提示的妊娠时间相差超过5日,或在妊娠9周至13^{+6}周时,两者相差超过7日,应以超声参数所对应的妊娠时间为准(表2-4-1)。

在6周初,由于胚芽太小,测量较困难。随着胚芽的生长,其形态曲线呈C形,且头端相对较大,容易辨认。正常胚胎几乎以1mm/d的生长速度呈线性生长,通常可将冠-臀长>10mm(约妊娠7周)时最早一次的超声检查结果用于确定妊娠时间。超声测得胚胎冠-臀长后,可根据已发表的数据(表2-4-3)查表估算相应的妊娠时间。此外,国内外众多学者通过研究统计以期获得最佳孕周估算公式,Sahota DS等曾对我国香港本地的孕早期妇女胎儿冠-臀长进行测量,经统计学分析得出最佳妊娠龄推算公式为:

$$妊娠龄(d) = 26.643 + 7.822 × 冠-臀长(mm)^{1/2}$$
$$(R^2 = 0.96)$$

与国外研究相比,在妊娠早期利用冠-臀长确定妊娠龄时,种族之间没有显著差异。因各项统计学所得公式计算烦琐,根据胚胎的发育情况,临床上最常用的妊娠龄估算公式主要为:

$$妊娠龄(d) = 冠-臀长(mm) + 42$$

另有学者采取以下公式计算孕周:

$$妊娠龄(周) = 冠-臀长(cm) + 6.5$$

超声测量注意事项:

(1)测量标准切面:取胚胎或躯干最长、最直的正中矢状切面图像。胎儿须呈自然状态,既不能呈仰伸姿势,也不能呈下颌贴近胸口的俯屈姿势。

(2)测量径线:测量胚胎的颅顶部外缘到臀部

表 2-4-3　冠 - 臀长与妊娠周数的关系

冠 - 臀长 / mm	妊娠时间（周数[+天数]）		
	P₅	中位数	P₉₅
5	5[+6]	6[+2]	6[+6]
10	7[+0]	7[+4]	8[+1]
15	7[+5]	8[+2]	9[+0]
20	8[+2]	9[+0]	9[+5]
25	8[+6]	9[+4]	10[+2]
30	9[+2]	10[+0]	10[+6]
35	9[+5]	10[+3]	11[+2]
40	10[+1]	10[+6]	11[+5]
45	10[+3]	11[+2]	12[+1]
50	10[+6]	11[+5]	12[+4]
55	11[+1]	12[+0]	13[+0]
60	11[+3]	12[+3]	13[+3]
65	11[+6]	12[+5]	13[+5]
70	12[+1]	13[+0]	14[+0]
75	12[+3]	13[+3]	14[+3]
80	12[+5]	13[+5]	14[+5]
85	13[+0]	14[+0]	15[+1]
90	13[+2]	14[+2]	15[+3]
95	13[+4]	14[+4]	15[+5]
100	13[+6]	15[+0]	16[+1]

皮肤外缘的距离。

（3）适用于孕 6~13[+6] 周。

（4）要测量胎儿的最长径线（一般取 3 次测量的平均值）。

（5）测量时不能包括胎儿肢体或卵黄囊。

3. 妊娠囊内结构与妊娠周数的关系　在妊娠早期，正常胚胎的发育速度差异不大，故还可从妊娠囊内各结构在超声图像中显示的时间简单推测相应孕周，主要可参考的特征性结构如下：妊娠 5 周出现"双环征"；妊娠 5~6 周出现卵黄囊；妊娠 6~7 周可见胚芽及胎心搏动；妊娠 7~8 周可见胚胎轮廓；妊娠 8~9 周可辨别胚胎头体及肢芽；妊娠 9~10 周可见胎头及脑泡；妊娠 10~11 周可见四肢骨及指 / 趾；妊娠 12 周及以后，可见四腔心及脊柱。

（二）孕中晚期妊娠龄的判断

在妊娠中晚期，冠 - 臀长推测妊娠时间已不准确，需通过测量胎儿某一特定部位的大小或者结合多部位测量进行孕周评估。最常用的超声测量指标包括胎儿双顶径、头围、腹围和股骨长等。

根据 ACOG 的建议，在妊娠 14 周至 15[+6] 周时，当超声测得的胎儿双顶径、头围、腹围和股骨长推算的妊娠龄与根据末次月经推算的妊娠龄相差超过 7 天，或在妊娠 16 周至 21[+6] 周时，两者相差超过 10 天，或在妊娠 22 周至 27[+6] 周时，两者相差超过 14 天，或在妊娠满 28 周以后，两者相差超过 21 天，应以超声测得的参数所对应的妊娠龄为准。由此可见，随着妊娠龄进展，胎儿身形和大小的差异较大，故而超声估计妊娠龄的准确性随之下降。

1. 常用超声生物计量参数

（1）双顶径：双顶径（biparietalbiaparietal diameter，BPD）的可再现性较高，是目前研究最充分的超声生物计量参数之一，常用于胎儿生长发育的评估。大量研究表明，当冠 - 臀长大于 84mm（妊娠 14 周）时，不适合再用冠 - 臀长估计妊娠龄，推荐使用双顶径进行估计。

目前，国内外双顶径超声测量方法：取胎头丘脑平面横切面，测量近端颅骨骨板外缘和远端颅骨内缘间的距离（图 2-4-1）。另有学者测量远、近两端颅骨骨板中点之间的距离或近端颅骨骨板外缘和远端颅骨外缘间的距离，但临床应用相对较少。

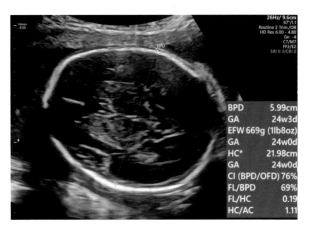

图 2-4-1　孕 24 周胎儿双顶径测量图

目前的超声仪器中多设置有不同孕周胎儿生长发育情况的换算程序，实际操作中需明确该仪器使用的是哪一种测量方法，并按其测量方法来进行孕周推测。

超声测量注意事项：

1）测量标准切面：取胎头丘脑水平的横切面，应呈现卵圆形头颅外形，颅骨对称，可见透明隔腔、两侧对称的丘脑以及两丘脑之间的第三脑室。

2）测量时，取颅骨的骨性结构，颅骨外侧的软组织不应包含在内。

3）因受胎方位、不同头形以及胎头入盆等因素的影响，双顶径的测量值可能会有较大偏差。

4）当胎儿头颅形状变异（如长头畸形或短头畸形等）时，头围在评估妊娠龄方面可能比双顶径更为可靠。

随着妊娠周数增加，胎儿骨性结构的生长速度逐渐减慢。在妊娠 31 周前，双顶径一般平均每周增长 3mm，妊娠 31 周后，双顶径的增长速度逐渐减缓。因不同种族的胎儿生长发育情况略有不同，单纯运用外国的参考范围评估我国胎儿可能导致大量胎儿误诊为生长发育异常。Zhang Y 等将 7 553 名我国正常单胎妊娠的妇女纳入研究，测量不同孕周胎儿的各径线值，经过统计分析得出参考范围（表 2-4-4），并计算得出我国胎儿双顶径与妊娠周数的回归方程及其相关系数（R^2）：

$BPD=66.612\ 190+3.027\ 17\times(GA-26)-0.022\ 64\times(GA-26)^2-0.003\ 66\times(GA-26)^3(R^2=0.952\ 2)$

标准差：$BPD=2.246\ 68+0.031\ 20\times GA$

BPD：双顶径（mm）；GA：妊娠周数（周）。

表 2-4-4　不同妊娠周数胎儿双顶径的参考范围

孕周/周	胎儿双顶径百分位数 /mm						
	P_3	P_5	P_{10}	P_{50}	P_{90}	P_{95}	P_{97}
15	30.4	31.0	32.0	35.5	38.9	39.9	40.6
16	32.6	33.2	34.2	37.8	41.3	42.3	42.9
17	35.0	35.7	36.7	40.2	43.8	44.8	45.4
18	37.6	38.2	39.2	42.8	46.4	47.4	48.1
19	40.2	40.9	41.9	45.6	49.2	50.2	50.9
20	43.0	43.7	44.8	48.4	52.1	53.1	53.8
21	45.9	46.6	47.7	51.4	55.1	56.1	56.8
22	48.9	49.6	50.6	54.4	58.1	59.2	59.9
23	51.9	52.6	53.6	57.4	61.2	62.3	63.0
24	54.9	55.6	56.7	60.5	64.3	65.4	66.1
25	57.9	58.6	59.7	63.6	67.4	68.5	69.3
26	60.9	61.6	62.7	66.6	70.5	71.6	72.4
27	63.8	64.6	65.7	69.6	73.6	74.7	75.5
28	66.7	67.4	68.6	72.6	76.6	77.7	78.4
29	69.5	70.2	71.4	75.4	79.4	80.6	81.3

续表

孕周/周	胎儿双顶径百分位数 /mm						
	P_3	P_5	P_{10}	P_{50}	P_{90}	P_{95}	P_{97}
30	72.2	72.9	74.1	78.1	82.2	83.4	84.1
31	74.7	75.5	76.6	80.7	84.8	86.0	86.8
32	77.1	77.9	79.0	83.2	87.3	88.5	89.3
33	79.3	80.1	81.3	85.4	89.6	90.8	91.6
34	81.3	82.1	83.3	87.5	91.7	92.9	93.7
35	83.1	83.9	85.1	89.4	93.6	94.8	95.6
36	84.6	85.4	86.7	91.0	95.3	96.5	97.3
37	85.9	86.7	88.0	92.3	96.7	97.9	98.7
38	86.9	87.7	89.0	93.4	97.7	99.0	99.8
39	87.6	88.4	89.7	94.1	98.5	99.8	100.6
40	87.9	88.8	90.0	94.5	99.0	100.2	101.1

（2）头围：相较于双顶径，测量胎儿头围（head circumference，HC）可以更好地估测胎儿妊娠龄，尤其是在胎儿生长障碍或胎头形状变异等特殊情况下。部分超声仪器中自带电子测量仪（椭圆功能键），可直接测得胎儿头围。正确的测量方法是取胎头丘脑水平横切面，将椭圆形游标包绕于胎儿颅骨声像外缘，即可测得头围长度（图 2-4-2）。

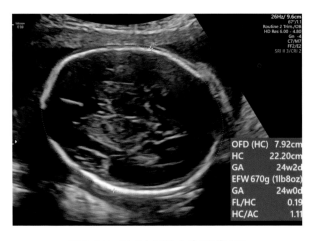

图 2-4-2　孕 24 周胎儿头围测量图

此外，头围还可通过测量双顶径及枕额径（occipitofrontal diameter，OFD）进行计算得到。其中，枕额径是指丘脑水平横切面中线处额骨强回声外缘至枕骨强回声外缘，常用的计算公式如下：

头围 =（双顶径 + 枕额径）×1.62

超声测量注意事项:

1)测量标准切面:同双顶径测量切面一致,取胎头丘脑水平的横切面,头颅外形呈卵圆形,颅骨对称,可见透明隔腔、两侧对称的丘脑以及两丘脑之间的第三脑室。

2)小脑不应出现在测量切面中。

3)测量时不应包括颅骨外的头皮等软组织,否则测得的头围将偏大。

同双顶径一样,进入孕晚期后,头围的生长趋势也逐渐减缓。Zhang Y 等监测我国正常单胎妊娠胎儿头围的生长趋势后,制订了相关的参考范围(表 2-4-5)。通常,当胎儿头围低于平均值 2 个标准差以上时需警惕胎儿病理状态,如胎儿生长受限、小头畸形等。

表 2-4-5 不同妊娠周数胎儿头围的参考范围

孕周/周	胎儿头围百分位数 /mm						
	P_3	P_5	P_{10}	P_{50}	P_{90}	P_{95}	P_{97}
15	108.0	110.0	113.0	123.5	134.1	137.0	139.0
16	118.4	120.4	123.4	134.1	144.8	147.8	149.8
17	129.0	131.0	134.1	144.9	155.8	158.8	160.9
18	139.7	141.8	144.9	155.9	166.9	170.0	172.0
19	150.6	152.7	155.8	167.0	178.1	181.3	183.3
20	161.5	163.6	166.8	178.1	189.4	192.6	194.7
21	172.4	174.5	177.8	189.2	200.7	203.9	206.0
22	183.3	185.4	188.7	200.3	211.9	215.2	217.3
23	194.0	196.2	199.5	211.3	223.0	226.3	228.5
24	204.6	206.8	210.2	222.1	234.0	237.4	239.6
25	215.0	217.3	220.7	232.7	244.8	248.2	250.4
26	225.1	227.4	230.9	243.1	255.3	258.7	261.0
27	235.0	237.3	240.8	253.1	265.5	269.0	271.3
28	244.5	246.8	250.3	262.8	275.4	278.9	281.2
29	253.5	255.9	259.5	272.1	284.8	288.4	290.7
30	262.1	264.5	268.1	281.0	293.8	297.4	299.8
31	270.2	272.6	276.3	289.3	302.2	305.9	308.3
32	277.7	280.2	283.9	297.0	310.1	313.8	316.3
33	284.6	287.1	290.9	304.1	317.4	321.1	323.6
34	290.9	293.4	297.2	310.6	324.0	327.8	330.3
35	296.4	298.9	302.8	316.3	329.9	333.7	336.3
36	301.1	303.7	307.6	321.3	335.0	338.9	341.5
37	305.1	307.7	311.6	325.4	339.3	343.2	345.8
38	308.1	310.7	314.7	328.7	342.7	346.7	349.3
39	310.2	312.9	316.9	331.0	345.2	349.2	351.9
40	311.4	314.0	318.1	332.4	346.7	350.8	353.4

(3)腹围(abdominal circumference,AC):胎儿腹部不同于颅骨、股骨等骨性结构,其大小可随着胎儿的呼吸和其他运动而变化,所以腹围测量相对较困难,其评估妊娠龄的准确性较双顶径、头围及股骨长等指标低。但对于一些存在颅骨或肢体畸形的胎儿,腹围也有助于妊娠龄的判断。通常,腹围更多应用于估计胎儿体重及评估胎儿生长发育情况。

胎儿腹围可通过超声仪器中的电子测量仪(椭圆功能键)直接测量,取胎儿腹部肝脏和胃部横切面,测量游标置于腹壁皮肤外缘直接测得(图 2-4-3)。腹围的另一测量计算方法是,通过测量腹部横切面的前后径及横径,两条径线相互垂直,测量腹部一侧皮肤外缘至另一侧皮肤外缘的距离,然后通过公式进行计算:

$$腹围 =(前后径 + 横径)×1.57$$

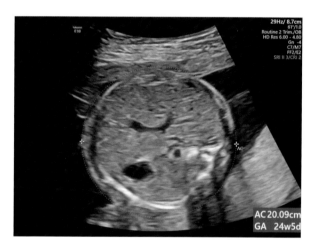

图 2-4-3 孕 24 周胎儿腹围测量图

超声测量注意事项:

1)测量标准切面:为胎儿腹部横切面,腹部呈圆或椭圆形(受压时),胎胃及胎儿肝内脐静脉 1/3 段及门静脉窦同时显示,背部为脊柱横切面。

2)腹围测量切面应尽可能接近圆形。

3)测量切面中,肝内门静脉段显示不宜过长。

4)测量校准点应置于腹壁皮肤边缘,而不是肋骨架。

5)腹围与胎儿体重关系密切,常被用于了解胎儿宫内营养状况。当腹围值明显小于参考值时,需警惕胎儿是否存在宫内生长受限。

Papageorghiou AT 等的研究显示,腹围的增长趋势随着妊娠周数增加略有下降,但不如其他骨性结构下降明显。Zhang Y 等监测我国正常单胎妊娠胎儿腹围的生长趋势,并制订了相关的参考范围(表 2-4-6)。通常在妊娠 35 周前,腹围小于头围;妊娠 35 周左右,两者基本相等;妊娠 35 周后,由于胎儿肝脏增长迅速,皮下脂肪积累,腹围大于头围。

表 2-4-6 　不同妊娠周数胎儿腹围的参考范围

孕周/周	胎儿腹围百分位数 /mm						
	P_3	P_5	P_{10}	P_{50}	P_{90}	P_{95}	P_{97}
15	99.7	101.5	104.1	113.5	122.9	125.5	127.3
16	106.7	108.6	111.4	121.2	131.1	133.8	135.7
17	114.3	116.3	119.2	129.5	139.8	142.7	144.6
18	122.4	124.4	127.5	138.3	149.0	152.1	154.1
19	130.9	133.1	136.2	147.5	158.7	161.9	164.0
20	139.9	142.1	145.4	157.1	168.8	172.1	174.3
21	149.2	151.5	154.9	167.1	179.3	182.7	185.0
22	158.7	161.1	164.7	177.3	190.0	193.6	190.6
23	168.5	171.0	174.7	187.8	201.0	204.7	207.2
24	178.5	181.1	184.9	198.5	212.1	216.0	218.5
25	188.7	191.3	195.3	209.3	223.4	227.4	230.0
26	198.8	201.6	205.7	220.2	234.8	238.9	241.6
27	209.1	211.9	216.1	231.1	246.1	250.4	253.2
28	219.2	222.1	226.5	242.0	257.5	261.8	264.7
29	229.3	232.3	236.8	252.8	268.7	273.2	276.2
30	239.3	242.3	247.0	263.4	279.8	284.5	287.5
31	249.0	252.2	256.9	273.8	290.7	295.5	298.7
32	258.5	261.7	266.6	284.0	301.4	306.3	309.5
33	267.7	271.0	276.0	293.9	311.7	316.7	320.1
34	276.5	279.9	285.1	303.4	321.7	326.9	330.3
35	284.8	288.4	293.7	312.5	331.3	336.6	340.1
36	292.8	296.4	301.9	321.1	340.4	345.8	349.4
37	300.2	303.9	309.5	329.2	348.9	354.5	358.2
38	307.1	310.9	316.5	336.7	356.9	362.6	366.4
39	313.3	317.1	323.0	343.6	364.3	370.1	374.0
40	318.8	322.7	328.7	349.8	371.0	376.9	380.9

(4) 股骨长:股骨是胎儿体内最易识别的长骨,股骨长(femurlength,FL)测量仅测量骨化的股骨干长度,尽量使股骨垂直于超声声束,测量游标置于股骨两端斜面的中点处(图 2-4-4)。

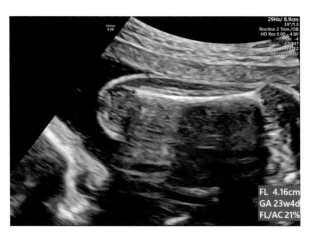

图 2-4-4 　孕 24 周胎儿股骨长测量图

超声测量注意事项:

1) 测量标准切面:超声声束与股骨长径垂直,从股骨外侧扫查,完全显示股骨,在股骨近端可看到股骨头或大转子,在股骨远端可看到股骨髁。

2) 测量游标应置于骨和软骨连接处,仅测量股骨的骨化部分,不应包括骨骺及股骨头。若测量时纳入了股骨未骨化部分,可使推算的妊娠龄偏大,反之若测量时未显示股骨全长(股骨头/大转子至股骨髁),则可使推算的妊娠龄偏小。

3) 应从股骨外侧扫查,若从股骨内侧扫查,可见股骨有轻微弯曲。

正常妊娠时,股骨长的增长速度亦随着孕周增大而减缓。在妊娠 30 周前,股骨的增长速度约为 2.5~2.7mm/ 周;在妊娠 31~36 周,其增长速度约为 2.0mm/ 周,;在妊娠 36 周后,其增长速度约为 1.5mm/ 周。不同种族胎儿的股骨长生长速度有差异,Zhang Y 等监测我国正常单胎妊娠胎儿股骨长的生长趋势,并制订了相关的参考范围(表 2-4-7)。

表 2-4-7 　不同妊娠周数胎儿股骨长的参考范围

孕周/周	胎儿股骨长百分位数 /mm						
	P_3	P_5	P_{10}	P_{50}	P_{90}	P_{95}	P_{97}
15	15.7	16.2	16.9	19.3	21.8	22.5	23.0
16	18.4	18.9	19.6	22.1	24.6	25.3	25.8
17	21.1	21.6	22.3	24.9	275.5	28.2	28.7
18	23.8	24.3	25.0	27.6	30.2	31.0	31.5
19	26.4	26.9	27.7	30.3	33.0	33.8	34.3
20	29.0	29.5	30.3	33.0	35.7	36.5	37.0
21	31.6	32.1	32.9	35.7	38.5	39.2	39.8
22	34.1	34.7	35.5	38.3	41.1	41.9	42.4

续表

孕周/周	胎儿股骨长百分位数 /mm						
	P_3	P_5	P_{10}	P_{50}	P_{90}	P_{95}	P_{97}
23	36.6	37.2	38.0	40.9	43.7	44.6	45.1
24	39.1	39.6	40.5	43.4	46.3	47.2	47.7
25	41.5	42.1	42.9	45.9	48.9	49.7	50.3
26	43.8	44.4	45.3	48.3	51.4	52.2	52.8
27	46.2	46.7	47.6	50.7	53.8	54.7	55.3
28	48.4	49.0	49.9	53.0	56.2	57.1	57.7
29	50.6	51.2	52.1	55.3	58.5	59.4	60.0
30	52.7	53.3	54.3	57.5	60.8	61.7	62.3
31	54.8	55.4	56.3	59.7	63.0	63.9	64.5
32	56.8	57.4	58.4	61.7	65.1	66.0	66.7
33	58.7	59.4	60.3	63.7	67.2	68.1	68.8
34	60.6	61.2	62.2	65.7	69.1	70.1	70.8
35	62.3	63.0	64.0	67.5	71.0	72.0	72.7
36	64.0	64.7	65.7	69.3	72.9	73.9	74.5
37	65.6	66.3	67.3	71.0	74.6	75.6	76.3
38	67.1	67.8	68.9	72.5	76.2	77.3	78.0
39	68.5	69.2	70.3	74.0	77.8	78.8	79.5
40	69.9	70.6	71.6	75.4	79.2	80.3	81.0

在妊娠中晚期,当股骨长度小于第 5 百分位数或股骨外观异常时,常提示胎儿骨骼发育不良或宫内生长受限等病理状态。当考虑胎儿存在矮小症或骨骼发育畸形时,不适合采用股骨长度推测妊娠龄。

2. 其他生物计量参数

(1)肱骨长:同股骨长的测量方法一致,肱骨长(humerus length,HL)测量取胎儿肱骨长轴切面,测量游标置于肱骨两端斜面的中点处,仅测量肱骨的骨化部分(图 2-4-5)。在妊娠中期,肱骨长可与股骨长相等,甚至超过股骨长。当肱骨长低于平均值 2 倍标准差时,可认为肱骨长偏短,当低于平均值 2 倍标准差超过 5mm 时,需考虑骨骼发育不良的可能。

(2)小脑横径:小脑横径(transverse cerebellar diameter,TCD)的超声测量方法为:取小脑水平横切面,测量切面显示颅骨呈椭圆形,可见透明隔腔和两侧对称的丘脑,后颅窝内见饱满的蝴蝶状小脑图像,两侧对称,由小脑蚓部相连。测量时取两小脑半球的最大横径,从一侧外缘至另一侧外

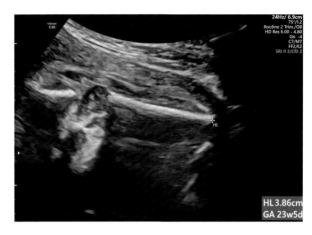

图 2-4-5　孕 24 周胎儿肱骨长度测量图

缘的距离。小脑横径随着妊娠周数增长而增加,即便在胎儿生长受限时,小脑增长速度通常也不受影响,故可通过小脑横径评估妊娠龄(表 2-4-8)。研究发现,在妊娠中晚期,小脑横径 / 腹围比值(TCD/AC)保持相对恒定,与妊娠周数无关。当TCD/AC 超过第 90 百分位数时,需考虑胎儿生长受限等的可能。

表 2-4-8　不同妊娠周数胎儿小脑横径参考值

孕周/周	平均值 −2 倍标准差 /mm	平均值 / mm	平均值 +2 倍标准差 /mm
14	13	15	17
15	14	16	18
16	14	17	18
17	16	18	20
18	16	18	21
19	18	19	22
20	18	20	24
21	19	22	24
22	20	23	26
23	21	24	28
24	22	26	30
25	23	27	31
26	24	29	33
27	26	30	35
28	27	32	37
29	28	34	39
30	29	36	41
31	31	38	44
32	32	40	46

续表

孕周/周	平均值 −2 倍标准差 /mm	平均值 /mm	平均值 +2 倍标准差 /mm
33	34	42	48
34	36	44	51
35	38	46	54
36	39	48	56
37	40	50	59
38	42	52	62
39	44	54	65
40	47	56	68
41	—	59	—
42	—	61	—

（3）足底长：足底长（footfetal plantar length）的超声测量方法为取胎儿足底平面，测量足跟部至最长足趾趾尖的距离。正常妊娠时，足底长与股骨长基本相等。当股骨长 / 足底长 <0.85 时，需考虑胎儿病理状态的可能。

此外，还有一些生物计量参数被用于估算孕周及评估胎儿生长发育情况，如眼内距、眼距、锁骨长、其余四肢长骨长度等。与其他参数相比，这些测量参数的变化范围稍大，故而临床应用价值相对有限。

3. 生物计量参数比值　由于单一生物计量参数容易受到胎儿异常状况等的影响，国内外学者建议使用多个参数进行综合评估以提高准确性。当发现参数比值异常时，可能对于胎儿的病理状态有提示作用。

头颅指数（cephalic index，CI）：指胎儿双顶径和枕额径之比（BPD/OFD）乘以 100%，其参考值范围是 70%~86%。当 CI 值接近参考值范围上限或下限时，通过双顶径估测妊娠龄不准确，应该用头围来估测。

头围 / 腹围比值（HC/AC）：正常妊娠时，随着妊娠周数增加，HC/AC 逐渐减小，当两者比值大于相应妊娠龄平均值 2 个标准差以上时，需警惕胎儿大头畸形或非匀称型宫内生长受限等可能。

股骨长 / 腹围比值（FL/AC）：在妊娠中晚期，FL/AC 一般不随着妊娠龄增加而变化。当 FL/AC<20% 时，需考虑巨大胎儿可能；而当 FL/AC>23.5% 时，则需考虑胎儿非匀称型生长受限的可能。

双顶径 / 股骨长比值（BPD/FL）：在正常妊娠中，BPD/FL 比值随诊妊娠周数增加而持续下降，且在第 12~18 周下降迅速。统计显示，BPD/FL 在妊娠 13 周降至 3 以下，在妊娠 18 周降至 2 以下。当妊娠早中期 BPD/FL 异常升高时，需警惕胎儿大头畸形、严重骨骼发育异常等可能。

4. 估算胎儿体重　胎儿生长发育异常与不良妊娠结局关系密切，因此，产前准确估计胎儿体重（estimatedfetalweight，EFW）至关重要，可以决定妊娠期和分娩期管理策略的制订。目前，没有一项技术或检测手段可以精确预估胎儿体重。临床上多通过腹部触诊胎儿和 / 或测量宫底高度（从耻骨联合上方中点至子宫底最高点的距离）及腹围来估算胎儿体重。而通过简单触诊法等评估胎儿体重容易受到妊娠女性的体型、胎位、羊水量、胎头是否衔接以及检查者的经验等因素的影响，其准确性有限。

胎儿体重不可直接通过超声测量而得，必须通过将各项生物计量参数代入公式进行计算。而胎儿是不规则、密度各异的三维结构，所以通过公式估算胎儿体重的准确性有限，其对于诊断巨大胎儿和胎儿生长受限的敏感性和特异性均不高。

可能影响超声胎儿体重估计准确性的因素包括：①因为羊水过少、孕妇肥胖、多胎或胎儿体位因素等导致超声检查图像质量不佳；②超声观察者的经验水平差异；③不同超声检查仪的质量差异；④胎儿人体成分的个体差异；⑤胎儿畸形，如腹裂、脑积水等；⑥胎儿妊娠周数差异（一般认为在足月后估计更准确）；⑦胎儿生长受限或巨大胎儿（一般认为胎儿体重在参考值范围内估计更准确）；⑧胎儿性别、种族等的差异。

要获得较准确的胎儿体重，超声测量各项胎儿参数时须注意：

（1）要在各生物计量参数的标准测量切面上进行准确测量。

（2）尽可能测量多项生物学指标进行综合分析，尤其在胎儿生长不匀称时。

（3）多次测量取平均测量值（一般测量 3 次），以缩小测量误差。

虽然各国学者根据各项胎儿超声参数推算了30 余种胎儿体重的估算公式，但所有方法均存在一定缺陷。这些公式是根据超声所测得的各项参数，并将一处或多处胎儿生物计量学参数针对胎龄和胎儿实际出生体重进行回归分析所建立。有学者指出,在不同孕周对胎儿进行系列测量以创立个体化生长曲线,或者引入三维超声检测更为精确地测量胎儿体积,可适当提高超声估算胎儿体重的准确性。

目前国际上最常用的估算胎儿体重的公式主要有:Hadlock 公式和 Shepard 改良的 Warsof 公式。

Hadlock 公式(1):$Log_{10}EFW=1.359\,8+0.051\times AC+0.184\,4\times FL-0.003\,7\times(AC\times FL)$

Hadlock 公式(2):$Log_{10}EFW=1.478\,7+0.001\,837\times(BPD)^2+0.045\,8\times AC+0.158\times FL-0.003\,343\times(AC\times FL)$

Warsof 公式:$Log_{10}EFW=-1.599+0.144\times BPD+0.032\times AC-0.111\times(BPD^2\times AC)/100$

Shepard 改良的 Warsof 公式:$Log_{10}EFW=-1.749\,2+0.166\times BPD+0.046\times AC-2.646\times(AC\times BPD)/1\,000$

EFW,估计胎儿体重(g);BPD,双顶径(cm);AC,腹围(cm);FL,股骨长(cm)。

多项研究表明,采用 BPD、FL 和 AC 的公式(Shepard 改良的 Hadlock 公式)对胎儿体重的估算结果更准确。目前大多数超声检查仪中均自带相应的体重估算公式。

评估胎儿大小是通过将 EFW 与相应孕周胎儿体重的参考值范围比较,所用的衡量标准称为体重百分位数。目前我国尚缺乏公认的胎儿体重百分位数参照表,多参考国外的数据(表 2-4-9)。当估计胎儿体重小于相应孕周第 10 百分位数或高于第 90 百分位数时,需考虑胎儿生长异常的可能。

5. 胎儿生长异常 因在妊娠早中期,胎儿体重估计的准确性较低,故通过体重百分位数评估胎儿大小最好在妊娠晚期进行。一般认为,各妊娠周数对应胎儿体重的第 10 百分位数与第 90 百分位数之间视为参考值范围。正常胎儿在妊娠 30~40 周体重增长比较稳定,大约每周增长 220g,在妊娠 40 周以后,生长速度有所下降。

估算胎儿体重低于相应妊娠周数第 10 百分位数者考虑为胎儿异常偏小,可能存在胎儿生长受限。当考虑存在胎儿生长异常时,建议行多次超声检查评估。两次超声测量时间应至少间隔 7 天,两次超声检查的体重差除以检查间隔时间即可计算胎儿生长速度。另一种评估胎儿间隔生长情况的方法是比较两次超声检查的体重百分位数。如果两次检查的体重百分位数相当,则提示

表 2-4-9　妊娠晚期胎儿体重百分位数

孕周 /周	体重百分位数 /g				
	P_5	P_{10}	P_{50}	P_{90}	P_{95}
24	539	567	680	850	988
25	540	584	765	938	997
26	580	637	872	1 080	1 180
27	650	719	997	1 260	1 467
28	740	822	1 138	1 462	1 787
29	841	939	1 290	1 672	2 070
30	952	1 068	1 455	1 883	2 294
31	1 080	1 214	1 635	2 101	2 483
32	1 232	1 380	1 833	2 331	2 664
33	1 414	1 573	2 053	2 579	2 861
34	1 632	1 793	2 296	2 846	3 093
35	1 871	2 030	2 549	3 119	3 345
36	2 117	2 270	2 797	3 380	3 594
37	2 353	2 500	3 025	3 612	3 818
38	2 564	2 706	3 219	3 799	3 995
39	2 737	2 877	3 374	3 941	4 125
40	2 863	3 005	3 499	4 057	4 232
41	2 934	3 082	3 600	4 167	4 340
42	2 941	3 099	3 686	4 290	4 474

胎儿正常生长的可能性大;如果体重百分位数较前次检查明显下降,则应考虑胎儿存在生长异常可能。

(1) 胎儿生长受限:胎儿生长受限(fetal growth restriction,FGR)又称宫内生长受限(intrauterine growth retardation,IUGR),指各种因素导致胎儿应有的生长潜力受损,估算胎儿体重小于同孕龄的第 10 百分位数。严重的 FGR 是指估算胎儿体重小于同孕龄的第 3 百分位数。本节主要介绍了 FGR 的超声表现,FGR 的病因、产科治疗及预后等相关内容详见本书第四章第五节。

根据超声表现特点,胎儿生长受限主要可分为 2 型。

1) 均称型胎儿生长受限(symmetric fetal growth restriction):其主要特点是胎儿生长测量的各条径线均落后于参考值,超声表现为胎儿的双顶径、头围、腹围、股骨长等均低于同妊娠龄参考值的第 10 百分位数,但各生长参数均相称。

2）不均称型胎儿生长受限（asymmetric fetal-growth restriction）：其主要特点是胎儿腹围相对于其他生长测量指标更为落后，超声表现为胎儿双顶径、头围可正常或略小于孕周，但腹围、股骨长低于参考值的第 10 百分位数。

当超声检查怀疑 FGR 时，应行胎儿多普勒血流成像判断胎儿血流动力学，胎心监护、胎儿生物物理评分等检查可用于胎儿宫内状态监测。

（2）巨大胎儿：在任何孕周，胎儿体重达到或超过 4 000g 者称为巨大胎儿（fetal macrosomia）。巨大胎儿的出生死亡率和患病率与 FGR 相似。

糖尿病母亲与非糖尿病母亲的胎儿身体比例不同，在高血糖的作用下，胎儿可出现内脏器官过度生长、皮下脂肪增厚等表现，故而前者胎儿的肩膀和躯干常大于头颅，分娩时更容易发生肩难产等围产期并发症。因此，有学者提出将糖尿病妊娠胎儿体重大于 4 000g 定为巨大胎儿的标准，而非糖尿病妊娠胎儿体重大于 4 500g 为巨大胎儿标准。

产前通过超声预测体重，若估计胎儿体重超过同孕龄参考值标准 90% 以上，需考虑大于胎龄儿。当超声提示双顶径 >10.0cm，股骨长 >8.0cm，腹围 >35.0cm 时，发生巨大胎儿的机会明显增加。尽管超声估计的胎儿体重并不十分准确，但目前仍是预测巨大胎儿及大于胎龄儿的最佳方法，并且优于体格检查或依据母体特征估计的胎儿大小。

二、羊水量的评估

充满在羊膜腔内的液体，称为羊水（amnioticfluid）。羊水为胎儿提供了一个理想的生长环境，保护胎儿免受创伤，提供水源，保证胎儿的正常运动，且有助于胎儿肺部的发育。羊水量（amniotic fluid volume）可以反映胎儿的健康状况，其变化可以反映母体或胎儿的疾病过程，所以羊水量的评估是孕期检查的重要组成部分。

（一）羊水量测量

实际的羊水量可通过羊膜穿刺术的染料稀释法来测量，或者在剖宫产时直接测量。Ounpraseuth ST 等曾对 1 190 名单胎妊娠的孕妇进行评估，在妊娠 10~42 周应用染料稀释法或剖宫产时直接测量法测得实际羊水量，并通过二阶分位数回归法分析羊水量百分位数与妊娠周数的关系（表 2-4-10）。

表 2-4-10　二阶分位数回归分析羊水量百分位数与妊娠周数的关系

孕周 / 周	羊水量百分位数 /ml				
	P_5	P_{25}	P_{50}	P_{75}	P_{95}
10	10.00	11.67	33.00	54.50	54.50
12	20.89	26.03	64.63	114.50	128.72
14	38.77	50.00	114.54	217.94	268.43
16	64.47	83.90	185.00	377.86	498.07
18	96.88	124.72	274.24	600.00	828.62
20	132.65	166.55	375.78	877.29	1 245.54
22	166.89	202.65	479.35	1 187.55	1 704.68
24	194.54	227.82	573.26	1 496.34	1 140.64
26	211.88	240.00	647.33	1 764.53	1 485.40
28	217.43	240.26	695.09	1 957.93	1 688.67
30	212.00	231.80	714.78	1 055.34	1 730.91
32	198.04	218.58	708.94	1 052.29	1 624.45
34	178.75	204.30	683.00	1 959.80	1 404.75
36	157.18	191.94	643.70	1 799.51	1 117.09
38	135.80	183.83	597.69	1 597.41	1 804.60
40	116.24	182.02	550.66	1 378.30	1 500.83
42	99.40	188.95	506.95	1 162.22	1 227.24

然而，上述两种方法均为有创操作，并不适合于常规临床应用，所以在妊娠期间准确测量羊水量几乎不可能。应用超声评估羊水量成为胎儿评价的一项重要内容。超声诊断常用评价羊水量的方法主要有：羊水指数、羊水池最大深度、二径线羊水测量以及主观评估法，前三种主要为半定量测量方法，而主观评估法则为定性评估。

（1）羊水指数（amnioticfluidindex，AFI）：患者取仰卧位，以母体脐部为中心，划分为左上、左下、右上、右下 4 个象限，超声探头与检查床面垂直，分别测量 4 个象限内羊水池的最大深度，4 个测量值之和为羊水指数，单位为厘米（表 2-4-11）。

（2）单个羊水池最大深度（single deepest pocket，SDP）：又称羊膜腔最大垂直深度（deepest vertical pocket，DVP）或羊膜腔最大垂直径（maximal vertical pocket，MVP）。寻找宫腔内最大羊水池，羊水池内不能有肢体或脐带，超声探头垂直于检查床面，垂直深度的水平宽度至少为 1cm，测量此羊水池的垂直深度，单位为厘米。

表 2-4-11　正常妊娠的羊水指数百分位数

孕周 /周	羊水指数百分位数 /cm					
	$P_{2.5}$	P_5	P_{50}	P_{95}	$P_{97.5}$	例数
1.6	7.3	7.9	12.1	18.5	20.1	32
1.7	7.7	8.3	12.7	19.4	21.1	26
1.8	8.0	8.7	13.3	20.2	22.0	17
1.9	8.3	9.0	13.7	20.7	22.5	14
2.0	8.6	9.3	14.1	21.2	23.0	25
2.1	8.8	9.5	14.3	21.4	23.3	14
2.2	8.9	9.7	14.5	21.6	23.5	14
2.3	9.0	9.8	14.6	21.8	23.7	14
2.4	9.0	9.8	14.7	21.9	23.8	23
2.5	8.9	9.7	14.7	22.1	24.0	12
2.6	8.9	9.7	14.7	22.3	24.2	11
2.7	8.5	9.5	14.6	22.6	24.5	17
2.8	8.6	9.4	14.6	22.8	24.9	25
2.9	8.4	9.2	14.5	23.1	25.4	12
3.0	8.2	9.0	14.5	23.4	25.8	17
3.1	7.9	8.8	14.4	23.8	26.3	26
3.2	7.7	8.6	14.4	24.2	26.9	25
3.3	7.4	8.3	14.3	24.5	27.4	30
3.4	7.2	8.1	14.2	24.8	27.8	31
3.5	7.0	7.9	14.0	24.9	27.9	27
3.6	6.8	7.7	13.8	24.9	27.9	39
3.7	6.6	7.5	13.5	24.4	27.5	36
3.8	6.5	7.3	13.2	23.9	26.9	27
3.9	6.4	7.2	12.7	22.6	25.5	12
4.0	6.3	7.1	12.3	21.4	24.0	64
4.1	6.3	7.0	11.6	19.4	21.6	162
4.2	6.3	6.9	11.0	17.5	19.2	30

（3）二径线羊水测量（two-diameter pocket）：同单个羊水池最大深度测量，寻找宫腔内最大羊水池，测量水平和垂直径线，取两者乘积，单位为平方厘米。由于该方法较前 2 种方法并不能更好地评估羊水量，已不再被广泛使用。

（4）主观评估法：超声的主观评估无须测量具体参数值，通过有经验的超声检查者扫描子宫内容物，并基于自身的临床经验报告羊水过少、正常或羊水过多。相较于半定量测量方法，主观评估法的主观性更强，对超声检查者的要求较高。

超声测量注意事项：

1）测量羊水深度，探头应垂直于水平面，而不是垂直于孕妇的腹壁；且探头在扫查时压力不宜过大，否则可能使所估计羊水量偏小。

2）母体脂肪组织可使超声波发生散射，导致羊水池内出现伪像，肥胖女性可能会显得羊水减少，所以评估肥胖孕妇时，建议使用较低频率的超声探头。

3）测量的羊水池内不能包括肢体或脐带，彩色多普勒超声的应用有助于监测存在于羊水中的脐带。

4）对于羊水池内持续存在一圈脐带的孕妇，最准确的方法是测量至脐带的最大垂直距离，高于或低于脐带均可，但不能穿过脐带测量。

5）全面观察羊水分布的宽度比单独测量羊水的最大深度更客观。

6）当可疑羊水过多或过少时，应用 AFI 测量估计羊水量更客观。

7）在胎儿相对固定不活动时，羊水池深度也固定，测量值较准确，有胎动时测羊水深度，不可避免地会造成重复测量或少测量。

（二）双胎妊娠的羊水量评估

羊水量的评估在双胎妊娠中尤为重要，既可用于胎儿异常情况的监测，也可用于预测具有不良妊娠结局风险的患者。对于单羊膜囊双胎而言，两胎儿共用一个羊膜腔，故其羊水量评估与单胎妊娠相同。

对于双羊膜囊双胎妊娠羊水量的超声评估，有部分学者主张使用单胎妊娠的羊水指数法测量，即不考虑双胎间的羊膜分隔。但这种方法忽略了双胎的羊膜分隔，并不适用于双胎生长不一致或异常羊水量等情况。Lyndon M 等根据双胎两个羊膜囊的位置，将每个羊膜囊分为四个象限分别测量羊水池最大深度，测量结果之和分别为两个胎儿的羊水指数，他们对 488 例正常双羊膜囊双胎进行羊水指数测量并建立了参考范围（表 2-4-12 和表 2-4-13）。

有学者建议通过测量每个羊膜囊的 SDP 来评估双胎的羊水量，测量方法同单胎妊娠。研究显示，双胎妊娠 SDP 的第 2.5 百分位数和第 97.5 百分位数分别是 2.3cm 和 7.6cm，与单胎妊娠羊水过少和羊水过多的临界值 2cm 和 8cm 相近，故可参考单胎妊娠 SDP 标准进行评估。

表 2-4-12　正常双羊膜囊双胎之 A 胎羊水指数百分位数

孕周 / 周	羊水指数百分位数 /mm							
	$P_{2.5}$	P_5	P_{10}	P_{50}	P_{90}	P_{95}	$P_{97.5}$	例数
14~16	83.2	85.2	87.5	103.0	128.1	148.5	153.8	42
17~19	85.1	92.4	94.7	124.0	158.6	170.7	176.0	106
20~22	81.9	89.9	99.8	134.0	183.9	198.6	215.7	46
23~25	89.7	95.5	110.5	150.0	182.6	191.3	211.0	46
26~28	91.3	104.4	110.0	149.0	205.0	229.3	236.4	57
29~31	85.1	91.5	101.0	139.0	189.0	194.5	202.1	54
32~34	70.5	97.0	106.0	140.0	190.0	200.0	216.0	59
35~37	71.5	85.0	92.0	132.0	185.0	219.0	265.0	59
38~40	92.0	92.0	96.0	131.0	190.0	191.0	191.0	19

表 2-4-13　正常双羊膜囊双胎之 B 胎羊水指数百分位数

孕周 / 周	羊水指数百分位数 /mm							
	$P_{2.5}$	P_5	P_{10}	P_{50}	P_{90}	P_{95}	$P_{97.5}$	例数
14~16	81.2	83.0	84.0	100.5	133.1	139.7	141.0	42
17~19	89.0	90.4	92.0	120.0	150.6	163.0	173.6	106
20~22	75.2	87.1	108.2	139.5	178.6	188.3	192.5	46
23~25	83.2	84.0	92.2	152.0	177.9	182.6	198.9	46
26~28	98.6	110.8	112.8	151.0	215.0	224.6	234.4	57
29~31	85.3	91.3	108.0	150.0	195.0	215.8	257.1	54
32~34	87.0	98.0	106.0	144.0	187.0	200.0	233.5	59
35~37	68.5	85.0	90.0	133.0	186.0	197.0	217.0	59
38~40	81.0	81.0	81.0	123.0	193.0	195.0	195.0	19

三、胎盘的超声分级

胎盘（placenta）由胎儿部分的羊膜和叶状绒毛膜及母体部分的底蜕膜构成。妊娠 8 周时，胎盘可在超声图像中表现出来，且随着孕周发展而不同。超声观察胎盘时应包括胎盘所在位置、大小、数目、内部回声、成熟度、下缘与宫颈内口关系、脐带插入点、胎盘后结构回声以及胎盘内多普勒血流等情况。

（一）正常胎盘的超声图像

在超声图像中，正常胎盘呈均质性回声，于妊娠 8 周开始可以辨认，妊娠 10~12 周时其边缘可清晰显示。妊娠足月时，胎盘多呈扁圆形盘状，重约 450~650g，直径 16~20cm，厚 1~3cm，中间厚，边缘薄。

胎盘的超声图像分为 3 个部分：①胎盘绒毛膜板，是胎盘的胎儿面，位于羊水与胎盘实质之间。②胎盘基底膜，是胎盘的母体面，位于胎盘实质与子宫肌层之间。③胎盘实质，指胎盘绒毛膜板与基底膜之间的胎盘组织。

（二）胎盘的超声分级

在超声图像上，胎盘的回声强度随孕周增加逐渐减弱，从孕早期的强回声变成孕中期的中等回声，到孕晚期接近足月时，胎盘部位会出现不均匀散在的点状强回声。1979 年，Grannum 等根据胎盘超声图像中 3 个部分在不同妊娠阶段的声像特点，将胎盘成熟度分为四级，胎盘分级与妊娠龄密切相关。

1. 0 级胎盘　胎盘刚发育，尚未成熟，常见于妊娠 29 周前（图 2-4-6）。胎盘绒毛膜板：直而清晰，

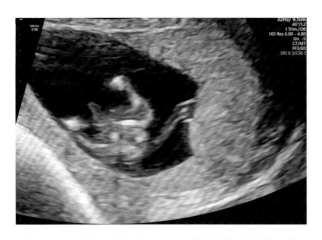

图 2-4-6　妊娠 14 周,Grannum 胎盘成熟度分级 0 级

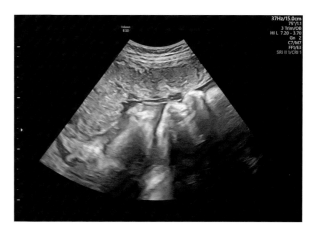

图 2-4-8　妊娠 36 周,Grannum 胎盘成熟度分级 II 级

光滑平整。胎盘实质:回声细密均匀,光点细微。胎盘基底膜:分辨不清。

2. **I 级胎盘**　胎盘趋向成熟,常见于妊娠 29 周至足月(图 2-4-7)。胎盘绒毛膜板:出现轻微的波状起伏。胎盘实质:出现散在的增强光点(直径 2~4mm)。胎盘基底膜:似无回声。

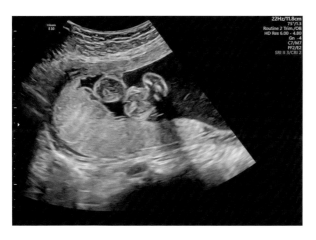

图 2-4-7　妊娠 29 周,Grannum 胎盘成熟度分级 I 级

3. **II 级胎盘**　胎盘接近成熟或基本成熟,常见于妊娠 36 周后(图 2-4-8)。胎盘绒毛膜板:出现切迹并伸入胎盘实质内,未达基底膜。胎盘实质:出现逗点状增强光点。胎盘基底膜:出现线状排列的增强小光点,其长轴与胎盘长轴平行。

4. **III 级胎盘**　胎盘已成熟并趋向老化,常见于妊娠 38 周以后(图 2-4-9)。胎盘绒毛膜板:深达基底膜(至少有 2 个切迹)。胎盘实质:出现强回声环和不规则的强光点和光团,可伴声影。胎盘基底膜:光点增大,可融合相连,能伴有声影。

以上的分级标准容易受到观察者主观性的影响,且在低风险妊娠人群中预测新生儿预后的价

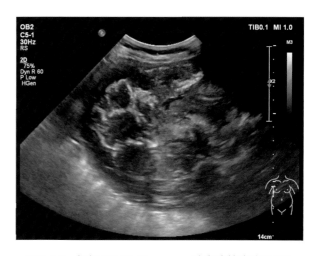

图 2-4-9　妊娠 39 周,Grannum 胎盘成熟度分级 III 级

值有限。在正常妊娠情况下,孕周、胎儿生长发育和胎盘成熟度三者以平行速度进展,而在某些病理妊娠,如妊娠高血压疾病、胎儿生长受限、妊娠糖尿病史、妊娠期肝内胆汁淤积症等情况,三者进展不平行。

(三) 几种常见的胎盘超声表现

1. **胎盘钙化**　主要表现为胎盘实质内的强回声点,它是进行胎盘分级、判断胎盘成熟度的一个指标。通常认为,胎盘内出现钙化强回声,提示胎盘已经成熟。孕妇吸烟、使用某些药物等原因可能加速胎盘早熟及钙化。有学者认为,孕早期的胎盘钙化可能与子宫胎盘灌注不良、胎盘早剥以及一些不良的新生儿结局,如低出生体重等有关。

2. **胎盘静脉池**　亦称为胎盘血池(placental blood pool)。由于胎盘绒毛的合体滋养层细胞侵蚀、溶解了邻近的蜕膜组织,形成了绒毛间隙。子宫螺旋小动脉开口于绒毛间隙,同时绒毛间隙还有

子宫小静脉的回流,形成超声图像下的胎盘血池。超声图像中主要表现为在胎盘绒毛中心部分无绒毛处,胎盘实质中的较大的近圆形低回声区,可见细密点状回声快速从侧壁流入低回声区内。若范围大,可影响绒毛的血液交换,进而影响胎儿宫内生长发育。

3. 胎盘后静脉　亦称为胎盘静脉窦。超声图像中主要表现为胎盘基底膜下的低回声管状结构沿子宫壁排列,为静脉滞流所致,应与胎盘后血肿相鉴别。

4. 胎盘局部无回声病变　多见于妊娠晚期,超声图像显示胎盘内局灶性囊性或无回声区,主要是由于母体血流异常或胎儿循环发生改变而导致。小范围病变的存在并不影响胎盘的正常功能,但若范围较广泛,累及胎盘30%~40%,则可影响胎盘功能。

这些无回声病变的病理改变主要可分为以下几类,超声图像较难区别,结合病灶所在部位、形态特征则有助于鉴别(表2-4-14)。①纤维蛋白聚集在绒毛间隙,即绒毛膜下和绒毛周围纤维蛋白沉积;②由螺旋动脉闭塞引起的胎盘梗死(placenta infarction);③由于绒毛破裂,母体和胎儿血液在绒毛间隙内混合,形成绒毛间血栓(intervillous thrombus);④绒毛膜下或胎盘后血肿(hematoma);⑤由于母体蜕膜间隔局灶性病变,使该区域从基底板膨出,形成蜕膜间隔囊肿(decidual septal cyst)。

(四)胎盘大小、厚度异常

胎盘厚度的超声测量多参照Dombrowski MP法,超声探头垂直于宫壁,常规取脐带插入口周围,测量胎儿面的绒毛膜板至母体面的基底层间的厚度。若局部明显增厚,则需增加对最厚处测量作为局部胎盘厚度值。一般正常妊娠胎盘厚度的毫米数相当于妊娠周数。胎盘厚度反映胎盘树枝状绒毛血管量的多少,决定着母体与胎儿血液交换的实际面积,所以胎盘厚度异常与胎盘功能密切相关。当胎盘绒毛面积不足时,绒毛间隙的母血充盈,形成绒毛间隙血栓、绒毛水肿,会破坏子宫胎盘间的血管床,降低胎盘物质交换效率,从而影响胎儿宫内生长发育情况,并可导致母体妊娠相关疾病的发生与发展。

1. 胎盘肥大　通常指孕中期胎盘厚度超过4cm或孕晚期胎盘厚度超过6cm。胎盘肥大(placentomegaly)常分为均质性和非均质性,常与母胎疾病等相关。均质性胎盘肥大常见于妊娠糖尿病、严重的母体贫血或胎儿贫血、严重的胎儿生

表2-4-14　胎盘超声局部无回声病变鉴别

病理类型	回声特征	发生率	部位	临床意义
绒毛周围纤维蛋白沉积	无回声	20%~25%	胎盘周边区域或边缘角部	无
绒毛膜下纤维蛋白沉积	无回声或低回声	20%	绒毛膜下或胎盘的胎儿面	无
母体血流梗阻	无回声	0.1%~0.5%	胎盘基底部	胎儿死亡、早产、宫内生长受限
胎盘梗死	超声通常不能显示,合并出血时能显示,声像复杂	不详	常见于胎盘的周边部位	如梗死面积>30%胎盘面积,则可能出现宫内生长受限、早产,甚至胎儿死亡
巨大绒毛膜下血栓	混合回声	0.5%	绒毛膜下,范围广泛	尚有争议,可能与早产、自发性流产有关
胎盘后血肿或底蜕膜血肿	回声复杂,随着出血时间不同而有所变化	5%,子痫患者发生率更高	子宫壁与胎盘基底部	较大血肿或梗死可能导致胎盘功能不全
绒毛膜下或边缘血肿	无回声	2%	子宫较低位置或子宫下段的胎盘内一侧边缘	可能与流产、早产有关
绒毛间血栓	内部无回声,周边回声强	30%~40%	胎盘绒毛间	可能与母胎Rh血型不合及母体血清甲胎蛋白升高有关
蜕膜间隔囊肿	无回声	20%	邻近绒毛膜下区的胎盘间隔内	无重要临床意义

长受限、胎儿心力衰竭、非整倍体染色体异常和先天性感染等。胎盘肥大可以是胎儿水肿的早期表现，任何可能引起免疫性或非免疫性水肿的原因都可能由胎盘内血液或纤维蛋白的聚集所致。非均质性胎盘肥大主要见于胎盘出血、葡萄胎、胎盘间质发育不良、瘤样病变等。瘤样病变是胎盘增厚的罕见病因，良性血管病变包括绒毛膜血管瘤和绒毛膜血管病。

2. 胎盘过小   通常指成熟胎盘厚度<2.5cm或胎盘直径<10cm。胎盘过小常是小于胎龄儿的一个指标或胎儿生长发育迟缓的一个征兆。此外，胎盘过小可见于一些其他情况，如染色体异常、严重的宫内感染、羊水过多等。妊娠合并严重羊水过多时，由于羊水压迫可能会出现胎盘变薄。

（五）胎盘形状异常

正常胎盘多呈扁圆形盘状，胎盘形状异常包括副胎盘、膜状胎盘、轮状胎盘以及叶状胎盘等。

1. 副胎盘   副胎盘（accessory placenta）指在离主胎盘的周边一段距离的胎膜内，有一个或数个胎盘小叶发育。副胎盘与主胎盘之间的胎膜下有血管相连。其超声特征表现为主胎盘之外有1个或几个与胎盘回声相同的实性团块，其与主胎盘之间无任何胎盘组织相连；脐带与主胎盘相连，实性团块与主胎盘之间有胎儿来源的血管相连接，走行于胎膜下。

2. 膜状胎盘   膜状胎盘（placenta membranacea）指胎膜全部或几乎全部被功能性的绒毛组织覆盖，胎盘发育如薄膜状结构，占据整个绒毛膜的周边。膜状胎盘常合并有胎儿宫内发育迟缓、羊水过少等，且可能导致严重的出血、早产或因前置胎盘、胎盘早剥、胎盘植入等致使子宫切除率上升。其超声特征表现为胎盘覆盖面积广，占宫腔壁2/3以上；由于大量血液充盈，胎盘可显示异常增厚，内部回声均匀，实时超声下可见血液缓慢流动，在超声探头加压、放松时可出现血液"翻滚"现象，胎盘实质异常少，有时超声不能显示任何胎盘实质回声。

3. 轮状胎盘   轮状胎盘（circumvallate）指胎盘绒毛膜板外缘不位于胎盘边缘，而是位于胎盘胎儿面，距离胎盘边缘有一定距离，并在该处形成凸向羊膜腔的膜状突起，使胎盘的胎儿面中心呈内凹状态。有出血或梗死时，超声图像提示胎盘内部可出现无回声或低回声表现。根据形成的胎盘组织环是否完整可分为完整型轮状胎盘和部分

型轮状胎盘两类。部分型轮状胎盘通常不引起任何胎儿异常，而完全型轮状胎盘可引起胎盘早剥、早产、宫内生长受限、围产儿死亡率升高。

4. 叶状胎盘   叶状胎盘（lobed placenta）指胎盘形态呈多叶状，以双叶多见，两叶大小相似。脐带插入点位于胎盘两分叶之间的绒毛膜桥或两者之间的胎膜上，常合并有血管前置。其超声特征表现为二维声像图上可见2个或多个胎盘回声，几乎等大，脐带胎盘插入口位于两叶之间或位于胎盘某一叶上，彩色多普勒血流成像有助于寻找脐带插入点及发现胎膜下血管。

四、超声多普勒血流监测

多普勒效应由 Christian Doppler 首先发现，又称频移现象，是指声源频率与声源接受体所接受到的声音频率之间的差值。在诊断超声中，使用某一频率（f_0）的超声波照射血管，反射的频率或频移（f_d）与这段血管的血流速度（v）成正比，且与声束和检测血管内血流方向所成角度的余弦值（cosA）有关：

$$f_d = \frac{2\left(f_0 \times \cos A \times v\right)}{c}$$

f_d，频移；f_0，超声探头的初始频率；A，声束和血流方向夹角；v，血管内血流速度；c，声波传播媒介相关常数。

由此可见，当声束入射角度为0°时，所测量的速度和实际速度相同，而当角度为90°时，频移最小，可能会低估血流速度。因此，实际测量时需要尽可能减小入射角度。

在临床实践中，因超声波的角度难以测量，我们多采取频移的比值作为相关参数进行评估：收缩期/舒张期比值（systolic/diastolic period，S/D）=收缩期峰值流速（S）/舒张末期流速（D）；搏动指数（pulsatility index，PI）=［收缩期峰值流速（S）-舒张末期流速（D）］/时间平均最高流速（T_{MAX}）；阻力指数（resistance index，RI）=［收缩期峰值流速（S）-舒张末期流速（D）］/收缩期峰值流速（S）。

胎儿多普勒监护是母胎血流监护中最重要的部分之一。通过多普勒监测，可以对母体和胎儿血管血流速度进行测量，进而评估子宫胎盘血流量和胎儿对生理激发的反应，对胎盘功能不全等因素导致的胎儿宫内缺氧及胎儿生长受限等有重要意义。

超声多普勒检查要求：

（1）在孕妇平稳状态且胎儿处于静息状态下进行。胎儿活动、呼吸或呃逆时，可能引起多普勒波形出现动态变异，故应在胎儿静止、无呼吸运动时测量。

（2）超声的声束方向与血流方向一致，夹角应尽可能接近0°，避免角度造成的影响。

（3）各血管的血流频谱随着妊娠周数增加不断变化，需要根据不同孕周选择相应的参考值。

（4）超声多普勒血流仪中的壁滤波器可以从总的血流信号中去除血管壁运动产生的高幅低频多普勒信号，当滤波设置较高时可能会去除舒张末期的低频脐动脉血流信号，所以应尽可能将壁滤波器设置为当前超声设备的最低水平。

（一）胎儿动脉多普勒监测

1. **脐动脉** 脐动脉（umbilical artery，UA）是胎儿时期存在的特殊血管分支，将胎儿低氧血流输回胎盘，通常存在左、右两条脐动脉。正常情况下，脐动脉循环是低阻循环。随着孕周增大，舒张期血流量逐渐增加。脐动脉多普勒波形反映了胎盘循环状态，在胎盘成熟过程中，随妊娠周数而增加的三级绒毛数量是舒张末期脐动脉血流增多的直接原因。

（1）多普勒超声测量要求：因脐带胎盘插入处的脐动脉舒张末期血流相对于胎儿端更多，S/D比值及RI指相对较低。为了多普勒测量的简单性和一致性，国际妇产科超声学会推荐在脐带游离段进行测量。

（2）正常血流图像特征：在孕早期，脐动脉舒张期血流缺失，在孕晚期，开始出现脐动脉舒张期血流（图2-4-10）。Acharya G等对130例低风险单胎妊娠孕妇进行随访，测量脐动脉在妊娠19~42周间的多普勒指数，研究发现随着孕周增加，舒张期血流逐渐增多，脐动脉的S/D比值、RI值及PI值逐渐下降（表2-4-15~表2-4-17）。Widnes C等对294例无并发症的单胎妊娠孕妇（其中152例男性胎儿和142例女性胎儿）进行随访，对19~40周的多普勒指数进行统计分析。研究显示在妊娠20^{+0}~36^{+6}周，女性胎儿的脐动脉多普勒指数显著高于男性胎儿（$P<0.05$），之后两者无明显差异；且从妊娠26周开始，女性胎儿的心率显著高于男性胎儿（$P<0.05$）。

表2-4-15 脐动脉 S/D 比值百分位数

孕周/周	S/D 比值百分位数								
	$P_{2.5}$	P_5	P_{10}	P_{25}	P_{50}	P_{75}	P_{90}	P_{95}	$P_{97.5}$
19	2.73	2.93	3.19	3.67	4.28	5.00	5.75	6.26	6.73
20	2.63	2.83	3.07	3.53	4.11	4.80	5.51	5.99	6.43
21	2.51	2.70	2.93	3.36	3.91	4.55	5.22	5.67	6.09
22	2.43	2.60	2.83	3.24	3.77	4.38	5.03	5.45	5.85
23	2.34	2.51	2.72	3.11	3.62	4.21	4.82	5.22	5.61
24	2.25	2.41	2.62	2.99	3.48	4.04	4.63	5.02	5.38
25	2.17	2.33	2.52	2.88	3.35	3.89	4.45	4.83	5.18
26	2.09	2.24	2.43	2.78	3.23	3.75	4.30	4.66	5.00
27	2.02	2.17	2.35	2.69	3.12	3.63	4.15	4.50	4.83
28	1.95	2.09	2.27	2.60	3.02	3.51	4.02	4.36	4.67
29	1.89	2.03	2.20	2.52	2.92	3.40	3.89	4.22	4.53
30	1.83	1.96	2.13	2.44	2.83	3.30	3.78	4.10	4.40
31	1.77	1.90	2.06	2.36	2.75	3.20	3.67	3.98	4.27
32	1.71	1.84	2.00	2.29	2.67	3.11	3.57	3.87	4.16
33	1.66	1.79	1.94	2.23	2.60	3.03	3.48	3.77	4.06
34	1.61	1.73	1.88	2.16	2.53	2.95	3.39	3.68	3.96
35	1.57	1.68	1.83	2.11	2.46	2.87	3.30	3.59	3.86
36	1.52	1.64	1.78	2.05	2.40	2.80	3.23	3.51	3.78
37	1.48	1.59	1.73	2.00	2.34	2.74	3.15	3.43	3.69
38	1.44	1.55	1.69	1.95	2.28	2.67	3.08	3.36	3.62
39	1.40	1.51	1.64	1.90	2.23	2.61	3.02	3.29	3.54
40	1.36	1.47	1.60	1.85	2.18	2.56	1.96	3.22	3.48
41	1.33	1.43	1.56	1.81	2.13	2.50	2.90	3.16	3.41

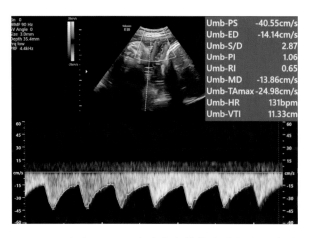

图 2-4-10 妊娠 28 周，脐动脉多普勒血流频谱及参数测量

表 2-4-16 脐动脉 RI 值百分位数

孕周/周	RI 值百分位数								
	$P_{2.5}$	P_5	P_{10}	P_{25}	P_{50}	P_{75}	P_{90}	P_{95}	$P_{97.5}$
19	0.64	0.66	0.68	0.72	0.77	0.81	0.85	0.88	0.90
20	0.63	0.65	0.67	0.71	0.75	0.80	0.84	0.87	0.89
21	0.62	0.64	0.66	0.70	0.74	0.79	0.83	0.85	0.88
22	0.60	0.62	0.65	0.68	0.73	0.78	0.82	0.84	0.87
23	0.59	0.61	0.63	0.67	0.72	0.76	0.81	0.83	0.86
24	0.58	0.60	0.62	0.66	0.71	0.75	0.80	0.82	0.85
25	0.56	0.58	0.61	0.65	0.69	0.74	0.79	0.81	0.84
26	0.55	0.57	0.59	0.64	0.68	0.73	0.78	0.80	0.83
27	0.54	0.56	0.58	0.62	0.67	0.72	0.77	0.79	0.82
28	0.53	0.55	0.57	0.61	0.66	0.71	0.76	0.78	0.81
29	0.51	0.53	0.56	0.60	0.65	0.70	0.75	0.77	0.80
30	0.50	0.52	0.54	0.59	0.64	0.69	0.74	0.76	0.79
31	0.49	0.51	0.53	0.58	0.63	0.68	0.73	0.76	0.78
32	0.47	0.50	0.52	0.56	0.61	0.67	0.72	0.75	0.77
33	0.46	0.48	0.51	0.55	0.60	0.66	0.71	0.74	0.77
34	0.45	0.47	0.50	0.54	0.59	0.65	0.70	0.73	0.76
35	0.44	0.46	0.48	0.53	0.58	0.64	0.69	0.72	0.75
36	0.42	0.45	0.47	0.52	0.57	0.63	0.68	0.71	0.74
37	0.41	0.43	0.46	0.51	0.56	0.62	0.67	0.70	0.73
38	0.40	0.42	0.45	0.50	0.55	0.61	0.66	0.70	0.73
39	0.39	0.41	0.44	0.48	0.54	0.60	0.65	0.69	0.72
40	0.38	0.40	0.43	0.47	0.53	0.59	0.65	0.68	0.71
41	0.36	0.39	0.41	0.46	0.52	0.58	0.64	0.67	0.70

表 2-4-17 脐动脉 PI 值百分位数

孕周/周	PI 值百分位数								
	$P_{2.5}$	P_5	P_{10}	P_{25}	P_{50}	P_{75}	P_{90}	P_{95}	$P_{97.5}$
19	0.97	1.02	1.08	1.18	1.30	1.44	1.57	1.66	1.74
20	0.94	0.99	1.04	1.14	1.27	1.40	1.54	1.62	1.70
21	0.90	0.95	1.00	1.10	1.22	1.36	1.49	1.58	1.65
22	0.87	0.92	0.97	1.07	1.19	1.32	1.46	1.54	1.62
23	0.84	0.89	0.94	1.04	1.15	1.29	1.42	1.50	1.58
24	0.81	0.86	0.91	1.00	1.12	1.25	1.38	1.47	1.55
25	0.78	0.83	0.88	0.97	1.09	1.22	1.35	1.44	1.51
26	0.76	0.80	0.85	0.94	1.06	1.19	1.32	1.41	1.48
27	0.73	0.77	0.82	0.92	1.03	1.16	1.29	1.38	1.45
28	0.71	0.75	0.80	0.89	1.00	1.13	1.26	1.35	1.43

续表

孕周/周	PI 值百分位数								
	$P_{2.5}$	P_5	P_{10}	P_{25}	P_{50}	P_{75}	P_{90}	P_{95}	$P_{97.5}$
29	0.68	0.72	0.77	0.86	0.98	1.10	1.23	1.32	1.40
30	0.66	0.70	0.75	0.84	0.95	1.08	1.21	1.29	1.37
31	0.64	0.68	0.73	0.82	0.93	1.05	1.18	1.27	1.35
32	0.62	0.66	0.70	0.79	0.90	1.03	1.16	1.25	1.32
33	0.60	0.64	0.68	0.77	0.88	1.01	1.14	1.22	1.30
34	0.58	0.62	0.66	0.75	0.86	0.99	1.12	1.20	1.28
35	0.56	0.60	0.64	0.73	0.84	0.97	1.09	1.18	1.26
36	0.54	0.58	0.63	0.71	0.82	0.95	1.07	1.16	1.24
37	0.53	0.56	0.61	0.69	0.80	0.93	1.05	1.14	1.22
38	0.51	0.55	0.59	0.68	0.78	0.91	1.04	1.12	1.20
39	0.49	0.53	0.57	0.66	0.76	0.89	1.02	1.10	1.18
40	0.48	0.51	0.56	0.64	0.75	0.87	1.00	1.09	1.17
41	0.47	0.50	0.54	0.63	0.73	0.85	0.98	1.07	1.15

（3）临床应用及意义：当某些疾病引起胎盘三级绒毛内血管栓塞时，胎盘血管血流阻力和脐动脉血流阻力增高，会造成脐动脉舒张末期血流进行性减少、消失，最终进展为舒张末期血流反向，多普勒血流参数表现为 S/D 比值、PI 值、RI 值等升高。一般认为，孕 28 周以后脐动脉 S/D 比值≤3.0 或 RI 值≤0.6 被视为正常，而当脐动脉多普勒指数超过相应胎龄的第 95 百分位数，发生不良妊娠结局的风险增高。即便多普勒指数在第 95 百分位数内，但若呈持续上升趋势，仍需警惕不良妊娠结局的发生。妊娠中晚期脐动脉舒张末期血流消失（absent end-diastolic flow）或舒张末期血流反向（reversed end-diastolic flow）是胎儿胎盘循环严重不足的征象，与围产期不良结局显著相关。

Alfirevic Z 等曾对 5 项低风险妊娠妇女的胎儿脐动脉多普勒指数的随机对照试验进行统计分析，共纳入 14 185 名低风险妊娠妇女，结果显示，对于普通低风险妊娠孕妇及胎儿，脐动脉多普勒超声检测对于母胎妊娠结局无明显意义。另外，他们又对 19 项关于高危妊娠妇女的随机对照试验进行了系统评价，共纳入了 10 667 名孕妇，有证据显示，对于高危妊娠妇女，胎儿脐动脉多普勒超声监测可预测围产儿的死亡率，并降低不避孕的产科干预率。美国妇产科学会的实践指南支持对疑似宫内生长受限者行脐动脉多普勒超声评估，但不支持将其用于正常生长的胎儿。

1) 脐动脉多普勒超声在胎儿生长受限（FGR）中的应用：目前已有大量研究证实了脐动脉多普勒超声可反映 FGR 胎儿产时及远期结局。O'Dwyer V 等纳入了 1 116 例 FGR 胎儿，比较了脐动脉多普勒血流正常胎儿和异常胎儿的妊娠结局，结果显示，脐动脉多普勒血流正常胎儿组的围产期死亡率更低（2/698 *vs.* 6/418，*P*=0.01），且总体不良妊娠结局率更低（9/698 *vs.* 48/418，*P*<0.000 1）。脐动脉多普勒血流正常是胎儿总体健康状况尚可的有力证据，因此，当脐动脉血流正常时，支持延迟分娩待胎儿进一步发育成熟。

脐动脉舒张末期血流消失或反向通常与严重 FGR 和羊水过少等有关。美国母胎医学会认为，对疑似 FGR 的胎儿进行脐动脉多普勒评估有助于区分缺氧性生长受限胎儿和非缺氧性小胎儿，有助于指导对 FGR 孕妇的产科干预决策。当怀疑胎儿发生 FGR 时，建议每周监测胎儿脐动脉血流情况，若无异常，可期待至 38~39 周分娩；若脐动脉血流减少，建议增加监测频率，至 37 周终止妊娠；若脐动脉舒张期血流消失或反向，建议给予糖皮质激素促胎肺成熟后至 32~34 周终止妊娠（图 2-4-11）。在监测 FGR 胎儿时，应同时联合脐动脉多普勒超声检查与胎心宫缩监护、胎儿生物物理评分等相关胎儿监测方法。

2) 脐动脉多普勒超声在胎儿染色体异常中的应用：有学者发现，21 三体、18 三体和 13 三体等染色体异常胎儿的脐动脉多普勒指数常有异常表现，多表现为妊娠中晚期脐动脉搏动指数高于

第 95 百分位数、舒张末期血流消失或反向等。一些小样本研究显示，非整倍体胎儿的胎盘存在功能不良表现，胎盘内小肌肉动脉数量减少引起血管阻力增加。但亦有学者发现，即使在胎盘功能正常的非整倍体胎儿中，也存在脐动脉血流阻力升高的表现，所以在未来仍需要进一步研究明确相关的机制。此外，现已有大量血清学指标和超声软指标被证实与非整倍体胎儿相关，故应用脐动脉多普勒参数评估染色体异常胎儿的意义相对较小。

2. **大脑中动脉**　胎儿脑循环通常是高阻循环，随着心动周期持续向前流动。当胎儿处于缺氧状态或贫血时，全身血流发生重要脏器血流再分布，经过增加胎儿大脑血液流速以保证大脑血液供应，同时，流向外周循环和胎盘循环的血流减少，这一现象被称为脑保护效应。

大脑中动脉（middle cerebral artery，MCA）是大脑动脉环的重要分支，运送 80% 以上的脑血流量。在胎儿超声监测中，大脑中动脉是最易监测的脑血管，可以有效反映胎儿脑部的血液供应情况。

（1）多普勒超声测量要求：取胎儿颅底丘脑和蝶骨翼水平横切面，并通过彩色多普勒血流成像（color Doppler flow imaging，CDFI）以获得大脑动脉环图像（图 2-4-12）。找到大脑中动脉的起始位置，调整探头使声束与大脑中动脉血流一致，两者夹角为 0°。应在胎儿静止且无呼吸运动时测量，且在测量时，探头不得压迫胎儿头部（图 2-4-13）。

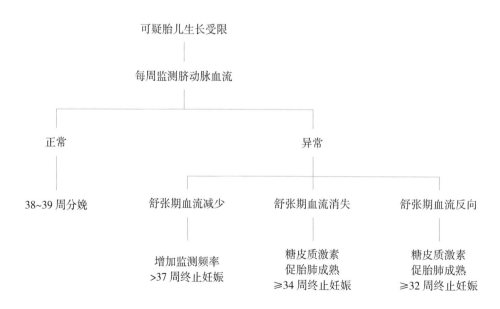

图 2-4-11　可疑胎儿生长受限的脐动脉多普勒超声监测指导

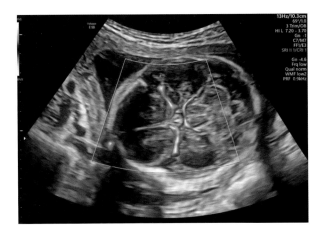

图 2-4-12　妊娠 28 周,CDFI 显示胎儿大脑动脉环

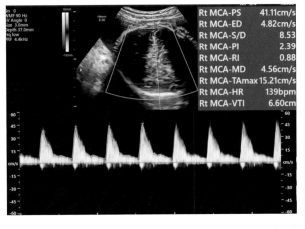

图 2-4-13　妊娠 32 周,胎儿大脑中动脉多普勒血流频谱及参数测量

（2）正常血流图像特征:随着孕周增长,大脑中动脉的血流速度逐渐增高,血流阻力逐渐降低。Morales-Roselló J 等对 2 323 例 19~41 周单胎妊娠胎儿的大脑中动脉、脐动脉等进行多普勒监测,并计算了收缩期峰值流速（PSV）等参数的百分位数（表 2-4-18）。英国胎儿医学基金会通过对 72 387 名单胎妊娠胎儿的脐动脉和大脑中动脉进行超声多普勒监测,计算了 20~41 周大脑中动脉 PI 值（表 2-4-19）和大脑胎盘血流比（cerebro placental ratio,CPR）的参考范围（表 2-4-20）。研究显示,随着孕周增大,大脑中动脉 PI 值逐渐升高,多在 30~31 周前后到达高峰,后呈逐渐下降趋势。另外,他们结合母体因素分析后发现,不同人种的大脑中动脉 PI 值有差异,还发现孕妇年龄 <23 岁、BMI>36.5kg/m² 、抽烟等因素与大脑中动脉 PI 值升高相关,而孕妇年龄 >38.2 岁、BMI<23.6kg/m² 、试管婴儿、1 型糖尿病和高血压等因素则可能引起大脑中动脉 PI 值降低。

表 2-4-18　大脑中动脉 PSV 参考范围

孕周/周	大脑中动脉 PSV 百分位数 /(cm·s⁻¹)							
	例数	P_3	P_5	P_{10}	P_{50}	P_{90}	P_{95}	P_{97}
19	12	12.90	12.86	14.03	17.63	23.76	25.46	26.38
20	191	14.31	14.45	15.70	20.03	26.56	28.39	29.54
21	30	15.70	15.99	17.34	22.38	29.30	31.27	32.64
22	10	17.05	17.49	18.95	24.66	31.99	34.10	35.67
23	13	18.38	18.96	20.52	26.89	34.64	36.89	38.65
24	27	19.67	20.39	22.06	29.07	37.23	39.62	41.57
25	13	20.93	21.79	23.57	31.19	39.77	42.31	44.42
26	10	22.15	23.14	25.04	33.25	42.26	44.96	47.21
27	19	23.35	24.46	26.48	35.26	44.70	47.55	49.94
28	37	24.51	25.75	27.89	37.21	47.09	50.10	52.61
29	26	25.64	26.99	29.26	39.10	49.43	52.60	55.22
30	16	26.74	28.20	30.61	40.94	51.72	55.05	57.76
31	29	27.81	29.37	31.91	42.72	53.95	57.46	60.25
32	278	28.85	30.50	33.19	44.44	56.14	59.82	62.67
33	308	29.85	31.60	34.43	46.11	58.28	62.13	65.03
34	66	30.83	32.66	35.64	47.72	60.36	64.39	67.33
35	35	31.77	33.68	36.82	49.28	62.40	66.61	69.57
36	62	32.68	34.67	37.96	50.78	64.38	68.78	71.75
37	89	33.56	35.61	39.07	52.22	66.32	70.90	73.87
38	217	34.40	36.52	40.15	53.61	68.20	72.97	75.92
39	455	35.22	37.40	41.20	54.94	70.04	75.00	77.92
40	359	36.00	38.23	42.21	56.22	71.82	76.98	79.85
41	11	36.75	39.03	43.19	57.44	73.55	78.91	81.72

表 2-4-19　大脑中动脉 PI 值参考范围

孕周/周	大脑中动脉 PI 值百分位数						
	P_5	P_{10}	P_{25}	P_{50}	P_{75}	P_{90}	P_{95}
20	1.162	1.227	1.344	1.486	1.644	1.800	1.901
21	1.213	1.278	1.396	1.540	1.699	1.855	1.956
22	1.263	1.330	1.450	1.595	1.755	1.913	2.015
23	1.313	1.381	1.503	1.651	1.813	1.973	2.075
24	1.360	1.430	1.554	1.705	1.870	2.033	2.137
25	1.405	1.476	1.603	1.757	1.926	2.091	2.197
26	1.445	1.517	1.648	1.805	1.978	2.147	2.255
27	1.478	1.553	1.686	1.848	2.024	2.198	2.309
28	1.504	1.580	1.717	1.883	2.064	2.243	2.357
29	1.521	1.599	1.739	1.909	2.095	2.278	2.395

续表

孕周/周	大脑中动脉 PI 值百分位数						
	P_5	P_{10}	P_{25}	P_{50}	P_{75}	P_{90}	P_{95}
30	1.527	1.607	1.750	1.924	2.115	2.303	2.424
31	1.521	1.603	1.749	1.926	2.122	2.316	2.440
32	1.503	1.596	1.734	1.915	2.115	2.314	2.441
33	1.472	1.555	1.705	1.889	2.093	2.296	2.426
34	1.427	1.511	1.662	1.848	2.055	2.260	2.393
35	1.369	1.453	1.604	1.791	1.999	2.207	2.342
36	1.300	1.382	1.532	1.718	1.927	2.136	2.272
37	1.219	1.300	1.448	1.632	1.839	2.048	2.184
38	1.129	1.208	1.352	1.532	1.736	1.943	2.078
39	1.032	1.108	1.246	1.421	1.620	1.823	1.956
40	0.931	1.002	1.134	1.302	1.494	1.691	1.821
41	0.827	0.894	1.018	1.177	1.360	1.548	1.674

表 2-4-20　大脑胎盘血流比参考范围

孕周/周	大脑胎盘血流比百分位数						
	P_5	P_{10}	P_{25}	P_{50}	P_{75}	P_{90}	P_{95}
20	0.872	0.938	1.059	1.212	1.388	1.567	1.686
21	0.934	1.002	1.129	1.289	1.471	1.657	1.780
22	0.996	1.068	1.201	1.367	1.557	1.750	1.877
23	1.059	1.134	1.273	1.447	1.645	1.845	1.977
24	1.121	1.200	1.345	1.526	1.732	1.942	2.079
25	1.181	1.263	1.415	1.605	1.820	2.038	2.180
26	1.237	1.324	1.482	1.680	1.904	2.132	2.281
27	1.290	1.380	1.545	1.751	1.985	2.223	2.378
28	1.336	1.430	1.602	1.817	2.061	2.309	2.471
29	1.375	1.473	1.651	1.875	2.129	2.388	2.557
30	1.406	1.507	1.692	1.924	2.189	2.457	2.634
31	1.426	1.530	1.722	1.962	2.237	2.516	2.700
32	1.436	1.543	1.740	1.988	2.272	2.562	2.753
33	1.434	1.543	1.745	2.000	2.293	2.593	2.790
34	1.419	1.531	1.736	1.997	2.298	2.607	2.811
35	1.392	1.505	1.713	1.979	2.286	2.603	2.813
36	1.353	1.466	1.676	1.944	2.256	2.579	2.795
37	1.301	1.414	1.624	1.894	2.209	2.537	2.756
38	1.239	1.350	1.558	1.827	2.143	2.474	2.696
39	1.167	1.275	1.480	1.747	2.061	2.392	2.615
40	1.086	1.192	1.391	1.653	1.963	2.291	2.514
41	1.000	1.101	1.294	1.547	1.851	2.174	2.394

（3）临床应用及意义

1）大脑中动脉多普勒超声检测在胎儿贫血中的应用：当胎儿因同种免疫溶血而发生贫血时，由于胎儿血红蛋白减少，血液黏滞度降低且心排出量增加，引起大脑中动脉的 PSV 加快。Mari G 等研究发现，因母体同种免疫而发生溶血性贫血的胎儿，其大脑中动脉血流速度显著升高。轻度贫血胎儿的大脑中动脉 PSV 最佳阈值是中值的 1.29 倍，中度贫血为 1.50 倍，而重度贫血为 1.55 倍（表 2-4-21）。另有学者研究发现，通过宫内输血改善胎儿贫血后，其大脑中动脉 PSV 有所下降。但有一项系统研究发现，随着胎儿宫内输血次数增加，使用大脑中动脉 PSV≥1.5MoM 预测胎儿贫血的准确性有所下降，仍需进一步探究更准确的预测方法。

表 2-4-21　贫血胎儿大脑中动脉 PSV 阈值

孕周/周	PSV 阈值/(cm·s⁻¹)			
	中值（1.00 倍）	轻度贫血（1.29 倍）	中度贫血（1.50 倍）	重度贫血（1.55 倍）
18	23.2	29.9	34.8	36.0
20	25.5	32.8	38.2	39.5
22	27.9	36.0	41.9	43.3
24	30.7	39.5	46.0	47.5
26	33.6	43.3	50.4	52.1
28	36.9	47.6	55.4	57.2
30	40.5	52.2	60.7	62.8
32	44.4	57.3	66.6	68.9
34	48.7	62.9	73.1	75.6
36	53.5	69.0	80.2	82.9
38	58.7	75.7	88.0	91.0
40	64.4	83.0	96.6	99.8

2）大脑中动脉多普勒超声在胎儿生长受限中的应用：当胎盘功能不全导致胎儿生长受限时，由于胎儿脑保护效应，大脑中动脉血流速度增加，PI 值降低。有学者发现，对于小于胎龄儿和正常妊娠的胎儿，大脑胎盘血流比（CPR）降低（由于大脑中动脉 PI 值降低和/或脐动脉 PI 值升高引起）与围产期死亡率、胎儿窘迫、剖宫产率、新生儿酸中毒、新生儿低 Apgar 评分等不良妊娠结局相关，是预测不良妊娠结局的指标之一。

3. 子宫动脉　子宫动脉是髂内动脉的分支，其终末端为螺旋小动脉。在非孕和孕早期妇女中，子宫动脉血流阻力较高，随着妊娠发展，胎盘处的螺旋小动脉被滋养细胞浸润扩张，逐渐开放到绒毛间隙中，使得子宫动脉血流阻力逐渐降低。

（1）多普勒超声测量要求：频谱的取样容积置于子宫动脉主干，即髂内动脉分支跨过髂外血管上方的子宫动脉处。取样时尽可能使血管长轴与声束方向平行或减小夹角。取 3~5 个连续稳定、形态均匀一致的血流图，测量计算子宫动脉收缩期流速、舒张期流速以及血管阻力等指数。要求测量双侧子宫动脉的多普勒指数，取平均值。

（2）正常血流图像特征：在未妊娠和早期妊娠时，子宫动脉是高阻血流，呈双峰波形，PSV 高，舒张早期有切迹，舒张末期血流速度较低。随着妊娠进展，胎盘发育良好时，子宫动脉血流量逐渐增加，血流阻力逐渐降低，舒张期流速逐渐增加，舒张早期切迹消失，其 RI 值和 PI 值逐渐降低（图 2-4-14~ 图 2-4-16，表 2-4-22，表 2-4-23）。

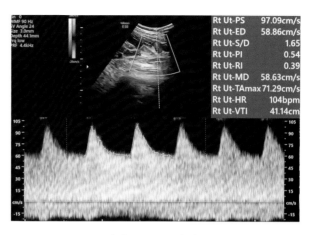

图 2-4-16　妊娠 28 周子宫动脉血流频谱

表 2-4-22　妊娠期子宫动脉 RI 值参考范围

孕周 / 周	RI 值百分位数		
	P_5	P_{50}	P_{95}
18	0.222	0.447	0.659
19	0.204	0.429	0.641
20	0.194	0.419	0.630
21	0.186	0.411	0.622
22	0.180	0.405	0.615
23	0.175	0.400	0.610
24	0.171	0.395	0.605
25	0.167	0.391	0.601
26	0.163	0.387	0.597
27	0.160	0.384	0.593
28	0.157	0.380	0.590
29	0.154	0.378	0.587
30	0.152	0.375	0.584
31	0.150	0.372	0.581
32	0.147	0.370	0.578
33	0.145	0.368	0.576
34	0.144	0.366	0.574
35	0.142	0.364	0.571
36	0.140	0.362	0.569
37	0.139	0.360	0.567
38	0.137	0.358	0.566
39	0.136	0.357	0.564
40	0.135	0.355	0.562

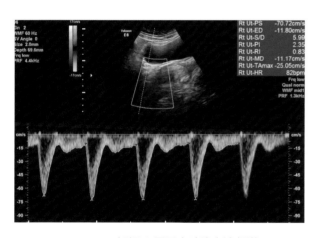

图 2-4-14　妊娠 8 周子宫动脉血流频谱
可见舒张早期切迹。

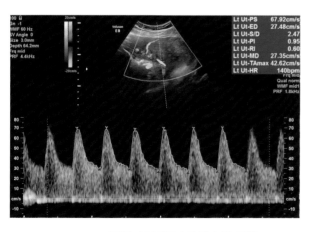

图 2-4-15　妊娠 18 周子宫动脉血流频谱

表 2-4-23   妊娠期子宫动脉 PI 值参考范围

孕周 / 周	PI 值百分位数		
	P_5	P_{50}	P_{95}
18	0.509	0.888	1.407
19	0.460	0.838	1.356
20	0.436	0.812	1.328
21	0.420	0.795	1.309
22	0.407	0.781	1.293
23	0.397	0.769	1.280
24	0.388	0.759	1.268
25	0.381	0.751	1.258
26	0.374	0.743	1.248
27	0.369	0.736	1.239
28	0.363	0.729	1.230
29	0.358	0.722	1.222
30	0.354	0.716	1.214
31	0.349	0.711	1.207
32	0.345	0.705	1.199
33	0.341	0.700	1.192
34	0.337	0.695	1.185
35	0.333	0.690	1.178
36	0.330	0.684	1.171
37	0.326	0.679	1.164
38	0.322	0.674	1.157
39	0.318	0.669	1.150
40	0.313	0.663	1.143

（3）临床应用及意义：若在妊娠晚期出现舒张早期切迹和 / 或 PI 值、RI 值增高，往往提示胎盘循环阻力增高，发生子痫前期、胎儿生长受限、胎盘早剥甚至胎死宫内等并发症的风险增加。

Velauthar L 等在 2014 年对 18 项孕早期子宫动脉多普勒超声筛查与不良结局的研究报道进行了系统分析，共纳入了 55 974 名孕妇，他们得出以下结论：①孕早期异常子宫动脉流速波形预测早发型子痫前期的灵敏度为 47.8%，特异度为 92.1%，而预测早发型胎儿生长受限的灵敏度为 39.2%，特异度为 93.1%；②异常子宫动脉流速波形预测子痫前期的灵敏度和特异度分别为 26.4% 和 93.4%，而胎儿生长受限的灵敏度和特异度分别为 15.4% 和 93.3%；③根据异常子宫动脉流速波形预

测，减少了需要阿司匹林预防早发型子痫前期的病例数。Cnossen 等在 2008 年对孕早期和孕中期使用子宫动脉多普勒超声进行筛查的研究进行了系统分析，纳入了 74 项子痫前期（共 79 547 名孕妇）和 61 项宫内生长受限（共 41 131 名孕妇）的临床研究，结果显示子宫多普勒超声在妊娠中期比妊娠早期预测的准确率更高，PI 值升高联合舒张早期切迹是预测子痫前期最佳的预测指标，其在高风险和低风险妊娠妇女中的阳性似然比分别为 21.0 和 7.5；同样，这也是预测低风险妊娠胎儿发生宫内生长受限的最佳指标，其阳性似然比为 9.1，而发生严重胎儿生长受限的阳性似然比为 14.6。

多普勒超声评估子宫动脉血流的意义：

1）反映子宫的血流灌注情况：子宫动脉灌注不足可能增加胚胎发育不良、复发性流产、反复种植失败、妊娠高血压疾病、胎儿生长受限以及羊水过少等的风险。

2）评价子宫内膜容受性：子宫动脉血流阻力与子宫内膜厚度呈负相关性，其 PI 值和 RI 值越低，提示卵巢和子宫的血流灌注越好，胚胎着床率越高。

3）对妊娠高血压疾病的发生有较高的预测价值。

（二）胎儿静脉多普勒监测

胎儿静脉系统的多普勒超声检测可以反映胎儿心血管功能情况。当胎儿发生心脏顺应性和收缩性减弱、心脏负荷增加等心血管功能异常时，可表现为静脉导管、脐静脉及下腔静脉等静脉血管的血流频谱异常。

1. **静脉导管**　静脉导管（ductus venosus，DV）是胎儿期特有的循环通道，位于胎儿肝脏内，连于脐静脉与下腔静脉之间，出生后闭合形成静脉韧带。静脉导管为一狭窄的喇叭状结构，入口处内径较窄，末端处最宽，具有收缩功能，起到调节血流量的作用。它可将脐动脉中含氧量高的血液直接送入下腔静脉，进入右心房，通过卵圆孔到左心房。因其特殊位置和连接，检测静脉导管血流动力学可以直接反映胎儿的心功能情况。

（1）多普勒超声测量要求：于胎儿腹部斜矢状切面显示脐静脉腹内段长轴，其入肝后，向上向后走行，在肝内脐静脉至下腔静脉之间的血管即为静脉导管。显示静脉导管后，将取样容积置于导管中段，取样门应尽可能小，调节声束与血流方向尽可能保持平行（图 2-4-17）。胎动、胎儿呼吸运动

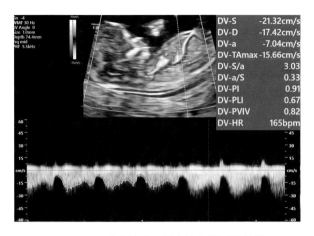

图 2-4-17 胎儿静脉导管血流频谱测量位置

等对于静脉导管测量影响较大,故检查应在胎儿静止无呼吸运动时进行。

(2) 正常血流图像特征:正常胎儿静脉导管中的血流总是前向的,频谱为典型三相波。①心室收缩波(S 波)。当心室收缩时,右心房的压力小于静脉导管,血液从脐静脉经静脉导管进入右心房,频谱上表现为 S 波。②心室舒张波(D 波)。当心室舒张时,血液从右心房进入右心室,频谱上表现为 D 波。③心房收缩波(a 波)。当心房收缩时,频谱上表现为 a 波(图 2-4-18)。随着孕周增加,静脉导管的三个波的峰值流速逐渐增加,而其 PI 值和各项血流速度比等逐渐降低(表 2-4-24 和表 2-4-25)。

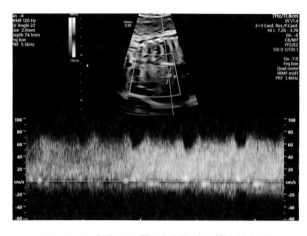

图 2-4-18 妊娠 35 周,胎儿静脉导管血流频谱

表 2-4-24 不同妊娠周数静脉导管各相速度参考范围

孕周 / 周	心室收缩期峰值流速(S)		心室舒张期峰值流速(D)		心房收缩期峰值流速(a)	
	平均值	90% 置信区间	平均值	90% 置信区间	平均值	90% 置信区间
14	48.000	(31.478~65.432)	41.742	(26.453~57.326)	11.165	(1.872~21.571)
15	49.458	(32.757~67.080)	42.737	(27.286~58.486)	13.753	(4.189~24.462)
16	51.504	(34.623~69.315)	44.526	(28.914~60.440)	16274	(6.438~27.286)
17	53.730	(36.669~71.730)	46.700	(30.925~62.779)	18.637	(8.530~29.953)
18	55.904	(38.663~74.093)	48.928	(32.991~65.172)	20.815	(10.437~32.434)
19	57.894	(40.474~76.273)	50.994	(34.895~67.402)	22.799	(12.150~34.721)
20	59.636	(42.037~78.205)	52.780	(36.519~69.353)	24.589	(13.669~36.815)
21	61.108	(42.717~79.866)	54.242	(37.819~70.981)	26.191	(15.000~38.720)
22	62.313	(44.354~81.260)	55.385	(38.801~72.289)	27.612	(16.151~40.445)
23	63.272	(45.134~82.409)	56.243	(39.497~73.312)	28.864	(17.131~42.000)
24	64.016	(45.698~83.342)	56.862	(39.953~74.096)	29.956	(17.952~43.395)
25	64.577	(46.080~84.093)	57.291	(40.221~74.690)	30.900	(18.625~44.643)
26	64.990	(46.312~84.695)	57.578	(40.346~75.142)	31.709	(19.163~45.756)
27	65.284	(46.427~85.178)	57.762	(40.368~75.491)	32.394	(19.578~46.745)
28	65.488	(46.451~85.572)	57.875	(40.319~75.769)	32.968	(19.880~47.622)
29	65.624	(46.408~85.897)	57.941	(40.223~76.000)	33.443	(20.084~48.400)
30	65.712	(46.316~86.175)	57.978	(40.098~76.202)	33.829	(20.199~49.089)
31	65.766	(46.191~86.418)	57.997	(39.995~76.386)	34.137	(20.236~49.701)
32	65.798	(46.043~86.640)	58.006	(39.803~76.561)	34.379	(20.207~50.247)

续表

孕周/周	心室收缩期峰值流速（S）		心室舒张期峰值流速（D）		心房收缩期峰值流速（a）	
	平均值	90% 置信区间	平均值	90% 置信区间	平均值	90% 置信区间
33	65.816	(45.881~86.847)	58.011	(39.645~76.730)	34.564	(20.121~50.735)
34	65.825	(45.711~87.045)	58.012	(39.485~76.897)	34.702	(19.988~51.176)
35	65.829	(45.536~87.239)	58.013	(39.324~77.063)	34.800	(19.815~51.578)
36	65.831	(45.358~87.431)	58.013	(39.162~77.228)	34.868	(19.612~51.949)
37	65.832	(45.179~87.621)	58.013	(39.000~77.393)	34.911	(19.384~52.296)
38	65.832	(45.000~87.810)	58.013	(38.838~77.558)	34.937	(19.139~52.626)
39	65.832	(44.820~88.000)	58.013	(38.676~77.723)	34.951	(18.882~52.943)
40	65.832	(44.641~88.189)	58.013	(38.514~77.888)	34.957	(18.617~53.253)
41	65.832	(44.461~88.379)	58.013	(38.352~78.053)	34.959	(18.348~53.558)

表 2-4-25　不同妊娠周数静脉导管 PI 值与血流速度比参考范围

孕周/周	例数	PI 值		S/a		v/a		D/a	
		平均值	标准差	平均值	标准差	平均值	标准差	平均值	标准差
11	30	1.02	0.174	4.62	1.438	3.38	1.185	4.08	1.235
12	40	0.97	0.150	4.42	1.607	3.25	1.201	4.05	1.637
13	30	0.96	0.168	4.62	1.943	3.08	1.397	4.07	1.705
14	30	1.01	0.213	4.29	1.564	2.97	0.895	3.89	1.353
15	30	0.88	0.214	3.41	1.588	2.59	1.095	3.11	1.387
16	31	0.82	0.228	3.01	1.256	2.24	0.789	2.77	1.161
17	30	0.83	0.175	3.07	0.953	2.34	0.721	2.80	0.829
18	29	0.67	0.184	2.29	0.706	1.77	0.526	2.12	0.639
19	30	0.67	0.176	2.29	0.863	1.83	0.614	2.12	0.800
20	28	0.69	0.177	2.46	0.802	1.89	0.516	2.29	0.722
21	30	0.69	0.154	2.40	0.834	1.83	0.530	2.26	0.827
22	34	0.60	0.172	2.13	0.521	1.58	0.337	1.95	0.449
23	31	0.54	0.118	1.93	0.427	1.48	0.307	1.76	0.516
24	39	0.59	0.113	2.06	0.419	1.54	0.308	1.88	0.370
25	38	0.54	0.137	1.94	0.399	1.48	0.243	1.81	0.377
26	30	0.58	0.153	2.04	0.435	1.57	0.327	1.87	0.390
27	33	0.54	0.140	1.96	0.434	1.52	0.336	1.80	0.411
28	32	0.56	0.124	1.99	0.313	1.52	0.186	1.81	0.245
29	32	0.54	0.138	1.91	0.392	1.45	0.266	1.76	0.350
30	38	0.57	0.124	2.04	0.699	1.41	0.335	1.84	0.519
31	33	0.57	0.114	1.98	0.325	1.44	0.200	1.76	0.260
32	30	0.51	0.128	1.87	0.371	1.40	0.211	1.69	0.339
33	33	0.54	0.148	1.91	0.439	1.45	0.325	1.70	0.350
34	34	0.55	0.138	1.91	0.366	1.44	0.313	1.71	0.329
35	33	0.52	0.106	1.83	0.231	1.41	0.161	1.67	0.181
36	29	0.54	0.135	1.91	0.379	1.46	0.281	1.69	0.322
37	30	0.53	0.129	1.83	0.303	1.35	0.187	1.63	0.246
38	35	0.47	0.144	1.74	0.343	1.45	0.275	1.61	0.298

注：S. 心室收缩期峰值流速；a. 心房收缩期峰值流速；v. 心室收缩末期峰值流速；D. 心室舒张期峰值流速。

（3）临床应用及意义：静脉导管血液通过下腔静脉直接进入右心房，所以静脉导管波形变化可直接反映胎儿心脏功能变化情况。当胎盘功能不全时，脐动脉阻力进行性增加，胎儿心功能受损进而导致中心静脉压升高，从而导致静脉导管及其他大静脉的舒张期血流减少。为满足营养物质及氧气供应，静脉导管血管舒张使脐静脉血液进入心脏，但同时增加心房压的逆向传导。静脉导管的 RI 值、PI 值逐渐增加，进而表现为 a 波缺失，最终逆转。静脉导管 a 波缺失或反向提示心血管系统不稳定，是即将发生胎儿酸中毒和胎儿死亡的征象。此外，有学者发现静脉导管的各相时间间隔随着胎儿状态改变而有所改变。正常妊娠时，随着妊娠孕周增加，胎儿心脏的心室容积和心输出量逐渐增加，静脉导管收缩时间随之延长，当胎儿心脏功能受损时，心室射血时间和输出量减少，静脉导管收缩时间将随之变短，而舒张时间可延长。

1）静脉导管多普勒超声在 FGR 中的应用：在胎盘功能不全导致胎盘循环阻力增加时，首先引起脐动脉血流阻力改变，然后导致胎儿心功能改变，进而导致静脉导管血流改变。由此可见，脐动脉血流改变出现较早，而静脉导管血流改变出现较晚，且通常是胎儿预后不良的征象。

研究显示，当出现脐动脉 S/D 比值升高时，胎儿围产期死亡率约为 5.6%；出现脐动脉舒张末期血流消失或反向，而静脉导管多普勒血流正常时，胎儿围产期死亡率约为 11.5%；当出现静脉导管多普勒血流频谱异常时，胎儿围产期死亡率则高达 38.8%。静脉导管 a 波缺失或反向的持续时间，可独立于胎龄而影响妊娠结局，持续时间每增加 1 日，发生胎儿围产期死亡的风险可能翻倍，且胎儿存活的时间可能不超过 1 周。Fratelli N 等对 132 例早发型 FGR 的胎儿进行研究，对其出生前 24 小时内的静脉导管进行多普勒超声监测，结果发现，发生出生后死亡或产生严重并发症的胎儿，其静脉导管的心室收缩末期与心室舒张期峰值血流速度比（v/D 比值）显著低于妊娠结局较好组（$P=0.006$）。他们认为监测静脉导管 v/D 比值可有助于识别 FGR 胎儿中易发生新生儿死亡或严重并发症的个体。来自 GRIT（生长受限干预研究）和 TRUFFLE（欧洲脐带和胎儿血流试验）的多中心队列研究显示，延迟分娩至静脉导管检测显示显著异常时，新生儿的死亡率或严重并发症发病率无

显著差异，但随访至 2 岁时，其神经发育方面显示有差异，故而他们建议联合应用彩色多普勒超声心动图和静脉导管多普勒评估早发型 FGR 胎儿的预后。

2）静脉导管多普勒超声在胎儿染色体异常和心脏畸形中的应用：染色体异常和心脏畸形的胎儿往往伴随着心脏功能异常，而静脉导管血流也随之改变。在孕早期，静脉导管异常 a 波的发生率与胎儿冠 - 臀长、母体血清妊娠相关血浆蛋白 -A（pregnancy associated plasma protein-A，PAPP-A）呈负相关，而随着胎儿颈项透明层厚度的增加而增加。静脉导管异常血流在整倍体胎儿中的发生率为 3.7%，而在 21 三体、18 三体、13 三体和特纳综合征胎儿中的发生率分别高达 69.1%、71.3%、64.5% 和 76.2%。静脉导管血流联合胎儿颈部透明带厚度（NT 检查）和母体血清标记物 PAPP-A、游离 β-HCG 时，染色体异常的检出率可提高至 96%，假阳性率为 2.6%。另一项研究显示，妊娠早期静脉导管血流速度比监测有助于先天性心脏缺陷的检出，当静脉导管血流速度比 a/S 和 a/D 低于第 5 百分位数时，先天性心脏缺陷的检出率约 60%，假阳性率约为 5%。

3）静脉导管多普勒超声在胎儿水肿中的应用：胎儿水肿多提示心肌功能受损，可引起静脉血流异常，当中心静脉压急剧上升时，静脉导管血流受影响，并发展为脐静脉搏动。静脉导管血流异常，特别是伴有脐静脉搏动，是右心室流出道异常、特发性水肿、骶尾部畸胎瘤和先天性囊性腺瘤样畸形胎儿预后不良的独立预测因素，死胎发生率超过 70%。

4）静脉导管多普勒超声在胎儿心律失常中的应用：胎儿持续性心律失常，如室上性心动过速等，可能导致胎儿心力衰竭、胎儿水肿等不良妊娠结局，静脉导管多普勒超声监测有助于预测心律失常胎儿的预后。有研究显示，胎儿室上性心动过速经宫内治疗后，进行静脉导管多普勒超声监测可评估其治疗反应和预后，有助于指导胎儿的宫内管理。

2. 脐静脉 脐静脉（umbilical vein，UV）是为胎儿提供高含氧量血液和营养物质的唯一途径，其血流量反映胎儿组织灌注、发育和循环状态。当母胎病理状态导致胎盘供血不足时，脐静脉血流量减少，胎儿体内血流量重新分配。

（1）多普勒超声测量要求：虽然脐静脉是单

一的血管,但不少研究发现,在脐带游离段测得的血流量与胎儿腹内段有较大差异,目前尚没有统一意见确定脐静脉多普勒超声检测的标准测量平面。有学者认为,在脐带游离段的三个自由环处取样静脉,使用三次测量的平均值进行血流量计算,可以提高测量的准确性和可重复性。在测量时,应选择脐静脉的直线部分,血管应垂直于声束且前后壁回声强度相似,在纵向图像平面中测量内部静脉直径,即血管内腔的内壁到内壁之间的垂直距离;而脐静脉血流速度的测量仍要求声束与血管的角度尽可能接近 0°。这些测量都应该在胎儿静止且无呼吸运动时进行。

(2) 正常血流图像特征:在妊娠 15 周以后,正常脐静脉血流频谱呈持续单向血流,无搏动性,血流速度、血管内径及血流量随孕龄增加而增加(表2-4-26)。Acharya G 等对 130 名低风险单胎妊娠妇女进行研究,测量了胎儿腹内段脐静脉最大血流速度(v_{max})、时间加权平均血流速度(v_{wmean})与直径(diameter),参照以下公式计算出脐静脉血流量。

表 2-4-26　不同妊娠孕周脐静脉平均血流速度

孕周/周	平均血流速度百分位数/(cm·s^{-1})		
	P_5	P_{50}	P_{95}
20	5.70	7.90	10.70
21	5.82	8.06	10.91
22	5.94	8.22	11.12
23	6.07	8.38	11.33
24	6.19	8.54	11.54
25	6.31	8.71	11.76
26	6.43	8.87	11.97
27	6.56	9.03	12.18
28	6.68	9.19	12.39
29	6.80	9.35	12.60
30	6.92	9.51	12.81
31	7.04	9.67	13.02
32	7.17	9.83	13.23
33	7.29	9.99	13.44
34	7.41	10.16	13.66
35	7.53	10.32	13.87
36	7.65	10.48	14.08
37	7.78	10.64	14.29
38	7.90	10.80	14.50
39	8.02	10.96	14.71
40	8.14	11.12	14.92

脐静脉血流量 $=0.5 \times v_{max} \times \pi\,(\text{UV diameter}/2)^2 \times 60$,或

脐静脉血流量 $=v_{wmean} \times \pi\,(\text{脐静脉直径}/2)^2 \times 60$

单位:脐静脉血流量,ml/min;v_{max},cm/s;脐静脉直径,cm;v_{wmean},cm/s。

结果显示,两者计算所得的脐静脉血流量近似(表 2-4-27)。

表 2-4-27　脐静脉血流量参考范围

孕周/周	脐静脉 v_{max} 百分位数/(ml·min^{-1})			脐静脉 v_{wmean} 百分位数/(ml·min^{-1})		
	P_5	P_{50}	P_{95}	P_5	P_{50}	P_{95}
19	11.62	27.63	65.67	11.52	27.13	63.88
20	15.89	36.69	84.72	15.68	36.14	83.34
21	20.73	46.83	105.8	20.39	46.26	104.9
22	26.05	57.86	128.5	25.58	57.30	128.3
23	31.74	69.58	152.5	31.15	69.06	153.1
24	37.70	81.81	177.5	36.98	81.35	179.0
25	43.82	94.38	203.2	43.01	94.01	205.5
26	50.04	107.1	229.3	49.14	106.9	232.4
27	56.27	119.9	255.6	55.31	119.8	259.5
28	62.47	132.7	281.8	61.46	132.7	286.5
29	68.58	145.3	307.8	67.55	145.4	313.2
30	74.57	157.7	333.4	73.53	158.0	339.5
31	80.41	169.8	358.6	79.39	170.3	365.2
32	86.08	181.6	383.1	85.10	182.3	390.4
33	91.58	193.1	407.0	90.64	193.9	414.8
34	96.88	204.2	430.2	96.00	205.2	438.6
35	102.0	214.9	452.7	101.2	216.1	461.5
36	106.9	225.2	474.5	106.2	226.6	483.7
37	111.6	235.1	495.4	111.0	236.7	505.0
38	116.1	244.7	515.7	115.6	246.4	525.6
39	120.4	253.9	535.1	120.0	255.8	545.3
40	124.6	262.7	553.8	124.2	264.8	564.3
41	128.5	271.1	571.8	128.3	273.4	582.5

注:v_{max}.脐静脉最大血流速度;v_{wmean}.时间加权平均血流速度。

(3) 临床应用及意义:通常,妊娠中期以后脐静脉搏动消失,而当胎儿出现宫内缺氧状态时,为满足胎儿脑部等重要器官供血,脐静脉经静脉导

管直接进入下腔静脉的血流量明显增加,致使右心血容量相对增加,右心房压力随之增高,严重时可出现中心静脉压力明显增高,进而出现静脉导管 a 波消失或反向和脐静脉血流搏动征象,胎儿则可表现为严重生长受限或胎儿水肿等病理状态。

在定量监测中,有学者发现,胎儿出现重度宫内生长受限时,经体重校正的脐静脉血流量显著降低(P<0.001)。Parra-Saavedra M 等对 193 名足月小于胎龄儿进行研究,监测其大脑中动脉 PI 值与脐静脉血流量,结果显示,当胎儿大脑中动脉 PI 值≤1.46 且脐静脉血流量≤68ml/(min·kg)时,需紧急分娩的风险升高为 53.1%,且新生儿出现代谢性酸中毒的风险为 39.1%。他们认为,对于小于胎龄儿进行脐静脉血流量评估联合大脑中动脉多普勒超声监测有助于判断不良妊娠结局的发生。

另有学者在妊娠早期监测单绒毛膜双胎的脐静脉血流量,研究显示,发生双胎输血综合征和选择性生长受限的胎儿中,较大胎儿的脐静脉血流量显著高于较小胎儿。这一结论提示孕早期脐静脉血流量监测可能对于双胎输血综合征和选择性生长受限有预测作用,但该研究样本量较少,仍需大样本的对照研究进一步证实。

3. 下腔静脉 下腔静脉(inferior vena cava, IVC)直接连接右心房,将下肢和腹腔血液送入右心房,其多普勒血流频谱变化直接反映心脏功能。

(1)多普勒超声测量要求:在胸腹冠状切面获取下腔静脉多普勒频谱,将取样容积置于下腔静脉中,紧邻其加宽部分和进入右心房的入口,确保声束和血流方向的角度尽可能小。获取至少 3 个连续稳定、形态均一的波形图进行分析。

(2)正常血流图像特征:下腔静脉频谱呈三相波型,第一相对应心室收缩期,右心房压力低于下腔静脉,血液向前流入右心房,形成 S 波;第二相对应舒张早期,三尖瓣打开,血液从右心房流入右心室,下腔静脉内血液继续流入右心房,形成 D 波;第三相对应舒张末期或心房收缩期,由于右心室压力高,血液阻力大,形成 a 波。

多普勒速度分析主要关注各相速度分量之间的关系,包括收缩期的峰值前向速度(S)、舒张期的峰值前向速度(D)、心房收缩期的最低前向速度或峰值反向速度(a)和时间平均最大速度(T_{max})。常用的多普勒指数包括前负荷指数(preload index, PLI,a/S)、静脉峰值速度指数(peak velocity index

for vein,PVIV,S-a/D)和静脉搏动指数(pulsatility index for vein,PIV,S-a/T_{max})。正常妊娠时,所有下腔静脉多普勒指数在妊娠 14~20 周迅速下降,在后续的妊娠时间中相对稳定或略有下降。

(3)临床应用及意义:同静脉导管和脐静脉类似,下腔静脉多普勒血流情况主要反映心功能情况,当心功能受损时,下腔静脉多普勒指数亦有异常表现。另有研究显示,对于先天性膈疝的胎儿,按出生后存活与否分为 2 组,存活组患者的平均下腔静脉前负荷指数显著低于非存活组,故而认为胎儿下腔静脉前负荷指数可能有助于预测先天性膈疝患儿的预后。由于下腔静脉多普勒指数异常除了进一步证实静脉导管和脐静脉多普勒效应的心脏功能异常外,并不能为临床处理提供额外价值,故临床应用相对较少。

(三)双胎多普勒超声监测

有学者认为,单胎妊娠的多普勒血流参考范围并不适用于双胎妊娠评估。尤其对于单绒毛膜双胎,两胎儿共用一个胎盘绒毛膜板,胎盘表面及深部存在交通血管吻合,因此两胎儿之间存在血液交换,可能形成特殊的多普勒血流频谱。Casati D 等对 150 例无并发症的单绒毛膜双胎进行多普勒血流监测,并经统计分析构建了 20~37 周各参数的参考范围(表 2-4-28~ 表 2-4-31)。相较于单胎妊娠,在 20 周以后各孕周单绒毛膜双胎的脐动脉搏动指数均增加,而大脑中动脉的搏动指数和峰值血流速度降低,静脉导管的搏动指数平均值与单胎妊娠相当,但其第 95 百分位数均明显高于单胎妊娠。

表 2-4-28 单绒毛膜双胎脐动脉搏动指数(UA-PI)参考范围

孕周/ 周	脐动脉搏动指数百分位数								
	P_3	P_5	P_{10}	P_{25}	P_{50}	P_{75}	P_{90}	P_{95}	$P_{97.5}$
20	1.00	1.03	1.09	1.19	1.31	1.45	1.55	1.63	1.68
21	0.96	1.00	1.05	1.15	1.27	1.41	1.52	1.59	1.65
22	0.93	0.96	1.02	1.12	1.24	1.38	1.49	1.56	1.62
23	0.90	0.93	0.99	1.09	1.20	1.35	1.46	1.54	1.59
24	0.86	0.90	0.96	1.06	1.17	1.32	1.43	1.51	1.56
25	0.84	0.87	0.93	1.03	1.15	1.29	1.41	1.49	1.54
26	0.81	0.84	0.90	1.00	1.12	1.26	1.38	1.46	1.52
27	0.78	0.82	0.88	0.98	1.10	1.24	1.36	1.44	1.50

续表

孕周/周	脐动脉搏动指数百分位数								
	P_3	P_5	P_{10}	P_{25}	P_{50}	P_{75}	P_{90}	P_{95}	$P_{97.5}$
28	0.7	0.80	0.86	0.96	1.07	1.22	1.34	1.42	1.48
29	0.74	0.77	0.84	0.93	1.05	1.20	1.32	1.41	1.46
30	0.72	0.75	0.81	0.91	1.03	1.18	1.31	1.39	1.44
31	0.70	0.73	0.80	0.89	1.01	1.16	1.29	1.37	1.43
32	0.68	0.71	0.78	0.87	0.99	1.14	1.28	1.36	1.41
33	0.66	0.70	0.76	0.86	0.97	1.12	1.26	1.35	1.40
34	0.64	0.68	0.74	0.84	0.96	1.10	1.25	1.33	1.39
35	0.62	0.66	0.73	0.82	0.94	1.09	1.23	1.32	1.38
36	0.61	0.65	0.71	0.81	0.93	1.07	1.22	1.31	1.37
37	0.59	0.63	0.70	0.79	0.91	1.06	1.21	1.30	1.36

表 2-4-29　单绒毛膜双胎大脑中动脉搏动指数（MCA-PI）参考范围

孕周/周	大脑中动脉搏动指数百分位数								
	P_3	P_5	P_{10}	P_{25}	P_{50}	P_{75}	P_{90}	P_{95}	P_{97}
20	1.23	1.25	1.32	1.42	1.57	1.70	1.97	2.09	2.20
21	1.20	1.22	1.29	1.40	1.56	1.70	1.97	2.08	2.19
22	1.19	1.22	1.29	1.41	1.58	1.73	2.00	2.12	2.23
23	1.21	1.25	1.32	1.45	1.63	1.79	2.06	2.19	2.30
24	1.24	1.28	1.36	1.50	1.69	1.86	2.14	2.27	2.39
25	1.27	1.32	1.40	1.55	1.75	1.94	2.22	2.36	2.48
26	1.30	1.35	1.44	1.60	1.82	2.01	2.30	2.45	2.57
27	1.32	1.39	1.48	1.65	1.88	2.08	2.37	2.53	2.65
28	1.34	1.41	1.50	1.68	1.92	2.14	2.43	2.60	2.72
29	1.34	1.41	1.51	1.70	1.985	2.19	2.48	2.65	2.77
30	1.33	1.40	1.51	1.71	1.96	2.21	2.50	2.68	2.80
31	1.30	1.38	1.49	1.69	1.96	2.21	2.50	2.69	2.80
32	1.25	1.33	1.44	1.65	1.93	2.19	2.48	2.67	2.78
33	1.18	1.27	1.38	1.60	1.87	2.15	2.43	2.62	2.73
34	1.10	1.19	1.30	1.52	1.80	2.08	2.35	2.55	2.66
35	1.00	1.10	1.21	1.42	1.70	1.98	2.25	2.45	2.55
36	0.90	0.99	1.10	1.31	1.59	1.87	2.13	2.32	2.43
37	0.78	0.87	0.97	1.18	1.45	1.73	1.98	2.17	2.27

表 2-4-30　单绒毛膜双胎大脑中动脉峰值流速（MCA-PSV）参考范围

孕周/周	大脑中动脉峰值流速百分位数 /(cm·s⁻¹)								
	P_3	P_5	P_{10}	P_{25}	P_{50}	P_{75}	P_{90}	P_{95}	P_{97}
20	16.90	17.30	18.54	20.15	22.56	25.03	26.71	27.85	28.74
21	15.40	15.95	17.44	19.46	22.19	24.99	27.01	28.45	29.45
22	14.62	15.33	17.06	19.50	22.53	25.67	28.04	29.77	30.87
23	14.42	15.28	17.25	20.11	23.45	26.93	29.64	31.67	32.88
24	14.67	15.68	17.90	21.17	24.83	28.64	31.69	34.02	35.33
25	15.25	16.42	18.88	22.57	26.54	30.69	34.08	36.70	38.12
26	16.07	17.40	20.10	24.20	28.48	32.97	36.71	39.62	41.15
27	17.03	18.51	21.45	25.98	30.57	35.39	39.47	42.68	44.32
28	18.05	19.68	22.87	27.81	32.71	37.87	42.29	45.79	47.54
29	19.04	20.83	24.26	29.61	34.83	40.33	45.09	48.89	50.74
30	19.95	21.89	25.56	31.33	36.86	42.70	47.80	51.89	53.85
31	20.70	22.79	26.71	32.90	38.73	44.91	50.36	54.74	56.81
32	21.23	23.48	27.64	34.24	40.39	46.91	52.70	57.37	59.55
33	21.50	23.90	28.30	35.32	41.78	48.63	54.77	59.74	62.02
34	21.44	24.00	28.64	36.08	42.85	50.04	56.51	61.78	64.17
35	21.02	23.73	28.62	36.47	43.55	51.08	57.90	63.46	65.95
36	20.18	23.05	28.18	36.45	43.84	51.71	58.87	64.72	67.32
37	18.90	21.92	27.29	35.98	43.68	51.88	59.39	65.53	68.24

表 2-4-31　单绒毛膜双胎静脉导管搏动指数（DV-PI）参考范围

孕周/周	静脉导管搏动指数百分位数								
	P_3	P_5	P_{10}	P_{25}	P_{50}	P_{75}	P_{90}	P_{95}	P_{97}
20	0.30	0.36	0.44	0.53	0.64	0.78	0.93	1.03	1.11
21	0.29	0.34	0.42	0.51	0.62	0.76	0.91	1.01	1.10
22	0.27	0.32	0.40	0.49	0.60	0.74	0.90	1.01	1.09
23	0.26	0.31	0.38	0.47	0.59	0.73	0.89	1.00	1.09
24	0.24	0.29	0.36	0.45	0.58	0.72	0.88	1.00	1.09
25	0.23	0.28	0.35	0.44	0.56	0.71	0.88	0.99	1.09
26	0.22	0.26	0.33	0.43	0.55	0.71	0.87	0.99	1.09
27	0.21	0.25	0.32	0.42	0.54	0.70	0.87	1.00	1.10
28	0.20	0.24	0.31	0.41	0.54	0.70	0.87	1.00	1.11
29	0.19	0.23	0.30	0.40	0.53	0.69	0.87	1.00	1.11
30	0.19	0.22	0.29	0.39	0.52	0.69	0.87	1.01	1.12
31	0.18	0.21	0.28	0.38	0.52	0.69	0.87	1.02	1.13

续表

孕周/周	静脉导管搏动指数百分位数								
	P_3	P_5	P_{10}	P_{25}	P_{50}	P_{75}	P_{90}	P_{95}	P_{97}
32	0.17	0.21	0.27	0.37	0.51	0.69	0.88	1.02	1.15
33	0.17	0.20	0.26	0.37	0.51	0.69	0.88	1.03	1.16
34	0.16	0.19	0.25	0.36	0.51	0.69	0.89	1.04	1.17
35	0.16	0.18	0.24	0.35	0.50	0.69	0.89	1.05	1.19
36	0.15	0.18	0.24	0.35	0.50	0.69	0.90	1.06	1.20
37	0.15	0.17	0.23	0.34	0.50	0.69	0.90	1.08	1.22

与单胎妊娠和双绒毛膜双胎相比，单绒毛膜双胎更容易出现严重并发症。这些并发症常对胎儿血流动力学和多普勒波形有显著影响，所以多普勒超声检查在监测和管理单绒毛膜双胎中发挥着重要作用。

多普勒超声在单绒毛膜双胎中临床应用广泛，有重要意义。主要包括监测和诊断双胎选择性宫内生长受限、双胎妊娠贫血-红细胞增多序列征、双胎输血综合征等。

1. 脐动脉多普勒超声在双胎选择性宫内生长受限中的应用　选择性宫内生长受限（selective intrauterine growth retardation，sIUGR）主要由于双胎的胎盘分配不均引起，约占所有单绒毛膜双胎的 10%~15%。sIUGR 的诊断依据是双胎之一的估计体重低于相应孕周第 10 百分位，两胎儿的体重相差≥25%。根据脐动脉多普勒血流情况，sIUGR主要分为 3 型：

Ⅰ型：胎儿脐动脉舒张期血流正常。

Ⅱ型：胎儿脐动脉舒张末期血流持续性消失或反向。

Ⅲ型：胎儿脐动脉舒张末期血流间歇性消失或反向。

在 3 种类型的 sIUGR 中，Ⅰ型 sIUGR 胎儿的妊娠结局相对最好，但病情可能会进展，发展成Ⅱ型或Ⅲ型 sIUGR，甚至发生胎儿宫内死亡。而Ⅱ型 sIUGR 胎儿的不良妊娠结局的风险最高，一项对于Ⅱ型 sIUGR 胎儿期待治疗的研究显示，双胎中小胎儿的死亡率为 29.6%，大胎儿的死亡率为 22.2%。Ⅲ型 sIUGR 胎儿的预后最难预估，且神经系统受损的风险增加。

2. 大脑中动脉多普勒超声在双胎妊娠贫血-红细胞增多序列征中的应用　Klaritsch P 等曾对无并发症的单绒毛膜进行大脑中动脉收缩期峰值

流速（MCA-PSV）测量，并构建了 15~37 周的参考范围（表 2-4-32），与单胎妊娠 MCA-PSV 对比后认为，在妊娠 18~37 周，可以用单胎妊娠的参考范围来评估单绒毛膜双胎妊娠的胎儿贫血，但在 18 周之前，应用单胎妊娠的参考范围可能导致假阳性率升高。

表 2-4-32　单绒毛膜双胎的大脑中动脉峰值流速

孕周/周	大脑中动脉峰值流速 /(cm·s⁻¹)		
	0.8MoM	1.0MoM	1.5MoM
15	20.32	25.40	38.10
16	19.60	24.50	36.74
17	19.21	24.01	36.02
18	19.12	23.90	35.86
19	19.31	24.14	36.21
20	19.75	24.68	37.03
21	20.41	25.52	38.27
22	21.29	26.61	39.91
23	22.35	27.94	41.91
24	23.59	29.48	44.22
25	24.97	31.21	46.82
26	26.48	33.31	49.65
27	28.09	35.11	52.67
28	29.78	37.22	55.84
29	31.51	39.39	59.09
30	33.26	41.58	62.37
31	34.99	43.74	65.61
32	36.67	45.83	68.75
33	38.24	47.80	71.71
34	39.69	49.61	74.42
35	40.96	51.20	76.80
36	42.02	52.52	78.78
37	42.81	53.52	80.28

双胎贫血-红细胞增多序列征（twin anemia polycythemia sequence，TAPS）是指单绒毛膜双胎之间由于胎-胎输血引起两胎儿出现严重的血红蛋白差异，但不存在羊水过多-过少序列征。TAPS的产前诊断则依据双胎大脑中动脉 MCA-PSV，当多普勒超声提示供血儿的 MCA-PSV>1.5 中位数倍数（MoM），且受血儿的 MCA-PSV<1.0MoM 时，可诊断为 TAPS。Slaghekke F 等根据 MCA-PSV 提出

了 TAPS 的产前分期标准：

1 期：供血儿的 MCA-PSV>1.5MoM，受血儿的 MCA-PSV<1.0MoM，且无胎儿受损的其他体征。

2 期：供血儿的 MCA-PSV>1.7MoM，受血儿的 MCA-PSV<0.8MoM，且无胎儿受损的其他体征。

3 期：1 期或 2 期合并供血儿有以下任一表现的心脏受损，①脐动脉舒张末期血流消失或反向；②脐静脉血流搏动征；③静脉导管搏动指数增加；④静脉导管 a 波反向。

4 期：供血儿水肿。

5 期：一胎或双胎宫内死亡。

除了两胎儿 MCA-PSV 差异之外，产前超声提示胎盘回声不等也支持 TAPS 诊断。贫血的供血儿胎盘区域增厚且呈强回声，而多血的受血儿胎盘区域多正常，且两个区域之间的边界清晰。

3. 静脉导管多普勒超声在双胎输血综合征中的应用 Quintero 在 1999 年提出了双胎输血综合征（twin-twin transfusion syndrome，TTTS）的超声诊断标准及分期，而多普勒超声检测是决定分期的指征之一。超声诊断 TTTS 的标准为：①单绒毛膜双羊膜囊双胎（孕早期超声判断）；②双胎出现羊水量差异，受血儿羊水过多，羊水池最大深度 >8cm（20 周以后 >10cm），而供血儿羊水过少，羊水池最大深度 <2cm。而根据胎儿膀胱是否可见、有无多普勒血流频谱显著异常、胎儿是否水肿及死亡等可将 TTTS 分为 I~V 期（表 2-4-33）。

表 2-4-33   双胎输血综合征 Quintero 分期

分期	羊水过多/过少	供血儿膀胱不显示	严重的多普勒血流异常	胎儿水肿	胎死宫内
I	+	−	−	−	−
II	+	+	−	−	−
III	+	+	+	−	−
IV	+	+	+	+	−
V	+	+	+	+	+

严重的多普勒血流异常包括：①脐动脉舒张末期血流缺如或反向；②静脉导管 a 波消失或反向；③出现脐静脉血流搏动征。

研究发现，当单绒毛膜双胎发生双胎输血综合征时，静脉导管各相时间间隔参数有所改变。受血儿的收缩加速时间和舒张加速时间与健康胎儿相比明显减少，而其心脏前负荷增加，所以收缩减速时间、舒张减速时间和收缩时间更长；同时，

供血儿由于低血容量引起射血力和心输出量减少，其收缩加速时间和收缩时间呈下降趋势，而舒张减速时间和舒张时间则呈上升趋势。以上时间间隔参数变化在 TTTS I 期即可体现，且当双胎接受胎儿镜激光凝固术后心脏功能得到改善时，时间间隔参数亦有所改善。所以静脉导管时间间隔参数有助于识别 TTTS，并有助于监测治疗反应。

超声检查技术因其安全性及可操作性被广泛应用于产科检查。通过对胎儿各项生物计量参数的检测可以充分反映胎儿宫内生长状况，对胎儿附属物的超声监测可以评估胎儿宫内的安全性，而多普勒超声技术可以对母胎血流情况进行监测，反映血流动力学情况。综合各项超声技术，有助于临床综合判断胎儿宫内状况，利于发现胎儿宫内窘迫等异常情况，及时进行产科干预。

（贺晶　王晓敏）

参考文献

[1] 杨芳,栗河舟,宋文龄. 妇产科超声学. 2 版. 北京：人民卫生出版社,2019.

[2] 李胜利,罗国阳. 胎儿畸形：产前超声诊断学. 2 版. 北京：科学出版社,2017.

[3] Committee on Practice Bulletins—Obstetrics and the American Institute of Ultrasound in Medicine.Practice bulletin No. 175：ultrasound in pregnancy. ObstetGynecol, 2016,128(6)：e241-e256.

[4] NAPOLITANO R,DHAMI J,OHUMA EO,et al. Pregnancy dating by fetal crown-rump length：a systematic review of charts. BJOG,2014,121(5)：556-565.

[5] ZHANG Y,MENG H,JIANG Y,et al. Chinese fetal biometry：reference equations and comparison with charts from other populations. J Matern Fetal Neonatal Med, 2019,32(9)：1507-1515.

[6] PAPAGEORGHIOU AT,OHUMA EO,ALTMAN DG,et al. International standards for fetal growth based on serial ultrasound measurements：the Fetal Growth Longitudinal Study of the INTERGROWTH-21st Project. Lancet,2014, 384(9946)：869-879.

[7] DURYEA EL,HAWKINS JS,MCINTIRE DD,et al. A revised birth weight reference for the United States. ObstetGynecol,2014,124(1)：16-22.

[8] OUNPRASEUTH ST,MAGANN EF,SPENCER HJ, et al. Normal amniotic fluid volume across gestation： Comparison of statistical approaches in 1190 normal amniotic fluid volumes. J ObstetGynaecol Res,2017,43

（7）：1122-1131.

［9］BHIDE A，ACHARYA G，BILARDO CM，et al. ISUOG practice guidelines：use of Doppler ultrasonography in obstetrics. Ultrasound ObstetGynecol，2013，41（2）：233-239.

［10］MARTINEZ-PORTILLA RJ，LOPEZ-FELIX J，HAWKINS-VILLAREAL A，et al. Performance of fetal middle cerebral artery peak systolic velocity for prediction of anemia in untransfused and transfused fetuses：systematic review and meta-analysis. Ultrasound ObstetGynecol，2019，54（6）：722-731.

［11］MARTINEZ-PORTILLA RJ，CARADEUX J，MELER E，et al. Third-trimester uterine-artery Doppler for prediction of adverse outcome in late small-for-gestational-age fetuses：systematic review and meta-analysis. Ultrasound ObstetGynecol，2020，55（5）：575-585..

［12］TURAN OM，TURAN S，SANAPO L，et al. Reference ranges for ductus venosus velocity ratios in pregnancies with normal outcomes. J Ultrasound Med，2014，33（2）：329-336.

［13］FRATELLI N，AMIGHETTI S，BHIDE A，et al. Ductus venosus Doppler waveform pattern in fetuses with early growth restriction. Acta ObstetGynecolScand，2020，99（5）：608-614.

［14］MAIZ N，NICOLAIDES KH. Ductus venosus in the first trimester：contribution to screening of chromosomal，cardiac defects and monochorionic twin complications. Fetal DiagnTher，2010，28（2）：65-71.

［15］RIZZO G，RIZZO L，AIELLO E，et al. Modelling umbilical vein blood flow normograms at 14-40 weeks of gestation by quantile regression analysis. J Matern Fetal Neonatal Med，2016，29（5）：701-706.

［16］LUEWAN S，SRISUPUNDIT K，TONGPRASERT F，et al. Normal reference ranges of inferior vena cava doppler indices from 14 to 40 weeks of gestation. J Clin Ultrasound，2012，40（4）：214-218.

第五节　胎儿生物物理评分

1980 年，Manning 等提出胎儿生物物理评分（biophysical profile，BPP）的概念，建议采用 BPP 评分系统 5 项指标（包括 NST、呼吸样运动、胎动、肌张力和羊水量）代替单一参数以更准确地动态评估胎儿宫内健康状况。当今所采用的评分法主要是指 Manning 评分法以及在该方法基础上的其他各种改良方法。其中 Manning 评分法备受围产学者的重视，广泛应用于临床，被喻为"胎儿宫内 Apgar 评分法"。

Manning 评分法最早可用于 26~28 周，达到满意的 BPP 分数所需的时间与胎儿状态有关，大多数情况下 BPP 的超声评估可以在 10 分钟内完成，无须耗时 30 分钟。BPP 每项指标正常评 2 分、异常评 0 分（表 2-5-1）。一般认为，评分≥8 分为胎儿无缺氧，4~6 分为胎儿慢性缺氧可能，0~2 分则高度怀疑胎儿慢性缺氧。临床干预需要结合 BPP 分数、孕周、羊水量及母胎状况等多种因素进行综合判定（表 2-5-2）。研究发现，发育过程中越早出现的生物物理活动，越晚受到影响。胎儿缺氧时，胎心率和呼吸样运动首先出现异常，随后胎动减少，最后肌张力消失。

为进一步简化 BPP 步骤并减少不必要的时间消耗，Clark 提出了改良生物物理评分（modified biophysical profile，mBPP）。mBPP 重点结合反映急

表 2-5-1　Manning 生物物理评分标准

指标	正常	得分	异常（0 分）	得分
无应激试验	20 分钟内至少有 2 次加速≥15 次 /min，持续时间≥15 秒	2	20 分钟内加速 <2 次，或加速 <15 次 /min，或持续时间 <15 秒	0
呼吸样运动	30 分钟内至少有一段持续 30 秒的呼吸样运动	2	30 分钟内无呼吸运动或持续时间少于 30 秒	0
胎动	30 分钟内至少有 3 次肢体或躯干运动，一阵连续运动算一次	2	30 分钟内 <3 次运动	0
肌张力	30 分钟内至少有 1 次肢体伸展与恢复原屈曲位置	2	无伸展屈曲运动	0
羊水量	羊水最大暗区垂直深度在两个垂直径线上测量至少≥2cm	2	羊水最大暗区垂直深度 <2cm	0

表 2-5-2   Manning 生物物理评分的临床管理

评分	意义	临床管理
10	正常,胎儿无缺氧	每周 1 次或 2 次监测
8(羊水量正常)	正常,胎儿无缺氧	每周 1 次或 2 次监测
8(羊水量减少)	胎儿慢性缺氧可能	若≥37 周,终止妊娠 若 <37 周,每周 2 次监测
6(羊水量正常)	胎儿急性缺氧可能	若≥37 周,终止妊娠 若 <37 周,24 小时内重新评估,若仍≤6 分,终止妊娠
6(羊水量减少)	胎儿慢性合并急性缺氧可能	若≥32 周,可考虑终止妊娠 若 <32 周,每日重新评估
4(羊水量正常)	胎儿急性缺氧可能	若≥32 周,可考虑终止妊娠 若 <32 周,每日重新评估
4(羊水量减少)	胎儿慢性合并急性缺氧可能	若≥26 周,可考虑终止妊娠
2(羊水量正常)	高度怀疑胎儿急性缺氧	若≥26 周,终止妊娠
0	胎儿严重缺氧	若≥26 周,终止妊娠

性氧合指标的 NST 和反映长期氧合指标的羊水量(amniotic fluid volume,AFV)二者进行评估,当 NST 无反应和 / 或 AFV<2cm 为异常。多项研究显示,mBPP 假阴性率 <0.1%,和 BPP 结果基本一致,即在得到高评分时 1 周内发生死胎的比例不到千分之一。美国妇产科学会也推荐 mBPP 作为产前胎儿监护的手段之一。值得注意的是,mBPP 的假阳性率与 NST 相当,但高于宫缩应激试验(contraction stress test,CST)和 BPP。假阳性率高会造成不必要的产科干预,尤其是提前终止妊娠。因此,在使用 BPP 及 mBPP 评估胎儿宫内状态时,应关注其假阳性率的问题。

(刘铭)

参考文献

[1] MANNING F,PLATT L,SIPOS L.Antepartum fetal evaluation:development of a fetal biophysical profile. Am J ObstetGynecol,1980,136(6):787-795.

[2] MANNING FA. Fetal biophysical profile.ObstetGynecol-Clin North Am,1999,26(4):557-577.

[3] VINTZILEOS AM,GAFFNEY SE,SALINGER LM,et al. The relationship between fetal biophysical profile and cord HP in patients undergoing cesarean section before the onset of labor. ObstetGynecol,1987,70(2):196-201.

[4] MILER DA,RABELLO YA,PAUL RH. The modified biophysical profile:antepartum testing in the 1990s. Am J ObstetGynecol,1996,174(3):812-817.

第六节   胎儿脐血血气分析

脐血血气包括脐动脉、脐静脉血气,前者主要反映母胎血气交换前的胎儿代谢情况,后者主要反映母胎血气交换后的胎盘功能,因此脐动脉血气被公认为评价胎儿氧合和酸碱状况最可靠的指标。为鉴别所采集血样是否为脐动脉血,可两者均采集。脐血血气分析适应证广泛,英国皇家妇产科医师协会推荐所有因胎儿受损而采取剖宫产或阴道手术助产的新生儿,均应行脐血酸碱平衡分析,并建议有条件者常规开展。美国妇产科学会推荐对下列情况进行检测:①因胎儿受损(fetal compromise) 行剖宫产;②5 分钟 Apgar 评分低(≤6 分);③严重胎儿生长受限;④胎心监护图形异常;⑤母体伴有甲状腺疾病;⑥产时发热;⑦多胎妊娠。

目前在许多医学中心,不论是否存在高危分娩因素,在所有新生儿出生时均推荐行胎儿脐血血气分析。2020 年中华医学会妇产科学分会产科学组和围产医学分会共同制订的《正常分娩指南》中亦指出,对于有条件的医疗机构建议常规行脐动脉血气分析。

胎儿脐血血气采集的标准化操作规程:胎儿娩出后,为避免气体弥散和持续代谢的影响,应尽快选取一段 10~20cm 的脐带,两端钳夹,用肝素预处理的 1~2ml 注射器分别采集至少 0.2ml 的脐动脉、脐静脉血（图 2-6-1），立即送检（视频 1）。理想状态下把抽血后的注射器置于冰上送检，可以减少代谢变化带来的干扰。多数情况下，脐血 pH、PO_2 及 PCO_2 在 60 分钟内保持稳定，碱剩余及乳酸值在 20 分钟后显著增加，故建议在 20 分钟内完成检测。因此为准确评估，分析脐血血气结果时要考虑时间、温度等干扰因素的影响。脐动、静脉血气分析结果参考值范围见表 2-6-1，早产儿和足月儿的平均脐动脉 pH、碱剩余和血气值基本相同。乳酸作为组织低氧的指标，与脐血血气中的 pH 和碱剩余指标变化密切相关，故 2021 年我国《新生儿脐动脉血气分析临床应用专家共识》特将其纳入脐血血气分析判读的一个重要指标，其危险阈值水平为 6mmol/L。

表 2-6-1　脐动、静脉血气分析结果参考值范围

	pH 值	PCO_2/mmHg	PO_2/mmHg	碱剩余 /(mmol·L^{-1})
脐动脉	7.2~7.3	45~55	15~25	<12
脐静脉	7.3~7.4	35~45	25~35	<12

脐动脉血气分析能够判断胎儿宫内血气变化、酸碱状态及酸中毒严重程度，结果正常基本可排除围产期胎儿缺氧或酸血症。pH 值、碱剩余和乳酸水平是预测新生儿预后最具价值的指标。当脐血血气 pH 值 <7.00 或碱剩余 ≥12mmol/L，同时乳酸水平 ≥6mmol/L，常提示新生儿围产期缺氧不良预后。

（刘铭）

参考文献

[1] 中华医学会围产医学分会新生儿复苏学组 . 新生儿脐动脉血气分析临床应用专家共识 . 中华围产医学杂志，2021，24（6）：5.

[2] ACOG Committee on Obstetric Practice. ACOG Committee Opinion No. 348. Umbilical cord blood gas and acid-base analysis. ObstetGynecol，2006，108（5）：1319-1322.

[3] GRAATSMA EM，MILLER J，MULDER EJ，et al. Maternal body mass index does not affect performance of fetal electrocardiography. Am J Perinatol，2010，27（7）：573-577.

[4] GABBE，NIEBYL，SIMPSON，等 . 产科学：正常和异常妊娠 . 郑勤田，杨慧霞，译 .7 版 . 北京：人民卫生出版社，2018：291-323.

[5] GRAHAM EM，RUIS KA，HARTMAN AL，et al. A systematic review of the role of intrapartum hypoxia-ischemia in the causation of neonatal encephalopathy. Am J ObstetGynecol，2008，199（6）：587-595.

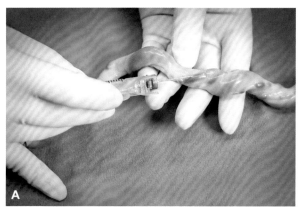
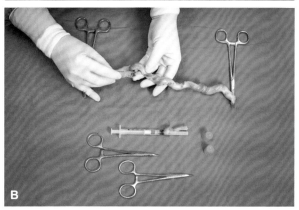

图 2-6-1　脐动、静脉血采集

视频 1　脐血血气分析

第七节　胎儿心电图

胎儿心电图（fetal electrocardiogram，FECG）是一种围产期胎儿监测方法，包括非侵入性（宫外）和侵入性（宫内）电子监测。

非侵入性（宫外）电子监测是通过将电极置于孕妇腹部，检测胎儿 RR 间期电信号而获得。此法不是直接从胎儿体表捕获电信号，故称之为间接胎儿心电图，适用范围较广。操作步骤如下：将一

个电极置于孕妇宫底,另一个电极置于耻骨联合上方胎儿先露对应处,将无关电极置于孕妇大腿内侧,以消除干扰。间接胎儿心电图的优点是可于孕期重复检测、动态观察、操作简便、易掌握,缺点是仅能显示 QRS 波群和部分 ST 段,不能显示 P 波及 T 波,易受孕妇心电信号及外界干扰,图像不够清晰。

侵入性(宫内)电子监测是由胎儿体表直接获得的心电图,故称之为直接胎儿心电图。适用于已临产、胎膜已破且宫口扩张至少 2cm 者。操作步骤如下:将一个电极直接置于胎儿头皮,另一个电极置于产妇会阴部,无关电极置于产妇大腿内侧以消除干扰。宫内胎儿心电图的优点是可以清晰显示各波形,基本不受产妇心电信号和外界干扰。缺点是只适用于产时,不便重复检测,并可能增加感染风险。

胎儿缺氧时,成熟胎儿的心电图会呈现 ST 段抬高或压低表现,这一发现促使胎儿 ECG 及 ST 段波形分析(ST analysis,STAN)技术的快速发展。STAN 胎心监护仪可在临产期间监测、自动识别分析胎儿 ECG,当 ST 段发生改变时系统会出现警示。随机对照研究显示,STAN 结合电子胎心监护可以明显降低因胎儿窘迫而实施的剖宫产率、阴道助产率和胎儿代谢性酸血症的概率,肯定了其临床应用价值。但也有 meta 分析认为采用 ST 段分析既不能改善新生儿结局,也不能降低剖宫产率,仅可能有益于减少胎儿头皮血采样等侵入性操作。美国 FDA 既往认为孕龄超过 36 周、头先露、胎膜破裂且已临产者可以考虑使用 STANS 胎心监护仪,但目前已否认 STAN 的临床价值。因此,除欧洲仍普遍使用 STAN 外,美国应用并不广泛,国内也没有正式开展相关技术,其应用需更多循证医学证据支持。

(刘铭)

参考文献

[1] ROSÉNKG, DAGBJARTSSON A, HENRIKSSON BA, et al. The relationship between circulating catecholamines and ST waveform in the fetal lamb electrocardiogram during hypoxia. Am J ObstetGynecol, 1984, 149(2):190-195.

[2] WESTGATE J, HARRIS M, CURNOW JS, et al. Plymouth randomized trial of cardiotocogram only versus ST waveform plus cardiotocogram of intrapartum monitoring in 2 400 cases. Am J ObstetGynecol, 1993, 169(5):1151-1160.

[3] AMER-WÅHLIN I, HELLSTEN C, NORÉN H, et al. Cardiotocography only versus cardiotocography plus ST analysis of fetal electrocardiogram for intrapartum fetal monitoring: a Swedish randomised controlled trial.Lancet, 2001, 358(9281):534-538.

[4] OLOFSSON P, AYRES-DE-CAMPOS D, KESSLER J, et al. A critical appraisal of the evidence for using cardiotocography plus ECG ST interval analysis for fetal surveillance in labor. Part I:therandomized controlled trials.Acta ObstetGynecolScand, 2014, 93(6):556-568.

[5] SACCONE G, SCHUIT E, AMER-WÅHLIN I, et al. Electrocardiogram ST Analysis During Labor: A Systematic Review and Meta-analysis of Randomized Controlled Trials.ObstetGynecol, 2016, 127(1):127-135.

[6] BLIX E, BRURBERGKG, REIERTH E, et al. ST waveform analysis versus cardiotocography alone for intrapartum fetal monitoring: a systematic review and meta-analysis of randomized trials.ActaObstetGynecolScand, 2016, 95(1):16-27.

[7] NEILSON JP.Fetal electrocardiogram(ECG) for fetal monitoring during labour. Cochrane Database Syst Rev, 2013(5):CD000116.

第八节　有创胎儿宫内监护

胎儿监护是采用生物物理和生物化学方法,对胎儿宫内情况进行评价。胎心电子监护存在假阳性和假阴性,特别是当出现"胎儿状况不良"(nonreassuring fetal status)时,可通过胎儿头皮血 pH 值测定、乳酸测定以及胎儿血氧持续监测来进一步评估胎儿的宫内情况。但因为其存在有创性、操作较复杂,且至今大部分研究提示使用相关监测并未明显改善新生儿结局等原因,目前临床上较少使用。临床诊疗工作中应根据母胎情况,选择合适的患者,适宜的时机进行检测。

(一) 胎儿头皮血 pH 值和乳酸测定

人类正常产程过程中子宫收缩呈现节律性,而伴随节律性子宫收缩,大部分胎儿出现生理性缺血缺氧变化。胎儿体内 pH 值随着产程进展出现生理性下降,称为宫内缺血缺氧代偿期,这种情况可以一直持续到胎儿娩出。当某个或多个供氧环节出现障碍时,供氧发生异常中断则可能出现一系列反应,如缺氧、代谢性酸中毒,最终导致组织、器官功能异常,器质性病变,甚至死亡。

有学者认为,产程中直接测量胎儿头皮血 pH 值和乳酸水平,可评估胎儿是否存在缺氧、酸中毒。其依据在于,胎儿头皮血 pH 值降低和胎儿缺氧存在一定关系,缺氧后乳酸堆积程度可反映胎儿缺氧的情况。因此,通过监测胎儿头皮血的 pH 值、乳酸水平可了解胎儿宫内情况,是判断胎儿宫内是否缺氧,较直接的诊断方法。这种检测方法,于 1961 年由 Saling 教授报道。此后,多个国家的学者陆续采用类似方法监测胎儿状况。

胎儿头皮血检测具体方法为(图 2-8-1):宫口开大 3cm 后,未破膜者行人工破膜(已破膜者无需此步骤),根据宫口开大程度及先露高低,选用合适的套筒(或窥器),并选取好胎先露的采血部位。选中合适的部位后,用棉球擦净局部头皮,喷涂氯乙烷使局部充血,待其挥发后用硅油棉球涂局部皮肤。在 2 次宫缩的间歇期,用特制的长柄小刀切开头皮,大小约 2mm×1.5mm,待头皮血渗出形成血滴后,立刻用 2 支肝素化的毛细玻璃管吸取血液,每管约 0.2~0.25ml。将小磁棒置于玻璃管中,两头封口,用磁铁块在管壁外吸附管内小磁棒,移动磁铁块,摇匀血液,防止凝血。小切口压迫止血,取出套筒(或窥器)。标本立即放冰块中送检。头皮小切口无需进行缝合等特殊处理,但需注意预防切口感染和出血。

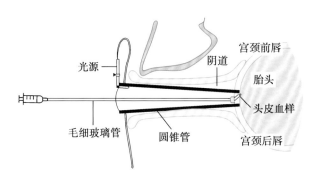

图 2-8-1 胎儿头皮血采集

有文献报道,大约 15%~19% 的胎心监护可表现为"胎儿状况不良",当胎心监护提示为这种情况时,大多数患者可通过改变孕妇体位、扩容、吸氧等方法改善胎儿宫内情况,少数患者需要尽快终止妊娠。当胎心监护提示"胎儿状况不良"时可考虑进行胎儿头皮血的 pH 值测定和乳酸测定。

1994 年 Sabine Brandt-Niebelschütz、Erich Saling 等学者进行的临床研究,纳入了 1985 年至

1986 年的 110 例产时因胎儿酸中毒改行剖宫产的病例,分析结果显示,110 例新生儿中 103 例脐血 pH 值 <7.25。110 例新生儿中,3.6%(4 例)为重度酸中毒,10.9%(12 例)为中度酸中毒,42% 为轻度酸中毒,37% 为酸中毒之前的改变(脐血 pH 值测定在 7.2~7.24)。110 例新生儿娩出后 1 分钟 Apgar 评分提示大约 24.5% 的新生儿 Apgar 评分≤6 分,而同期分娩的所有新生儿中 Apgar 评分≤6 分,比例为 3.5%。对大多数 pH 值稍降低的胎儿而言,及时终止妊娠可避免缺氧及酸中毒进一步加重。

Sabine Brandt-Niebelschütz、Erich Saling 等学者的研究中,进行胎儿头皮血采样的时机如下:①胎儿出现急性心动过缓(<100 次 /min),持续时间 2 分钟内。②10 分钟内胎心减速超过 3 次。胎心减速包括晚期减速、变异减速和下降幅度超过 60 次 /min 的变异减速。③临床上其他一些需要进行胎儿头皮血 pH 测定的情况。

国际妇产科联盟(International Federation of Gynecology and Obstetrics,FIGO)在 2015 年产时监护指南里提出的胎儿头皮血检测适应证为可疑或者异常电子胎心监护(electronic fetal monitoring,EFM)。当 CTG 提示胎儿处于危急状况时,需要立即终止妊娠,不建议进行胎儿头皮血采样,因为进行胎儿头皮血采样需要花费时间,会延误抢救时机。胎儿头皮血检测禁忌证:母体生殖道疱疹病毒感染,有乙型、丙型、丁型、戊型肝炎病史,人类免疫缺陷病毒(human immunodeficiency virus,HIV)血清检查阳性;胎儿存在血液系统疾病可能;胎先露不明确或者其他不适合行人工破膜术的情况。FIGO 提及,胎儿头皮血 pH 和乳酸值不同水平所提示的临床意义如下表(表 2-8-1)

表 2-8-1 胎儿头皮血 pH 值和乳酸测量值的临床意义

pH 值	乳酸 /(mmol·L^{-1})	临床意义
>7.25	<4.2	正常
7.20~7.25	4.2~4.8	可疑酸中毒
<7.20	>4.8	酸中毒

除了头皮血外,还可以测定胎儿组织液 pH 值和乳酸水平。有学者报道,将电极固定在胎儿头皮的方法进行持续监护。如华中科技大学李慰玑等学者,在 1996 年报道,采用螺旋式合金型

传感器固定于胎儿头皮,进行组织液检测。传感器放置深度约为 2mm。该研究检测了 52 例胎儿,结果显示电极能牢固附着于胎儿头皮,不因胎头旋转而松脱,未发生穿透骨组织而损伤胎儿脑部等不良事件。但头皮电极应用尚存在一些问题,如分娩过程中胎儿头皮发生不同程度的水肿,导致传感器放置难度增加等,可能给应用带来困难。

胎儿头皮血 pH 值测定存在一定的局限性和风险。单次测定只能表示当时的胎儿酸碱状态,不能预测以后的变化。无论单次测定还是动态测定均为有创检查,当产妇感染单纯疱疹病毒、乙型肝炎病毒、丙型肝炎病毒、HIV 时不应进行此项检查。新生儿有出血倾向的时候也不适宜进行此测定。该监测方法还有发生罕见并发症的风险,如感染和脑脊液漏等。1966 年有学者报道,在使用胎儿头皮血采样的 640 例患者中,1 例死产,1 例新生儿死亡。1990 年 Jayesimi 曾报道有患者进行胎儿头皮血采样后,新生儿严重出血需要输血进行抢救。该研究提出,如果需要进行胎儿头皮血采样,取样深度不应超过 2mm,且须进行严密监测并及时处理出血。2011 年 Schaap 对 13 项胎儿头皮血采样研究进行 meta 分析,发现常见的并发症主要为出血、头皮血肿,发生率约 4%~6%,严重的并发症包括脑脊液漏等,较为罕见,发生率约 0.8%(1/1 177)。

胎儿头皮血乳酸测定需要的头皮血标本量较少,约 5μl 即可进行测量,而 pH 值测定需要的标本量较多,约需 35μl~50μl,且 pH 值测定的失败率更高。1998 年 Westgren 比较了胎儿头皮血 pH 值测定和乳酸测定患者的分娩方式、新生儿预后,结果显示两组并无明显差别。因此认为,可用头皮血乳酸测定代替头皮血 pH 值测定。

由于胎儿头皮血检测的有创性,目前胎儿头皮血 pH 值、乳酸测定的使用越来越少。此外,产程中获取胎儿头皮血,发现当胎儿头皮血 pH 值降低时,采用剖宫产终止妊娠等干预产程并未明显降低新生儿窒息的比例,可能也是其使用越来越少的原因之一。Goodwin TM 分析 1986—1992 年胎儿头皮采血和剖宫产、胎儿窘迫、窒息、胎粪吸入综合征的关系,发现随着时间推移,使用胎儿头皮血采样的比例逐年降低。1986—1989 年,胎儿头皮采血率为 1.76%,后逐年下降,1992 年降至 0.03%。

(二)胎儿持续血氧监测

胎儿脉搏血氧饱和度测定(fetal pulse oximetry,FPO),简称胎儿脉氧监测,是产程中一种无创性胎儿血氧饱和度监测,经阴道通过扩张的宫颈将宫内传感器放置于胎儿皮肤上,从而可连续监测 FPO。

一般用于宫口开大 3cm 之后,已自然破膜或人工破膜的孕妇。具体操作为在宫缩间歇期,将 FPO 探头沿开大的宫颈内口缓慢送入宫腔,使探头贴于胎儿颊部或颞部皮肤,持续监测胎儿血氧饱和度。

产程的不同阶段,FPO 的参考值有所不同。有研究显示,第一产程胎儿血氧饱和度为(50±10)%,第二产程血氧饱和度为(40±10)%。在产程的任何阶段,血氧饱和度低于 30% 均为异常,提示胎儿缺氧性酸中毒。胎儿血氧饱和度与脐血血气有显著相关性,与脐动脉血 pH 值呈线性回归关系。以胎儿血氧饱和度≤30% 为标准,诊断胎儿宫内窘迫的灵敏度、特异度和准确率分别为 80%、100%、98.3%。Seelbach-Gobel 对德国 3 家产科中心 400 例产妇进行了胎儿血氧饱和度监测,发现胎儿血氧饱和度低于 30% 持续的时间越长,下降的幅度越大,脐血 pH 值下降就越明显。

目前,对胎儿血氧饱和度的应用还存在争议。争议主要集中在 2 点:第一,胎儿血氧饱和度测定的准确性受到一些因素的影响,比如探头的参数、仪器精密度、探头放置位置、胎毛遮挡和头皮水肿等。第二,目前多数循证医学研究认为,在胎心监护的基础上联合使用胎儿血氧饱和度监测,相较于单独使用电子胎心监护,新生儿的结局并无明显差异。此外,大部分的研究显示,是否联合胎儿 FPO 监测,剖宫产率无明显差别。

2006 年 East 在澳大利亚 4 家医院开展了一项前瞻性、多中心、随机对照试验(FOREMOST)。该研究纳入了 600 例孕妇,其中一组孕妇采用胎心监护联合胎儿 FPO 监测,另一组单独使用胎心监护,研究记录了 2 组的妊娠结局。结果显示,胎儿 FPO 监测联合胎心监护能降低因为"胎儿状况不良"行剖宫产的概率,但 2 组孕妇总体的剖宫产率、阴道助产率、新生儿预后没有明显差别。联合监测组中,总剖宫产率 45.9%(140/305),"胎儿状况不良"行剖宫产的比例为 13.8%(42/305),因"胎儿窘迫且产程无进展"行剖宫产的比例为 14.4%(44/305),因"胎儿状况不良且产程无进展"行剖宫产的比例为 14.1%(43/305)。在对照组中,总剖宫产率为 48.1%,上述 3 种情况行剖宫产术的比例分别为 20%、10.8%、15.3%。

2014 年一篇 Cochrane 综述再次分析了 7 项随机对照试验,纳入共计 8 013 例孕产妇,系统评价了产时 FPO 与其他胎儿监护方法相比的有效性和安全性。结果显示,产时 FPO 不能降低整体剖宫产率。7 项研究中的一项研究甚至显示,与产时胎心分娩力描迹法联合 FECG 这种方法相比,FPO 会增加剖宫产率。因此,包括美国妇产科学会及加拿大妇产科医生协会在内的多个国家的相关学会制定的产时胎儿监护指南,并未推荐单独使用或者联合使用 FPO 监测。

综上所述,胎儿头皮血 pH 值测定、乳酸测定和胎儿 FPO 监测虽然是产程中可供选择的胎儿监测方法,但目前尚未作为一种标准的监护方法进行常规开展。妊娠期及分娩期,要根据病例情况进行具体分析,选择合适的监护方法。

(包琳 付帅 陈慧)

参考文献

[1] EAST CE,BRENNECKE SP,KING JF,et al. The effect of intrapartum fetal pulse oximetry,in the presence of a nonreassuring fetal heart rate pattern,on operative delivery rates:A multicenter,randomized,controlled trial (the FOREMOST trial).Am J ObstetGynecol,2006,194(3):606.e1-16.

[2] VISSER GH,AYRES-DE-CAMPOS D. FIGO consensus guidelines on intrapartum fetal monitoring:Adjunctive technologies. Int J GynaecolObstet,2015,131(1):25-29.

[3] 李慰玑,李统平,丁传天,等. 产时胎儿头皮下组织液 pH 测定. 中华妇产科杂志,1996(3):149-151.

[4] JAIYESIMI RK,HICKEY WN. Fetal haemorrhage after fetal scalp blood sampling. Lancet,1990,336(8718):819-820.

[5] WESTGREN M,KRUGER K,EK S,et al. Lactate compared with pH analysis at fetal scalp blood sampling: a prospective randomised study. Br J ObstetGynaecol,1998,105(1):29-33.

[6] EAST CE,BEGG L,COLDITZ PB,et al. Fetal pulse oximetry for fetal assessment in labour.Cochrane Database Syst Rev,2014,2014(10):CD004075.

[7] American College of Obstetricians and Gynecologists. Practice Bulletin No. 116:Management of Intrapartum Fetal Heart Rate Tracings. Obstetrics & Gynecology,116(5):1232-1240.

[8] LISTON R,SAWCHUCK D,YOUNG D. No. 197b-Fetal Health Surveillance:Intrapartum Consensus Guideline. JObstetGynaecolCan,2018,40(4):e298-e322.

[9] 刘铭,段涛. 围分娩期胎儿储备功能的评估. 中国实用妇科与产科杂志,2019,35(4):16-19.

第九节 电子胎心监护

一、电子胎心监护简介

心分娩力描迹法(cardiotocography)又名电子胎心监护(electronic fetal monitoring,EFM),EFM 是 20 世纪 60 年代用来描述监测胎儿心率和宫缩信号技术的自然名称,多用于英语国家;而心分娩力描迹法源于希腊语,多用于非英语国家,但在有些国家这两个名称可互换使用。

EFM 作为胎儿监护中评估胎儿宫内状态最重要的手段,具有无创、便捷、经济等特点,广泛应用于全国各级医院。电子胎心监护有助于发现胎儿宫内缺氧,辅助早期识别胎盘早剥、子宫破裂等孕产妇急重症情况,降低新生儿窒息率,改善孕产妇及新生儿预后。

(一)电子胎心监护发展历史

胎儿心脏的心率计数是产科临床最基本的胎儿监护技术。随着临床应用及电子技术的普及,胎心监护从腹部听诊到电子胎心监护,逐渐科技化、精准化。

1. 腹部听诊器听诊法 胎儿心脏听诊开始于 1818 年,瑞士人 Mayor 用耳朵直接从孕妇的腹部听到了胎儿心脏跳动的声音。法国人 Laennec 发明了木筒式胎心听诊器,利用木制钟式胎心听诊器、额式胎心听诊器(Delee-Hillis 听诊器)或普通听诊器都可以听到胎儿心音。

2. 多普勒探测法 20 世纪 60 年代起,人们就利用超声多普勒法探查胎儿心脏搏动的声音。除了直接探查胎儿心脏外,也可以通过探测脐带血流显示胎儿心率,且自动计数显示每一瞬间的胎心率,同时利用多普勒听诊仪内的放大装置把胎心音放出来,非常有利于孕妇及其家人进行自我监护。

3. 电子胎心监护 始于 20 世纪 70 年代,得益于现代化科技的发展。网络化应用和数据分析存储技术使胎儿监护仪将胎心率、宫缩曲线、孕妇生命体征监测等集成一体，使信息同步完成成为可能。电子胎心监护目前已经成为监测胎儿宫内安全的重要手段，且在各级助产医疗机构中得到越来越广泛的应用，成为产科门诊、病房和产房的常规配置。

(二) 电子胎心监护介绍

1. 电子胎心监护仪的基本构成 电子胎心监护仪的基本功能部分包括信息采集、信息处理和信息输出三部分，部分仪器还包括信息的智能化处理和报告系统。信息采集主要来自三部分信息的采集，胎儿的信息采集、子宫的信息采集以及胎动、胎儿心电信号和其他临床信息的采集。胎心音以麦克风"拾取器"和超声多普勒监测两种方法采集。胎儿心电信号可通过以下方式获取：①腹部电极直接固定于孕妇的腹部；②胎儿头皮电极多在人工破膜或自然破膜后固定于胎儿头皮处，经胎儿头皮的电极可以清楚地记录胎儿心电信号，但可能损伤胎儿头皮，从而诱发感染。将压力传感器直接紧贴孕妇腹壁固定，将子宫壁收缩的信息经压力传感器传回主机与胎心率曲线同步显示于显示屏上就完成了子宫收缩信号的采集；也有使用宫腔内压力传感器即宫缩内监测的方法。

上述获取的信息处理由主机自动完成。现代化的处理器可以同时处理多个通道的信息，智能化地进行比较分析、存储获取的信息，自动甄别危急信号并提供处理意见和联系医生；自动远程传输、接收处理结果。

经主机处理过的结果也有多种输出方式，显示的主要内容包括宫缩曲线、胎心率曲线及其数值等，也可以打印纸质报告单(走纸速度1~3cm/min)分析胎心监护图形，并可实现发送远程医生工作站、远程医疗系统等。

2. 电子胎心监护方法 根据不同的监测途径，可分为外监护和内监护法；根据不同的监测时间，可分为产前监护和产时监护。外监护法是通过孕妇体表放置胎心音探头、腹部诱导电极及宫缩压力传导器获取胎心率及宫缩信息，达到监护的目的。内监护法是将电极经过宫颈置入，固定于胎儿头皮获取胎儿心率信息、心电信息，将压力传感器直接放置于宫腔内，测量宫缩信息，达到监护的目的。

(1) 产前监护：临产前的电子胎心监护是产前胎儿监护，其目的是了解胎儿在宫内的生存状况及胎儿的应激反应，以评估胎儿的宫内情况。

无应激试验(non-stress test, NST)是最常用的产前电子胎心监护方法，指在无规律子宫收缩的情况下评价胎儿在子宫内的氧合状态、神经系统的反应性及胎儿心脏对胎儿活动的反应情况。

催产素激惹试验(oxytocin challenge test, OCT)原理是利用缩宫素诱发规律的子宫收缩，用胎心监护仪描记规律宫缩时胎儿心率变化图形。在排除了妊娠晚期出血、多胎妊娠、先兆早产、胎膜早破和瘢痕子宫等高危因素后进行。要求是10分钟至少诱发3次宫缩，每次持续至少40秒，EFM图形的判读主要基于是否出现晚期减速和变异减速。

(2) 产时监护：临产后的电子胎心监护为产时监护。产时电子胎心监护的目的是评估胎儿在分娩过程中有无缺氧，并及时发现缺氧胎儿，以保证在胎儿发生损伤之前能够及时采取恰当的干预措施，预防缺氧和酸中毒引起的胎儿不良结局。

间断电子胎心监护：指南推荐对低危孕妇进行间断电子胎心监护，即间断进行胎心电子监护，并记录数据。

连续电子胎心监护：即在孕妇的产时全程都进行电子胎心监护。间断电子胎心监护发现异常或者存在高危因素，如妊娠高血压综合征、妊娠合并糖尿病，胎儿生长受限、胎心率听诊异常、过期妊娠，则需采用连续电子胎心监护。

电子胎心监护主要记录和分析胎心率基线、基线变异、加速、减速及宫缩等。丰富的临床经验、规范的仪器操作技能和EFM图形识别经验可以为产科临床医生提供可靠的胎心率监护结果。

二、电子胎心监护的生理学基础

通过电子胎心监护仪器获取和描记胎儿心率、胎动、宫缩情况，可以了解胎儿心血管系统功能、评估胎儿中枢神经系统的活动情况，是目前胎儿宫内状况评估的重要方法。电子胎心监护技术已成为产科病房的常规配置，对于产科医务人员而言，正确解读电子胎心监护图形非常重要。

胎儿在宫内生长发育所需的营养物质与氧气均来源于母体，尤其是氧气的供给，胎儿足够的供氧取决于母体良好的氧合。然而，由于所有妇女在孕期各个系统均发生很大的改变，很容易受外界或自身因素的影响而发生较大的变化，尤其是循环系统，若母体因疾病或其他异常情况导致血液中氧含量降低,胎儿也会随母体变化而发生变化,甚至可能发生缺氧及酸中毒。电子胎心监护图形反映了胎儿缺氧代偿及失代偿的过程,异常图形可以帮助早期发现和诊断胎儿窘迫。因此,学习电子胎心监护的生理学基础是很重要的。

(一)母胎营养物质交换

母体与胎儿之间通过胎盘、脐带、羊水进行物质交换,其中胎盘是母胎物质交换的重要器官,而脐带的主要功能是输送血液。母体子宫螺旋动脉穿过基底膜进入绒毛间隙,母体血液呈间隙喷射状向绒毛间隙流入,通过胎盘的物质交换经子宫静脉分支回到母体循环中。而静脉则将经过物质交换后的高氧合、高营养的血液供给胎儿,然后将利用过的静脉血送回到胎盘,再次进行物质交换,如此周而复始。由此可见,胎盘作为母胎物质交换的重要功能器官,自身必须拥有丰富的循环系统及良好的功能状态才能完成生理学目的,而脐带是胎儿在宫内维持生命的重要依靠,若因各种原因导致胎盘功能异常、脐带循环受阻甚至停止,均可能导致胎儿宫内的慢性或急性缺氧,甚至可能发生严重的不可逆损伤或胎死宫内。

(二)胎儿循环的特点

1. 胎儿体内无纯动脉血,而是动静脉混合血,进入肝、心、头部及上肢的血液含氧量较高及营养较丰富,进入肺及身体下半部的血液含氧量及营养较少。进入右心房的下腔静脉血有来自脐静脉含氧量较高的血液,也有来自身体下半部含氧量低的血液。其中通过静脉导管流入的血液流速快,绝大部分经房间隔下缘引流并依靠其对应运动通过卵圆孔进入左心房,主要供给脑部、冠状动脉及上肢。上、下腔静脉血流属于低流速血流,几乎均将进入右心室流至肺动脉,胎儿期肺部血管阻力高,流入肺动脉的血流大部分经动脉导管进入降主动脉。胎儿血液循环图(图 2-9-1)如下:

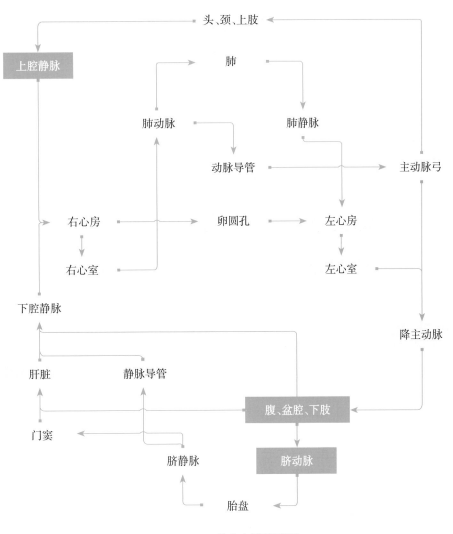

图 2-9-1　胎儿血液循环图

2. 脐带由 1 条静脉、2 条动脉相互缠绕组成。静脉较粗,管壁薄,与其他静脉的不同在于中膜有内纵外环的 2 层平滑肌,在妊娠及分娩期,大约有 30%~40% 胎儿的脐带可能发生压迫及牵拉刺激,血流变化常因压迫而改变;脐动脉较细,管壁较厚,根据平滑肌排列方向分为内环层平滑肌、内纵层平滑肌、大盘旋平滑肌、小盘旋平滑肌 4 组,且脐动脉与人体其他同等粗细的动脉相比缺乏弹力膜。不同浓度的氧、肾上腺素、组织胺等可对内环层平滑肌刺激产生收缩反应以调节脐带血流量,而内纵层平滑肌受到牵引、拉伸刺激可出现明显收缩,使动脉口径减小,在其他平滑肌的协同作用下甚至使脐动脉关闭。

母胎物质、氧气交换经血管合体膜(vasculosyncytial membrane,VSM)进行,VSM 包括绒毛合体滋养细胞无核区胞质、合体滋养层基膜、绒毛间质、毛细血管基膜和毛细血管内皮 5 层结构,当胎盘功能减退或受宫缩压迫,尤其在羊水过少时,血流量及物质交换明显减少,即可导致胎儿缺氧酸中毒。

3. 胎儿血红蛋白含量比成人高,血红蛋白氧合能力较高,心输出量也远大于成人,但胎儿仍在低氧状态下成长。

(三) 胎心率的调节

与成人一样,胎儿心率取决于窦房结的内在起搏器,胎儿心脏的最快起搏点位于右心房,心室控制的心率较低,由于大脑皮质和脑干部心血管调节中枢的相互影响而出现小的周期性波动,胎心率受延髓的自主神经中枢系统调节,并受交感神经和副交感神经的双重支配,两者相互拮抗共同受到下丘脑和大脑边缘系统的控制。

1. **神经调节**　交感神经主要支配房室交界区和左心室,通过分泌去甲肾上腺素增强心肌收缩力,增快心率。迷走神经兴奋时节后纤维释放神经递质乙酰胆碱,引起窦房结自律性降低和房室传导速度减慢,胎心率降低、心肌收缩力降低。只有胎儿中枢神经系统的充足氧合,才能使交感神经和副交感神经系统之间产生正常的协调作用。

2. **中枢调节**　包括脊髓灰质中间外侧柱、脑干、下丘脑、大脑边缘叶以及大脑皮质的一些部位,基本的心血管反射在延髓完成,它是心血管活动的基本调节中枢。根据不同的环境刺激或功能状况对心血管活动进行更为高级、复杂的整合,调节心脏和血管活动以满足机体的需要。

3. **反射调节**　主要是压力感受器和化学感受器调节。压力感受器接受主动脉压的刺激,主要位于颈静脉和主动脉弓,血压升高使副交感神经兴奋导致心率减慢;反之,血压降低,心率增快。化学感受器主要位于颈总动脉分叉处的颈动脉体、主动脉和影响心输出量和外周肺动脉之间的主动脉体,感受动脉血液中化学成分(缺氧、二氧化碳分压升高和氢离子浓度升高等)的变化,氧浓度急剧下降使副交感神经兴奋,心率减慢,但是氧浓度长时间下降可刺激交感神经兴奋,胎心率增快。

(四) 影响胎心率的因素

1. **孕期用药**

(1) 促胎肺成熟药:常用的为地塞米松和倍他米松,目前认为这 2 种药物对胎心率均有抑制作用,胎心率的加速、短变异、长变异和胎动数等均有下降,以倍他米松变化较为明显,用药后 96 小时所有指标可恢复到用药前。

(2) 降压药:尽管有文献报道尼卡地平对胎儿无不良结局,但孕期使用降压药物尼卡地平,胎心率会出现短期的减速和加速减少,只是未发展到胎儿窘迫。降压药物使用时应注意血压下降不可波动过大,建议血压不低于 130/80mmHg,否则可能导致子宫胎盘血流灌注减少而发生胎儿宫内缺氧或发育异常。

(3) 解痉药:硫酸镁是治疗及预防子痫的一线用药。因镁离子易通过胎盘使胎儿血清镁浓度也逐渐升高,进一步引起中枢神经抑制,神经肌肉应激性减弱,出现胎动减少或减弱,从而导致 NST 无反应型增多。

(4) β 受体激动药:β 受体激动药如盐酸利托君片多应用于孕 20 周以后孕妇的保胎治疗。该类药物给药后经常导致孕妇出现心动过速,从而通过胎盘屏障引起胎儿心动过速。但适应一段时间后,母体心率及胎心率均会出现回落。

(5) 产程中应用药物:如地西泮和哌替啶。地西泮是一种中枢性镇静催眠药,静脉推注地西泮 10mg,用药 15 分钟后出现镇静催眠作用,30 分钟后胎心率基线开始下降,1~2 小时最明显。哌替啶是一种化学合成的中枢性镇痛剂,用于分娩镇痛,哌替啶可通过胎盘作用于胎儿。肌内注射哌替啶 100mg 后 30 分钟,胎心基线开始下降,1~2 小时最明显,有些甚至出现正弦曲线图形,但这部分正弦曲线与胎儿贫血、酸中毒无关。

2. 孕妇活动 孕妇做有氧运动时可以调节身体的生理和心理状态,促进血液循环,有利于子宫胎盘循环和胎儿胎盘循环。孕期应避免重体力劳动,因较重的劳动或体育锻炼可以引起血液的重新分布,更多的分布在肌肉,故分布在子宫、胎盘的相对少,可能引起胎心率降低。

3. 体位 当仰卧位时增大的子宫压迫静脉引起回心血量减少,血压降低,由此影响胎盘的血流量,如果是后壁胎盘,影响将更加严重。所以,体位可影响胎儿监护的真实性。根据胎盘的位置改变孕妇体位可减少子宫对母体回心血流量的影响,减少对子宫胎盘血液循环的影响,改善胎儿缺血缺氧的状态。

4. 缺氧 缺氧是指组织中氧含量不足,促使某些特定部位的血管收缩,血流量减少(如皮肤、黏膜及肾脏的血管),另一些血管(如大脑、心脏)扩张,优先供应这些重要器官的血液需要,血流再分布机制是胎儿在缺氧早期重要的代偿机制。全血的氧含量少于 4.2mmol/L 时,则存在缺氧,胎儿短暂或轻度的含氧量波动对胎儿酸碱平衡状况没有影响,在缺氧严重时,机体会产生乳酸,而导致酸碱平衡的紊乱,pH 值下降,发展为酸血症、代谢性酸中毒和窒息。胎儿娩出前,肾上腺髓质因缺氧刺激产生大量的儿茶酚胺,去甲肾上腺素显著增加,可使胎心率减慢。

5. 宫缩 宫缩(uterine contraction)可以引起子宫胎盘血氧供应一过性中断。母体供给胎儿的血液经子宫螺旋动脉进入胎盘绒毛间隙,螺旋动脉穿越子宫平滑肌,宫缩时子宫平滑肌内压力超过螺旋动脉压力,引起流经子宫螺旋动脉的血流量减少(图 2-9-2)。宫缩时胎盘绒毛间隙血流量减少,反复持续出现胎儿氧供减少,刺激胎儿中枢神经系统,子宫胎儿循环阻力进一步影响胎心率,引起胎心率下降,诱发胎心率出现晚期减速。宫缩时脐带受压引起的变异减速,可能与羊水过少有关。正常妊娠孕妇临产时,由于宫缩间期血流储备,一般不会显著影响绒毛间隙血流。然而,如果子宫活动过度,宫缩过频过强,可能超出正常胎儿胎盘单位的储备,例如胎盘早剥、子宫破裂和脐带血流完全闭塞,导致胎儿严重缺氧、酸中毒和器官损害,引发母胎不良结局。

6. 胎动 正常胎动(fetal movement,FM)是胎儿状态良好的重要标志,伴随胎动发生的胎心率加速是胎儿健康的表现。胎动具有一定的规律性,在妊娠的昼夜时期、妊娠的不同阶段,胎儿生理变化均可引起胎动的改变。怀孕 16 周末部分孕妇可自觉胎动,胎动在孕 29~32 周达到高峰,孕 38 周以后胎儿先露部下降,胎动较前减少。孕晚期胎儿的生理醒睡周期比较明显,胎动昼夜周期性也较孕中期明显,所以孕晚期行无刺激电子胎心监护较易呈有反应型。孕妇的动作、姿势、情绪、强声、强光和抚摸腹部等刺激,都可以导致胎动变化。胎心率加速现象多伴随较大的胎动出现,胎动伴随胎心率加速这一现象,与中枢神经系统的状态有关。妊娠 32~34 周以后,中枢下丘脑-延髓这条中枢神经内的联系逐渐发育完善,所以加速的振幅明显增加,因此建议产前电子胎心监护可以从这个阶段开始。

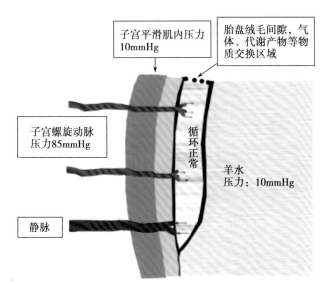
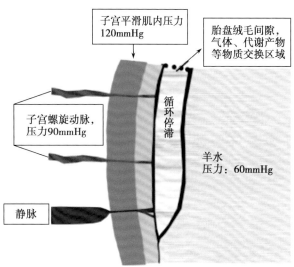

图 2-9-2　子宫胎盘血流灌注图

过期妊娠胎动则明显减少,有研究发现脐带因素可导致胎儿宫内死亡,且大部分会出现胎动异常,特别是当胎儿在频繁活动后停止胎动,多提示胎儿急性宫内缺氧。胎儿窒息、死亡,多半是由脐带、胎盘因素造成的,最常见的原因是脐带扭转,其次是脐带受压及胎盘早剥。这些疾病可使胎儿供血不足或中断,从而导致胎儿出现急性缺氧。如不良因素解除,胎儿胎动可以恢复正常,反之则进一步恶化导致不良结局。正确识别胎动异常尤其是胎动减少对降低围产儿病死率,减少不必要的阴道助产和剖宫产术等产科干预措施非常重要。2018年澳大利亚国家健康与医学研究理事会联合澳大利亚和新西兰围产学会认为:孕妇对胎动减少(包括强度、特点或持续时间)的主观感觉比任何一个定量计数胎动的方法更具临床意义。影响胎盘功能的相关病理妊娠可引起胎动减少,须排除药物影响,如硫酸镁等解痉药、地西泮等镇静药造成的胎动减少及消失是暂时性的;也应排除胎儿过小、羊水过多、孕妇肥胖等导致孕妇自身感知问题。胎动减少是提示胎儿可能宫内状况不良甚至死胎的第一信号,不容忽视,早期感知胎动异常并及时就诊,尽快发现高危患者,及时管理,能够改善母胎结局。

(五)胎儿窘迫可能出现的异常胎心监护图形

随着胎儿发育成熟,胎心率呈下降趋势,孕 15 周时平均胎心率 160 次 /min,从孕 16 周开始到分娩前胎心率下降 24 次 /min,孕晚期正常胎心基线率在 110~160 次 /min。受自主神经系统及交感神经系统的调节,胎心率围绕基线上下波动,称为变异,正常基线变异振幅在 6~25 次 /min。当胎儿的神经系统和心血管系统发育完善后,会表现出正常变异与变异性降低交替出现,并伴随胎动出现胎心加速,这是胎儿健康的表现。当母体或胎儿的各种并发症或不良刺激导致胎儿宫内暂时或持续低氧时,电子胎心监护图形可能会出现异常表现,包括:

1. 心动过速　胎心率出现进行性抬高,即由正常向心动过速发展,这是早期缺氧的表现,当胎儿心动过速合并晚期减速、变异减速、胎心率基线变异性降低或胎心率持续在 180 次 /min 以上时常常提示胎儿窘迫。

2. 心动过缓　胎心率逐渐下降至 110 次 /min 以下,常为胎儿窘迫的早期表现,若变异性降低伴晚期减速、变异减速、加速不足或消失,以及胎心率持续低于 100 次 /min 持续时间 5 分钟以上,提示胎儿窘迫可能性极大,需尽快采取干预措施,必

要时应尽早终止妊娠。

3. 基线变异异常　正常胎儿存在醒睡周期,胎儿的睡眠周期较少持续 1 小时以上,胎心基线变异小于 6 次 /min 是胎儿窘迫的早期表现,若出现基线变异缺失持续 1 小时则说明胎儿窘迫较为严重。一般认为,胎心基线变异缺失 1 小时的孕妇 24 小时后若无有效措施则可能会发生胎死宫内。

4. 加速消失　羊胎试验表明,刺激羊胎的下丘脑可引发加速,产生通路是胎动刺激可通过中枢神经系统内的径路,尤其是经过延髓循环中枢引起胎心率加速。加速结合胎动可视为胎儿良好,因此产前监护将加速作为胎儿储备良好最常见的正常模式。这种加速典型模式多为 10~25 次 /min,并历时 10~30 秒。但是,在分娩早期,胎动时还可以观察到胎动伴随加速,而分娩晚期胎儿长时间处于一过性低氧应激状态,部分正常胎儿不再出现加速。因此,产时监护在不存在减速和基线变异性降低时,没有加速不能认为胎儿缺氧。

5. 减速　妊娠 20~30 周常可看到胎心率减速,随着神经系统的发育完善,胎心率减速逐渐减少,妊娠晚期若出现减速(主要是晚期减速、变异减速、延长减速),尤其是当减速反复出现(超过 50% 的宫缩伴随减速)或延长减速时间超过 3 分钟常提示胎儿窘迫。

6. 正弦波形　是一种特殊的胎心监护图形,主要特点包括:胎心率基线在 110~160 次 /min,有规律地上下波动;振幅 5~15 次 /min;长变异频率为 2~5 周期 /min,持续≥20 分钟;短变异固定不变、圆滑;正弦波形围绕基线上下一致波动;胎心率没有加速。病理型正弦型胎心率多提示胎儿缺氧、窒息、贫血相关,提示胎儿处于濒死状态,需要立即给予干预措施。有一种情况需要慎重对待,当胎儿出现一连串呼吸、口动、吸吮时,胎心率基线出现周期加速或长变异,图形特点类似于正弦曲线,胎心率基线有 3~5 每分钟周期伴基线振幅 5~20 次 /min,每个周期长振幅变化一致,但短变异(跳跳间差异)尚存在,这种图形并不伴有胎儿病理现象,称为生理性或良性正弦曲线。

总之,当临床上出现异常电子胎心监护图形时,应高度警惕胎儿窘迫,需要及时给予干预,以降低母胎损伤。电子胎心监护的主要目的是帮助识别可疑的胎儿损害的迹象,以便启动可能降低或预防胎儿发病率和死亡率的管理。学习胎心监护的生理学基础,有助于分析异常电子胎心监护

时找到相对应的病因,及时实施有效的宫内复苏措施,阻断不利因素对胎儿的损害,避免新生儿不良结局发生。

三、电子胎心监护的基本评价指标

一般情况下,电子胎心监护图由产科临床专业人员以目测法来解读。美国妇产科学会提出了胎心率各种图形特征的明确定义,然而每个观察者对于胎心率图形的解读存在偏差。利用计算机自动化分析系统对电子胎心监护图形进行标准化解释虽有研发和尝试,但目前并没有广泛应用。电子胎心监护的基本评价指标包括胎心基线率、基线变异、加速、减速和宫缩。胎心基线率和基线变异是对基线的评价,胎心率曲线远离基线的变化特征包括加速和减速,交感神经兴奋使胎心率加速而副交感神经兴奋使胎心率减速,其变化与孕妇体位、宫缩、胎盘灌注及脐带牵拉受压等很多因素有关。电子胎心监护通过对胎动、宫缩曲线和胎心率曲线的解读来了解胎儿宫内状况,看起来评价指标简单,但其背后所反映的胎儿代谢平衡状态以及神经系统和心血管系统的变化复杂多样。并且,解读胎心率图形是持续和动态的过程,其目的在于判定胎儿在任何特定时间是否存在缺氧和酸中毒的危险,或者供氧是否充足。因此,学习电子胎心监护基本评价指标,对正确解读胎心监护图形是至关重要的。

（一）胎心率基线

1. 正常胎心率基线　胎心率基线是指在没有加速、减速或显著变异(变异大于 25 次 /min)的情况下,在 10 分钟内胎心波动范围在每分钟 5 次内的平均胎心率,参考值范围是 110~160 次 /min。基线必须是在任何 10 分钟内持续 2 分钟以上的图形,该图形可以是不连续的。胎心基线率的定义虽然简单明确,但是临床上经常能遇到难以确认基线的情况,如果基线无法确认,有时需要参照前期监护结果或延长监护时间来帮助判断。

2. 胎儿心动过缓　胎儿心动过缓指胎心率基线 <110 次 /min,持续≥10 分钟。目前普遍将正常胎心率下限定为 110 次 /min,但胎心率基线在 100~109 次 /min,如没有合并其他胎心率异常,通常不考虑胎儿缺氧。根据 2019 年英国国家卫生与临床优化研究所(The U.K. National Institute for Health and Care Excellence, NICE)产时胎儿监护临床路径(以下简称 2019 年 NICE 临床路径)建议,虽然胎心率基线在 100~109 次 /min 是一个不可靠的特征,但是有正常的基线变异性,没有变异减速或晚期减速,尤其对于没有高危因素的孕妇,不一定是胎儿异常的表现(图 2-9-3)。鉴于绝大部分正

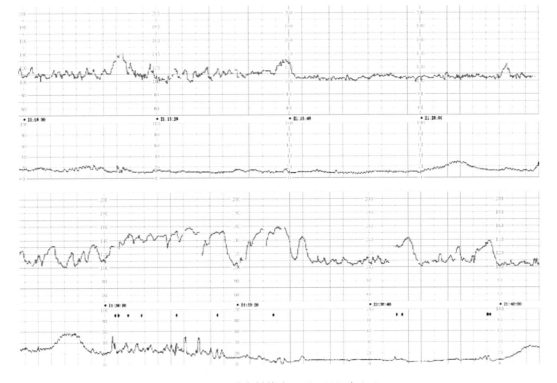

图 2-9-3　胎心基线率 100~110 次 /min

常的胎心率基线波动于 110~160 次 /min,低于 110 次 /min 的胎心率比较少见,出现这种情况时应仔细检查是否受到母体心率影响,必要时需要结合其他监测手段综合评估胎儿状况。

胎儿心动过缓的原因:①妊娠超过 40 周,迷走神经张力显著增加,胎心率基线下降,胎心率基线在 100~109 次 /min,极少低于 100 次 /min。②脐带脱垂、绕颈、过短和压迫等脐带受压因素,在急性低氧血症和脐带严重受压的情况下,胎心率会明显从正常水平下降到心动过缓。③胎儿先天性心脏畸形。有研究对 12 例胎儿心动过缓进行研究,发现其中 4 例为心房、心室不全纵隔及左心房异构,2 例合并动脉畸形。无解剖异常的 8 例,其中 6 例为完全性房室传导阻滞,当胎心率基线低于 80 次 /min,且基线变异缺失,就可能患先天性心脏传导阻滞。胎儿完全性传导阻滞提示孕妇可能患有结缔组织疾病,如系统性红斑狼疮,或者胎儿心脏结构存在发育异常。如果胎儿心动过缓持续出现,建议行胎儿心脏超声检查协助诊断。④某些干扰胎儿交感神经系统的药物,如母亲服用苯二氮䓬类药物,子痫前期患者使用高剂量的 β 受体拮抗剂,干扰交感神经系统对胎心率的调节而引起胎儿心动过缓。⑤严重并发症如子宫破裂、脐带脱垂、胎盘早剥时常见胎儿心动过缓。如果产程进展顺利,仅仅在胎头拨露或着冠时出现的胎儿心动过缓,排除胎盘早剥、脐带脱垂和子宫破裂,而且无明显其他异常图形特点,快速分娩则一般结局良好。⑥母体体温过低,如发热时降温过于强烈,或是对手术孕妇实施全身麻醉时,可能出现胎儿心动过缓。⑦枕后位时,由于胎头顶部压迫严重,有时也表现为明显的心动过缓。

胎儿心动过缓与胎儿窘迫的相关表现:①胎心率 <110 次 /min,并逐渐下降,应考虑存在缺氧,需加强监护。②胎心率 <110 次 /min,合并微小变异、变异缺失,或出现晚期减速、变异减速,以及较长时间的加速消失,提示胎儿窘迫。③胎心率 <100 次 /min,持续时间 5 分钟以上,合并基线变异减少,提示胎儿窘迫,应做好终止妊娠的准备,持续 10 分钟不能恢复至基线应立即终止妊娠。④严重并发症如子宫破裂、脐带脱垂、胎盘早剥、胎儿窘迫,胎儿对缺血缺氧耐受处于失代偿状态,胎儿心动过缓,提示胎儿危险。

3. 胎儿心动过速　胎儿心动过速是指胎心基线率 >160 次 /min,持续≥10 分钟。严重并发症如子宫破裂、脐带脱垂、胎盘早剥、胎儿窘迫,胎儿急性缺氧快速进入缺血缺氧失代偿状态,胎儿心动过速,提示胎儿危险。

导致胎儿心动过速原因:①胎儿缺氧、胎盘早剥时胎儿心动过速是胎儿窘迫的表现,一般还伴有变异性降低和 / 或减速。单纯的心动过速 160~180 次 /min,基线变异和加速良好,并非胎儿危险的征象,应排除早产和药物的影响。②孕妇发热是常见的胎儿心动过速的原因。母体发热体温每升高 1℃,胎心率平均增加 10~15 次 /min。临产时孕妇发热可能与感染无关,尤其是使用硬膜外镇痛麻醉或存在产程延长、产妇精神紧张、难产等情况时。③绒毛膜羊膜炎等感染发生时,为了满足增加的胎儿需氧量,加大全身氧气运送,胎心率会增快。胎心率基线升高可在绒毛膜羊膜炎的孕妇体温升高之前即出现。④胎动频繁或胎儿刺激过多,如孕妇睡眠不足、低血糖、劳累、环境刺激或情绪激动时。胎动时胎心率加速是胎儿正常的表现,若长时间胎动频繁,可能是胎儿缺氧的早期表现。当胎动过频,出现融合加速持续≥10 分钟,应认为是基线改变而非加速。⑤某些药物,如治疗早产的 β 肾上腺素受体激动剂利托君,或母亲使用了影响交感及副交感神经系统的药物,如阿托品和肾上腺素等。孕妇使用阿托品会引发胎心率增快,因为阿托品作为副交感神经系统的阻滞剂,解除了迷走神经对心脏的抑制而引起胎心基线率升高。⑥极早早产由于胎儿副交感神经系统发育不成熟可导致胎儿心动过速。随着胎儿副交感神经系统发育成熟,胎心率呈下降趋势,但 28 周后波动有限,平均基础心率变化仅 10 次 /min,因此应重视妊娠后期任何胎心基线率 >160 次 /min 的变化,不要盲目归结为不成熟胎儿所致。⑦胎儿快速型心律异常,如心房扑动和室上性心动过速等。⑧母体原因导致的循环血容量不足和低氧血症,如大量失血性休克,非产科因素如消化道出血、外伤致失血性休克,呕吐或其他原因导致的进食不足,母体血压下降,胎盘灌注不良,胎儿氧气浓度减少,交感神经活动增加,肾上腺释放肾上腺素和去甲肾上腺素,都会导致胎心率增快。⑨其他导致胎儿心动过速的原因还有母亲压力与焦虑、使用硬膜外镇痛麻醉、母亲甲状腺功能亢进、胎儿并发症、胎儿贫血等。⑩还有一部分胎儿心率加快发生于一段较长时间的深幅减速过后,出现胎心率基线的上抬,这种现象称为"overshoot",可能是由于胎儿缺氧时交感神经系统释放儿茶酚胺所致,若反复发生提示胎儿胎盘循环障碍,胎儿缺氧逐渐加重(图 2-9-4)。

影响胎儿心动过速的原因很多,但与胎儿缺氧或酸中毒相关的心动过速关键特征是伴有胎心率减速。迅速去除影响胎心率的因素,如药物、紧张和发热,纠正硬膜外麻醉导致的母体低血压,都可以使胎心基线恢复至参考值范围。需要注意的是,即使胎儿心动过速并非胎儿缺氧引起,但如果长时间不能恢复正常,也可能引发胎儿损害。

胎儿心动过速与胎儿窘迫相关表现:①在产时,胎心率由正常发展到心动过速,即胎心率进行性升高,是胎儿缺氧的早期表现,提示可能进展至胎儿窘迫。②胎儿心动过速合并晚期减速、变异减速或基线变异性降低等情况之一,预示胎儿窘迫。③持续胎心率 >180 次 /min,排除室性、室上性心动过速,考虑是否发生胎儿窘迫。

4. 胎心率基线漂移或者不稳定　胎心基线率在 110~160 次 /min 上下漂移,不稳定,这种罕见的现象与胎儿神经系统发育异常有关,有可能提示胎儿濒死状态。但目前对这种胎心率变化的相关文献报道很少。

（二）基线变异

每分钟胎心率自波峰到波谷的改变称为基线变异(baseline variability),很多因素可以影响基线变异。交感神经和副交感神经之间相互作用对于维持基线变异发挥着重要作用,自主神经中枢以外的上位中枢瞬时调节基线变异,反映了外界环境的变化刺激。电子胎心监护可以通过记录基线变异反映胎儿宫内状态,正常妊娠 25 周以后可以显示基线变异,32 孕周后胎儿处于正常氧合和神经心脏调节功能成熟时期,胎儿会出现持续 15 秒以上、振幅超过 15 次 /min 的加速。某些药物如麻醉药、硫酸镁、阿托品的使用、胎儿睡眠状态、胎儿不成熟均可引起基线变异的改变,持续存在严重的缺氧可能抑制神经调节功能,导致基线变异消失。普遍认为,胎心基线变异性降低是预测胎儿缺氧酸中毒最可靠的单一指标,临床人员应重视和规范对基线变异的评价。

1. 基线变异定义和术语

（1）长变异(long-term variability):1 分钟内胎心基线肉眼可见的上下摆动的波形。此波形由振幅和频率组成,振幅是波形上下摆动的高度,以次 /min 表示,频率是 1 分钟内肉眼可见的波动频数,以周期 /min 表示,如正常波形的频率为 3~5 周期 /min。长变异振幅分类如下(图 2-9-5):①变异缺失(absent variability),基线振幅波动 0~2 次 /min;②微小变异(minimal variability),基线振幅波动 3~5 次 /min;③正常变异[normal(moderate) variability],基线振幅波动 6~25 次 /min;④显著变异(marked variability),基线振幅波动 >25 次 /min。

（2）短变异(short-term variability):短变异记录了瞬时的胎心率改变,估测的是两次心脏收缩时间的间隔,反映了每一次胎心搏动间期,从一次 R 波至下一次 R 波间期的变化(图 2-9-6)。

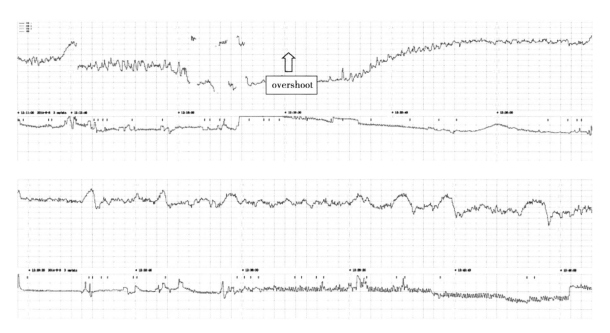

图 2-9-4　延长减速后出现"overshoot"

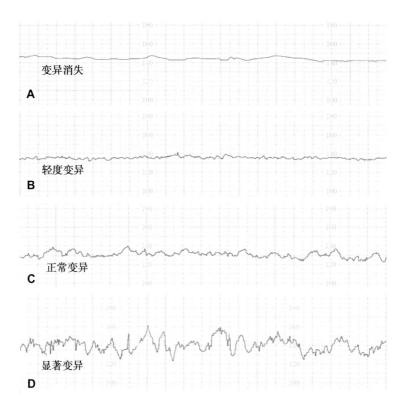

图 2-9-5　基线变异分类

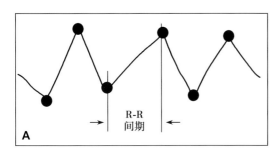

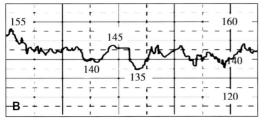

图 2-9-6　短变异

A. 通过胎儿头皮电极测定的胎心率基线短变异模式图,箭头所示为两次 R 波间期的时长;B. 基线长变异,外监护胎心率波动于 135~155 次/min。

　　短变异反映了连续的心动周期间隔的不同,不容易受睡眠、药物的影响,有研究显示短变异相对长变异在胎儿氧合和酸中毒评估方面临床价值更高。但由于观察者的视觉标准差异,人类难以准确反映短变异的短暂变化,因此,基于肉眼可

视化的短变异分析难以客观判断基线的平滑程度。2008 年美国国家儿童健康与人类发展研究院(National Institute of Child Healthand Human Development,NICHD)认为短变异的大小间接决定了基线变异振幅的大小,临床评估时应将其与长变异统一评价。目前,临床监护人员将视觉可辨认的长变异振幅作为基本评判依据。随着计算机系统在电子胎心监护集成信息管理中的应用,短变异将以更为客观和准确的数字化信息形式呈现,这将为临床评估带来益处。

　　2. 影响变异的机制

　　(1)变异缺失或微小变异:基线变异缺失是交感神经和迷走神经对胎心率的调节机制失常所致,其中未成熟胎儿、胎盘梗死、胎盘早剥和胎儿缺氧酸中毒是发生基线变异消失的重要诱因,脐带因素也不能忽视。微小变异或变异缺失说明胎儿中枢神经系统发育不成熟或调节受到抑制。原因有以下几个方面,①胎儿缺氧或酸中毒。②未成熟胎儿,胎儿神经系统损害或功能不良,染色体异常及神经系统先天缺陷胎儿。③胎儿处在安静睡眠状态。④孕妇使用药物,大量中枢神经系统抑制剂可能引起一过性胎心率每搏变异减弱或缺失。影响基线变异的常见药物有麻醉药、巴比妥、

吩噻嗪、镇静剂。基线变异缺失通常发生在静脉给药的 10 分钟后,用药剂量不同决定了持续时间长短,有时持续 60 分钟甚至更长。使用哌替啶可引发 30% 的产妇电子胎心监护的基线变异性降低,分娩镇痛使用的布比卡因和芬太尼引发 7% 的产妇出现变异性降低,布托啡诺可以使基线变异缺失。有研究认为,基线变异减少与较长时间应用硫酸镁有相关性,硫酸镁应用时,镁离子可以通过胎盘屏障并到达胎儿体内,随着母亲血镁浓度升高,胎儿血镁浓度也升高。血清镁浓度升高可引起中枢神经抑制,降低神经肌肉应激性,导致 NST 无反应型增加和基线变异性降低。即使如此,也不应将基线变异性降低全部归类于硫酸镁的应用,因为本身需要应用硫酸镁的孕妇,由于疾病的影响,胎儿可能已经长时间处于慢性缺氧状态。⑤胎儿心动过速时心血管系统调节心率每搏间期较短引起胎心率波动较少,也会导致胎心率基线变异性降低。

(2) 显著变异:指基线上下摆动幅度 >25 次 /min。轻度的胎儿缺氧可能使胎心率基线变异振幅增加 9~14 次 /min,尤其是在缺氧早期。基线变异增加的意义有,①胎儿趋于成熟的表现,随着妊娠月份的增加,大脑中枢神经系统及自主神经系统发育逐渐完善,变异增加;②胎动、宫缩等刺激,可出现短暂性变异增加,随后缓解;③胎儿躯干局部或脐静脉短暂受压,可能出现变异增加;④在胎儿急性缺氧时,由于刺激了副交感神经系统,胎心变异最初表现为一过性增加。

3. 基线变异异常的处理 基线变异是电子胎心监护中判断胎儿宫内安危的最重要指标之一,有研究认为,其意义甚至比胎心率减速更能反映胎儿状况。

(1) 单纯基线变异性降低:当出现单纯微小变异不伴有胎心率减速时,不一定是胎儿缺氧的表现,但应积极寻找病因,严密观察,排除胎儿睡眠周期以及药物如地西泮、硫酸镁、宫缩抑制剂等对胎儿的影响。排除以上影响因素,如持续性基线变异性降低,应考虑胎儿先天缺陷、宫内感染及胎儿缺氧或酸中毒,在临床诊断和管理上有一定的困难,因为有一部分胎儿即使缺氧因素已经解决,如脐带受压,但是可能中枢神经系统损伤已经发生了。产前持续性基线变异性降低应结合孕妇病史、超声检查结果综合评估,必要时行宫缩应激试验明确有无胎儿宫内窘迫。

(2) 伴有减速的基线变异性降低:当胎心率基线变异正常且基线在参考值范围内,即使存在变异减速也并不增加胎儿不良预后的发生率;基线变异缺失伴有胎心率减速往往与胎儿酸中毒有关。有研究发现,当基线变异性降低合并胎心率减速时,胎儿头皮血 pH 值开始下降;基线变异性降低合并显著胎心率减速时,胎儿头皮血 pH 值约为 7.1;但当胎心基线率变异大于 5 次 /min 合并有同样的胎心率减速时,pH 值约为 7.2。胎心率基线变异消失可能是代谢性酸中毒引起的胎儿脑干或心脏抑制,因此,基线变异消失反映的可能更多是胎儿酸中毒,而不是缺氧。严重的母体酸中毒也可导致胎心率基线率变异减弱,例如孕妇为糖尿病酮症酸中毒患者,但当酸中毒得到纠正后基线变异可恢复正常。

产程中出现的持续基线变异性降低,尤其伴有胎心减速时,提示胎儿宫内缺氧的可能极大,若不及时处理,可能出现胎儿重度窒息、酸中毒甚至胎儿死亡的可能,第一产程时可行人工破膜观察羊水形状,有条件的医院可行胎儿头皮血 pH 值测定,了解胎儿有无酸中毒。若存在剖宫产指征,则当机立断行剖宫产术。第二产程可行助产术尽快结束分娩,或行剖宫产术。

(三)正弦曲线

正弦曲线在电子胎心监护中是比较少见的图形,其临床意义和发病机制尚不清楚。1972 年首次报道重度 RH 同种免疫胎儿胎心监护发现正弦曲线;1982 年 Modanlou 等报道的典型正弦曲线是在无胎动情况下,出现短变异消失、基线圆滑一致的正弦曲线特点,具体需符合以下 6 点:①胎心率基线摆动在参考值范围内,有规律的上下波动;②振幅 5~15 次 /min,长变异频率 2~5 周期 /min;③基线变异固定不变、光滑;④胎心率没有加速;⑤短变异消失。2008 年 NICHD 电子胎心监护指南定义的胎心率正弦曲线图形为一种特殊图形,曲线外观平滑,呈正弦波样上下波动,波动为 3~5 周期 /min,持续时间≥20 分钟。目前对于正弦曲线的持续时间和意义还没有明确定义。动物实验提示,正弦曲线与血浆中抗利尿激素水平有关。出血或酸中毒后血中抗利尿激素水平升高,可能直接或间接影响窦房结钙离子的转运,引起胎心率调节异常。

临床观察发现,正弦曲线与三种情况有关,包括严重胎儿缺氧、贫血和特发性原因。贫血包括双胎输血综合征、胎 - 母输血综合征、RH 同种免疫和前置血管破裂胎儿急性失血等。胎儿严重缺氧或酸中毒以及绒毛膜羊膜炎也可能导致正弦曲线。特发性病因多引发良性 / 假性正弦曲线，新生儿预后正常，与分娩期使用哌替啶或进行分娩镇痛有关，胎儿吞咽动作、吸吮手指或短暂脐带受压也会引发良性或假性正弦曲线（图 2-9-7）。胎心率正弦曲线报道的发生率差异比较大，在产时有 4%~15% 的发生率，这可能与正弦曲线的定义不同有关。

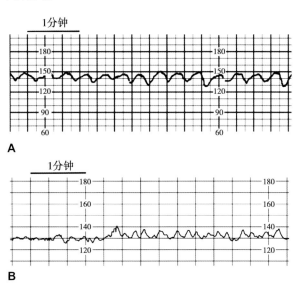

图 2-9-7 正弦波的鉴别
A. 正弦曲线；B. 假性正弦曲线。

（四）胎心率加速

1. 定义 指胎心率基线突然显著增加，从开始到波峰时间 <30 秒；从胎心率开始加速至恢复到胎心率基线水平的时间为加速时间。妊娠 32 周前，加速在基线水平上≥10 次 /min，持续时间≥10 秒，但 <2 分钟；妊娠 32 周及以后，加速在基线水平上≥15 次 /min，持续时间≥15 秒，但 <2 分钟。延长加速（prolonged acceleration）指胎心率增加持续≥2 分钟，但 <10 分钟，如果加速持续≥10 分钟，则考虑胎心率基线变化。

2. 临床意义 胎动、宫缩、脐带受压、声音、阴道内诊对胎儿的刺激以及胎儿头皮血取样都可以引发加速。专家分析了 2 000 份电子胎心监护数据，发现 99.8% 的胎儿在分娩时有散在的加速，伴随着胎动出现加速是胎儿健康的表现，加速存在反映了胎儿中枢神经系统未受到缺氧的影响。如果长时间缺乏加速则是胎儿缺氧的征兆。胎儿睡眠期和药物影响可能表现为胎心率加速缺失，在

产程中胎心率没有加速也不是不良预兆，除非合并有其他异常图形改变。2019 年昆士兰卫生组织（Queensland Health，QLD）在指南中提及，对于产时电子胎心监护而言，其他指标均正常时没有加速的意义尚不清楚，可能与产时胎儿活动减少有关。但是，长时间未见加速，仍需警惕缺氧可能。研究表明产程中加速可以排除胎儿严重缺氧酸中毒。

（五）胎心率减速

胎心率减速（deceleration）是指暂时性胎心率减慢，根据出现的时间与宫缩关系进行分类，如早期减速、晚期减速、变异减速和延长减速。根据胎心率减速发生的时期，可分为产前监测无应激试验（NST）出现和产时出现的减速图形。NST 减速发生率各文献报道不一，为 1.3%~10.0%，发生减速的图形主要有变异减速和延长减速。2015 年中华医学会围产医学分会发布的《电子胎心监护应用专家共识》（以下简称 2015 年中国专家共识）认为，50% 的 NST 会发现变异减速。早产 NST 减速与孕周有关，孕周越小减速发生频率越高。在产程中，特别是第二产程，电子胎心监护出现减速图形非常常见，发生率达 70%。根据 2015 年中国专家共识的定义，20 分钟观察时间内≥50% 的宫缩伴发减速，称为反复性减速（recurrent deceleration）；20 分钟观察时间内 <50% 的宫缩伴发减速，称为间歇性减速（intermittent deceleration）。是否达到反复性变异减速和晚期减速是判断胎儿缺氧程度和指导临床处理的重要依据。

1. 早期减速（early deceleration，ED）

（1）定义：早在 1958 年 Hon EH 描述早期减速是一种与宫口扩张相关的减速。2008 年 NICHD 定义早期减速是伴随宫缩出现的胎心率减速，通常是对称、缓慢下降到最低点再恢复到基线，开始到最低点的时间≥30 秒，减速的最低点常与宫缩的峰值同时出现。一般来说，减速的开始、最低点和恢复与宫缩的起始、峰值和结束同步（图 2-9-8）。

（2）形成机制：常见于第一产程中后期，宫口开大 5~7cm，胎头受压引起迷走神经兴奋，引发早期减速，也可发生在未成熟胎儿、高龄初产及头盆不称时。有研究发现，使用阿托品后早期减速被消除或者显著减少，这一现象进一步证明了迷走神经兴奋反应引发早期减速的推论。宫缩时胎头受压可能是引起早期减速的主要原因，早期减速的程度与宫缩强度成正比，胎心率最低值很少低于 100 次 /min，下降幅度一般不超过 20~30 次 /min。

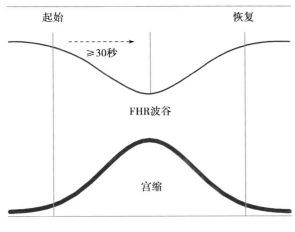

图 2-9-8 早期减速

孤立出现的早期减速,不伴有其他异常图形时,并不提示胎儿缺氧或酸中毒以及出生后低 Apgar 评分。如果早期减速逐渐加重并连续出现,曲线下降幅度大于 50 次 /min,考虑脐带受压或胎儿缺氧可能。

2. 晚期减速(late deceleration,LD)

(1) 定义:晚期减速是宫缩之后出现的减速,通常是对称、缓慢下降到最低点再恢复到基线,从开始到最低点的时间≥30 秒,减速的最低点通常延迟于宫缩峰值。一般来说,减速的开始、最低点和恢复分别落后于宫缩的起始、峰值及结束(图 2-9-9)。

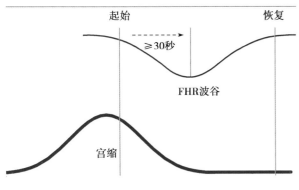

图 2-9-9 晚期减速

(2) 形成机制:子宫胎盘循环功能不良是引发晚期减速的主要原因。Martin 等主持的一项动物实验阐明了晚期减速的机制,当母羊子宫动脉血流减少时胎羊一过性的高血压伴发晚期减速出现。为胎儿注射酚妥拉明后晚期减速明显减少,同时消除了胎儿的高血压状态。当持续性缺氧导致胎儿酸中毒时,胎儿的反应性高血压消失,注射阿托品也无法阻断晚期减速的发生,说明此时的晚期减速是由心肌缺氧抑制直接介导产生的。

晚期减速可以作为子宫灌注或胎盘功能的评价指标,在子宫胎盘血流灌注不足引发胎儿缺氧时,晚期减速是最早出现的异常胎心率事件,可以在严重缺氧导致死胎发生前 2~13 天出现。动物实验表明,模拟椎管内麻醉导致的母体低血压和缩宫素导致的子宫过度刺激,猴子胎儿最先出现晚期减速,在酸中毒发生后胎心率基线变异随之消失。因此,分娩期母体低血压和宫缩异常是导致晚期减速的常见因素。严重的急性缺氧事件如胎盘早剥也可引起晚期减速,慢性胎盘功能不良如过期妊娠、妊娠高血压疾病、胎儿生长受限、慢性肾炎等孕妇,临产后胎儿可能无法耐受宫缩导致的绒毛间隙血流量的进一步减少,也可以表现为急性胎儿缺氧酸中毒,从而诱发晚期减速合并基线变异缺失,出现胎儿窘迫、新生儿窒息,甚至死产。

反复的晚期减速伴有长时间无加速和 / 或基线变异缺失,或者当晚期减速伴有胎心率基线水平异常如胎儿心动过速或过缓,均提示胎儿窘迫可能,不及时处理,短时间会发展到代谢性酸中毒。晚期减速在产程中偶然发生,预后良好;第二产程才出现的晚期减速,多数与产程阶段宫缩过度刺激有关,产妇暂时停止主动屏气用力,如能改善母体供氧和低血压状况,大多数新生儿结局良好。

3. 变异减速(variable deceleration,VD)

(1) 定义:变异减速指突发的、显著的胎心率急速下降,从开始到最低点时间 <30 秒,胎心率下降≥15 次 /min,持续时间≥15 秒,持续时间 <2 分钟。变异减速的起始、低谷和持续时间与宫缩之间无固定关系(图 2-9-10)。严重的变异减速是指

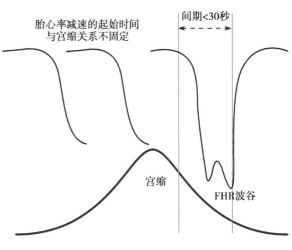

图 2-9-10 变异减速

胎心率<60次/min或者持续时间超过60秒的减速,与新生儿脐动脉血pH值下降有关。

(2)形成机制:变异减速与脐带受压、打结、缠绕、脐带过短、过度卷曲及羊水过少有关,其中最常见的原因是脐带受压,分娩期脐带受压的概率高达70%,即使胎儿没有脐带缠绕,胎儿不断下行对脐带的牵拉以及胎膜破裂后羊水量减少失去对脐带的保护,都可以引起脐血流受阻而出现变异减速,这也是第二产程变异减速多发的原因之一。最新研究证明,宫腔内温度下降,例如给羊膜腔快速注入低温生理盐水,胎心率也可以出现变异减速,呈现脐带受压样图形或心动过缓图形。

一般认为位于胎儿肢体与子宫壁间的脐带最容易受压,尤其是在胎动或宫缩时,这也就解释了为什么NST时胎动也会引起胎心率的下降。分娩期变异减速出现的时间与宫缩无固定关系,这可能与脐带漂浮于羊水中、位置经常变化有关,每次宫缩时脐带的位置可能都不一样。

正常胎儿多数可以耐受脐带受压或牵拉引起的一过性胎儿缺氧,经研究证明,轻度的脐带受压只引起低阻力的脐静脉血回流受阻,胎儿心脏回流血量减少,胎儿为了增加每搏输出量出现代偿性胎心率加速即"前肩峰"。如果脐带受压存在,脐静脉和脐动脉血流同时受阻,胎儿外周血循环阻力上升,保护性反应引发血压升高,即出现胎心率减速。当脐带受压逐渐解除,脐动脉的血管壁弹性较好而首先扩张,血压下降至原有水平,此时只有脐静脉仍存在血流受阻,减速之后出现胎心率的加速即"后肩峰",代表胎儿应对脐血流改变具备的良好机制。Itskovitz的研究认为,脐血流阻断达到50%以上胎羊即出现变异减速。脐血流完全阻断时,胎羊出现动脉血压渐进性升高,减慢的胎心率恢复延迟,甚至出现心动过缓。

缺氧不是产生变异减速的必要条件,脐带受压导致的胎儿血压变化可引起变异减速,通过胎儿头皮血血气分析的研究发现,即使胎心率出现显著的变异减速,胎儿血氧分压也可能没有改变。与变异减速密切相关的以下几种情况应引起重视:①活跃期早期或破膜后出现的变异减速常与羊水过少有关,可以通过羊膜腔注入液体减轻或消除减速,减少临床过多干预。②宫口开大8~10cm或产妇主动屏气用力时,胎头快速下降牵拉脐带可能出现变异减速,应通过改变体位和阻止产妇主动屏气以缓解变异减速。③胎位不正或

胎头未衔接时发生胎膜破裂,之后出现变异减速,应立即阴道检查排除脐带脱垂,需给予紧急处理。持续的脐带受压、脐血流完全受阻可能导致胎儿严重缺氧和代谢性酸中毒,变异减速伴有恢复延迟或基线变异性降低,提示胎儿酸中毒导致中枢神经系统或心肌缺氧性抑制,应立即给予宫内复苏,必要时立即终止妊娠。

在所有的胎心率减速图形中,变异减速的图形是最具多样性的,形成机制也相对复杂。为了避免过度干预,准确判定变异减速是迷走神经反射性的改变,还是病理性状态即胎儿持续缺氧酸中毒,是十分必要的,所以应特别注意变异减速的图形变化。2019年QLD指南强调变异减速变得深长或是恢复延迟于宫缩之后反映了胎儿缺氧的程度。2019年NICE临床路径虽然不再将变异减速分为典型和不典型变异减速,但依然强度双相性减速(W型)、减速后胎心率未回到基线水平、缺乏前后"肩峰"、持续时间超过60秒以及合并基线变异性降低是评价胎儿缺氧程度的重要特征。具备以上特征的变异减速属于需警惕的图形,尤其当伴有其他不正常或不典型的胎心率改变时,可能与胎儿缺氧或酸中毒有关。

4. 延长减速(prolonged deceleration,PD)

(1)定义:延长减速指明显的低于基线的胎心率下降,减速≥15次/min,从开始到恢复到基线持续≥2分钟,但<10分钟,如果减速超过10分钟,则是基线改变(图2-9-11)。延长减速的判读和解释是困难的,因为很多种临床情况都可能出现延长减速。延长减速比较常见的诱因有阴道内诊检查宫颈、子宫过度刺激、宫缩过强,以及脐带缠绕、脐带打结或脱垂、母体突然子痫或癫痫发作等。孕妇仰卧位低血压及麻醉(硬膜外麻醉、腰椎麻醉、宫颈周围局部麻醉)引起的母体低血压也是引发延长减速的常见原因,有文献报道1%~4%接受腰椎麻醉或分娩镇痛的正常产妇出现延长减速。

(2)形成机制:宫缩过频、过强可导致子宫胎盘血流灌注不足,介导胎心率出现延长减速。宫缩过强可见于缩宫素使用过量、乳头过度刺激、胎盘早剥、子宫动脉痉挛。摄入可卡因有可能导致子宫动脉痉挛和胎盘早剥。母体高位麻醉或麻醉药物过量、镁离子中毒可导致急性呼吸衰竭,胎心率也会出现延长减速。通常在延长减速出现后,尤其是减速时间持续4~5分钟时,胎心率会出现反弹性心动过速,并伴有胎心率基线变异消失,这

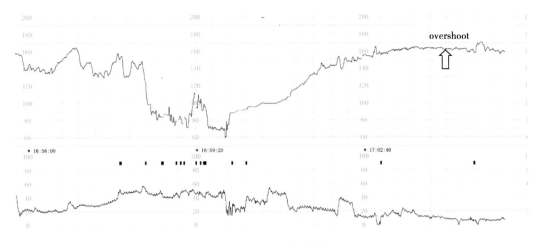

图 2-9-11　延长减速

可能与胎儿肾上腺素释放有关,或者反映了胎儿中枢神经系统在一定程度上受到抑制甚至损伤。但胎盘是高效率的器官,影响胎儿的因素消除后,胎盘可以立刻恢复胎儿供血供氧,这些胎心率异常均可消失。

由于病因短时间无法解除,有一部分延长减速不能恢复到原有的胎心率基线水平,伴发基线变异缺失,并出现减速尾部拖长的特征时,说明胎儿处于严重缺氧状态,应尽早结束分娩。有少数延长减速不是缺氧导致的,而是由胎儿迷走神经兴奋介导的,这种减速图形一般不伴有反弹性心动过速及变异消失,它的发生与阴道内诊、放置胎儿头皮电极、胎儿即将娩出或者母体做捏鼻鼓气动作相关。

5. **与脐带受压相关的图形**　胎心率跳跃图形最早由 Hammacher 等在 1968 年描述,与分娩时脐带受压有关。图形包含快速的加速及减速,反复出现,使得胎心率基线摆动幅度增大。在没有合并其他胎心率图形异常的情况下,胎心率跳跃图形不是胎儿窘迫的预兆。另一种为 M 型加速,又被称为双相加速,其特点是在胎心率加速至顶点时出现快速下降,下降低点可低至基线或未达到基线,之后出现胎心率急速上升,加速接近顶点再次下降至基线。

Lambda 图形是与脐带受压相关图形中最常见的一种,是指胎心率加速恢复至正常基线后继续下行出现一个窄幅减速,图形因像"λ"而被称为 λ 字缝图形,经常在 NST 或产程早期出现。研究认为 10 秒钟的胎动有 66.7% 出现 λ 字缝尖图形,与较长时间胎动导致脐带受压而引起胎心率改变有关。Lambda 图形与脐带轻度受压或脐带

拉抻有关,胎儿缺氧发生率很低,不是预后不良的预兆(图 2-9-12)。但是,随着脐带受压加重,M 型双相加速和 Lambda 图形可以演变为变异减速。

四、产前电子胎心监护

产前胎儿监护的目的是预防胎儿死亡,监护手段主要有电子胎心监护无应激试验(NST)、胎动计数、超声多普勒检查和生物物理评分等,其中无应激试验临床应用最广泛。

(一) 无应激试验的原理和概述

NST 首先起源于欧洲,Hammacher 等人于 20 世纪 60 年代后期发表论文,认为伴随着胎动出现胎心率加快是胎儿健康的表现。现在妊娠期用胎心监护仪在孕妇无规律宫缩、无其他刺激时,对胎心率、胎动等进行观察和记录称为无压力试验或无应激试验。其原理是当胎儿运动时交感神经兴奋导致胎心率加快,这提示胎儿自主神经功能正常,不存在神经系统发育异常及酸中毒。NST 对胎心和宫缩进行描记,其图形的动态变化能够帮助鉴别胎儿是否缺氧,或者胎盘功能不全的程度,以及酸中毒是否存在或是加重。NST 能够及早识别可疑胎儿受损,为临床提供提前干预的时机,避免渐进性代谢性酸中毒导致的胎儿死亡。

(二) 无应激试验的应用指征

NST 不会给母胎带来危害,操作方便简单,因而被称为"没有禁忌证的试验"。根据 2014 年美国妇产科学会指南建议,妊娠过程中何时开始产前 NST 取决于多种因素,包括新生儿出生后的预后、胎死宫内的风险、母亲疾病的严重性,以及因NST 假阳性而导致的医源性早产儿潜在并发症的发生风险。较多研究证明,孕 24 周后胎儿的胎动

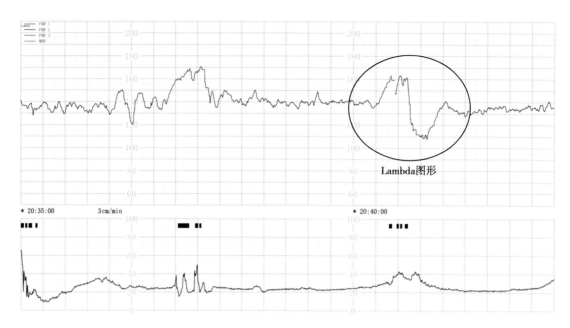

图 2-9-12 Lambda 图形

中枢神经已接近发育完善,但加速中枢需要到妊娠 28 周后才能发育完善,所以妊娠 28 周以后可以实施 NST,但这个时期的胎儿神经系统发育尚不完善,故其监护图形的特点有别于足月儿。由于胎儿不成熟,妊娠 28 周胎儿监护解读意义与妊娠 32 周后的胎儿有较大差别。基于理论模式和大量临床试验,建议妊娠 32 周后开始行产前胎儿监护,如存在多种高危因素,尤其是极为复杂的高危孕妇(如高血压合并胎儿生长受限),产前监护可开始于终止妊娠后胎儿可存活的孕周,但是需要综合考虑,如医院对新生儿的救治能力、孕妇对新生儿的期望程度以及对其出生后的近期和远期并发症发生风险的接受能力等。2015 年中华医学会围产医学分会发布的《电子胎心监护应用专家共识》中提及,开始监护的时间应以新生儿可能存活、且患者及家属决定不放弃新生儿抢救为前提。2018 年《孕前和孕期保健指南》建议妊娠 32~34 周的高危孕妇可开始 NST,但其中并未明确界定高危孕妇范围,要点可参考 2021 年 ACOG 产前电子胎心监护指南(表 2-9-1),指南还指出如果母胎情况稳定,监护结果正常,建议每周重复监护 1 次。

(三)无应激试验的方法

NST 采用腹部外监护,是目前最常用的胎儿监护方法,具有操作简便、无创伤、不会增加胎儿宫内感染风险的益处。电子胎心监护是基于多普勒原理探测心脏运动信号,经转换成数字信号记录于仪器设备而成,因此,行 NST 时建议孕妇排空

表 2-9-1 2021 年 ACOG 产前电子胎心监护指南高危孕妇范围

母体疾病	妊娠相关疾病
糖尿病	妊娠高血压疾病
高血压疾病	子痫前期
系统性红斑狼疮	胎动减少
慢性肾病	妊娠糖尿病(控制不满意或药物治疗)
抗磷脂抗体综合征	
甲状腺功能亢进(控制不满意)	羊水过少
	胎儿生长受限
血红蛋白病(镰状细胞贫血、地中海贫血)	延期或过期妊娠
	胎儿同种免疫反应
发绀型心脏病	死胎病史(原因不明或复发风险)
	单绒毛膜多胎妊娠(胎儿生长显著差异)

膀胱,胎心率探头必须使用耦合剂以减少空气中超声能量的衰减。固定探头的弹力带松紧度要适当,以保证受试者的舒适度,重要的是保证宫腔压力探头获得稳定数据。孕妇既可以采取坐位、半卧位,也可以采取侧卧位。一个随机研究发现,坐位和半卧位可以在更短的时间内获得胎儿正常的检测结果。需要注意的是,操作者应先行腹部触诊以确定胎儿位置,将多普勒胎心探头放置在胎儿背部,选择胎心音最清晰处并涂以耦合剂,胎心音响亮、连续而无杂音才开始记录。宫缩压力探头置于宫底下方约 3~5cm 胎儿臀部位置,分别以专用弹力带固定于孕妇腹部,避免其滑动。

（四）无应激试验的判读和处理

无应激试验的判读和处理标准应基于相关指南和教科书，目前国内有 2 套标准，其一是《电子胎心监护的应用专家共识》，关于 NST 的相关定义如下：NST 分为反应型和无反应型，妊娠 32 周以上胎心率加速幅度在基线水平上≥15 次 /min、持续时间≥15 秒，不超过 2 分钟；妊娠 32 周前加速幅度在基线水平上≥10 次 /min、持续时间≥10 秒即为有反应型，超过 40 分钟达不到上述标准属于无反应型。另一套标准来源于第 9 版《妇产科学》，其引用加拿大妇产科医师学会提出的电子胎心监护的三级解释体系（正常、不典型、异常），见表 2-9-2。

依据胎儿监护的循证医学证据，加拿大妇产科学会（SOGC）临床指南对 NST 的建议如下：①当存在不良围产结局高危因素时，可以考虑产前 NST；②当 NST 正常、胎动如常、没有羊水过少时，不需要进行胎儿生物物理评分（BPP）等其他检查；③NST 应该尽快由受过专门训练和注册的人员判断结果，一旦明确为 NST 不典型或异常，应该通知医生查看图纸并立即记录和处理。

1. NST 判读及处理

（1）正常 NST 判读：必须满足以下条件，①基线 110~160 次 /min；②变异 6~25 次 /min（正常变异）；③40 分钟内有 2 次或 2 次以上加速（≥32 周，加速幅度超过 15 次 /min，持续 15 秒；<32 周，加速幅度超过 10 次 /min，持续 10 秒）；④无减速或者偶发（即 20 分钟内仅有 1 次）变异减速且持续时间短于 30 秒。相对于其他几项指标，不管孕妇是否觉察有胎动，有 2 次或者 2 次以上加速是 NST 正常的重要指标，如图 2-9-13。

（2）正常 NST 处理：NST 正常，定期监护即可。研究表明 NST 结果正常的胎儿，1 周内死胎的发生率很低，阴性预测值为 99.8%。因此，低危孕妇 NST 结果正常足够保证胎儿安全而不需要其他检查。SOGC 建议当孕妇有高危因素影响围产儿预后时，应该定期实施 NST，NST 为有反应型，而且胎动正常、羊水量正常，则不需胎儿生物物理评分，不建议给孕妇使用葡萄糖或者人工刺激胎儿来减少 NST 无反应型的发生率。但是，NST 不能预测突然发生的紧急情况，例如胎盘早剥和脐带脱垂。所以对于 NST 反应型的处理也要区别对待，如有导致胎儿缺氧的妊娠期合并症、并发症，如糖尿病、高血压，以及自觉胎动减少、羊水过少、胎儿生长受限、不良孕产史、子宫敏感和有不规则宫缩，可适当增加监护次数。

目前暂无任何临床研究及数据证据支持确定合适的 NST 频率，常以每周 1 次 NST 作为临床管理常规，但对于诊断妊娠合并症、并发症的孕妇建议增加监护频率，SOGC 指南明确推荐患有 1 型糖尿病和胎儿生长受限的孕妇每周至少 2 次 NST，必要时可能需要每天或更频繁地检测，以利于提高预测新生儿结局的能力，最大限度延长孕

表 2-9-2 第 9 版《妇产科学》无应激试验判读标准（SOGC 标准）

参数	正常 NST（先前的"有反应型"）	不典型 NST（先前的"无反应型"）	异常 NST（先前的"无反应型"）
基线	110~160 次 /min	100~110 次 /min；>160 次 /min，持续时间 <30 分	胎心过缓 <100 次 /min；胎心过速 >160 次 /min，超过 30 分钟
变异	6~25 次 /min；≤5 次 /min，持续 <40 分钟	≤5 次 /min，持续 40~80 分钟	≤5 次 /min，持续≥80 分钟；≥25 次 /min，持续 >10 分钟；正弦型
减速	无减速或者偶发变异减速持续 <30 秒	变异减速持续 30~60 秒	变异减速持续时间≥60 秒，晚期减速
加速（≥32 周）	40 分钟内 2 次或者 2 次以上加速超过 15 次 /min，持续 15 秒	40~80 分钟内 2 次以下加速超过 15 次 /min，持续 15 秒	大于 80 分钟 2 次以下加速超过 15 次 /min，持续 15 秒
<32 周胎儿	40 分钟内 2 次或者 2 次以上加速超过 10 次 /min，持续 10 秒	40~80 分钟有 2 次以下加速超过 10 次 /min，持续 10 秒	大于 80 分钟 2 次以下加速超过 10 次 /min，持续 10 秒
处理	观察或者进一步评估	需要进一步评估	复查；全面评估胎儿状况；生物物理评分；及时终止妊娠

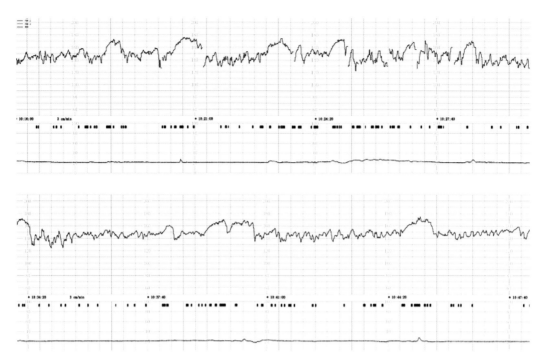

图 2-9-13　正常无应激试验图形

周并减少医源性早产的风险。正常电子胎心监护结果的假阴性率较低但特异度不高,联合其他胎儿监护手段将有利于及早发现胎儿异常状况,避免过度诊断和干预。2019 年 ACOG 胎儿生长受限指南提及,明确诊断后将脐动脉血流检测与常规产前胎儿监护方案结合可使围产儿死亡率降低 29%。

　　胎动计数是妊娠晚期最简便、经济、有效的胎儿监护方法。有文献记载约 55% 的孕妇在胎死宫内前出现胎动减少,胎动减少者发生胎儿生长受限、胎 - 母输血综合征(fetomaternal hemorrhage,FMH)和死产的风险亦增加。鉴于胎动减少与不良妊娠结局密切相关,应指导孕晚期孕妇自我监护,医务人员具备及早发现引起胎动减少危险因素的能力,及时采取医学干预措施,减少或避免不良妊娠结局的发生。

2. 不典型 NST 判读和处理

　　(1)不典型 NST 判读:不典型 NST 即胎心监护未达正常和异常 NST 标准,如基线水平 100~109 次 /min 或 >160 次 /min 但持续时间 <30 分钟,变异在 40~80 分钟内 ≤5 次 /min(微小变异及变异消失)不伴反复出现的晚期减速,显著变异;达到 32 周的胎儿 40~80 分钟内加速不足 2 次(幅度 ≥15 次 /min,持续 15 秒);小于 32 周的胎儿 40~80 分钟内加速不足 2 次(幅度 ≥10 次 /min,持续 10 秒);

变异减速持续 30~60 秒。不典型 NST 在临床上的妊娠结局不尽相同,低危孕妇如果基线变异正常,仅表现为无加速或加速不足 15 次 /min、持续时间少于 15 秒,此类胎儿复查或刺激后 NST 正常,常常是假阳性。

　　(2)不典型 NST 处理:不典型 NST 提示胎儿状况不确定,并不能排除胎儿缺氧可能,需要积极改善母体情况,适时复查 NST,必要时采用宫缩应激试验或超声等方法对胎儿宫内状态进一步评估。如果孕妇随诊不便、自我监护困难以及足月孕妇应收入院密切观察。伴随出现胎动减少或有高危因素者,如妊娠高血压、妊娠糖尿病、过期妊娠、羊水过少及胎儿生长受限等,如反复出现不典型 NST 多为胎儿储备能力下降,存在慢性胎儿窘迫可能,应根据监护结果和孕周积极处理。反复NST 结果不典型者,一旦出现规律宫缩,即可伴随晚期减速或延长减速,如不积极干预可能导致胎儿不良结局。

　　据报道,不典型或异常 NST 比例达 12%~22%,而 NST 的假阳性率达 50% 以上,如果 20 分钟内胎心加速没有达到标准,有可能是胎儿处在睡眠状态,应继续监测 20 分钟。变异正常时,如果胎儿在 40 分钟的试验中缺乏加速,应继续电子胎心监护 80 分钟,而且要增加其他方法如胎儿声震刺激试验(vibro-acoustic-stimulation test,VAS-T)。

VAS-T 是用专门的声震仪,置于孕妇腹部近胎儿头部位置,按压按钮后观察胎儿是否有胎动的一项试验,通常评判方法是:VAS-T 阳性,即刺激后孕妇立即感到有胎动或 2~3 分钟后有胎动;VAS-T 阴性,即刺激后无胎动,2~3 分钟后再刺激仍无胎动。声震仪刺激诱导的胎心加速能够可靠地预测胎儿正常酸碱平衡状态,减少 40% 的 NST 无反应结果而不影响发现胎儿酸中毒。

约 50% 的 NST 图形可观察到变异减速。偶发的微小变异减速与胎儿在宫内运动时压迫脐带瞬间使胎心率改变而产生的减速有关,偶发的小于 30 秒的变异减速应被视为正常图形,不表示对胎儿有害或需要产科干预。如减速在 20 分钟内达到或超过 3 次,即使表现为轻度的变异减速,仍有胎儿窘迫致剖宫产概率增加的可能。

如果胎儿心动过速达 160~180 次 /min,但是存在加速,没有其他不利特征,多与孕妇心率加快、发热、甲状腺功能亢进、心功能不全,以及使用阿托品和 β 受体激动剂如盐酸利托君等药物的使用有关。胎心率长时间增快或伴有其他不利特征如基线变异缺失,常与绒毛膜羊膜炎和胎盘早剥有关,应引起警惕(图 2-9-14)。孕妇子宫增大,仰卧时压迫下腔静脉可引发回心血量减少,而出现孕妇心率增快等代偿反应,部分孕妇出现胸闷等不适,胎儿受此影响可出现胎心率基线增快,严重时出现延长减速或晚期减速,通常变化体位如侧卧或抬高床头可得以缓解。

有研究认为硫酸镁可以缩小胎心加速幅度、减少基线变异,降低胎心率基线水平,这种变化与血清镁水平是否有关一直是争议的焦点。糖皮质激素如倍他米松可减少胎心率基线变异,而地塞米松则无影响。胎儿缺氧是一个可能渐进变化的过程,从不典型 NST 到异常 NST 可能不断发展恶化,也可能纠正后好转,对不典型 NST 应实施必要的管理,护士或监护人员应该及时报告负责医生并做记录。

3. 异常 NST 判读和处理

(1)异常 NST 判读:包括以下几点,胎儿心动过缓(胎心率 <100 次 /min),胎儿心动过速(胎心率 >160 次 /min)超过 30 分钟;变异≤5 次 /min 持续 80 分钟以上,≥25 次 /min 持续 10 分钟以上;正弦曲线;变异减速持续时间超过 60 秒;晚期减速;超过 80 分钟加速不足 2 次(达到 32 周后幅度≥15 次 /min,持续 15 秒;小于 32 周幅度≥10 次 /min,持续 10 秒)。

(2)异常 NST 处理:异常 NST 与胎儿宫内状况不良有关,尤其合并胎儿缺氧高危因素,如子宫胎盘灌注不良和胎盘功能减退时,可能因糖尿病、高血压、胎儿生长受限和过期妊娠引发的慢性胎儿缺氧持续存在,如不给予紧急评估和干预可发生严重酸中毒,导致器官损害甚至胎死宫内。研究显示,妊娠 24~28 周,约 50% 的 NST 无胎心率加速;妊娠 28~32 周,约 15% 的 NST 表现为无胎心率加速,孕周越小发生减速的概率越高,因此,对于 32 周以下的电子胎心监护图形应慎重解读

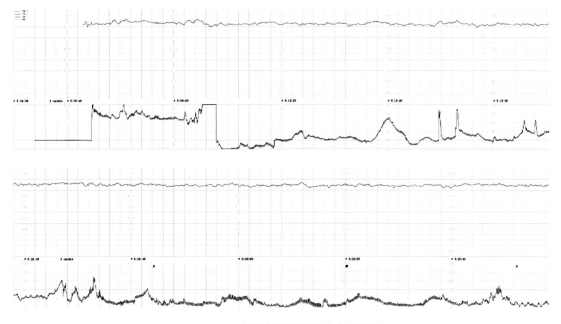

图 2-9-14　绒毛膜羊膜炎胎儿心动过速

和处理,应结合其他胎儿监护手段如胎动情况,以及脐动脉血流测定、生物物理评分和临床情况综合评估。

变异减速持续时间超过 60 秒可能与胎儿缺氧有关,应严密观察,必要时及时干预处理。图 2-9-15 是一例 G_3P_1 孕 40^{+4} 周单胎孕妇,NST 胎儿心动过速合并严重减速(A 图),未做处理,3 天后临产,CST 见反复性晚期减速和延长减速(B 图),分娩一活女婴,重 3.2kg,5 分钟 Apgar 评分 7 分,脐带绕颈 1 周,羊水量 500ml,色绿,质稠,颗粒状。脐动脉血气分析示,pH 值 7.132,碱剩余 –9mmol/L。出生后新生儿气促,入新生儿科检查桡动脉血气分析示,pH 值 7.19,碱剩余 –15mmol/L;胸片提示吸入性肺炎改变。住院 7 天后出院,新生儿出院诊断:①胎粪吸入综合征;②新生儿窒息(轻度);③代谢性酸中毒。

当胎儿存在低氧血症时,可能会首先出现减速、胎心率基线率的上升或加速缺失,随后出现基线变异性降低。如果存在持续 3 分钟以上的胎心率 <80 次 /min 的延长减速,则提示胎儿急性缺氧,如果胎心率在短时间内恢复,则应重新评估病例以确定最佳处理方法;延长减速在 6~10 分钟内没有恢复,酸血症可以迅速发展,这取决于胎儿的生理储备,对于有明确胎儿缺氧高危因素者应采取紧急干预措施,尽快娩出胎儿;如果胎心率 9 分钟后仍未恢复,应将产妇转至手术室准备急诊手术。减速时胎心率越低,减速时间越长,酸中毒程度越大;减速如果是短暂的,并伴以正常的基线变异性和加速,就不太可能由于低氧损伤胎儿。若出现上述情况,需要采取措施去除或缓解可能引发减速的因素,如让产妇体位改变、母体供氧和改善母体血压等。

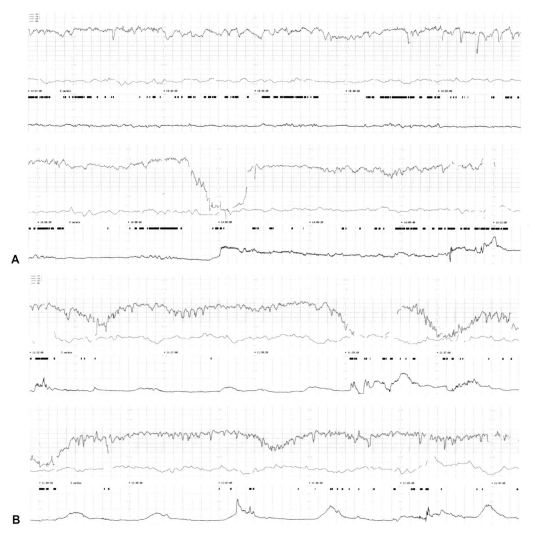

图 2-9-15   异常的 NST 和 CST 图形
A. NST 胎儿心动过速伴有减速;B. CST 出现异常减速。

胎儿已存在严重缺氧,如胎儿重度贫血、溶血性疾病、胎-母输血综合征的病例,需要特别引起重视,如出现正弦曲线应被认为是胎儿缺氧的一种反应机制,有着非常特殊的临床意义,应立即结合胎动、高危因素和孕周全面评估胎儿状况,及时终止妊娠。

4. **联合监测**　NST 异常的假阳性率较高,40%~60% 的胎儿并不会有分娩结局不良,因此应联合多种监护手段综合分析。胎儿早期缺氧代偿性增加脑血流量,启动胎儿"脑保护效应",可以早于脐血流异常和晚期减速 2~3 周,故胎儿大脑中动脉(MCA)血流指数变化更早、更敏感。由于胎儿血流重新分布的代偿机制在急性缺氧时失效,故 MCA 诊断急性胎儿窘迫的价值并不高。大量研究证明,超声监测脐动脉血流指数有助于降低围产儿死亡率和剖宫产率,改善胎儿预后。大脑中动脉搏动指数(PI)反映胎儿大脑血管扩张程度及脑动脉血流量,是胎儿缺氧及酸中毒的指标;脐动脉 PI 值则反映胎盘血管阻力、胎盘灌注变化及预测胎儿缺氧状况,脑-胎盘率(C/P)是大脑中动脉 PI 值与脐动脉 PI 值之比。正常妊娠的平均 C/P 为 1.8~1.9,C/P 降低与 NST 异常、羊水粪染等胎儿宫内不良状况以及多种新生儿不良结局(低 Apgar 评分和酸中毒等)显著相关;C/P 显著减低(C/P<1)提示严重胎儿窘迫,需行紧急剖宫产。在预测不良围产结局和胎儿窘迫所致的紧急剖宫产方面,C/P 较单用脐动脉或者大脑中动脉指标更有价值。胎儿生长受限和妊娠高血压孕妇每 2 周超声监测脐动脉血流,如果有条件应进一步检查大脑中动脉血流、静脉导管血流以及脐静脉的多普勒血流征象,并根据需要增加检查的频率。一旦怀疑胎儿宫内状况不良,需要综合考虑潜在的利弊、风险决定是否终止妊娠。

由于 NST 具有较高的假阳性率,导致医护人员放松警惕而选择反复复查或视而不见。异常 NST 提示胎儿可能已受到损害,而且会继续加重,切忌因反复复查延误救治时机。迅速采取措施如吸氧、侧卧、停止刺激、处理孕妇低血压以及宫缩过频引起的胎心改变,如上述措施均无效,应立即终止妊娠。

(五)催产素激惹试验应用指征、判读标准及处理流程

1. **催产素激惹试验应用原理**　催产素激惹试验(oxytocin challenge test,OCT)是常用的胎盘功能检查方法之一。其原理是基于胎心率对宫缩的反应,在缩宫素诱发规律的子宫收缩后,通过胎心监护仪描记宫缩时胎心率的变化。每次宫缩时胎盘绒毛间隙血流量减少,胎儿氧供一过性减少,胎盘气体交换功能下降,如果胎儿不能耐受一过性缺氧就会诱发晚期减速。OCT 结果异常提示胎盘功能低下,胎儿胎盘储备不良。当 NST 反复监测不能获得满意结果时,OCT 可以用来进一步评估胎儿宫内安危,OCT 较 NST 有较高的阴性预测值,可以减少 NST 假阳性导致的过度干预。

2. **催产素激惹试验应用指征**

(1) OCT 适应证:OCT 的目的是测定胎盘功能是否低下,故凡是有可能胎盘功能低下者均为适应证如不典型 NST 和部分异常 NST,但是笔者不建议在决定催产、引产之前对 NST 正常者行 OCT,因为各级单位对催产素应用管理水平的差异,可能导致 OCT 有较低的阳性预测值(8.7%~14.9%)。需要强调的是,鉴于宫缩可能给已缺氧的胎儿带来更大损害,所以 OCT 的临床应用需要谨慎。

(2) OCT 禁忌证:不适合阴道分娩者不应进行 OCT。①已经有胎盘功能低下的证据,胎儿难以耐受阴道分娩;②产前出血、前置血管和前置胎盘;③先兆早产或宫颈功能不全;④多胎妊娠;⑤子宫手术史;⑥羊水过多;⑦胎位异常;⑧生殖道畸形、软产道异常和骨盆狭窄不能经阴道分娩;⑨其他不宜使用催产素的情况,如过敏等;⑩臀位和双胎是相对禁忌证。

3. **OCT 实施方法**　孕妇左侧卧位,500ml 乳酸钠林格注射液中加入 2.5U 缩宫素静脉滴注,调整输液泵至每分钟 8 滴(2.7MU/min),每 20 分钟调整 1 次至充足宫缩。美国儿童健康与人类发展研究院对子宫收缩的描述:子宫收缩频率指超过 30 分钟监护过程中平均 10 分钟内的收缩次数。判读指标如下:超过 30 分钟的监测中,每 10 分钟平均宫缩≤5 次为正常;超过 30 分钟的监测中,每 10 分钟平均宫缩大于 5 次为宫缩过频。收缩频率只是宫缩评估的一部分,其他因素包括宫缩持续时间、强度以及收缩间歇时间,在临床实践中同等重要。因此,OCT 时必须严密观察宫缩各项指标,避免对可疑缺氧胎儿再次损伤。

4. **判读标准**　在判读 OCT 结果时,首先要有正常有效的宫缩,即 10 分钟内有 3 次宫缩,每次宫缩持续 40 秒,宫缩规律,强度和间歇时间适度,除了宫缩过频(每 10 分钟 >6 次)以外,对以上指标目前尚无明确的定义,需要临床收集大样本数据予以总结。Thompson 等观察 <37 周孕妇的OCT,76 位反复 NST 异常的孕妇行 OCT 后无胎死宫内和产科合并症,研究结果认为 OCT 对于不足37 周孕妇是安全有效的,可以帮助临床医生解决不足月孕妇反复 NST 异常是否需要终止妊娠的疑问,避免医源性早产发生。

OCT 阴性:胎心率基线水平和变异正常,无晚期减速或重度变异减速。

OCT 可疑:有以下任何一种表现,间断出现晚期减速或重度变异减速;宫缩过频(每 10 分钟 >5次);宫缩伴胎心减速,时间 >90 秒;出现无法解释的监护图形。

OCT 阳性:≥50% 的宫缩伴随晚期减速(图2-9-16)。

OCT 阴性提示胎盘功能良好,一周内胎儿死亡的风险较低。OCT 阳性或可疑的结果,预示胎儿储备不足或子宫胎盘功能不全,可以结合临床情况适时终止妊娠。另外,实时胎儿超声,胎儿生物物理评分也是一个可以借助的手段,当生物物理评分低于 4 分时,应尽快终止妊娠。

五、产时电子胎心监护

产时电子胎心监护(EFM)比孕期监护重要,因为与产时相比,孕期胎儿宫内环境相对稳定,而产时胎儿不断接受宫内环境变化的挑战,如愈来愈强的子宫收缩刺激、脐带牵拉和压迫、羊水量减少、疼痛和产妇情绪变化等,这些因素都会影响产妇血氧供应和子宫胎盘循环血量改变。分娩期是胎儿发生急性缺氧的危险时期,尤其对于宫内环境及胎盘贮备能力欠佳的胎儿,随时可能发生严重缺氧,甚至胎儿窘迫,最终导致新生儿不良结局。因此,产时 EFM 比产前监护意义更加重大。产时密切胎心率监护已经成为产时管理的必要手段,EFM 评估与管理是每位产科医护工作者必须掌握的技能。

(一) 产时电子胎心监护目的

通过监测胎心率和宫缩的变化,动态了解胎儿宫内状况,帮助及早发现高危妊娠产妇的异常胎心率,对急性缺氧胎儿进行安全性评估,指导临床处理,改善妊娠结局。EFM 检测胎儿缺氧酸中毒的敏感性较高,通过实时监护记录胎心率、胎动、宫缩,及时反映胎儿宫内变化,指导临床医生做出合理的临床决断,避免产时胎儿死亡和减少远期神经系统损伤。但我们也要重视其特异性低的特点,避免增加因 EFM 结果异常而进行的剖宫产和阴道助产等产科干预。

(二) 产时电子胎心监护的形式和应用指征

1. **入室试验**　虽然孕期多次 NST 有反应,并不能由此判定分娩期胎儿宫内状况良好,因此需要给进入产程的待产孕妇进行第一次时长 20 分钟的入室试验。入室试验可以让产科医护人员初步了解胎儿宫内情况,掌握胎心率基线、变异及宫缩的信息,可以及时发现有缺血、缺氧风险的胎儿,指导临床制订监护计划,给予必要的干预和处理。

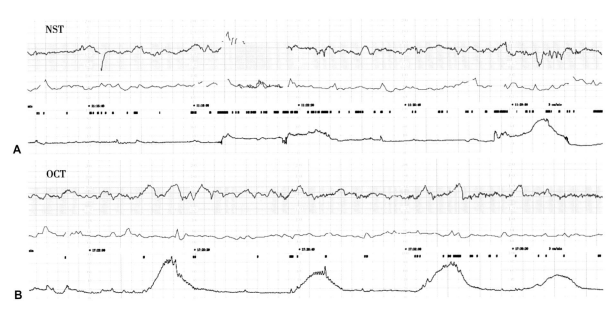

图 2-9-16　因不典型 NST 行 OCT

A. 不典型 NST;B. OCT 阴性。

2. **间歇 EFM** 即进入产程后对孕妇间断实施 EFM，目前没有研究证据表明，产程中持续 EFM 在改善围产儿预后方面优于间断 EFM。权威指南均建议间歇 EFM 适用于胎儿不良结局发生风险低，或者胎心听诊难以确定问题的孕妇。

3. **持续 EFM** 即进入产程后对孕妇持续进行 EFM。持续监护可以实时发现异常胎心率，有条件的分娩机构对临产后的孕妇可以进行持续 EFM。2019 年 QLD 指南建议持续 EFM 适用于有高危因素、胎儿受损或间歇 EFM 出现异常的产妇（表 2-9-3）。对于产科的某些特殊合并症、并发症推荐产时持续监护。2019 年 ACOG 和 SOGC 的剖宫产术后阴道试产指南均建议持续胎心监护，将胎心率作为子宫破裂最好的单一标志，约 70% 子宫破裂可出现胎心率异常。《胎儿生长受限专家共识（2019 版）》亦推荐自然临产的宫内生长受限孕妇及早入院持续进行 EFM。

（三）产时电子胎心监护管理

产程中行 EFM 时，要注意结合胎儿有无缺氧病史，孕妇是否存在高危并发症（如过期妊娠、胎膜早破、妊娠糖尿病、妊娠高血压、宫内生长受限、羊水过少等）综合评估。产时 EFM 管理应注意：①动态观察和评估 EFM 各项指标。②每 10 分钟宫缩频率正常应≤5 次，持续观察 30 分钟取平均值。宫缩过频（每 10 分钟宫缩 >5 次）需停止缩宫素应用，必要时使用抑制宫缩药物。③重点评估胎心率基线水平和基线变异是否正常，以及减速幅度和持续时间的变化。④异常图形的发生与所处的产程阶段有关。⑤应记录监护时间和走纸速度。除此之外，还需要制定以下管理规范。

1. **档案管理** 电子胎心监护档案需规范管理，2019 年 QLD 指南要求中央信息管理器或记录图纸应标识产妇名字、住院号、检查日期、时间，对应时间处标注阴道检查、声震刺激、体位改变、硬膜外麻醉、药物使用，因为以上事件有可能影响 EFM 结论。除此之外，还需要记录 EFM 解读、报告日期和时间，报告人签字确认。

2. **仪器管理** 为了获取有效可靠的图形，保证判读无偏差，应作以下要求：①同一单位应规定执行统一的记录走纸速度。②同步监护胎心率和母体心率，保证所记录胎心信号来自胎儿而非母体，而且胎心率曲线连续不断线。③应规范操作，

表 2-9-3 2019 年 QLD 指南推荐产时持续 EFM 的高危因素

高危因素	
产前	产时
胎儿	• 前列腺素引产
• 产前 EFM 异常	• 听诊或 EFM 异常
• 异常多普勒检查结果和 / 或生物物理评分	• 缩宫素引产 / 催产
• 疑似或确诊宫内生长受限	• 阴道放置前列腺素后出现宫缩
• 多胎妊娠	• 局部麻醉 / 宫颈旁阻滞（麻醉前获取胎心率基线记录）
• 臀先露	• 阴道异常出血
• 已知需要监护的胎儿异常	• 体温≥38℃
• 分娩前一周内胎动减少	• 羊水胎粪污染或血性
孕妇	• 人工破膜后未见羊水
• 羊水过少或羊水过多	• 第一产程延长
• 产前出血	• 第二产程延长，尚未能即刻分娩
• 胎膜早破≥24 小时	• 早产
• 妊娠≥42 周	• 子宫过度刺激 / 强直宫缩
• 既往剖腹产或子宫手术	
• 原发性高血压或子痫前期	其他（符合 2 个及以上条件）
• 糖尿病药物治疗、血糖控制不佳或巨大胎儿	• 妊娠 41^+0~41^+6 周
• 过去 / 现在有可能导致胎儿不良预后的产科合并症或并发症	• 妊娠高血压
• 病态肥胖（BMI≥40kg/m²）	• 40 岁≤年龄 <42 岁
• 年龄≥42 岁	• 肥胖（BMI 30~40kg/m²）
• 妊娠相关血浆蛋白 -A 低于 0.4MoM	• 体温 37.8℃或 37.9℃
• 前置血管	

避免因产妇体位、腹壁厚度、松紧带张力和探头放置位置等种种因素,影响宫缩记录的准确性。这些要素在电子胎心监护管理中给予重视,有助于医生准确结合实际情况分析,有利于医疗纠纷中举证。如不能同步观察胎心率和母体心率,应定时获取母体心率以鉴别监护图形是否来源于胎儿。2019 年 QLD 指南推荐每隔 30 分钟在宫缩时评估一次产妇脉搏以区分母胎心率。反复出现减速和心动过缓应同步触诊母体脉搏,以区分母体和胎儿的心率,如考虑母胎心率重合,可使用超声定位调整探头。

目前关于走纸速度的设定尚无统一规定,各个国家和地区之间采用的走纸速度在 1~3cm/min。英国、澳大利亚等地采用 1cm/min 的速度,中国、日本、美国及加拿大采用 3cm/min。《威廉姆斯产科学》(第 25 版)推荐产时电子胎心监护走纸速度选用 3cm/min。需要注意的是,不同走纸速度及纵格波幅产生的视觉差异可能影响图形判读,如图 2-9-17,可明显看出不同走纸速度所记录的胎心监护图形的差异。

3. 充分沟通　充分沟通可以取得产妇支持和配合,产时监护时间长,产妇了解监护的重要性可

以减少因探头移位和脱落而影响胎心和宫缩信息采集。胎动异常尤其是胎动减少与胎儿缺氧密切相关,掌握胎动情况关系到临床处理和决策。需要建立医护人员间关于 EFM 的交班、报告制度,护理人员和下级医生发现异常 EFM 应及时报告上级医师,接收报告者需及时评估并结合临床情况予以处理,各类及各级医护人员之间应对报告内容和时间进行记录。

4. 图形分析频率　2019 年 QLD 指南推荐根据产程所处阶段每 15~30 分钟查看 1 次 EFM 图形,观察宫缩、胎心率基线、变异、加速、减速等方面,系统分析图形并对图形进行分类,决定处理方案。SOGC 指南推荐在潜伏期每 60 分钟进行 1 次 EFM 分析、病历记录,如果应用缩宫素则每 15 分钟 1 次,活跃期每 15~30 分钟 1 次,第二产程每 5 分钟 1 次。

5. 报告储存　目前尚无明确推荐的 EFM 存储形式,一般采用热敏纸打印和电子形式存储,因电子存储安全、可复制,所以首选推荐。当电子存储不可用时,将热敏纸打印的图纸原件放在贴有标签的信封里和病历一起归档保存,鉴于热敏纸容易褪色,建议必要时复印或拍照存档。2019 年

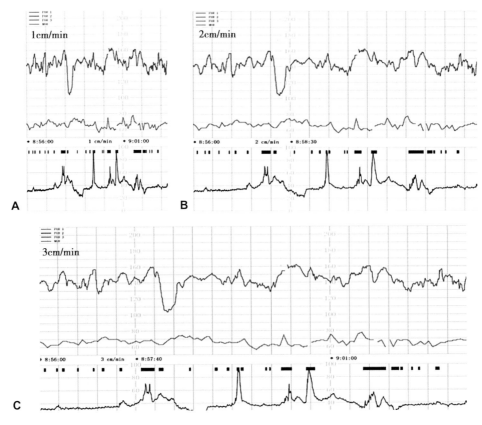

图 2-9-17　不同走纸速度记录的 EFM 图形

NICE 临床路径对 EFM 档案存储提出了明确的要求,建议电子储存 EFM,并保存 25 年,如考虑新生儿可能出现发育迟缓,建议复印 EFM 图形并无限期保存。

(四) 产时电子胎心监护的评估和处理

为了规范电子胎心监护图形的解读,2008年美国妇产科学会、美国母胎医学会(Society for Maternal Fetal Medicine,SMFM)和 NICHD 共同对胎心监护做出了明确的定义,提出产时 EFM 图形的三级评估系统及相应的处理指南。在此基础上,2015 年国内知名专家共同拟定《中国电子胎心监护应用专家共识》,推荐使用三级评估系统对产时胎心监护进行管理。2015 年国际妇产科联盟(FIGO)也发布了相关指南。

目前国内应用较普及的是 2015 年的中国专家共识,共识建议采用产时胎心监护三级评估系统,根据胎心监护图形的特点分为Ⅰ类、Ⅱ类及Ⅲ类胎心监护。这个评估系统简单,易于判断识别,可以迅速将胎儿缺氧或胎儿状态异常的病例区别出来,所以应用较广泛。以下我们对 2015 年《中国电子胎心监护应用专家共识》的内容进行解读。

1. 产时 EFM Ⅰ类图形评估和处理

(1) EFM Ⅰ类图形标准:EFM Ⅰ类图形是正常图形,应同时包括胎心率基线(110~160 次/min);基线变异(正常变异);无晚期或变异减速;早期减速(有或无);加速(有或无)。

图 2-9-18 是一例基线水平和基线变异均正常、无减速的 EFM Ⅰ类图形。

(2) EFM Ⅰ类图形的处理:EFM Ⅰ类图形提示胎儿酸碱平衡状态良好,不需要特殊的临床处理,采用听诊、间歇 EFM 或持续 EFM 均可。但是,进入第二产程,或是听诊及前次 EFM 异常时,需要行持续 EFM。产时 EFM 无加速不能说明胎儿异常,不影响对胎儿正常的判断;如果长时间无加速伴随胎心率基线异常、变异异常或减速,需要进一步评估胎儿宫内状况。

2. 产时 EFM Ⅱ类图形评估和处理

(1) 产时 EFM Ⅱ类图形标准:产时 EFM Ⅱ类图形指所有不能被划为Ⅰ类或Ⅲ类的胎心率图形,包括以下情况。

1) 基线水平:心动过缓不伴有基线变异消失;心动过速;基线变异:轻度基线变异;不伴反复性减速的基线变异缺失;显著基线变异。

2) 加速:胎儿受刺激后没有诱发出加速。

3) 减速:反复性变异减速伴有轻度或正常变异;延长减速超过 2 分钟,但不超过 10 分钟;反复性晚期减速伴有正常变异;变异减速伴有其他特征,如减速恢复到基线缓慢、尖峰型或"双肩峰"。

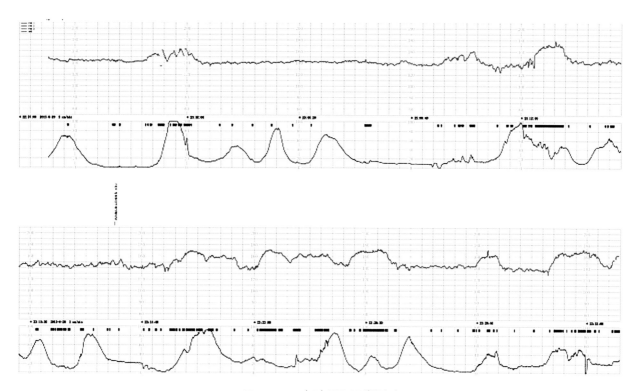

图 2-9-18 产时 EFM Ⅰ类图形

（2）胎儿缺氧原因评估：EFM 对缺氧具有灵敏度较高但特异度不佳的特点，产时 EFM Ⅱ类图形既不代表胎儿缺氧，也不能证明胎儿正常，临床处理依据不足。因此，产时 EFM Ⅱ类图形处理需判断其致病原因，紧密结合临床情况予以处理。

胎儿急性缺氧的原因：①阴道出血，如前置胎盘、胎盘早剥；②脐带异常；③母体严重血液循环障碍致胎盘灌注急剧减少，如休克、抽搐等；④缩宫素使用不当导致宫缩过强及不协调，子宫内压力长时间高于绒毛间隙的平均动脉压，影响母血进入；⑤孕妇应用麻醉药及镇静剂过量，抑制呼吸。

胎儿慢性缺氧的原因：①母体血液含氧量不足，如合并先天性心脏病或伴心功能不全、肺部感染、慢性肺功能不全、哮喘反复发作及重度贫血等；②子宫胎盘血管硬化、狭窄、梗死、绒毛间隙血液灌注不足，如妊娠高血压疾病、糖尿病、慢性肾炎、过期妊娠和胎儿生长受限等；③胎儿严重的心血管疾病、呼吸系统疾病、畸形、宫内感染、颅内出血、颅脑损伤及母胎血型不合，以上疾病可导致胎儿运输及利用氧的能力下降。

新生儿窒息的危险因素：①母亲年龄 >35 岁或 <16 岁；②既往有死胎或新生儿死亡史；③吸毒；④母亲肥胖；⑤胎动减少；⑥未做规律产前检查；⑦羊水粪染；⑧剖宫产、产钳助产或吸引产。

（3）导致缺氧的可逆因素管理：如考虑为可逆性致病因素，对应处理可以改善胎儿宫内状况，从而避免过度干预。可逆因素包括母体低血压、低氧血症、脱水、焦虑、疼痛、感染、发热或电解质紊乱，阴道检查、呕吐、硬膜外麻醉、胎膜破裂以及脐带因素，均有可能引起一过性 EFM 异常，必要时需行阴道检查以排除脐带脱垂，2019 年 QLD 指南产时可逆性缺氧因素及处理建议如图 2-9-19。

孕妇患有糖尿病酮症酸中毒或肺炎等急重症导致的胎儿低氧血症，引发 EFM 异常，改善孕妇状态后 EFM 可能好转。产程进展中，胎先露下降及胎方位改变可能因胎儿迷走神经刺激而出现一过性减速。异常宫缩是最主要的胎儿缺氧原因，占急性胎儿缺氧的 36%，常见于收缩频率异常（成对宫缩和宫缩过频）、不协调宫缩、子宫张力过高、宫缩间歇过短等。异常宫缩及时被发现并给予纠正可以明显降低胎儿窘迫的发生率。图 2-9-20 是一例静脉滴注缩宫素催产，宫口 7cm 时予以人工破膜的病例，由于胎头急速下降和宫缩不规律，出现反复性变异减速。立即停用催产素和改变产妇

体位，宫缩强度明显减弱，宫内复苏后 EFM 图形转为正常（图 2-9-21），其后顺利分娩一健康男婴。

严重胎盘早剥、脐带脱垂、母体抽搐、大量出血、脐带过度牵拉、母体疾病恶化、宫内严重感染等属于不可逆因素，应稳定母体情况后尽快结束妊娠。

（4）产时 EFM Ⅱ类图形的处理：EFM Ⅱ类图形是可疑的胎心监护图形，既不能提示胎儿存在异常酸碱平衡状况，也不能明确胎儿宫内严重缺氧，在产时是最常见的图形，发生率在 39.1%~80%。针对 EFM Ⅱ类图形处理的争议，反映了当前临床工作中 EFM Ⅱ类图形诊断胎儿缺氧的主要难点，胎儿宫内状况动态变化，胎心监护结果可迅速从良好到不良；反之亦然，异常的监护表现可能只是胎儿一过性的生理性调节而非病理状态。但由于胎儿窘迫危害严重，需要早期发现，往往预判比确诊更加重要，所以必须重视 EFM Ⅱ类图形的管理，早发现、早纠正胎儿宫内不良状况。但也要避免因医护人员主观判断导致的干预过度，带来不必要的产科处理，从而增加医源性早产率和剖宫产率。2011 年美国剖宫产率超过 32%，部分医院超过 50%，产时 Ⅱ类图形是常见的手术指征，与 Ⅱ类图形缺乏明确的管理协议有关。

对 EFM Ⅱ类图形的管理应明确异常指标、评估、启动干预、再次评估、分娩时机、分娩方式决策以及快速分娩保障，评估期待治疗与快速分娩的利弊，同时需要预计分娩时间。EFM Ⅱ类胎心监护需要持续监护至正常，纠正措施实施后应重新评价，除非恢复到Ⅰ类，否则需要更频繁地评估、存档和持续胎心监护，必要时快速分娩。对不同特征的Ⅱ类图形进行处理时应充分考虑以下几个方面。

Ⅱ类图形中最常见的是变异减速，应结合是否伴有变异减少、减速持续时间和幅度，以及是否反复出现等方面综合分析。变异减速持续时间小于 60 秒，基线变异正常，减速不伴有双相性（W 形）及恢复缓慢等特点，常常发生在活跃期和第二产程，提示胎儿尚能够耐受短暂的脐带压迫，目前酸碱平衡状态正常，通过改变体位、母体供氧和暂停屏气用力，部分图形可以改善，尚不需紧急干预。一旦变异减速反复发生（>50% 伴发宫缩）合并微小变异和 / 或加速的缺失，或者减速呈现深度更大（>60 次 /min），持续时间更长（>60 秒），应考虑胎儿缺氧酸中毒。如果在 90 分钟内反复出现超过 50% 的宫缩伴有变异减速，新生儿不良结局的

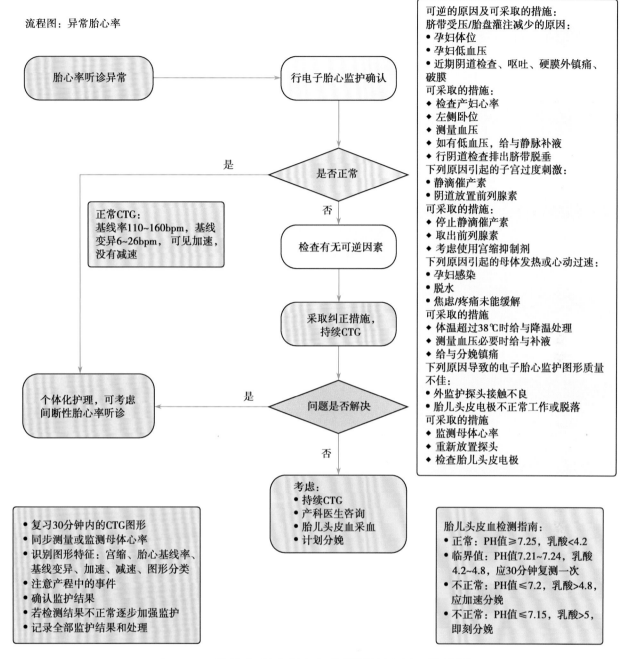

流程图：异常胎心率

胎心率听诊异常 → 行电子胎心监护确认

是否正常

正常CTG：
基线率110~160bpm，基线变异6~26bpm，可见加速，没有减速

否

检查有无可逆因素

采取纠正措施，持续CTG

问题是否解决

个体化护理，可考虑间断性胎心率听诊

否

考虑：
• 持续CTG
• 产科医生咨询
• 胎儿头皮血采血
• 计划分娩

可逆的原因及可采取的措施：
脐带受压/胎盘灌注减少的原因：
• 孕妇体位
• 孕妇低血压
• 近期阴道检查、呕吐、硬膜外镇痛、破膜
可采取的措施：
◆ 检查产妇心率
◆ 左侧卧位
◆ 测量血压
◆ 如有低血压，给与静脉补液
◆ 行阴道检查排出脐带脱垂
下列原因引起的子宫过度刺激：
• 静滴催产素
• 阴道放置前列腺素
可采取的措施：
◆ 停止静滴催产素
◆ 取出前列腺素
◆ 考虑使用宫缩抑制剂
下列原因引起的母体发热或心动过速：
• 孕妇感染
• 脱水
• 焦虑/疼痛未能缓解
可采取的措施：
◆ 体温超过38℃时给与降温处理
◆ 测量血压必要时给与补液
◆ 给与分娩镇痛
下列原因导致的电子胎心监护图形质量不佳：
• 外监护探头接触不良
• 胎儿头皮电极不正常工作或脱落
可采取的措施
◆ 监测母体心率
◆ 重新放置探头
◆ 检查胎儿头皮电极

• 复习30分钟内的CTG图形
• 同步测量或监测母体心率
• 识别图形特征：宫缩、胎心基线率、基线变异、加速、减速、图形分类
• 注意产程中的事件
• 确认监护结果
• 若检测结果不正常逐步加强监护
• 记录全部监护结果和处理

胎儿头皮血检测指南：
• 正常：PH值≥7.25，乳酸<4.2
• 临界值：PH值7.21~7.24，乳酸4.2~4.8，应30分钟复测一次
• 不正常：PH值≤7.2，乳酸>4.8，应加速分娩
• 不正常：PH值≤7.15，乳酸>5，即刻分娩

图 2-9-19　2019 年 QLD 指南产时可逆性缺氧因素及处理措施

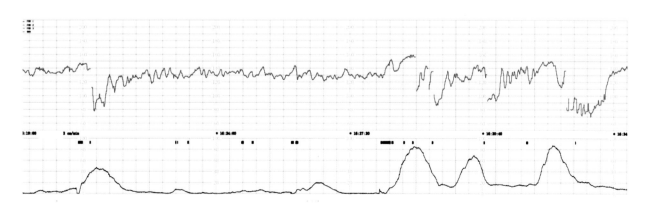

图 2-9-20　宫口 7cm 予以人工破膜后出现反复性变异减速

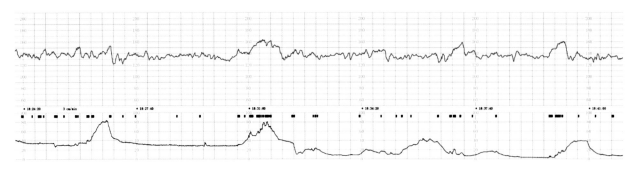

图 2-9-21　宫内复苏后 EFM 图形转为正常

风险就会显著增加。图 2-9-22 是一例 G_1P_0 孕 40^{+6} 周羊水过少的产妇，人工破膜见羊水粪染Ⅱ度，反复出现恢复缓慢的变异减速，给予改变体位、吸氧等宫内复苏，90 分钟后减速加重（图 2-9-23），因羊水过少、EFM 结果异常行剖宫产，分娩一活女婴，重 2.02kg，脐带细、扭转。1 分钟 Apgar 评分 10 分，5 分钟 10 分。pH 值 7.10，碱剩余 –6mmol/L，新生儿正常。

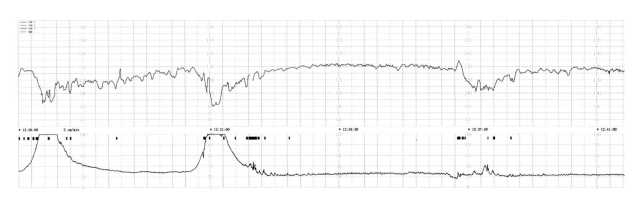

图 2-9-22　变异减速恢复缓慢

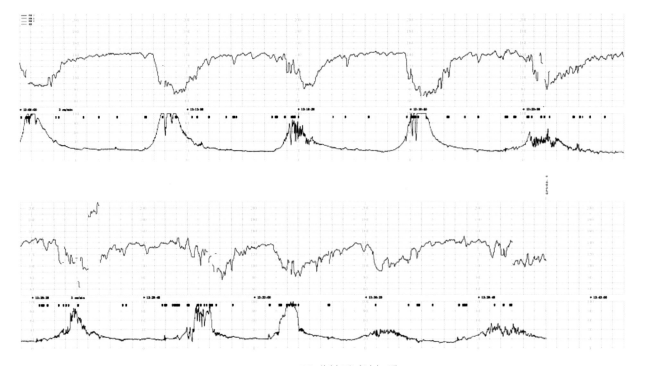

图 2-9-23　90 分钟后减速加重

对于羊水过少导致的变异减速,羊膜腔灌注可以使胎心异常率减少 50%~60%,羊水量正常的变异减速的病因是脐带绕颈或脐带打结,羊膜腔灌注可能无效。

晚期减速可以出现于胎儿缺氧的早期阶段,常见于宫缩过频、产妇缺氧或低血压,子宫胎盘功能不全。宫缩过频和母体体位性低血压、低氧血症、焦虑、脱水或电解质紊乱可致胎儿宫内缺氧出现晚期减速,针对以上因素予以临床处理,部分晚期减速可以纠正。妊娠高血压疾病、糖尿病、胎盘早剥和宫内感染,可引起胎盘绒毛功能不良及绒毛间隙血流量减少,出现晚期减速。在一段 EFM 记录中若加速或正常变异存在,即使伴有晚期减速,胎儿也有高度可能性处于正常的酸碱状态。反复性晚期减速伴有正常变异与脐带血 pH>7.15 密切相关。孤立发生的晚期减速对胎儿酸中毒和不良新生儿结局的预测价值很低。但是,胎儿对缺氧的耐受和代偿是有时限的,进展至反复性晚期减速(>50% 伴发宫缩)预示胎儿缺氧、酸中毒以及心肌抑制。图 2-9-24 是一例 G_2P_1 孕 41^{+2} 周绒毛膜羊膜炎产妇,入院宫口开大 3cm,微小变异,入室 EFM 见变异减速未恢复至基线又发生晚期减速,后出现反复性晚期减速以及延长减速;即行人工破膜,羊水粪染Ⅲ度。分娩结局:因胎儿窘迫,绒毛膜羊膜炎,羊水粪染Ⅲ度行剖宫产,分娩一活男婴,重 3.4kg。1 分钟 Apgar 评分 7 分,5 分钟 10 分。脐动脉血 pH7.00,碱剩余 –13mmol/L。因处理及时,新生儿无严重的器官损害。

胎儿从缺氧早期可代偿状态到缺氧酸中毒失代偿状态是一个动态发展的过程,临床并没有绝对的诊断标准和临床表现,EFM 图形可能也没有典型的启示。胎头刺激试验如能诱发加速提示胎儿脐动脉血 pH>7.10 的概率较高,可排除胎儿存在严重的代谢性酸中毒。

3. 产时 EFM Ⅲ类图形评估和处理

(1)EFM Ⅲ类图形标准:基线变异消失和以下的任何一项,反复性晚期减速;反复性变异减速;心动过缓;正弦曲线。

(2)EFM Ⅲ类图形的处理:EFM Ⅲ类图形是异常的,表示胎儿酸血症的风险增加,此时已非常明确胎儿宫内状况不良,无须进一步检查,宫内复苏的同时立即结束妊娠。Ⅲ类图形与新生儿脑病、脑瘫及新生儿酸中毒风险增加有关,紧急宫内复苏后,如果胎心率没有改善应立即分娩。不仅仅局限于宫内复苏的干预措施以及紧急处理,可以按各种临床情况和特殊图形做适当的修改。

正弦曲线是一种特殊的基线变异,其特点以曲线平滑、摆动一致、缺乏短变异为主,与胎儿贫血和 / 或胎儿严重缺氧等不良状况有关,如妊娠期 RhD 同种异体免疫、胎 - 母输血综合征、双胎输血综合征以及前置血管破裂(图 2-9-25)。在急性胎儿缺氧、感染、心脏畸形、脑水肿以及腹裂畸形时也会出现正弦曲线。但是有研究发现,分娩期 EFM 有 4%~15% 的可能发生正弦曲线,但其预后良好,这种正弦曲线被称为良性正弦曲线,与胎儿吸吮或药物如哌替啶的使用有关,是否存在胎动

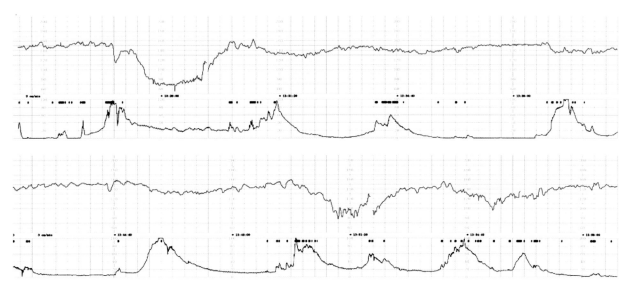

图 2-9-24　反复性晚期减速

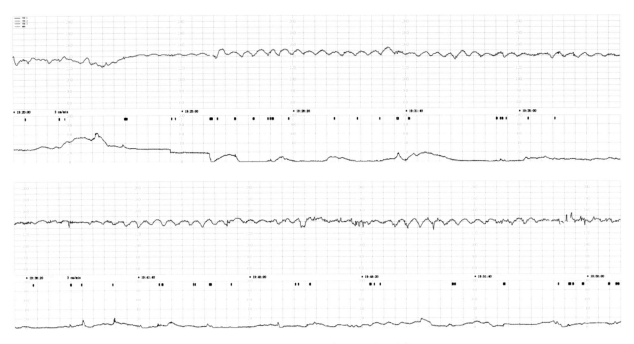

图 2-9-25 正弦曲线（胎儿重度贫血）

和胎动后的加速是最快的鉴别方法，另外也有报道称良性正弦曲线持续时间很少超过 30 分钟。

晚期减速合并基线变异缺失即 EFM Ⅲ 类图形，与子宫破裂、胎盘早剥、母体低血压和胎盘功能不全有关。如果 30 分钟内超过 50% 宫缩伴随出现晚期减速，应立即行宫内复苏，考虑宫缩异常可能，减少或停止使用缩宫素和前列腺素制剂，必

要时立即使用宫缩抑制剂特布他林、阿托西班或硝酸甘油快速纠正。如果不能立即改善宫缩，晚期减速持续存在并伴有基线变异缺失，应加速分娩，避免酸中毒对胎儿造成器官损害。图 2-9-26 是一例 25 岁 G_1P_0 孕 35 周、重度子痫前期的产妇，血压 170/100mmHg，宫口开大 1cm，见晚期减速伴有变异缺失，产时 EFM Ⅲ 类图形。因胎儿窘迫行

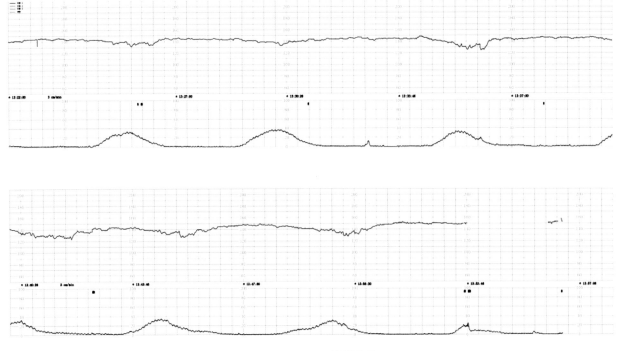

图 2-9-26 EFM Ⅲ 类图形

剖宫产，分娩一活女婴，重 2.04kg，血性羊水。新生儿 1 分钟 Apgar 评分 1 分，5 分钟 9 分，10 分钟 9 分。脐动脉血气分析示 pH6.94，碱剩余 –17mmol/L，新生儿血红蛋白 12.8g/L。胎盘早剥Ⅲ度。新生儿出生 30 分钟后复查桡动脉血气提示代谢性酸中毒，新生儿缺血缺氧性脑损伤。

胎儿需要氧气和葡萄糖来维持细胞的有氧代谢，也是胎儿代谢主要的能量来源。虽然葡萄糖可以被储存起来，但氧气需要持续供应，因为只要中断几分钟就足以使胎儿处于危险之中。在缺氧的情况下，利用无氧代谢途径，胎儿细胞内的能量生产仍然可以维持一段有限的时间，但这仅会产生 1/19 的能量，并导致乳酸的产生，在细胞内、细胞外液和胎儿循环中氢离子浓度增加，能量产生减少和氢离子浓度增加发展至代谢性酸中毒，最终导致细胞死亡和组织损伤。胎儿脐血血流量减少会阻碍胎儿氧供，引起严重的代谢失衡，胎心率表现为基线变异缺失伴有反复性变异减速，预示胎儿正在或即将出现窒息、神经系统损伤、胎死宫内，需要立即分娩。

产时胎儿心动过缓多数情况下缺乏超声协助诊断，不排除胎儿缺氧酸中毒导致的胎儿心动过缓，所以，产时无论延长减速还是心动过缓都需要积极干预。第二产程末期，胎儿娩出前出现胎心动过缓伴有正常变异被称为终末减速，随着胎儿即将娩出，胎儿较少发生酸碱代谢失衡，但也要警惕，胎儿娩出前都有可能发生胎盘早剥、子宫破裂和胎儿颅内出血，此时，尽快分娩是唯一正确的选择。持续的胎儿心动过缓还应与母体心率相鉴别，母体心率和胎儿心率同步监护对排除母体心率干扰非常有效。

产时持续 EFM，不仅可以及时掌握胎儿是否缺氧，也可以动态观察孕妇的状况，如决定产程的头盆关系，母体酸碱平衡、体力和精神状态，因此需要通过反复实践，不断总结其变化规律。例如产程初期健康胎儿呈现明显的醒睡周期并有较多的胎动和加速，破膜后胎头快速下降牵拉脐带出现变异减速，以及宫口近开全时早期减速和变异减速的出现，宫缩间歇的长短及每次宫缩对产程的作用大小，都可以成为产科年医生决断产程处理的标尺，并成为永久性的经验，势必构成预测胎儿状况及娩出时间的关键。产科医生利用统一的指标及管理，了解胎儿缺氧渐进性的过程，通过对 EFM 的评估和管理，掌握产科全面的知识及

实践能力。如果产科医生能够做到这些，就不存在 EFM "灵敏度太高"和"增加剖宫产率"的长期争议了。

六、胎儿心律失常

既往由于信息获取手段的局限性，临床医师对胎儿心律失常诊断和预后评估认识有限。随着胎儿医学发展的长足进步，心血管系统疾病的产前诊断水平有了很大提高。通过母胎医学专业团队和产科医护人员共同努力，对胎儿心律失常的产前诊断和严重程度进行准确甄别，目的是协助临床做出动态、恰当的临床决策。胎儿心律失常可以一种或多种形式发生，可单独存在，也可与心脏结构异常伴发，心脏功能失代偿可导致心脏扩大，胎儿水肿（心包、胸腔、腹腔积液及皮肤水肿等），瓣膜反流，以及动脉或静脉血流频谱异常。及早发现胎儿心律失常并对其类型进行正确诊断，关系着能否发现潜在的胎儿心脏缺陷，对正确决策医疗干预时机和方式，避免延误诊断处理治疗的最佳时间意义重大。因此，胎儿心律失常的诊断、评估和处理是产科医生必须掌握的。

（一）胎儿心律失常定义、分类

1. 定义　胎儿心律失常（fetal arrhythmia）是指心律起源部位、心搏频率与节律以及冲动传导的任何一项异常，表现在无宫缩时胎心率异常或胎心节律不规则（正常胎儿的心律为 110~160 次 /min 且节律规则），是临床上常见的胎儿并发症，发生率 1%~2%。胎儿心律失常无特异性临床表现，孕妇常常因自觉胎动异常就诊，部分胎儿心律失常是在妊娠期常规产前检查时通过胎心率听诊、胎心监护或超声检查偶然发现的。各类型心律失常持续时间 <10 分钟为一过性，10 分钟以上为持续性。

2. 分类　胎儿心律失常包括功能性和器质性两种，临床上常表现为胎心速率和节律异常，分为胎儿心动过速、胎儿心动过缓、胎儿心律不齐三大类。

（1）胎儿心动过速：在无宫缩时，胎心率持续超过 180 次 /min 属于快速型胎儿心律失常，发生率 0.4%~0.6%，常见胎儿室上性心动过速（supra ventricular tachycardia，SVT）、心房扑动（atrial flutter，AF）、室性心动过速（ventricular tachycardia，VT）。快速型心律失常合并心脏结构异常占 6%~20%，胎儿水肿发生率达 30%，胎儿死亡率为 8%，心房扑动伴有高度房室传导阻滞是导致胎儿

死亡最常见的原因。在排除胎儿窘迫及胎儿心力衰竭、水肿的情况下,多数一过性快速型心律失常为非器质性病变,属于胎儿心脏发育过程中的良性过程,无须紧急处理,预后良好。当检查过程中一半以上的时间胎心率均超过 180 次 /min,则为持续性心动过速,若快速型心律失常持续存在,应明确区分心律失常的类型,SVT 最为常见,占47%~68%,VT 较为罕见。当心室率 >230 次 /min、持续时间 >12 小时,或者持续性心动过速,均需立即评估是否合并心力衰竭及胎儿水肿,若及时处理,常能降低因血流动力学异常导致的重要器官的继发性损伤。

SVT 是最常见的胎儿快速型心律失常,多发生于妊娠 24~32 周,特征是心率在 240~260 次 /min,突发突止,常呈 1:1 房室传导,持续性 SVT 是造成围产儿预后不良最主要的心律失常类型。因此,电子胎心监护可以作为频密动态观察心律变化的重要监护手段。2014 年美国心脏协会发布的胎儿心血管疾病诊断治疗科学声明推荐地高辛及索他洛尔作为治疗胎儿 SVT 的一线用药。

图 2-9-27 为一位 G_5P_1 孕 36^{+6} 周的孕妇,妊娠糖尿病,瘢痕子宫,胎儿头位,室上性心动过速,室间隔缺损。超声提示胎儿室间隔缺损,可探及胎儿频发期前收缩,双肾肾盂分离。入院后电子胎心监护胎心率波动于 80~240 次 /min,胎心率基线无明显变异、加速(图 2-9-27)。立即剖宫产娩出新生儿 1 分钟 Apgar 评分 8 分(肤色、肌张力各减 1分),5 分钟 10 分,新生儿体重 2.76kg,羊水清,量约500ml,脐带绕颈 1 周,胎盘胎膜自娩完整。胎儿脐动脉血气分析示 pH 值 7.16,碱剩余 –6mmol/L。

新生儿心电图提示心房扑动伴快速心室率,呈 2:1 房室传导,ST 段改变,心脏彩超示室间隔缺损(双向分流),卵圆孔未闭(双向分流),动脉导管未闭(双向分流),左、右心房扩大,二尖瓣、三尖瓣发育异常,左心室收缩功能正常。治疗 3 天后,复查心电图示:快速心房颤动伴室内差异性传导或室性期前收缩,ST 段异常,肺动脉收缩压增高。

胎儿快速型心律失常治疗需要考虑的因素包括:妊娠时间、胎儿心功能状况、心律失常类型和原因,以及孕妇及胎儿接受治疗的风险效益评估。对于伴有严重心血管畸形和 / 或已经出现心功能衰竭,处于心律失常终末期的胎儿,应及时干预。快速型心律失常胎儿如果肺成熟,建议提前分娩并在出生后治疗,妊娠 35 周之前的高危胎儿可作为医学干预的对象。

(2)胎儿心动过缓:在无宫缩时,胎心率持续低于 110 次 /min 属于缓慢型胎儿心律失常,发生率 8.6%,主要包括房室传导阻滞(atrio ventricular block,AVB)、长 QT 间期综合征(long QT syndrome,LQTS)和窦性心动过缓(sinus bradycardia,SB);若胎心率持续 <80 次 /min,则可能为完全性房室传导阻滞。孕中期之后胎心率的下降多为一过性改变,如果短时间内可自行恢复,预后良好;当胎儿心率在 100~110 次 /min 时,可以保持血流动力学的稳定,预后较好;当胎心过缓持续存在时需考虑病理性改变。

持续性心动过缓约 50% 合并重大心脏结构畸形,25% 与染色体异常有关。心脏畸形包括大动脉转位、房室隔缺损、内脏转位综合征等,预后极差,63% 发生水肿,围产儿生存率不足 20%。胎儿窦性心动过缓通常无需特殊治疗,且与出生时的新生儿期血流动力学改变无关。但是,当母体抗 SSA 抗体和抗 SSB 抗体阳性时,胎儿出现完全性房室传导阻滞的风险为 2%~3%,往往发生在孕 16~24 周。当伴有胎儿水肿或心内膜弹力纤维增生症时,胎儿死亡的风险可高达 6%~20%。临床观察认为非自身免疫性的 AVB 预后相对较好。完全性房室传导阻滞胎儿发生宫内不良预后的常

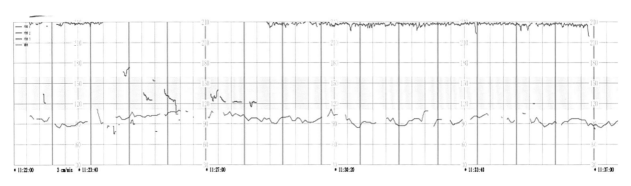

图 2-9-27　胎儿频发期前收缩

见因素包括:胎儿水肿、胎心率低于 50 次 /min、合并心内膜弹力纤维增生症、瓣膜功能不良、扩张性心肌病、早产、男性胎儿、低出生体重以及新生儿红斑狼疮,最根本的原因是胎心率过低、胎儿心肌收缩力减退等导致心输出量不足,目前妊娠期建议口服羟氯喹及小剂量糖皮质激素以改善胎儿预后。

图 2-9-28 为一位 G_1P_0 孕 41^{+2} 周的孕妇,胎儿头位,胎心基线率 70~80 次 /min,无明显加速及变异(图 2-9-28)。阴道检查示宫口开 2cm,人工破膜,羊水清。因胎儿心律失常行剖宫产术终止妊娠,出生体重 3 640g,羊水、胎膜、脐带未见异常,胎盘明显钙化,1 分钟、5 分钟 Apgar 评分均为 9 分(心率扣 1 分)。脐动脉血气分析示 pH 值 7.25。转至新生儿科,新生儿心电图提示:①窦性心律(窦性频率约 190 次 /min);②二度Ⅱ型房室传导阻滞,房室传导比例 2:1;③心脏长轴顺钟向转位。心脏彩超提示:三尖瓣反流,卵圆孔未闭,心功能正常。

本病例电子胎心监护提示持续性心动过缓,胎心曲线断裂,不连续,无法评估基线变异及加速情况。出生后心电图提示窦性心律(窦性频率约

190 次 /min),二度Ⅱ型房室传导阻滞,房室传导呈 2:1 下传。虽然排除了胎儿心脏结构明显异常,但是母体相关抗体和病毒感染等不容忽视,多数完全性房室传导阻滞所致的心动过缓预后差,严重时合并水肿、心力衰竭。此外,虽然胎心监护和胎心听诊可以初步判断胎儿心律失常,但是已经临产,对先天性心脏传导阻滞的分度甄别仍然存在局限性,缺乏超声检查完善诊断依据。由于绝大多数患者要求剖宫产而拒绝试产,因此无法评估胎儿在产程中对缺氧的耐受力。

(3)胎儿异位心律:在无宫缩时,胎心率在参考值范围内,胎心节律不规则,若最快心率与最慢心率之差在 25~30 次 /min,称为胎儿心律不齐。心律不齐是最常见的胎儿心律失常类型,占胎儿心律失常的 56%,包括房性、室性和结性期前收缩。按期前收缩发生的频度分类,每分钟在 6 次以上的被称为频发性期前收缩,不足 6 次的为偶发性期前收缩。多因为胎心听诊时出现"早跳"或"漏跳"而被发现,需与胎动时窦性心律不齐鉴别。妊娠中晚期发生的胎儿心律不齐,数秒或偶发的一过性短暂发作居多,常为良性;妊娠 36~41 周期

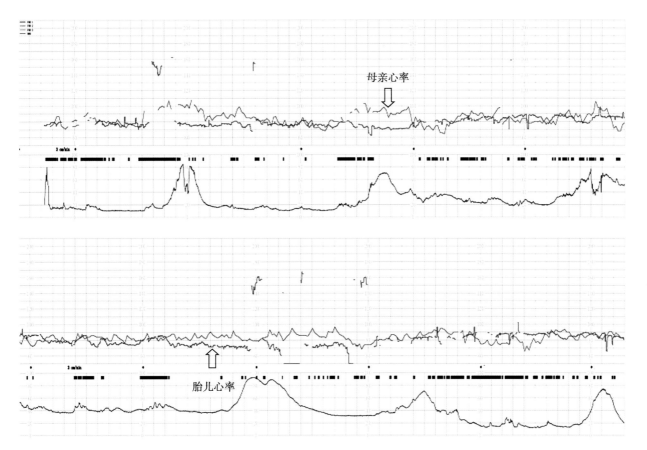

图 2-9-28　胎心基线率 70~80 次 /min,无明显加速及变异

前收缩发生率约 1.7%,短暂发作的过缓、过速和偶发的期前收缩为正常变异,多考虑与胎儿心脏传导系统发育不完善有关,亦与母体的精神生理状况有关,临床上预后良好。有 1%~2% 的胎儿异位心律可伴有心脏畸形,需要严密监护是否进展为严重的持续性快速型异位心律,而导致胎儿预后不良。

图 2-9-29、图 2-9-30 为一例 G_1P_0 孕 40^{+6} 周的孕妇,胎儿头位、心律失常(频发房性期前收缩)入院(图 2-9-29),6 小时后临产,胎心监护提示频发减速但断线明显(图 2-9-30),顺产分娩一单活男

婴,体重 3.42kg,羊水 I 度粪染,无脐带绕颈,胎盘胎膜自娩完整。出生后 1 分钟 Apgar 评分 8 分(肤色、肌张力各扣 1 分),5 分钟评 10 分。脐动脉血气分析示 pH 值 7.26。出生后,心脏听诊未闻及心律失常,随访预后良好。

母亲饮用含兴奋剂的各类饮料、酒精和吸烟是常见胎儿房性期前收缩的诱因。胎儿发育过长的房间隔卵圆孔瓣,活动时撞击左心房壁产生机械刺激,也是诱发房性期前收缩的常见原因。有房性期前收缩的胎儿较少合并先天性心脏病,且多数可在分娩过程中或出生后几天内消失,愈合良好不需特殊处理。已经发生水肿或心功能不全的心律失常胎儿,要根据具体情况预测胎儿预后以采取相应的措施,必要时终止妊娠。本病例胎儿为单纯性房性期前收缩,排除了胎儿心脏解剖结构异常及母体因素,胎儿在宫内宫缩期及宫缩间期交替过程中,顺利完成了心肌复律,胎心率未出现心律不齐现象。但由于第二产程阴道挤压和宫缩期短暂缺氧,故出现羊水粪染 I 度,胎心监护提示频发 VD,但胎儿未出现持续性缺氧和酸中毒表现。因此,新生儿出生后预后良好。

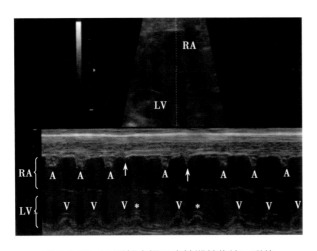

图 2-9-29　M 型超声提示房性期前收缩二联律

RA. 右心房;LV. 左心室;A. 心房搏动;V. 心室搏动。

(二) 胎儿心律失常的诊断方法

虽然大多数胎儿的心律失常是良性过程,但仍约有 10% 的严重快速或慢性心律失常若不积极干预,则可能持续存在或进展,常导致胎儿心功能

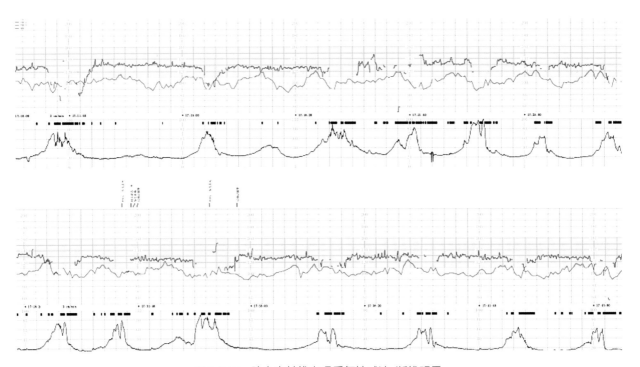

图 2-9-30　胎心率基线出现反复性减速,断线明显

衰竭及水肿,严重时出现继发性重要器官损伤,甚至胎儿早产及胎死宫内。因此,早期诊断胎儿心律失常,可以根据其类型及严重程度及时给予干预,降低围产儿患病率及死亡率。诊断胎儿心律失常时应包括心脏节律、心血管结构及心脏功能评估,最早诊断时间为孕16周左右,但最佳诊断时间在18~22周。

1. 胎心听诊及电子胎心监护　通过连续记录胎心率的变化来评估是否发生心律失常,是目前监测胎儿心律失常最经济实用的手段,是常用的产前或产时的常规方法。但胎心率听诊和胎心监护不能进行胎儿心律失常的分类,不能反映胎儿心血管形态结构及血流动力学方面的信息。

2. 超声心动图　既往由于检查手段的局限性,所获得的信息有限,对胎儿心律失常的诊断亦有不足,但随着医学影像学技术的进步,对胎儿心血管系统疾病的认识也越来越深入。胎儿超声心动图既可检查胎儿心脏结构及功能状况,又可协助判断胎儿心律失常性质,是目前较为准确的诊断胎儿心律失常的方法。

3. 胎儿心磁图描记术(fetal magnetocardiography,fMCG)　这是一种通过探测胎儿心脏磁场变化从而无创性检测心脏电生理活动的技术,能在进行药物治疗的同时监测孕妇和心律失常胎儿的心脏节律,但测量复极时间受多种因素影响,现无统一的测量标准,且费用昂贵,临床应用受到限制。

4. 胎儿心电图　经孕妇腹壁获得胎儿心电图形,可以对较为常见的胎儿心律失常如心动过速、心动过缓、期前收缩等作出诊断,但因获得的胎儿心电信号较弱,且易受母体信号干扰,对复杂性心律失常诊断较为困难,需要改善提高现有技术。

(三)临床遗传咨询

1. 病史　包括家族史、孕期用药史、妊娠合并症及并发症。①胎儿先天性心脏疾病可以出现心律失常,而先天性心脏病常有家族遗传倾向性,母亲患有心脏病,胎儿发生先天性心脏结构畸形的概率增加5倍,因此家族史在产前咨询及诊断中较为重要。②妊娠合并症及并发症(如妊娠高血压疾病、糖尿病、严重贫血)以及孕期使用特殊药物均可能引起母胎血流动力学改变,临床上应重视。

2. 筛查胎儿结构畸形,评估胎儿心脏功能　妊娠20~24周通过超声对胎儿心脏结构及功能进行详细的检查,可以发现大部分胎儿先天性心脏畸形,对存在心脏结构或功能异常的胎儿,可进一步行针对性检查,如超声心动图、胎儿染色体或基因检测等。

3. 有创性产前诊断　对存在高危因素的孕妇、心脏结构异常或存在其他超声软指标的胎儿,建议行染色体核型、基因芯片以及高通量测序技术、TORCH检查等。

4. 预后　若临床上发现心律失常,需充分告知胎儿可能的预后,如进展为持续性心律失常、心功能衰竭、水肿等,甚至可能导致死胎、新生儿患病率及病死率增加等不良后果。

5. 处理　对于需要产前干预的心律失常,及时转至胎儿医学中心进行宫内治疗、改善预后,对于不需要产前干预的心律失常,仍需提供产检建议,加强监护,避免或减少胎儿不良结局。

(四)胎儿心律失常临床管理

大多数胎儿心律失常是胎儿心脏发育过程中的一种良性过程,功能性胎儿心律失常多预后良好。功能性改变主要来自胎儿心血管系统发育不完善或母体食用含咖啡因等兴奋剂类的饮料、食品、烟酒等,通常为自限性,在分娩之前或分娩之后不久即消失,无须特殊处理。分娩期诊断的心律失常,不会持续到新生儿期,极少需要医学治疗。但近期研究发现,2%胎儿心律失常的病例合并器质性心脏病,如持续胎儿心动过缓与严重先天性心脏结构畸形有关,其预后不良发生率较高。

少数种类的胎儿心律失常可通过宫内干预改善预后。心律失常胎儿的孕期监测频率及分娩时机需根据妊娠孕周、胎儿宫内病情有无恶化、有无合并产科并发症、新生儿的救治力量以及患者对胎儿的态度等因素,个体化处理。临床上建议对胎儿心律失常实行分级管理。

第一级:无血流动力学改变,为良性心律失常,例如房性期前收缩,以及部分室性期前收缩、一过性不规则心率及短暂心动过速等,这类心律失常预后良好,无需特殊处理,可严密随访。

第二级:对于持续性胎儿心律失常或伴心功能受损的严重胎儿心律失常,若及时进行有效的产前干预,可以减少损伤、改善预后。

第三级:终末期胎儿心律失常的部分胎儿预后极差,对于这类心律失常,若持续存在,可能导致孕妇发生适应性超负荷,进而导致母体的损伤,需要及时终止妊娠。

主要监测要点有：

（1）评估母体情况：包括家族史、病史、用药史、心电图、生命体征、实验室检查等。

（2）胎儿监护：包括胎心听诊、电子胎心监护、胎儿心脏超声及胎儿超声心动图等，根据监护情况将心律失常进行分类诊断，根据分类进行分级管理，对于不需产前干预的心律失常，严密监测，定期产检。

（3）产前干预：对于需要产前干预的心律失常及时给予干预包括药物治疗，同时监测母胎状况，若治疗无效或治疗效果不满意，及时更换治疗方案，经积极干预后好转，继续随诊。

（4）及时终止妊娠：对于治疗无效、胎肺发育成熟的胎儿，及时终止妊娠，待胎儿娩出后联合新生儿科医师进一步评估和治疗。

总之，孕期胎儿心律失常类型的精准诊断，决定了产前、产后管理及治疗方案的选择。当胎肺已成熟时，需权衡宫内干预与终止妊娠的利弊，有胎儿受损可能者不再考虑积极的宫内药物治疗，建议终止妊娠。胎儿心律失常并非阴道分娩的禁忌证，但当胎儿合并水肿或心功能下降且家属对胎儿采取积极救治的态度时，可放宽剖宫产指征。

七、早产与过期产电子胎心监护

（一）早产电子胎心监护

早产（premature delivery）指达到妊娠 28 周但不足 37 周分娩者，这段时间娩出的新生儿称为早产儿（preterm infant）。早产儿各个器官发育不够完善和健全，故出生孕周越小、体重越轻者，预后就越差。据统计，国内早产数占分娩总数的 5%~15%。全世界每年 4 000 000 例新生儿死亡中 28% 是因为早产，死亡率和发病率与出生时的孕龄成反比。早产的发病率正在上升，过去 25 年美国早产人数上升了 36%，妊娠 35 周后的早产占 50%，其中一个重要原因与治疗性早产有关。电子胎心监护成为治疗性早产胎儿监护的重要手段，对判断胎儿安危、选择分娩时机和分娩方式至关重要。

早产可分为自发性早产（spontaneous preterm labor，SPTL）和治疗性早产（preterm delivery for maternal or fetal indications）。自发性早产又分为未足月胎膜早破早产（preter premature repture of membranes，PPROM）和胎膜完整早产。

1. 自发性早产　SPTL 是指妊娠 37 周前发生长时间、规律、频繁和疼痛的宫缩，伴有子宫颈逐渐消退和扩张。评估真正的宫缩是否存在以及宫缩的强度是诊断 SPTL 的重要依据。子宫收缩的评估如果仅依赖护理人员触诊就会相对主观。电子胎心监护（EFM）比临床触诊更客观，EFM 记录到伴有同步疼痛、规律的宫缩，并结合 Bishop 评分，是诊断真正 SPTL 的客观依据。在不确定是否诊断 SPTL 时，如果子宫收缩的规律性、持续时间、频率存在逐渐增加的情况，可以被认为是 SPTL 的相对证据。因此，EFM 对宫缩进行动态、客观的描述，对 SPTL 早期诊断至关重要。

（1）胎膜完整早产：约占总数的 45%，是最常见的早产类型。发生机制主要为，①子宫宫腔的过度扩张，如羊水过多、双胎及多胎妊娠等；②母胎应激反应，主要因为孕妇的精神、心理压力过大，导致胎盘与胎儿肾上腺 - 内分泌轴出现紊乱，过早、过多地分泌雌激素和促肾上腺皮质激素释放激素，促使宫颈过早成熟而诱发出有效宫缩；③宫内感染，感染途径最常见的是定植在母体下生殖道的病原微生物经宫颈管逆行而上进入宫腔；另外，母体盆腔感染时病原微生物可经输卵管进入宫腔；母体全身感染时病原微生物可通过胎盘侵及胎儿。

（2）胎膜早破早产：导致胎膜早破早产的高危因素及病因包括 PPROM、营养不良、BMI<19kg/m^2、吸烟、宫颈功能不全、宫腔过度膨胀、宫内感染、子宫畸形（如纵隔子宫、双角子宫、单角子宫等）、细菌性阴道病、辅助生殖技术受孕等。

2. 治疗性早产　也称医源性早产，是指为了母体及胎儿的健康，不允许妊娠继续进行，在孕周未达到 37 周时采取引产或剖宫产的方式终止妊娠。最常见的是母体患有高血压疾病、妊娠糖尿病、胎盘早剥、胎儿窘迫、多胎、产前出血、宫内感染及胎儿生长受限。

3. 早产电子胎心监护的评估和处理　早产是造成围产期不良结局的一个重要原因，新生儿神经系统损伤及新生儿死亡明显高于足月儿，不过，医源性早产分娩时机影响新生儿预后，因此对于早产 EFM 图形应慎重解读，在延长孕周和避免胎儿窘迫损害之间权衡利弊做出选择。妊娠 <24 周不推荐使用 EFM，妊娠 24~28 周存在阳性预测值差、临床实用性不确定的不足，因此推荐大于 28 周分娩时使用产时胎心监护。早产 EFM 图形的解释与足月胎儿有所不同，早产胎儿储备能力不足、抵抗产时持续打击的能力降低，如果 24 周 < 胎

龄 <34 周，建议产时采用连续 EFM。胎膜早破入院孕妇如 >28 周，有条件的医院一定要进行电子胎心监护，严密监测是否出现临产、绒毛膜羊膜炎和胎儿窘迫。

对任何图形的评估和处理都需要结合病因综合评价，早产发生的常见原因：胎盘早剥、前置胎盘、宫内感染、免疫性因素（如抗磷脂抗体综合征）、宫颈功能不全、子宫畸形、羊水过多、子痫前期、外伤或手术、胎儿畸形等。

由于不足月胎儿神经系统发育不成熟，其监护图形特点有别于足月胎儿，早产 EFM 解读和处理对产科医生具有一定的挑战性，因此，应了解早产常见病因和 EFM 图形特点的关联。

（1）胎心率基线：胎心率基线正常的上下波动是胎儿副交感神经系统及交感神经系统对胎心率共同调节的结果。随着胎儿发育成熟，中枢神经系统也渐渐完善，副交感神经发育成熟后逐渐占优势，胎心率呈下降趋势。胎心率基线参考值范围为 110~160 次 /min，未足月儿的胎心率基线偏向上限，足月儿胎心率基线偏向下限。妊娠合并细菌性感染性疾病是早产的主要病因，感染引起的发热与早产 EFM 异常有高度相关性，胎儿心动过速是宫内感染的典型胎心监护特征。有研究表明，当孕妇体温升高 1℃时胎儿基础心率约增快 15 次 /min。当 EFM 仅表现为胎儿心动过速，而加速、变异均正常，可积极行抗感染、降温等对症支

持治疗，孕妇体温恢复后胎儿心率多数可降至参考值范围。图 2-9-31 是一例妊娠 34 周孕妇因皮下软组织感染发热伴有胎儿心动过速的病例，胎心率加速良好，排除胎儿窘迫可能，予以退热及抗感染治疗。体温降至正常后复查 NST 胎心率正常（图 2-9-32）。若感染难以控制或出现绒毛膜羊膜炎，应尽早终止妊娠。发热孕妇使用降温药物时如出现体温过低的情况，可能出现低体温性胎儿心动过缓，此时应与胎儿窘迫导致的心动过缓相鉴别。宫缩抑制药物利托君、特布他林可以引起胎儿心动过速。合并胎膜早破的胎儿心动过速往往提示感染，建议进行持续电子胎心监护，严密观察产程中胎心的变化及宫缩的情况。存在脓毒血症的胎儿，除胎儿心动过速外，还可出现变异缺失伴有变异减速、延长减速或晚期减速。

（2）加速：胎心率加速与胎心率基线变异有着相同的生理释义，均提示了胎儿神经系统对心血管系统的调节，出现加速是胎儿状态好的征象，可以确认胎儿没有酸中毒。在妊娠 32 周以前，出现加速的振幅和频率会小一些（振幅大于 10 次 /min，持续时间超过 10 秒）。在妊娠 32~34 周以后，随着胎儿行为状态的建立，振幅大于 15 次 /min，持续时间应超过 15 秒。加速很少在胎儿深睡眠时出现，NST 最长可持续 50 分钟无加速出现。研究显示，妊娠 24~28 周 50% 的 NST 无加速，妊娠 28~32 周约 15% 的 NST 无加速。因此，早产儿 EFM 受

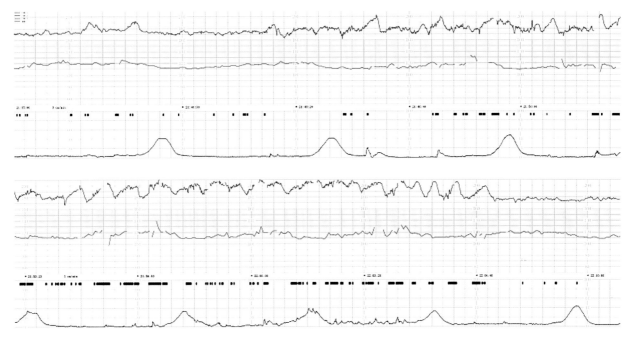

图 2-9-31　孕妇发热，胎儿心动过速，加速正常

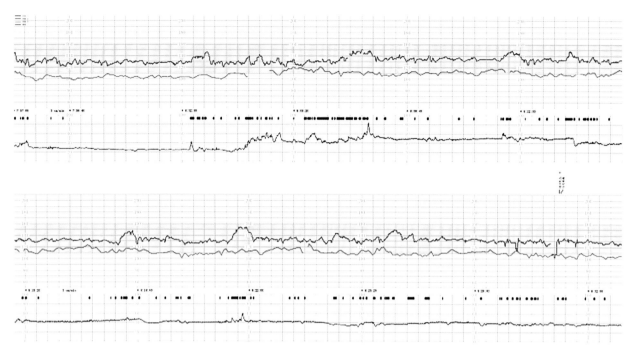

图 2-9-32 母体体温正常后复查 NST 正常

胎儿不成熟、醒睡周期和药物的影响与足月胎儿有很大的差异,应避免因错误判读导致医源性早产。

(3) 基线变异:基线变异是评估胎儿心脏功能的重要指标,参考值范围的基线变异反映了脑神经对胎心率的调节以及胎儿心脏对调节信号的反应。胎儿活动和受到刺激可影响胎心率基线变异,随着妊娠的进展胎心率基线变异逐渐显著。妊娠30周前,胎儿活动和休息时胎心率基线变异特征无明显差异;妊娠30周后,睡眠期的胎儿胎心率基线变异消失,活动时基线变异增强。

胎心率基线变异受多种生理和病理机制影响,在不同的临床情况下有不同的意义,尤其对于妊娠32周神经系统尚未完全发育成熟的胎儿,其NST众多指标中对基线变异的判断相对更难,因为胎儿多数会显示基线变异性降低。低危孕妇NST出现胎心率基线变异减少,如不伴有胎心率减速可能与胎儿缺氧没有相关性,但是,对于宫内感染或生长受限的胎儿,胎心率基线变异减少是预测胎儿受累的可靠指标之一。图2-9-33是一例妊娠36周、绒毛膜羊膜炎、NST无加速变异缺失的病例,因绒毛膜羊膜炎、胎儿窘迫行剖宫产,

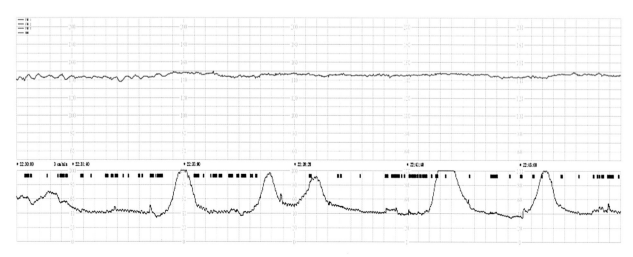

图 2-9-33 绒毛膜羊膜炎孕妇的 NST 图形

分娩一活女婴,重 2.3kg,羊水清,脐带扭转,1 分钟 Apgar 评分 5 分,5 分钟 7 分。脐动脉血气分析示 pH7.02,碱剩余 –12mmol/L。新生儿呼吸衰竭,转至新生儿重症监护室,住院治疗 28 天后出院。影响早产胎儿宫内状态的病理生理因素很多,出现基线变异减少应该引起医护人员的关注,但评估胎儿宫内安危往往需要结合胎心率其他辅助指标的改变,如胎儿超声影像结果、母体病史、临床表现、胎儿血 pH 值、胎儿头皮刺激、胎儿脉搏氧监测和胎心 ST 段分析等多种因素来分析。硫酸镁在早产病例中应用广泛,主要是用于妊娠小于 34 周即将早产的孕妇保护胎儿脑神经和患有高血压疾病的孕妇解痉治疗。但是硫酸镁对胎心率基线变异的影响很有争议。Hallak 等发现硫酸镁仅在使用的第 3 小时引起有统计学意义的胎心率基线变异减少。除此之外,硫酸镁还能使胎心率加速消失。

(4) 减速:减速反映了胎儿氧供情况,长时间或反复发生的从母体至胎儿的氧传输和利用中断均可导致胎儿窘迫,孕周越小,发生胎儿窘迫的风险越高。2019 年 QLD 临床指南指出早产胎儿减速比足月胎儿更常见。总体来说,有 50% 的 NST 图形中可能观察到变异减速,孕周越小发生变异减速的概率越高,所有监测的 SPTL 中多达 75% 存在可变减速;NST 图形中出现非反复性变异减速,且减速时间 <30 秒时,通常与胎儿并发症无关,不需要产科干预。20 分钟内至少 3 次的反复性变异减速,即使减速时间 <30 秒,也提示胎儿存在一定危险。NST 图形中减速持续 1 分钟以上,胎死宫内的风险将显著增加,是否终止妊娠,应取决于继续期待的利弊风险评估。胎膜早破胎儿因缺乏羊水保护,产程较早阶段就会出现变异减速,头皮采血和 EFM 联合使用可能会更加准确诊断胎儿窘迫。早产胎儿对缺氧耐受性差,更敏感更容易受到酸中毒损害,推荐头皮 pH 值低于 7.25 时立即终止妊娠,这一数值明显高于足月胎儿头皮血 pH 值 7.20,并且不建议复查胎儿头皮采血。头皮采血并没有在国内推广应用,也存在一些不足。

胎儿氧气需要持续供应,氧气从母体至胎儿的供应中断即可发生减速,不足月胎儿对低氧的耐受程度明显较差。Zanini 曾报道,62 例出现晚期减速的早产儿,其中 31% 的胎儿头皮血测试有明显的 pH 值下降,这一比例明显高于足月儿。减速类别较多,反映胎儿缺氧或生理反射的程度也

不同,胎儿生长受限可导致早产,在妊娠中由于长期的慢性缺氧或胎儿本身染色体异常,胎心监护常呈现变异减弱甚至消失。一旦出现宫缩,胎儿无法承受,可出现伴随宫缩的变异减速及晚期减速。2019 年 ACOG 胎儿生长受限指南中提及,明确诊断后将脐动脉血流检测与常规产前监测方案结合可使围产儿死亡率降低 29%。曾出现 NST 异常但复查正常,而且脐动脉血流检测正常的 <32 周的胎儿生长受限,建议每天行 1 次 NST,必要时给予催产素激惹试验(OCT);对伴有妊娠合并症或妊娠并发症且胎盘功能低下、治疗效果不佳的患者,即使未达到妊娠 37 周仍需及时终止妊娠。

(5) 宫缩:对真、假宫缩的鉴别以及宫缩强度的评估是诊断 SPTL 的重要依据。胎盘早剥(placental abruption)可以发生在孕期和产时,发病率在国外为 1%~2%,国内为 0.46%~2.1%。由于其起病急、发展快,是严重威胁孕产妇和胎儿生命的妊娠并发症,宫缩和胎心率的变化对胎盘早剥早期诊断非常重要。胎盘早剥是医源性早产的其中一个因素,胎心监护时发生异常减速和频密宫缩可以帮助早期诊断。

胎盘早剥的 EFM 图形特点包括:一般 0 级和 I 级胎盘早剥,往往没有异常的胎心监护表现。但如果胎盘剥离的面积逐渐增大出现 II 级胎盘早剥时,表示出现胎儿窘迫,EFM 出现胎心率基线的变化,有的表现为基线变异性降低,有的表现为频发宫缩或持续较长时间的宫缩等。临产前或临产初期 EFM 表现为胎心率基线 >180 次 /min 或 <110 次 /min,持续 10 分钟以上,或基线微小变异或缺失,或频密的小宫缩波,NST 无反应型,OCT 或宫缩应激试验(CST)可见频繁重度变异减速或晚期减速,经吸氧、改变体位等宫内复苏处理后无改善,而且不能用其他原因解释时,应考虑胎盘早剥发生的可能,但是单次结果不能作为胎儿宫内状况的判断指标,应进行多次并动态监测。因此,动态观察胎心监护图像有助于胎盘早剥的诊断。

(二)过期妊娠

过期妊娠(postterm pregnancy)是指平时月经周期规则,从末次月经第一天算起,妊娠达到或超过 42 周尚未分娩者。过期妊娠的发生率占妊娠总数的 3%~15%。2011 年美国过期妊娠总发生率为 5.5%。近年来通过对妊娠超过 41 周延期妊娠孕妇的积极处理,过期妊娠的发生率明显下降。超过 42 周尚未分娩胎儿的死胎风险明显增

加。瑞典一项大样本的过期单胎妊娠研究显示，过期妊娠增加新生儿抽搐、胎粪吸入综合征、5 分钟 Apgar 评分 <4 分的风险，过期产新生儿入住新生儿重症监护室的住院率明显增高。过期妊娠胎死宫内概率增加的主要原因是羊水减少造成脐带受压，以及胎盘功能减退导致胎儿氧交换障碍，EFM 图形以胎儿宫内缺氧时胎心率出现晚期减速和延长减速为主。胎儿孕期监测和引产是目前降低与过期妊娠相关的围产儿患病和死亡率的有效办法。

1. 胎盘功能减退 过期妊娠的胎盘病理有两种类型：一种是胎盘功能正常，除重量略有增加外，胎盘外观和镜检均与足月妊娠胎盘相似；另一种是胎盘功能减退。胎盘功能减退可能出现胎儿过熟综合征（postmaturity syndrome）或胎儿生长受限。胎盘功能减退是导致晚期减速的主要原因。晚期减速是胎心率对宫缩的反应，可以作为子宫灌注或胎盘功能的评价指标。晚期减速是平滑的、缓慢的、对称的胎心率减速，在宫缩强度峰值时或峰值过后开始出现，在宫缩结束后胎心率恢复到基线水平。在大部分病例中，晚期减速的起始、波谷、恢复均滞后于宫缩的起始、峰值、结束。在子宫胎盘血流灌注不足引发胎儿缺氧时，晚期减速是最早出现的胎心率事件，可以在严重缺氧导致胎死宫内前 2~13 天出现。晚期减速是胎儿对轻度缺氧的反射性反应，如引起晚期减速的不利因素持续存在，缺氧严重、酸中毒发生，晚期减速还会伴有胎心率基线变异缺失，此时晚期减速是胎儿心肌受抑制的直接表现。晚期减速最大幅度一般不超过 30~40 次 /min，常见的减速幅度为 10~20 次 /min，因此产科医护人员需要认真观察基线以下的胎心率改变，及早识别减速类型。因为，应早期准确识别晚期减速并针对病因及早改善绒毛间隙血流量减少，增加组织供氧，从而降低或纠正胎儿酸中毒。

2. 羊水过少 羊水过少是由胎儿排尿和尿量生成减少所致，表明胎儿肾血流量减少。正常妊娠 38 周后，羊水量随妊娠推延逐渐减少，足月后每超过预产期 1 周，羊水量减少 25%~33%，妊娠 42 周后羊水迅速减少，约 30% 降至 300ml 以下；羊水过少的主要威胁为脐带和 / 或胎盘受压。NST 监护以基线变异消失以及一过性减速常见。过期妊娠胎儿的储备减少或者本身储备就很低，产前胎心监护常见加速不足，一旦出现偶发宫缩，

伴随宫缩的晚期减速即可发生。进入产程后，由于子宫收缩，脐带受压也不可避免，因此变异减速频发。子宫胎盘灌注不良和脐带受压都与子宫收缩有关，因此减速可能混合变异减速和晚期减速，即重合减速。过期妊娠因胎盘储备不良，胎儿对缺氧耐受较差，第二产程重度心动过缓是胎儿危急征兆，应及时终止妊娠。

3. 羊水粪染 胎儿在宫内出现缺氧，致使其肛门松弛，胎便被排到羊水里，造成羊水污染。过期妊娠羊水粪染率明显增高，是足月妊娠的 2~3 倍，若同时伴有羊水过少，羊水粪染率高达 71%。羊水粪染虽然并不都是胎儿窘迫的征象，但是如果胎心监护异常，说明胎儿宫内缺氧，有可能发生胎粪吸入综合征，引起新生儿肺部感染等不良结局。羊水性状不良的过期妊娠，如果合并胎盘功能不良、胎心率反复异常，估计短期内不能结束分娩，应行剖宫产术终止妊娠，以降低围产儿病死率。

4. 过期妊娠的处理 ACOG 指南指出，妊娠 41^{+0}~42^{+0} 周可考虑进行引产（B 级推荐）；妊娠 42^{+0}~42^{+6} 周，由于围产儿患病率和死亡率明显增加，推荐引产（A 级推荐）。对于过期妊娠者应及时终止妊娠，产时采用连续 EFM。凡胎盘功能不全的过期妊娠应放宽剖宫产指征，对降低新生儿窒息及围产儿病死率均有重要意义。对胎盘储备功能尚好者，NST 反应型，AFI>5cm，可考虑经阴道分娩。宫颈成熟者，行人工破膜，羊水性状好者则予以催产素引产。引产过程中行 CST 监测，宫颈成熟度差者予以促宫颈成熟后，行缩宫素引产，并行 CST 监测。

八、药物对电子胎心监护图形的影响

近年来，电子胎心监护（EFM）已经成为产前、产时评估胎儿宫内状况不可或缺的手段，评价指标包括胎心率基线、基线变异、加速及减速，通过对胎心率、宫缩、胎动的动态变化及连续描记，完成对胎儿宫内状况的评估。EFM 的价值在于其阴性预测价值高，接近 100%，中等程度的变异或加速基本可以排除胎儿进行性缺氧性损伤。除了胎儿低氧血症，EFM 的评价指标还受不少其他因素的影响，包括孕周、母体心率、母体用药、母体发热、胎儿睡眠周期、胎儿心律失常、胎儿畸形及胎儿神经系统损伤等，甚至还受监护技术和解读技术的影响，这也能解释为何 EFM 假阳性率较高。

母体用药可以跨胎盘转移,进而影响胎心率基线、变异、加速或减速,亦可引起正弦曲线图形。引起胎心率过速的药物有拟交感神经药、副交感神经阻滞剂、茶碱类和可待因等;引起胎心率过缓的药物有交感神经阻滞剂及拟副交感神经药;引起变异减小或消失及造成胎心率无加速的药物有硫酸镁、糖皮质激素、巴比妥类药物、阿片类药物及麻醉药物等,布托啡诺可以引起正弦曲线。这些药物可以影响胎心率的变化,但与胎儿供氧并不直接相关,解读胎心监护图形时,临床医生需要排除药物造成的干扰。

九、电子胎心监护的潜在风险与局限性

电子胎心监护(EFM)是评估胎儿宫内健康状况的一种手段,主要包括产前无应激试验(NST)和产时宫缩应激试验(CST),旨在评估胎儿是否存在宫内死亡或缺氧相关神经系统并发症的风险,预警临床医生及时采取干预措施,从而防止不良围产期结局的发生。但无论是产前还是产时胎儿监护,带来一定益处的同时也存在一定的潜在风险和局限性。

产前 NST 的潜在风险和局限性主要是假阳性率高,假阳性是指无反应型 NST 之后的进一步评估结果正常,如 CST 阴性或者胎儿生物物理评分(BPP)高,这会导致不必要的胎儿评估或者临床干预,尤其可能造成医源性早产。另外,产前 NST 也存在一定的假阴性率,据报道约为 0.2%~0.8%,虽然明显低于假阳性率,但假阴性结果可能造成医生疏于进一步评估和及时干预,这也是潜在危害之一。产时 CST 能降低围产儿死亡率已经得到证实,但并不推荐连续 EFM。产时连续 EFM 增加成本的同时,并不比间断监护能更好地评估胎儿的氧合情况,亦不能进一步降低新生儿死亡率,反而会导致剖宫产率和阴道助产率升高。产时 CST 的价值也在于其阴性预测值,CST 阴性的胎儿在接下来一周的死亡风险小于 1/1 000。其主要缺点同样是假阳性率高,增加不必要的产前干预。虽然 CST 假阳性率低于 NST,但即使非常异常的胎心率图形,在预测新生儿缺氧性损伤方面的价值也非常有限,仅能作为筛查产时胎儿短暂性供氧中断的工具,不能作为准确判断围产儿酸血症、脑瘫等风险的依据。因此,胎儿头皮刺激、头皮血 pH 值及乳酸测定等产时评估胎儿宫内状况的其他技术,也在不断被探索和尝试。

除外上述 EFM 假阳性和假阴性所带来的风险,临床医生对 EFM 结果判读的准确性,某些与低氧血症无关的因素如胎龄、母体用药和胎儿醒睡周期等对胎心率图形的影响,也会影响临床正确判断和及时干预。

尽管 EFM 存在一定的局限性和潜在风险,但其阴性结果与良好的胎儿结局相关,在预测胎儿正常酸碱平衡方面具有较高的灵敏度。因此,EFM 仍是产前、产时评估胎儿宫内健康状况最常用的方法。

(郭晓辉　刘铭)

参考文献

［1］CUNNINGHAM FG,LEVENO KJ,BLOOM SL,et al. Williams Obstetrics. 25th ed. New York:McGraw-Hill Education,2018.

［2］Queensland Health.Queensland Clinical Guidelines (No.MN19.15-V6-R24):Intrapartum fetal surveillance (IFS).2019 .

［3］LISTONR,SAWCHUCK D,YOUNG D.No. 197c-maintaining standards in antenatal and intrapartum fetal surveillance:quality improvement and risk management. J ObstetGynaecol Can,2018,40(4):e353-e358.

［4］American College of Obstetricians and Gynecologists. Practice bulletin No. 145:antepartum fetal surveillance. ObstetGynecol,2014,124(1):182-192.

［5］National Institute for Clinical Excellence. Fetal monitoring during labour. London:Royal College of Obstetricians and Gynaecologists,2019.

［6］中华医学会围产医学分会.电子胎心监护应用专家共识.中华围产医学杂志,2015,18(7):486-490.

［7］郭晓辉.手把手图解电子胎心监护.北京:人民卫生出版社,2019.

［8］American College of Obstetricians and Gynecologists. ACOG Practice Bulletin No.106:Intrapartum fetal heart rate monitoring:nomenclature,interpretation,and general management principles. ObstetGynecol,2009,114(1):192-202.

［9］American College of Obstetricians and Gynecologists. Practice bulletin No.145:antepartumfetal surveillance. ObstetGynecol,2014,124(1):182-192.

［10］MACONES GA,HANKINS GD,SPONG CY,et al. The 2008 National Institute of Child Health and Human Development workshop report on electronic fetal monitoring:update on definitions,interpretation,and research guidelines. J Obstet Gynecol Neonatal Nurs,2008,37(5):510-515.

第三章

急性胎儿窘迫

急性胎儿窘迫是指各种急性病理因素导致氧气从外界到胎儿的输送出现减少甚至中断，导致胎儿在宫内缺氧甚至出现代谢性酸中毒，可严重危及胎儿的健康与生命。急性胎儿窘迫多发生在分娩时，但在任何孕周均可发生胎儿氧供中断，导致急性胎儿窘迫。

第一节　急性胎儿窘迫的病因及机制

胎儿与外界的气体交换通过母体及胎儿的血液循环得以实现。这一过程所涉及的器官包括母体心脏、肺、血管、子宫及胎盘、脐带。其中任一环节发生异常均可造成供氧中断，导致胎儿窘迫。

一、急性胎儿窘迫的病因

正常情况下孕妇吸入空气的氧气浓度为21%，位于海平面时氧分压（partial pressure of oxygen, PO_2）约为150mmHg。随着气体交换，氧气从外界通过母体血液循环输送至胎儿体内。在这一过程中氧分压逐渐降低。当到达胎儿脐静脉时氧分压仅为30mmHg。待完成胎儿循环后，脐动脉返回胎盘的氧分压进一步降低为15~25mmHg。母体血液含氧量不足、母胎间血氧运输或交换障碍是常见的导致急性胎儿窘迫的原因。

1. **母体肺脏**　当吸入的氧气进入肺泡时，由于与氧合稍差的呼出气体混合，所以肺泡中的氧分压低于空气中的氧分压。妊娠后，由于孕激素的影响，孕妇将出现慢性过度通气。持续的轻度过度通气使肺泡氧分压升高，而动脉二氧化碳分压下降，妊娠期肺泡的氧分压约100~105mmHg（海平面）。之后氧气从肺泡经较薄的肺泡毛细血管膜弥散至肺毛细血管。但由于胎儿、胎盘的需氧量及母体脏器耗氧量增加导致母体氧储备水平仍较低。因此一旦孕妇发生窒息，将迅速导致低氧血症、高碳酸血症和呼吸性酸中毒。

呼吸道梗阻或药物（如阿片类镇痛药物或硫酸镁）均可能阻碍氧气从外界传输至肺泡，而肺栓塞、哮喘或急性呼吸窘迫综合征可导致氧气从肺泡至肺毛细血管输送受阻，从而导致胎儿氧供中断，造成急性胎儿窘迫。

2. **母体血液**　氧气从肺泡弥散至母体血液循环后，98%的氧气与血红蛋白结合，剩下的1%~2%溶解于血液中并可用动脉血氧分压（arterial partial pressure of oxygen, PaO_2）的形式测量。与血红蛋白结合的氧含量直接取决于PaO_2。正常情况下当PaO_2为95~100mmHg时，血红蛋白饱和度可达95%~100%，表示血红蛋白可以携带总氧量的95%~100%。很多因素可以影响血红蛋白亲和力，导致氧合血红蛋白解离曲线左移或者右移。

一般来说，影响氧结合能力的先天性或获得性疾病可以导致母体携氧异常。如血红蛋白病通常是引起慢性胎儿窘迫的原因。在孕妇母体携氧能力下降引起的胎儿供氧急性障碍一般不常见，但仍有可能发生，比如一氧化碳中毒。一氧化碳与血红蛋白结合的亲和力远远强于氧气，结合后形成碳氧血红蛋白，导致氧气的运输和利用障碍。

3. **母体心脏**　氧合之后的血液从母体的肺脏运输至心脏。进入左心房的氧合血液氧分压约为95~100mmHg。氧合血从左心房经二尖瓣泵入左心室，然后经主动脉输送至体循环系统。因此，氧气从外界正常供应至胎儿有赖于母体的心脏功能。妊娠期间母体最显著的改变之一是心输出量的极大增加，从孕早期开始增加，最高时可超出孕前水平的30%~50%。增加的心输出量主要供应子宫、胎盘和乳房。心输出量等于心率乘以每搏输出量。其中心率可以受到很多因素影响，包括窦房结和房室结、心脏传导系统、交感与副交感神经系统、内源性体液因子（如儿茶酚胺）及外源性因素（药物作用）等。而每搏输出量取决于心脏的前后负荷与收缩力。前负荷取决于回心血量，后负荷可以用体循环血管阻力或血压来衡量。收缩力指心肌纤维在收缩期泵出血液时的力量和速度。妊娠期主要靠前负荷（血容量）增加、后负荷减少（全身血管阻力）下降及心率增加来增加心输出量。这三个环节中，任何一个环节异常均可导致心输出量减少，从而阻碍氧从外界输送至胎儿。长期心输出量减少多导致慢性胎儿窘迫。而导致心输出量急性减少的因素包括心律失常、前负荷降低（低血容量和下腔静脉受压）、心脏收缩力受损（围产期心肌病、急性心力衰竭），可引起急性胎儿窘迫。孕妇心输出量减少的常见原因是低血容量或下腔静脉受压引起的前负荷降低。

4. **母体血管**　于肺脏氧合后的血液由心脏泵入体循环，途径主动脉、髂总动脉、髂内动脉、髂内动脉前干分支及子宫动脉进入子宫。接着经弓状动脉、放射动脉及螺旋动脉，进入胎盘绒毛间隙。

低血压可影响胎儿供氧，导致胎儿窘迫。其中高血压、糖尿病、血管疾病、子痫前期等多引起慢性胎儿窘迫。而区域麻醉、低血容量、仰卧位综合征或药物均可导致急性低血压，引起急性胎儿窘迫。急性血管损伤（外伤、主动脉夹层）所导致的急性胎儿窘迫很少见。孕妇一过性低血压是急性胎儿氧供中断最常见的母体血管因素。

5. 子宫 在子宫动脉与胎盘绒毛间隙之间，弓状动脉、放射动脉和螺旋动脉及其同名静脉穿过子宫肌层。子宫动脉在非妊娠期是屈曲的，当妊娠至足月时，子宫动脉变直，以适应胎盘内绒毛间隙血流量增加的需要。妊娠足月时子宫血流量约为 700~800ml/min，较非孕时增加 4~6 倍，其中 80%~85% 供给胎盘。

子宫因素引起胎儿氧供中断往往是因为子宫收缩。子宫收缩可压迫子宫平滑肌内血管，导致血流中断，从而造成胎儿氧供的暂时中断。研究发现自发性或诱导性的子宫收缩所引起的子宫血流减少可与子宫收缩的强度成正比。当宫缩压力为 50mmHg 时，子宫血管的血流速度可下降 60%，而强直性的子宫收缩可导致子宫血流的急剧下降。

6. 胎盘 胎盘主要的功能是协助母体和胎儿进行物质交换，包括氧气。胎盘的氧气交换在绒毛间隙的母体血液和绒毛毛细血管内的胎儿血液间进行。在胎盘的母体面，来自螺旋动脉的血液进入绒毛间隙并浸泡绒毛膜绒毛。在胎盘的胎儿面，脐动脉将胎儿血液经脐带运输至胎盘。脐动脉在胎盘表面呈扇形分开为若干分支。在每一个胎盘小叶中，胎盘动脉向下走向绒毛膜绒毛。

绒毛膜绒毛是凸向绒毛间隙滋养层的微小支。胎儿血流入绒毛毛细血管，在绒毛间隙通过胎盘屏障与母体血液隔离开。胎盘血 - 血屏障与母体肺内气血屏障（肺泡毛细血管膜）类似。绒毛间隙的氧气输送至胎儿的过程取决于：①母体进入绒毛间隙的氧分压；②进出绒毛间隙的血流；③绒毛膜绒毛的表面积；④氧气穿过胎盘血 - 血屏障的速率。

（1）绒毛间隙的氧分压：由子宫螺旋动脉灌注至胎盘绒毛膜间隙的母体血氧分压为 95~100mmHg。母体血红蛋白释放的氧气穿过胎盘的血 - 血屏障进入胎儿血液，然后与胎儿血红蛋白结合。通过这一过程，绒毛膜间隙的母体血氧分压会逐渐降低。进入绒毛间隙的母体血氧分压为 95~100mmHg，出绒毛间隙的母体血氧分压为 40mmHg。而绒毛间隙的母体平均血氧分压为 45mmHg，介于进出绒毛间隙血液的氧分压之间。因此，进入绒毛间隙母体血氧分压的降低可影响胎儿供氧。

（2）进出绒毛间隙的血流：足月妊娠时，子宫的血流量占母体心输出量的 10%~15%，约为 700~800ml/min。子宫血液多分布于围绕绒毛膜绒毛的间隙中。胎盘早剥、梗死、栓塞或感染等均可能导致绒毛间隙容积缩小，进而导致进出胎盘绒毛间隙的母体血流减少。

（3）绒毛膜绒毛表面积：氧气的交换有赖于绒毛膜绒毛的表面积，任何病因导致绒毛膜绒毛表面积减少均会影响胎儿氧供。各种急性或慢性疾病可引起原发性绒毛血管发育异常或继发性的绒毛结构变异，导致正常绒毛膜绒毛面积的减少。

（4）胎盘屏障的扩散：氧和二氧化碳分子均是亲脂性分子，可以经简单扩散通过胎盘。足月妊娠时，胎盘屏障很薄，扩散的距离短。正常情况下，氧气及二氧化碳可轻易穿透此屏障。当各种急性、亚急性或慢性疾病增加了母胎间的扩散距离时，氧气的正常扩散会受到影响，包括绒毛出血、炎症、栓塞、梗死、水肿、纤维化等。

急性胎儿窘迫多由胎儿供氧途径中某一环节或多个环节急性或亚急性供氧障碍引起。比如胎盘早剥是由于底蜕膜与胎盘锚定绒毛连接部位的母体血管破裂引起的，积聚的血液使蜕膜被剥开，将薄层蜕膜连同其胎盘附件与宫壁分离。持续出血使得胎盘 - 蜕膜交界处继续剥离，导致完全或近乎完全的胎盘分离。胎盘分离部分无法交换气体和营养物质；当剩下的胎儿胎盘单位不足以代偿这些缺失的功能时，胎儿便会受到损害。此外胎盘早剥若导致母体失血过多，低血压可影响胎儿供氧，也将导致胎儿窘迫。此外，若胎儿存在慢性胎儿窘迫，分娩时若储备能力不足也可发生急性胎儿窘迫。

总体来说，在氧气通过胎盘输送至胎儿的这一环节，可受到多方面的影响。大部分胎盘微血管的病变将导致慢性胎儿窘迫，且需要在分娩后经组织病理检查才能诊断。但胎盘因素也可导致急性胎儿窘迫，比如胎盘早剥、前置胎盘或急性绒毛膜羊膜炎。若是这些胎盘因素导致胎儿供氧中断，通常不适合保守治疗。

7. 胎儿血液 母体血红蛋白携带氧气，从绒毛膜间隙通过胎盘血 - 血屏障扩散，之后则进入胎儿循环。胎儿的血液氧含量在脐静脉最高，约为 30~40mmHg，当与静脉回流血液混合后，血氧含量降低，从胎儿回到胎盘的血氧分压为 15~25mmHg。虽然胎儿的血氧分压和血红蛋白饱和度均明显低于成人,但其代偿机制可以保证足够的氧供。①与成人血红蛋白相比,胎儿血红蛋白的氧亲和力高,这促进了跨胎盘的氧运输。胎儿血红蛋白的高亲和力可使血氧饱和度达 80%,这一水平能促使足够的氧气穿过胎盘以满足胎儿的代谢需要。②由于热环境由母体维持,所以胎儿不需要维持体温调节。并且胎儿的许多生理功能低,包括呼吸动作、胃肠道消化和吸收以及肾小管重吸收(由于肾小球滤过率低),这些变化减少了组织的氧消耗。与出生后相比,胎儿的新陈代谢和氧消耗低,所以需氧量较低。③胎儿的血液流动是结构化的,重要器官(如肝、心和脑)能接收到的血液氧饱和度相对较高。

胎儿血液环节影响胎儿供氧的因素较少。胎儿贫血、同种异体免疫引起的继发性携氧能力下降、血红蛋白病等多导致慢性胎儿窘迫。而急性胎儿窘迫多见于胎盘血管损伤导致的胎儿失血。绒毛血管损伤后,胎儿血液渗透至绒毛间隙,导致急性胎儿 - 母体输血。而母体腹部外伤、胎盘早剥或侵入性检查也可导致急性胎儿 - 母体输血。此外,前置血管破裂可引起胎儿出血。胎儿血容量的迅速降低可导致急性胎儿窘迫。

8. 脐带　脐带含有 2 条动脉和 1 条静脉,血管周围为胶样基质(华通胶),脐带表面覆盖一层羊膜。左右脐动脉分别是左右髂内动脉的分支。这2 条脐动脉在盆腔由膀胱所分隔,但随后在脐部彼此靠近并离开胎儿,进入脐带。脐动脉呈螺旋状围绕脐静脉,直至到达胎盘处再次分隔,并于胎盘表面形成绒毛膜动脉,形成穿支进入下方的绒毛。脐带连接胎儿与胎盘,也是供氧途径的重要组成之一。脐血循环的血流量约占胎儿两心室总排出量的 40%。脐血流的短期变化主要受灌注压的调节。在脐循环中,血流量和灌注压呈线性关系。因此,即便是脐静脉压轻微的增高,也会引起脐血流等比例的减少。虽然有华通胶的保护,但是对脐带的机械压迫仍可影响胎儿的供氧。此外,还有一些少见的情况也可影响胎儿供氧中脐带这一环节,如脐带血管痉挛、血栓、出血、炎症或脐带真结。

二、急性胎儿窘迫的机制

1. 胎儿对氧供中断的反应　供氧中断是否导致胎儿氧合进行性恶化,主要取决于供氧中断出现的频率、程度和持续时间。供氧中断对胎儿的影响最初表现为胎儿血氧浓度降低,即低氧血症,指足月儿脐动脉血氧分压低于参考值范围(15~25mmHg)。反复或持续性的低氧血症导致组织含氧量下降,即为组织缺氧。

机体内环境的稳定有赖于充足的营养和氧供,这样才能产生细胞基本活动所需的能量。氧气充足时,有氧代谢能有效的产生腺苷三磷酸(adenosine triphosphate,ATP),同时也能产生二氧化碳和水。氧不足时,组织被迫进行无氧代谢,能量生成降低,同时产生乳酸。乳酸在组织中的堆积导致代谢性酸中毒。为保持组织 pH 值正常,机体首先利用缓冲碱(主要是碳酸氢盐)来中和堆积的乳酸。失代偿后,组织及血 pH 值下降,进而导致代谢性酸血症。

酸血症定义为血液氢离子浓度升高(pH 值下降)。外周组织反复或持续性的缺氧和酸中毒,可导致外周血管平滑肌收缩力下降,外周血管阻力降低和低血压,进而引起重要组织和器官(包括心、脑)缺血缺氧性损伤。就胎儿生理而言,鉴别呼吸性酸血症和代谢性酸血症很关键。呼吸性酸血症由二氧化碳过多所致,临床上较为常见,无不良预后。而代谢性酸血症是由于乳酸过多而且超过了机体的代谢能力所致。代谢性酸血症临床少见,但标志着胎儿供氧存在严重障碍。

2. 胎儿损伤的机制　如果胎儿缺氧恶化到代谢性酸血症及低血压,多器官系统包括心、脑会出现血流灌注降低、缺氧、pH 值下降以及代谢所需营养物减少,进而细胞功能发生改变,如酶功能改变、蛋白酶活化、水电解质平衡紊乱、神经介质代谢异常、自由基产生及磷脂降解。正常细胞的代谢紊乱可导致细胞及组织功能失常、损伤甚至死亡。

(段然　漆洪波)

参考文献

[1] 谢幸,孔北华,段涛. 妇产科学.9 版. 北京:人民卫生出版社,2018.

[2] 张阳,邹丽. 胎儿窘迫诊断相关问题. 中国实用妇科与产科杂志,2019,35(9):1058-1062.

第二节 急性胎儿窘迫的临床表现

胎儿对供氧中断有一定的代偿能力,短时间内不会产生很严重的后果。但急性缺氧往往对氧供的影响较大,若短时间内急性缺氧不能恢复,重度缺氧会引起严重的并发症。

1. 胎动异常 针对孕晚期胎儿神经系统发育的研究发现,正常胎儿可以表现出不同的神经生物学状态。近足月胎儿一天中约有 25% 的时间处于安静睡眠状态,60%~70% 的时间处于动态睡眠期。动态睡眠期与快动眼相关,这一状态的胎儿表现为规律的呼吸样运动,伴有胎头、肢体和躯干的间歇性活动。当胎儿处于静息、非快动眼睡眠时,胎儿偶有呼吸样运动及惊吓样运动。近足月时,胎儿的静息睡眠时间可持续 20 分钟,动态睡眠时间可达 40 分钟。孕妇一般可以感知到约 70%~80% 的胎动。胎动在一天中的不同时段和不同胎龄时可有些许变化。胎动频率从早晨到夜晚是增加的,夜晚时达到峰值。当胎儿供氧正常时,包括胎动在内的胎儿生物物理活动的数量和质量应该正常。当胎儿生物物理活动的调节系统受到轻度低氧血症影响时,胎动减少代表一种代偿性的胎儿行为反应,类似于将血流重新分布至重要器官的代偿性生理反应,通过减少胎动来减少耗氧量。随着低氧血症的加重和延长,这种代偿反应可能无法保护胎儿,胎动由减少逐渐变为消失,最终引起胎儿器官损伤甚至死亡。

2. 胎儿心率异常 自主神经(包括交感与副交感神经)主要通过位于主动脉弓及颈动脉内的化学感受器和压力感受器探测到的动脉血氧分压、二氧化碳分压及血压变化来调节胎儿心率。压力感受器位于内外颈动脉分叉处的颈动脉窦和主动脉弓处,当动脉血压升高时,压力感受器可以对这种牵拉刺激做出反应,将这种刺激通过脉冲的方式传递给迷走神经。这一信号传导可以使胎心率、胎儿心输出量和血压迅速下降,进而保护胎儿免受动脉压力过高所造成的损害。而化学感受器的主要作用是调节胎儿的呼吸运动,在感知到动脉血氧分压、二氧化碳分压和酸碱平衡变化时调控胎儿血液循环。此外,胎儿分泌的激素在胎儿应激反应中对于代偿性调节也发挥着重要作用。当胎儿处于应激环境时,可以通过释放激素调节血液循环,来最大限度地保证重要器官的灌注。

交感神经和副交感神经系统对胎心率、心肌收缩力和血管紧张度起调节作用。胎儿交感系统发育较早,而副交感系统发育较晚。随着胎龄的增加,副交感和交感神经系统对胎心率的影响逐渐增大。心脏的副交感神经支配主要由迷走神经介导,后者影响着窦房结和房室结。副交感神经刺激会减慢胎心率,而副交感神经阻滞药(如阿托品)会增加胎心率。心脏的交感神经刺激会增加胎心率,而阻滞交感神经活动会减慢胎心率。交感神经和副交感神经的相反作用有助于形成胎儿心率每搏间变异和长时间的基线变异。然而,去除交感神经和副交感神经的影响后,仍有一定程度的变异。随着胎龄的增加,副交感神经系统的成熟会使胎心率基线减慢。交感神经系统的成熟会增加胎心率加速的频率和幅度。正常胎心率基线为 110~160 次 /min,与胎儿正常的神经调节功能一致。而根据动脉血氧分压、二氧化碳分压和血压的变化,髓质血管运动中枢的交感神经和副交感神经信号将即刻调整胎心率,这种胎心率的适当波动可以优化胎儿心输出量,调节胎儿组织的氧供与血供。这种波动即为胎心率变异,在胎心波形图上显示为不规则的水平线。正常情况下胎儿心率的变异应在 6~25 次 /min。

当胎儿处于缺氧早期,即处于应激状态时,胎儿垂体前叶将分泌促肾上腺皮质激素。皮质醇的升高将会反馈抑制促肾上腺皮质激素的持续增加。而肾上腺髓质分泌的儿茶酚胺类激素(如肾上腺素、去甲肾上腺素)可加速胎心率,加强心肌收缩,增加动脉压。因此当胎儿处于缺氧代偿期时,胎儿血压表现为轻度增高或维持正常水平,胎心率可表现为增快,>160 次 /min。当缺氧进一步加重时,胎儿对缺氧的代偿机制将失效,酸血症或缺氧性损伤可导致交感与副交感神经对胎心率的即刻调节,表现为胎心率变异的减少甚至消失。当外周组织反复或持续性的缺氧和酸中毒,可导致外周血管平滑肌收缩力下降、外周血管阻力下降,心肌收缩力减弱使得胎儿心输出量下降,血压下降。心肌细胞缺氧时局部氢离子浓度升高,进而导致胎心率的减慢。

当胎儿缺氧时若合并存在子宫收缩,胎心率将会有其他的异常表现。当子宫肌肉收缩时,穿行于子宫平滑肌壁的血管受到压迫,可引起胎盘绒毛间隙血流灌注减少。绒毛间隙的氧合血流减少导致弥散至绒毛膜绒毛内胎儿毛细血管的氧含量减少,从而引起胎儿的氧分压下降。当胎儿的氧分压低于正常水平时,化学感受器发出信号至脑干髓质血管运动中枢,触发保护性的自主神经反射。初始阶段,胎儿交感神经兴奋促使周围血管收缩,重要器官如脑、心脏及肾上腺血流增加。胎儿压力感受器探测到血压增高时,发出信号使副交感神经兴奋,反射性地减缓心率,心输出量下降,血压恢复正常。宫缩结束后,胎儿氧合恢复,自主神经兴奋减退,胎心率逐渐恢复至基线水平。但当胎儿缺氧导致代谢性酸中毒时,心肌内升高的氢离子会对胎儿的心肌造成抑制作用,此时胎心率将表现为与宫缩有关的胎心率逐渐减慢,然后缓慢恢复至基线水平。胎心率开始减慢、胎心率降低至最低点及胎心率回升均分别发生于宫缩开始、宫缩最强和宫缩结束之后,称为晚期减速。传统认为晚期减速是子宫胎盘功能不全所致,因此把胎儿缺氧的原因仅仅归结于子宫或胎盘。但事实上,胎儿供氧途径中任何环节出现异常均有可能导致晚期减速。比如当母亲存在低血氧、心输出量下降或低血压时,即使宫缩微弱且胎盘功能正常,也有可能发生晚期减速。

此外,当脐带受到一过性压迫或牵拉后,会发生突然性的胎心率减慢,称为变异减速。变异减速是由胎儿自主神经兴奋所致。初始期,脐静脉受压导致胎儿静脉回流减少,继而触发压力感受器所介导的胎心率反射性增快(有时描述为"肩峰"征)。当脐带进一步受压时,脐动脉阻塞,引起胎儿外周血管阻力增加、血压上升、压力感受器获此信号后向脑干内的髓质血管运动中枢发出信号,从而兴奋副交感神经,引起胎心率下降。当脐带压迫解除后,恢复过程呈逆向。

如果导致胎心率晚期减速或变异减速的因素持续存在,胎心率可能降低后长时间不恢复,发展为延长减速。延长减速的生理机制与晚期或变异减速的生理机制相同,但胎儿氧合中断的时间较长。一般认为延长减速反映了从外界到胎儿的供氧途径中一个或多个环节的障碍。比如在母体的肺环节,惊厥时母体呼吸暂停;在血管环节,局部麻醉或子宫压迫下腔静脉导致低血压;在子宫环节,子宫收缩过强或子宫破裂影响胎儿供氧,这些突发的供氧中断均可引起延长减速。

当胎儿重度贫血导致胎儿窘迫时,可出现胎心率呈平滑的正弦波样改变。目前发生正弦波形的病理生理机制不明,有研究者认为胎心率正弦波形与动脉血压的波形有关,反映了控制循环的压力 - 化学感受器的反馈机制的波动。严重的绒毛膜羊膜炎、胎儿败血症或孕妇使用镇痛药物后亦可出现。胎心率呈现正弦波形被归类为Ⅲ类胎心监护,提示胎儿严重缺氧。

3. 羊水粪染　胎粪为黏稠的黑绿色、无气味物质,最先于妊娠第 3 个月在胎儿肠道中出现,主要来源于累积的残屑,包括皮肤和肠道的脱落细胞、胃肠道黏液、来源于胎脂的脂肪物质、羊水和肠道分泌物。在妊娠早期就会有胎粪排出,而在妊娠 16 周后放缓。当妊娠 20 周时,胎儿的肛门括约肌有了神经支配,因此胎粪的排出变得罕见。从妊娠 20~34 周,胎儿排出胎粪仍然很罕见,若有胎儿排出胎粪几乎都发生在妊娠足月或过期妊娠时。胎粪的排出可能是成熟胎儿正常肠道蠕动的结果,这种情况下羊水粪染通常不严重,常常为Ⅰ度。脐带受压时可导致短暂的氧合中断,将刺激迷走神经,可导致肠道蠕动增加,胎儿排出胎粪。此外,当胎儿出现缺氧时,缺氧可导致胎儿脑垂体释放精氨酸血管升压素,刺激结肠平滑肌收缩,从而使胎粪排入羊水中。单纯的羊水粪染可能为足月胎儿的正常表现或由脐带受挤压所致,因此不能仅凭这一点诊断胎儿窘迫。当胎心异常伴有羊水粪染时,表明胎儿窘迫存在。长期低氧会刺激胎儿的呼吸和喘息,可能使胎儿吸入被胎粪污染的羊水,导致不良的围产儿结局。

4. 酸中毒　正常的胎儿新陈代谢不断产生酸,这些酸将被缓冲以维持细胞外 pH 值处于临界范围内。胎儿体内中和氢离子的缓冲剂主要是血浆碳酸氢盐和血红蛋白。无机磷酸盐和红细胞碳酸氢盐也是潜在的缓冲剂,但在胎儿酸碱稳态中的作用比较小。

(1) 碳酸:胎儿在氧化代谢(有氧酵解)过程中产生碳酸。大多数情况下,胎儿可以代谢每日经有氧代谢产生的碳酸,碳酸分解为水和二氧化碳,二氧化碳容易通过胎盘扩散。妊娠期母体通过过度通气造成肺泡和动脉中二氧化碳分压较低,从而促进二氧化碳的跨胎盘扩散。二氧化碳潴留可导致呼吸性酸中毒(pH 值低,二氧化碳分压高,碳酸氢盐浓度正常)。

（2）乳酸：乳酸是无氧酵解的直接终末产物，可预测短期内新生儿发病。

（3）有机酸：母体为胎儿供氧途径中任何一个环节的异常均可导致胎儿缺氧。当胎儿氧合不足时，碳水化合物完成有氧酵解成为二氧化碳和水的过程受损，转而发生无氧酵解、产生有机酸。与碳酸不同，有机酸不易排出或者代谢，跨胎盘清除极其缓慢，因而在胎儿体内蓄积。当有机酸累积消耗缓冲系统至极低水平时，发生混合型酸血症或代谢性酸血症。

（4）缓冲剂：胎儿利用多种不同的缓冲剂将pH值维持在一个非常小的范围内，因为pH值的微小变化都可能使胎儿的重要脏器功能，比如中枢神经系统和心血管系统，受到显著影响。两种主要的缓冲剂是碳酸氢盐和血红蛋白，其次是无机磷酸盐、红细胞碳酸氢盐和清蛋白。

脐动脉血气指标反映的是胎盘内母胎血气交换前胎儿组织的代谢状态，脐静脉血反映的则是母胎血气交换后的状态。脐动脉血气正常可以排除围产期胎儿缺氧或酸血症。正常情况下，脐动脉血的pH值为7.2~7.3。而碱剩余反映的是组织利用缓冲碱的程度。外周组织缺氧、无氧代谢及乳酸堆积时，组织利用缓冲碱，主要是碳酸氢盐，来维持酸碱平衡。脐动脉血pH值<7.2时考虑酸血症，而当胎儿脐动脉血pH值过低（pH值<7.0）时有发生胎儿损伤的潜在风险。酸中毒可分为呼吸性、代谢性和混合性三类。单纯呼吸性酸血症定义为脐动脉血pH值<7.2，二氧化碳分压升高且碱剩余<12mmol/L，反映脐带受压导致的血气交换障碍。这种血气交换障碍往往是短暂性的，与胎儿神经损伤无关。单纯的代谢性酸血症pH值<7.2，二氧化碳分压正常且碱剩余≥12mmol/L，往往与频发或者长时间的胎儿供氧障碍有关，且已经进展到了外周组织缺氧状态。组织无氧代谢导致的乳酸堆积超出了缓冲碱负荷。尽管多数代谢性酸血症不会导致组织损伤，但在重度的酸血症（脐动脉pH值<7.0，且碱剩余≥12mmol/L）情况下，胎儿损伤风险增加。混合性酸血症包括呼吸性和代谢性酸血症，诊断标准为pH值<7.2、二氧化碳分压升高且碱剩余≥12mmol/L。混合性酸血症的临床意义与单纯性代谢性酸血症类似。

（段然　漆洪波）

参考文献

［1］American College of Obste-tricians and Gynecologists. Antepartum Fetal Surveillance：ACOG Practice Bulletin Summary，Number 229. Obstet Gynecol，2021，137（6）：1134-1136.

［2］中华医学会围产医学分会. 电子胎心监护应用专家共识. 中华围产医学杂志，2015，（7）：486-490.

第三节　急性胎儿窘迫的早期识别与诊断

急性胎儿窘迫往往是突发的，而且可以在短时间内导致严重的胎儿缺氧。一些自身储备能力差的胎儿，如生长受限胎儿，在产时可能难以承受宫缩时带来的短暂缺氧而在慢性胎儿窘迫的基础上并发急性缺氧。因此对急性胎儿窘迫的早期识别是非常重要的。

1. 高危因素的评估　拥有高危因素的孕妇及胎儿在围产期及产时有更高的可能性发生急性胎儿窘迫，通过对高危因素的早期评估，可将这部分孕妇或胎儿识别出，针对性地加强监护以求在急性胎儿窘迫的早期进行干预，改善围产结局。

（1）母亲年龄：已有多项研究显示，在其他高危因素相同的情况下，35岁以上的孕妇发生胎死宫内的风险远高于30岁以下的孕妇，而40岁以上的孕妇此风险更高。母亲年龄和胎儿死亡之间的关系呈"J"形曲线，青春期及大于35岁的女性中发生率最高。

（2）母体合并症及并发症

1）肥胖：妊娠期肥胖状态可能增加围产期死亡率，特别是在妊娠晚期。由于妊娠前肥胖往往会导致多种并发症的发生，因此单纯研究肥胖与围产期胎儿死亡的关系较为困难。肥胖妇女发生围产期不良妊娠结局的机制有胎盘功能不良、睡眠呼吸暂停、代谢异常以及难以评估胎儿生长状况。随着体重指数（body mass index，BMI）的升高和孕周的增加，孕妇发生胎死宫内的风险升高。

2）糖尿病：既往胰岛素依赖的糖尿病是造成围产期胎儿死亡的主要危险因素，但是随着血糖管理的日渐规范及胰岛素的使用，血糖控制良好的孕妇与未患糖尿病的孕妇相比，发生胎儿死亡的风险没有明显升高。然而,血糖控制不佳会增加围产期胎儿死亡率。对于妊娠糖尿病,若为饮食、运动等生活方式调节即可控制血糖在正常范围,其死胎风险并没有明显升高。

3) 高血压疾病:对于血压控制稳定的高血压孕妇,其胎儿死亡的比例是否比健康孕妇更高,不同的研究给出的结论尚有争议。但当出现高血压相关并发症,如胎儿生长受限、羊水过少等胎盘功能不良的表现时,因对缺氧的耐受能力差,围产期死亡的风险会明显升高。而子痫前期导致胎死宫内的机制可能与凝血功能异常(包括胎盘早剥)相关。

(3) 产科因素

1) 生育史及辅助生殖技术:孕妇生育史比如产次可能会影响胎儿死亡的风险。与产次较少的孕妇相比,初产和多产都会增加胎儿死亡的风险。而既往不良妊娠史提示本次妊娠仍存在胎儿死亡的风险。但是预防再次发生死胎十分复杂,且受其他高危情况的影响。对于辅助生殖技术与胎儿死亡之间的关系,多项系统性回顾研究显示,体外受精是胎儿死亡的独立危险因素。然而这是由辅助生殖技术本身引起的,还是与孕妇本身不孕或其他未知因素相关,犹未可知。

2) 多胎妊娠:多胎妊娠女性发生胎儿死亡的风险比单胎妊娠者更高,不仅可能发生双胎特有并发症,而且一般并发症的发生率也会升高。此外,多胎妊娠的女性本身常合并多种危险因素,比如高龄、应用辅助生殖技术等,发生子痫前期和早产的并发症的风险更高。

3) 胎儿生长受限:胎儿生长受限是广为人知的导致围产期死亡的危险因素之一。在胎儿死亡前,胎儿生长受限常被漏诊。胎盘功能减退,胎儿储备能力差可能是导致死胎的机制。

4) 过期妊娠:过期妊娠时胎儿死亡风险增高,且常常合并有羊水过少,其病理机制可能与胎盘氧气交换功能受损有关。

不同的孕妇合并的妊娠危险因素不同,在围产期发生急性胎儿窘迫的风险也不同。妊娠期对这些高危孕妇进行识别可以早期发现胎儿窘迫,改善围产结局。

2. 供氧途径的评估　本章第一节已详细讲述了氧气从母体运输至胎儿的整个途径。胎儿发生急性宫内缺氧必定是途径中的某一环发生异常,因此对整个供氧途径的评估有助于早期发现异常,且可确认供氧障碍的可能原因。

(1) 母体呼吸、循环系统:对母体呼吸循环系统的评估一般从生命体征开始,包括呼吸、心率及血压。母体呼吸、循环异常将直接导致胎盘绒毛间隙血液的氧分压降低或胎盘绒毛间灌注不足,以致供氧异常。常见的可引起母体呼吸、循环系统急性障碍的疾病均可导致急性胎儿窘迫,如急性哮喘、急性失血、休克等。

(2) 子宫:子宫也是胎儿供氧途径中的重要环节。前面章节提到,宫缩可压迫子宫平滑肌内血管,导致血流中断,从而造成胎儿氧供的暂时中断。但大部分正常胎儿可耐受这种暂时的氧供中断,不至于出现急性胎儿窘迫。但当宫缩过强、宫缩过度频繁甚至强直性宫缩时,这种生理性的氧供暂时中断,转变为病理性的氧供中断,可导致急性胎儿窘迫。可以通过触诊、宫缩探测仪或宫腔压力导管采集的信息评估宫缩的情况。同时对于有高危因素的孕妇,也应警惕子宫破裂,在评估子宫时需考虑到这一点。

(3) 胎盘:胎盘的评估在实际应用中比较困难。基本没有辅助检查可评估胎盘功能是否正常。我们最常用的评估胎盘情况的手段就是观察是否有阴道出血。若观察到血液自宫颈口流出,可能是胎盘早剥或前置胎盘。当宫颈及子宫下段延展或出现宫缩时,会对无弹性的胎盘附着部位产生剪切力,导致胎盘部分剥离,引起出血。一般来说前置胎盘出血,血液主要来源于绒毛间隙的母体血液,若出血较多可能导致母体血容量不足,出现供氧异常。但有时候胎盘末端绒毛的胎儿血管破裂,也会混有胎儿血液,导致胎儿血容量不足,出现急性胎儿窘迫。胎盘早剥的直接原因是底蜕膜与胎盘锚定绒毛连接部位的母体血管破裂,很少情况下也会出现连接胎儿的胎盘血管破裂。聚积的血液使蜕膜被剥开,将薄层蜕膜连同其胎盘附件与子宫壁分离。胎盘剥离的部分无法进行气体和营养物质交换,当剩下的胎儿胎盘单位不足以代偿这些缺失的功能时,胎儿便会出现窘迫。

(4) 脐带:脐带在受到挤压时,血流量减少可导致胎儿供氧中断。除脐带脱垂以外,其他脐带受压较难评估,仅可通过胎心监护的图形进行推断。阴道视诊或触诊可协助诊断脐带脱垂,其典型的胎心图形为突发延长重度胎心率过缓或中至重度的变异减速。

3. **症状的评估**　根据导致胎儿窘迫的病因不同，症状表现也各不相同。如前置胎盘伴出血的孕妇症状为无痛性的阴道流血；胎盘早剥的孕妇表现为阴道流血伴腹痛或背痛，腹部可能会扪及较高的张力，不同疾病的不同症状将在具体章节进行详细阐述。

胎儿窘迫有一个常见却容易被忽视的症状，就是胎动减少甚至胎动消失。自数胎动是产前胎儿监测的各项手段中最简便且最广泛应用的一个。虽然胎儿活动的正常值范围很大，但自数胎动时，是与孕妇自身孕期胎儿既往情况比较，是具有可比性的。80% 的孕妇对自数胎动有很好的依从性。胎儿缺氧时因为血流的重新分布可优先保证大脑、心脏及肾上腺的血流灌注，同时减少自身活动，降低耗氧。胎动可以间接提示胎儿缺氧状态和中枢系统的功能。但是在使用胎动评估胎儿状态时需考虑到正常情况下随着孕周的增加胎动的变化。在妊娠中期后段及妊娠晚期，胎儿静止的时间随着孕周的增加而延长，在妊娠 32 周时静止时间短于 20 分钟，而在妊娠 40 周时可长达 40 分钟。在评估时应注意排除生理性的胎动减少。自数胎动虽然可能造成潜在的负面影响，包括孕妇精神紧张、增加其他胎儿监测手段的使用以及产前入院，但是考虑到自数胎动的假阳性结果并不会造成严重后果，相比于不使用任何监测手段，自数胎动仍然被认为可有效减少胎儿死亡。

但是在临床的应用中我们应注意几点。在某些情况下孕妇可能无法准确感知胎动。胎动可受到羊水量、孕妇自身的活动、肥胖程度等方面的影响。比如在分娩时，因规律宫缩的影响，孕妇可能难以准确告知医师胎动情况；许多急性胎儿窘迫，比如子宫破裂或胎盘早剥，病情进展快，可能在孕妇能明确感知到胎动减少前就发生了严重胎儿缺氧，甚至胎儿宫内死亡。此外也有研究发现，胎儿可以逐步适应长时间的缺氧环境。在长时间的缺氧后，可以观察到胎儿呼吸运动和躯干运动的恢复。因此，产前监测中观察到这些胎儿运动并不能完全说明胎儿的供氧状况一定正常。

4. **胎儿宫内状况的常用监测手段**　若孕妇存在高危因素，应加强对胎儿的常规监测。低危的孕妇在出现胎儿窘迫的症状时，或是主诉自觉胎动减少时，通过胎儿宫内状况监测手段进行评估。目前常用的胎儿宫内监测手段包括胎心率听诊、电子胎心监护、超声多普勒血流测速、胎儿生物物理评分、胎儿血气分析等。相关内容已在第二章"胎儿宫内安全性的评估技术"中详细阐述，本章节不再讲解。

（段然　漆洪波）

参考文献

[1] 中华医学会围产医学分会胎儿医学学组，中华医学会妇产科学分会产科学组.胎儿生长受限专家共识(2019版).中华围产医学杂志，2019，22(6):361-380.
[2] 吴淑燕，张建平.急性胎儿窘迫的诊断与处理.中华产科急救电子杂志，2018，7(1):14-19.

第四节　急性胎儿窘迫的宫内复苏措施与临床干预

早期识别并正确诊断急性胎儿窘迫，实施及时有效的产时宫内复苏，既可以为继续阴道试产创造机会，也可为行阴道助产或剖宫产争取时间，是改善胎儿供氧、保障胎儿宫内安危的重要措施。胎儿娩出前，其氧供取决母体的呼吸和循环、胎盘血流灌注、胎盘气体交换以及脐带和胎儿的血液循环。上述任何环节的异常均可导致胎儿缺血缺氧，启动自身调节机制，最终发生血氧饱和度下降，甚至缺氧导致靶器官损害。因此，只有针对母体-胎盘/脐带-胎儿三方面实施有效的复苏措施，才可能改善子宫胎盘灌注以及胎儿氧供。

有效宫内复苏是指经一系列复苏措施使得产时胎儿供氧改善、胎儿窘迫得以缓解。常用措施包括：吸氧、改变体位、减少宫缩刺激、静脉输液、羊膜腔灌注和紧急终止妊娠等。关于急性胎儿窘迫的宫内复苏措施的研究大部分为小样本观察性研究、回顾性研究甚至病例报告，大样本前瞻性或者随机对照研究较少。由于急性胎儿窘迫的临床表现多样，不同研究入组标准不同，干预措施的具体实施方案差异较大，使研究结果之间的可比性下降。迄今为止，关于急性胎儿窘迫的宫内复苏措施有效性的证据非常有限，下面将逐一进行介绍。

一、吸氧

吸氧作为产时宫内复苏常用的经验性干预措施已有超过 70 年历史。文献显示，美国每年有超过一半的产妇在产程中吸氧。然而,各国与宫内复苏相关指南对吸氧的推荐意见不一致。美国妇产科医师协会(American College of Obstetricians and Gynecologists,ACOG)提出对于Ⅱ类或Ⅲ类图形,为提高胎儿氧合采取的干预措施包括母体吸氧(B 级推荐)。我国胎心监护专家共识中也有类似推荐。与之不同,英国皇家妇产科医师学(Royal College of Obstetricians and Gynecologists,RCOG)指出并无有效证据支持吸氧可以改善胎儿窘迫,鉴于吸氧改善胎儿窘迫缺乏有效证据甚至有可能产生不良影响,不推荐将其作为宫内复苏方法,该指南认为除非母体缺氧可通过吸氧获益否则不应给氧。

孕妇可以通过吸氧提高自身氧含量,进而改善胎儿血氧饱和度,母体和胎儿氧分压呈线性正相关。研究显示,吸氧可有效提升母体氧分压,母体动脉血氧分压越高,胎儿氧分压也越高。此外,与成人血红蛋白相比,胎儿血细胞比容高,血红蛋白与氧的亲和力更高。这些生理特点使得母体吸氧后胎儿的血氧饱和度提升更加快速,而且胎儿血氧饱和度越低,吸氧对其改善越明显。常用的吸氧方式包括:①中剂量氧疗。鼻导管吸氧 2~6L/min,吸入氧浓度为 29%~45%;普通面罩氧流量为 5~10L/min,最大吸入氧浓度为 50%~60%。②高剂量氧疗。使用大容量高浓度氧面罩,即非重复呼吸面罩(普通面罩 + 储氧气囊),储氧气囊与面罩之间有单向活瓣,氧流量为 10~15L/min,吸入氧浓度通常为 80%~100%。研究发现母亲通过面罩吸氧,氧浓度为 50%,5 分钟可以使 PaO_2 增加到 200mmHg,如吸氧浓度为 100%,5 分钟则可使 PaO_2 增加到 300mmHg。高剂量氧疗在产程中极少使用。然而,在胎儿窘迫的情况下,吸氧对改善预后的有效性结论不一。

Nandini R 等进行的一项非劣性随机对照研究,以 37 周以上单胎妊娠孕妇出现Ⅱ类胎心监护、有宫内复苏指征者为研究对象,按照 1:1 随机分为两组,一组给予 10L/min 面罩吸氧直至分娩,另一组给予非面罩的空气氧。结果显示,两组间新生儿脐动脉乳酸水平、pH 值、碱剩余、氧分压、二氧化碳分压水平,以及因可疑胎儿窘迫进行剖宫产的比例差异均无统计学意义。Fawole B 等对 Cochrane 数据库中相关研究进行总结分析,发现两项随机对照研究提示母体吸氧并未改善胎儿围产结局,而导致脐血 pH 值 <7.2 的比例增加($RR=3.51$,95% CI 1.34~9.19)。HamelMS 等学者认为,尚没有足够证据支持产程中吸氧是宫内复苏的有效措施,而且出现不确定型胎心监护时,采用吸氧并继续观察产程有可能延误胎儿窘迫的救治时机。鉴于急性胎儿窘迫在胎心监护中表现的多样性,在相关研究中研究对象的纳入标准和吸氧方案各不相同,也可能对研究结果造成影响。Haydon 等分析 24 例产程中出现异常胎心监护者,使用普通面罩,6L/min,吸入氧浓度为 40%时,胎儿血氧饱和度平均增加 4.9%;当使用非重复呼吸面罩吸氧 10L/min,吸入氧浓度为 100%时,胎儿血氧饱和度平均增加 6.5%。24 例中有 9 例胎儿血氧饱和度在 30%~40%,母体吸入氧浓度为 40% 时,胎儿血氧饱和度 7.0%($P=0.003$),给予 100% 氧浓度吸氧后,胎儿血氧饱和度增加 12.6%($P=0.001$)。而对于 9 例胎儿血氧饱和度在 50%~60% 者,母体分别吸入氧浓度 40% 和 100%,胎儿血氧饱和度没有显著性改善。这项小样本研究提示胎儿处于较低血氧饱和度时给予高浓度氧面罩给氧,能快速有效提高胎儿血氧饱和度,改善宫内缺氧状况。

虽然吸氧对胎儿宫内窘迫的复苏效果仍有争议,但产程中给予吸氧的情况非常广泛。母体给氧后几分钟胎儿氧合即会增加,胎儿血氧饱和度可在给氧后 10 分钟达峰值。Simpson KR 关于分娩期改善胎儿缺氧状态的研究,推荐面罩吸氧,8~10L/min,8~10 分钟内胎儿氧分压和血氧饱和度能够达到一个更高的稳定状态。

有些学者对正常胎心状态母体吸氧进行相关研究。Qian 等在第二产程中随机抽取 443 名女性,分别给予鼻导管吸氧(10L/min)和鼻导管未补充氧,结果显示两组脐动脉血 pH 值(7.261vs.7.266,$P=0.64$)和正常胎心率比例(147/219vs.153/224,$P=0.79$)差异均无统计学意义。该研究表明产妇在第二产程低流量给氧对脐动脉 pH 值或正常胎心率无明显影响,但仍不能证明此措施对胎儿窘迫的预防及对新生儿 pH 值的改善作用。在 Simpson 和 James 开展的一项前瞻性研究中,对 49 例单胎足月妊娠孕妇且胎心监护无异常者给予非重复呼吸面罩吸氧,10L/min,吸氧 15 分钟,可观察到对于母体吸氧前胎儿血氧饱和度 <40% 者,血氧饱和度的改善明显高于胎儿血氧饱和度≥40%($P=0.03$)者。前文 Haydon 的研究和本研究均显示,无论胎儿是否存在宫内窘迫征象,胎儿的血氧饱和度越

低,吸氧对其提高的效果越显著。Thorp 等将 86
例第二产程正常分娩的妇女随机分为面罩吸氧组
(10L/min,吸入氧浓度为 81%)和空气组,研究发现
面罩吸氧组出现脐动脉 pH 值 <7.2 者的比例明显
高于空气组(9/41 vs.2/44,P=0.02)。吸氧时间 <10
分钟组,其脐动脉 pH 值高于吸氧时间≥10 分钟
组,推测正常分娩中第二产程给氧浓度高、持续时
间长可能导致脐动脉 pH 值降低。Bartnicki 等认
为母体供氧可以增加氧自由基的释放。新生儿神
经细胞膜含有大量的不饱和脂肪酸,相对缺乏抗
氧化酶,氧化应激更易引起神经细胞膜损伤,导致
母胎损害。因此,考虑到持续供氧对新生儿脐动
脉 pH 值改善不显著且高浓度吸氧对母体、新生儿
的损伤,故不推荐持续给予母体供氧。

综上所述,现有研究因纳入的胎儿窘迫严重
程度不同,给氧措施和评估新生儿预后指标差异
较大,有些结果甚至相互矛盾。产程中如果母体
出现低氧的症状或体征,应迅速评估病因和缺氧
的严重程度,按照相应治疗原则和指征积极给氧。
如果因母体因素需要长时间、高浓度氧疗,需要
注意评估胎儿宫内状况,尽量避免可能造成的不
良影响。母体情况稳定而胎儿出现急性窘迫时,
常用的给氧方法为鼻导管吸氧,即低到中剂量氧
疗。应用过程中需要注意评估吸氧后宫内复苏的
效果,如果纠正不满意,应当积极采取其他干预
措施。

二、体位

改变孕妇体位可能会对部分胎心减速的恢复
有一定帮助,但相关的证据非常少。Abitbol 等学
者在晚期减速和可疑晚期减速的患者中发现,侧
卧可以使 20% 的患者出现胎心减速改善。理论上,
当孕妇存在仰卧位低血压综合征导致的胎心减
速,通常为延长减速,改变体位从仰卧位到左侧卧
位,或者向左侧间断或持续推动子宫,可能缓解子
宫对下腔静脉的压迫,从而增加孕妇回心血量,改
善胎盘血流灌注和胎儿血供,使胎心率恢复正常。

以胎心减速为主要表现的急性胎儿窘迫,脐
带受压导致的变异减速是最常见的情况之一,膝
胸卧位、臀高位是否可以缓解这种受压导致的胎
心减速目前尚无评估。

在临床实际工作中,胎心率出现延长减速或
者变异减速时,准确判断这种急性胎儿窘迫是否
与仰卧位低血压或者脐带受压有关,是非常困难

的。但是,鉴于改变孕妇体位这一方法快速、简单、
无创且易行,因此常被作为首先采取的宫内复苏
措施。

三、抑制宫缩

正常子宫收缩或者过频、过长、过强的子宫
收缩,都有可能引起急性胎儿窘迫。减少子宫活
动,包括停止正在使用的缩宫素或前列腺素制剂,
或同时应用宫缩抑制剂,对由此引发的胎心减速
和胎儿窘迫是公认的有效宫内复苏措施。英国
国家卫生与临床优化研究所(National Institute for
Health and Care Excellence,NICE)推荐,产时由于
宫缩过强过频导致的胎儿窘迫可使用特布他林。
ACOG 引产指南中对于宫缩过频伴有异常胎心监
护图形的处理首选特布他林。加拿大妇产科医师
协会(The Society of Obstetricians and Gynecologists
of Canada,SOGC)的指南中提出,对于宫缩过频引
起胎心监护图形改变,当改变体位、补液和吸氧等
方法无效时,可以使用特布他林 250μg 皮下注射
或静脉给药,或硝酸甘油 50~200μg 静脉注射或
400~800μg 舌下含服。

正常产程中子宫收缩使子宫壁血管受压,宫
缩最强时,子宫的血流会暂时中断,胎盘血液循环
暂时性减少,绒毛间隙氧供受阻,胎儿处于短暂
的相对缺氧状态。两次宫缩间歇,子宫肌肉收缩
停止,胎盘血液循环恢复。正常情况下胎儿需要
60~90 秒的宫缩间歇时间来恢复。因此,通常情况
下,正常储备能力的胎儿即使经历第二产程的宫
缩强度和频率也不会造成低氧血症及酸中毒。子
宫的过度活动包括宫缩过频,即 10 分钟内出现 5
次以上的宫缩,也可表现为子宫收缩间歇期过短,
即每 2 次宫缩间歇小于 1 分钟;宫缩过长是指宫
缩持续时间超过 2 分钟;宫缩过强在临床上尚无
明确量化指标。常见的诱因包括应用前列腺素制
剂促宫颈成熟,或者对缩宫素过于敏感,也可见于
自然发动的宫缩。在应用促宫缩剂时,即使子宫
收缩过频不伴有胎心异常,也建议立即停用药物。
中华医学会制定的《妊娠晚期促子宫颈成熟与引
产指南(2014)》中指出,如使用可控释地诺前列酮
栓引产,出现宫缩过强过频,应立即从产妇体内
取出。

子宫过度刺激与急性胎儿窘迫密切相关,
Bakker 等报道了在第一、二产程期间若存在子
宫收缩过频,容易发生新生儿酸中毒。使用缩宫

素时应严格把握指征,Rossen J进行对比分析发现产程中缩宫素总体使用率显著下降时(34.9% vs.23.1%),急诊剖宫产率从6.9%下降到5.3%,其中因胎儿窘迫行急诊剖宫产的比例从3.2%降低到2.0%,胎儿出生后脐血pH值<7.1的比例也有一定程度下降(4.7%vs.3.2%)。特别需要注意的是,强直性子宫收缩或子宫收缩过频、幅度低、间歇期子宫不能松弛时可能存在胎盘早剥或子宫破裂等情况,一旦疑似或确诊,需要快速反应,尽快终止妊娠。

因此,当出现急性胎儿窘迫且除外羊水栓塞、脐带脱垂、胎盘早剥和子宫破裂等情况时,应停止正在使用的静脉滴注缩宫素、取出阴道内的米索前列醇或者地诺前列酮栓。若为自发性子宫过频或停用促宫缩剂后仍未缓解,则可考虑使用宫缩抑制剂。宫缩抑制剂的应用指征是临床医生关注的问题,目前尚无统一意见。子宫过度刺激不伴有胎心率改变时是否应用宫缩抑制剂存在争议。研究发现第一产程出现宫缩过频超过30分钟时,胎儿的血氧饱和度会减低20%~29%,超过1小时新生儿脐血pH值<7.1的可能性极大。因此,子宫过度刺激且胎心监护正常者,首先应立即停止使用促宫缩剂,严密观察宫缩缓解情况,同时持续胎心监护,在30分钟内如宫缩未明显缓解或胎心监护异常,仍需积极应用宫缩抑制剂。

临床常用于产时紧急抑制宫缩的药物有硫酸镁、选择性β_2受体激动剂、缩宫素受体拮抗剂及硝酸甘油。

1. 硫酸镁　硫酸镁是广泛应用的宫缩抑制剂,但其抑制宫缩的机制尚未完全明了,推测高浓度的镁通过竞争细胞膜上的钙结合部位,阻断钙离子的细胞内流;激活腺苷环化酶,使环磷腺苷增多,降低细胞内的钙含量,从而起到抑制宫缩的作用。其可通过胎盘,胎儿血浆浓度接近于母体,不影响胎心率变异,但可减弱胎儿呼吸运动。①常用方法:25%硫酸镁16ml加入25%葡萄糖溶液20ml,缓慢静脉推注超过5分钟。Vigil-De等发现,给予21例孕妇剖宫产前静脉注射硫酸镁4g,7例宫缩停止,多数孕妇宫缩减弱,在应用硫酸镁后胎心监护图形多在2~10分钟内改善。②药物副作用:母体方面,血镁浓度>3.5mmol/L时膝反射消失,血镁浓度>5.0mmol/L时出现呼吸抑制,血镁浓度>6.0mmol/L时导致可发生呼吸停止和心律失常,心脏传导阻滞,浓度进一步升高,可使心脏停

搏。轻症表现为恶心呕吐、面颊潮红、肌肉无力、头晕等;重症则出现视力障碍、运动麻痹、腱反射消失、呼吸抑制、肺水肿、心肌缺血等。对于胎儿,镁离子可自由透过胎盘,造成新生儿高镁血症,表现为肌张力低、吸吮力差、不活跃、哭声不响亮等,少数有呼吸抑制现象。此外,硫酸镁的作用时间相对长,对后续的产程进展及宫缩情况亦会带来影响。③使用注意事项:对于肾功能不全、心肺功能不全,尤其是子痫前期已应用硫酸镁治疗者,应高度警惕剂量过大导致药物中毒。

2. 选择性β_2受体激动剂　临床常用药物包括特布他林、海索那林和利托君。通过与子宫β_2受体结合,激活腺苷酸环化酶,从而使细胞内环磷酸腺苷(cyclic adenosine monophosphate,cAMP)增多。cAMP作为第二信使引发一系列细胞内反应,最终降低细胞内钙离子浓度,并降低子宫平滑肌对钙离子和前列腺素的敏感性,使子宫平滑肌松弛而达到抑制宫缩的作用。同时β_2受体兴奋可使血管平滑肌松弛,舒张小动脉使胎盘血流量增加,可改善宫内供氧环境。

(1)特布他林:①用法。250μg皮下注射或溶于5ml生理盐水中,缓慢静脉推注超过5分钟。②起效时间。应用特布他林250μg皮下注射5分钟内子宫收缩就开始减缓,静息子宫收缩压力也下降,抑制宫缩持续时间为15~30分钟;胎心率减速恢复,正常的时间为2~8分钟,平均时间为4~6分钟。③副作用。特布他林可使孕妇心率加快,血压改变,但孕妇多可耐受。④效果。与硫酸镁相比,特布他林抑制宫缩更迅速,宫缩开始抑制的时间,特布他林为(1.8±0.7)分钟,硫酸镁为(7.5±2.1)分钟;特布他林用药组出现脐带血pH值<7.2比例为9%,而硫酸镁则为30%;对母体影响方面,与硫酸镁相比,特布他林未明显增加麻醉时孕妇的心血管副作用,不增加产后出血的发生率。特布他林相对于硝酸甘油,在产时宫内复苏方面,对于抑制宫缩更有效,血压方面的副作用更小,是英国、美国和加拿大指南中的首选推荐。

(2)利托君:①用法。10mg利托君在9ml生理盐水中稀释,超过1分钟静脉注射。②副作用。静脉注射利托君2分钟后孕妇血钾开始降低,低血钾可以使心肌兴奋性增强,同样使得心率增加。进一步研究发现此时心率与血钾呈明显负相关,低血钾发生最快,甚至早于血糖和胰岛素的变化。目前报道的中度不良反应有低血压、心动过速、代

谢紊乱、低血钾、水钠潴留、恶心、头痛、晕厥；重度不良反应包括呼吸困难、低血压、心力衰竭、肺水肿、深部静脉血栓形成。RCOG 于 2004 年公布的宫缩抑制剂使用指南中提出，因利托君使用过程中不良反应发生率高，特别是孕产妇的心血管事件，不推荐利托君为一线宫缩抑制剂。③注意事项。因其导致孕妇及胎儿的心率发生异常变化，存在妊娠糖尿病、高血压及心脏病的孕妇不宜使用此药。

3. 缩宫素受体拮抗剂　代表药物是阿托西班（atosiban），一种抗利尿激素和缩宫素的混合受体拮抗剂，作用机制为竞争性地与子宫肌层及蜕膜缩宫素受体相结合，缩宫素受体抑制力增强，进而起到降调受体的效果，随之降低缩宫素作用。该药物可通过胎盘，但在脐静脉中的浓度仅是子宫静脉的 10%，因有较高的特异性，相对于 β_2 受体激动剂心血管副作用小。①用法。6.75mg 加入 5ml 生理盐水中，静脉推注超过 1 分钟，用于产时胎儿窘迫的紧急宫缩抑制。②效果。一项关于阿托西班与海索那林在产时宫内复苏、抑制宫缩方面的研究提示，相比于海索那林，阿托西班在抑制宫缩上更迅速，副作用更小；对于胎儿宫内复苏效果更为明显。③副作用。母体方面包括恶心、呕吐、头痛，均比较轻微；其余副作用目前尚未发现。与 β_2 受体激动剂比较，阿托西班出现心血管副作用、胎心增快、胎心减慢和中途停药者明显减少。阿托西班对母胎均有较高的安全性。阿托西班的价格较高是目前临床使用受限的主要原因。

4. 硝酸甘油　一氧化氮（nitric oxide, NO）是强烈的平滑肌舒张剂，硝酸甘油作为 NO 供体，主要通过释放 NO 对平滑肌起到松弛作用，抑制包括子宫平滑肌在内的体内各种平滑肌的收缩，NO 生成后通过扩散方式到达效应细胞，与效应细胞膜的鸟苷酸环化酶发生反应，导致环磷酸鸟苷浓度增加，后者激活蛋白激酶，蛋白激酶使平滑肌内的肌球蛋白轻链去磷酸化，最后导致平滑肌松弛。此外，硝酸甘油通过胎盘屏障的量极少，而且在孕妇与胎儿体内可迅速降解，不会在胎儿体内形成较高的血药浓度，脐静脉血药浓度为母体血药浓度的 1/1 000~1/100。因此，对母胎相对较安全。Mercier 等对 24 例因宫缩过频引起产时胎儿窘迫的孕妇应用硝酸甘油后，宫缩得到有效抑制且而胎心监护图形也明显改善。①用法。硝酸甘油，100~200μg 静脉注射，约在 90 秒内起效，持续 1~2 分钟；间隔 2 分钟可重复给药直至子宫松弛。硝酸甘油生物半衰期为 2~3 分钟，起效迅速，消除快，可控性好，不影响后续缩宫素对子宫平滑肌的收缩作用。②副作用。主要导致血压降低。部分敏感患者因其扩张脑血管的作用，可出现一过性头痛。SOGC 指南中提出，宫缩过频引起胎心监护图形改变，当改变体位、补液、吸氧等方法效果不明显时，可以使用特布他林 250μg 皮下注射或静脉给药，或硝酸甘油 50~200μg 静脉注射或 400~800μg 舌下给药。

综上所述，抑制宫缩是宫内复苏的重要手段，主要应用于与宫缩相关的急性胎儿窘迫。一旦出现首先判断病因，除外子宫破裂和胎盘早剥等恶性事件，同时停止正在使用的促宫缩剂，持续严密观察宫缩和胎心变化，如胎儿宫内窘迫情况没有得到缓解或者子宫持续处于过度刺激状态，应当积极考虑应用宫缩抑制剂。我国临床常用药物为硫酸镁，国际上首推特布他林。

四、静脉输液

基于目前研究，静脉输液对于急性胎儿窘迫的宫内复苏效果尚不明确。通常情况下，随着产程时间延长、产妇消耗大，其液体需求量会相应增加，发生低血容量和低血压的风险势必增加。对产妇给予静脉补液可增加心输出量、降低血液黏滞度，增加子宫血流量和胎盘灌注。纠正母体低血压的同时，改善胎盘灌注，可能对提高胎儿血氧饱和度有益。

但是，现有关于静脉输液的研究，均聚焦于非胎儿宫内窘迫的情况，尚未发现针对急性胎儿窘迫的静脉输液复苏效果研究。

Simpson 和 James 开展了一项前瞻性研究以明确宫内复苏技术对产程中改善胎儿血氧饱和度的有效性。此研究纳入单胎足月妊娠孕妇且胎心监护无异常者 56 例，其中的 42 例分为两组：在实施硬膜外麻醉前给予静脉输注乳酸林格液，一组为 500ml，另一组 1 000ml；输注时间均超过 20 分钟。随后均给予产妇改变体位、吸氧这两项复苏措施。本研究结果显示，相对于静脉输注 500ml 乳酸林格液，输注 1 000ml 乳酸林格液期间较输注前能够明显提高胎儿血氧饱和度。有学者认为，产程中 500~1 000ml 的静脉液体输注可以用于低血压、低血容量甚至循环正常产妇的宫内复苏，但在此基础上增加输注量或重复输注需要谨慎。

Ehsanipoor 等进行了一项针对初产妇产程中实施不同静脉输液方案对降低剖宫产率有效性的系统评价和 meta 分析。该研究筛选了 7 项临床研究,包括 1 215 名足月自然临产的初产妇,产程中给予不同的静脉补液方案:48.8% 补液速度为250ml/h,51.2% 补液速度为 125ml/h;5 项研究用乳酸林格液,1 项用生理盐水加入葡萄糖液体中,另有一项液体种类未说明。本研究结果发现在低风险足月初产妇且无胎儿窘迫征象者,无论输注何种液体类型,与静脉输液速度 125ml/h 相比,250ml/h 能够缩短产程及降低剖宫产率。Fong A 等开展一项随机对照研究,纳入 274 名足月自然临产的初产妇且无胎儿窘迫征象者,随机分为三组在活跃期给予静脉输液。第一组给予生理盐水,250ml/h 静脉滴注;第二组 5% 葡萄糖加入生理盐水,125ml/h 静脉滴注;第三组 2.5% 葡萄糖加入生理盐水,250ml/h 静脉滴注;结果显示三组总产程时间及分娩结局均无差异。由此可见,有限制的静脉输液对初产妇的产程长度和分娩方式是否有积极作用还有争议,对急性胎儿宫内窘迫的影响更有待进一步研究。

尽管缺乏证据,产程中予以静脉输液是常见的临床处理。实施静脉输液前需要特别注意母体产程进展以及出入量情况,是否存在低血压和低血容量的症状和体征,不可盲目过量补液。常用的静脉输液种类包括乳酸钠林格注射液和 0.9% 氯化钠注射液,一般不推荐含糖液体。研究表明产妇输注含糖液体将增加胎儿体内葡萄糖含量,胎儿无氧酵解产生的乳酸水平升高,可使胎儿血 pH 值降低并造成一定的缺氧损害,包括新生儿低血糖、酸中毒、黄疸及新生儿暂时性呼吸增快等。同时,无论给予产妇输注何种液体都要避免肺水肿的发生,尤其是子痫前期患者,对于接受硫酸镁、β 受体激动剂以及糖皮质激素治疗时的早产患者也应警惕。

总之,现有多项研究均以不存在胎儿窘迫征象为前提,产程中静脉输液对于改善产程进展和分娩结局的有效性研究的结论不完全一致,在保证母体出入量平衡的情况下,静脉输液或可对胎儿血氧饱和度提升有一定裨益作用。但发生急性胎儿窘迫时,静脉输液的有效性及实施方案尚需研究。

五、阴道检查及人工破膜

对于因胎心监护异常怀疑急性胎儿宫内窘迫的情况,应考虑行阴道检查。如已经临产可了解宫颈扩张情况,判断是否有由于产程进展迅速、胎头下降过快导致的胎心异常,可观察适当刺激胎头后胎心变化,间接判断胎儿储备情况。同时了解胎膜状态,如胎膜完整可根据胎儿安危状态和产程进展酌情行人工破膜术。如胎膜已破裂或人工破膜后需要了解羊水性状、是否存在脐带脱垂等。

六、羊膜腔灌注

1976 年,Gabbe 首次报道了羊膜腔灌注法,利用恒河猴模型,从羊膜腔内抽出羊水后会发生变异减速,再次输注羊水后减速得到改善,提出可以通过羊膜腔灌注法纠正羊水过少或者脐带受压导致的变异减速,但是该技术直到 1983 年才在临床中应用。

以宫内复苏为目标的羊膜腔灌注常用于产程中脐带受压导致的变异减速或羊水胎粪污染,或两者同时存在。其原理是通过快速增加羊水量,减轻脐带受压,使胎儿宫内缺氧状态得到缓解,协调子宫收缩;羊水量的增加可稀释浓稠的胎粪污染羊水,减少胎儿胎粪吸入。该方法可能有助于改善潜在或者可疑脐带受压导致的胎心变异减速的发生,改善新生儿结局,降低产妇产后子宫内膜炎的发生,降低剖宫产率,但是相关报道样本量均较小,2012 年一篇关于羊膜腔灌注用于产程中由于脐带受压导致变异减速的系统综述,对 19 个研究进行总结分析,其中 17 个研究样本量均小于200 例,而相关严重并发症的报道均以个案为主。

在大部分医疗机构,产时羊膜腔灌注并不是常用的宫内复苏手段。使用受限的原因可能与担心宫内感染、缓解胎心减速的速度相对较慢和相应并发症等有关。但是,在缺乏新生儿救治手段的医疗机构,羊膜腔灌注是一项相对简单和安全的复苏措施,对改善胎粪污染、降低手术干预和新生儿并发症可能有效。但应严格把握指征,操作过程中动态评估,必要时立即终止妊娠。对可疑或已诊断绒毛膜羊膜炎、胎盘早剥、子宫强直收缩、严重的胎心率异常和存在免疫抑制的患者禁止使用此方法。

产时羊膜腔灌注方法:①准备。双腔子宫内压导管或者导尿管、室温下的生理盐水、静脉输液管、输液泵和胎心监护仪等物品,如有条件,建议使用胎儿头皮电极进行持续监测。在操作前知情同意并签字,阴道检查,评估宫颈扩张和胎先露情况,同时注意有无脐带脱垂。②操作。碘伏消毒外阴、阴道后,有条件者可放置胎儿头皮电极,然后放置双腔子宫内压导管或导尿管,连接生理盐水至输液管,有条件者连接至子宫内压导管或导尿管。③输注。在灌注过程中的输液方案文献报道各不相同,本文中列出使用较多的一种。胎心减速者可于初始 20~30 分钟输注 250ml 生理盐水,然后根据减速的严重程度调整输液速度,10~20ml/min 输注 30 分钟,如果输注 800~1 000ml,减速仍未改善,提示输注失败。胎粪污染者在初始 30 分钟输注 250~500ml 生理盐水,然后以 60~180ml/h 的速度持续输注。④注意事项。在羊膜腔灌注过程中需要不断评估胎心率和子宫压力。如果胎心减速加重应评估是否需要停止输注,立即终止妊娠,如果子宫张力持续升高,应终止输注,并尽量在 5 分钟内使子宫内压降至正常。⑤并发症。文献报道的并发症包括绒毛膜羊膜炎、胎膜早破、胎盘早剥、脐带出血、羊水栓塞、瘢痕子宫破裂以及 24 小时内需要终止妊娠的比例升高等。

了解产时羊膜腔灌注的适应证和方法,在经济欠发达地区,尤其是手术条件差或新生儿救治手段有限的医疗机构规范使用,不失为一种可以选择的宫内复苏措施。

七、紧急终止妊娠

紧急终止妊娠常常是急性胎儿窘迫最佳、甚至唯一的处理手段,选择合适的麻醉方式,做好新生儿窒息复苏准备是获得良好母婴结局的重要保障。

寻找病因并有针对性的给予积极有效的宫内复苏措施是理想化的状态,更重要的是尽快做出准确判断,是否需要紧急终止妊娠以及选择何种方式。积极有效的宫内复苏有可能解除胎儿低氧血症和酸中毒,但当已经出现严重晚期减速或者胎儿心动过缓时,或宫内复苏的效果较差,此时宫内复苏仅能为阴道助产或者紧急剖宫产赢得时间,需尽快终止妊娠,避免或者减少新生儿发生不可逆的损伤。

值得注意的是,当实施紧急阴道助产或将孕妇转运到手术室实施紧急剖宫产时,需要立即重新进行胎心监护评估胎儿情况是否改善或者恶化。麻醉方式的选择需要综合判断,全身麻醉是公认的快速方法,最终麻醉方式是综合手术紧急程度、母胎状态、患者意愿由产科和麻醉医生共同决定的,要注意麻醉药物可能对胎儿产生的影响并准备复苏药物。

综上所述,选择急性胎儿窘迫的具体宫内复苏措施,需紧密结合病因、母体基本情况、胎儿窘迫严重程度以及不同措施的副作用等因素综合决定。同时,需要密切关注病情变化和复苏效果,做好充分准备,选择合适的分娩方式及分娩时机,降低不良妊娠结局发生率,保障母胎安全。

(赵扬玉)

参考文献

[1] EHSANIPOOR RM,SACCONE G,SELIGMAN NS,et al. Intravenous fluid rate for reduction of cesarean delivery rate in nulliparous women:a systematic review and meta-analysis.Acta ObstetGynecolScand,2017,96(7):804-811.

[2] FONG A,SERRA AE,CABALLERO D,et al. A randomized,double-blinded,controlled trial of the effects of fluid rate and/or presence of dextrose in intravenous fluids on the labor course of nulliparas. Am J ObstetGynecol,2017,217:208.e1-7.

[3] NANDINI R,LEPING W,TEMMING LA,et al. Effect of Oxygen vs Room Air on Intrauterine Fetal Resuscitation:A Randomized Noninferiority Clinical Trial. JAMA Pediatr,2018,172(9):818-823.

[4] QIAN G,XU X,CHEN L,et al. The effect of maternal low flow oxygen administration during the second stage of labour on umbilical cord artery pH:a randomised controlled trial. BJOG,2017,124:678-685.

[5] GABBE SG,ETTINGER BB,FREEMAN RK,et al. Umbilical cord compression associated with amniotomy:laboratory observations. Am J ObstetGynecol,1976,126(3):353-355.

[6] ABITBOL MM. Supine position in labor and associated fetal heart rate changes. ObstetGynecol,1985,65(4):481-486.

[7] DAVID G,WEISMILLERMD.Transcervical amnio infusion. Am Fam Physician,1998,57(3):504-510.

[8] HOFMEYR GJ,LAWRIE TA.Amnioinfusion for potential or suspected umbilical cord compression in labour. Cochrane Database Syst Rev,2012,1(1):CD000013.

[9] BULLENS LM,et al. Interventions for intrauterine resuscitation in suspected fetal distress during term labor:a systematic review. ObstetGynecolSurv,2015,70(8):524-539.

[10] DAD N,ABUSHAMA M,KONJE JC,et al. What is the role of amnioinfusion in modern day obstetrics? J Matern Fetal Neonatal Med,2016,29(17):2823-2827.

第五节 导致急性胎儿窘迫的主要疾病及其处理流程

一、胎盘早剥

（一）概述

胎盘早剥（placental abruption）指妊娠 20 周后因蜕膜 - 胎盘交界处出血，导致胎盘在胎儿娩出前部分或全部剥离，从而导致母胎间血氧运输及交换障碍。属于妊娠晚期的严重并发症，疾病发展迅猛，若处理不及时可危及母胎生命。胎盘早剥的总体发病率约为 1/100，文献报道在 1/250~1/80。胎盘早剥高发于孕晚期，40%~60% 的病例发生在妊娠 37 周前，14% 发生于妊娠 32 周前。

（二）高危因素

1. **血管病变** 妊娠高血压疾病尤其是重度子痫前期、慢性高血压或全身血管病变。

2. **机械性因素** 外伤尤其是腹部钝挫伤引起子宫突然拉伸或收缩。

3. **宫腔内压力骤减** 未足月胎膜早破；双胎妊娠分娩时，第一胎胎儿娩出过快；羊水过多，行人工破膜后羊水流出过快。

4. **其他因素** 高龄多产、胎盘早剥史、子宫异常、吸烟、吸毒、绒毛膜羊膜炎、哮喘、甲状腺功能减退、接受辅助生殖技术、血栓形成倾向等。

大部分早剥的病因并不能完全确定。全面的病史和体格检查也许能识别早剥的危险因素，如吸烟、高血压 / 子痫前期、近期使用可卡因、创伤、快速子宫减压、胎膜早破、绒毛膜羊膜炎，或者既往有胎盘早剥、子痫前期或有分娩小于胎龄儿的病史。

（三）引起胎儿窘迫的发病机制及病理生理改变

胎盘早剥的直接原因多是底蜕膜的母体血管破裂，极少数情况下出血是源自胎儿 - 胎盘血管。胎盘后积聚的血液使胎盘与子宫壁剥离，破坏胎盘组织，影响气体和营养交换的母胎界面功能。如剥离面积小，血液易凝固而出血停止，临床可无症状或症状轻微，可不引起胎儿窘迫。如继续出血，胎盘剥离面也随之扩大，形成较大胎盘后血肿，表现为显性剥离。如胎盘边缘或胎膜与子宫壁未剥离，或胎先露进入骨盆入口压迫胎盘边

缘，使血液积聚于胎盘与子宫壁之间，故无阴道流血表现，称为隐性剥离。胎盘剥离部分无法交换气体和营养物质，当剩下的胎儿胎盘单位不足以代偿这些缺失的功能时，胎儿便会受到损害，出现急性胎儿窘迫甚至胎死宫内。

大部分胎盘早剥与慢性胎盘病变过程相关。在这些病变中，螺旋动脉早期发育异常导致底蜕膜螺旋小动脉痉挛或硬化，引起远端毛细血管变形坏死甚至破裂出血。胎盘中央区域的高压性动脉出血可导致危及生命的胎盘早剥，如严重的产前产时出血、母体弥散性血管内凝血（disseminated intravascular coagulation，DIC）和急性胎儿窘迫。胎盘外周（边缘性早剥）的低压性静脉出血，临床表现隐匿，如轻度间歇性阴道流血、羊水过少、胎儿生长受限以及未足月胎膜早破。

子宫异常、滥用可卡因和吸烟是胎盘早剥的罕见原因。存在子宫异常（如双角子宫）、子宫粘连或子宫平滑肌瘤等情况时，胎盘着床生物性方面并不稳定，胎盘着床不良，导致这些部位出现胎盘早剥。有剖宫产史的女性，滋养细胞着床欠佳是胎盘早剥风险增加的原因。可卡因诱导胎盘血管痉挛，继发蜕膜出血、反射性血管扩张，最终破坏胎盘血管完整性，导致胎盘早剥。吸烟与早剥之间关系的潜在机制不完全清楚，一种假说是，吸烟的缩血管作用引起胎盘灌注不足，这可导致蜕膜缺血、坏死和出血，从而引起胎盘早剥。

少数胎盘早剥与突发机械性事件相关，如腹部钝挫伤或子宫快速减压，此时由于子宫壁突然拉伸或收缩引起无弹性的胎盘受到剪切力。另外，在机械性相关事件中，外力导致子宫牵拉，但胎盘没有相应牵拉，从而在胎盘与宫壁间产生了剪切力，导致胎盘早剥。

凝血酶在胎盘早剥的临床预后中起关键作用，并可能在胎盘早剥的发病机制中也非常重要。凝血酶通过两个途径形成：一是蜕膜出血导致蜕膜细胞释放组织因子（促凝血酶原激酶），从而生成凝血酶；另一个是蜕膜缺氧诱导血管内皮生成因子（vascular endothelial growth factor，VEGF）形成，VEGF 直接作用于蜕膜内皮细胞，诱导组织因子的异常表达，然后生成凝血酶。凝血酶有以下作用：

（1）引起子宫张力过高及子宫收缩，这是由于凝血酶是一种强效、直接的子宫收缩因子。

（2）基质金属蛋白酶表达增加、细胞凋亡基因上调和诱导性表达炎症细胞因子（主要是白细胞

介素 -8),从而导致组织坏死和细胞外基质降解。随后即出现恶性循环,血管进一步破裂,常引起产程发动和胎膜破裂。另一方面,胎膜破裂引起细胞因子 - 蛋白酶级联反应,导致蜕膜血管损伤,诱发胎盘剥离。

(3) 触发凝血过程。如果大量组织因子(促凝血酶原激酶)释放,很短时间内便会有大量凝血酶生成并进入母体循环。这一情况大大超过止血控制机制,使得代偿机制没有充足的时间恢复。其临床后果是由广泛的血管内纤维蛋白沉积所致缺血性组织损伤和微血管性溶血性贫血(即 DIC),引起显著的全身性出血。

(4) 蜕膜细胞中孕酮受体表达下降引起的功能性孕酮减退,可启动或促进宫缩。

(四) 对母胎的影响

胎盘早剥对母胎影响极大。对母亲来说,胎盘早剥的潜在后果主要与胎盘早剥的严重程度相关,而胎儿的风险则与胎盘早剥严重程度以及娩出时的孕龄相关。轻度胎盘早剥可能没有显著不良反应。随着胎盘早剥程度的增加,母亲和围产儿的风险也会增加。剖宫产率、贫血、产后出血率、DIC 发生率均升高。由于胎盘早剥出血引起急性胎儿缺氧,新生儿窒息率、早产率、胎儿宫内死亡率明显升高。胎盘早剥围产儿死亡率约为 12%,是无胎盘早剥者的 25 倍。50% 以上的胎盘早剥相关围产儿死亡为胎儿窘迫引起的死胎,常发生于胎盘剥离大于 50% 的情况下。30% 的围产儿死亡与早产相关,胎盘早剥病例在早产中占 10%。合并胎儿窘迫、早产的新生儿可出现近期或远期显著神经系统发育缺陷等后遗症,如脑室周围白质软化。

1. 母亲

(1) 大量出血和 DIC 时通常需要输血,并可导致低血容量性休克、肾衰竭、呼吸窘迫综合征、多器官功能衰竭、围产期子宫切除,罕见情况下甚至死亡。

(2) 由于胎儿或母体指征而进行急诊剖宫产。

2. 胎儿和新生儿

(1) 急性胎儿窘迫、新生儿窒息、低出生体重或早产相关的围产儿并发症和死亡。

(2) 胎儿生长受限(由慢性早剥所致)及小于胎龄儿。

(五) 临床表现

临床上推荐使用胎盘早剥分级标准,对病情进行判断及评估(表 3-5-1)。

表 3-5-1　胎盘早剥的分级

分级	标准
0 级	分娩后回顾性产后诊断
I 级	外出血,子宫软,无胎儿窘迫
II 级	胎儿窘迫或胎死宫内
III 级	产妇出血休克症状,伴或不伴弥散性血管内凝血

胎盘早剥的临床表现取决于多种因素,包括:①胎盘早剥的发生时间及过程,是急性起病还是慢性起病;②出血的特征是显性还是隐性;③胎盘早剥的严重程度。绝大多数的胎盘早剥发生在孕 34 周以后,早期表现通常以胎心率异常为首发变化。典型的临床表现为突发阴道出血、轻度到中度腹痛和 / 或背痛,可伴有子宫张力增高、子宫压痛和宫缩。当胎盘附着于子宫后壁时背痛突出,子宫压痛可不明显。查体可发现宫缩间歇期子宫呈高张状态,宫缩通常频率高、幅度小,间歇期也不能完全放松,但也可能呈典型的临产宫缩规律,并且产程可能进展很快,胎位触诊不清,严重时子宫呈板状,压痛不明显,胎心率改变或消失,典型胎心监护一般表现为宫缩过频伴胎心异常,如频发的晚期减速(图 3-5-1)。阴道流血特征为陈旧不凝血,但出血量与疼痛程度、胎盘剥离程度不一定符合,尤其是后壁胎盘的隐性剥离。失血量可能被低估,因为血液可能残留在胎盘后方使得难以量化。阴道出血量与胎盘剥离程度的相关性很差,不能作为提示胎儿或母亲即将发生风险的有效标志。腹痛是不良结局的一个较好的预测指标。母体低血压和胎心率异常则提示剥离有临床意义,可引起胎儿死亡和严重母体并发症。当胎盘剥离面超过 50% 时,常发生急性 DIC 和死胎。

10%~20% 的胎盘早剥患者只表现为早产临产,没有阴道出血或出血很少。这些病例称为"隐匿性剥离",其全部或大部分血液都积聚在胎膜和蜕膜之间,而不是从宫颈和阴道流出。因此,如果妊娠女性出现腹痛和宫缩,即使阴道出血量少,也应仔细评估母亲和胎儿是否存在胎盘早剥。在其他病例中,小面积隐匿性早剥可能没有症状,只是在超声检查时被偶然发现。

胎盘早剥的体征和症状偶尔出现在子宫迅速减压后,如羊水过多引起胎膜破裂后或双胞胎中一胎分娩后。胎盘早剥的体征和症状也可能出现

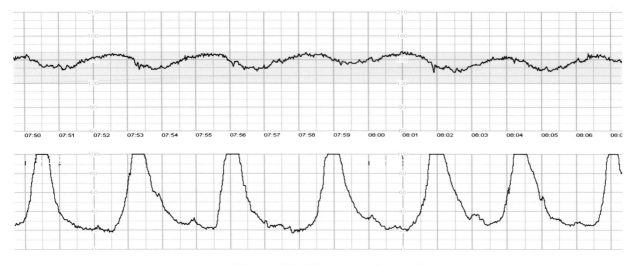

图 3-5-1　Ⅲ级胎心监护基线变异缺失伴频发晚期减速

于孕妇腹部钝挫伤或机械性损伤后。在这些情况下,胎盘早剥常在诱发事件发生后 24 小时内出现,而且常常情况严重。

（六）胎盘早剥的早期识别

1. 电子胎心监护　最主要的早期识别手段。电子胎心监护可出现宫缩过频、胎心率基线变异消失、变异减速、晚期减速、正弦波形、延长减速及胎心过缓等。

2. 超声检查　可明确胎儿大小及存活情况,协助了解胎盘的部位及胎盘早剥的类型(图 3-5-2)。超声能够识别三个主要的胎盘剥离,包括绒毛膜下(胎盘与胎膜之间)、胎盘后(胎盘与肌层之间)、胎盘前(胎盘与羊水之间)。胎盘后血肿是胎盘早剥的典型超声表现。出血早期通常显示为高回声或等回声,胎盘剥离一周内的血肿呈低回声,两周以内的血肿则表现为无回声。因此,超声低回声和无回声是血肿消退的特征。超声检查胎盘剥离的位置和严重程度有一定的临床意义。与绒毛膜下血肿相比,胎盘后血肿的胎儿预后较差。出血面积大小对胎儿存活也有预测价值,面积大的胎盘后出血(>60ml)与 50% 以上的胎儿死亡相关,而同等面积的绒毛膜下出血,胎儿死亡风险为 10%。

血肿能否发现有赖于出血量、出血时长及从宫颈流出的血液量。超声没有显示胎盘后血肿并不能排除严重早剥的可能,因为血液可能没有积聚在子宫后方。超声检查不是诊断胎盘早剥的敏感手段,准确率仅 25%~50%,但当超声表现提示存在胎盘早剥时其阳性预测值达 88%,超声检查阴性结果不能完全排除胎盘早剥,尤其是胎盘附着在子宫后壁时。对有症状的患者,全面寻找是否存在其他表现也许能提高超声的灵敏度和特异度,这些表现包括绒毛膜下液体积聚(甚至远离胎盘附着处)、羊水中存在有回声的碎片,或者胎盘增厚,特别是随母亲活动胎盘有闪烁信号("Jello"征)。

3. 磁共振成像(magnetic resonance imaging, MRI)　MRI 检查主要用于超声检查不明确时。

4. 实验室检查　对胎盘早剥的诊断帮助不大,但可提示母体出血程度。严重的胎盘早剥可引起低纤维蛋白血症和消耗性凝血功能障碍。相关血液学检查,包括全血细胞计数、血小板计数、凝血功能、肝肾功能及血电解质检查等。纤维蛋白原水平和出血严重程度最为相关。初始纤维蛋白原水平≤200mg/dl 对严重产后出血的阳性预测值是 100%,而≥400mg/dl 的阴性预测值为 79%。Ⅲ级胎盘早剥患者应检测肾功能和血气分析,DIC 筛选实验结果可疑者进一步做纤溶确诊试验(包括凝血酶时间、优球蛋白溶解时间和血浆鱼精蛋白副凝试验)。DIC 出现于 10%~20% 伴有死胎的严重胎盘早剥病例中。血纤维蛋白原 <250mg/L 为异常,<150mg/L 对凝血功能障碍确诊有诊断意义。情况紧急时,可抽取肘静脉血 2ml 放入干燥试管中,7 分钟后若无血块形成或形成易碎的软凝血块,提示凝血功能障碍,对急性 DIC 进行确诊。然而,在妊娠期间,提示轻度 DIC 的实验室表现需要谨慎解读,因为几乎所有凝血因子都存在妊娠相关的正常升高,而血小板也有正常的轻度下降。

Kleihauer-Betke 检测在少部分胎盘早剥病例中呈阳性。该检测结果与胎盘早剥是否存在的相关性较差。

母体血清非整倍体分析异常(如不能用胎儿异常解释的甲胎蛋白或人绒毛膜促性腺激素升高、妊娠相关血浆蛋白 A 或游离雌三醇降低),是母体可能存在缺血性胎盘疾病的早期标志,之后发生胎盘早剥的风险会增至 10 倍。

5. 病理检查 胎盘病理改变:急性胎盘早剥后立即进行的胎盘组织病理学检查可能不会发现任何异常。在一些胎盘早剥病例中,可能会见到正在机化的胎盘后血肿挤压胎盘实质而产生的血块压迹。还可发现新近胎盘梗死灶,其特征为绒毛间质结构留存、合体滋养细胞嗜酸性变性和绒毛凝结伴散在绒毛间中性粒细胞浸润。这些梗死大概需要 4~6 小时形成。其他组织学表现还包括弥漫性胎膜后和 / 或蜕膜内出血、组织细胞色素沉着、不规则的基底绒毛间血栓和新近绒毛基质出血等,但对诊断不具特异性。

慢性胎盘早剥胎盘组织学检查可能会显示慢性病灶,如慢性蜕膜炎(淋巴细胞伴或不伴浆细胞浸润)、蜕膜坏死、绒毛膜炎、蜕膜血管病变(特别是在胎盘外胎膜卷曲的血管中)、胎盘梗死、绒毛间血栓形成、绒毛异常发育和含铁血黄素沉积。

(七) 诊断与鉴别诊断

胎盘早剥主要根据临床来诊断,但影像学检查、实验室检查和产后病理学检查的证据可支持这一临床诊断。急性胎盘早剥的孕妇通常表现为突发轻到中度阴道出血以及腹痛和 / 或背痛,伴子宫收缩。子宫张力 / 硬度增加,且宫缩时和宫缩间歇可能都有压痛。在有典型症状的患者中,胎心率异常或胎儿宫内死亡和 / 或 DIC 的出现强烈支持胎盘早剥的诊断,并提示大面积胎盘剥离。超声检查有利于发现胎盘后血肿和排除其他伴有阴道出血和腹痛的疾病。胎盘后血肿是典型的超声表现并强烈支持胎盘早剥的临床诊断,但许多早剥患者没有该表现。产后缺乏特征性胎盘表现并不能排除该诊断,临床上仅有 30% 的病例强烈提示胎盘早剥,在肉眼和组织病理学评估中能得到证实。

在疑似早剥的妊娠女性中,对伴腹痛和宫缩的阴道出血的鉴别诊断包括:临产、前置胎盘、子宫破裂和绒毛膜下血肿。

1. 临产 与早剥相比,临产的体征和症状出现得更慢。分娩发动(早产或足月产)的特点为以不频繁和 / 或间隔不规律的轻度宫缩开始;宫缩随时间推移逐渐规律和疼痛加重,并伴有宫颈扩张和 / 或宫颈管消失。聚集于宫颈的黏液可能会排出,呈清亮、粉红或稍带血性的分泌物(即黏液栓、见红),有时出现于临产开始前几天。与胎盘早剥相比,临产早期常伴有更少的出血、更低的子宫硬度、更少的腹痛和更少的高频宫缩;然而,由于早剥也能触发临产,二者的症状存在重叠。

2. 前置胎盘 前置胎盘的特征性临床表现为妊娠 20 周后出现无痛性阴道出血;然而,10%~20% 的女性会出现宫缩伴出血。因此,胎盘早剥和前置胎盘在临床上可能难以鉴别,因为胎盘早剥可能没有明显疼痛而前置胎盘也不一定无痛。妊娠女性出现阴道出血时,应进行超声检查以确定前置胎盘是否是出血的原因。

3. 子宫破裂 子宫破裂在有子宫切开术史的女性中最常见。子宫破裂的征象可能包括:突发胎心率异常、阴道出血、持续腹痛、宫缩停止、先露部分消失以及母体低血压和心动过速。其中很多症状也常见于胎盘早剥,因子宫破裂常导致胎盘剥离。

4. 绒毛膜下血肿 绒毛膜下血肿是绒毛膜从宫壁发生部分分离所致,而胎盘早剥则是胎盘与宫壁分离。绒毛膜下血肿的患者没有症状或只有轻微的阴道出血。与胎盘早剥相比,绒毛膜下血肿通常没有腹痛,少数患者会出现绞痛或宫缩,而诊断也常在 20 周以前而非之后得出。诊断依据是超声发现胎膜后月牙形的低回声或无回声区,这也可能抬高胎盘边缘。绒毛膜下血肿女性的胎盘早剥发生风险增加至 5 倍以上,同时包括其他妊娠并发症(如早产临产和胎膜早破)。

(八) 并发症

1. 胎儿宫内死亡 如胎盘早剥面积大,出血多,胎儿可因缺血缺氧而死亡。

2. 弥散性血管内凝血 胎盘早剥是妊娠期发生凝血功能障碍最常见的原因,约 1/3 伴有死胎发生。临床表现为皮肤、黏膜及注射部位出血,阴道流血不凝或凝血块较软,甚至发生血尿、咯血和呕血。一旦发生 DIC,病死率较高,应积极预防。

3. 失血性休克 无论显现还是隐性剥离,出血量多时可致休克。发生子宫胎盘卒中时,子宫肌层收缩受影响可致严重产后出血,凝血功能障碍也是导致出血的原因,若并发 DIC,产后出血难以纠正,可引起休克、多脏器功能衰竭。

4. 急性肾功能衰竭　胎盘早剥大量出血使肾脏灌注严重受损,导致肾皮质或肾小管缺血坏死。且胎盘早剥多伴发妊娠高血压疾病、原发性高血压、慢性肾脏疾病等,肾内小动脉痉挛、肾小球前小动脉极度狭窄,肾脏缺血,进而出现急性肾衰竭。

5. 羊水栓塞　胎盘早剥时羊水可经剥离面开放的子宫血管进入母血循环,触发羊水栓塞。

(九) 处理

胎盘早剥严重危及母胎生命,母胎的预后取决于处理是否及时与恰当,处理应根据孕周、早剥的分级、有无并发症、宫口扩张等情况决定。治疗原则为早期识别、积极处理休克、及时终止妊娠、控制 DIC、减少并发症。

1. 纠正休克　监测产妇生命体征,积极输血/迅速补充血容量及凝血因子,维持全身血液循环系统稳定。依据血红蛋白量决定输注血制品的类型,包括红细胞、血浆、血小板、冷沉淀等。有DIC 表现者尽早纠正其凝血功能障碍。应使血细胞比容超过 0.30,血红蛋白维持在 100g/L,尿量>30ml/h。

2. 监测胎儿宫内情况　连续监测胎心以判断胎儿宫内情况。对于有外伤史的产妇,疑有胎盘早剥时,应连续胎心监护,以早期发现胎盘早剥。

3. 保守治疗　孕周大于等于 28 周,0~I 级胎盘早剥者,积极促胎肺成熟。小于 28 周极早早产孕妇,病情轻,母胎状态稳定,可以保守治疗延长孕周。保守治疗过程中,注意密切监测胎盘早剥情况,一旦出血明显阴道流血、子宫张力高、凝血功能障碍及胎儿窘迫时应立即终止妊娠。

4. 及时终止妊娠　终止妊娠的指征:胎儿死亡;孕 35 周以上,胎儿存活,胎盘早剥II级以上;保守治疗过程中,病情加重,出现胎儿窘迫。根据孕妇病情轻重、胎儿宫内状况、产程进展、胎产式等,决定终止妊娠的方式。

(1) 阴道分娩:适用于 0~I 级患者,一般情况良好,病情较轻,以外出血为主,宫口已扩张,估计短时间内可结束分娩。人工破膜使羊水缓慢流出,缩小子宫容积,等待半小时,观察宫缩频率与强度变化情况,必要时滴注缩宫素缩短第二产程。产程中应密切观察心率、血压、宫底高度、阴道出血量以及胎儿宫内状况,发现异常征象,应行剖宫产术。

(2) 剖宫产术:剖宫产指征如下,①I 级胎盘早剥,出现胎儿窘迫征象者;②II 级胎盘早剥,不能在短时间内结束分娩者;③III 级胎盘早剥,产妇病情恶化,胎儿已死,不能立即分娩者;④破膜后产程无进展者;⑤产妇病情急剧加重危及生命时,无论胎儿是否存活均应立即行剖宫产。

剖宫产取出胎儿与胎盘后立即注射促宫缩剂,人工剥离胎盘的同时应促使子宫收缩。发现有子宫胎盘卒中时,可边按摩子宫,边用热盐水浸润纱垫热敷子宫,多数子宫收缩转佳,出血量减少。若发生 DIC 以及难以控制的大量出血,应快速输血、凝血因子,并行子宫切除术。

5. 并发症的处理

(1) 产后出血:胎儿娩出后应立即给予子宫收缩药物,如缩宫素、前列腺素制剂、麦角新碱等;胎儿娩出后,促进胎盘剥离。注意预防 DIC 的发生。若有不能控制的子宫出血或血不凝、凝血块较软,应按凝血功能障碍处理。另可采用子宫压迫止血、动脉结扎、动脉栓塞、子宫切除等手段控制出血。

(2) 凝血功能障碍:迅速终止妊娠、阻断促凝物质继续进入孕妇血液循环,同时纠正凝血机制障碍;补充血容量和凝血因子,及时并足量输入同等比例的红细胞悬液、血浆和血小板。也可酌情输入冷沉淀,补充纤维蛋白原。

(3) 肾衰竭:若患者尿量 <30ml/h 或无尿(<100ml/24h),提示血容量不足,应及时补充血容量;若尿量 <17ml/h,在血容量已补足基础上可给予呋塞米 20~40ml 静脉推注,必要时重复用药。注意维持电解质及酸碱平衡。经过上述处理后,短期内尿量不增加且血清尿素氮、肌酐、血钾进行性升高,二氧化碳结合力下降,提示肾衰竭可能性大。出现尿毒症时,应及时行血液透析治疗。

6. 处理流程　见图 3-5-2。

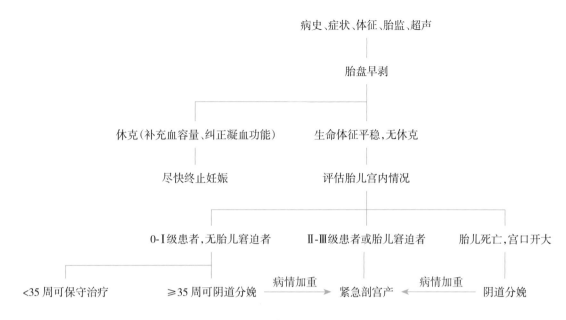

病史、症状、体征、胎监、超声

胎盘早剥

休克（补充血容量、纠正凝血功能）　　　　生命体征平稳，无休克

尽快终止妊娠　　　　　　　　　　评估胎儿宫内情况

0-I 级患者，无胎儿窘迫者　　Ⅱ-Ⅲ级患者或胎儿窘迫者　　胎儿死亡，宫口开大

<35 周可保守治疗　　≥35 周可阴道分娩 —病情加重→ 紧急剖宫产 ←病情加重— 阴道分娩

图 3-5-2　胎盘早剥处理流程图

二、脐带脱垂

（一）概述

脐带脱垂（umbilical cord prolapse，UCP）指胎膜破裂时脐带脱出宫颈口外，降至阴道内甚至露于外阴部，是导致围产儿死亡的重要原因，发生率为 0.1%~0.6%（图 3-5-3）。胎膜未破时脐带位于胎先露部前方或一侧，称为脐带先露（presentation of umbilical cord）（图 3-5-4）或隐性脐带脱垂（图 3-5-5）。

（二）高危因素

1. 一般因素　经产妇、多胎妊娠、低出生体重儿、早产、胎儿先天畸形、胎先露异常、胎产式异常、羊水过多、胎先露未衔接、脐带异常、低置胎盘。

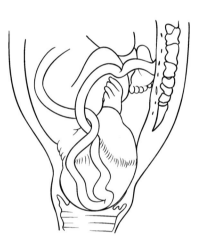

图 3-5-4　脐带先露

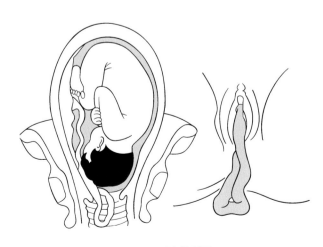

图 3-5-3　脐带脱垂

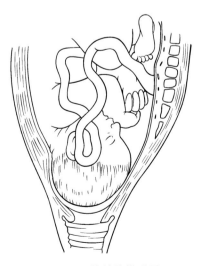

图 3-5-5　隐性脐带脱垂

2. 产科干预因素　人工破膜、胎头旋转术、倒转术、羊膜腔灌注术、子宫腔内压力传感器放置、大型号球囊引产术(表3-5-2)。

表3-5-2　脐带脱垂高危因素

一般因素	产科干预因素
经产妇	胎先露位置较高时行人工破膜
胎儿出生体重低(<2.5kg)	胎膜破裂后进行阴道操作
早产(<37周)	胎头旋转术(产程中)
胎儿先天畸形	内倒转术
臀先露	羊膜腔灌注术
横产式、斜产式、胎儿位置不稳定(≥37周)	子宫内压力传感器的放置
双胎妊娠第二个胎儿娩出前	大型号球囊导管引产术
羊水过多	
胎先露未衔接	
脐带过长或脐带附着异常	
低置胎盘	

(三) 对母胎的影响

1. 对母体影响　增加剖宫产、手术助产、产道损伤、产后出血、感染率。

2. 对胎儿影响　胎儿窘迫、死胎、死产。

(四) 临床表现

发生在胎先露部尚未衔接、胎膜未破时的脐带先露或隐性脐带脱垂,因胎动或宫缩时胎先露部下降,一过性压迫脐带导致胎心率减慢。胎膜破裂后胎心率突然减慢,脐带脱出宫颈口甚至露于外阴,如胎先露部已衔接,脐带受压于胎先露部与骨盆之间,引起胎儿缺氧,甚至胎心完全消失;以头先露最严重,肩先露最轻。若脐带血液循环阻断超过8分钟,可胎死宫内。脐带脱垂于阴道口后受到环境冷刺激和操作的影响可加重脐血管的收缩和痉挛,更易致胎儿死亡。

(五) 脐带脱垂的早期识别

1. 电子胎心监护　电子胎心监护可出现变异减速、晚期减速、延长减速及胎心过缓。

2. 超声检查　常规超声检查对于产前诊断脐带状态缺乏敏感性及特异性,不能用来预测脐带脱垂发生的可能性大小。存在脐带脱垂高危因素,胎膜未破时,若出现胎心率异常,彩色多普勒超声检查有助于判断脐带位置、明确诊断。若胎儿足月时胎先露为臀先露的孕妇选择阴道试产,可经阴道超声检查来探查是否存在脐带先露或脐带脱

垂,以帮助孕妇进行知情选择,决定分娩方式。

(六) 诊断

有脐带脱垂高危因素存在时,应监测胎儿情况,警惕脐带脱垂的发生。胎膜未破,于胎动、宫缩后胎心率突然变慢,改变体位、上推胎先露部及抬高臀部后迅速恢复者,应考虑有脐带先露的可能,临产后应行胎心监护。胎膜已破出现胎心率异常,应立即行阴道检查,了解有无脐带脱垂和有无脐带血管搏动。在胎先露部旁边或其前方以及阴道内触及脐带者,或脐带脱出于外阴者,即可确诊。

(七) 处理

1. 脐带先露　经产妇、胎膜未破、宫缩良好者,取头低臀高位,密切观察胎心率,等待胎头衔接,宫口逐渐扩张,胎心持续良好者,可经阴道分娩。初产妇、足先露或肩先露者,应行剖宫产术。

2. 脐带脱垂　发现脐带脱垂,胎心尚好,胎儿有存活能力者,应争取尽快娩出胎儿。在整个分娩过程中需要有非常熟悉新生儿复苏操作的医生参与,新生儿出生后行脐血pH值及剩余碱测定。

(1) 宫口开全:预计可快速、安全阴道分娩者,可尝试阴道分娩,但是必须使用标准规范的技术(产钳),注意尽量防止对脐带的压迫;臀先露行臀牵引术;在一些特殊情况下(例如对双胎第二个胎儿进行内倒转术后)建议使用臀牵引术。

(2) 宫颈未开全:产妇立即取头低臀高位、膝胸卧位或Sims体位(脐带外露对侧15°~30°卧位,枕头置于臀下),将胎先露部上推或充盈产妇膀胱,应用抑制子宫收缩的药物,以缓解或减轻脐带受压;严密监测胎心,同时尽快行剖宫产术(视频2)。

视频2　脐带脱垂剖宫产术

3. 期待治疗　对于处于临界存活孕周即妊娠23~24^{+6}周的未临产孕妇,在医院综合救治技术水平较高、胎儿预后评估较好、孕妇和家属知情同意的情况下,可选择期待治疗继续妊娠。期待治疗过程中,可以联合体位管理,膀胱充盈法以及宫缩抑制剂等措施,解除脐带压迫,缓解血管痉挛,以改善围产儿预后。脐带还纳过程会对脐带造成机械性刺激,诱发血管痉挛甚至闭塞,增加新生儿死亡风险,目前不推荐在临床中使用。

4. 处理流程 见图 3-5-6。

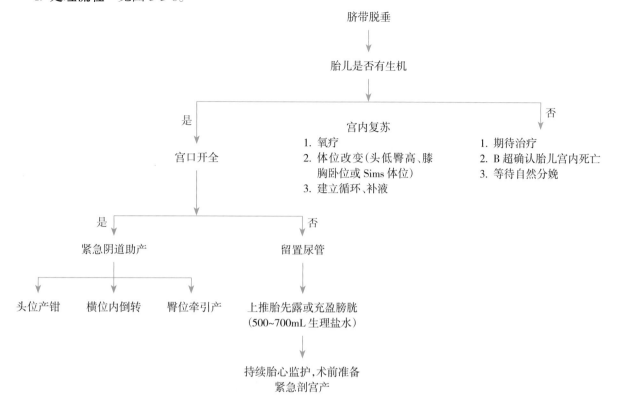

脐带脱垂
↓
胎儿是否有生机

是 →
宫口开全

宫内复苏
1. 氧疗
2. 体位改变(头低臀高、膝胸卧位或 Sims 体位)
3. 建立循环、补液

否 →
1. 期待治疗
2. B 超确认胎儿宫内死亡
3. 等待自然分娩

是 →
紧急阴道助产

否 →
留置尿管

头位产钳   横位内倒转   臀位牵引产

上推胎先露或充盈膀胱
(500~700mL 生理盐水)
↓
持续胎心监护,术前准备
紧急剖宫产

图 3-5-6 脐带脱垂处理流程图

（八）预防

妊娠晚期定期产前检查,尽早发现高危因素。胎产式异常的孕妇出现分娩先兆或胎膜破裂时应及时入院,行电子胎心监护,排查脐带脱垂;胎先露未固定或位置较高时,尽量避免人工破膜;胎膜破裂的情况下进行阴道检查或其他产科干预,不能随意上推胎头;合并有脐带脱垂相关风险因素的孕妇,胎膜破裂后要立即行阴道检查及电子胎心监护排除脐带脱垂;不存在脐带脱垂风险因素的孕妇,在自发胎膜破裂情况下,也需立即听取胎心率,若胎心率正常,不必常规阴道检查。

三、子宫破裂

（一）概述

子宫破裂(rupture of uterus)是指子宫体部或子宫下段于分娩期或妊娠期发生的破裂,为产科严重并发症,威胁母胎生命。根据破裂的原因,可分为无瘢痕子宫破裂和瘢痕处子宫破裂。无瘢痕妊娠子宫破裂极罕见,发生率为 1/20 000~1/5 700;美国国立卫生研究院(National Institutes of Health,NIH)关于剖宫产后阴道分娩的共识发展会议得出结论认为,在有剖宫产后阴道试产(trial of labor after cesarean section,TOLAC)的女性中,子宫破裂的总体发生率约为 1/308。所以,子宫破裂多发生于既往有子宫手术或损伤史的产妇中。

（二）病因

1. 子宫手术史 造成子宫瘢痕的原因主要有剖宫产术、子宫肌瘤剥除术、子宫宫角楔形切除术、子宫畸形矫形术等;造成破裂的原因是妊娠子宫的机械性牵拉导致瘢痕处破裂。随着近年来剖宫产术后再次妊娠阴道试产的推广,"Once a cesarean always a cesarean"(一旦剖宫产,一直剖宫产)的格言已不再是现实,但剖宫产后阴道分娩(vaginal birth after cesarean,VBAC)在我国产科临床开展并不普及,原因是对剖宫产后阴道试产 TOLAC 的评估和处理不当会导致子宫破裂,所以应当对于 TOLAC 的指征严格把控。

2. 梗阻性难产 明显的骨盆狭窄、头盆不称、巨大胎儿和异常胎位等因素阻碍胎先露下降,子宫为克服阻力加强收缩,子宫下段被迫拉长变薄最终发生子宫破裂。

3. 宫缩剂的使用不当 宫缩剂包括所有能刺激子宫收缩的药物,导致子宫破裂的原因主要包括药物剂量过大、应用指征不当、给药速度过快或孕妇对药物敏感性的个体差异、用药期间对产程观察不仔细等。

4. 产时手术损伤　宫口未开全时强行产钳助产、困难产钳或臀牵引术导致子宫颈严重裂伤并上延到子宫下段；毁胎术、内倒转、人工剥离胎盘术等由于操作不当，也可以造成子宫破裂。

5. 子宫先天性畸形和子宫壁发育不良　最常见的是双角子宫、残角子宫。

6. 子宫本身病变　因产妇多次刮宫史、人工剥离胎盘史、葡萄胎史、孕中期引产史等；使子宫内膜乃至肌壁受损导致子宫自发性破裂。

7. 外伤　腹部受到直接撞击，如跌倒或意外可能会导致外伤性子宫破裂。

(三) 临床表现

子宫破裂多发生于分娩期，部分发生于妊娠晚期，但也可能发生在孕早期和孕中期。如瘢痕妊娠时，随着受精卵的植入，滋养细胞直接侵入子宫瘢痕处不断生长，绒毛和肌层粘连，甚至穿透子宫壁造成子宫破裂等也可能造成孕早期或孕中期的子宫破裂。子宫破裂的发生是一个渐进性的过程，通常是由先兆子宫破裂进展为子宫破裂。

子宫破裂的症状和体征个体差异很大，没有统一的诊断标准。可能出现包括电子胎心监护异常如基线变异差、胎心率过缓、胎位不可触及、子宫活动度改变、子宫腹部轮廓的改变、突发腹部剧痛、阴道出血、血尿、低血压、晕厥或休克等。妊娠晚期子宫破裂最常见的临床表现为急性胎儿窘迫导致的突然的、严重的胎儿心动过缓，有时会先出现变异减速或晚期减速再发生心动过缓，然后胎心消失，但胎心率的改变对子宫破裂不具有诊断意义，故胎心率改变本身对检测或排除子宫破裂并无临床意义，但长时间的胎儿心动过缓可能与致命性的子宫破裂相关。临床上这些症状和体征可能均未出现，在这种情况下就很难预测子宫破裂的发生。

1. 先兆子宫破裂　常见于梗阻性难产、产程过程中的产妇。

(1) 子宫呈强直性收缩，产妇下腹剧痛难忍、烦躁不安，呼吸、心率加快，有少量阴道流血。

(2) 病理性缩复环 (pathologic retraction ring)：在子宫体部和子宫下段间形成凹陷，随子宫收缩逐渐上升，子宫下段膨隆、压痛明显。

(3) 出现排尿困难和血尿。

(4) 胎儿触不清，胎心率加快、减慢或听不清。

2. 子宫破裂　根据破裂程度不同分为不完全性子宫破裂和完全性子宫破裂。

(1) 不完全性子宫破裂：指子宫肌层部分或全层破裂，浆膜层完整，宫腔与腹腔没有相通，胎儿及其附属物仍在宫腔内。多见于子宫下段剖宫产切口瘢痕破裂，常缺乏先兆破裂症状，由于宫缩疼痛可能掩盖局部破裂处的疼痛，腹部检查仅在子宫没有完全破裂处有压痛，体征也不明显。若破裂发生在子宫侧壁阔韧带两叶之间，可形成阔韧带内血肿，此时在宫体一侧可触及逐渐增大且有压痛的包块。胎心律多不规则，也可出现胎心率基线以及变异性的异常、持续性胎心过缓等。

(2) 完全性子宫破裂：指宫壁全层破裂，使宫腔与腹腔相通。继先兆子宫破裂症状后，子宫在一霎时完全破裂，产妇常感撕裂样剧烈腹痛，随之子宫收缩骤然停止，疼痛缓解，但随着血液、羊水及胎儿进入腹腔，很快又感到全腹持续性疼痛，伴有面色苍白、脉搏放慢或脉搏微弱、呼吸急促、血压下降等休克症状。对于临床症状和体征不典型的患者，腹腔积血刺激膈肌仅仅导致胸痛，从而误诊。检查时有全腹压痛及反跳痛，在腹壁下可清楚扪及胎体，子宫缩小位于胎儿侧方，胎心胎动消失，阴道可能有鲜血流出，量可多可少。拨露或下降中的胎先露部消失(胎儿进入腹腔内)，曾扩张的宫口可回缩。子宫前壁破裂时裂口可向前延伸致膀胱破裂。若已确诊为子宫破裂，则没有必要经阴道检查子宫破裂口。若因催产素所致子宫破裂，产妇会感到宫缩间期缩短，突然剧痛，先露部随即上升、消失，腹部检查如上所述。子宫瘢痕破裂可发生在妊娠后期，但更多发生在分娩过程中，开始时腹部微痛，子宫切口瘢痕部位有压痛，此时可能子宫瘢痕有裂开，但胎膜未破，胎心良好。若没有立即行剖宫产，胎儿可能经破裂口进入腹腔，产生类似上述子宫破裂的症状和体征。

(四) 诊断

子宫破裂多为分娩期急症，后果非常严重，根据病史、分娩经过、临床表现及体征可作出诊断，个别晚期妊娠破裂者，只有出现子宫破裂的典型症状，如子宫下段撕裂样剧烈疼痛、持续性胎心过缓、阴道和腹腔内大出血，方能确诊。在此特别强调无论何种程度的子宫破裂，不同程度的腹痛和因破裂口出血导致的胎儿缺血是母胎不良结局的病理生理学基础，电子胎心监护异常往往是最常见或者是首要的临床表现，因此当孕妇主诉腹痛时,建议第一时间予以电子胎心监护。另外超声检查也能协助诊断,当子宫完全性破裂(胎膜未破),裂口较小时,子宫下段受羊水流动、胎动、宫缩等影响,B超可观察到羊膜囊向前突出;腹腔可见少量积血。当裂口较大时,超声可见胎儿部分或全部位于子宫外,母体腹腔积液或血肿。子宫完全性破裂(胎膜破裂)时,羊水、胎儿和血液进入母体腹腔伴腹腔积血。不完全性子宫破裂只有在严密观察下方能发现。

(五)鉴别诊断

1. 胎盘早剥 起病急、剧烈腹痛、胎心变化等表现,都可能与先兆子宫破裂相混淆。由于分娩镇痛的普及,在大多数情况下,两者可能都没有明显的疼痛或压痛。但胎盘早剥子宫呈板状腹、无病理性缩复环,超声检查可以帮助鉴别。

2. 难产伴感染 个别难产病例经多次阴道检查,可能出现感染。表现为子宫压痛、体温升高等,但阴道检查时由于胎先露部无明显改变,且妊娠子宫也不会缩小而位于胎体旁侧。

(六)处理

发生子宫破裂时,能给医生成功进行干预的时间很短,所以以下两个前提应始终牢记:①对可能诊断为子宫破裂的患者保持适当的高度怀疑,尤其是在高危患者中;②高度怀疑或诊断为子宫破裂时,应该马上急诊剖腹探查。

1. 先兆子宫破裂 如怀疑先兆子宫破裂,应立即停用促宫缩药,必要时给予抑制宫缩的药物,如给予静脉全麻、肌内注射盐酸哌替啶100mg等,吸氧、孕妇左侧卧位,以缓解子宫破裂的进程和减少胎儿宫内缺氧。最好能尽快行剖宫产术,术中注意检查子宫是否已有破裂。

2. 子宫破裂 随着子宫完全破裂,胎儿被挤出到腹腔、产妇大量出血,无论是胎盘剥离还是母体血容量不足引起的胎儿低氧血症都将是不可避免的,新生儿死亡或缺氧缺血性脑病的发生率为10%,即使及时手术也不能完全预防因子宫破裂而导致的重度新生儿酸中毒、胎儿和新生儿的死亡。子宫破裂胎儿未娩出者,即使死胎也不应经阴道先娩出胎儿,这会使裂口扩大,增加出血,促使感染扩散,应迅速剖腹取出死胎,视患者状态、裂伤部位情况、感染程度等综合考虑。子宫破裂口整齐、距破裂时间短、无明显感染者,可进行破口修补术。子宫破裂口大、不整齐、有明显感染者,应行子宫次全切除术。破口大、撕裂超过宫颈者,

应行子宫全切除术。子宫下段破裂者,应注意检查膀胱、输尿管、宫颈及阴道,若有损伤,应及时修补。子宫破裂多伴有严重的出血及感染,术前及时输血、输液,积极进行抗休克治疗,术中、术后应用较大剂量广谱抗生素控制感染。

严重休克者就地抢救,若必须转院,应输血、输液、抗休克后方可转运。无论何种类型的子宫破裂都要做好新生儿窒息复苏准备。

(七)预防

1. 患者应做好产前检查,有高危因素者应提前入院待产。

2. 严格掌握TOLAC的指征,对于多数有过1次子宫下段横切口剖宫产史、无阴道分娩禁忌的女性可以建议行TOLAC。子宫破裂高危人群(如子宫古典式切口或T型切口者、有子宫破裂史或子宫底部切口手术史者)及有阴道分娩禁忌的产妇(例如前置胎盘)不适合TOLAC,且TOLAC应在能够实施紧急终止妊娠的医疗机构进行。若怀疑子宫破裂应当尽快终止妊娠,自决定手术到胎儿娩出的时间少于20分钟能降低胎儿和新生儿的死亡率。

3. 严密观察产程进展,警惕并尽早发现先兆子宫破裂征象并及时处理。

4. 严格掌握缩宫剂的使用指征。

5. 正确掌握产科手术助产的指征和操作规范,术后应仔细检查宫颈和宫腔,如有损伤及时修补。

(八)预后

子宫破裂的预后取决于多种因素,如病因、破裂部位、孕产妇一般状况、早期诊断和快速干预的时间。一般来说,子宫瘢痕处破裂的预后比无瘢痕子宫破裂的预后好,但母婴死亡率高。

四、催引产

(一)概述

引产(induction of labor,IOL)是晚期足月妊娠(指月经周期规律,核实孕周41~41^{+6}周)、过期妊娠(≥42周)或因医学原因需要终止妊娠时最常用的方法之一。引产成功与否,与宫颈成熟度密切相关,促宫颈成熟包括药物和机械性方法,催引产包括人工破膜和/或静脉滴注缩宫素。正确实施催引产可有效降低母胎不良结局的发生,只有严格把握指征、规范临床操作、严密观察产程、及时识别和处理相关并发症才能提高催引产的成功率,改善母胎预后。

引产是指自然临产前通过药物和 / 或机械的方法诱发宫缩使产程发动以期自然分娩的方法。催产（augmentation of labor）是指因原发或继发性宫缩乏力导致产程延长或停滞，通过人工破膜和 / 或静脉滴注缩宫素等方法加强宫缩、促进产程进展以结束分娩。正确实施引产可以降低母胎不良结局，如死胎、胎儿窘迫、新生儿窒息及剖宫产率等，对母胎均受益。2018 年世界卫生组织（World Health Organization，WHO）在足月及过期妊娠引产指南中指出，在过去的几十年中，孕妇引产的比例不断升高，在高收入国家通过引产而出生的足月新生儿的比例达到 1/4，在中低收入国家引产比例相对偏低。不恰当引产可能导致宫缩过频、胎儿窘迫、脐带脱垂、子宫破裂及产后出血等不良结局。因此了解催引产概念、严格催引产指征、规范临床技术操作，严密观察产程，可以大大减少母胎并发症的发生。

（二）引产指征

1. 晚期足月（late-term）和过期妊娠（postterm pregnancy）　为降低围产儿患病率及死亡率，多个国家指南均建议晚期足月妊娠和过期妊娠应积极进行引产。其中 ACOG 强调，对晚期足月及过期妊娠进行引产可以降低围产儿死亡、剖宫产、胎粪吸入综合征等发生风险，故建议对 ≥41 周者进行引产。

2. 高龄孕妇（advanced maternal age）　高龄孕妇（≥40 岁）是死胎的独立危险因素。昆士兰卫生组织 2017 年指南建议高龄孕妇于 39~40 周开始引产；RCOG2013 年指南也指出高龄孕妇在妊娠 39~40 周实施引产，可降低死胎和孕妇并发症的发生率。

3. 妊娠高血压疾病（hypertensive disorders of pregnancy，HDP）　妊娠高血压、子痫前期患者妊娠满 37 周即可引产；重度子痫前期患者妊娠 34 周后经保守治疗效果不明显、病情恶化或子痫控制后无产兆，且具备阴道分娩条件者，可考虑引产终止妊娠。

4. 妊娠糖尿病（gestational diabetes mellitus，GDM）　妊娠糖尿病，无须胰岛素治疗而血糖控制达标，无母胎并发症且预产期前后仍未临产者；孕前糖尿病及胰岛素治疗的妊娠糖尿病，如血糖控制良好且无母胎并发症，严密监测至妊娠 39 周后；若血糖控制不满意或出现母胎并发症，终止妊娠时机应根据病情个体化决定。

5. 妊娠期肝内胆汁淤积症（intrahepatic cholestasis of pregnancy，ICP）　妊娠期肝内胆汁淤积症有阴道分娩条件者，建议终止妊娠时机：轻度者在妊娠 38~39 周；重度者在妊娠 34~37 周，应根据孕周、病情严重程度、生化指标改善情况等因素综合考虑，个体化评估。由于胎儿猝死与胆汁酸盐高低无正相关，故应充分告知在待产过程中随时有胎死宫内的风险，注意做好胎动计数及胎儿监护。

6. 胎膜早破（premature rupture of membranes，PROM）　足月妊娠胎膜早破 2~12 小时未临产者建议引产。

7. 胎儿、羊水异常等因素　包括严重胎儿生长受限（fetal growth restriction，FGR）、死胎及胎儿严重畸形、羊水过少、胎盘功能不良等，其中 FGR、羊水过少、胎盘功能不良经充分评估，胎儿可以耐受阴道分娩者建议引产。

8. 其他　母亲合并其他严重内外科疾患经充分评估尚能耐受阴道分娩者建议引产。

9. 排除引产禁忌证

（1）不能经阴道成功分娩：如有头盆不称；胎位异常；初产臀位；瘢痕子宫有可能子宫破裂（如未知子宫切口的剖宫产术、穿透子宫内膜的肌瘤剔除术、子宫破裂史等）；生殖道畸形或有宫颈手术史。

（2）不能经阴道分娩：前置胎盘和前置血管；宫颈浸润癌；生殖道感染性疾病，如疱疹感染活动期。

（3）不能耐受阴道分娩：如孕妇有严重合并症及并发症；严重胎盘功能不良，胎儿不能耐受阴道分娩。

（4）引产药物过敏：需要在短时间内结束妊娠。

（三）引产前评估及准备

1. 引产前评估　医疗机构具备阴道助产及紧急剖宫产条件方可实施。

（1）核实孕周：引产前应准确核实孕周以防止医源性早产及不必要的引产。SOGC2017 指南推荐，所有孕妇应尽可能在妊娠 11~14 周通过超声检查胎儿冠 - 臀长以核实孕周，如果孕周与末次月经差距超过 5 天需要重新矫正预产期。若未行胎儿颈后透明层厚度（nuchal translucency，NT）超声检查，也可参考月经周期规律者的末次月经、单次性生活时间、孕早期孕囊大小等核实孕周。

（2）复习病史：引产前详细了解孕妇一般情况、孕期经过，尤其详细了解既往不良孕产史、孕次、产次、合并症及并发症等，充分评估病情严重程度及阴道分娩相关风险。

（3）评估头盆关系：通过四步触诊及阴道检查，了解胎方位及产道情况，排除阴道分娩禁忌证。

（4）评估胎儿情况：常规采用胎心监护及超声检查等方法，必要时进行缩宫素激惹试验（oxytocin challenge test，OCT）或宫缩应激试验（contraction stress test，CST）了解胎儿情况，有条件者也可进行胎儿生物物理评分，评估胎儿储备能力。

（5）评估宫颈成熟度：目前已公认宫颈成熟度与引产成功率呈正相关。评估宫颈成熟度最常用的方法是改良 Bishop 评分法（Modified Bishop score，MBS）评分，0~3 分，引产成功率低；评分 4~6 分，引产成功率约 50%；评分 7~8 分，引产成功率约 80%；评分≥9 分，引产 100% 成功。评分越高，引产成功率越高。各国临床指南均建议将评分≥7 分定义为宫颈成熟（cervical ripening），评分≤6 分定义为宫颈不成熟，引产前应先促宫颈成熟再引产，若直接引产不仅失败率高，且延长住院时间。

2. 引产前准备——人工剥膜 人工剥膜可以促进内源性前列腺素释放，一般剥膜后 48 小时自然临产率明显升高，可以减少孕妇实施引产的比例，目前许多国家的引产指南均建议在引产实施前可以先行人工剥膜。同时也强调人工剥膜可能会增加孕妇不适感以及胎膜早破、感染、阴道流血等风险，操作前应向患者及家属充分告知，取得知情同意并签字后，方可在严格消毒下实施。

（四）促宫颈成熟

促宫颈成熟即促进宫颈软化、变薄并易于扩张，以提高引产成功率、缩短引产到分娩时间。促宫颈成熟常用方法如下。

1. 前列腺素类药物促宫颈成熟

（1）米索前列醇（misoprostol）：米索前列醇是一种人工合成的前列腺素 E_1（PGE_1）制剂，能够促进宫颈胶原纤维及弹力纤维降解，同时也刺激内源性前列腺素释放使宫颈软化、扩张达到促宫颈成熟的目的。我国常用的米索前列醇片为剂量 200μg/ 片，通常与米非司酮序贯应用终止早期妊娠。但应注意该药物说明书目前仍无妊娠晚期促宫颈成熟适应证，美国食品与药品管理局 2002 年已批准米索前列醇用于妊娠中期促宫颈成熟引产，ACOG2009 年重申米索前列醇在妊娠晚期促宫颈成熟的有效性。我国催引产指南推荐，妊娠晚期未破膜而宫颈又不成熟的孕妇，米索前列醇是一种安全有效的引产方法，且使用方便、价格低廉，若严格规范使用具备一定的安全性。

1）使用方法：①米索前列醇促宫颈成熟时，我国指南推荐阴道放药，每次剂量为 25μg，放药 6 小时后仍无宫缩，可再次放置相同剂量米索前列醇，再次放药前应先行阴道检查，重新评估宫颈成熟度，了解原放置药物是否溶化，若仍有药渣则不宜再次放药。每日药物总量不超过 50μg。②WHO2011 年、2018 年指南均推荐米索前列醇用于妊娠晚期促宫颈成熟，有不同的给药途径，如阴道放置、口服、颊黏膜含服，这三种给药途径促宫颈成熟效果差别不大，考虑阴道反复放药可能存在潜在感染，且胎膜早破患者不宜阴道放置米索前列醇，故可采用口服或颊黏膜含服给药。

2）注意事项：①药物说明书未将妊娠晚期使用米索前列醇促宫颈成熟列为适应证，使用前应向患者及家属充分告知，签署知情同意书后方可用药；②米索前列醇每片剂量为 200μg，每次使用 25μg，使用前应均匀切割，防止剂量过大引起过强宫缩，导致胎儿窘迫、子宫破裂等母胎不良后果；阴道放药时切忌将药物压碎，防止药物吸收过快导致过强宫缩；③需要静脉滴注缩宫素引产时，应与最后一次使用米索前列醇间隔至少 4 小时；④若发生过强宫缩，应尽快行阴道检查将阴道内未吸收的药物清理干净，同时静脉滴注硫酸镁抑制宫缩，以免发生胎儿窘迫或子宫破裂等严重并发症而危及母胎安全。

（2）地诺前列酮栓（dinoprostone）：地诺前列酮栓是一种自控释放的前列腺素 E_2（prostaglandinE_2，PGE_2）制剂，作用机制与米索前列醇类似。我国常用剂型每枚含 10mg 地诺前列酮，以 0.3mg/h 的速度缓慢释放。国外还有地诺前列酮凝胶，每 2mg 含地诺前列酮 1mg（与米索前列醇类似）。地诺前列酮栓剂需冰箱冷冻保存。

1）使用方法：嘱孕妇排空膀胱取截石位，操作者消毒外阴，戴无菌手套，用示指、中指夹持栓剂横置于阴道后穹窿顶部，终止带置于阴道中下段便于取出（临床发现若将终止带置于阴道口外极易造成药物下滑、脱落及污染）。放药后嘱孕妇平卧 20~30 分钟以利栓剂吸水膨胀，2 小时后复查栓剂仍在原位时可下床正常活动。

2）取出时机：①出现规律宫缩（每10分钟3次宫缩），宫颈评分≥7分；②自然破膜或行人工破膜前；③宫缩过频、过强；④放药24小时；⑤胎儿出现以下不良征兆，自觉胎动减少或消失，胎心监护提示为Ⅱ类或Ⅲ类图形；⑥出现不能用其他原因解释的母体不良反应，如恶心、呕吐、腹泻、发热、低血压、心动过速或阴道流血增多等情况。

3）注意事项：①放药前需先行胎心监护及宫颈评分，胎心监护正常且无宫缩、宫颈不成熟，征得患者与家属同意并签署知情同意书；②药物需横置于阴道后穹窿，以防药物脱落，定期行阴道检查了解药物有无移位以免影响效果；③药物需放置24小时，一般建议上午阴道放药以便于观察，放药后2小时复查胎心监护，若无规律宫缩，间隔2~4小时再次复查胎心监护，若出现规律宫缩应随时胎心监护；严格交接班，严密观察宫缩及胎心变化；④规律宫缩后，应由高年资医生行阴道检查，并根据宫颈评分改善情况决定是否取出药物，否则放置时间太短往往无法达到促宫颈成熟目的。

（3）前列腺素药物使用注意事项

1）严格适应证：单胎、头位、具备引产指征而无阴道分娩禁忌证者，宫颈Bishop评分≤6分且未破膜者。

2）规避禁忌证：①有使用前列腺素类药物禁忌，如青光眼、哮喘及过敏体质者；严重心、肝、肾疾病及肾上腺皮质功能不全者；②既往前次剖宫产或子宫手术史者；③有急产史或3次以上足月分娩史者；④急性盆腔炎；⑤胎先露异常；⑥不明原因的阴道流血不能排除前置胎盘或胎盘早剥；⑦胎心监护异常；⑧宫颈评分≥7分或已临产。

3）警惕子宫过度刺激（uterine hyperstimulation）：即子宫收缩过频（uterine tachysystole），定义为持续胎心监护，每10分钟内出现5次以上的宫缩，伴有或不伴有胎心率的异常。当出现过频宫缩时，应持续胎心监护并尽快评估宫颈成熟度及宫颈口扩张情况，必要时取出阴道内药物或使用宫缩抑制剂。

4）规范操作流程：严格操作规范，严密观察宫缩，定期监测胎心变化，警惕用药并发症，如宫缩过频、胎儿窘迫等，做到早发现、早处理，并及时做好记录。

2. 机械性促宫颈成熟方法

（1）宫颈扩张球囊：宫颈扩张球囊（dilated cervical balloon）是妊娠晚期促宫颈成熟常用且有效的方法之一。主要通过机械性扩张宫颈管，使胎膜与子宫下段蜕膜分离释放内源性前列腺素，促进宫颈软化、成熟，同时也可引起内源性催产素释放而诱发宫缩。

1）适应证：宫颈Bishop评分≤6分，有引产指征且胎膜完整，无阴道分娩禁忌证者。

2）禁忌证：胎膜早破、生殖系统炎症。

3）使用方法：①使用前向患者及家属告知病情，签署知情同意书；②阴道分泌物清洁度正常，无急性感染；③嘱孕妇排空膀胱取截石位，检查宫颈扩张情况、双球囊是否完整无破损。消毒外阴铺巾，放置阴道窥器，仔细消毒阴道及宫颈。钳夹宫颈前唇，右手持卵圆钳或长镊子夹持双球囊导管轻柔插入宫颈管内，确保顶端球囊进入宫腔。抽取生理盐水先向标记为U的宫腔球囊注入60ml，轻轻牵拉导管，若有阻力提示球囊位于宫腔，于宫颈外口看到标记为V的阴道球囊时注入生理盐水30ml，取出窥器继续向两个球囊分别注水至80ml，临床发现经产妇因宫颈内口松弛，宫腔球囊注水80ml容易脱落，可缓慢注水至100~120ml；阴道球囊建议注水50~80ml，后者若注水过多，可能造成宫颈受压缺血，分娩时可能导致宫颈裂伤。术毕用胶布将导管末端固定于大腿内侧或置于阴道内，孕妇可下床自由活动，12小时后取出球囊；④球囊取出同时评估宫颈成熟度，必要时可选用其他方法继续促宫颈成熟或引产。

4）注意事项：①放置球囊时孕妇会有明显的不适，操作前应与孕妇及家属做好沟通解释，取得其配合，消除紧张；②放置球囊需要经阴道从宫颈插入宫腔，故必须排除阴道、宫颈及宫腔感染，严格消毒外阴、阴道及宫颈；③操作时根据宫颈内口容受情况，可适当增加宫腔球囊注水量（80~120ml），减少球囊滑脱概率；④球囊放置12小时后取出，因单独使用球囊往往难以诱发规律宫缩，需联合使用其他引产方法，如人工破膜或静脉滴注缩宫素，因此建议晚上放置球囊，早上取出，便于继续联合使用其他方法促宫颈成熟或引产。

（2）Foley导尿管、水囊：目前Foley导尿管仅见于医疗条件欠发达地区基层医院妊娠中晚期引产，而避孕套自制水囊引产近十几年已极少应用。其作用原理、操作方法及注意事项与宫颈扩张球囊类似。

在临床使用中发现宫颈扩张球囊引起宫缩过强的概率明显低于前列腺素类制剂，故适合于具有高危因素如羊水过少、胎儿生长受限、胎盘功能减退、妊娠期肝内胆汁淤积症等具备阴道分娩条件且宫颈不成熟者，但球囊机械性扩张难以诱发宫缩需联合使用其他引产方法如人工破膜、静脉滴注缩宫素等，选择时应注意个体化及规范化，并充分告知利弊。

（五）引产

当宫颈 Bishop 评分≥7 分，宫颈已经成熟，实施引产可以选择的方法包括：

1. 缩宫素（oxytocin）静脉滴注 缩宫素是一种多肽类激素，通过与子宫缩宫素受体结合促进子宫平滑肌收缩，具有诱发或加强宫缩的作用，即引产或催产作用。缩宫素半衰期为 5~12 分钟。故认为静脉滴注缩宫素是较安全的引产方法，因为这样既可以保持生理水平的有效宫缩，又可以在出现宫缩过强时及时停药，使过强宫缩得以缓解，避免发生胎儿窘迫。

（1）适应证：宫颈 Bishop 评分≥7 分无阴道分娩禁忌者，尤其适用于胎膜早破引产。

（2）禁忌证：除药物过敏外，无绝对缩宫素引产禁忌证。但催产时应注意排除因头盆不称等梗阻性因素导致的原发或继发性宫缩乏力。

（3）使用方法

1）我国推荐小剂量缩宫素静脉滴注引产：建议使用输液泵泵入，方法是先静脉滴注乳酸钠林格注射液 500ml，按每分钟 8 滴调好滴速，然后加入 2.5U 缩宫素摇匀后继续滴入（即每滴液体含缩宫素 0.33mU）。因缩宫素个体敏感性不同，静脉滴注缩宫素应从小剂量开始，根据宫缩及胎心情况调整滴速，循序增量，每间隔 20 分钟调整 1 次，即从 8 滴/min（2.7mU/min）调整至 16 滴/min（5.4mU/min）、24 滴/min（8mU/min），以此类推（也可从 8 滴/min 起，每次增加 4 滴，直至出现有效宫缩），最大滴速不得超过 40 滴/min（13.2mU/min），如果已经达到最大滴速，仍无有效宫缩时可增加缩宫素浓度，即 5U 缩宫素溶于乳酸钠林格注射液 500ml 中，先将滴速减半，再根据宫缩调整，增加浓度后，最大量增至 40 滴/min（26.4mU/min），原则上不能再增加缩宫素的滴速及浓度。

2）ACOG 及 SOGC 推荐的低剂量和高剂量缩宫素引产方案（表 3-5-3）：将 10U 缩宫素溶于 1 000ml 的生理盐水配成 10mU/ml 的浓度静脉滴注（即每滴液体含缩宫素 0.66mU）。低剂量给药和低频率加量可减少伴有胎心率改变的过频宫缩的

发生。高剂量给药和高频率加量可以缩短临产时间，但可能增加伴胎心率变化的过频宫缩，故各有利弊，应根据当地医疗机构条件个体化应用。

表 3-5-3　ACOG 及 SOGC 低剂量和高剂量缩宫素引产方案

方案	起始剂量/(mU·min⁻¹)(滴·min⁻¹)	增加剂量/(mU·min⁻¹)(滴·min⁻¹)	调整间隔/min
低剂量	0.5~2(1~3)	1~2(2~3)	15~40
高剂量	6(10)	3~6(5~10)	15~40

3）昆士兰卫生组织推荐的缩宫素引产方案（表 3-5-4）：30U 缩宫素溶于 0.9% 氯化钠 500ml 配成 60mU/ml 浓度静脉滴注（即每滴液体含缩宫素 4mU），最大剂量与我国要求相似，但因滴数少，临床实施时输液泵精度要求高，我国现有医疗条件下尚不宜推广应用。

表 3-5-4　昆士兰卫生组织缩宫素引产方案

时间调整间隔/min	浓度/(mU·min⁻¹)(滴·min⁻¹)
0	1(0.25)
30	2(0.5)
60	4(1.00)
90	8(2.00)
120	12(3.00)
150	16(4.00)
180	20(5.00)
210	24(6.00)
240	28(7.00)
270	32(8.00)

（4）缩宫素注意事项

1）综合评估：使用前应充分评估孕妇及胎儿情况，如孕妇生命体征和心、肝、肾功能，四步触诊及阴道检查、头盆评分、胎儿宫内情况，以及有无破膜、羊水性状等。引产前充分告知孕妇及家属并签署知情同意书。

2）规范操作：引产时，切忌先将缩宫素加入液体中再静脉穿刺滴注，这样可能在短时间内使多量缩宫素进入体内，导致过频宫缩，影响母胎安全。

3）专人监护：因个人敏感程度不同，引产时必须有专人管理，持续胎心监护，根据宫缩及胎心

情况调节滴速,切不可随意调节滴注速度,每次调节时需做好记录,调整宫缩至有效宫缩,其判定标准为 10 分钟内至少出现 3 次宫缩,每次宫缩持续 30~60 秒,并伴有宫颈管进行性缩短和宫口扩张。当孕妇出现异常情况时需尽快报告上级医生,及时处理。

4)警惕并发症:静脉滴注缩宫素的并发症主要是宫缩过强、过频,往往与缩宫素应用或操作不当有关,过强、过频宫缩可增加胎儿窘迫、子宫破裂、羊水栓塞、产后出血等风险,因此当出现过频宫缩时,首先应减慢滴速或立即停药,必要时给以 25% 硫酸镁静脉滴注抑制宫缩,并持续监护观察宫缩及胎心情况,若出现胎儿窘迫、短时间不能阴道分娩,应尽快剖宫产结束分娩。不良反应包括水中毒、过敏反应等,因此静脉滴注缩宫素时应仔细操作,严密观察,规范用药。

5)及时停药:静脉滴注缩宫素临产后,根据宫缩强度与频率适当调整滴速,一般在宫口扩张大于 3cm 时再次评估宫缩情况,必要时停药观察。停药后继续严密观察产程,并根据产程进展情况决定是否再次使用缩宫素。

6)其他:缩宫素给药的其他途径如肌内、皮下、穴位注射及鼻黏膜用药,可因无法控制缩宫素进入体内的剂量而引起严重并发症危及母胎安全,故产前只能采用静脉滴注缩宫素,其他给药途径禁止使用。

2. 人工破膜术 即采用人工方法刺破胎膜,以促进内源性前列腺素和缩宫素释放,诱发或加强宫缩。

(1)适应证:宫颈 Bishop 评分≥7 分无阴道分娩禁忌者,头先露并已衔接者,尤其适宜于前羊膜囊突出较明显者。

(2)禁忌证:胎位异常,先露高浮,下生殖道炎症。

(3)操作方法:向患者及家属交待病情,告知人工破膜的风险并签署知情同意书;排空膀胱取截石位,持续胎心监护,消毒外阴、阴道、宫颈,戴无菌手套,左手持破膜钳在右手指引导下刺破羊膜囊,右手指待羊水缓缓流出后再退出;破膜后嘱患者继续卧床观察羊水情况并持续胎心监护。

(4)注意事项

1)人工破膜有发生脐带脱垂、胎盘早剥、胎儿窘迫、胎儿损伤、感染、羊水栓塞及前置血管破裂等风险,破膜前应充分评估头盆关系,胎头已衔接

者方可实施。向患者及家属充分告知相关风险征得同意签字后再操作。

2)破膜时应仔细检查宫颈口周围有无脐带先露,必须在宫缩间歇期进行破膜,且破膜口不宜过大,以羊水缓慢流出为宜。

3)破膜前后建议持续胎心监护,破膜后注意观察羊水流出速度及性状。

4)单独使用人工破膜引产者,宫缩发动时间常无法确定,且增加感染风险,建议破膜后观察至少 30 分钟,若无宫缩可静脉滴注缩宫素以缩短引产到分娩的时间。

3. 引产流程图见图 3-5-7。

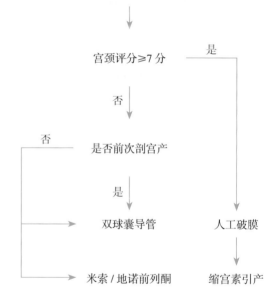

图 3-5-7 引产流程图

(六)特殊情况引产

1. 瘢痕子宫引产

(1)瘢痕子宫足月妊娠:有阴道试产条件且孕妇及家属要求阴道分娩,许多国家指南均建议使用球囊促宫颈成熟,不推荐使用前列腺素制剂,后者可明显增加子宫破裂风险,若宫颈已成熟,可以采用人工破膜后静脉滴注小剂量缩宫素引产。

(2)瘢痕子宫妊娠中期引产:首先推荐宫颈扩张球囊引产,但有研究表明,与非瘢痕子宫引产相比,瘢痕子宫孕妇使用前列腺素药物引产,子宫破

裂风险无明显差异,因此妊娠中期瘢痕子宫引产可以谨慎选择前列腺素药物。

2. 妊娠中期引产

(1) 依沙吖啶引产术

1) 适应证:妊娠中期(14~27^{+6}周)胎儿畸形、胎死宫内、孕 28 周后产前诊断发现胎儿具有致死性畸形者,或孕妇坚决要求终止妊娠时。

2) 禁忌证:①有急、慢性肝肾疾病伴功能不全者;②体温升高≥37.5℃,伴急性感染性疾病者;③瘢痕子宫、宫颈裂伤、子宫畸形者应慎用。

3) 操作方法:排空膀胱取平卧位,有条件者可在 B 超定位下穿刺(一般取耻骨联合与宫底连线中点),消毒穿刺点周围皮肤约 10cm,铺无菌洞巾,带针芯 7 号腰穿针垂直进针回抽见羊水后,注入依沙吖啶 100mg,套上针芯后将穿刺针退出,无菌敷料覆盖穿刺点。

4) 注意事项:①严密观察体温,部分患者在术后 24~48 小时体温一过性升高达 37.5℃,一般不需处理,若超过 38℃,可对症退热治疗;②注射药物后一般在 24~48 小时宫缩发动,若超过 5 天无反应,考虑引产失败,可以选择其他引产方法;③利凡诺引产后易发生胎盘、胎膜剥离不全,建议在引产前口服米非司酮片预防,必要时 B 超引导下行清宫术。

(2) 米非司酮与米索前列醇联合应用

1) 适应证:同依沙吖啶引产术。

2) 禁忌证:①有急、慢性肝肾疾病伴功能不全者;②有血液系统疾病或血栓性疾病史者;③有前列腺素药物使用禁忌者,如青光眼、哮喘及过敏体质者。

3) 使用方法:口服米非司酮 50mg/ 次(服药前后禁食 2 小时),2 次 /d,间隔 12 小时,共 6 片,最后一次服用米非司酮后 2 小时口服米索前列醇 25~100μg(具体剂量参考孕周,孕周越大,剂量越小),根据宫缩情况决定 6 小时后是否再次给药。

4) 注意事项:①服药期间注意观察生命体征及药物副作用;②注意观察宫缩,尤其是口服米索前列醇时必须根据宫缩情况决定是否重复用药。

(七) 小结

1. 正确评估及实施 医疗机构具备阴道助产及紧急剖宫产条件者方可实施引产,重视引产前评估,严格掌握催引产指征,熟悉各种催引产方法,重视宫颈评分,及时促宫颈成熟,以提高引产成功率,降低母胎不良结局发生率。

2. 严密观察及处理 必须结合孕妇及胎儿情况详细制订个体化引产方案。因地制宜,因人而异,规范临床操作,严密观察产程进展,及时处理并发症,必要时阴道助产或手术结束分娩。只有这样才能最大限度减少母胎并发症的发生,保障母胎安全。

五、仰卧位低血压综合征

(一) 概述

仰卧位低血压综合征(supine hypotensive syndrome,SHS)常见于妊娠晚期及剖宫产手术麻醉后,由于孕妇采取仰卧位而出现以低血压、心率增快等低血容量为主要表现的一系列临床症状及体征,严重时可能增加休克、胎儿窘迫、新生儿窒息等风险,危及母胎安全。因此了解诱发因素、掌握预防措施、做好健康教育、避免孕妇妊娠晚期较长时间仰卧位是防止其发生的关键。

自 1942 年"仰卧位低血压综合征"首次报道以来,人们对于该综合征的发病机制不断研究与探索,对于这一综合征,概念也在不断变化,诸如"妊娠后期仰卧位循环虚脱""妊娠期体位性休克""转位性低血压综合征""妊娠晚期下腔静脉综合征""主腔静脉压迫综合征""Mengert 氏休克综合征"等。这些名称从不同角度反应了该综合征主要是因为仰卧位引起孕妇血压下降、心输出量减少、心率加快等不适,若未及时发现,可能引起子宫胎盘循环血量减少、胎儿脐血流异常而发生胎儿宫内缺氧甚至胎儿窘迫等。

仰卧位低血压综合征最初定义是当孕妇体位转为仰卧位时收缩压低于 80mmHg 或者下降超过 30mmHg,不考虑心率变化;后来定义为孕妇转为仰卧位时收缩压下降超过 15mmHg、心率增加 20 次 /min 以上。新的定义更能反映出由于孕妇体位改变导致回心血量减少约 20%~25% 以上而引起母体及胎儿的各种不良反应。

(二) 发病机制与诱因

1. 发生机制 随着妊娠子宫的逐渐增大,尤其妊娠晚期胎先露未入盆时,增大的子宫对下腔静脉压迫十分常见,盆腔静脉血流瘀滞可能引起下肢静脉炎、静脉曲张、下肢水肿、外痔甚至血栓形成等一系列表现。当孕妇采取仰卧位时,妊娠子宫对下腔静脉压迫尤为突出,使下腔静脉血流受阻、回心血量减少,心输出量也随之减少而出现一系列低血压的症状或体征,采取侧卧位或站立位时症状即可迅速缓解。有研究对妊娠晚期孕妇行静脉血管造影,发现90%以上孕妇在仰卧位时,妊娠子宫压迫会完全或部分阻断下腔静脉血流,使回心血量减少、心输出量减少、子宫胎盘血流量减少。但临床工作中我们经常观察到大多数孕妇妊娠晚期取仰卧位时并未出现任何不适表现,仅10%~15%孕妇出现低血压、心率加快、胎儿缺氧等表现,也有极少数孕妇在已经监测到血压明显降低时也未出现任何自觉症状。这可能是因为当增大子宫对下腔静脉造成压迫时,静脉侧支循环会立即建立包括奇静脉、椎旁静脉及腰静脉等侧支静脉回流,从而使回心血量迅速改善,由于大多数孕妇侧支循环能迅速、有效地建立,即使仰卧位时也可能不表现任何不适,只有少数孕妇可能因为血管解剖结构异常使侧支循环不能迅速建立,外周血管舒缩功能异常加之下腔静脉血流受阻,血液会积聚于盆腔及下肢,使有效循环血量明显减少,孕妇即出现低血压、心率增快等表现,若胎盘血流灌注减少也可能引起脐动脉 S/D 比值升高导致胎儿急性缺氧。

2. 诱发因素

(1) 剖宫产手术时:①麻醉后患者仰卧位于手术台,由于麻醉药物引起腹肌及子宫韧带松弛,使妊娠子宫失去支撑后机械性压迫下腔静脉及腹主动脉,导致体循环血流灌注分布不均,回心血量减少;②麻醉药物阻滞腰部以下感觉、运动及交感神经,引起周围血管扩张,血液积聚于腹腔脏器及下肢,使回心血量减少,心输出量减少;③妊娠晚期椎管内静脉丛曲张,硬膜外间隙变窄,蛛网膜内压力增加,药物易在硬膜外腔扩散,使麻醉范围扩大;④手术时产妇由于焦虑、紧张、恐惧,交感神经兴奋性增高,外周血管阻力增加引起血压升高,但麻醉后由于交感神经节前神经纤维传导被阻滞,麻醉平面内血管扩张,周围血管阻力下降,血液积聚于外周血管系统,使静脉回流受阻,心输出量明显减少,引起血压下降甚至发生休克;⑤择期手术术前因禁食、禁饮,血容量相对不足,而急诊手术麻醉前也难以足量补充液体,更易引起麻醉后低血压反应;⑥在手术时,因患者被动仰卧于手术台,无法自行侧卧以解除下腔静脉及腹主动脉压迫,极易出现低血压表现。

(2) 产前检查时:在妊娠晚期进行超声、阴检、臀位外倒转、胎心监护等产前检查时,或静脉穿刺、留置尿管时,都可能因为仰卧位而诱发低血压,尤其孕妇同时伴有羊水过多、双胎、巨大胎儿、巨大卵巢肿瘤等更易发生。

(3) 分娩时:分娩时患者常常会采取仰卧位实施分娩接生,而研究发现产妇在分娩时发生仰卧位低血压综合征的概率却非常低,可能因为临产后子宫节律性收缩即规律宫缩,子宫肌层血管及胎盘血管受压,子宫血流量减少,子宫体积及重量也会有所减轻,同时随着产程中胎头衔接及胎儿下降,也会明显减轻子宫对下腔静脉及腹主动脉机械性压迫,因此分娩时回心血量下降不明显,产妇也很少出现低血压症状,但要注意产程中若采取腰硬联合麻醉分娩镇痛或伴发宫缩乏力时,有可能发生仰卧位低血压,故产妇采用药物镇痛分娩时应注意强调侧卧位或半卧位待产,并注意严密监护母胎情况。

(三) 临床表现

1. 症状　常常发生于孕妇取仰卧位 3~10 分钟后,但个别孕妇可能在仰卧 3 分钟内就出现不适症状。最常见的症状是头晕、耳鸣、视物模糊、恶心、呕吐,胸闷气短、肢体麻木或发冷、胎动减少等,严重时有濒死感。

2. 体征　常表现为表情淡漠、面色苍白、过度张口呼吸、脉搏细速、肢端皮肤湿冷,严重时有意识障碍、伴惊厥及肢体抽动、呼吸节律异常及瞳孔缩小等休克表现。

(四) 对母胎的影响

1. 胎儿窘迫　众所周知,满足胎儿生长发育所需要的营养物质及氧气主要通过母体 - 子宫 - 胎盘 - 脐带 - 胎儿循环进行血氧运输及代谢产物排泄,任一环节发生异常,均可引起胎儿缺氧甚至胎儿窘迫。当孕妇发生仰卧位低血压综合征时,下腔静脉受压,盆腔及下肢静脉回流受阻,回心血量减少,心输出量减少,子宫血流量减少,胎盘绒毛间隙灌注也随之减少,使胎儿血 PO_2 下降、PCO_2 升高、pH 值降低,引起胎儿缺氧及酸中毒。在胎儿轻度缺氧时刺激交感神经,表现为胎动频繁、胎心率增快;若缺氧不能改善,发展为中、重度缺氧,则迷走神经兴奋致胎心率减慢、胎动减少,胎儿体内血液也进行重新分配,以保证心、脑等重要器官的血供,胃肠道缺血缺氧使肠蠕动增加及肛门括约肌松弛,胎粪排入羊水中引起羊水粪染,导致胎儿窘迫。

另有研究表明,即使母亲出现仰卧位低血压表现,胎儿受影响程度也与胎儿自身发育有关,足月正常胎儿通过自我代偿就可减少胎儿缺氧发生,而生长受限胎儿及早产儿则更容易因子宫血流量减少而导致胎儿宫内缺氧发生胎儿窘迫。

2. 胎盘早剥　孕妇取仰卧位时,增大的子宫因机械性压迫下腔静脉及腹主动脉,使盆腔及下肢静脉回流受阻,子宫胎盘循环血流瘀滞,引起静脉压升高,使子宫底蜕膜静脉淤血,甚至血管破裂形成蜕膜层血肿,导致胎盘早剥。尤其是剖宫产妇麻醉后仰卧位于手术台而未能及时手术时,由于麻醉后血管扩张、血压下降明显,更易发生仰卧位低血压综合征甚至发生胎盘早剥。

3. 急性左心衰竭　极少见,往往系医源性。当产妇剖宫产手术麻醉后发生仰卧位低血压表现时,由于对低血压发生原因认识不足,在抢救过程中忽略了产妇体位性低血压,而没有及时通过变换体位或尽快结束分娩以改善低血压状态,而误认为麻醉后血压下降及心率增快仅仅是麻醉药物副作用所致。若给予快速大量补液,并使用多巴胺、麻黄碱等升压药,使外周血管收缩,外周阻力增加,同时因大量快速补液使血容量增加,并且在胎儿娩出后子宫胎盘循环停止时回心血量迅速增加,心脏前后负荷骤然增加,使心脏负担加重导致急性左心衰竭。因此发现产妇低血压应注意仔细鉴别,防止误诊、误治导致不良后果。

（五）预防及处理

仰卧位低血压综合征发生的根本原因是妊娠晚期、产前检查时或剖宫产手术麻醉后孕妇较长时间取仰卧位而导致增大的子宫机械性压迫下腔静脉后引发的一系列问题。预防的关键是孕期健康宣教,鼓励孕妇妊娠晚期采取侧卧位休息,仰卧位时若有任何不适应立即变换体位为侧卧位或坐位,大多数孕妇的不适症状会在短时间内自行缓解,否则需仔细查找原因并采取进一步对症治疗,同时注意监测胎儿宫内情况,若胎儿监护异常提示缺氧改变,应及时宫内复苏,必要时尽快结束分娩,具体预防措施如下。

1. 剖宫产手术时应注意事项

（1）麻醉前应主动询问孕妇在妊娠晚期的睡眠习惯,是否经常取仰卧位且仰卧位时有无任何不适感,若曾经有过仰卧位低血压的表现,应该时刻注意孕妇体位,严密监护并准备抢救所需物品。

（2）麻醉穿刺成功后,可将手术床向左侧倾斜15°~30°,或在孕妇右侧臀部下方垫一约6cm高的软垫使子宫处于轻微左斜状态,以减轻子宫对下腔静脉的压迫,待胎儿娩出后再将手术床恢复至水平位或去掉垫子。

（3）麻醉前应开放静脉通道,便于发生低血压时能迅速补充液体,维持有效循环血容量。

（4）由于剖宫产术前患者禁食、禁饮,循环血量相对不足,术中可根据情况快速输注1 000~1 500ml平衡盐溶液,增加循环血量。

（5）术中麻醉平面不宜过高,以不超过第6胸椎(T_6)为宜;产妇应酌情减少麻醉药用量,并分次、小量给药。

（6）麻醉医生及巡回护士术中应密切观察患者一般情况及生命体征,及时发现异常,及时处理。

（7）手术开始前一旦出现仰卧位低血压,应立即将子宫推向左侧,尽快手术取出胎儿,以减轻子宫对下腔静脉的压迫,增加回心血量,同时面罩给氧,加快输液速度,必要时可以使用麻黄碱提升血压,若产妇伴有恶心、呕吐时,应将头偏向一侧并及时清理呕吐物,防止发生窒息。

2. 妊娠晚期　建议孕妇在妊娠晚期休息时采取侧卧位。因为妊娠晚期,绝大多数子宫呈右旋状态,休息时采取侧卧位可以减轻子宫对下腔静脉及腹主动脉的压迫,促进下肢血液回流,减轻子宫血管张力,增加回心血量,增加子宫胎盘血流量,促进胎儿生长发育,预防胎儿生长受限或低出生体重儿的发生,改善围产儿预后。

3. 产前检查时　妊娠晚期尤其是伴有羊水过多、多胎妊娠者仰卧位查体时,可向左侧倾斜15°或使检查床头抬高20°~30°,尽量缩短检查时间,检查时应注意观察孕妇,若发现孕妇有任何不适或异常情况,应立即采取侧卧位或坐位,并观察胎心变化,若有胎动频繁或减少时,应及时采取半坐位进行胎心监护,以便早期发现胎儿宫内缺氧或胎儿窘迫,及时纠正以确保母胎安全。

4. 处理流程　见图3-5-8。

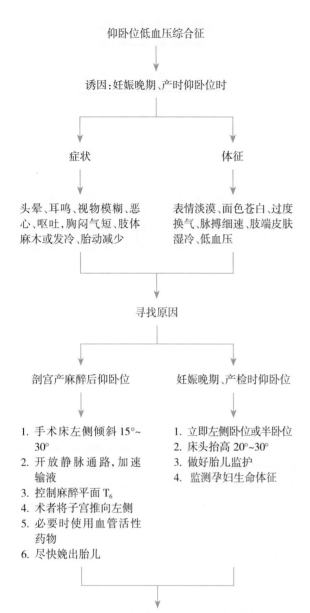

图 3-5-8　仰卧位低血压综合征处理流程图

(六) 小结

1. 了解诱因,知晓危害　仰卧位低血压综合征常发生于剖宫产手术麻醉后及妊娠晚期仰卧位时,一旦发生可能会引起胎儿窘迫甚至胎盘早剥等。

2. 尽早预防、及时纠正　强调孕期保健知识宣教,告知孕妇在妊娠晚期或产检时采取侧卧位,剖宫产麻醉后应将手术床向左侧倾斜 15°~30° 或将增大的子宫推向腹部左侧并尽快手术取出胎儿,若出现仰卧位低血压,在变换体位的同时快速输液,并注意排除其他因素,必要时给予血管活性药物纠正低血压以改善母胎结局。

六、前置血管破裂

(一) 概述

前置血管破裂(rupture of vasa previa)是产科一种急危重症疾病,无有效的预防措施。因此,有学者认为前置血管是胎儿潜在的灾难,其产前诊断尤其重要。前置血管的传统定义为胎膜内的脐带血管跨过宫颈内口位于胎先露部前方,经阴道超声证实脐带血管离宫颈内口 2cm 以内。前置血管破裂虽然罕见,但严重威胁胎儿及新生儿的生命安全,影响围产儿结局。因此,取得良好结局的关键在于孕中期超声筛查、诊断前置血管后的严密监护以及前置血管破裂的及时诊断和处理。

(二) 高危因素

前置血管的危险因素并非独立存在,通常认为是绒毛的异常发育所致。临床研究表明与帆状胎盘、前置胎盘或胎盘低置、双叶胎盘、多叶胎盘、副胎盘、辅助生殖妊娠及多胎妊娠等有关。其中经病理检查证实,双叶胎盘、副胎盘及多叶胎盘并前置血管是由于宫颈内口处血供较差导致胎盘绒毛萎缩所致。对于此类患者,需要仔细评估胎盘的位置,胎盘下缘与宫颈内口的关系。孕 20 周后采用经阴道彩色多普勒超声诊断前置血管,不仅应关注帆状胎盘,还要关注胎盘低置的情况。

(三) 引起胎儿窘迫的病理生理改变

前置血管发生可能与脐带帆状附着发生的机制类似。前置血管分为两种类型:I 型指单叶胎盘,脐带插入点最初位于胎盘的中心,随着胎盘的大半部分向富含血管的宫底部生长时,脐带并不能随着胎盘迁移,脐带逐渐相对的边缘化甚至帆状附着,形成帆状胎盘前置血管;II 型指双叶胎盘或副胎盘间连接的血管跨过宫颈内口,位于胎膜内的血管仅被一层羊膜围绕,周围无华通胶保护,易发生血管破裂。前置血管受胎先露压迫时,可导致脐血循环受阻、胎儿窘迫或死亡;前置的胎膜血管对创伤极敏感,尤其在胎膜破裂时,其内部血管亦发生破裂,导致胎儿迅速失血和失血性贫血,严重时可致低血压及死亡。

(四) 对母胎的影响

前置血管破裂对胎儿危害极大。当胎膜破裂后,前置血管可随胎膜一同撕裂,导致胎儿源性失血。前置血管在单绒毛膜双胎中,由于存在血管交通支,发生前置血管破裂时双胎的围产期死亡率均明显增高。前置血管虽较为罕见,但其是导致围产儿死亡的危险因素,如若产前即明确诊断,对产科选择分娩方式具有重要的指导意义,能够尽可能地降低前置血管导致的围产儿的死亡率。如在产前得到诊断,胎儿存活率达97%,而没能得到诊断的存活率仅为44%,其新生儿输血率分别为3.4%和58.5%;新生儿Apgar评分产前得到诊断者也明显高于未能产前诊断者。

(五)临床表现

临床上,诊断前置血管破裂的经典三联症是胎膜破裂、无痛性阴道流血、胎儿心动过缓或胎儿死亡。

前置血管破裂的典型症状是妊娠晚期无痛性阴道流血,多发生在胎膜破裂后。由于前置血管破裂时出血都是胎儿血,因此少量出血就可能导致胎儿窘迫,发生胎心率的改变甚至严重者胎心消失。前置血管破裂少数可发生于胎膜破裂前,或胎膜破裂当时并未涉及前置血管,流出清澈的羊水,但随着胎膜裂口的增大而使邻近血管破裂,发生出血和紧随其后的胎心率改变。虽不典型,但临床上更要考虑到前置血管破裂的可能性,以免延误诊断和治疗。

阴道检查时触及血管搏动。当血管受压时,胎心监测提示与帆状胎盘类似的特征性的无加速的变异减速。如产前未能诊断或及时处理,一旦发生血管破裂胎儿失血,则可见胎心率基线变化、变异降低及胎儿濒死时出现的正弦波形等。由此可见,产时连续性的胎心监测对于尽早发现前置血管破裂具有重要参考价值。

(六)前置血管破裂的早期识别

前置血管破裂无有效的预防措施,分娩前的早期识别尤为关键。建议条件许可的医院孕18~26周通过超声筛查前置血管。胎盘形成异常、帆状胎盘、前置胎盘、低置胎盘、双叶胎盘及分叶胎盘等均与前置血管的发生有关。对于存在前置血管高危因素的孕妇,则应该对其行阴道彩色多普勒超声检查等进一步筛查,提高孕期前置血管的检出率,以指导临床处理,改善围产儿结局。

分娩时可通过以下几点识别前置血管:①阴道检查可触及胎膜上管径细小、滑动性小且有搏动、不似脱垂脐带的血管,但检查的准确性与检查者的临床经验有关;②胎膜破裂时,阴道流血,伴胎心率异常,甚至胎心消失;③对宫腔出血行涂片检查发现有核红细胞或幼红细胞,因未成熟或即将成熟的红细胞仅来自胎儿血液。取宫腔出血做蛋白电泳,发现胎儿血红蛋白可证明为前置血管破裂出血。

(七)诊断与鉴别诊断

1. 诊断

(1)临床表现:通常表现为胎膜破裂(极少数情况下胎膜完整时)伴无痛性阴道流血,有胎心率的异常,如心动过缓或正弦波形。

(2)影像学检查:前置血管的产前诊断主要基于实时阴道彩色多普勒超声检查,超声显示位于宫颈内口处的血管横切面呈多个圆形无回声,血管表面无脐带胶质包裹,血管缺乏螺旋,纵切面呈长条形无回声,且血流位置不随体位的改变而改变。不仅可直接显示呈扇形分布的帆状脐带入口的胎膜血管或连接主副胎盘之间的胎膜血管,而且可获得典型的胎儿脐动脉血流频谱。后壁胎盘等超声检查不易明确时,可选择核磁共振成像检查对前置血管进行诊断。

(3)实验室检查:怀疑前置血管破裂的患者,取阴道内血液进行涂片检查,涂片做瑞氏染色时显微镜下找到胎儿有核红细胞或幼红细胞;取血标本行血红蛋白电泳发现胎儿血红蛋白F,即可明确诊断。但应注意,当出现胎儿窘迫时,不能因等待该检查结果而延误治疗时机。

(4)羊膜镜检查:通过羊膜镜直接看到帆状血管经过子宫颈口是最可靠的方法。但该法为有创检查,临床应用受到限制。

2. 鉴别诊断

(1)脐带先露:当脐带血管环位于宫颈内口上方时会被误认为前置血管。由于先露的脐带血管有华通胶包绕,当胎动后或母体体位发生变化时,先露的脐带位置可发生变化。因此,为了便于区分前置血管与脐带先露,当先露入盆时为了更好地看清宫颈内口,建议超声检查时用手轻轻向上推先露部。

(2)前置胎盘:前置胎盘出血也可表现为无痛性阴道出血,但一般出血量较多,较少合并胎心率的异常,尤其是正弦波形。阴道血液涂片一般不出现有核红细胞或幼红细胞及胎儿血红蛋白。但要注意前置胎盘合并前置血管破裂的情况。

(3)胎盘早剥:一般有明显的诱因,伴或不伴下腹痛,临床表现主要以母体腹部不适感为主,可出现频繁的宫缩,超声检查可发现胎膜与子宫壁之间的异常回声。同时应注意出现绒毛膜下血肿时，超声表现主要为覆盖宫颈内口的血肿，前置血管被血肿覆盖而不明显，此时可在血肿吸收后反复多次超声检查，以排除前置血管可能。

（4）宫颈-子宫血管：前置血管时，彩色多普勒显示的血流波动频率应与胎心率一致，而宫颈动脉或胎盘边缘的子宫胎盘血窦血流波动与母体心率一致。少数情况下，妊娠期合并宫颈血管曲张，超声显示与前置血管类似的宫颈内口区域的无回声区，可能为静脉丛的一部分，但不会跨过宫颈内口，而且呈迂曲状。

（5）羊膜带或绒毛膜羊膜分离：羊膜带或绒毛膜分离超声检查也可表现为跨宫颈内口的无回声区，但彩色多普勒不会显示血流信号，较容易鉴别。

（6）其他原因出血：包括阴道和宫颈炎症等原因的出血，一般可通过直视发现病变予以鉴别。

（八）并发症

1. **胎儿窘迫**　胎先露下降会压迫到前置血管，导致脐血流循环受阻，出现缺氧的情况。当胎膜破裂时，出现阴道流血，伴胎心率异常，严重甚至胎心消失。

2. **新生儿失血性贫血、死亡**　当胎膜破裂后，前置血管可随胎膜一同撕裂，导致胎儿源性失血。足月妊娠时胎儿的血容量仅约为250ml，当失血超过20%~25%，即大约60ml时，胎儿即可发生失血性休克甚至死亡。

（九）处理

治疗原则为产前糖皮质激素的使用、制订胎儿监护策略、适时入院与计划终止妊娠的时机。最终治疗目标为胎膜破裂前分娩，同时尽量减少医源性早产的影响。

1. **产前处理**

（1）孕期检查：孕中期发现的前置胎盘和胎盘低置需在孕32周前常规行经阴道彩色多普勒超声筛查前置血管。常规筛查的益处是显而易见的，产前怀疑前置血管的病例中，通过有效的监护与恰当的处理，新生儿均存活。最终确诊而产前并没有怀疑前置血管的病例中，存活婴儿的出生后5分钟Apgar评分较低，而且输血比率较高。

（2）胎儿监护：若超声检查高度怀疑前置血管，对于宫颈管较长、无宫缩或阴道流血、无自发

性早产病史、依从性较好及离医院较近者，可自行监护，远程监护的使用有助于管理。孕32周开始每周进行一次NST，以监测胎儿宫内情况。孕32~34周住院观察，临产可即刻行紧急剖宫产终止妊娠。

（3）糖皮质激素的使用：由于前置血管患者在孕晚期行紧急分娩与早产的风险很高，建议在孕28~32周行一个疗程的倍他米松或地塞米松促胎肺治疗。

2. **分娩时处理**　产前诊断的前置血管孕妇预防性入住医院后应标注为高危孕妇，根据病情综合考虑多种因素，包括多胎妊娠、产前出血、早产临产等，制订个性化方案，并做好发生阴道出血时急诊剖宫产手术的准备。临产时前置血管极易破裂，胎儿的死亡率高，如已诊断前置血管的孕妇评估胎肺已成熟，妊娠达34~35周可考虑临产前行选择性剖宫产术终止妊娠，以避免胎膜早破及胎儿失血。在术前需确认胎儿血管位置，避免手术时损伤胎儿血管。对于双胎妊娠合并前置血管的孕妇，无明确证据显示终止妊娠时机与单胎妊娠有不同之处，但由于双胎妊娠更容易发生早产，建议双胎妊娠在孕32~33周计划剖宫产分娩。

前置血管破裂的处理应根据胎儿的情况决定。若胎心监护正常，应选择短时间内结束分娩，新生儿可能存活；若胎儿已濒临死亡，行剖宫产术需慎重；若胎儿已死亡，则选择阴道分娩。为了救治胎儿，前置血管孕妇出现以下情况需行紧急剖宫产术终止妊娠：①先兆临产或临产；②胎膜早破；③宫缩抑制后仍然出现频发的变异减速；④阴道流血伴胎儿心动过速、胎心监护呈正弦波形或阴道血液Apt试验、K-B试验证实为胎儿血。当然，孕周需根据当地新生儿的救治条件和能力决定是否行紧急剖宫产分娩。

3. **新生儿的处理**　做好新生儿抢救与紧急复苏准备，呼叫新生儿抢救团队。新生儿出生后由于急性失血，可伴有失血性休克及贫血，应由脐静脉紧急输血（O型Rh阴性），这有利于新生儿复苏和提高存活能力，分娩后及时的扩容治疗在窒息复苏中也至关重要。以后可根据病情变化再酌情纠正贫血。

4. **处理流程见图3-5-9。**

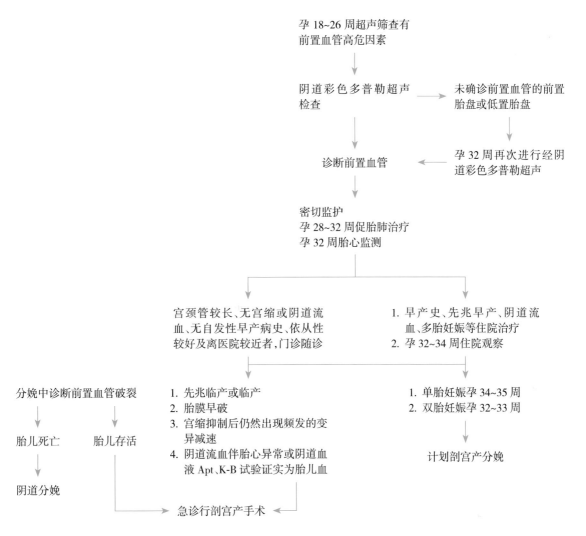

图 3-5-9　前置血管处理流程图

（十）预防

前置血管破裂无有效的预防措施，但在进行有创操作如羊膜腔穿刺术时，可在超声引导下避开胎盘和脐带血管。所有孕妇行人工破膜前需充分评估，包括脐带是否帆状附着、脐带插入点位置等，当脐带附着于胎盘下缘时人工破膜需谨慎，阴道检查时确认未能触及与胎心率一致的血管搏动，人工破膜后继续胎心监护。当高度怀疑前置血管时，人工破膜为禁忌。

（十一）小结

产前诊断前置血管破裂十分困难，超声检查是诊断前置血管的主要手段。前置血管发生破裂可导致胎儿严重失血，围产期死亡率极高。一方面，准确的诊断尤为关键；另一方面，严密的监护与及时的终止妊娠更重要。因此，应该提高对前置血管破裂的预警意识。产前高度怀疑前置血管的患者，应在具备母胎抢救条件的医疗机构进行待产，同时加强产时监护、诊断和紧急处理能力。

七、肩难产

（一）概述

肩难产（shoulder dystocia，SD）指头位阴道分娩时胎头娩出后，胎儿前肩嵌顿于母体耻骨联合后上方，用常规手法不能娩出胎儿双肩的急性难产。当胎儿双肩径（肩的宽度）大于骨盆入口平面横径时即可发生肩难产。肩难产是一种发病率低（0.6%~1.4%），但需要产科医师和助产士配合做紧急处理的产科急症之一，若处理不当或处理不及时，可导致产妇及新生儿的严重并发症。

（二）高危因素

1. 产前高危因素　既往有肩难产病史、妊娠糖尿病或糖尿病合并妊娠、巨大胎儿（>4.5kg）、肥胖（BMI>30kg/m²）、高龄孕妇、经产妇、过期妊娠、孕妇骨盆解剖结构异常、孕期体重增长过快等。

2. **产时高危因素**　第一产程活跃期延长或者停滞、第二产程延长伴"乌龟征"、缩宫素加速产程、急产、第二产程使用胎头吸引器或产钳助产等。

（三）诊断

肩难产属于难以预测的产科急诊，部分正常体重胎儿也可能发生肩难产。一旦胎头娩出后胎颈回缩，胎儿颏部紧压会阴，胎肩娩出受阻，呈"乌龟征"，除外胎儿畸形，用常规手法不能娩出胎儿双肩即可诊断。

（四）并发症

1. **母体并发症**

（1）严重会阴裂伤：最常见，会阴裂伤主要指会阴Ⅲ度及Ⅳ度裂伤。肩难产发生后往往需要多种阴道操作助产，虽然行会阴侧切，但阴道空间仍然狭窄，容易导致会阴裂伤。会阴正中切开后行阴道内操作更容易导致严重裂伤。

（2）产后出血：是母体最主要的危险并发症，通常由于子宫收缩乏力，但也可来源于宫颈和阴道撕裂伤。

（3）泌尿生殖道损伤和肠道损伤：待产时间长容易导致尿瘘和粪瘘。所以如果产程长应及时留置尿管，根据具体情况决定留置尿管的时间，如有泌尿道或肠道损伤需请相关科室会诊，发现损伤尽早处理。

（4）子宫破裂：胎肩嵌顿于母体耻骨联合上导致胎儿下降受阻，发生梗阻性难产。在宫缩作用下子宫下段过度拉长、变薄，子宫上下段之间形成病理性缩复环。此时在宫腔内旋转胎肩、牵拉后臂、上推胎肩等助产操作容易导致子宫破裂，特别是 Zavanelli 法更易导致子宫破裂。

2. **新生儿并发症**

（1）新生儿窒息：当胎头和胎体娩出间隔时间超过 10 分钟容易发生新生儿缺氧缺血性脑病，发生率约 0.3%。

（2）新生儿骨折：肩难产所致新生儿骨折中，锁骨骨折最常见，肱骨骨折较少见，肱骨骨折在后臂娩出时容易发生。骨折可完全恢复正常，一般不会导致远期并发症。

（3）新生儿臂丛神经损伤：为新生儿最常见的并发症，新生儿分娩性臂丛神经损伤又称产瘫，指在分娩过程中胎儿一侧或者双侧臂丛神经因受到头肩分离牵引力作用而发生牵拉性损伤。

1）上臂型：Duchenne-Erb 麻痹，约占 2/3，由第5、6 颈神经根受损引起，患侧整个上肢下垂、内收、不能外展。肘关节表现为前臂内收，伸直、不能旋后或弯曲。腕、指关节屈曲，拥抱反射不对称。多数为一过性损伤，除了助产损伤以外，肩难产时产妇的内在力量对胎儿不匀称的推力也是造成臂丛神经损伤的原因。

2）中臂型：颈 7 神经根损伤，桡神经所支配的肌肉麻痹，前臂、腕、手的伸展动作丧失或减弱，而肱三头肌、拇指伸肌为不全麻痹。

3）下臂型：即较低位置的颈 8~胸 1 的神经根损伤，腕部屈肌及手屈肌无力，握持反射弱，临床上较少见。

（五）处理

肩难产可导致严重的母胎并发症，母胎的预后取决于处理是否及时与恰当。肩难产在临床中很难预测，处理的关键是快速判断、按规范流程处理。一旦怀疑肩难产，应迅速、正确、有效地启动肩难产处理流程。

1. **肩难产的处理**　一旦诊断肩难产，助产士应大声、清晰地告知在场人员发生肩难产，立即寻求援助。首先呼叫高年资助产士、产科、新生儿科、麻醉科医生迅速到位，并指派专人负责记录胎头娩出时间、胎头娩出时方位、所使用操作及时间等，同时嘱产妇暂停用力，取膀胱截石位，再次导尿，有条件者给予麻醉。

2. **肩难产处理方法**　肩难产往往难以预测，一种方法常常不能奏效，每种方法只能尝试 1~2次，无效则应迅速改变方法。

（1）屈大腿法（McRoberts 法）：处理肩难产的首选方法，简单有效。孕妇平躺，协助其大腿极度屈曲，髋部尽量离开原位，双腿紧贴腹壁。此方法可使骶骨连同腰椎展平，胎儿脊柱弯曲，胎儿后肩越过骶岬，进一步下降到骶骨窝内。同时缩小了骨盆倾斜度，使母体用力方向与骨盆入口平面垂直，使嵌顿于耻骨联合后的前肩娩出。McRoberts法处理肩难产的成功率为 42%~85%。但疑似巨大胎儿的情况下，不推荐预防性使用 McRoberts 法预防肩难产。而且在严重肩难产时反复尝试会增加臂丛神经损伤的风险。另外有 McRoberts 法导致孕妇耻骨联合分离和暂时股神经病损的个案报道。因此在操作过程中要警惕屈曲过度和孕妇大腿在腹部过度外展。

（2）耻骨上加压法：助手在孕妇耻骨联合后方触及胎儿前肩，持续或间断按压胎肩使胎肩内收或向前压下使胎肩取得一个较小的径线,从而通过孕妇耻骨联合,实施该方法前孕妇膀胱需排空。耻骨上加压法常与 McRoberts 法同时应用。应注意实施处理肩难产的操作时避免过度加腹压,因为孕妇直接用力已经不能娩出胎肩,增加腹压只会冲击耻骨联合后的胎肩,加剧胎肩嵌顿。同时加腹压可使新生儿发生 Duchenne-Erb 麻痹、胸髓损伤。

(3)旋转手法

1)Rubin 法:由 Rubin 于 1964 年首次报道并命名。操作者将手指伸入孕妇阴道后,从会阴后方进入到胎儿前肩的后部,用手摸到最易接近的胎儿肩部,向胸部方向推,着力点在胎儿肩胛骨,令胎肩内收,形成一个更小的肩周径。推到骨盆斜径上,使前肩从耻骨联合后方移开。

2)Woods 法:由 Woods 于 1963 年首次报道并命名。操作者手伸入阴道内,示指和中指放在胎儿后肩的前方,通过在后肩的前缘施力使后肩外展,旋转 180°,使后肩转成前肩。通过旋转改变前后肩的位置,使嵌顿的前肩从耻骨联合下松解娩出。助产士在操作时,根据胎背的方位选择左右手,胎背在母体右侧用左手,胎背在母体左侧用右手。

如未能起效,可以尝试以上两种方法联用。操作者一只手在胎儿前肩背侧向胸侧压前肩(Rubin 法),另一只手从胎儿前方进入胎儿后肩前侧,向前压后肩(Woods 法),两手协同用力,使胎肩在耻骨联合下转动旋转,解除嵌顿。在旋转过程中注意不要转动胎儿颈部和头部,也不宜牵拉胎头,以免造成胎儿损伤,特别是臂丛神经损伤。

当肩难产胎肩嵌顿在耻骨联合下,胎体占据阴道内大部分空间,将手指插入阴道困难时,可对未行会阴侧切的孕妇给予会阴侧切,方便阴道操作。

(4)牵后臂娩后肩法:1945 年 Barnum 首次报道。该操作是将胎儿后臂牵出,以腋间径代替双肩峰径,使胎儿降到骨盆凹陷内,使胎肩内收,从而解脱嵌顿的手法。操作者将手顺着骶骨部伸入阴道(胎儿背在母体右侧用右手,在母体左侧用左手),找到胎儿后臂,在肘部使胎儿肘关节屈曲,牵胎儿后臂掠过胎儿胸部,以"洗脸"的方式使后臂从胎儿胸前娩出。娩出顺序是胎儿手部、胳膊,最后是肩膀。当手臂被拉出时,胎儿呈螺旋样旋转,使前肩转至耻骨联合下方然后娩出。有时胎儿后臂已移至胎儿背后,必须轻推至前方,操作者着力点应在胎儿肘窝处,使肘关节屈曲于胸前,胎臂才能从胎儿胸前滑出。不能紧握和直接牵拉胎儿上肢,以免造成胎儿骨折。

(5)四肢着地法(Gasbin 法):又称四肢着床法或手膝位法,是处理肩难产的一种安全、有效而又快速的操作法。产妇膀胱截石位时骨盆径线最不利于分娩,转为"四肢着床位"后,产科真结合径可增加 10mm,同时骨盆出口的后矢状径可增加 20mm。该方法实施时需迅速指导孕妇将体位调整为双手掌和双膝着床,趴在分娩床上。此时动作本身足以使骨盆产生足够的变化以解脱嵌顿的胎肩,胎肩经常自动移出。另外体位改变完成后,向下的重力作用也有利于胎肩解脱。如果自然娩肩失败,可借助重力轻轻向下牵拉胎头,娩出靠近尾骨的后肩。如果胎肩娩出再次失败,此体位除了不做压前肩法以外,可以和其他任何肩难产的阴道操作相结合实施,其中最常使用的是 Gasbin 法联合牵后臂法。正确的手法是不再行会阴保护,操作者伸手使手掌与胎儿面部相对,将手伸进阴道,经胎儿胸部找到位于孕妇尾骨下方的手臂(调整体位之前的后臂,此时的前臂),使胎儿手臂肘关节屈曲,经胎儿后臂掠过胎儿胸部呈"洗脸式"通过会阴娩出。娩出顺序与截石位牵后臂法相同。该方法成功率高,建议助产人员熟练掌握。但当孕妇体位翻转调整后,后肩变前肩,操作者可能不适应孕妇体位变化容易慌乱,同时需注意的是,此体位会阴保护比较难控制,所以建议助产人员平时多加练习以熟悉体位变换,应对紧急情况。

(6)其他方法:当以上方法均无效时,最后才可以使用对母胎创伤性比较大的一些方法,包括胎头复位法(Zavanelli 法)、耻骨联合切开术、断锁骨法、经腹子宫切开术等。

1)Zavanelli 法:即头位复位后剖宫产法。对于处理困难的肩难产,使胎头复位。Zavanelli 法是一种分娩过程的逆转,操作过程与胎头娩出正好相反。将胎儿颈部俯屈,胎头旋转恢复到枕前位,推回到产道内。应用手指维持对胎头的持续向上压力,直到剖宫产娩出胎儿。宫缩抑制剂可与其他麻醉剂联合应用协同手法成功完成。需注意的是,Zavanelli 法与明显增加的胎儿发病率、死亡率及母亲死亡率相关,只有在严重的肩难产而其他常规方法无效时才能运用。

2) 耻骨联合切开术:在局麻下或在已有分娩镇痛基础上切开耻骨联合的纤维软骨而获得成功。耻骨联合切开术与膀胱颈损伤、感染等产妇并发症明显相关。因此,只能在抢救胎儿生命时才能使用。要实施耻骨联合切开术,孕妇应采取过度外展的膀胱截石位,并留置尿管。局麻成功后,切开或剪开耻骨联合。由于决策后至实施该项操作至少需要 2 分钟时间,因此如果需要,必须在胎头娩出后 5~6 分钟、其他操作均失败而不可能实行剖宫产时才应用。

3) 断锁骨法:此方法在久远的文献中提及较多,即在临近孕妇耻骨支方向折断锁骨。尽管这样可以缩短胎儿双肩周径,但损伤臂丛神经和肺脉管系统的风险明显增加。国外尚有文献报道锁骨切断术,用刀或剪刀将锁骨切断,这将在胎儿皮肤留下永久性瘢痕,且可能导致胎儿死亡。因此,国内不提倡用器械断锁骨,建议在不得已的情况下,可用三根手指将锁骨压断。

4) 经腹子宫切开术:有报道严重肩难产时,全身麻醉后行子宫切开术,术者经腹部在子宫切口下以类似 Woods 法转动胎肩,另一位医师经阴道牵拉娩出胎儿。

3. 并发症的处理

(1) 母体并发症

1) 严重会阴裂伤:分娩后需仔细检查软产道,特别是肛门括约肌的完整性。会阴严重裂伤者应在彻底清洗伤口和良好缝合的基础上加强抗感染治疗,并注意保持伤口清洁干燥,加强随访。

2) 产后出血:胎儿娩出后应立即给予子宫收缩药物,如缩宫素、前列腺素制剂等,胎儿娩出后,促进胎盘娩出。

3) 泌尿生殖道损伤和肠道损伤:如果产程长应及时留置尿管,根据具体情况决定留置尿管的时间,如有泌尿道或肠道损伤需请相关科室会诊,发现损伤尽早处理。

4) 子宫破裂:一旦考虑子宫破裂应立即建立静脉通道,抑制子宫收缩,严密监测生命体征,通知相关科室做好抢救准备,如麻醉科、输血科、新生儿科和手术室,同时备血和做好术前准备,尽快行剖腹探查术,取出胎儿,注意术中探查邻近脏器有无损伤,术后积极抗感染。

(2) 新生儿并发症

1) 新生儿窒息:一旦估计可能发生肩难产就应做好新生儿复苏的一切准备,包括药品、器械和人员准备,并联系新生儿科及麻醉科医师参加抢救,尽量做到高质量复苏。

2) 新生儿骨折:锁骨骨折只有出现疼痛症状的患儿需要镇痛及制动治疗。肱骨骨折治疗时用石膏或绷带制动,一般需要 4 周。

3) 新生儿臂丛神经损伤:发生臂丛神经损伤后,必须尽早物理治疗,1 个月时请骨科会诊,决定是否有必要 3 个月时手术治疗,检查是否有瘫痪可能。

4. 处理流程　处理流程如图 3-5-10。

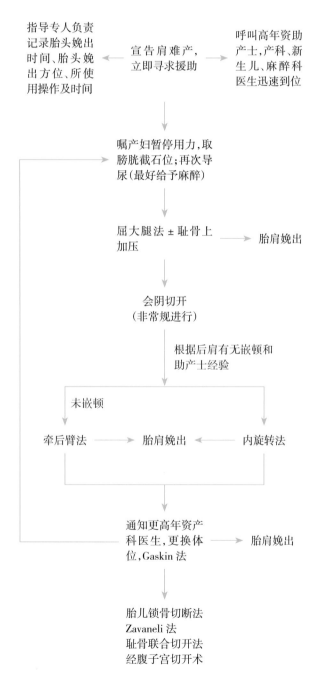

图 3-5-10　肩难产处理流程图

（六）注意事项

1. 切忌慌乱地按压宫底及粗暴牵拉胎头，按照肩难产的步骤有序进行，为使嵌顿的前肩娩出，从增大骨盆的空间和减少双肩径两个方面入手。

2. 在肩难产时应告知孕妇避免增加腹压，医护人员也不得于宫底加压，避免造成严重母胎并发症。

3. 肩难产伴有脐带绕颈，脐带受压严重时仍有一些脐带血液循环会继续，而一旦剪断脐带，胎儿不能顺利娩出或娩出的胎儿无法建立有效的呼吸均会加重胎儿缺氧和低血压。所以无论胎儿脐带如何缠绕都不能剪断或钳夹脐带，且产后常规检查脐带血气。

八、绒毛膜羊膜炎

（一）概述

绒毛膜羊膜炎（chorioamnionitis，CAM）指病原体感染胎盘的绒毛膜羊膜和蜕膜而形成的炎症，也称羊膜腔感染（intraamniotic infection，IAI）。绒毛膜羊膜炎是绒毛膜的炎症反应，形态学特点为中性粒细胞浸润绒毛膜。绒毛膜羊膜炎的发生率大概为 1%~4%，分为有临床症状（包括发热、母体或胎儿心动过速、子宫压痛、羊水异味）的急性绒毛膜羊膜炎（ACAM）和组织学绒毛膜羊膜炎（HCAM），后者是指没有临床症状只是在显微镜检查胎盘病理时发现，其发生率是 ACAM 的 2~3 倍。

（二）病原微生物

孕期母体免疫功能受到抑制，局部抵抗力下降，为微生物的入侵创造了条件。常见的病原微生物包括：

1. **细菌** 是宫内感染的主要病原微生物，患有细菌性阴道病的妊娠妇女发生绒毛膜羊膜炎的风险是普通人的 16 倍。其中 B 族溶血性链球菌、大肠杆菌是羊膜腔感染最常见的需氧菌。

2. **支原体、衣原体** 解脲支原体和沙眼衣原体也是引起绒毛膜羊膜炎的常见微生物。

3. **其他** 越来越多的性传播疾病，病毒性感染（包括风疹病毒、巨细胞病毒、单纯疱疹病毒、B-19 微小病毒、水痘病毒、肝炎病毒）等引起的感染也逐渐引起重视。

（三）感染途径

各病原微生物可通过以下四个途径进入羊膜腔：

1. **下生殖道上行性感染** 最常见。

2. **血行感染** 牙周感染、肺炎、上呼吸道感染和急性胃肠炎等。

3. **腹腔病原微生物经输卵管扩散到宫腔** 急性阑尾炎、急性胰腺炎和泌尿系感染等。

4. **医源性侵入性操作** 羊水／脐带血穿刺、宫颈环扎术、反复阴道检查、经皮脐静脉穿刺术等。

（四）发病机制

病原微生物侵入羊膜腔后，机体会启动一系列的炎症反应，产生大量炎症因子和趋化因子，中性粒细胞在众多趋化因子的趋化作用下，从蜕膜血管逐渐迁移至绒毛膜，同时绒毛间隙的中性粒细胞也逐渐迁移至绒毛板，进而再迁移至羊膜及羊膜腔，发生坏死性绒毛膜羊膜炎。另外，一系列的炎症反应又促进了前列腺素大量合成，使宫颈软化、子宫收缩；同时多种白细胞介素异常分泌，使基质金属蛋白酶活性增加，一氧化氮和促肾上腺皮质激素释放激素合成增加，导致胎膜成熟障碍、胎膜张力及稳定性差和组织细胞凋亡，最终诱发胎膜早破及早产。感染性早产同时引起早产儿感染、脑病和呼吸窘迫综合征等严重并发症。

（五）对母胎的影响

绒毛膜羊膜炎，是妊娠晚期胎膜早破的首要原因。感染部位的绒毛膜因炎症血管的细胞渗出，引起白细胞浸润水肿，导致纤维组织增生，弹性减退或者消失，致脆性增加，进而发生胎膜早破；同时胎膜早破又使阴道内环境发生改变，由弱酸性环境变为弱碱性环境，此时更利于细菌的繁殖，细菌进入宫腔内，发生绒毛膜羊膜炎，最终导致母胎感染。

绒毛膜羊膜炎与多种母胎不良预后相关，可导致多种母胎并发症发生，如晚期流产、胎儿窘迫、胎死宫内、子宫内膜炎、手术切口感染、盆腔脓肿、产后出血、手术分娩、孕产妇败血症以及早产、新生儿脑瘫、早产儿视网膜病、神经异常、胎儿炎症反应综合征、呼吸窘迫综合征、新生儿支气管肺发育不良、先天性肺炎、新生儿败血症和围产儿死亡等，严重影响母胎预后。

（六）引起胎儿窘迫的病理生理改变

绒毛膜羊膜炎的发病具有机会致病性，当母体免疫力较差、阴道防御力差时，各种病原体的数量和释放毒素的毒力累积到一定程度，病原体便会通过生殖道逆行感染或血行感染等引起羊膜及羊膜腔感染，导致绒毛膜羊膜炎。当发生炎症时，绒毛水肿，绒毛膜会出现多核细胞浸润现象，进而导致绒毛间质组织遭受不同程度的损伤，纤维蛋白样变性,胎盘血管随之发生病变。胎盘血管病变的发生会对绒毛血管合体膜的转运产生直接影响,再加上氧耗增加、发热和/或初期细菌内毒素影响,进而导致营养物质缺乏、胎儿缺氧,最终发生胎儿窘迫、新生儿窒息。

(七) 临床表现

孕妇体温升高 >37.8℃,心率增快 >100 次/min,胎心率 >160 次/min,查体子宫收缩伴有压痛,子宫颈出现脓性分泌物,严重者可出现中毒性休克症状,胎盘、胎膜和羊水粪染并伴有臭味。若胎儿感染,出生后新生儿可表现为心率快、呼吸急促、发绀、嗜睡,甚至出现新生儿脓毒症、肺炎、脑膜炎和中耳炎等。而上述临床指标中,产妇发热是有价值的指标,但必须除外其他原因,如脱水,或同时合并泌尿系统或其他器官系统的感染。与此同时,羊水量减少、超声检查观察胎儿呼吸运动也是临床指标之一。

(八) 诊断与鉴别诊断

1. 临床诊断标准　产时母体发热,体温 >37.8℃,以及具备下列条件中的 2 个或以上:孕妇心率 >100 次/min;胎心率 >160 次/min;子宫紧张有压痛;羊水有臭味;末梢血白细胞计数 >15× 10^9/L。

临床指标中产妇发热是有价值的指标,但必须除外其他原因,包括脱水,或同时有尿道和其他器官系统的感染。母亲心率加快应区别其他因素所致,如产痛、药物、脱水和紧张等。白细胞增高在绒毛膜羊膜炎病例中常见,但作为单独指标其诊断意义不大,除非伴有明显的核左移。胎心过速可与早产、药物、心律不齐和可能缺氧等有关。羊水有臭味和子宫压痛在早期出现的频率很低,由宫颈口流出脓性或有臭味的液体和子宫压痛均属晚期症状。

2. 病理学检查　孕妇血中病毒感染可透过胎盘屏障,而细菌、衣原体、螺旋体的入侵可在胎盘上形成病灶;组织学绒毛膜羊膜炎的诊断标准是绒毛膜及羊膜上白细胞呈弥散性聚集,每个高倍镜视野有 5~10 个中性粒细胞浸润,白细胞浸润呈极性分布。

组织学分期(表 3-5-5)和分级(表 3-5-6):分期是指解剖学中性粒细胞浸润区域,分级是指某一特定区域浸润的程度。分期和分级也适用于胎儿炎症反应。在评价疾病的严重程度时,分期(中性粒细胞浸润的部位)比分级更重要。

表 3-5-5　绒毛膜羊膜炎的组织学分期

分期	标准
Ⅰ期	中性粒细胞浸润绒毛膜板深度达 1/2 以上
Ⅱ期	中性粒细胞浸润全层绒毛膜板和/或羊膜
Ⅲ期	坏死性绒毛膜羊膜炎伴羊膜上皮坏死

表 3-5-6　绒毛膜羊膜炎的组织学分级

分级	标准
Ⅰ级(轻到中度)	单一或小簇母体的中性粒细胞分布于平滑绒毛膜、绒毛膜板、绒毛膜下纤维蛋白或羊膜
Ⅱ级(重度)	绒毛膜镜下脓肿,定义为≥3 个绒毛膜脓肿,每一个脓肿定义为中性粒细胞计数聚集,至少 10×20 个细胞/HP

3. 细菌培养　取产妇子宫颈分泌物或剖宫产术中取羊水、胎膜进行细菌培养,可以明确微生物的种类,同时可行药敏试验,具有较高的特异性,但鉴于培养阳性率不高,目前尚未普及。新生儿咽及耳拭子、脐血细菌培养,可进一步筛查致病病原体是否通过母胎屏障进入新生儿体内,对于预防和治疗新生儿感染有一定的指导意义。

4. 实验室检查　①白细胞计数和分类:白细胞计数 >15× 10^9/L,分类出现杆状核中性粒细胞和分叶核中性粒细胞增多,考虑感染存在,但对于诊断早期绒毛膜羊膜炎意义不大,仍须结合患者的临床表现。②C 反应蛋白(c-reactive protein,CRP):CRP 是一种随着急性炎症出现而升高的急性期反应蛋白,其中结合 CRP 对于细菌感染的灵敏度较高,被广泛应用于临床诊断感染、炎症及恶性肿瘤,是大多数感染性和非感染性炎症病变急性期的非特异性反应,应与其他检查联合用于诊断感染;目前产科临床将其应用于协助无明显症状的绒毛膜羊膜炎诊断,当 CRP≥2.0g/L,或入院后每天浓度变异增加≥30%,对于诊断早期绒毛膜羊膜炎有一定临床意义。

(九) 处理

1. 抗生素的使用　一经确诊,应立即使用广谱抗生素。以往受培养结果等的影响,抗生素的使用往往延迟。近年来研究证明,一旦确诊立即使用抗生素可将产妇的感染率降到最低,亦能降低胎儿败血症及颅内出血的发生率,抗生素的应用已经得到明确的肯定。

选择抗生素的原则是早期使用敏感、可穿透胎盘、对胎儿毒性低的抗生素。在病原体培养结果及药敏试验结果未回报前可先经验性应用抗生素，选用毒性低、抗菌谱广且易穿过胎盘的抗生素，同时兼顾需氧菌和厌氧菌的感染，随后根据细菌培养及药敏试验结果选用抗生素，同时根据患者病情酌情调整抗生素的类型及使用时间。但在使用抗生素前，要考虑到各种抗菌药物在孕期使用的安全性及药学变化。

2. **终止妊娠时机**　一旦确诊，无论孕周大小都应尽快结束妊娠。感染时间越长，产褥病发生率越高，对新生儿的危险性更取决于胎儿在感染环境内时间的长短，时间越长新生儿感染和死胎的可能性越大，因此此类人群中剖宫产率明显升高。

产时使用抗生素可以避免可能发生的死产和新生儿感染，因为产时静脉给予的广谱抗生素可在数分钟内进入胎儿、胎膜和羊水，并达到足够的抗菌浓度。若诊断至分娩的时间为3~5小时，胎儿也接受了足量的抗生素，将不会改变新生儿预后。因此，处理的关键在于及早给予足够的抗生素后行剖宫产术。

临产后，产程中应持续胎心监护，异常的监护图形可能预示胎儿酸中毒或近期预后不良。如有变异减速或晚期减速，预示胎儿可能酸中毒；胎儿心动过速如除外其他原因，持续加速可能是胎儿脓毒症或肺炎的一个表现，应尽快结束分娩，并做好新生儿复苏的准备。

3. **终止妊娠方式**　已诊断绒毛膜羊膜炎者，如不具备阴道分娩条件，则应以剖宫产终止妊娠。如术中发现感染严重，影响子宫收缩，严重出血不止，必要时须切除子宫。

定期检查血常规、CRP、降钙素原等感染指标，如患者为轻度感染，估计在短期内可以分娩，阴道分娩是最佳分娩方式；产程中需要连续严密监测胎心率，如胎心监护出现反复变异减速或晚期减速，应尽快结束分娩，必要时需随时剖宫手术终止妊娠，同时做好新生儿复苏准备，通知新生儿科医师到场参加抢救；如产程中出现持续胎儿心动过速也应做好新生儿复苏的准备；如产程进展缓慢或子宫收缩无力，监测血常规，若白细胞计数及分类提示感染逐渐加重、发热或有明确证据证明胎儿出现宫内窘迫，以及有其他产科剖宫产

指征者应及时行剖宫产术结束分娩。

4. **新生儿治疗**　新生儿一出生立即清理呼吸道，仔细吸去咽喉和气管部位污染的胎粪和黏液，同时行耳、咽、鼻拭子及脐血等细菌培养和药敏试验。体外药敏试验表明，B族链球菌对青霉素、氨苄西林和头孢霉素均敏感。无论早产儿还是足月新生儿，如怀疑或确诊孕妇为绒毛膜羊膜炎者，新生儿均应收住新生儿监护病房进一步治疗，不必等培养结果，绒毛膜羊膜炎患者的新生儿可应用青霉素和/或氨苄西林头孢菌素作为初选药物，当培养明确时再决定其药物种类、用量和疗程。

5. **胎盘胎膜的处理**　分娩后胎盘胎膜、脐带送组织病理检查，若提示炎症或感染，有助于绒毛膜羊膜炎的诊断。孕妇血中病毒感染可透过胎盘屏障，而细菌、衣原体、螺旋体的入侵可在胎盘上形成病灶；组织学羊膜腔感染的诊断标准是绒毛膜及羊膜上白细胞呈弥散性聚集，每个高倍镜视野有5~10个中性粒细胞浸润，白细胞浸润呈极性分布。

6. **处理流程如图** 3-5-11。

（十）预防

1. 下生殖道上行性感染是最常见的感染途径，应及时治疗生殖道感染。

2. 绒毛膜羊膜炎是导致早产的重要原因，泌尿生殖道炎症或携带病原体，特别是携带B族溶血性链球菌常易发生早产，且对宫缩抑制剂不敏感。因此泌尿生殖道病原菌携带者，一旦发生先兆早产或胎膜早破，及时给予抗生素，可改善母胎预后。

3. 胎膜早破与羊膜腔感染互为因果关系，对胎膜早破应给予高度重视。应做好孕妇的产前宣教工作，减少胎膜早破的诱发因素。未足月胎膜早破保胎患者，应定期监测体温、心率、血常规、CRP、降钙素原等指标，减少阴道内诊次数，监测患者阴道分泌物情况，必要时定期行阴道分泌物细菌培养及药敏试验，根据细菌培养及药敏结果使用或调整抗生素，定期超声及胎心监护了解胎儿宫内情况。

4. 孕晚期予以阴道分泌物及B族溶血性链球菌检测，如有白带常规检查结果异常应予以治疗。对于B族溶血性链球菌阳性者，阴道内诊或阴道操作（如宫颈球囊扩张术、人工破膜术等）应予以无菌操作，严格消毒，并预防性使用抗生素。

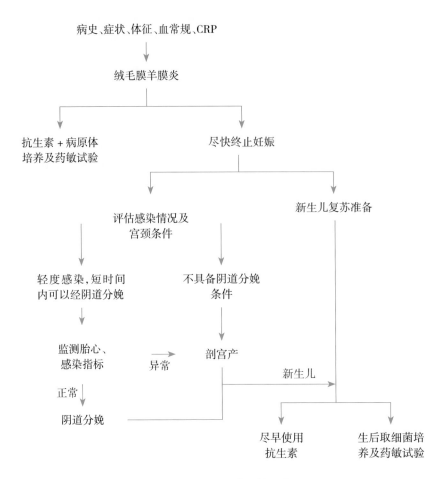

图 3-5-11　绒毛膜羊膜炎处理流程图

九、急腹症

(一)概述

急腹症是以腹部疼痛为主要症状和体征,同时伴有全身反应的临床综合征。腹腔内、盆腔和腹膜后组织和脏器发生了急剧的病理变化。妊娠期急腹症仍是目前临床上的诊治难题,其发生率为 1/635~1/500。由于妊娠因素引起的生理和解剖上的变化,使得妊娠期急腹症缺乏典型的症状和体征,导致诊断较为困难。加之妊娠期病情发展快,严重时可危及母体和胎儿的生命安全。常见的妊娠期急腹症包括:急性阑尾炎、急性胆道感染及胆石症、急性胰腺炎、急性肠梗阻、泌尿系结石、卵巢囊肿蒂扭转、子宫破裂及子宫肌瘤红色变性等。本节主要阐述急性阑尾炎和急性胰腺炎。

(二)妊娠合并急性阑尾炎

妊娠合并急性阑尾炎(acute appendicitis in pregnancy)是妊娠期最常见的非产科急腹症,也是妊娠期最常见的非产科手术疾病,妊娠期与非妊娠期发生率相似,约为 1/2 000~1/500。急性阑尾炎在妊娠各时期均可发生,以妊娠中期较为多见,由于妊娠中晚期其临床表现不典型,往往导致诊断、处理不及时,并发阑尾穿孔,严重威胁母胎生命安全。因此,早期诊断、及时处理对母胎预后有重要的意义。

1. 妊娠对疾病的影响

(1)妊娠期阑尾位置的变化:在妊娠初期,阑尾的位置与非妊娠时相似,阑尾的根部在右髂前上棘至脐连线中外 1/3 处(麦氏点)。妊娠期随着子宫逐渐增大,盲肠和阑尾受压向上、向外、向后移位。在妊娠 3 个月末,阑尾根部位于髂嵴下 2 横指,5 个月末相当于髂嵴高度,8 个月末位于髂嵴上 2 横指,妊娠足月时可达胆囊区(图 3-5-12),分娩后 10 天开始复位。阑尾在上移的同时,伴有逆时针方向旋转,长轴从原来指向内下方变成水平位,尖端指向脐部,最后有 60% 的阑尾呈垂直位,尖端向上,部分为增大的子宫所覆盖。因此,妊娠期发生的阑尾炎,压痛部位通常不典型。如盲肠位置固定,则阑尾位置并不随子宫增大而变化。

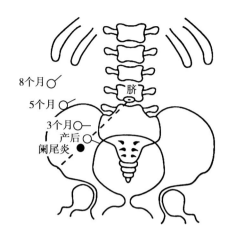

图 3-5-12 不同孕周阑尾位置

（2）妊娠期阑尾炎的特点：妊娠并不诱发阑尾炎，但妊娠期由于阑尾位置的改变，阑尾炎的体征常不典型，炎症不易包裹与局限，常形成腹膜炎。阑尾炎穿孔继发弥漫性腹膜炎较非妊娠期多1.5~3.5 倍。主要原因是，①妊娠期盆腔充血、毛细血管通透性和组织蛋白溶解能力增加，促进炎症的发展；②增大的子宫使腹壁防卫能力减弱及大网膜不能发挥局部防御性功能；③炎症波及子宫可诱发宫缩，宫缩又促进炎症的扩散。④妊娠期阑尾位置上移及增大子宫的掩盖，急性阑尾炎并发局限性腹膜炎时，腹肌紧张等腹膜刺激征不明显，体征与实际病变程度不符，容易漏诊而延误治疗时机。⑤在分娩或早产后，子宫缩小，可导致已局限的感染重新扩散。因此，妊娠合并急性阑尾炎容易并发穿孔，阑尾穿孔后炎症不易被包裹、局限，进而发展成弥漫性腹膜炎，严重者可导致脓毒血症、麻痹性肠梗阻等，危及母胎生命。

2. 病理

（1）急性单纯性阑尾炎：属于病变早期，局限于黏膜和黏膜下层。大体可见阑尾轻度肿大，浆膜充血，表面有少量纤维素性渗出物。镜下可见黏膜表面一个或多个缺损，阑尾各层水肿并有中性粒细胞浸润。此时临床症状和体征均较轻。

（2）急性化脓性阑尾炎：也称急性蜂窝织炎性阑尾炎，常由单纯性阑尾炎进一步发展而来。大体可见阑尾明显肿大，浆膜高度充血，表面覆盖脓性渗出物。镜下可见炎性病变深达肌层及浆膜层，管壁各层均有大量中性粒细胞弥漫浸润，并有炎性水肿及纤维素渗出，小脓肿形成，腔内有积脓。阑尾周围的腹腔内形成局限性腹膜炎，临床症状和体征较重。

（3）急性坏疽性阑尾炎：是一种重型的阑尾炎。因阻塞、积脓导致阑尾腔内压力增高，阑尾系膜静脉受炎症影响而发生血栓性静脉炎，引起阑尾壁血液循环障碍，导致阑尾坏死。阑尾可呈暗紫色或黑色，常出现穿孔，穿孔部位多位于阑尾根部和尖端，若继续扩散则引起急性弥漫性腹膜炎。

（4）阑尾周围脓肿（periappendicular abscess）：急性阑尾炎坏疽穿孔，大网膜移至右下腹将阑尾包裹，则形成炎性肿块或阑尾周围脓肿。

3. 引起胎儿窘迫的病理生理改变　急性阑尾炎在早期，一般不会引起胎儿窘迫，即使炎症波及子宫，引起子宫收缩，正常胎儿也很少导致严重的宫内缺氧。当细菌经输卵管进入宫腔，导致宫腔严重感染时，可出现绒毛膜羊膜炎等，胎儿将出现严重缺氧。同时，随着疾病的进展或阑尾穿孔继发弥漫性腹膜炎时，孕妇出现全腹疼痛、腹肌紧张，以及恶心、呕吐、发热等，严重时可出现血压下降和全身中毒症状，此时胎儿因为母体全身感染因素、酸碱平衡紊乱以及有效血容量不足等将出现宫内缺氧，严重时导致死亡。所以，早期诊断、及时处理可在很大程度上将改变妊娠结局，降低母胎致残率及死亡率。

4. 临床表现

（1）妊娠早期症状和体征与非妊娠期基本相同。

1）症状：腹痛是急性阑尾炎最常见的症状，最初多表现为上腹及脐周阵发性隐痛或绞痛，随后转移并固定至右下腹，呈持续性疼痛（转移性右下腹痛）。可伴有食欲下降、恶心、呕吐、腹泻等胃肠道症状。低位的阑尾炎可出现直肠刺激征，排便时有里急后重感。

2）体征：发热，一般不超过38℃，高热多见于阑尾坏疽、穿孔。右下腹有一固定压痛点，通常位于麦氏点，伴有明显的反跳痛。若出现腹肌紧张，则提示可能为化脓性阑尾炎。

（2）妊娠中晚期由于腹部解剖结构及生理特点的改变，急性阑尾炎的症状、体征往往并不典型，与病变程度不相符。

1）症状：转移性右下腹痛较少见，妊娠随着子宫的增大，阑尾位置逐渐上移或转移至子宫背面，故腹痛可位于右上腹或右侧腰部。另外，妊娠期腹壁随着子宫增大而伸张，疼痛感受器接受腹膜刺激的反应下降，其疼痛程度及性质也有所改变。一部分患者仍会出现恶心、呕吐、腹泻等胃肠道症状。全身症状有乏力、发热,甚至寒战等。也有腹痛及全身症状均不明显者。

2) 体征:阑尾位置随着妊娠子宫增大而改变,可能不存在腹部压痛,或者压痛点位于右上腹、侧腹壁或者后腰部。即使发生阑尾穿孔或发展成弥漫性腹膜炎时,腹肌紧张及腹壁紧张的体征也可能不明显。

5. 诊断　文献报道,妊娠期急性阑尾炎术前诊断率为50%~85%,有14%~30%在阑尾穿孔或并发弥漫性腹膜炎时才确诊。急性阑尾炎在妊娠期不同时期有不同的临床表现,其症状与体征往往不典型,容易造成漏诊或对病情严重性估计不足,延误治疗。诊断的准确性与孕龄成反比,需要结合临床症状、体征、实验室检查和影像学检查以诊断急性阑尾炎,其中又以影像学检查结果较为重要。

(1) 症状和体征:妊娠合并急性阑尾炎的症状和体征并不典型,往往与疾病的严重程度并不相符,常见的有腹痛、恶心、呕吐,压痛、反跳痛。

(2) 实验室检查:白细胞计数明显增加,持续≥15×10⁹/L,或计数在正常范围内但伴随核左移,有助于诊断。但是由于妊娠期存在生理性的白细胞增多,使依靠实验室检查早期诊断妊娠合并急性阑尾炎的可能性不大。

(3) 影像学检查:对于妊娠合并急性阑尾炎的诊断,影像学检查是非常重要的,常用的有B超、MRI。

1) B超:B超检查灵敏度为76%~90%,特异度为86%~100%。在妊娠中晚期由于增大的子宫遮盖阑尾,往往会影响阑尾显影,限制B超的诊断。

2) MRI:MRI具有良好的组织分辨率且无放射性,在妊娠期中晚期运用相对安全,其诊断的灵敏度为90%~100%,特异度为94%~98%,具有较高的诊断灵敏度和特异度。

(4) 手术探查:一旦临床表现及检查高度可疑阑尾炎,需要行手术探查以明确诊断,可避免因犹豫耽误手术而发生弥漫性腹膜炎的严重后果。手术探查方式可选择开腹探查及腹腔镜探查。目前,腹腔镜检查主要用于在妊娠早、中期怀疑阑尾炎时。

6. 鉴别诊断　妊娠腹痛是常见的症状,其原因有产科因素及非产科因素。因妊娠合并急性阑尾炎的症状、体征并不典型,需要提高警惕,注意与其他疾病相鉴别。

(1) 妊娠相关疾病

1) 早产、临产往往在妊娠晚期,具有规律性的宫缩,伴有见红、宫口逐渐扩张等。

2) 胎盘早剥有阴道流血、宫底上升等症状和体征,往往有高血压的病史,有些孕妇自觉胎动减少或消失。

3) 异位妊娠破裂常见于孕早期,停经后有不规则阴道出血及下腹痛,后穹窿穿刺可抽出不凝血,B超可确诊。

(2) 非妊娠相关疾病

1) 卵巢肿瘤扭转表现为突发性一侧剧烈疼痛,肿块较大时可触及附件区压痛性包块,B超检查可见附件区肿块。

2) 急性胆囊炎临床表现为右上腹疼痛,向右肩及背部放射,伴有黄疸、发热、寒战,B超检查可予以鉴别。

3) 泌尿系统相关疾病如急性肾盂肾炎、肾盂积水等也要注意鉴别。

7. 治疗　妊娠合并急性阑尾炎并不主张进行保守治疗,一旦确诊,应立即手术。

(1) 一般处理:主要有对症支持及抗感染治疗。

1) 对症支持治疗:维持水、电解质及酸碱平衡。

2) 抗感染治疗:选择对胎儿影响小、对肠道菌群敏感的广谱抗生素。厌氧菌感染引起的阑尾炎占75%~90%,应选择甲硝唑、头孢类抗生素。在术中取阑尾分泌物行细菌培养及药敏试验,指导术后抗生素使用。

(2) 手术治疗:手术方式主要有两种,开腹阑尾切除术和腹腔镜下阑尾切除术。

1) 开腹阑尾切除术:如怀疑有阑尾穿孔并发腹膜炎,开腹阑尾切除术是最好的手术方式。术中注意避免刺激子宫,如有阑尾穿孔、盲肠壁水肿,则应放置引流管。

2) 腹腔镜阑尾切除术:因其安全、有效、创伤小、恢复快等优势,被越来越多的医生及患者接受。

(3) 产科处理:一般没有产科指征不主张在阑尾切除术时同时行剖宫产;但临近分娩者,考虑到阑尾术后可能会临产,甚至存在剖宫产的可能,可适当放宽剖宫产指征;对于妊娠中期或距离分娩较远的患者,术后继续妊娠,并给予保胎治疗。

8. 对母胎的影响　妊娠合并急性阑尾炎可造成不良妊娠结局。阑尾炎增加流产或早产的发生率,尤其是阑尾穿孔并发弥漫性腹膜炎时母胎预后不良。

单纯性阑尾炎的胎儿丢失率为3%~5%,一旦发生阑尾穿孔,胎儿丢失率上升至20%~30%,围产儿死亡率达1.8%~14.3%。

9. 预防 由于妊娠期急性阑尾炎容易误诊、漏诊,对孕妇及胎儿威胁较大。对于有慢性阑尾炎病史的妇女,应在孕前行阑尾切除术;对于已妊娠的妇女,应加强产前检查及宣教,及时发现、诊断,及早处理。

10. 妊娠合并阑尾炎处理流程 见图3-5-13。

(三)妊娠合并急性胰腺炎

急性胰腺炎(acute pancreatitis, AP)是由于多种病因导致胰腺消化酶在胰腺内被激活,引起胰腺组织自身消化而导致的急性化学性炎症。妊娠合并急性胰腺炎(acute pancreatitis in pregnancy, APIP)是妊娠期和产褥期的严重并发症,国内外报道其发病率约为1/10 000~1/1 000,但随着人们生活水平提高,饮食结构改变,其发病率呈上升趋势。妊娠期急性胰腺炎可发生于妊娠的任何时期,以妊娠中晚期多见。妊娠期胰腺炎导致的母胎死亡率高达37%和11%~37%,但随着医学技术的发展,妊娠期胰腺炎能得到早期诊断、早期治疗,孕妇死亡率显著降低,此外,随着新生儿科医护技术力量的增强,新生儿的死亡率也随之下降。

1. 病因和发病机制 急性胰腺炎的病因很多,妊娠期间,胆石症是最常见的诱发因素,其次是高脂血症。

(1)胆石症与胆道疾病:胆石症是引起急性胰腺炎最常见的原因,而妊娠可增加胆石症形成的风险。在妊娠期,孕妇体内的雌激素和胆固醇升高,易形成胆汁淤滞。此外,妊娠期孕妇体内的孕激素升高,可使胆囊平滑肌松弛,蠕动减少,胆囊排空延长,进而导致胆固醇沉积形成结石。胆石嵌顿使胆道内压力升高,胆汁逆流入胰管引起急性胰腺炎。

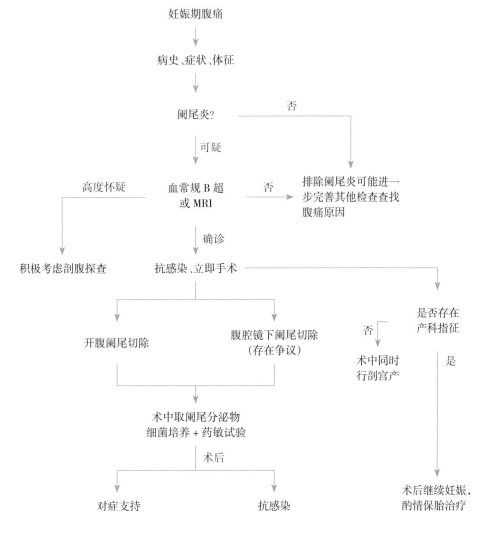

图3-5-13 妊娠合并阑尾炎处理流程图

（2）高脂血症：妊娠期孕妇血脂水平升高，脂肪酶以及妊娠期孕妇体内的胎盘催乳素使血清中的甘油三酯降解，释放出大量的游离脂肪酸，不仅造成胰腺细胞的急性脂肪浸润，还可损伤胰腺细胞的毛细血管，造成胰腺微循环急性脂性栓塞，导致胰腺缺血和坏死。

（3）大量饮酒和暴饮暴食：酗酒是国外急性胰腺炎的主要病因。暴饮暴食引起短时间内大量食糜进入消化道，刺激胰液大量分泌，此时若出现胰管排出不畅，便可造成胰管内压力升高，从而使胰液溢出胰管外引起急性胰腺炎。在妊娠中晚期，增大的子宫可压迫胆管和胰管，更容易引起胰液排出不畅，引起急性胰腺炎。

（4）甲状旁腺功能亢进：甲状旁腺功能亢进时，血钙水平升高，可刺激胰液分泌增加，此外，长期的高血钙可引起胰管钙化、管内结石形成从而使胰液排出不畅，严重者可引起胰管破裂，造成胰液溢出胰管外引起胰腺组织自身消化。

（5）其他：胰腺手术、腹部外伤可直接或间接损伤胰腺组织或胰腺的血管供应引起急性胰腺炎。感染、妊娠高血压等也可引起急性胰腺炎。已知某些药物，如噻嗪类利尿药、糖皮质激素可直接损伤胰腺组织，使胰液分泌增加或黏稠度增加，引起急性胰腺炎。

2. 引起胎儿窘迫的病理生理改变　轻型急性胰腺炎的继发感染较少，但重度胰腺炎与感染的关系却十分密切。Rindernecht 在 1988 年提出了急性胰腺炎的"白细胞过度激活学说"，认为在损伤因子（如异常激活胰酶）的作用下，单核巨噬细胞被激活并释放 TNF-α、IL-1 等多种细胞因子，进而引起白细胞和血管内皮细胞的过度激活，大量释放炎症介质，除加重胰腺损伤外，还引起母体胰外重要脏器的功能障碍。出现一系列并发症，如休克、多器官功能障碍、全身炎症反应综合征、急性呼吸窘迫综合征或胰性脑病等。从而直接导致胎盘血液灌流不足，母体的代谢性酸中毒、低氧血症及应激反应等，造成胎儿缺氧，使得胎儿窘迫及胎儿死亡的发生率均明显升高。

3. 临床表现

（1）症状

1）腹痛：起病急骤，疼痛程度轻重不一，轻者为钝痛，重者为刀割样痛、绞痛或钻痛，呈持续性，可有阵发性加剧。疼痛部位多位于中、上腹部，可向腰背部放射。由于妊娠期宫底升高，胰腺位置

相对较深，腹痛症状可不典型。

2）胃肠道症状：多伴有恶心、呕吐，多在起病后出现，呕吐物为食物和胆汁，呕吐后腹痛不减轻。还伴有腹胀，有的患者胀闷难受甚于腹痛。

3）发热：多为中度发热，发病 1~2 天后出现，持续 3~5 天。如发热持续不退或逐渐升高，应考虑继发感染。

4）黄疸：胆总管受压时约25%的患者出现黄疸。

5）重症胰腺炎可出现脉搏细速、四肢厥冷等休克症状，还可出现全身炎症反应综合征、多器官功能障碍、胰性脑病，甚至死亡。可导致胎儿严重缺氧、死胎、胎儿生长受限、流产或早产等。

（2）体征：常有中、上腹压痛，腹肌紧张，但在妊娠中晚期因子宫增大掩盖而不典型。可有腹胀、肠鸣音消失等肠麻痹表现。少数重症胰腺炎患者因血液、胰酶或坏死组织沿腹膜间隙与肌层渗入腹壁下，在两侧胁腹部或脐部出现瘀斑。溢出的胰液可刺激腹膜或膈肌引起腹腔积液或胸腔积液。当患者有黄疸、休克、多器官功能障碍、全身炎症反应综合征或胰性脑病时，可出现皮肤发黄、血压低、四肢冰冷、甚至昏迷等相应的体征。

4. 诊断

（1）详细询问病史：了解有无胆石症病史、暴饮暴食等诱发因素。妊娠中晚期出现上腹疼痛、恶心、呕吐等，均应考虑到急性胰腺炎的可能。

（2）症状和体征：患者常有中、上腹疼痛，恶心、呕吐等不适。妊娠中晚期受增大的子宫的影响，腹部压痛、腹肌紧张等体征可能不典型。患者通常精神差，有发热、心动过速、低血压和腹部压痛。10% 的患者出现全身炎症发炎反应综合征，也可引起急性呼吸窘迫症。

（3）辅助检查

1）血、尿淀粉酶：血清淀粉酶是诊断非妊娠期急性胰腺炎的主要实验室依据，但妊娠多伴有血清淀粉酶升高，因此，需连续监测血清淀粉酶，如持续升高仍有助于诊断。血清淀粉酶在起病后 6~12 小时开始升高，48 小时后开始下降，持续 3~5 天。血清淀粉酶升高 >500U，超过正常值的 3 倍时，有诊断价值。尿淀粉酶升高较晚，常在发病后 12~14 小时开始升高，但下降缓慢，持续 1~2 周。尿淀粉酶 >250U 时有临床意义。

2）血清脂肪酶：胰腺是脂肪酶的唯一来源，因此血清脂肪酶对诊断急性胰腺炎有很高的特异度和灵敏度。血清脂肪酶一般在起病后 24~72 小时

开始上升,持续 7~10 天。值得注意的是,酶升高的程度和疾病严重程度之间没有可靠的相关性。

3)其他生化检查:C 反应蛋白在胰腺坏死时明显升高。白细胞增多是常见的。此外,由于腹内坏死脂肪与钙结合皂化导致血钙降低,且血钙降低程度与病情严重程度相关,当血钙低于 1.5mmol/L 时提示预后不良。急性胰腺炎时,还可出现血糖、血清胰蛋白酶、血清谷草转氨酶、乳酸脱氢酶升高。

4)影像学检查:腹部 B 超可见胰腺肿大,胰内及胰周围回声异常,还可了解胆道及胆囊情况,后期对脓肿、钙化及假性脓肿亦有诊断意义。但肠胀气可能影响诊断效果。增强 CT 可判断有无胰腺渗出、坏死或脓肿,如有需要,告知对胎儿可能的影响后仍可采用。磁共振无放射性,可提供与 CT 类似的信息,对评估胰腺坏死、炎症范围以及有无游离气体有一定意义。

5. 鉴别诊断 妊娠期急性胰腺炎的诊断较非妊娠期困难,应与妊娠相关疾病以及胃肠道疾病相鉴别。

(1)妊娠相关疾病:恶心、呕吐需与早孕反应、妊娠剧吐相鉴别,早孕反应以及妊娠剧吐无腹痛、腹胀等不适。妊娠早期出现的腹痛需与异位妊娠破裂相鉴别,异位妊娠破裂典型症状为停经后腹痛以及阴道流血,B 超可协助诊断。妊娠中晚期出现的腹痛应与 HELLP 综合征、先兆早产、胎盘早剥等妊娠合并症相鉴别。HELLP 综合征伴有血压升高、尿蛋白阳性,还出现肝功能异常以及血小板减少;先兆早产出现规律宫缩、宫口扩张;胎盘早剥伴有子宫底升高,胎心监测以及 B 超可协助鉴别诊断。

(2)妊娠合并胃肠道疾病:需与妊娠合并胆囊炎、胆石症、胃十二指肠溃疡穿孔、肠梗阻等相鉴别。

6. 治疗 妊娠期急性胰腺炎的治疗与非妊娠期基本一致,对于孕早期和孕中期的急性胰腺炎患者,治疗应以急性胰腺炎为主,其次考虑胎儿因素。而对于妊娠晚期的急性胰腺炎患者,此时胎儿存活率高,治疗时应兼顾胎儿,如急性胰腺炎治疗效果不佳,而胎儿娩出可存活时应及时终止妊娠。

(1)保守治疗:主要是监测生命体征,维持水、电解质平衡,营养支持,抑制胰液分泌。

1)监测病情变化:严密监测患者的生命体征,以及血淀粉酶、尿淀粉酶、血清脂肪酶、C 反应蛋白、血糖、血钙等各项生化指标。同时还需密切监

测胎儿胎动、胎心以及胎儿宫内情况。

2)营养支持:急性胰腺炎一般都需禁食、胃肠减压,在禁食期间,应保证患者的能量供应。部分患者甚至需要全胃肠外营养。

3)维持水、电解质平衡,保持血容量:需积极补充体液及电解质,维持有效血容量。

4)抗感染治疗:对于胆源性急性胰腺炎或合并感染的急性胰腺炎建议使用抗生素。使用抗生素时,应选择对胎儿无致畸作用的药物。

5)减少胰液分泌:使用生长抑素、H_2 受体拮抗剂或质子泵抑制剂等,这类药物能够通过胎盘,对胎儿的影响仍需长期随访,病情危重时权衡利弊使用。

6)解痉、止痛:确诊急性胰腺炎后可使用止痛药,首选哌替啶,解痉可用阿托品。

(2)**手术治疗**:对于经保守治疗病情无好转,病情较重,出现以下情况者建议手术治疗。

1)已形成胰腺脓肿、消化道瘘等。

2)合并胰胆管梗阻。

3)出现胰腺脓肿、假性囊肿等并发症,需切开引流的患者。

4)发现有胰腺坏死,出现腹膜后大量渗液压迫胰腺的患者。

5)尚不能确诊,疑有腹腔内脏器穿孔、内出血或严重腹膜炎的患者,需剖腹探查。

(3)产科处理

1)监测胎儿情况:治疗期间,应严密观察胎动、宫缩情况,监测胎心,无应激试验监护胎儿宫内情况,超声检查羊水量、胎盘功能、脐血流、胎儿生物物理评分等。

2)预防早产:妊娠期急性胰腺炎出现早产的概率高达 60%,在监护胎儿宫内情况时,应视情况给予抑制宫缩治疗,如胎儿早产无法避免,应给予促胎肺成熟治疗以提高胎儿存活率。

3)终止妊娠:终止妊娠的指征有胎儿窘迫、胎死宫内以及明显的流产或早产征兆。多数可自然分娩,产程中应严密监测病情变化;胰腺炎病情较重时可适当放宽剖宫产指征。

7. 预防 妊娠期急性胰腺炎对孕妇及胎儿均可造成严重的危害,因此应积极预防。患有胆石症的孕妇,妊娠前应给予积极治疗,妊娠期应定期进行检查,避免发作。此外,妊娠期应养成合理的饮食习惯,避免暴饮暴食,定期监测血脂,适当控制体重。

8. 妊娠合并胰腺炎处理流程图

见图 3-5-14。

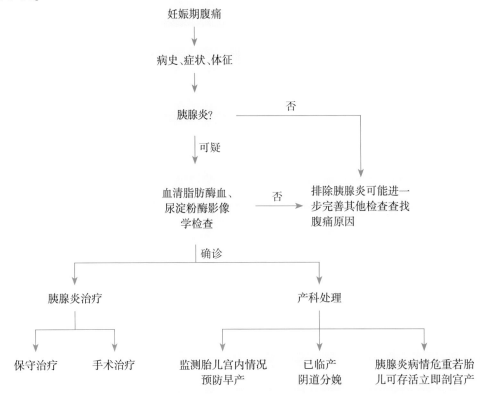

图 3-5-14　妊娠合并胰腺炎处理流程图

十、羊水栓塞

(一) 概述

羊水栓塞 (amniotic fluid embolism, AFE) 是指分娩过程中羊水进入母体血液循环,引起肺栓塞、过敏样反应及类似全身炎症反应综合征,导致肺动脉高压、严重低氧血症、弥散性血管内凝血 (DIC)、休克、肾衰竭等一系列表现。据现有文献报道,其发病率为 (1.9~7.7)/10 万。虽然羊水栓塞的发病率很低,但死亡率极高,以起病急骤、病情凶险、难以预测为临床特点,是极其严重的产科并发症。

(二) 病因

羊水栓塞的确切病因及发病机制目前尚不完全明确,但羊水及其有形成分进入母体循环是必要条件,因而所有可能增加羊水成分进入母体血液循环概率的因素都被认为是诱发羊水栓塞的危险因素。可能导致羊水进入母体循环的情况包括:

1. 羊膜腔内压力过高　羊水过多、双胎或多胎妊娠、巨大胎儿等使宫腔压力增高的情况;在临产后,特别是第二产程中子宫收缩过频、过强,或外力强力按压子宫使羊膜腔内压力显著增高,当

羊膜腔内压力超过静脉压时,羊水就有可能被挤入母体破损的微血管,从而进入母体循环。

2. 子宫血窦开放　分娩过程中各种原因导致的宫颈裂伤、宫体损伤可使羊水通过破损的血管进入母体血液循环;胎盘早剥、前置胎盘、胎盘植入、胎盘边缘血窦破裂时,羊水也可经破损的血管或胎盘后血窦进入母体循环。

3. 胎膜破裂　胎膜破裂后羊水大量涌出,羊水可通过子宫各处破损的小血管进入母体循环。人工破膜、剖宫产、手术助产、孕中期钳夹术、羊膜腔穿刺术等手术操作也可能引起羊水进入母体循环。

(三) 发病机制

虽然羊水进入母体血液循环是发生羊水栓塞的必要条件,但现有证据显示羊水栓塞的发病与是否在母体血液循环中发现羊水的有形成分并无直接关系。目前认为羊水栓塞的发病是通过多种机制引起的一系列机体病理生理变化。

1. 机械性阻塞及肺动脉高压　羊水中的有形物质聚集成团,形成栓子阻塞肺动脉,直接造成肺血管机械性阻塞,还可作为促凝物质促使血管

内微血栓形成,阻塞肺血管,导致肺通气和换气功能障碍,引起急性肺动脉高压;同时,羊水中的有形物质可刺激肺组织产生血管活性物质,使肺血管发生痉挛,加重肺动脉高压;肺动脉高压导致右心负荷加重,右心扩张,出现急性充血性右心衰竭;肺动脉高压又导致左心房回血量减少,左心输出量下降,引起周围血液循环衰竭,发生心源性休克、重要脏器缺血、多器官功能衰竭。

2. 过敏样反应　羊水中的胎儿物质作为抗原成分可引起 I 型变态反应,使肥大细胞脱颗粒,包括白三烯、前列腺素、血栓素等异常的花生四烯酸代谢产物进入母体循环,导致过敏性休克。

3. 弥散性血管内凝血　羊水中含有大量促凝物质,进入母体血液循环后激活外源性凝血系统,导致血管内大量微血栓形成,大量凝血因子及纤维蛋白原被消耗,而后纤溶系统被激活,母体血液系统由高凝状态迅速转为消耗性低凝状态及继发性纤溶亢进,血液不凝,极易发生难以控制的严重出血。

4. 炎症损伤　羊水中的胎儿异体抗原激活母体的炎症介质,引起类似全身炎症反应综合征的表现,导致全身多器官损伤。

(四) 临床表现

羊水栓塞起病急、来势凶险,通常在分娩过程中或产后立即发生,尤其是胎儿娩出前后的短时间内,70%的羊水栓塞发生在产程中,19%发生在剖宫产术中及术后,11%发生在阴道分娩后,剩余极少数病例发生于妊娠中期引产、羊膜腔穿刺术中、外伤等情况时。羊水栓塞的临床表现具有多样性,其典型的临床表现为突发的低氧血症、低血压和凝血功能障碍,病人可在极短时间内因心肺功能衰竭、休克而死亡。

1. 前驱症状　30%~40%的羊水栓塞患者会出现非特异性的前驱症状,包括呼吸急促、憋气、胸痛、呛咳、心慌、寒战、恶心、呕吐、头晕、乏力、麻木、针刺样感觉、精神状态改变、焦虑、烦躁及濒死感等;如果羊水栓塞发生在胎儿娩出前,胎心监护可显示胎心减速、胎儿心动过缓、胎心变异消失等,急性胎儿窘迫可能为羊水栓塞的首发表现,在孕妇出现典型症状之前可能已经发生胎儿宫内窘迫或死亡。

2. 典型的临床表现　以突然发生的低氧血症、低血压(血压与失血量不符合)和凝血功能障碍为特征的急性综合征,也称羊水栓塞三联征,典

型病例的症状一般按以下三个阶段的顺序出现,有时也可不完全出现或并不按顺序出现:

(1) 肺动脉高压、心肺功能衰竭和休克:在分娩过程中,尤其是刚破膜不久,产妇突然发生寒战、呛咳、气急、烦躁不安、恶心、呕吐等前驱症状,随后出现呼吸困难、发绀、心率增快、面色苍白、四肢厥冷、血压下降,由于中枢神经系统缺氧,可出现昏迷、抽搐,肺部听诊可闻及肺底部湿啰音,有肺水肿时可咳血性泡沫痰;病情严重者发病急骤,血压迅速下降,出现呼吸、心搏骤停,于数分钟内猝死。

(2) 凝血功能障碍、大出血:患者继心肺功能衰竭和休克后很快进入凝血功能障碍阶段,表现为以子宫出血为主的全身出血倾向,大多数羊水栓塞孕产妇都存在弥散性血管内凝血,且部分可能为羊水栓塞的首发表现;羊水栓塞时的弥散性血管内凝血为急性型,高凝期极为短暂,而后迅速转为消耗性低凝状态或继发性纤溶亢进期,出血突然发生,以阴道流血为主,血液不凝且出血难以控制,伴有全身出血倾向,出血部位广泛,如手术切口、创面广泛渗血、静脉穿刺点渗血、皮肤黏膜瘀斑瘀点、鼻出血、咯血、消化道出血、血尿等。

(3) 急性肾衰竭及多脏器功能损害:因全身循环衰竭、血液灌注不足,全身脏器缺血缺氧,造成多脏器功能损害,除心脏外,肾脏是最常受损器官,表现为以少尿、无尿、尿毒症为主的急性肾衰竭。

3. 不典型的临床表现　有些羊水栓塞患者临床表现并不典型,病情发展缓慢,症状隐匿,缺乏急性呼吸、循环系统症状,有些症状较轻,仅出现低血压、呼吸短促、心律失常或一些前驱症状,也有些患者在分娩几小时后才出现大量阴道出血、休克等症状,当其他原因不能解释时,应考虑羊水栓塞。

(五) 诊断

目前尚无国际统一的羊水栓塞诊断标准。羊水栓塞的诊断缺乏有效、实用的实验室检查作为诊断依据,主要依靠的是临床表现及排除诊断,2018 年中国专家共识建议如下诊断标准(需符合以下 5 条要求):①急性发生的低血压或心搏骤停;②急性低氧血症,呼吸困难、发绀或呼吸停止;③凝血功能障碍,有血管内凝血因子消耗或纤溶亢进的实验室证据,或临床上表现为严重的出血,但无其他可以解释的原因;④上述症状发生在分娩、剖宫产术、刮宫术或是产后短时间内(多数发生在

胎盘娩出后 30 分钟内);⑤对于上述出现的症状和体征不能用其他疾病来解释。

1. 病史及临床表现 若病史中存在羊水栓塞的各种诱发因素,如羊水过多、双胎或多胎妊娠、巨大胎儿、宫缩过强、急产、胎膜早破、胎盘早剥、前置胎盘、胎盘植入、宫颈裂伤、子宫破裂、经产妇、高龄产妇以及剖宫产、人工破膜、手术助产,在胎膜破裂后、胎儿娩出前后或手术中病人突然出现寒战、呛咳、烦躁不安、呼吸困难、大出血、凝血功能障碍、循环衰竭及不明原因休克,休克与出血量不成比例,首先应考虑为羊水栓塞。初步诊断后应立即进行抢救,并在积极抢救的同时利用胸部 X 线片、心脏超声、凝血功能等辅助检查进一步明确诊断。

2. 辅助检查

(1) 凝血功能检查:弥散性血管内凝血诊断的指标为,①血小板计数$\leq 100 \times 10^9/L$,特别是动态的血小板进行性下降,对诊断尤为重要;②纤维蛋白原$\leq 1.5 g/L$;③凝血酶原时间≥ 15 秒;④血浆鱼精蛋白副凝试验(3P 试验)阳性;⑤纤维蛋白降解产物(fibrin degradation product, FDP)$\geq 80 g/ml$;⑥优球蛋白溶解时间≤ 120 分钟。

(2) 胸部 X 线检查:大约 90% 的病人可出现胸片异常,胸部平片检查可见双肺出现弥散性点片状浸润影,并向肺门周围融合,伴有轻度肺不张和右心扩大。

(3) 心电图检查:可见右心扩大表现,ST 段下降,提示心肌缺氧。

(4) 心脏超声检查:可见右心房、右心室扩大、心输出量减少及心肌劳损等表现。

(5) 肺动脉造影术:是诊断肺动脉栓塞最可靠的方法,阳性率高达 85%~90%,可以准确确定肺栓塞的部位及范围,但临床所见的羊水栓塞起病急、发展快,一旦发生则很快进入呼吸窘迫、循环衰竭和凝血功能障碍,没有足够的时间且病情也不允许行该项检查,故临床较少应用。

(6) 尸检:①肺水肿、肺泡出血,主要脏器如肺、心、胃、脑等组织及血管中找到羊水有形物质;②心脏内血液不凝固,离心后镜检找到羊水有形物质;③严重羊水栓塞时,肺小动脉或毛细血管中有羊水形成的栓子,子宫或阔韧带血管内可见羊水有形物质。

(六) 鉴别诊断

1. 过敏性休克 药物过敏反应可能有荨麻疹、喉头痉挛或支气管痉挛。轻度或早期羊水栓塞出现如寒战、胸闷、呼吸困难等症状时易被误认为是药物过敏。但是速发型过敏反应通常不伴有凝血功能障碍,心脏功能障碍通常不严重,因为与速发型过敏反应相关的低血压主要是由于血管舒张和血管通透性增加导致的。如果怀疑有过敏反应,应使用肾上腺素、类固醇和吸入式支气管扩张剂治疗。

2. 空气栓塞 分娩或手术中空气进入血液循环导致空气栓塞,也可引起急性呼吸循环系统衰竭,发生严重休克、剧烈背痛,但并无异常的子宫出血及凝血功能障碍发生。

3. 麻醉并发症 过量麻醉可能导致呼吸暂停,但不太可能引起心输出量显著下降或出血性表现。若无意中在血管内注射了局麻药可能引起癫痫发作和心血管系统衰竭,在注射药物之后立即出现症状可能提示这一诊断。

4. 子痫 子痫表现为抽搐发作,是在重度子痫前期基础上进一步发展的一个特殊阶段,多发生在妊娠期,少数发生在产时及产后。发作前常先有一些征兆出现,如持续头痛并进行性加重、呕吐、视力障碍等。需与羊水栓塞的神经系统症状相鉴别。子痫具有明确的血压升高、尿蛋白等病理改变,发作时具有典型的抽搐特点,早期不会出现急性呼吸循环系统衰竭、休克及凝血功能障碍。而羊水栓塞多发生在胎膜破裂后、产程中或剖宫产手术中,发病急骤,迅速出现呼吸循环系统衰竭、不明原因的休克、凝血功能障碍、大出血、肾衰竭等症状。

5. 肺栓塞 孕产妇是血栓发生的高危群体,由于妊娠时血液处于高凝状态,同时增大的子宫压迫盆腔静脉,血管平滑肌舒张,静脉血流缓慢,容易形成血栓。体静脉或右心系统血栓脱落阻塞肺动脉或其分支而引起肺动脉栓塞。常常发生在产后或术后活动时,表现为突发性的胸痛和呼吸困难、低氧血症。临床上孕妇发生肺栓塞时的临床表现常缺乏特异性,有时临床表现很难与羊水栓塞鉴别。对于有心脏病、静脉栓塞史、血液高凝、手术创伤、多胎妊娠、高龄肥胖、长期卧床等血栓高危因素的患者应警惕可能发生肺栓塞,CT 血管造影术或肺通气灌注扫描可帮助诊断。肺栓塞一般不会很快发生凝血功能障碍,实验室检查 D- 二聚体明显升高,但血小板、纤维蛋白原、凝血酶原时间大都正常,血液中无羊水成分,抗凝及溶栓治疗有效。

6. 急性心力衰竭　对于有原发心脏病或妊娠高血压疾病的患者,围产期由于心脏负荷增加导致急性心脏病变,引起心排血量降低、组织器官灌注不足和急性淤血等心力衰竭症状,以急性左心衰竭较为常见,严重者出现心源性休克,但无出血倾向及凝血功能障碍,临床表现以心力衰竭为主,控制心力衰竭后病情好转,由此可与羊水栓塞相鉴别。

7. 癫痫　癫痫患者一般既往有抽搐病史,是妊娠期较为常见的神经系统并发症,抽搐发作时无呼吸系统、循环系统、凝血功能异常等表现,发作停止后生命体征立即恢复正常,不遗留全身其他脏器功能受损,根据病史及疾病发作特征可与羊水栓塞相鉴别。

8. 自发性气胸　分娩时用力过程中突感胸痛、呼吸困难伴刺激性咳嗽,症状与羊水栓塞有相似之处,但气胸患者一般仅有呼吸系统症状,查体示肺部叩诊鼓音或过清音,胸部 X 线检查可见气胸侧透明度增强,无肺纹理,正常肺组织压缩,心脏、气管及纵隔向健侧移位,由此可与羊水栓塞相鉴别。

9. 其他原因引起的产后出血　引起严重产后出血的原因有很多,部分不典型羊水栓塞患者可能仅表现为大量阴道出血,需谨慎鉴别,找准病因。子宫收缩乏力引起的产后出血,血液中一般伴有血凝块,按摩子宫及使用宫缩剂可改善子宫收缩情况,休克的程度与出血量成正比。胎盘胎膜残留导致的出血首先有明确的胎盘胎膜缺损,将残留在宫腔的胎盘胎膜清除后出血情况即可改善。软产道裂伤导致的出血为持续性阴道流血,色鲜红,可伴有血凝块,与子宫收缩情况无关,即使子宫收缩好仍有持续阴道出血,此时应全面检查软产道情况。而羊水栓塞引起的产后出血,血液不凝,子宫呈袋状,不收缩,对大剂量宫缩剂及物理刺激均无反应,据此可相互鉴别。

(七) 处理

一旦怀疑羊水栓塞,应立即实施抢救,处理原则为维持生命体征、抗过敏、纠正凝血功能障碍、保护器官功能。对于尚未分娩时发生的羊水栓塞、急性胎儿窘迫的情况,应在抢救孕妇的同时根据情况及时终止妊娠,对于发生心搏骤停的孕妇,若胎儿孕周有潜在存活能力建议立即终止妊娠。

1. 急性胎儿窘迫的产科处理(图 3-5-15)

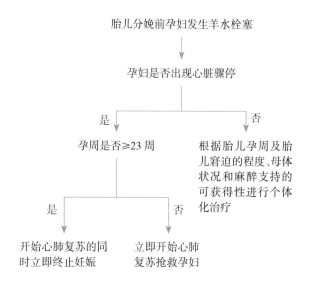

图 3-5-15　分娩前羊水栓塞的产科处理

(1) 若孕妇发生心搏骤停,当胎儿已达到具有潜在生存能力的孕周,2016 年美国母胎医学会(Society of Maternal-Fetal Medicine,SMFM)指南建议孕周为≥23 周,国内有学者建议≥26 周,2018 年中国专家共识建议孕周为≥23 周,应立即终止妊娠。立即终止妊娠不仅有可能挽救胎儿的生命,而且在理论上可以通过消除子宫对下腔静脉的压迫来帮助产妇复苏。也有学者建议将孕周的阈值提前至 20 周以改善患者的血液灌注情况,但是目前没有证据表明这种做法可以改善羊水栓塞导致的心搏骤停患者的预后。

(2) 以往一般建议紧急剖宫产的指征是心搏骤停的患者经过 4 分钟心肺复苏后无法恢复自主心率,为减少孕妇心搏骤停时胎儿严重缺氧的情况,建议施行紧急剖宫产。这个时间要求在意外发生的心搏骤停中是很难实现的,有可能延误胎儿的抢救时间,应尽量在 5 分钟内娩出胎儿,否则因缺血缺氧导致的新生儿不良结局比例将显著上升。美国 SMFM 指南建议在开始心肺复苏的同时进行紧急剖宫产的准备工作,如果心搏骤停仍未恢复,且仪器设备已可使用,即可进行剖宫产。心搏骤停的患者预后不佳,对立即施行直流电击复律治疗无效,表明产妇的预后不会因剖宫产手术而受到显著影响。

(3)分娩方式的选择:对于宫口已开全可行阴道助产者,给予产钳或胎吸助产;若宫口未开全或宫口未开者,则行剖宫产,术中留置盆腔引流管,以便观察术后出血情况。

(4) 当母体血流动力学不稳定但未发生致死性心律失常的情况下，具体医疗决策需根据胎儿孕周及危及胎儿的程度、母体状况和麻醉支持的可获得性进行个体化治疗，目前暂没有数据可以指导临床决策。

(5) 母体发生羊水栓塞时胎儿多存在不同程度的宫内缺氧情况，70% 的羊水栓塞发生在产程中，围产儿死亡率极高，存活者也有很多遗留神经系统后遗症，在积极救治孕产妇的同时也应兼顾胎儿情况，情况允许时应及时终止妊娠，在分娩前应做好新生儿窒息复苏的准备，需有新生儿科医师参加抢救。

2. 分娩后的产科处理

(1) 分娩后宫缩剂的应用目前尚有争议，现并无明确依据表明宫缩剂会促使更多的羊水成分进入母体血液循环，羊水栓塞患者常伴有子宫收缩乏力，适当使用宫缩剂可以增强宫缩，减少出血，但若母体已处于严重缺血缺氧状态，对宫缩剂反应差，可能使用无效。中国专家共识仍推荐积极治疗宫缩乏力，必要时可使用宫缩剂，如缩宫素、麦角新碱、前列腺素等。

(2) 产后密切观察子宫出血情况，实施子宫切除术并非必须，但当已发生凝血功能障碍、子宫大量出血时，应尽早行子宫切除术，有助于控制出血情况。术中缝合要严密，止血需彻底，尽量减少术后出血，术毕放置腹腔引流管，以便观察术后出血情况。

3. 纠正呼吸循环衰竭

(1) 增加氧合：立即面罩给氧，流速为 5~10L/min，5 分钟后仍无改善或病情严重时行气管插管或气管切开，机械通气，正压给氧，提供足够的氧合与通气，应该注意避免过量液体灌注。

(2) 心肺复苏：心搏骤停的患者，立即提供高质量的心肺复苏，妊娠中高质量心肺复苏的要求如下：快速胸外按压频率大于 100 次 /min；实施有力的按压，按压深度大于 5cm；确保在按压间隔胸廓有充分的回弹；胸外按压的间隔尽量地短；避免过长时间地确认脉搏（不超过 5~10 秒）；除颤后立即恢复胸外按压；每 2 分钟更换按压人员以避免疲劳；复苏期间子宫保持侧位。

(3) 解除肺动脉高压：使用西地那非、一氧化氮、前列环素等舒张肺血管平滑肌，降低肺动脉压力，也可给予罂粟碱、阿托品、氨茶碱、酚妥拉明等药物。

4. 抗过敏治疗 糖皮质激素应用于羊水栓塞尚存在争议，临床实践表明早期使用大剂量糖皮质激素解除痉挛可能有所获益，因早期休克系过敏反应引起血管舒缩功能异常导致，此时可给予抗过敏治疗，可选择使用氢化可的松或地塞米松。

5. 抗休克治疗

(1) 补充血容量：在羊水栓塞抢救过程中，患者大量失血同时伴有大量凝血因子的消耗，因此在补充血容量时要以补充血液、凝血因子和纤维蛋白原为主，应尽快输全血、新鲜冰冻血浆、纤维蛋白原、血小板等血制品以补充血容量、抗休克，同时纠正凝血功能障碍。

(2) 可使用血管活性药物，如去甲肾上腺素、多巴胺或多巴酚丁胺。

6. 纠正凝血功能障碍

(1) 肝素：已经发生弥散性血管内凝血的羊水栓塞患者使用肝素要非常慎重，主要用于早期高凝状态，目的是在高凝期减少凝血因子的大量消耗，但羊水栓塞高凝期时间极短，实际临床中很难准确判断出血液高凝状态时期，可能发现时已转为纤溶亢进状态，使用肝素可能加重出血，一般原则是“尽早使用，小剂量使用”或者是“不用”。

(2) 抗纤溶药物：羊水栓塞由高凝状态向纤溶亢进发展时，可使用抗纤溶药物，如 6- 氨基己酸、氨甲环酸、氨甲苯酸。

(3) 补充凝血因子：应及时输全血、新鲜冰冻血浆、纤维蛋白原、凝血酶原复合物、冷沉淀、血小板等血制品。

7. 保护器官功能

(1) 预防肾衰竭：在抢救过程中应注意尿量，当发生少尿、无尿时应及时使用利尿剂，可选用呋塞米或甘露醇，若发生肾功能不全或肾衰竭，应尽早给予血液透析。

(2) 其他器官保护：包括神经系统保护、维持血流动力学稳定、血糖维持、胃肠功能维护、积极预防感染等。

（陈海天 王子莲 武建利 朱启英
梅劼 曹引丽 韩香 孙敬霞
董欣 李雪兰 吴琳 胡诗淇）

参考文献

[1] 中华医学会妇产科学分会 . 胎盘早剥的临床诊断与处理规范（第 1 版）. 中华妇产科杂志，2012，12（47）：957-

958.

［2］Queensland Health. Queensland Clinical Guideline：hypertension and pregnancy . 2021.

［3］ANANTH CV，LAVERY JA，VINTZILEOS AM，et al. Severe placental abruption：clinical definition and associations with maternal complications. Am J ObstetGynecol，2016，214（2）：272e1-272e9.

［4］Royal College of Obstetricians &Gynaecologists.Green-top guideline No.50：umbilical cord prolapse.2014.

［5］刘铭，段涛 . 脐带脱垂的预防和急救处理 . 中华产科急救电子杂志，2017，6（1）：24-26.

［6］American College of Obstetricians and Gynecologists. ACOG Practice Bulletin No. 205：vaginal birth after cesarean delivery. ObstetGynecol，2019，133（2）：e110-e127.

［7］World Health Organization.WHO recommendations：Induction of labour at or beyond term.Geneva：World Health Organization，2018：1-33.

［8］American College of Obstetricians and Gynecologists. ACOGPracitice bulletin No.146：management of late-term and postterm pregnancies. ObstetGynecol，2014，124（2 Pt 1）：390-396.

［9］QueenslandHealth.Queensland clinical guidelines：induction of labur. 2017.

［10］中华医学会妇产科学分会产科学组 . 妊娠晚期促宫颈成熟与引产指南（2014）. 中华妇产科杂志，2014，49（12）：881-885.

［11］刘兴会，贺晶，漆洪波 . 助产 . 北京：人民卫生出版社，2018：318.

［12］宋薇薇，王阳 . 仰卧位低血压综合征的相关问题 . 中国实用妇科与产科杂志，2006，11（22）：819-820.

［13］SULLIVAN EA，JAVID N，DUNCOMBE G，et al. Vasa previa diagnosis，clinicalpractice，and outcomes in Australia. Obstet Gynecol，2017，130（3）：591-598.

［14］方大俊，刘慧姝 . 前置血管破裂的诊治 . 中华产科急救电子杂志，2018，7（1）：5-8.

［15］American College of Obstetricians and Gynecologists. Practice Bulletin No 178：Shoulder Dystocia. ObstetGynecol，2017，129（5）：e123-e133.

［16］American College of Obstetricians and Gynecologists. Committee opinion No. 712：intrapartum management of intraamniotic infection. ObstetGynecol，2017，130（2）：e95-e101.

［17］KIM CJ，ROMERO R，CHAEMSAITHONG P，et al. Acute chorioamnionitis and funisitis：definition，pathologic features，and clinical significance. Am J ObstetGynecol，2015，213（4）：S29-S52.

［18］ZACHARIAH SK，FENN M，JACOB K，et al. Management of acute abdomen in pregnancy：current perspectives.Int J Womens Health，2019，11：119-134.

［19］谢幸，孔北华，段涛，等 . 妇产科学 .9 版 . 北京：人民卫生出版社，2018.

［20］中华医学会妇产科学分会产科学组 . 羊水栓塞临床诊断与处理专家共识（2018）. 中华妇产科杂志，2018，53（12）：831-835.

第四章

慢性胎儿窘迫

第一节　慢性胎儿窘迫的病因及机制

胎儿与外界的气体交换通过母体及胎儿的血液循环得以实现。这一过程所涉及的器官包括母体、胎盘、脐带、胎儿。其中任一环节发生异常均可影响供氧，导致胎儿窘迫。

一、病因

1. 母血含氧量不足　母血容量不足或母血含氧量低，如血液浓缩黏滞、血流缓慢或急慢性失血，更常见也易被忽略的仰卧位体位性低血压，均可影响胎盘灌注量。心肺疾病、吸烟、重度贫血等致母血含氧量低，直接影响到胎儿的血氧浓度。上述情况绝大多数发生在孕期可造成胎儿慢性缺氧。

2. 胎盘循环障碍及功能不全

（1）胎盘灌注减少：在妊娠第 10 周及第 14~20 周时，子宫螺旋动脉分别有 2 次生理性变化，使动脉形成弯曲、扩张、漏斗形血管，血流量增加，胎盘也因此成为低阻低压的器官。在存在一些合并症或并发症时，如妊娠高血压疾病、心血管疾病、肾脏疾病等，螺旋动脉的第 2 次生理变化未完成，血管痉挛，胎盘阻力升高，改变压力梯度差，影响绒毛间隙的血流量。子宫肌层压力和羊膜腔内压力异常升高，同样严重影响胎盘绒毛间隙血液灌注量。

（2）胎盘有效面积的减少：如绒毛变性、纤维化形成梗死、绒毛血管痉挛狭窄或微血栓栓塞，导致胎儿慢性缺氧。多见于糖尿病、高血压、肾脏疾患、过期妊娠、胎儿生长受限等。宫内感染时无论是上行性还是血行感染均可导致绒毛膜羊膜炎，使绒毛水肿变性，丧失正常的交换功能。

（3）胎盘肿瘤：少见的胎盘血管瘤、胎盘囊肿，如面积大、部位深或接近脐带附着部位均可造成一定影响。

氧气通过胎盘输送至胎儿，在胎盘的这一环节，可受到多方面的影响。大部分胎盘微血管的病变将导致慢性胎儿窘迫，且需要在分娩后经组织病理检查才能诊断。

3. 胎儿 - 胎盘循环障碍

（1）胎儿心脏结构畸形或功能异常：胎儿先天性心脏结构畸形、心肌肥大、心肌炎症均可影响心脏收缩功能，不能有效地将脐静脉带进体内的血输送到全身组织和器官，也不能及时将血送至胎盘绒毛单位进行物质交换。目前，胎儿先天性心脏病已引起广泛重视。同时也不能忽视因感染或糖尿病等导致的心肌炎症或心肌肥大。

（2）脐血管的通畅性受阻：脐带长短异常、过度扭转、打结、缠绕、受压、甚至脱垂均可导致胎儿缺氧。由于监测的局限性，由脐带因素所致的胎儿急慢性缺氧在产后不一定能找到确实的证据，如羊水过少时的脐带受压或脐带因宫缩受牵扯而刺激迷走神经兴奋，可使胎心率突然下降。

4. 胎儿利用氧能力降低　各种原因所导致的溶血性贫血。如母胎血型不合，胎儿红细胞进入母体的血液循环，诱导母体免疫反应产生抗体，抗体通过胎盘进入胎儿血液循环系统，与胎儿红细胞结合，并破坏胎儿红细胞，导致胎儿溶血性贫血。红细胞减少导致胎儿携氧量降低，严重贫血使胎儿心脏负荷增加，使肝脏缺氧损伤，出现低蛋白血症，结合贫血、心力衰竭等因素，导致胎儿水肿。

此外，胎儿呼吸系统疾病、胎儿畸形、胎儿颅内出血及颅脑损伤，均可导致胎儿运输及利用氧的能力下降。

二、胎儿窘迫的机制

1. 胎儿血氧供应

（1）母体胎盘循环：胎儿血氧供应来自母体，通过子宫动脉分支——螺旋动脉将血输送到子宫肌层及胎盘绒毛间隙，再经子宫静脉返回到母体。维持此循环的动力是压力梯度。孕期母体血液增加约 1 000~1 500ml，足月时，心输出量中的 20%~25% 到达子宫，流入子宫的血液中 80%~90% 在绒毛间隙，即绒毛间隙的血液量为 500~600ml/min。维持绒毛间隙正常血流量的关键为，母体血以 70mmHg 的压力流向胎盘，绒毛间隙内的静息压力仅为 10~25mmHg，再经蜕膜板流入蜕膜静脉网，压力不足 8mmHg，大的压力差保证了绒毛间隙的血液灌流量。血氧分压在子宫动脉绒毛间隙、脐静脉间分别为 95mmHg、40mmHg，氧浓度的差异保障了氧的输送。正常情况下母体每分钟可供给胎儿氧气 7~9ml/kg，而胎儿每分钟需氧量为 5ml/kg，因此，尽管脐静脉血 PO_2 26mmHg 远远低于成人，但对维持正常胎儿的生长发育已足够，如脐静脉血 PO_2 降至 20mmHg 左右时有低氧表现，当

PO_2 小于 16mmHg 时则可出现明显的缺氧。

（2）胎儿胎盘循环：胎儿心脏接受母体输送的血液，维持全身组织器官的需要，然后将血经脐动脉再送入胎盘绒毛内的胎儿毛细血管内，与母血通过血管合体膜进行物质交换，吸取营养排泄废物经脐静脉回到胎儿体内。脐血流量由胎儿的心血管功能和自主神经系统通过化学和压力感受器进行调节。足月时，脐血流量为胎儿心排出量的 40%~50%，大约 70% 的血液贮存在短路内，不参与母体血的交换。这些贮备可在必要时利用。

2. **胎儿对氧供中断的反应** 胎儿处于缺氧早期时，首先反应的是血流动力学的变化，交感神经兴奋，肾上腺素、儿茶酚胺及皮质醇分泌均增加，血压上升，心率加快，胎儿体内的血液再分配，使胎儿大脑、肾上腺、心脏及胎盘血流增加，而肾、肺、肝和消化系统等血流减少，即所谓"潜水反射"。结果可引起羊水少、胎儿生长受限等。进一步缺氧兴奋迷走神经，血管扩张，有效循环血量减少，主要脏器的功能因血流不能保证而受损。如再继续则可发生严重的脏器功能损害，尤其是缺氧缺血性脑病，甚至胎死宫内。此过程通常为低氧血症，进而发展为缺氧导致的代谢性酸中毒，可表现为胎动少，羊水少，胎心率由快变慢，基线变异变差，出现晚期减速，最终 B 超下可见胎儿肌张力低下、呼吸抑制。

胎儿窘迫发生的原因不同、表现的过程不同以及临床上缺少直接的连续了解胎儿宫内状况的监测手段，使区分缺氧的不同阶段有困难，但对于有合并症、并发症的高危孕妇定期的全面评估十分必要，尤其当有宫缩应力时可突然发生紧急情况。

3. **胎儿损伤的机制** 如果胎儿缺氧恶化到代谢性酸中毒及低血压，多器官系统包括心、脑会出现血流灌注降低、缺氧、pH 值下降以及代谢所需营养物减少。进而细胞功能发生改变，如酶功能改变、蛋白酶活化、水电解质平衡紊乱、神经介质代谢异常、自由基产生及磷脂降解。正常细胞的代谢紊乱可导致细胞及组织功能失常、损伤甚至死亡。

（黄林环）

参考文献

［1］谢幸，孔北华，段涛．妇产科学．9 版．北京：人民卫生出版社，2018.

［2］CUNMINGHAM FG，LEVENO KJ，BLOOM SL，et al. Williams Obstetrics. 25rd ed. USA：McGraw-hill Medical Publishing Division，2018.

第二节　慢性胎儿窘迫的临床表现

慢性胎儿窘迫多始于妊娠中晚期，与各种疾病导致的持续性母胎血氧运输 - 交换障碍有关，涉及的病因包括母体血氧含量不足、胎盘源性疾病引起的胎盘功能不全、脐带因素及胎儿自身异常。慢性胎儿窘迫的病情进展一般较为缓慢，在发病早期胎儿可通过血流重分配进行代偿，而随着病情进展，机体逐渐发生失代偿，继而引起酸中毒可导致胎儿神经系统损伤、胎儿生长受限、新生儿窒息等不良结局。产科临床医生通过病情进展过程中出现的各种临床表现，及早识别慢性胎儿窘迫及探寻病因，并进行适当干预，可能有助于改善胎儿预后。

一、症状与体征

1. **胎动异常** 胎动是孕妇自我检测胎儿宫内状况的重要方法。胎动从妊娠 18~20 周起开始被孕妇感知，妊娠晚期逐渐形成规律，与胎儿活动 - 睡眠周期关系密切，一般在下午及夜间较为活跃。胎动一定程度上反映了胎儿的神经系统活动状态。慢性胎儿窘迫病例可出现胎动异常，主要表现为胎动减少。妊娠 28 周后，临床上一般以胎动计数 <10 次 /2 小时或胎动较日常减少 50% 作为胎动减少的标准。胎动减少是胎儿缺氧的一个重要提示。胎动减少可能与胎儿神经系统活动受宫内缺氧状态的影响有关。缺氧状态下胎儿机体出现代偿性变化，除了血液重分配至脑部、心脏等重要脏器外，胎儿活动减少可能是降低氧耗的一种适应性行为。随着慢性胎儿窘迫病因的发展，缺氧程度加剧，胎动进一步减少甚至胎动消失，这可能是胎儿即将死亡的先兆。

2. **胎心率异常** 胎心率变化受自主神经（交感神经和副交感神经）系统调节，与胎儿体内血氧分压、二氧化碳分压、酸碱平衡及血压变化关系密切。胎儿处于慢性缺氧状态下，以上调节心率的因素出现改变，导致胎心率出现相应的变化，可为诊断胎儿窘迫提供重要参考。

目前临床上建议使用电子胎心监护连续记录胎心率变化，以评估胎儿宫内健康情况，并反映胎心率变化与子宫收缩及胎动之间的关系。慢性胎儿窘迫发生时，其电子胎心监护中胎心率基线、基线变异、胎心加速、胎心减速等指标可出现特征性异常。

在慢性胎儿窘迫起病早期，胎儿体内氧分压及酸碱平衡处于正常水平，胎心率受自主神经系统有效调节，无应激试验一般为正常图形。随着病情进展，当胎儿处于缺氧早期时，胎儿产生代偿性的适应性变化，胎儿肾上腺儿茶酚胺类激素（如肾上腺素、去甲肾上腺素）分泌增加，引起胎心率增快，反映在电子胎心监护上则表现为胎心率基线提升，部分病例表现为胎儿心动过速，胎心基线 >160 次 /min。由于缺氧早期尚未出现酸碱失衡及缺氧性损伤，基线变异多数在正常范围。在缺氧早期，部分病例可能因基线上移或胎儿活动减少，引起胎心率加速幅度或频率减少，或反复胎心监护提示加速不达标。

当缺氧进一步加重，胎儿对缺氧的代偿机制逐渐失效。持续性的低氧血症使组织发生无氧代谢，胎儿体内乳酸积聚，酸碱失衡引发酸血症甚至代谢性酸中毒。一方面损伤自主神经对心率的即刻调节能力，胎心率变异减少甚至消失；另一方面，慢性缺氧使迷走神经兴奋，引起心肌收缩力减弱及胎心减慢。当进入分娩期合并子宫收缩时，胎盘绒毛间隙的血流灌注进一步减少，缺氧加剧，常表现为晚期减速甚至延长减速，以及一系列急性胎儿窘迫的临床表现。

二、辅助检查

1. 胎儿多普勒超声血流异常　胎儿慢性缺氧引起体内血流灌注重分布，对脐动脉、静脉导管、大脑中动脉进行多普勒超声检查，可出现异常改变。

（1）脐动脉多普勒超声：脐动脉是胎儿期存在的特有血管，属于髂内动脉分支之一，负责将交换后的低氧血流回输胎盘。在正常妊娠中，随着孕周的增加，胎盘发育成熟，胎盘绒毛血管化程度不断完善，血管直径增大，因此胎盘血流阻力随孕周增加而下降，从而使胎盘血流交换量增加，反映在脐动脉多普勒血流频谱中则表现为脐动脉阻力下降。在慢性胎儿窘迫中，胎盘循环异常是重要的病理生理学改变，各种病因使胎盘血管内皮

损伤，导致胎盘循环阻力增加，血流交换减少，脐动脉阻力增加。在多普勒超声中，常使用搏动指数（pulsation index，PI）、阻力指数（resistance index，RI）、和收缩期 / 舒张期（systolic phase/diastolic phase，S/D）比值等参数描述血管血流的前向阻力。其中，搏动指数（PI）=（收缩期峰值流速 − 舒张末期流速）/ 时间平均最高流速；阻力指数（RI）=（收缩期峰值流速 − 舒张末期流速）/ 收缩期峰值流速；收缩期 / 舒张期比值（S/D）= 收缩期峰值流速 / 舒张末期流速。这些指标数值越高，代表脐动脉 - 胎盘的血流阻力越大。其中 PI 值更能反映整个心动周期血流速度，在临床上参考价值更大。

在慢性胎儿窘迫的病例，如果合并胎盘发育不全的病理因素，胎盘循环血流阻力将明显增加，超声多普勒检查可发现脐动脉血流频谱异常，表现为 PI 值、RI 值及 S/D 比值均升高，严重时出现脐动脉舒张末期血流消失甚至反向，提示胎儿缺氧程度可能加重，此时须根据孕周，结合电子胎心监护结果，选择合适的处理方案，必要时终止妊娠。对于可疑慢性胎儿窘迫的病例，定期复查脐动脉血流频谱有助于发现高危病例及监测病情进展。当脐动脉血流频谱异常时，应进一步监测其他血管的血流状态变化。

（2）静脉导管多普勒超声：静脉导管（ductus venosus，DV）是胎儿期的特有血管分支，它是脐静脉血流进入下腔静脉的"快速通道"，高含氧量的脐静脉血流经静脉导管绕过肝脏，以速度较快的血流束形式射入下腔静脉，经右心房过卵圆孔入左心室，然后通过心脏泵血供应胎儿全身重要脏器。基于静脉导管的特殊作用，测量静脉导管的血流动力学情况可反映胎儿心脏功能状态。

静脉导管的超声多普勒波形，基于下腔静脉与脐静脉之间的压力梯度呈现周期性变化，图形中主要包括心室收缩期峰（S）、舒张早期峰（D）、心房收缩期峰（a）。在正常状态下，静脉导管频谱呈正向三峰，在各期均表现为前向血流。当静脉导管血流频谱异常时，需警惕存在胎盘功能不全、胎儿生长受限、宫内缺氧等情况。胎儿处于慢性缺氧状态下，胎盘循环阻力增加及心脏收缩舒张功能下降，静脉导管与右心房之间的压力差减少，使原有的正向流速普遍降低。胎儿宫内窘迫时，临床上主要以 a 波作为静脉导管血流的观察指标，a 波峰值一般随病情进展逐渐降低，进而血流信号消失甚至出现反向血流。当 a 波出现反向血流时，

胎儿处于濒死状态,新生儿预后差。此外,缺氧情况下,静脉导管入口扩张,静脉导管与脐静脉之间的压力梯度缩小,心房的搏动波可经静脉导管传入脐静脉,使脐静脉出现动脉样搏动。

在以胎盘功能不全为主要病因的胎儿窘迫病例中,一般首先出现脐动脉血流阻力的改变,脐动脉血流阻力增加进而导致胎儿心脏功能下降,从而引起静脉导管血流频谱变化。所以,脐动脉血流改变一般先于静脉导管,当静脉导管出现异常血流时,已经预示胎儿宫内状况恶化,需警惕不良结局即将发生,也从侧面说明,胎儿静脉系统的血流动力学异常在预判终止妊娠时机方面可能更为重要。

(3)大脑中动脉多普勒超声:大脑中动脉(middle cerebral artery,MCA)分支于颈内动脉,是大脑供血的主要血管之一。为满足胎儿脑部发育,脑部供血随孕周日益增长,胎儿大脑中动脉血流阻力逐渐降低,血流速度逐渐增高。正常妊娠时,胎儿大脑中动脉的 PI 值、RI 值及 S/D 比值与妊娠周数呈负相关。在胎儿出现慢性缺氧时,机体作出代偿改变。为保证大脑血流灌注,大脑中动脉发生适应性扩张,使血流阻力降低,血流速度增加,其中血流阻力降低更为明显,这一现象被称为脑保护效应。这一改变反映在多普勒超声中则表现为 PI 值、RI 值、S/D 比值等代表血流阻力的指标下降,以及大脑中动脉收缩期峰值流速(middle cerebral artery peak systolic velocity,MCA-PSV)增加,临床上一般以大脑中动脉 PI 值小于相应孕周的第 5 百分位数,或低于脐动脉 PI 值作为大脑中动脉扩张出现脑保护效应的标志。然而,随着缺氧的持续时间及程度的增长,胎儿心脏功能受损,脑血管阻力增加,脑灌注减少,脑保护效应消失。

(4)脑胎盘率(cerebroplacental ratio,CPR):单独测量脐动脉或大脑中动脉血流频谱,可能受测量取样位置、胎儿活动等影响,且单一血管的频谱首先反映的是局部血管的血流动力学改变,可能在评估宫内缺氧时胎儿的整体状态方面有所不足,难以较早地反映缺氧早期的血流动力学变化。例如,由于血管栓塞增加胎盘循环阻力时,血流速度减慢将导致脐血流 PI 值下降。联合评估大脑中动脉与脐动脉的 PI 比值有利于消除这些共同因素的影响,从而消除影响血流速度的混杂因素,更能在缺氧早期评价胎儿血流情况的改变。

近年的研究提出,联合脐动脉和大脑中动脉血流指标的 CPR 可能有助于更好地对早期胎盘功能不全和宫内慢性缺氧进行评估。CPR 是大脑中动脉和脐动脉 PI 的比值,可反映宫内缺氧状态中大脑中动脉扩张(脑保护效应)和胎盘血流循环阻力增加的变化趋势。在胎儿宫内缺氧时,观察 CPR 的变化可能较单一使用脐动脉或者大脑中动脉指标更敏感和可靠,CPR 的变化可能早于脐动脉频谱的改变。

慢性胎儿缺氧时,应注意 CPR 是否出现明显下降,一般以对应孕周的第 5 百分位数或 CPR ≤ 1 的绝对值作为是否已经出现"脑保护效应"的判断标准。其中,使用百分位数可能更好地反映 CPR 下降的水平。

然而,在一些情况下 CPR 可能不适用。妊娠足月以后,大脑中动脉的 PI 值明显下降,可能造成缺氧的假阳性表现。当严重胎儿窘迫时,大脑中动脉经历代偿性扩张后重新收缩,引起 PI 值升高,可能出现缺氧改善的假阴性表现。因此,使用 CPR 对胎儿宫内缺氧状态进行评判时,应综合孕周、胎心监护等因素进行综合分析。

2. 胎儿生物物理评分　胎儿生物物理评分(biophysical profile,BPP)是结合电子胎心监护、超声下羊水量及胎儿活动,判断胎儿有无急、慢性缺氧的一种产前监护方法。临床上一般以 Manning 评分法进行评分。评分项目包括超声监测胎儿呼吸运动、胎动、肌张力、羊水池最大深度以及电子胎心监护(无应激试验)等 5 个项目,每个项目 2 分,综合 5 个项目得分进行评价(详见第二章第五节胎儿生物物理评分)。Manning 评分法分数越低缺氧可能性越高,情况越严重,分数 ≥ 8 分者缺氧可能性较小,小于 8 分时存在急、慢性缺氧可能,须进一步检查。在 5 个指标中,无应激试验对缺氧最为敏感,最早出现异常,而肌张力消失是胎儿处于缺氧失代偿期的标志,一旦出现,胎儿预后差。但由于 BPP 评分较费时,且受较多主观因素的影响,临床应用较少。

三、胎儿及新生儿表现

1. 胎儿生长受限　如果引起胎儿缺氧的因素持续存在,胎儿处于慢性缺氧状态时,引起生长潜能受损,可出现生长受限的临床表现。主要表现为胎儿的各项生长指标,包括双顶径、头围、腹围及股骨长等出现不同程度的生长落后,最终使胎儿估重低于同孕龄第 10 百分位数。胎儿生长指标的发育落后是脏器的血流供应持续减少的结果,肝脏血流的减少引起腹围落后,而下肢供血减少则使股骨发育小于正常孕周。由于慢性缺氧中存在脑保护效应,头围发育落后的情况一般较晚出现。临床上如果发现胎儿生长受限,应通过超声动态监测各个生长指标的变化及胎儿估重的相应水平,了解胎儿的生长趋势,并结合孕周和电子胎心监护情况,做好胎儿健康监测和判断分娩时机。

2. 新生儿表现 慢性胎儿窘迫病例,在围产期受宫缩刺激,病情可能进展,新生儿可出现羊水粪染、Apgar 评分下降以及脐动脉血气分析异常等表现。

(1)羊水粪染:虽然目前认为影响胎粪排出的主要因素是孕周,孕周越大,羊水粪染的机会越高。羊水粪染不等同于胎儿窘迫状态,但胎儿宫内缺氧可刺激迷走神经,导致肠道蠕动增加,促发胎儿排便,从而增加羊水粪染的发生机会。慢性胎儿窘迫病例临产后受宫缩刺激,出现羊水粪染的机会增加,且胎粪污染程度较高。慢性缺氧使胎儿呼吸及喘息样动作频率增加,从而增加了新生儿吸入胎粪发生胎粪吸入综合征的风险,当羊水 Ⅲ 度污染时,胎粪稠厚,新生儿吸入被胎粪污染的羊水,导致不良围产儿结局的风险增加,应做好复苏准备。

(2)Apgar 评分:Apgar 评分是快速评估新生儿出生后一般状况的常用方法。由心率、呼吸、肌张力、喉反射及皮肤颜色等 5 项体征组成,各项分数相加得出 Apgar 评分。出生后 1 分钟的 Apgar 评分可评估新生儿出生时的状况,反映宫内情况,分数 ≤7 分考虑新生儿窒息。慢性缺氧的新生儿出生时 Apgar 评分下降。

(3)脐动脉血气分析:脐动脉血气结果较 Apgar 评分更能客观地反映产程中的缺氧程度及酸碱平衡情况。分娩前诊断胎儿窘迫的病例,分娩后应进行脐动脉及脐静脉血气分析。脐动脉血气反映的是胎儿在宫内的代谢状态,脐静脉血气更多反映的则是母胎血气交换后的情况,与胎盘及母体功能状态关系更为密切,脐静脉血气分析异常的原因可能是母体酸碱平衡异常、胎盘气体交换及代谢物质清除障碍等。脐动、静脉血气分析的联合应用,对判断宫内缺氧的发生环节,辨别急性、慢性缺氧有重要作用。脐动脉 pH 值异常,而脐静脉 pH 值正常,多为急性缺氧。当脐动、静脉血 pH 值均异常时,慢性缺氧可能性大,预后不良可能性明显增加。pH 值和碱剩余(base excess,BE)是判断新生儿缺氧的两个主要指标。脐动脉血 pH 值 <7.2 且 BE<-12mmol/L 时,考虑酸碱平衡失调,存在酸血症。当重度酸血症(脐动脉血 pH 值 <7.0)时,胎儿损伤风险增加。

参考文献

[1] 中华医学会围产医学分会.电子胎心监护应用专家共识.中华围产医学杂志,2015,18(7):486-490.

[2] 谢幸,孔北华,段涛.妇产科学.9 版.北京:人民卫生出版社,2018.

[3] 李胜利,罗国阳.胎儿畸形产前超声诊断学.2 版.北京:科学出版社,2017.

[4] 中华医学会围产医学分会胎儿医学学组,中华医学会妇产科学分会产科学组.胎儿生长受限专家共识(2019版).中华围产医学杂志,2019,22(6):361-380.

(王子莲 何志明)

第三节 慢性胎儿窘迫的 早期识别与诊断

一、慢性胎儿窘迫的早期识别

(一)高危胎儿识别

某些危险因素与胎儿窘迫、甚至胎死宫内有明确的病因学关系,如致畸物暴露史、影响胎儿宫内环境或血供的母体因素(母体合并症或并发症)。其他因素,如流行病学因素(母体年龄、种族、体质),与胎儿死亡风险之间联系更加复杂且无明确机制解释。多种因素可在一个病例中同时存在,因此分析单个因素与围产期胎儿死亡之间的联系十分困难。"三重危险因素模型"体现了母体、胎儿、胎盘及应激因素的相互作用,虽然单一因素不足以导致胎死宫内,但多个因素共同作用可能产生致命后果(图 4-3-1)。

1. 母体因素

(1)年龄:多项研究显示,在其他危险因素相同的情况下(如妊娠高血压疾病、糖尿病、死胎史、多胎妊娠、前置胎盘、胎盘早剥),35 岁以上孕妇发生胎儿宫内窘迫、死胎的风险远高于 30 岁以下的孕妇,而 40 岁以上的孕妇发生风险更高。文献报道,孕妇 30~34 岁在妊娠 41 周时胎死宫内的风险

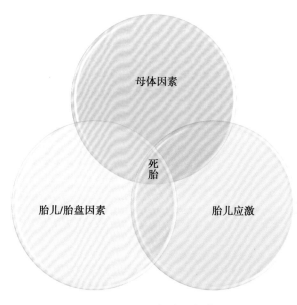

图 4-3-1 三重危险因素模型

与 35~39 岁在妊娠 40 周时的风险相同,与 40 岁及以上在妊娠 39 周时的风险相同。故高龄孕妇更容易发生胎儿宫内窘迫和胎死宫内。

(2)种族:国外文献报道,黑种人较白种人更容易发生孕期及围产期合并症或并发症,导致不良妊娠结局。

(3)围产期保健及药物滥用:医疗资源不足、围产期保健意识差、烟酒嗜好、违禁药物滥用等增加了不良围产结局。虽然通过调整生活方式可以预防胎儿缺氧窘迫、甚至死胎等风险,但目前尚无前瞻性研究证明其有效性。

2. 母体合并症和/或并发症

(1)肥胖:多项研究已证明妊娠前肥胖状态会增加围产期胎儿死亡率,特别是晚孕期。肥胖等原因常导致多种并发症、胎盘功能不良、睡眠呼吸暂停、代谢异常以及难以评估胎儿生长状况。死胎风险随着孕妇体重指数升高和妊娠周数增加而增加。

(2)糖尿病:孕期血糖控制不良会增加围产期死亡率,这可能是宫内高血糖环境引发先天异常风险增高、早产以及突发的原因未明的胎儿死亡所致。血糖控制不良的孕前糖尿病或妊娠糖尿病是造成胎儿宫内缺氧窘迫、死胎的主要危险因素;血糖控制良好者,与正常妊娠妇女相比,不良妊娠结局的风险并没有明确差异。

(3)高血压疾病:对于血压控制稳定的高血压孕妇,发生胎儿缺氧窘迫、胎死宫内的风险与正常孕妇相比,不同研究结果之间存在争议。但当出现高血压并发症,如子痫前期、子痫、胎儿生长受限、羊水过少等胎盘功能不良的表现时,围产期死亡率风险是显著增加的。

(4)易栓症:遗传性易栓症与胎死宫内没有明确相关性。获得性易栓症如抗磷脂综合征患者,其循环中的抗磷脂抗体,如狼疮抗凝物、抗心磷脂抗体、抗 β_2-糖蛋白 I 抗体这三种典型抗体,与胎儿宫内缺氧窘迫、胎死宫内、胎儿生长受限等多种不良妊娠结局有关,推测其机制与炎症反应、免疫损伤、血栓形成和胎盘梗死有关。

(5)肾脏疾病:慢性肾脏疾病可以继发高血压、糖尿病、贫血等,对其子代围产期结局有很大影响,尤其是肾功能严重受损的孕妇发生胎死宫内的风险较高。

(6)系统性红斑狼疮:系统性红斑狼疮(systemic lupus erythematosus,SLE)是常见的免疫系统疾病,女性高发,且在妊娠期容易发生病情进展恶化,尤其当继发并发症如肾脏损伤、高血压等,以及高滴度的自身抗体,都可能影响胎儿胎盘,包括胎儿缺氧窘迫、死胎、早产等的不良围产结局的风险显著升高。

3. 产科因素

(1)生育史及辅助生殖技术:孕妇的生育史(如产次数)、辅助生殖技术的应用及既往不良妊娠结局,都可能影响胎儿宫内状态。已知初产和多产都会增加胎儿宫内缺氧窘迫以及胎死宫内的风险,推测其原因可能与高龄、晚育、自身基础健康状态、妊娠期间健康状态以及相关的社会因素等有关。辅助生殖技术中体外受精是胎死宫内的独立危险因素,原因尚未知。

(2)孕早期血清标志物或子宫血流指标:研究发现,孕早中期血清标志物异常可能与不良妊娠结局有关。例如,孕早期,妊娠相关血浆蛋白 A(pregnancy associated plasma protein-A,PAPP-A)低于第 5 百分位数(0.415MoM);孕中期,人绒毛膜促性腺激素(human chorionic gonadotropin,HCG)、甲胎蛋白(alpha fetoprotein,AFP)和抑制素 A 大于 2.0MoM;子宫血流指标,如子宫动脉搏动指数大于第 90 百分位数。这些血清标志物或子宫血流指标在预测胎死宫内风险方面可能具有意义。

(3)多胎妊娠:多胎妊娠女性发生胎儿宫内缺氧窘迫、胎死宫内的风险较单胎妊娠者更高。原因可能与双胎妊娠的特有并发症如双胎输血综合征有关。此外,双胎妊娠中,胎儿畸形、胎儿生长受限、子痫前期、早产等发生率也更高,这些并发症均可导致双胎妊娠胎儿宫内缺氧窒息的风险增加。绒毛膜性是影响胎儿风险及不良妊娠结局的重要因素,单绒毛膜双胎发生不良妊娠结局的风险更高。

(4)羊水异常:羊水过多或过少与不良妊娠结局,特别是胎儿宫内缺氧窒迫、胎死宫内关系密切。而羊水异常主要与是否有其他合并症或并发症有关,例如子痫前期、糖尿病、胎儿生长受限、胎膜早破、宫内感染、结构畸形、染色体异常等。单纯性羊水过多或过少似乎并不增加胎死宫内的风险。

(5)胎儿生长受限:胎儿生长受限是明确的致围产期胎儿慢性宫内缺氧窒迫、甚至胎死宫内的危险因素之一。除外结构畸形、染色体异常等原因,胎儿生长受限通常提示各种原发或继发性胎盘功能不良。

(6)过期妊娠:过期妊娠常合并羊水过少、羊水粪染,胎死宫内风险明显增加,机制考虑与胎盘功能不足、氧气交换受损有关。

(7)胎儿畸形:多项研究均提示,明确的胎儿畸形是导致胎死宫内的独立危险因素,此类孕妇发生死胎的风险约为55‰,而正常人群发病率为4‰。其中,先天性心脏病的胎儿发生缺氧和死胎的风险最高。

(二)胎儿监护方法及其异常结果识别

产前胎儿监护的主要方法包括胎动计数、无应激试验(nonstress test,NST)、胎儿生物物理评分(biophysical profile,BPP)、改良生物物理评分(modified biophysical profile,mBPP)、宫缩应激试验(contraction stress test,CST)和多普勒超声等。尽管这些方法被广泛使用,但是目前鲜有大规模前瞻性随机对照研究对常用的各种产前评估手段的有效性进行验证。有效性主要指某一监测手段的预测价值,评价指标包括灵敏度、特异度、阳性预测值和阴性预测值。临床应用时倾向选择灵敏度高的试验,将漏诊高危胎儿的可能性降至最低。因此,在临床初筛时允许适当的过度诊断,即允许适当的假阳性率存在。当对初筛阳性的孕妇进一步评价时,应选择特异度更高的试验,以减少对宫内状态良好的胎儿进行不必要的干预或引产。因此,同时应用多种手段或许可以更有效地排除或确诊疾病。当多项监测指标为正常时,更倾向于排除疾病状态;而当多项监测结果均异常时,倾向

于诊断胎儿宫内异常状态。

表4-3-1列举了目前常见的产前检查方法及其预测胎儿宫内状态的价值。

表4-3-1 不同产前胎儿评价方法比较

方法	假阴性率/%	假阳性率/%
CST	0.04	35~65
NST	0.20~0.80	55~90
BPP	0.07~0.08	40~50
mBPP	0.08	60

产前检测的原理:缓慢进展性(慢性)低氧血症会导致胎儿产生一系列可检出的生物物理变化,首先出现生理性代偿征象,最终可能出现生理性失代偿征象(图4-3-2)。动物模型研究证明,胎仔生物物理活动,如心率、运动、呼吸和张力,对胎仔氧合水平和pH值敏感,并且低氧血症和酸中毒会导致或伴发胎仔生物物理活动变化。然而,胎儿生物物理活动可以受到其他与低氧血症无关因素的影响,例如胎龄、母体用药/吸烟、胎儿睡眠-觉醒周期和胎儿疾病/异常;以及定期产前胎儿监护很少能识别出有急性缺氧损害(如完全性胎盘早剥、脐带脱垂、子宫破裂等)相关死亡风险的胎儿,影响采取及时的干预措施防止死亡。

因此,产前胎儿评估旨在确定有风险的胎儿,包括宫内死亡或慢性宫内缺氧相关神经系统并发症风险,并尽可能采取干预措施来防止这些不良结局。

1. 胎动减少　进入孕晚期,24小时内胎儿10%的时间都在运动,接近30次/h。母体可感知到的胎动约70%~80%。活跃的胎动可持续40分钟,胎儿静止睡眠状态可持续20分钟。胎动根据一天中的不同时段和胎龄可有些许变化。胎动频率从早晨到夜晚是增加的,夜晚时达到峰值。虽然有些研究报道临近足月时胎动强度或频率降低,但在正常妊娠中,整个妊娠晚期的胎动强度和频率可以保持恒定,甚至有报道分娩前最后2周胎动强度、频率升高。

如果胎动及其他类型的胎儿生物物理活动(呼吸运动和肌张力)的数量和质量正常,则几乎确保了胎儿神经调节系统功能的完整性。当这些调节系统受轻度低氧血症影响时,胎动减少被认为是一种代偿性胎儿行为反应,类似于将血流重新分布至重要器官的代偿性生理反应。但随着低氧血

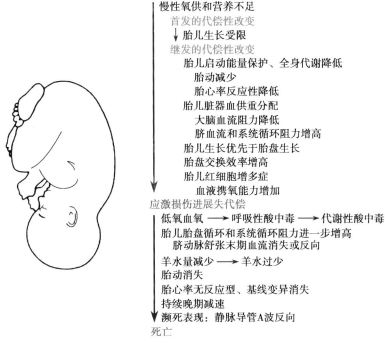

应激损伤致慢性缺氧
慢性氧供和营养不足
首发的代偿性改变
↓ 胎儿生长受限
继发的代偿性改变
胎儿启动能量保护、全身代谢降低
胎动减少
胎心率反应性降低
胎儿脏器血供重分配
大脑血流阻力降低
脐血流和系统循环阻力增高
胎儿生长优先于胎盘生长
胎盘交换效率增高
胎儿红细胞增多症
血液携氧能力增加
应激损伤进展失代偿
低氧血氧 ⟶ 呼吸性酸中毒 ⟶ 代谢性酸中毒
胎儿胎盘循环和系统循环阻力进一步增高
脐动脉舒张末期血流消失或反向
羊水量减少 ⟶ 羊水过少
胎动消失
胎心率无反应型、基线变异消失
持续晚期减速
濒死表现：静脉导管A波反向
死亡

图 4-3-2　胎儿慢性缺氧的病理生理过程及表现

症加重和延长，代偿性反应可能无法保护胎儿，最终失代偿而引起器官损伤或死亡。因此，当母体感知到胎动减少通常被视为胎儿缺氧窘迫、胎儿死亡和其他不良妊娠结局的风险升高的标志。

基于"缺氧时胎动减少"的推论，自数胎动是产前胎儿监测的各项手段中最简便且广泛应用的一个。但对此的前瞻性研究发现，自数胎动并不能有效降低围产期胎儿或新生儿死亡率。自数胎动的方法、对异常胎动的定义、患者的依从性、医务人员对患者主诉的反应，这些因素在各个试验和文献中没有统一标准，所以很难提高试验结果的有效性和重复性，也很难明确自数胎动在临床是否获益。尽管如此，自数胎动仍然有其不可替代的优势，且 80% 的孕妇对自数胎动有很好的依从性，也有较好的自身可对比性。

虽然胎动减少的诊断标准未达成共识，但研究认为孕妇对胎动减少的主观（定性）感知具有诊断意义。其原因是健康胎儿正常胎动存在广泛的生物学差异，而且孕妇对胎儿活动的感知也存在广泛差异。

临床工作中，除了孕妇定性评估胎动，还可采用计数法对胎动进行定量评估。胎儿一般状况良好时孕妇感知到的最少胎动次数称为"报警限"。

目前已提出了多种确定报警限的方法，以下 4 种是确认胎儿状况良好的胎动阈水平：①母亲休息并专注于胎动计数时，2 小时内至少感受到 10 次胎动（"数 10 法"）；②母亲正常活动 12 小时内至少感受到 10 次胎动（"数到 10"）；③母亲休息并专注于胎动计数时，1 小时内至少感受到 4 次胎动；④孕 22~36 周期间，25 分钟内至少感受到 10 次胎动，在孕 37 周或以上时，35 分钟内至少感受到 10 次胎动。上述方法中，只有"数 10 法"是根据人群研究得出的报警限，并且随后又在同一人群中作为筛查性检测接受过评估；"数到 10"理论也是经过多方考量，成为临床常用标准之一。

胎动减少需进行鉴别诊断，例如胎儿活动的暂时性减少可能由于胎儿处于睡眠状态、孕妇使用可穿过胎盘的药物（如镇静剂）或孕妇吸烟所致。胎儿睡眠是胎动减少的常见良性原因。睡眠周期可能长达 40 分钟。母亲对胎儿活动的感知欠佳也是其报告胎动减少的另一原因，如孕龄较小、羊水量减少 / 增加、母亲的体位（坐位、站立位或卧位）、胎方位（胎儿脊柱位于前位）、前壁胎盘、孕妇精神不集中等，甚至部分妊娠女性将宫缩称为"胎动"。

综上，胎动减少的诊断应主要基于孕妇对胎

动减少的主观(定性)感受。应告知患者若感受到显著且持续的胎动变化,应联系医护人员以接受进一步评估,如果胎动消失切勿等待超过 2 小时才就医。若孕妇不理解胎动减少的含义,应指导其采用胎动计数法评估胎儿的活动情况,并且在胎儿活跃的时段,患者于侧卧位(非仰卧)专心计数发现连续 2 小时内的胎动数少于 10 次,则应立即就医。临床上常见胎动消失,24 小时后胎心突然消失,应予以警惕。胎儿窘迫初期,可表现为胎动过频,继而转弱及次数减少,直至消失,也应予以重视。

2. 无应激试验异常　20 世纪中期,研究发现胎儿活动、宫缩、外界刺激均可导致胎心率增加,胎心率增加反映胎儿一般状况良好,这是 NST 的理论基础。尽管可信度和重复性并不确切,但是 NST 仍然是应用最为广泛的产前监护手段。到目前为止,NST 的基础技术没有变化。在产前胎儿监测中,采用 NST 的主要目标是识别有缺氧性损伤或死亡风险的高危胎儿,并尽可能采取干预措施来预防这些不良结局。次要目标是识别氧合状态正常的胎儿,以确保继续妊娠的安全性,避免不必要的干预。例如,孕妇合并胎盘功能障碍或子宫胎盘灌注不足相关的疾病时,就需要这种检测。

(1)监测时机:若认为胎儿死亡风险升高,且胎龄足够大可以考虑通过分娩来改善围产期结局,则开始实施 NST。胎儿神经系统应成熟到可以完成胎心率加速才可使用 NST(通常胎龄不早于 28 周)。

(2)监测频率:尚无高质量证据来确定最佳频率。报道过的监测频率包括每周 1 次 NST,每周 1 次 CST 和周中行 NST,每周 2 次 NST 和每周 1 次羊水指数(AFI),以及每周 2 次 NST 和每周 2 次 AFI。只要有指征,就需要定期监测,若孕妇或胎儿状况恶化,即便近期的监测结果正常,仍需要重新评估。在 NST 过程中,若胎心率加速、中度变异且没有显著减速,能可靠地确定监测时没有持续的缺氧性损伤,但这并不能排除未来不会发生这样的损伤,尤其是在临床情况逐渐发生显著改变时。

(3)NST 的胎心表现通常分为反应型和无反应型。NST 反应型最广泛的定义是 20 分钟内至少有 2 次加速、振幅均达到 15 次 /min,持续 15 秒。反应型的定义会随孕周增加而改变。如果胎心监测结果不符合反应型标准,则被认为是无反应型。

出现无反应型最常见的原因是胎儿无活动或正在睡眠周期,因此需要再次延长 20 分钟,以期待胎儿改变目前的状态。通过震动听力刺激可以用于将胎儿从睡眠状态唤醒,缩短 NST 监测时间。如果监测时间延长至 40 分钟,或者通过震动听力刺激仍然为 NST 无反应型,出现围产期不良结局的风险可能性更大,产时胎儿窘迫、生长受限、低 Apgar 评分的发生率也增加,下一步则考虑行 BPP 或 CST。

NST 无反应型可能是胎儿氧合受损达到代谢性酸中毒程度的征象。与无反应型 NST 相关的平均脐静脉 pH 值为 7.28 ± 0.11,高于 BPP 评分较低者的 pH 值(7.16 ± 0.08)。但是,多达 60% 的无反应型 NST 可能是假阳性,分娩过程中未见胎儿氧合急性受损表现(如胎心率减速或没有变异、羊水粪染、因急性胎心率改变而行手术分娩、Apgar 评分较低或脐动脉血气值异常),也无长期胎儿氧合不足的表现(如胎儿生长受限、羊水过少)。

(4)其他异常的 NST 表现

1)正弦波形:与胎儿贫血、窒息、先天畸形和药物相关,强烈提示即将发生不良妊娠结局,需要紧急干预。

2)心动过缓:孕 27 周前,心动过缓可能是胎儿运动的正常表现,但如果同时存在胎儿窘迫的高危因素,例如抗磷脂综合征、胎儿生长受限等,孕26~28 周出现心动过缓可能就是胎儿死亡的预兆。严重胎儿心动过缓定义为胎心率小于 90 次 /min 或胎心率基线下降 40 次 /min,时间大于 2 分钟,其与围产儿患病率和死亡率增加有关,尤其是与产前胎儿死亡、脐带压迫、生长受限和胎儿畸形有关。严重胎儿心动过缓对不良妊娠结局具有较高的阳性预测值。当待产过程中观察到胎儿心动过缓,应及时行羊水量检查、排除胎儿畸形。处理心动过缓时,采用期待治疗的围产期死亡率为 25%。如果采用期待治疗,应持续监测胎心。若胎儿未足月,可在产前应用糖皮质激素促胎肺成熟。

3)心动过速:评价胎心率基线时应考虑孕周影响。随孕周增加,胎儿迷走神经兴奋性对胎心率基线影响越来越大。孕晚期较孕早中期胎心率基线有下降趋势。胎儿持续心动过速最常见的原因是继发于母胎感染的发热,如绒毛膜羊膜炎。其他原因包括慢性缺氧窘迫、孕妇甲状腺功能亢进、药物影响和胎儿快速型心律失常。当胎儿心率大于 200 次 /min 时,应警惕胎儿快速型心律失常;当胎心率在 160~180 次 /min 时,是否存在基线变异是判断有无胎儿酸中毒的重要指标。如果没有基线变异,则胎儿很可能存在酸中毒,需要尽快干预。

4)心律失常:最常见是胎儿快速型心律失常,约占 90%。当胎儿心室率大于 180 次 /min 时可诊断为快速型心律失常,包括阵发性室上性心动过速和心房扑动。当胎儿心室率小于 100 次 /min 可诊断为缓慢型心律失常,最常见的原因是房室传导阻滞。致病原因包括胎儿自身心脏发育异常以及来源于母体的自身免疫抗体。

5)减速:多数情况下,轻度的变异减速并不影响围产期结局。变异减速多与脐带因素相关,并且具有可逆性。当观察到变异减速时,需注意羊水量变化。如果 NST 监测时观察到宫缩伴发晚期减速,则应进一步使用 CST 评估。因此,若产前检测发现胎心率变异减速、晚期减速或延长减速,则需要进一步评估,包括延长胎心监护观察胎心和宫缩、CST、超声评估胎儿生长发育、BPP、羊水量、和 / 或胎儿生长受限时采用多普勒血流频谱评估。

(5)NST 的预测价值:当 NST 结果正常或为反应型时,其预测价值最高,即阴性预测值更有意义。其假阴性率为 0.2%~0.8%。在高危妊娠中,每周仅一次 NST 造成的假阴性率非常高,尤其是合并糖尿病、生长受限、延期妊娠等情况下。因此,当存在高危因素时,建议增加 NST 频率至每周 2 次,以降低假阴性率。

3. 宫缩应激试验异常 宫缩应激试验(CST)与缩宫素激发试验(OCT)原理一样,是第一个被广泛应用的产前胎儿生物物理监测手段。其理论基础是:存在子宫胎盘功能不全风险的患者出现宫缩时,胎心率也会有相应表现。CST 存在应用禁忌证,如刺激宫缩的相对禁忌证,也是临产和阴道分娩的禁忌证,如前置胎盘、前置血管和既往行古典剖宫产或子宫手术史。早产风险较高也是相对禁忌证。

(1)CST 结果解读:①阳性,≥50% 的宫缩后有胎心率晚期减速。即使 10 分钟内宫缩 <3 次,也视为阳性结果。②阴性,胎心率无晚期和明显变异减速。③不确定型,不确定 - 可疑型是指出现间歇性晚期或明显变异减速;不确定 - 宫缩过频型是指宫缩间隔小于 2 分钟或宫缩时间持续 >90 秒时出现的胎心减速。④检测不满意,10 分钟内宫缩 <3 次,或者其他原因导致结果无法解读。

(2)CST 的预测价值:CST 阴性与良好的胎儿结局相关。CST 的假阴性率小于 1‰。如果接下来一周发生围产儿死亡,死亡原因多为脐带意外、畸形、胎盘早剥和血糖异常等紧急情况。因此,和其他产前监护手段一样,CST 不能预测突发紧急事件导致的急性胎儿缺氧窘迫或死亡。如果 CST 结果阴性,NST 反应型,可以一周后复查;如果 CST 阴性,NST 无反应型,则需 24 小时内复查。患者临床状态变化时,应增加监测频率。CST 阳性提示胎儿不良结局发生率增加,例如慢性胎儿缺氧窘迫、生长受限、羊水粪染、胎死宫内、产时胎心监护异常、Apgar 低评分等。文献报道,CST 阳性后出现围产儿死亡的概率为 7%~15%。另外,CST 存在较高的假阳性率,约 35%~65%。如果胎心率基线缺乏变异、无加速,以及宫缩与减速间隔时间较短,此时 CST 阳性结果更有意义,提示胎儿窘迫可能性更大。

总之,CST 阳性提示宫缩过程中发生一过性胎儿低氧血症,并可能是分娩指征,具体取决于临床情况。进一步评估可能包括:BPP,以及胎儿生长受限时采用的多普勒血流频谱。伴胎心率变异减速的 CST 结果提示存在可能由羊水过少导致的脐带受压。一项研究显示,50% 的反应型阳性CST 是假阳性,但无反应型阳性 CST 都是真阳性。因此,倘若 CST 过程中胎心率加速,可减少干预,但需要其他的评估,如 BPP。

4. 胎儿生物物理评分异常 胎儿 BPP 联合NST 和实时超声评估胎儿宫内状态,为以下参数赋值:NST,胎儿呼吸样运动、胎动、胎儿肌张力和羊水量(amniotic fluid volume,AFV)。Manning 等认为,BPP 依据的原则是:对胎儿宫内活动及环境评估越全面,则对胎儿宫内安危情况的评估就越准确。这项检查包括评估急性缺氧指标(NST、胎儿呼吸样运动、胎动、胎儿肌张力)和慢性缺氧指标(AFV)。BPP 评分与胎儿 pH 值之间呈直接线性相关。

胎儿呼吸样运动是最早用于超声评分的生物物理指标,最早可在孕 20~21 周规律出现。一天中 30% 的时间可以观察到胎儿呼吸样运动,提示中枢支配正常。尽管胎儿呼吸样运动缺失可反映胎儿窒息,但也可能是胎儿正处于静息睡眠期。它还受到其他因素影响。孕妇血糖升高时呼吸样运动增多,低血糖时呼吸样运动减少。孕妇吸烟、药物等也会减少胎儿呼吸样运动。

胎儿缺氧时,在其发育过程中越早出现的生物物理活动,越晚受到影响。因此,肌张力通常是胎儿已处濒死状态时才会消失;胎动较肌张力变化更敏感;胎儿呼吸样运动较胎动变化更敏感;理论上,胎心率异常是胎儿窘迫最早出现的表现。

BPP 评分系统类似于 Apgar 评分,每有一项正常参数得 2 分,否则 0 分;满分 10 分,最低 0 分。BPP 最早可用于孕 26~28 周评估胎儿宫内状态。急性参数(NST、胎儿呼吸样运动、胎动、胎儿肌张力)受胎儿睡眠 - 觉醒周期的影响。因此,在参数被指定为 0 分之前,应连续观察胎儿至少 30 分钟。如果测试时间少于 30 分钟,则 BPP 不能被评为异常。

BPP 评分 8~10 分且无羊水过少是胎儿健康的保证;6 分且无羊水过少是一个可疑胎儿慢性缺氧的检测结果,如果患者未分娩,应在 24 小时内重复检测;而 0~4 分表明可靠的胎儿慢性缺氧,如果患者未终止妊娠或没有进行治疗干预,一周内胎儿窒息死亡的风险很高。如果 BPP 评分为 6 分或 8 分(羊水为 0 分)属于异常结果,若期待治疗,一周内胎儿窒息死亡的风险为 89‰。因此,评分的解读和处理还应该根据孕龄(例如,如果未足月分娩,早产儿也会存在相应的发病率和死亡率)以及孕产妇和产科因素综合评估(如未分娩时与孕妇、胎儿或产科疾病有关的胎儿死亡风险;宫颈是否成熟;母体继续妊娠的风险)。在高危患者中,低 BPP 评分要求评估期待治疗或分娩所带来的胎儿或新生儿风险。

开始进行 BPP 监测的最低胎龄应考虑是否需进行分娩干预以改善围产结局,国内通常是孕 28 周及以后。当高危因素持续存在,应每周或每周 2 次进行 BPP 评分(8 分或 10 分,无羊水过少),直至分娩;当临床状况显著恶化时(如子痫前期进展、胎动减少、严重胎儿生长受限、多普勒血流频谱异常),监护频率应更高。在观察性研究中,将 BPP 评分作为高危产科患者管理的一部分与围产期死亡率的显著降低相关。

4 个超声生物物理参数(胎儿呼吸样运动、胎动、胎儿肌张力和羊水量)的预测价值相当于 4 个超声参数加上 NST 的预测价值(4 个超声参数均为正常值,各 2 分)。如果在超声检查后 BPP 评分为 8/8 分,则可以省略 NST,但如果任何一项超声监测参数为 0,NST 是必需的评价。

改良 BPP(mBPP)包括急性氧合指标 NST 和长期氧合指标 AFV 评估。NST 无反应和 / 或单一最大垂直羊水池深度 <2cm 时,mBPP 视作异常。mBPP 通过关注 BPP 中最能预测结果的部分,简化了检查,减少了完成监测所需的时间。仅评估 AFV 和 NST 与完整 BPP 一样,是预测胎儿长期健康的可靠指标。

总结多项研究结果,正常 BPP 的假阴性率小于 1‰,mBPP 的假阴性率为 8‰,均低于其他监测手段,如 NST 和 CST。但两者假阳性率仍偏高,约 40%~60%。假阳性率的重要性在于可能导致不必要的干预(尤其是分娩)及相关的医源性并发症。临床上使用 BPP 的目的是进一步降低 NST 和 CST 的高假阳性率,故 BPP 通常作为异常 NST 或 CST 的确诊手段,决定分娩或干预时机,这在处理早产儿时尤为重要。

5. 羊水量异常 在缺氧的胎儿中,心输出量被重新导向脑、心脏和肾上腺,而远离次重要器官如肾脏;肾脏灌注的减少导致胎儿尿液生成减少,从而可能逐渐导致 AFV 的减少(羊水过少)。这是将 AFV 评估作为 NST 辅助手段和 BPP 常规项目的主要依据。另外,羊水过少者脐带更可能受压。

超声测定单一最大羊水池深度是评估 AFV 的首选方法。在预测单胎妊娠不良结局方面,单一最大羊水池深度和羊水指数(AFI)效果相当,但应用 AFI 会增加引产及剖宫产率,且不能改善围产期结局。

羊水量异常(羊水过少、羊水过多)与多种妊娠并发症有关,包括胎膜早破、胎儿先天畸形(如胃肠道或尿道梗阻、肾畸形)、胎儿染色体异常(如 18 三体综合征),以及子宫胎盘功能不全(如重度子痫前期、胎儿生长受限)。此外,羊水量异常还可引起多种不良妊娠结局,如肺发育不全、脐带受压、胎儿畸形、先露异常、脐带脱垂、胎儿缺氧窘迫、胎儿死亡及产后子宫收缩乏力等。

6. 多普勒超声检查异常 多普勒超声是无创的产前评价胎儿宫内状况的方法之一,内容涵盖胎儿、孕妇及胎盘循环各方面。超声下可以测量子宫胎盘血流及阻力,了解胎儿的宫内适应及储备情况。对于胎儿生长受限或其他子宫胎盘血流相关疾病,多普勒超声是唯一可以减少围产期死亡率以及不必要的产科干预的方法。对于可疑胎儿生长受限的高危孕妇,多普勒超声测量胎儿流血及阻力可以作为孕晚期重点的随访检查手段;但不应无论是否有高危因素都将其列为首选的监测手段。

（1）原理：母体和胎儿血管血流速度的测量可评估子宫胎盘血流量和胎儿对生理刺激的反应。胎盘血管发育异常（如在子痫前期中）会导致胎儿胎盘循环发生进行性血流动力学变化。当60%~70%的胎盘血管树受损时，脐动脉血流多普勒指数升高；代偿期时，胎儿大脑中动脉血流阻力降低且胎儿主动脉阻力上升，以优先将血液导向胎儿大脑及心脏；进一步恶化时，脐动脉舒张末期血流消失或反向；失代偿终末期时，胎儿静脉系统（静脉导管、下腔静脉）阻力增加。这些变化发生在不同的时间段，并且与胎儿慢性缺氧、酸中毒相关。与其他大多数胎儿评估方法不同，多普勒超声评估已在随机试验中得到了严格评价。根据所研究的具体血管，从血流速度波形中获得的信息也有所不同。脐动脉多普勒超声是最常用的多普勒技术，可疑胎儿慢性缺氧时用于胎儿评估。胎儿大脑中动脉收缩期峰值流速测定是预测胎儿贫血的最佳工具。

（2）脐动脉多普勒超声检查：最有助于监测子宫胎盘功能不全造成的早发型胎儿生长受限或子痫前期等高危妊娠胎儿。正常脐动脉波形模式与低阻力系统相符，在整个心动周期中均为前向血流。正常生长发育胎儿的脐动脉血流速度波形特征是高流速的舒张期血流，而在生长受限的胎儿中，脐动脉舒张期血流减少、消失，严重情况下甚至反向。这种脐动脉舒张期血流的进行性减少与三级绒毛闭塞加重有关。妊娠≥28周时，脐动脉收缩期峰值流速/舒张末期流速（S/D）>3.0或阻力指数（RI）>0.6或超过相应胎龄的第95百分位数是识别不良结局高危妊娠的最佳阈值。

在生长受限的胎儿中，舒张末期血流的消失或反向与胎儿低氧血症和酸中毒有关，并且与围产期并发症发生率和死亡率增加相关。美国妇产科医师学会的实践指南支持对疑似宫内生长受限者行脐动脉多普勒超声评估，但不支持将其用于正常生长的胎儿。监测生长受限的胎儿时，应每周联合脐动脉多普勒检查与标准的胎儿监测（NST 和 / 或 BPP）。舒张末期血流缺失（absent end-diastolic velocity，AEDV）是一种不利征象，而舒张末期血流反向（reversed end-diastolic velocity，REDV）应视作胎儿死亡前兆。对于并发胎儿生长受限或子痫前期的妊娠，如果在≥34 周时出现AEDV 以及在≥32 周时出现 REDV，建议立即终止妊娠，而不是期待治疗。

（3）大脑中动脉多普勒超声检查：通常采用多普勒超声来评估胎儿大脑中动脉的收缩期峰值血流速度，这是监测风险妊娠中胎儿贫血的最佳方法，例如存在 Rh 同种异体免疫反应的妊娠、双胎贫血 - 多血质序列征等。但大脑中动脉多普勒检查也可用作并发胎儿生长受限的辅助监测工具，其依据为慢性缺氧时，这些胎儿的全身血流代偿性地从外周重新分配至大脑，而多普勒检查测量胎儿大脑中动脉血流速度可以发现这种脑保护效应。具体而言，对于生长受限和正常的胎儿，脑胎盘率（CPR）是预测不良结局的新兴潜在指标，具体方法是大脑中动脉多普勒搏动指数除以脐动脉多普勒搏动指数。在胎儿缺氧代偿期，大脑中动脉多普勒搏动指数降低，是预测胎儿缺氧的指标，可以提高 34 周前不良妊娠结局的预测，比电子胎心监护异常早出现约 2 周。然而，单独使用大脑中动脉搏动指数对不良妊娠结局预测价值不高，故临床上常用 CPR 来预测胎盘功能和胎儿情况。正常情况下，CPR>1；<1 时，将出现脑保护效应，提示胎儿存在慢性缺氧，围产儿死亡率大约 10%。

（4）静脉系统多普勒超声检查：胎儿心血管功能异常可能导致多普勒静脉参数的异常，包括心脏顺应性和收缩力减弱，心脏后负荷明显增加，以及心律和心率异常。因此，对于有心脏异常表现和 / 或明显胎盘功能不全的胎儿疾病，静脉多普勒超声监测的临床实用价值最大。这些疾病包括胎盘功能不全导致的胎儿生长受限、双胎输血、胎儿水肿和胎儿心律失常。胎儿心前静脉（静脉导管和下腔静脉）和脐静脉是临床实践中最常评估的血管。在大于 15 孕周的正常妊娠中脐静脉血流是连续的。在病理状态下，如胎儿生长受限，脐静脉血流可出现搏动性，它反映了与后负荷增加相关的心脏功能障碍。静脉导管调节胎儿的氧合血液，并能抵抗血流的变化，但在生长受限最严重的胎儿中例外。静脉导管 a 波缺失或倒置提示胎盘功能严重异常、胎儿缺氧酸中毒以及随时胎死宫内，是离胎儿死亡时间最近的一个血流动力学参数，晚于动脉系统（脐动脉、大脑中动脉）血流出现异常，故是孕晚期终止妊娠的重要指标。

（5）子宫动脉多普勒超声检查：许多研究者探讨过复杂妊娠中，妊娠晚期子宫动脉多普勒超声检查对胎儿宫内状态的辅助评估，但尚未明确该检查的确切作用。由于对子宫动脉血流的阻抗通常随妊娠的进展而减少,但若滋养细胞浸润不充分和母体螺旋动脉重铸不全,则将导致持续性子宫循环高压和子宫动脉血流阻抗增加。孕 22~24 周时阻力指数升高和 / 或持续性子宫动脉切迹表明胎盘母体面血流减少,并与子痫前期、胎儿生长受限及慢性胎儿缺氧窘迫、胎死宫内等不良妊娠结局有关。

二、慢性胎儿窘迫的诊断

根据病因、临床表现、胎动变化及有关辅助检查可以作出综合诊断。

(一) 病因分析

1. 母体血氧含量不足。

2. 胎盘脐带因素。

3. 胎儿因素。

(二) 临床表现

慢性胎儿窘迫起病隐匿、发生速度相对较慢,多见于妊娠中晚期,并常常延续至临产并加重。其原因多与孕妇内外科合并症或妊娠期并发症引起子宫胎盘循环障碍、胎盘功能不足或胎儿因素有关。临床上常见母体存在引起胎盘供血不足的疾病表现以及胎儿生长受限等。

(三) 胎动变化

孕妇对胎动变化的主观(定性)感受非常重要,甚至具有诊断意义。若在胎儿活跃的时段,患者于侧卧位(非仰卧)专心计数发现连续 2 小时内的胎动数少于 10 次,则应立即就医。临床上常见胎动消失,24 小时后胎心突然消失,应予警惕。胎儿窘迫初期,可表现为胎动过频,继而转弱及次数减少,直至消失,也应予以重视。

(四) 辅助检查

1. **胎心率监测**   胎心率模式改变是急、慢性胎儿窘迫最典型的临床表现。①胎心率 >160 次 / min,尤其是 >180 次 /min,为胎儿缺氧的早期代偿表现(排除孕妇心率快或药物影响);②随后胎心率减慢,胎心率 <110 次 /min,尤其是 <100 次 /min 伴频繁晚期减速,为胎儿缺氧恶化失代偿征象,应诊断胎儿窘迫;③电子胎心监护出现以下变化应诊断胎儿窘迫:基线变异消失,伴频繁的晚期减速、重度变异减速或延长减速、甚至正弦波。

2. **胎心监护**   首先进行 NST,NST 为无反应型需进一步行 CST 或 OCT,CST 或 OCT 阳性高度提示存在胎儿宫内窘迫。

3. **生物物理评分**   NST 为无反应型可进一步行生物物理评分。Manning 评分评判标准:10 分,正常,无急慢性缺氧;8 分,正常,急慢性缺氧可能性小;6 分,可疑急慢性缺氧;4 分,高度可疑急慢性缺氧;2 分,急性缺氧或伴慢性缺氧;0 分,急慢性缺氧。在根据 Manning 评分结果决定治疗措施时需结合孕周等其他产科因素。

4. **羊水量评估**   AFV 评估为羊水过少可作为 NST 辅助手段和 BPP 常规项目用于辅助诊断慢性胎儿缺氧。羊水过少时脐带更容易受压,慢性缺氧容易进展为急性缺氧。

5. **多普勒超声检查**

(1) 胎儿脐动脉:脐动脉多普勒血流频谱检查最常用,它可反映胎盘阻力和血流灌注,是辅助诊断慢性胎儿窘迫的重要手段。慢性缺氧首先出现的变化是脐动脉舒张末期血流速度降低,S/D、RI 值和 PI 值升高。当缺氧进展,可逐渐出现舒张期血流缺失。失代偿期出现舒张期血流倒置。

(2) 胎儿大脑中动脉:在慢性缺氧早期由于血流再分配,大脑血液供应增加,颅内血管扩张,阻力降低,舒张末期血流速度增加,PI 值、RI 值下降。当大脑中动脉 PI 值、RI 值明显下降,而脐动脉和腹主动脉的 PI 值升高,大脑中动脉 PI 值与脐动脉 PI 值的比值低于 2 个标准差时,提示严重缺氧。

(3) 胎儿静脉导管:在严重缺氧时,胎儿右心负荷增大,心功能失代偿时,静脉回流受阻,静脉导管 a 波收缩期流速下降,血流消失甚至倒置。胎儿宫内缺氧严重时脐静脉会出现搏动。

(4) 子宫动脉:胎儿慢性缺氧早期,由于血流再分配,子宫动脉血流 RI 值、PI 值增加。孕晚期时子宫动脉 S/D>2.7,RI 值 >0.57,子宫动脉血流频谱出现舒张早期切迹均提示慢性胎儿缺氧。

综上所述,当孕妇存在高危因素,出现相应临床表现和 / 或主诉胎动异常,结合辅助检查异常,在排除急性缺氧后应考虑诊断慢性胎儿窘迫,结合孕周、胎肺成熟度、孕妇病情、胎儿畸形、胎儿窘迫严重程度、患者及家属意愿等决定期待治疗或终止妊娠,如期待治疗需严密监测母胎病情变化,避免不良结局。

(彭雪　周容)

参考文献

[1] American College of Obstetricians and Gynecologists' Committee on Practice Bulletins—Obstetrics. Antepartum

fetal surveillance：ACOG practice bulletin，Number 229. Obstet Gynecol，2021，137（6）：e116-e127.

［2］Queensland Health. Queensland clinical guidelines：fetalmovements. 2018.

［3］FISHER ML，WHITWORTH M，HEAZELL A. Green-top guideline No. 57：reduced fetal movements. London：Royal College of Obstetricians and Gynaecologists，2016.

［4］LISTON R，SAWCHUCK D，YOUNG D. No. 197a-fetal health surveillance：antepartum consensus guideline.J ObstetGynaecol Can，2018，40（4）：e251-e271.

［5］JOHNSON GJ，CLARK SL，TURRENTINE MA. Antepartum testing for the prevention of stillbirth：where do we go from here? ObstetGynecol，2018，132（6）：1407-1411.

［6］MCINTYRE S，BLAIR E，BADAWI N，et al. Antecedents of cerebral palsy and perinatal death in term and late preterm singletons. ObstetGynecol，122（4）：869-877.

［7］SAASTAD E，WINJE BA，ISRAEL P，FRØEN JF. Fetal movement counting-maternal concern and experiences：a multicenter，randomized，controlled trial. Birth，2012，39（1）：10-20.

［8］Committee on Obstetric Practice. Committee opinion No. 688：management of suboptimally dated pregnancies. ObstetGynecol，2017，129（3）：e29-e32.

［9］SIMPSON L，KHATI NJ，DESHMUKH SP，et al. ACR appropriateness criteria assessment of fetal well-being. J Am Coll Radiol，2016，13（12 Pt A）：1483-1493.

［10］GRIVELL RM，ALFIREVIC Z，GYTE GM，et al. Antenatal cardiotocography for fetal assessment. Cochrane Database Syst Rev，2015（9）：CD007863.

［11］ALFIREVIC Z，STAMPALIJA T，GYTE GM. Fetal and umbilical Doppler ultrasound in high-risk pregnancies. Cochrane Database Syst Rev，2013，20（1）：CD007529.

［12］ALFIREVIC Z，STAMPALIJA T，MEDLEY N. Fetal and umbilical Doppler ultrasound in normal pregnancy. Cochrane Database Syst Rev，2015（4）：CD001450.

［13］DEVORE GR. The importance of the cerebroplacental ratio in the evaluation of fetal well-being in SGA and AGA fetuses. Am J ObstetGynecol，2015，213（1）：5-15.

［14］SIGNORE C，FREEMAN RK，SPONG CY. Antenatal testing-a reevaluation：executive summary of a Eunice Kennedy Shriver National Institute of Child Health and Human Development workshop.ObstetGynecol，2009，113（3）：687-701.

［15］WARLAND J，MITCHELL EA. A triple risk model for unexplained late stillbirth.BMC Pregnancy Childbirth，2014，14：142.

第四节　慢性胎儿窘迫的临床干预

一、处理原则

积极寻找病因，针对妊娠合并症或并发症特点及其严重程度，根据母体情况、孕周、胎儿成熟度及胎儿缺氧程度综合判断，制订有针对性的干预方案。

1. **一般处理**　高度重视孕妇主诉，如胎动减少，进行全面检查以评估母胎状况，包括无应激试验（NST）或宫缩应激试验（CST）、超声检查、生物物理评分（BPP）、胎儿多普勒血流频谱检查等；侧卧位；必要时低流量吸氧；积极治疗妊娠合并症和/或并发症；加强胎儿监护，注意胎动变化。

2. **期待治疗**　孕周小，估计胎儿娩出后存活可能性小，在母体安全的前提下尽量保守治疗延长孕周，同时予以糖皮质激素促胎肺成熟、硫酸镁保护胎儿脑神经，争取胎儿成熟后终止妊娠。应向患者说明，期待过程中胎儿可能随时胎死宫内；胎盘功能低下可影响胎儿各器官系统发育，预后不良。

3. **终止妊娠**　妊娠近足月或胎儿已成熟（≥34周），母体合并症或并发症恶化，胎动减少，胎盘功能进行性减退，电子胎心监护出现胎心率基线异常伴基线变异异常，NST和/或OCT出现频繁晚期减速、重度变异减速或延长减速，胎儿生物物理评分≤4分，胎儿多普勒血流频谱出现异常或恶化、胎儿生长停滞、羊水过少等，如果短期内不能经阴道分娩，建议剖宫产手术终止妊娠。

二、胎动减少的临床评估和妊娠管理

各种高危因素导致慢性胎儿低氧血症以及与胎动减少相关的胎儿病变（如感染、神经肌肉疾病、重度贫血）等均可表现为胎动减少或消失。观察性研究中描述的临床处理方法包括：体格检查、NST或CST、超声检查、BPP、胎儿多普勒血流频谱检查、胎母输血的检测（如Kleihauer-Betke试验或流式细胞仪）以及羊膜镜检查等。

（一）胎动减少的初步评估流程

对以胎动减少为主诉的妊娠女性建议进行如下初步评估流程。

1. 自觉有胎动减少的孕妇应尽快接受医学评

估,最好在 2 小时内。

2. 评估内容包括与胎儿缺氧窘迫、死胎、死产相关的母体、产科及胎儿危险因素。其目的在于预防可能发生的死胎、死产以及确定胎动减少的原因(如胎儿生长受限和胎盘功能下降)。根据评估结果制订相应的治疗计划。

3. 临床评估时应做专科查体,如宫高、腹围、听诊胎心、扪诊宫缩等,还应尽快行 NST 以排除即将发生的胎儿损伤。即使 NST 有反应型,也建议进行超声检查获得胎儿生长参数和羊水量;如果 NST 无反应型,考虑行 BPP 或 CST,最好在 24 小时内进行;胎儿多普勒血流频谱监测不是常规手段,仅当存在胎儿生长受限和胎盘功能不全时或在多胎妊娠评估中具有指导意义。若近期未评估过胎儿结构,还应进行评估。对于可疑病例还应考虑是否有胎母输血。

4. 如果临床评估结果(包括 NST 和超声检查)正常,但孕妇仍主诉胎动减少持续存在,则需要根据个体情况如孕周、胎儿成熟度、母体合并症或并发症等给予进一步处理。

(二) 持续存在的胎动减少增加的检查

对于持续存在胎动减少的患者,必要时建议增加如下检查。

1. 超声检查   对于持续存在胎动减少,若 NST 有反应型,增加超声评估有一定意义,且对于孕妇有安慰作用。在 NST 有反应之后,除非患者报告"胎儿活动恢复正常",否则应在 24 小时内再行超声检查以评估胎儿状况。超声检查应评估胎动、呼吸、肌张力和羊水量(BPP),如近期未评估胎儿生长参数和结构也应予以评估。例如,胎儿生长受限可出现胎动数量、质量和强度降低以及持续时间缩短,足月时还会再次出现胎动减少。因为胎儿依赖胎盘获取养分和营养物质,所以慢性胎盘功能不全可影响胎儿的氧合及生长。

在挪威的一项病例系列研究中发现,所有因胎动减少而进行会诊的患者中,12.6% 通过超声检查发现有异常(如胎儿生长受限、羊水过少、羊水过多、先天畸形和 BPP 评分低),而且存在胎动减少的妊娠人群中,胎儿的出生体重百分位数均低于同孕龄儿。

2. 胎儿多普勒血流频谱监测   非常规检查方法,该检查仅用于通过超声检查发现胎儿生长受限或胎盘功能下降的妊娠。有研究发现,1 151 例常规接受胎儿多普勒血流频谱评估的孕妇中仅

有 1% 存在异常表现,且这些异常大多数与胎儿生长受限相关。排除小于孕龄儿(出生体重低于第 10 百分位数)和 NST 无反应或超声检查异常的病例后,剩余 940 例孕妇中也仅发现 1 例异常。

3. 胎母输血的检测   孕妇主诉胎动减少且可疑胎儿贫血征象时,如胎心率为正弦波形或者超声检查发现胎儿水肿伴多普勒检查发现大脑中动脉(MCA)收缩期峰值流速(peak systolic velocity,PSV)升高,建议进行母体检查(Kleihauer-Betke 染色或者流式细胞计)以确定是否出现胎母输血;注意当 MCA-PSV≥1.5 倍中位值时,强烈提示胎儿贫血。据研究估计,0.3% 的妊娠可能发生严重胎母输血,这是引起死胎、死产的一个少见但致命的因素。尽管已建议对所有主诉胎动减少的病例行胎母输血筛查,但实际因胎母输血引起的胎动减少并不常见。一项回顾性研究报道,在 134 例大量胎母输血(>50ml)的患者中仅有 78 例于产前发现,其中仅有 33 例孕妇有胎动减少这一项症状。

(三) 持续性胎动减少的处理

持续性胎动减少的处理取决于孕龄及是否存在其他可识别的缺氧或死胎、死产危险因素。如果未确定持续胎动减少的原因,建议如下:

1. 对于孕龄≥39 周的胎动减少的孕妇,建议分娩。对低危初产妇而言,妊娠 39 周后给予期待治疗无显著获益,反而有潜在危害。胎动减少是高危妊娠的表现之一,积极干预更可能获益,原因在于孕妇因胎心率异常而接受剖宫产的可能性更高。

2. 对于孕龄 <37 周的胎动减少孕妇,建议每周进行 2 次 NST 和超声检查,并嘱患者一旦感觉到胎动进一步减少或消失需立即急诊就诊。

3. 对于孕龄≥37 周且 <39 周的孕妇,建议引产。需告知患者孕 37 周后突发不明原因胎死宫内的风险增高,该孕龄引产的风险降低,以及分娩可能有益,这是一个共同决策的过程;如果在进行了上述讨论后,患者选择了期待治疗,那么应每周进行 2 次检查直至妊娠 39 周后建议分娩。

(四) 胎儿产前监测手段的临床应用

当胎儿宫内氧合情况受到影响时,胎儿会出现生理性代偿或失代偿表现,例如低氧血症或代谢性酸中毒,它是产前监测手段的基础。因此,对于不良宫内环境的胎儿应全面评估,以追踪及观测胎儿的变化。防治胎儿慢性宫内缺氧窘迫、甚至胎死宫内不仅取决于识别高危妊娠的能力,还

取决于选择适宜的监测手段,以及能够对监测结果进行正确的判读和处理。异常监测结果的治疗方案包括一系列产前评估方法和除早产分娩之外的干预措施。早产分娩应仅在胎儿宫内状况持续不佳、有胎死宫内风险且不可避免时才予以应用。图 4-4-1 是可参考的临床处理流程:

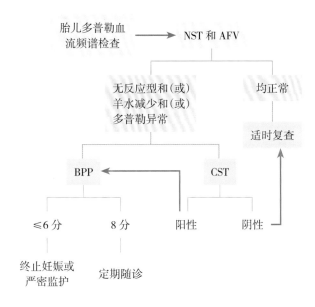

图 4-4-1　胎儿产前监测手段的临床应用流程

对流程的解读:

1. 有组织地安排各项产前监测方法,评估胎儿结局。

2. 必要时产前应用糖皮质激素促胎肺成熟。

3. 改变孕妇体位、活动状态等。

4. 纠正孕妇代谢、心肺功能及其他疾病。

5. 必要时宫内治疗:如宫内输血、胎儿手术、产前诊断及宫内胎儿给药等。

国外研究认为,上述检查和处理在孕 25~26 周就可开始,用于识别高危胎儿以及考虑对母胎的干预措施。在母胎安全的前提下尽可能延长孕周是最根本的目标。通过充分理解母胎病理生理机制,应用多种评价手段来监测,或可实现这一目标。

产前胎儿监测需要仔细评估,因其在预测胎儿结局方面,比借助评分系统计算的风险更可靠。例如,母体经风险评估为高危妊娠,若其产前胎儿评估正常,那么与母体为低危妊娠但产前评估异常的胎儿相比,其发生不良妊娠结局的风险更低。在无明确高危因素的妊娠中,常规的产前胎儿评估,包括自数胎动,是发现胎儿隐性缺氧窘迫、甚

至胎死宫内等风险的必要手段。

如何更好地利用产前胎儿监测方法呢? 为了避免胎儿缺氧窘迫、甚至胎死宫内,同时又不造成医源性早产,在应用各项方法时,需要将孕周、合并症或并发症、社会人口特征等危险因素都考虑在内。有研究者认为,降低死产的最好方法,就是准确识别出孕晚期的高危孕妇,对这一人群进行符合规范的产前监测,可以最大化地减少这些监测方法的副作用及医源性早产。

例如,在过期妊娠时可使用平行试验方案(parallel testing scheme),此时产科医生不需要担心胎儿成熟度,而是更关注胎儿宫内状态是否健康。比如在同一时间进行多个测试,如产前 NST 和 BPP。因过期妊娠为高危妊娠,当任一项测试结果不正常时即可进行干预,为避免正常胎儿发生胎死宫内,可以接受假阳性结果。但是在大部分高危妊娠,如胎儿生长受限,或合并高血压或糖尿病时,应尽量延长孕周。在这种情况下为避免医源性早产,应使用分支试验方案(branched testing scheme),产科医生同时进行多个测试,仅当大部分或所有指标都提示胎儿窘迫时,才选择终止妊娠。

无论是高危还是低危孕妇,自数胎动都是一线的评价手段,可减少“正常”妊娠状态出现意外胎死宫内的风险。对高危孕妇来说,NST 和 mBPP 仍然是大部分临床首选的手段,应用 BPP 和 CST 来评价 NST 无反应型或异常 mBPP,可以避免不必要的医源性早产。NST 和 mBPP 易于操作,在门诊即可进行;相比之下,因 CST 需要静脉滴注缩宫素,故常在产房进行。但是 CST 可以观察胎儿对间断发生的宫缩对胎盘血流灌注影响的反应,从而能够比 NST 和 mBPP 更早预警胎儿窘迫。

产前评估的频率取决于多种因素。低危妊娠及监测结果正常的情况下,预测胎儿一周内的损伤或死亡风险很低,而监测结果异常时应缩短检查间隔。至于母体或胎儿病情本身是否会导致不良妊娠后果,必须评估病情发展趋势,是否稳定、恶化或好转。对于高危妊娠,产前监测并没有明确的起始孕周。通常孕 32~34 周开始进行产前评估,而当出现高危因素或不明确的胎儿宫内状态时,可在更早期孕周开始评估。但是,需权衡较小孕周开始产前评估的潜在风险,例如可能增加医源性早产及剖宫产率,以及增加孕妇精神焦虑和经济成本。

(彭雪　周容)

参考文献

[1] American College of Obstetricians and Gynecologists' Committee on Practice Bulletins—Obstetrics. Antepartum fetal surveillance：ACOG practice bulletin，Number 229. Obstet Gynecol，2021，137（6）：e116-e127.

[2] Queensland Health. Queensland clinical guidelines：fetal movements. 2018.

[3] FISHER ML，WHITWORTH M，HEAZELL A. Green-top guideline No. 57：reduced fetal movements. London：Royal College of Obstetricians and Gynaecologists，2016.

[4] LISTON R，SAWCHUCK D，YOUNG D. No. 197a-fetal health surveillance：antepartum consensus guideline. J ObstetGynaecol Can，2018，40（4）：e251-e271.

第五节　导致慢性胎儿窘迫的主要疾病及其处理流程

一、胎儿生长受限

（一）概述

胎儿生长受限（fetal growth restriction，FGR）又称胎儿宫内生长受限（intrauterine growth restriction，IUGR），是指由于各种病理因素导致的胎儿不能达到遗传生长潜能的状态。FGR 是导致围产儿患病和死亡的重要原因，也是儿童期的认知障碍、运动障碍的常见原因，许多成人期慢性疾病亦与此有关，如肥胖、2 型糖尿病、心血管疾病、脑卒中等。因此，妊娠期及时识别 FGR 高危因素，合理干预，对子代的健康有重要意义。

（二）高危因素

导致 FGR 的病因包括胎儿、胎盘、脐带、母体等方面的异常，现分述如下。

1. 胎儿因素

（1）遗传学异常：染色体病、基因组病、单基因病等。

（2）结构发育异常：如先天性心脏病、骨发育不良、腹壁裂等。

（3）宫内感染：如胎儿先天性风疹综合征、胎儿巨细胞病毒感染等。

2. 胎盘因素　①前置胎盘、胎盘早剥；②胎盘梗死、胎盘血管栓塞；③轮廓状胎盘、胎盘血管发育不良；④单卵双胎，胎盘份额过少、副胎盘；

⑤胎盘血管瘤、胎盘囊肿等。

3. 脐带异常　如脐带真结、脐带缠绕、华通胶形成不良、单脐动脉、脐带扭转等。

4. 母体因素

（1）妊娠并发症所致的子宫螺旋小动脉重塑不良，如子痫前期。

（2）妊娠合并内科疾病，致子宫胎盘供氧不足，如合并发绀型心脏病、高血压、动脉硬化、慢性肾炎、糖尿病、甲状腺功能亢进、自身免疫性疾病等。

（3）孕妇严重营养不良。

（4）孕妇吸烟、吸毒、嗜酒等。

（三）病理生理改变

胎儿生长发育依赖于母体经胎盘向胎儿供应氧和营养物质，当胎儿遗传物质异常时，一方面胎儿器官的细胞增殖异常使细胞数明显减少，另一方面受精卵遗传物质异常会合并胎盘发育不良，影响氧和营养物质的运送，如 13 三体综合征，胎盘滋养细胞增殖障碍，胎盘体积很小。胎儿结构异常，如先天性心脏病，胎儿携氧能力差，不能满足自身组织器官发育所需，使细胞体积减小，严重者细胞数也减少。脐动脉血流阻力反映了胎盘绒毛血管发育与子宫螺旋小动脉重塑情况，如果绒毛血管明显减少或螺旋小动脉重塑不良，脐动脉血流阻力增高，舒张末期血流流速降低，提示至少 30% 的胎儿绒毛血管系统异常；当脐动脉舒张期血流缺失或反向时，大约有 60%~70% 的绒毛血管异常。母体血氧低，如发绀型心脏病，或子宫螺旋小动脉重塑不良，使母体能供给胎儿的氧和营养物质大大减少，难以满足胎儿发育的需要，同样使细胞体积和数量减少。胎盘功能不良时，供给胎儿的氧和葡萄糖减少，胎儿可出现低血糖、低血氧，而胎儿的无氧酵解使底物消耗进一步增加，胎儿的低血糖更严重，需要动用其他能源维持生命活动，如蛋白质分解为生糖氨基酸。然而由于胎盘转运氨基酸能力有限，最终胎儿将发展成低氨基酸血症。转运能力下降导致胎儿长链多不饱和脂肪酸不足，脂肪储备不足。因低氧不能维持有氧代谢，使胎儿无氧代谢增加，乳酸增高，脂肪 β 氧化不完全，导致高酮体血症，限制了胎儿生长并影响多器官的细胞功能。胎儿在低氧代偿状态时，躯体动脉收缩，阻力增高，以维持脑、心、肾上腺血供，多普勒检测发现胎儿脑血流量增加，大脑中动脉血流阻力降低，出现"脑保护"效应；而外周肺动脉、腹腔动脉、肠系膜血管、肾动脉、股动脉等血管收缩,血流减少,可出现羊水减少。FGR 的胎儿中枢神经系统发育延迟,胎体的活动有进行性下降趋势。胎心调节异常。慢性缺氧使胎心率基线水平增加,胎心变异特别是短期变异减小。如果胎儿缺氧得不到纠正,甚至加重,胎儿将失代偿,乳酸堆积,代谢性酸中毒加剧,死亡风险激增。静脉系统的血流向前流动取决于心脏的顺应性、收缩功能和后负荷,正常情况下,静脉导管多普勒检测可显示收缩期峰值(S 波)、舒张期峰值(D 波),以及心脏舒张末期心房收缩,右心房压力突然增加使一定量血液反流,形成的 a 波。心脏射血减少标志着心血管失代偿,静脉导管多普勒检测的 A 波消失或反向是代表性指标。

(四)诊断

目前诊断 FGR 多采用超声测量胎儿生长指标,预估胎儿体重(estimated fetal weight,EFW)小于对应孕周人群的第 10 百分位数,或胎儿腹围(abdominal circumference,AC)小于对应孕周人群的第 10 百分位数的标准。这里有两个问题必须注意:①因诊断 FGR 的重要参考是孕龄,因此正确的孕龄非常重要。推荐自然妊娠者的孕龄依据孕早期超声检查的冠-臀径测量值确定;若通过辅助生殖技术受孕的妊娠,其孕龄可依据排卵日或胚胎移植时间计算。②超声 EFW 或 AC 小于对应孕周人群的第 10 百分位数这一定义中,包含了一部分生理性小于胎龄儿(small for gestational age infant,SGA),SGA 已达到遗传生长潜能,无不良预后。换句话说,FGR 的诊断是从筛查 SGA 入手的,发现 SGA,应确定这是病理性的 FGR 还是生理性的 SGA。

临床实践中,对于超声 EFW 或 AC 低于相应胎龄第 3 百分位,或伴有血流异常的胎儿,与围产儿不良预后关系密切,是干预的重点人群,故不少指南将此类情况定义为严重 FGR。

(五)预防

1. 建立健康的生活方式,妊娠 15 周前戒烟对预防 FGR 有积极意义。

2. 口服小剂量阿司匹林,Roberge 等的 meta 分析纳入了 45 项随机对照研究,包括 20 909 例子痫前期高危孕妇,在妊娠 16 周前每天口服小剂量阿司匹林,除子痫前期风险降低外,FGR 风险也明显降低($RR=0.56$,$95\%CI$ 0.44~0.70)。

(六)处理

1. 寻找 FGR 的病因

(1)超声筛查胎儿结构,排除明显的胎儿畸形。

(2)对于妊娠 <24 周或 EFW<500g 的 FGR 孕妇,无论是否合并胎儿结构异常,均应排除胎儿遗传性疾病,推荐介入性产前诊断。

(3)超声了解胎盘发育和脐带因素有无明显异常。

(4)通过详细病史及体格检查,了解孕妇妊娠合并症、并发症,针对病因治疗。对有死胎史、血栓史或自身免疫疾病病史者,应检查抗凝脂抗体,若为抗凝脂综合征,应抗凝治疗。

(5)不推荐对 FGR 常规行 TORCH 筛查;但对于 TORCH 感染的高危人群或超声发现胎儿多个指标异常,可检查 TORCH 相关抗体。

2. FGR 胎儿的宫内监护

(1)胎动计数:方法见第二章第一节。胎动减少与胎盘灌注不足和胎儿酸中毒有关,计数胎动发现胎动减少,及时进一步监护,对预防死胎可能有帮助,但还需要更多证据证明。

(2)超声动态监测:超声动态检测胎儿生长指标,如头围、腹围、股骨长,评估胎儿生长速度。研究表明,两次超声检测至少应该间隔 2~3 周,否则 FGR 筛查的假阳性率很高。

(3)超声多普勒血流检测:FGR 超声多普勒血流监测的目的是预测胎儿酸中毒,以期在发生不可逆的胎儿器官损伤前或胎儿死亡前及时分娩。检测指标包括:脐动脉血流、大脑中动脉血流、脐静脉血流、静脉导管血流等。

1)脐动脉血流检测:一项包括 5 项队列研究共 14 185 名未经筛选的孕妇人群 meta 分析中,未发现常规脐动脉多普勒对普通孕妇或胎儿有益;但在 SGA 产前评估中,增加脐动脉多普勒血流阻力测量,围产儿死亡率可下降 29%。因此脐动脉多普勒筛查只推荐用于 SGA 的监测。研究表明 81% 的 SGA 脐动脉搏动指数正常。一项随机对照研究,比较了对脐血流多普勒正常的 SGA 采取每周 2 次和每 2 周 1 次的不同频率脐血流监测的结局,发现 2 种监测频率围产儿的发病率和死亡率无显著差异,但增加监测频率会导致更多的产科干预,如引产,和更早的分娩孕周。因此推荐对脐血流多普勒正常的 SGA 每 2 周复查 1 次。对于脐血流异常的 FGR 胎儿,最佳的多普勒监测频率尚不确定。我国的专家共识推荐,对于短期内仍需要继续妊娠的脐血流舒张末期缺失的 FGR 胎儿,每周 2 次检测;舒张末期反流者,每天 1 次超声多普勒监测。

2)大脑中动脉血流检测:大多数研究提示,

在妊娠 <32 周的 FGR 胎儿中，MCA 血流预测新生儿酸中毒和不良结局的准确度有限。尤其当脐动脉舒张末期血流正向时，不应单独将 MCA 血流作为决定分娩时机的依据。但在 ≥ 孕 32 周的 FGR 胎儿中，如果脐动脉舒张末期血流正向，MCA 搏动指数降低至 < 第 5 百分位，对不良围产期结局有一定的预测价值。在一项包含 210 例具有正常脐动脉多普勒的足月 SGA 的研究中，MCA 搏动指数小于第 5 百分位可较好地预测因胎儿窘迫行剖宫产（OR=18.0，95%CI 2.84~750）和新生儿代谢性酸中毒（OR=9.0，95%CI 1.25~395）。基于这项证据，依据 MCA 多普勒搏动指数小于第 5 百分位，决定脐动脉多普勒正常的足月 FGR 胎儿的分娩时机有合理性。

3）静脉导管及脐静脉多普勒血流检测：包括 18 项观察性研究共 2 267 例高危胎儿的系统综述发现，静脉导管多普勒血流检测对胎盘功能不良的高危胎儿围产期死亡率及不良围产期结局具有一定预测准确性。Turan 等报道静脉导管搏动指数增加预测新生儿酸中毒相对风险 OR 值为 5.68（95%CI 1.67~19.32），脐静脉搏动指数预测新生儿酸中毒发生风险的 OR 值为 45.0（95%CI 5.0~406.5），而脐动脉舒张末期血流缺失或反流预测新生儿酸血症的 OR 值仅为 2.12（95%CI 0.66~6.83），提示静脉多普勒血流阻力检测可作为新生儿代谢性酸中毒的最佳预测指标。

（4）羊水量监测：羊水量是推测 FGR 胎儿肾血流量及胎儿血液重新分布情况的主要指标。目前超声评估羊水量方法有 2 种，即最大羊水池深度法和羊水指数法。最大羊水池深度≤2cm 或者羊水指数≤5cm 为羊水过少。既往研究发现，在羊水过少的诊断中，羊水指数法较最大羊水池深度法的假阳性率更高，导致引产率或剖宫产率升高，且不与围产结局平行。因此，推荐采用最大羊水池深度法评估羊水量，监护 FGR 胎儿宫内状况。

（5）电子胎心监护：在电子胎心监护的各项参数中，胎心率的短变异是预测胎儿宫内安危的有效参数。因此，应该采用基于计算机分析的电子胎心监护。研究发现，分娩前 24 小时内短变异≤3ms 与新生儿代谢性酸中毒和新生儿死亡密切相关，结合超声多普勒等其他检查手段可进一步降低单独应用电子胎心监护产生的假阳性率。FGR 胎儿在分娩时发生胎心减速的风险增加，尤其是脐动脉血流异常的 FGR 胎儿，紧急剖宫产风险也相应增加。因此，FGR 孕妇一旦临产应及时入院，持续电子胎心监护。

综上，目前较理想的 FGR 监测方案是联合多普勒超声、羊水量、电子胎心监护和胎儿生长趋势等多个指标，评估胎儿宫内安危。

3. FGR 胎儿的分娩时机　目前 FGR 最有效的干预措施是终止妊娠。为了平衡早产和继续妊娠可能发生的胎儿器官损害或死亡的风险，确定合适的分娩时机极为重要。FGR 的最佳分娩时机取决于生长受限的潜在病因、孕周以及胎儿的产前监测指标等。对于因胎儿病理性因素，如遗传疾病或先天性感染所致的综合征，即使延长孕周也不能改善 FGR 的围产结局；对排除胎儿病理性因素的 FGR，在继续妊娠的过程中，评估死胎风险超过新生儿死亡风险时，应考虑终止妊娠。

（1）对于 <24 周的 FGR 胎儿，或 EFW<500g 的胎儿，除详细筛查胎儿结构排除畸形外，还推荐介入性产前诊断，排除胎儿遗传物质异常。如胎儿严重畸形或有遗传病，则终止妊娠。如未发现明显遗传物质异常，但出现胎儿多普勒血流异常，提示胎盘功能严重受损。应详细告知孕妇及家属。如果孕妇选择期待治疗，应告知胎儿发生宫内死亡的风险及远期不良预后的风险。若此时为挽救胎儿终止妊娠，因极早早产儿器官不成熟加上生长受限，围产儿存活率低，且残疾的风险高。

（2）对于 24~28 周或 EFW 为 500~1 000g 的胎儿，出现脐动脉舒张末期血流缺失或反向时，如果孕妇和家属要求积极救治，则建议转诊至具备极低出生体重儿救治能力的医疗中心进行产前监护和分娩。

（3）对于妊娠 28~32 周的 FGR，如脐动脉出现舒张末期血流缺失或反向，同时合并静脉导管 a 波异常（缺失或反向），应尽快完成糖皮质激素促胎肺成熟后，积极终止妊娠。如果是单纯脐动脉血流舒张末期反向，而电子胎心监护图形正常、静脉导管 a 波正常，可期待妊娠至不超过孕 32 周。欧洲一项随机对照试验（TRUFFLE）中，按照胎心监护短程变异减少、静脉导管搏动指数大于第 95 百分位、静脉导管 a 波缺失或反流分组，决定孕 26~32 周 FGR 胎儿的分娩时机。结果表明，在神经系统损伤方面，三组存活的新生儿无统计学差异，但是在 2 年随访时以静脉导管出现 a 波缺失或反流作为终止妊娠指征的新生儿，神经系统损伤占 5%，较以胎心监护短程变异异常终止妊娠组的 15% 显著降低，提示以前者作为终止妊娠的指征似乎更合适。

（4）对于妊娠 32~34 周的 FGR，如存在单纯的脐动脉舒张末期血流缺失，而无其他胎儿窘迫的证据（如异常电子胎心监护图形、BPP<4 分、静脉导管 a 波异常等），可期待妊娠至不超过孕 34 周。

（5）糖皮质激素促胎肺成熟。对于预计在孕 34 周之前分娩的 FGR 胎儿，产前应使用地塞米松 6mg，肌内注射，每 12 小时重复 1 次，共 4 次；或倍他米松 12mg，肌内注射，24 小时重复 1 次；对于孕 34~37 周，预计 7 天内有早产风险，且孕期未接受过糖皮质激素治疗者，也应考虑产前使用糖皮质激素促胎肺成熟。

（6）对于妊娠 <34 周计划分娩的 FGR 胎儿，产前使用硫酸镁可能对胎儿和新生儿的中枢神经系统有保护作用。一般在临产或决定分娩的当日给药，硫酸镁 4g+5% 葡萄糖注射液 100ml 快速静脉滴注，30 分钟滴完，继以 1.0g/h 的速度维持至胎儿出生。24 小时总量不超过 20g。

（7）对于妊娠 34~37 周的 FGR 胎儿，单次脐动脉多普勒血流升高不应作为立即分娩的指征。应完善对胎儿健康情况的系统评估，密切随访病情的变化。如胎儿监护情况良好，可期待至妊娠 37 周分娩。>34 周的 FGR 胎儿，如果出现生长停滞 >2 周、羊水最大池深度 <2cm、NST 频发异常图形或明确的多普勒血流异常，可考虑积极终止妊娠。

（8）对于妊娠 >37 周的 FGR，可考虑积极终止妊娠。如果继续期待观察，需和孕妇及家属沟通期待观察与积极分娩的利弊。RCOG 指南推荐，FGR 孕妇在孕 37 周后可考虑终止妊娠。但 ACOG 认为，可以期待至孕 38~40 周分娩。目前意见尚未统一，有待高质量研究证据。

4. FGR 终止妊娠的方式　FGR 本身并不是剖宫产的绝对指征。但存在脐动脉舒张末期血流缺失或反向时，因胎儿对宫缩带来的缺氧耐受性低（心肌糖原储存不足），死产或产程中因急性胎儿窘迫中转剖宫产的风险增加，建议考虑择期剖宫产终止妊娠。

二、子痫前期

（一）概述

子痫前期是指妊娠 20 周后出现收缩压 ≥140mmHg 和 / 或舒张压 ≥90mmHg，2 次血压监测 ≥4 小时，同时伴 24 小时尿蛋白 >300mg；或尿蛋白 - 肌酐比值 ≥0.3；或尿常规蛋白（+）及以上。2019 年 ACOG 指南建议，因尿蛋白假阳性率高，建议诊断

标准为尿蛋白（++）及以上。另外，当血压升高但尿蛋白为阴性时出现以下任何 1 种器官或系统受累也可以诊断子痫前期：心、肺、肝、肾等重要器官，或血液系统、消化系统、神经系统的异常改变，胎盘、胎儿受到累及等。子痫前期也可发生在产后。

目前，不建议将子痫前期区分为"轻度"或"重度"，而是诊断为子痫前期，对于伴有严重表现的子痫前期可诊断为"重度"子痫前期，以引起临床重视。若伴以下情况可以诊断为重度子痫前期：①收缩压 ≥160mmHg 或舒张压 ≥110mmHg（卧床休息，两侧测量间隔至少 4 小时）；②血小板减少（血小板 <100×10⁹/L）；③肝功能损害（血清转氨酶水平为正常值 2 倍以上），持续右上腹或胃部疼痛，药物不能缓解，排除其他诊断；④肾功能损害（血肌酐 >1.1mg/dl 或无其他肾脏疾病时肌酐浓度为正常值 2 倍以上）；⑤肺水肿；⑥新发生的中枢神经系统异常，普通药物不能缓解，排除其他原因；⑦视觉障碍。

（二）高危因素与发病机制

1. 高危因素　初产妇；多胎妊娠；子痫前期病史；高血压；孕前糖尿病；妊娠糖尿病；血栓形成倾向；系统性红斑狼疮；孕前 BMI ≥30kg/m²；抗磷脂综合征；年龄 >35 岁；肾脏疾病；辅助生殖技术；阻塞性睡眠呼吸暂停。

2. 发病机制　子痫前期的发病机制尚不明确。虽然学说众多，但还需要时间的检验。

（1）子宫血管改变：子宫螺旋小动脉重铸不足，正常妊娠时，子宫螺旋小动脉管壁平滑肌细胞、内皮细胞凋亡，代之以绒毛外滋养细胞，且深达子宫壁的浅肌层。子宫螺旋小动脉重铸，可以降低子宫胎盘的阻力循环，增加血流量，以满足胎儿生长发育的需要。子痫前期 / 子痫患者滋养细胞浸润能力下降，导致胚胎种植异常，滋养细胞侵袭螺旋小动脉仅限于子宫蜕膜层内部血管，且管径仅为正常妊娠的 1/2，导致胎盘着床较浅，螺旋小动脉重铸不足使胎盘灌注减少，引发子痫前期一系列表现。

（2）免疫因素：成功的妊娠要求母体免疫系统对其充分耐受。子痫前期患者无论是母胎界面局部还是全身均存在着炎症免疫反应过度激活现象。母胎界面局部处于主导地位的天然免疫系统在子痫前期发病中起重要作用，Toll 样受体家族、蜕膜自然杀伤细胞（decidual natural killer cell，dNK 细胞）、巨噬细胞等的数量、表型和功能异常均可影

响子宫螺旋小动脉重铸,造成胎盘浅着床。正常妊娠过程中母体对胚胎的免疫反应主要是以 Th2 细胞介导的体液免疫为主。子痫前期 / 子痫孕妇体内以 Th1 类细胞免疫功能为主。因此,子痫前期被认为是母体免疫系统对于外来的胎儿遗传物质的排斥反应。

(3) 血管内皮细胞损伤:很多因素会引起子痫前期血管内皮损伤,比如肿瘤坏死因子、白细胞介素、氧自由基、过氧化脂质、低密度脂蛋白等。血管内皮受损之后相关扩血管物质如一氧化氮(NO)、前列环素 I_2 合成减少,而缩血管物质如内皮素、血栓素 A_2 产生增加,这样就会造成血管收缩和血管舒张因子之间的不平衡,导致血管痉挛,导致高血压以及肾功能异常的发生。

(4) 遗传因素:子痫前期存在家族遗传的倾向,且具有母系遗传的倾向。妊娠高血压孕妇中,其一级和二级亲属存在子痫前期的概率明显高于无家族遗传史的孕妇,其中一级亲属的概率明显高于二级家属,表示子痫前期有着较高的遗传性,且其主要为多基因遗传,但是其具体的遗传规律,仍然存在一定的争议。多基因与子痫前期发病的相关性是今后子痫前期遗传学研究的方向之一。

(5) 营养失衡:研究表明,低蛋白血症以及钙、镁、锌、等微量元素的缺乏与妊娠高血压疾病的发生发展相关。妊娠高血压患者血清钙离子浓度降低,而细胞内钙离子浓度增高,引起血管平滑肌收缩,血压升高。

(6) 胰岛素抵抗:胰岛素抵抗发生在正常妊娠时期主要表现为孕妇糖耐量的降低、血糖升高、血脂升高等。子痫前期妇女体内的糖代谢发生异常,糖尿病也被列为子痫前期的高危因素,性激素结合球蛋白(sex hormone-binding globulin,SHBG)是一种由肝脏产生的和雌激素、雄激素相关的糖蛋白,胰岛素抑制了 SHBG,还导致了 NO 合成减少及脂质代谢紊乱,影响了前列腺素的合成,使得外周血管的阻力增加,使血压升高。

(三) 病理生理变化

本病的基本病理生理变化是全身小血管痉挛、内皮损伤及局部缺血。全身各系统、脏器灌流减少,对母胎造成危害,甚至导致母胎死亡。

1. 脑 脑血管痉挛及血液高凝状态,易形成脑血栓,造成脑细胞缺血、缺氧及代谢产物蓄积,从而致脑水肿。CT 检查脑皮质呈现低密度区,并有相应的局部缺血和点状出血,提示脑梗死,并与昏迷、视力下降、失明相关。广泛的脑水肿会使颅内压升高,甚至发生脑疝。子痫前期脑血管阻力和脑灌注压均增加,脑血管高灌注压可导致明显的头痛及视力模糊。

2. 肝脏 子痫前期患者可有显著的肝功能改变,例如转氨酶升高。谷草转氨酶(aspartate aminotransferase,AST)是子痫前期肝功能障碍患者向外周循环释放的主要转氨酶,与门脉周围坏死相关。AST 比谷丙转氨酶(alanine aminotransferase,ALT)升高的幅度更大,至少在开始阶段如此,这一事实可能有助于将子痫前期与其他可能导致实质性肝病的原因区分开来,而在实质性肝病中,ALT 通常高于 AST。子痫前期血清中乳酸脱氢酶(lactate dehydrogenase,LDH)水平升高是由肝功能障碍和溶血引起的。显著溶血引起的胆红素升高可能只在疾病的晚期出现。同样,肝合成功能的改变,如凝血酶原时间、部分凝血酶原时间和纤维蛋白原的异常,通常发生在晚期子痫前期。肝脏特征性损伤是门静脉周围出血,严重时门静脉周围坏死和肝包膜下血肿形成,甚至发生肝破裂危及母胎生命。

3. 肾脏 典型病理改变为肾小球内皮细胞肿胀,纤维素沉积于内皮细胞。血浆蛋白自肾小球漏出形成蛋白尿,尿蛋白的多少与妊娠期高血压疾病的严重程度相关。血管痉挛引起水钠潴留。重度子痫前期少尿是肾内血管痉挛的结果,肾小球滤过率降低约25%。子痫前期血尿酸浓度升高幅度较大。

4. 血液 子痫前期患者也可能出现多种血液学改变,尤其是具有严重特征的子痫前期患者。作为 HELLP 综合征的一部分,可能会发生血小板减少和溶血,并可能达到一定的严重程度。另外,子痫前期患者血细胞比容会上升,若血细胞比容下降,可能合并红细胞受损或者溶血。

5. 心血管 全身小动脉痉挛、左室舒张末期压力增高及左室后负荷增加,而妊娠期血容量增加、心脏前负荷加重,心血管系统处于低排高阻状态,由于冠状动脉痉挛,导致心肌供血不足,心肌细胞缺血、缺氧及代谢产物蓄积,影响心肌细胞活性,导致心内膜发生点状出血,细胞间质水肿,同时由于血液高凝状态持续存在,促使毛细血管血栓形成,造成心肌局灶性坏死、肺水肿,严重时导致心力衰竭。

6. 子宫胎盘血流灌注 胎盘灌注不足会导致胎儿生长受限、胎儿宫内窘迫及羊水过少。重度子痫前期胎儿生长受限发生率高,对缺氧耐受性差。子痫前期患者的新生儿平均体重减少5%,对于早发型子痫前期的新生儿平均体重减少23%。胎死宫内、死产的发生率均增加;新生儿早产的发生率增加,大多数为医源性早产。当胎盘血管破裂时可导致胎盘早剥,危及母胎生命。

(四) 对母胎的影响

1. 母体并发症　子痫前期时母体会产生严重并发症,包括子痫;脑血管意外,脑出血;胎盘早剥;HELLP综合征;急性左心衰竭;急性肾衰竭;肝包膜下血肿;产后出血;DIC及多器官功能衰竭。

2. 胎儿并发症　子痫前期对胎儿同样会产生严重危害,包括胎死宫内;胎儿生长受限;医源性早产;产前及产时可能产生胎儿缺氧、胎盘灌注不良。

(五) 诊断

1. 病史　应仔细询问患者的病史,包括高危因素,怀孕前是否有高血压、肾病等疾病,是否有妊娠高血压家族史,子痫前期患者若出现头痛、视觉障碍、胸闷、肋骨下疼痛或恶心呕吐等症状,表明病情加重。

2. 高血压的诊断　测量血压前被测量者至少安静休息5分钟。测量取坐位或卧位,注意肢体放松,袖带大小合适。通常测量右上肢血压,袖带应与心脏处于同一水平。同一手臂至少2次测量,若收缩压≥140mmHg和/或舒张压≥90mmHg则为妊娠高血压。若血压较基础血压升高30/15mmHg,但低于140/90mmHg,不作为诊断依据,但需要严密观察。对首次发现血压升高者,应间隔4小时或以上复测血压,如2次测量均为收缩压≥140mmHg和/或舒张压≥90mmHg,诊断为高血压。对严重高血压患者,收缩压≥160mmHg和/或舒张压≥110mmHg,需在15分钟内重复测量验证,为观察病情、指导治疗应密切监测血压。

3. 尿蛋白　高危孕妇产前检查均应检测尿常规,尿常规检查应选用中段尿,避免阴道分泌物的污染。可疑子痫前期孕妇应检测24小时尿蛋白定量。尿蛋白≥0.3g/24h、随机尿蛋白≥300mg/L或者尿蛋白定性≥(+)定义为蛋白尿。蛋白尿不再作为子痫前期诊断的必要条件。临床上24小时尿蛋白定量可以被尿蛋白-肌酐比值所替代,临床诊断界值是≥30mg/mmol。大量蛋白尿(>5g/24h或尿肌酐>900mg/mmol)可能与母胎不良结局相关。

4. 辅助检查　子痫前期患者应视病情的严重程度选择以下检查:血常规、尿常规、肝功能、血脂、肾功能、心电图、电子胎心监护、胎儿超声等。视病情发展、诊治需要应酌情增加以下检查项目:①眼底检查;②超声等影像学检查肝、胆、胰、肾等脏器;③电解质;④动脉血气分析;⑤心脏彩超及心功能检查;⑥脐动脉血流、子宫动脉等多普勒血流监测;⑦头颅CT或MRI检查;⑧有条件的单位可检查自身免疫性疾病相关指标。

(六) 处理

对于子痫前期患者应预防抽搐,有指征地降压、解痉、镇静,密切监测母胎情况,预防和治疗严重并发症,适时终止妊娠。

对于期待治疗的孕妇进行评估和检测:①临床症状,是否有头痛、视物不清、腹部疼痛的症状。②血压、尿蛋白、每周2次血常规及肝肾功能检测。③检测胎儿宫内情况,包括电子胎心监护和胎儿超声。国际妊娠期高血压研究学会(International Society for the Study of Hypertension in Pregnancy, ISSHP)推荐,子痫前期一经诊断,即应该开始评估胎儿宫内状况。若存在胎儿生长受限,应给予连续动态的超声评估。子痫前期患者易导致胎儿宫内窘迫,对胎儿的检测应进行多方面的检测,包括胎动、生物物理评分、胎心监护、羊水量、胎儿生长情况,另外通过超声还需要监测脐动脉、静脉导管、大脑中动脉血流及脑胎盘率,即大脑中动脉PI值与脐动脉PI值之比。

1. 降压治疗　收缩压≥160mmHg和/或舒张压≥110mmHg的高血压孕妇必须进行降压治疗;收缩压≥150mmHg和/或舒张压≥100mmHg建议降压治疗;收缩压140~150mmHg和/或舒张压90~100mmHg不建议治疗,但对于并发脏器功能损伤者可考虑降压治疗。孕妇未并发器官功能损伤,目标血压应控制在130~155/80~105mmHg;孕妇并发器官功能损伤则血压应控制在130~139/80~89mmHg,且血压不可低于130/80mmHg。过度降低血压(血压<130/80mmHg)会导致孕妇大脑、心脏和胎盘低灌注。

常用降压药物:选择对肾脏和胎盘-胎儿单位影响小、降压平稳的药物,给药方式首选口服,其次选静脉给药。妊娠期的口服降压药物有拉贝洛尔、硝苯地平,当口服无效时,可选用静脉药物,静脉药物包括拉贝洛尔、酚妥拉明。氢氯噻嗪、阿米洛利、氯噻酮等利尿剂,因减少血容量有增加高凝状态的潜在风险,不建议常规用于妊娠女性。硫酸镁不作为降压药使用。血管紧张素Ⅱ受体阻滞剂(angiotensin Ⅱ receptor blocker, ARB)或血管紧张素转换酶抑制剂(angiotensin converting enzyme inhibitor, ACEI)因明确的致畸风险禁用于孕期, 尤其禁用于孕中期和孕晚期。

(1)拉贝洛尔: α、β受体拮抗剂。口服拉贝洛尔对轻中度妊娠高血压的降压效果肯定, 不良反应少, 安全性高; 对于重度妊娠高血压可选择静脉应用拉贝洛尔。用法, 50~100mg, 口服, 3~4次/d, 最大剂量为2 400mg/d。静脉注射, 初始剂量20mg, 10分钟后若无有效降压则剂量加倍, 最大单次剂量80mg, 直至血压控制, 每日最大总剂量220mg。静脉滴注, 50~100mg加入5%葡萄糖注射液250~500ml, 根据血压调整滴速, 待血压稳定后改口服。不良反应为支气管痉挛。

(2)硝苯地平: 钙通道阻滞剂。一般使用的是硝苯地平和硝苯地平缓释制剂。硝苯地平不降低子宫-胎盘灌注, 不影响胎儿发育。硝苯地平也被推荐用于严重高血压和高血压急症, 但不建议舌下含服, 以免血压骤降影响胎盘血流灌注, 尤其是与硫酸镁联合应用时。用法, 口服10~20mg, 必要时20分钟后可重复给药, 之后每2~6小时10~20mg, 24小时总量不超过120mg。不良反应为头痛、颜面潮红、下肢水肿, 与硫酸镁合用可致母体低血压、胎儿缺氧。

(3)甲基多巴: 中枢性降压药, 不影响心率、心输出量, 增加肾血流, 安全性高, 对母胎无明显不良反应, 妊娠期使用效果较好。用法, 250mg, 口服, 3次/d。根据病情酌情增减, 最高不超过2g/d。不良反应为抑郁、嗜睡、体位性低血压。

(4)酚妥拉明: 选择性α受体拮抗剂, 对心率无明显影响, 推荐用于妊娠期严重高血压。用法, 10~20mg溶入5%葡萄糖注射液100~200ml, 以10μg/min的速度静脉滴注。不良反应为动脉血压过低、反射性心动过速。

(5)硝酸甘油: 作用于氧化亚氮合酶, 可同时扩张动脉和静脉, 降低前后负荷, 主要用于合并心力衰竭和急性冠脉综合征时高血压危象的降压治疗。起始剂量为5~10μg/min静脉滴注, 每5~10分钟增加滴速至维持剂量(20~50μg/min)。不良反应为心动过缓、产程延长。

2. 解痉治疗　硫酸镁是产前和产后阶段预防子痫的首选药物, 它的效果要优于苯巴比妥、地西泮或尼莫地平。只有在存在硫酸镁应用禁忌证或者硫酸镁治疗效果不佳时, 才推荐使用苯巴比妥和苯二氮䓬类药物(如地西泮)用于子痫的预防或治疗。对于非重度子痫前期的患者也可酌情考虑应用硫酸镁。

子痫前期患者出现严重高血压、蛋白尿、血压升高伴神经症状或体征时, 应给予硫酸镁预防抽搐发生。首选的输液方案为20~30分钟内静脉给药4~6g, 然后维持剂量每小时1~2g。剖宫产者(在分娩发动前)最好在手术前开始用药, 手术中及术后24小时继续用药; 阴道分娩者应在分娩后24小时持续用药; 在建立静脉通道困难的情况下, 可以肌内注射硫酸镁, 首次以10g作为负荷剂量(每侧臀部5g), 然后每隔4小时5g。由于硫酸镁几乎全部排泄在尿液中, 因此, 除了监测呼吸状态和肌腱反射, 检测尿液中硫酸镁的排出量应成为临床监测指标。如果肾功能受损, 血清硫酸镁水平将快速升高, 使患者面临严重不良反应的风险。

硫酸镁使用的相对禁忌证包括: 重症肌无力、低钙血症、中度至重度肾衰竭、心脏缺血、心肌梗死或心肌炎。

血清硫酸镁治疗的有效浓度为1.8~3.0mmol/L, 当浓度超过3.5mmol/L时会出现膝腱反射消失, 超过5mmol/L时出现呼吸麻痹, 超过12.5mmol/L时出现心搏骤停。镁离子中毒时应停止硫酸镁并静脉缓慢推注(5~10分钟)10%葡萄糖酸钙10ml。

3. 镇静

(1)地西泮: 具有较强的镇静、抗惊厥、肌肉松弛作用, 对胎儿及新生儿的影响较小。用法, 2.5~5mg口服, 3次/d或睡前服用; 10mg肌内注射或静脉缓慢推注(>2分钟)可用于预防子痫发作。1小时内用药超过30mg可能发生呼吸抑制, 24小时总量不超过100mg。

(2)冬眠药物: 可广泛抑制神经系统, 有助于解痉降压, 控制子痫抽搐。冬眠合剂由哌替啶100mg、氯丙嗪50mg、异丙嗪50mg组成, 通常以1/3或1/2量肌内注射, 或加入5%葡萄糖注射液250ml内静脉滴注。由于氯丙嗪可使血压急骤下降, 导致肾及子宫胎盘血供减少、胎儿缺氧, 且对母胎肝脏有一定的损害, 现仅用于硫酸镁治疗效果不佳者。

(3)苯巴比妥钠: 具有较好的镇静、抗惊厥、控制抽搐作用, 用于子痫发作时0.1g肌内注射, 预防子痫发作时30mg口服, 3次/d。由于该药可致胎儿呼吸抑制, 分娩前6小时宜慎重。

4. 利尿　子痫前期患者不主张常规应用利尿剂, 利尿治疗可能会导致血液进一步浓缩, 有效循环血容量减少,加重病情。但需除外肺水肿、脑水肿、急性心力衰竭、严重的低蛋白血症伴全身水肿及腹水,出现以上情况可酌情使用呋塞米等快速利尿剂。

5. 促胎肺成熟 ISSHP 推荐,孕 24~34 周给予糖皮质激素促胎肺成熟,不建议多疗程使用。

6. 分娩时机和方式

(1) 对于无严重表现的子痫前期孕妇可延长孕周至 37 周终止妊娠。

(2) 对于早发型重度子痫前期的患者,终止妊娠孕周过早,可能会降低新生儿的存活率及预后,因此尽量延长孕周对新生儿的预后十分重要,但延长孕周过长可能会增加母胎的并发症,因此终止妊娠的时机显得至关重要。胎儿有无存活能力是早发型重度子痫前期终止妊娠的孕龄下线,妊娠不足 24 周,经治疗病情危重者建议终止妊娠。孕 24 周至不满 28 周的重度子痫前期胎儿,近远期疾病率高,治疗费用高,是否可以行期待治疗要从母胎情况、家庭情况及当地诊治能力综合考虑;孕 28~34 周者,如病情不稳定,经积极治疗 24~48 小时病情仍加重,应终止妊娠,如病情稳定,可以期待治疗,尤其对于孕周 <32 周的患者建议转至具备早产儿救治能力的医疗机构。在临床实践中,妊娠 34 周之后分娩的新生儿胎肺基本成熟,并发症较少,对于孕周 ≥34 周的孕妇,可考虑终止妊娠。

期待治疗过程中,出现以下情况建议终止妊娠:血压无法控制,≥160/110mmHg,降压药物治疗无效;难以治疗的持续性头痛;视觉障碍,运动及感觉障碍;心肌梗死;肾功能恶化(血清肌酐 >1.1mg/dl 或 2 倍基线);肺水肿;子痫;胎盘早剥;异常的胎心监护;胎死宫内;胎儿无期待治疗价值;脐动脉舒张末期血流反向。

终止妊娠的方式:终止妊娠的方式要考虑母体病情、胎龄以及宫颈条件三个方面。如无产科剖宫产指征,原则上考虑阴道试产,但对于有产科指征者,宫颈条件不成熟,不能在短时间内经阴道分娩,有多器官功能衰竭的迹象,引产失败,或已有胎儿窘迫征象者,应考虑剖宫产终止妊娠。

7. 产后处理 一般来说,大部分妊娠高血压患者在产后一周血压恢复正常,子痫前期患者需要更长的时间。子痫前期患者产后 3 天内仍有可能发生子痫。因此,产后每 4 小时测量血压和观察临床表现。产后 6 天内继续降压治疗,之后逐渐减量直至撤药。但是也有产后首次发生高血压或子痫前期甚至子痫的患者,因此产后仍应严密

监测血压。若产后血压高于 150/90mmHg,建议口服降压药治疗。重度子痫患者产后应继续使用硫酸镁 24~48 小时预防产后子痫的发生。

(七)预测和预防

大量研究发现,在妊娠中期,血管生成因子可溶性酪氨酸激酶 -1(sFlt-1)、胎盘生长因子(PlGF)和可溶性内皮素(endothelin)可用于预测早发型子痫前期的发生。

对于钙摄入量较低者,补钙可显著降低子痫前期的发病率。ISSHP 推荐钙摄入量不足的人群(<600mg/d)应该给予 1.2~2.5g/d 钙剂预防子痫前期。对子痫前期高风险人群(子痫前期病史、高血压、孕前糖尿病、孕妇 BMI>30kg/m^2、抗磷脂综合征和采用辅助生殖技术的孕妇)孕 16 周前给予小剂量阿司匹林(75~162mg/d)预防子痫前期。

(八)处理流程

见图 4-5-1。

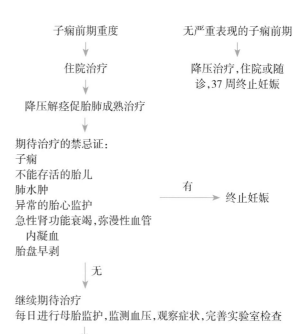

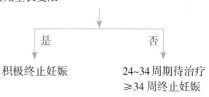

图 4-5-1 子痫前期处理流程图

三、风湿免疫性疾病

（一）系统性红斑狼疮

系统性红斑狼疮（systemic lupus erythematosus，SLE）是一种好发于育龄期妇女的自身免疫性疾病，可累及全身多系统脏器。急性坏死性小动脉炎、细动脉炎是本病的主要病变，狼疮细胞是本病的特征性病变。SLE 的病因复杂，包含遗传因素、环境因素、免疫因素、性激素的作用，同时紫外线、含有芳香族胺基团或联胺基团的药物、某些感染因素等都与 SLE 的发生发展有关。SLE 临床表现复杂、病程迁延且反复。目前 SLE 的发病率约为(30~50)/10 万，发病率随地区、种族、性别、年龄而异。一般认为，SLE 与妊娠可相互影响，因此，既往认为 SLE 患者不宜妊娠，近年来，随着风湿免疫学的发展和产科监护技术的提高，SLE 已不再是妊娠的禁忌证，但妊娠合并 SLE 患者的妊娠期管理至关重要。

SLE 病情在妊娠期是否加重或者复发存在不同观点。目前许多回顾性研究表明妊娠会导致 SLE 病情活动或增加 SLE 复发风险，但大多数为轻、中度疾病活动或复发，主要表现在皮肤、关节等病变。这主要是妊娠期体内激素水平的变化，使免疫反应持续紊乱，雌激素水平升高，诱导多克隆 B 细胞活化，增加了自身抗体的产生及表达，使得机体体液免疫反应持续增强，引起的 SLE 活动或加重。

目前认为，妊娠期间病情活动的风险与受孕前的疾病活动情况密切相关。妊娠前半年内存在狼疮活动以及妊娠开始时有狼疮活动都会使妊娠合并 SLE 患者的病情更易复发或者加重，风险增加 2 倍以上。国内文献资料报道妊娠前半年内，处于缓解期者病情加重的概率要明显低于活动期者。由此认为，妊娠前 6 个月病情较稳定及开始妊娠时也处于稳定期将会大大降低 SLE 患者在妊娠期间病情活动的危险性。SLE 病情恶化的时期多为妊娠早期及产褥期，狼疮肾炎患者多发生在妊娠晚期，因此，妊娠合并 SLE 患者在妊娠过程以及围产期要加强母体及胎儿的病情监测。

1. 引起慢性胎儿窘迫的病理生理改变

（1）母体因素及影响：SLE 患者血清中多种自身抗体与相应抗原结合，形成免疫复合物沉积于器官与血管，造成多器官损害。其组织损害主要是 DNA 和抗 DNA 复合物所致的血管和肾小球病变，其次为特异性红细胞、白细胞、血小板的损害，引起狼疮肾炎、溶血性贫血、白细胞减少、血小板减少性紫癜。在 SLE 神经系统损害时，可能发生脑血管炎性病变、抗脑细胞抗体的免疫病理作用以及血脑屏障功能障碍。末梢血管一旦栓塞，可造成肢端坏死，或有雷诺病表现。

SLE 可导致孕妇本身病情加重及增加妊娠高血压疾病的发生风险，高血压是由患者肾脏病变引起的，进而引起子宫及相关血管的痉挛，导致妊娠母体的病死率增高；胎盘血管的痉挛则会导致其血液循环障碍，母胎之间血液交换被阻断，使胎儿缺氧窘迫，甚至死亡。研究显示，活动期狼疮肾炎孕妇并发子痫前期的发生率为 45%，稳定期狼疮肾炎的发生率为 8.3%。因此，SLE 相关妊娠并发症可对胎盘功能造成不良影响，从而导致慢性胎儿窘迫、胎儿生长受限，甚至死胎的发生。

SLE 孕妇可能还存在凝血因子增高以及抗凝、纤溶作用的相对减弱，凝血、抗凝、纤溶之间的不平衡，导致 SLE 孕妇在产后可能有出血倾向。由于 SLE 的基础病变，母体产后可能发生肺栓塞、肺出血、心脏血管栓塞等致命表现。长期使用皮质类激素，母体免疫受抑制，产后易发生感染，也易发生骨质疏松、低钙。

（2）胎盘因素及对胎儿的影响：对 SLE 合并妊娠患者的胎盘进行病理形态变化观察发现，绒毛内部或大部分血管壁增厚、管腔变窄、血管内血栓形成，甚至管腔闭塞，胎盘绒毛数量和面积减少，且绒毛外观纤细，分支较少，末梢绒毛呈豆芽状。用免疫组化法检查绒毛血管处，见多处有 IgG、IgM、IgA、C3 沉积，提示 SLE 合并妊娠时胎盘存在免疫损害，造成小动脉管壁缺血、缺氧及纤维素样坏死、急性动脉粥样硬化等改变。

SLE 对妊娠各期的结局都有不良影响，流产、死胎、胎儿窘迫、早产及胎儿生长受限等发生风险显著高于正常妊娠。患者发生胎儿不良结局的主要原因是胎盘绒毛的病理性改变，胎盘绒毛中的血管管壁病理性增厚，管腔变得狭窄，血栓在血管中逐渐形成，最终导致管腔堵塞，引起胎盘局部或者更大范围的坏死。胎盘坏死会进而影响胎盘在母胎之间所承担的进行物质交换的功能，胎儿通过胎盘从母体获得营养物质和氧气，并向母体排出代谢废物和二氧化碳的路径被阻断，而引起胎儿宫内的一系列不良反应，包括宫内发育受限、胎儿窘迫甚至胎儿死亡。研究显示 SLE 患者流产、死胎、胎儿生长受限的发生风险是正常孕妇的3~5倍。

免疫复合物的沉积易导致胎儿心肌弹性纤维组织增生，传导系统纤维变性，临床上表现为胎儿心动过缓、心律不齐、完全性或不完全性房室传导阻滞。房室传导阻滞大多发生在孕18~30周内，在抗SSA抗体阳性孕妇中的发生率高于抗SSB抗体阳性者。新生儿狼疮综合征是一种获得性自身免疫性疾病，同时也存有一定的遗传性，临床表现为心肌炎、皮肤损害、心脏传导阻滞以及不同程度的其他系统损伤。其发病机制可能是妊娠抗体通过胎盘进入胎儿体内，而胎儿的心脏、皮肤、肾脏及肝脏等器官组织中与其具有相同的抗原性，因此两者可结合形成沉积在组织中的免疫复合物而引起损害，特别是导致心脏传导系统发生纤维化等，其他系统的损害表现较轻。新生儿先天性的完全性心脏传导阻滞是不可逆的，但其发病率并不高，可发现患儿母血抗SSA和抗SSB抗体阳性。

2. 诊断

（1）SLE的临床表现及活动判断标准：新近出现的症状以及与SLE相关的多数实验室指标，均可提示疾病的活动。包括乏力、体重下降；发热（已排除感染）；皮肤黏膜表现（新发红斑、脱发、黏膜溃疡）；关节肿、痛；胸痛（浆膜炎）；泡沫尿、少尿、水肿；血管炎；头痛、癫痫发作（需排除中枢神经系统感染）；血三系（红细胞系、粒细胞系、巨核细胞系）减少（除外药物所致）；血沉增快；管型尿、血尿、蛋白尿、非感染性白细胞尿；肾功能异常；低补体血症、DNA抗体滴度增加。

SLE活动判断标准：目前对SLE活动判断标准以SLE疾病活动指数（systemic lupus erythematosus disease activity index，SLEDAI）最为常用，内容包括抽搐（8分）、精神异常（8分）、脑器质性症状（8分）、视觉异常（8分）、脑神经受累（8分）、狼疮性头痛（8分）、脑血管意外（8分）、血管炎（8分）、关节炎（4分）、肌炎（4分）、管型尿（4分）、血尿（4分）、脓尿（4分）、新出现皮疹（2分）、脱发（2分）、发热（1分）、血小板减少（1分）、白细胞减少（1分）。0~4分为基本无活动；5~9分为轻度活动；10~14分为中度活动；≥15分为重度活动。

（2）SLE病情轻重程度的评估

1）轻型SLE：症状轻，仅表现为光过敏、皮疹、关节炎或轻度浆膜炎，无明显内脏损害。

2）重型SLE：有重要脏器受累且功能受到严重影响。

3）狼疮危象：急性的危及生命的重型SLE，包括急进性狼疮肾炎、严重的中枢神经系统损害、严重的溶血性贫血、血小板减少性紫癜、粒细胞缺乏症、严重心脏损害、严重狼疮肺炎、严重狼疮肝炎、严重的血管炎等。

（3）诊断标准：SLE诊断标准依照美国风湿病协会（American Rheumatism Association，ARA）1997年修正的分类标准，其内容共包括11项。

1）颧颊部红斑：扁平或高起，在两颧突出部位固定红斑。

2）盘状红斑：片状高起皮肤的红斑，黏附有角质脱屑和毛囊栓；陈旧性病变可发生萎缩性瘢痕。

3）光敏感：对日光有明显的反应，引起皮疹，从病史中得知或医生观察到。

4）口腔溃疡：经医生观察到的口腔或鼻咽部溃疡，一般为无痛性。

5）非侵蚀性关节炎：累及2个或2个以上的外周关节，有压痛、肿胀或积液。

6）浆膜炎：胸膜炎或心包炎。

7）肾脏病变：蛋白尿>0.5g/24h或（+++），或管型（红细胞管型、血红蛋白管型、颗粒管型或混合管型）。

8）神经异常：癫痫发作或精神病，除外药物或已知的代谢紊乱。

9）血液异常：溶血性贫血、白细胞减少、淋巴细胞减少或血小板减少。

10）免疫学异常：抗双链DNA抗体阳性，或抗Sm抗体阳性，或抗磷脂抗体阳性（抗心磷脂抗体阳性、狼疮抗凝物阳性或至少持续6个月的梅毒血清试验假阳性三者中具备一项）。

11）抗核抗体阳性：在任何时间和未用药物诱发"药物性狼疮"的情况下，抗核抗体异常。

该分类标准的11项中，符合4项和4项以上者，在除外感染、肿瘤和其他结缔组织病后，可诊断SLE，同时具备第7条肾脏病变即可诊断为狼疮肾炎。

（4）慢性胎儿窘迫诊断：由于SLE合并妊娠导致慢性胎儿窘迫最主要的表现为胎儿生长受限（fetal growth restriction，FGR）。文献报道SLE合并FGR发生率约为12.9%~22.2%。因此对于这类病人在明确孕周、衡量胎儿动态发育指标的情况下，需进一步经超声检查确诊。FGR的诊断主要包含，①简易低危人群筛查，临床指标包括测量子宫长度、腹围、体重、胎儿估重;②超声进行胎儿生长测量,利用胎儿各部位径线及脐动脉舒张期血流、大脑中动脉血流等,评估胎儿宫内情况。此外,孕晚期胎动次数减少、羊水变化、电子胎心监护异常等均是慢性胎儿窘迫的诊断依据。

3. 监护和治疗

(1) 妊娠时机及孕前检查:SLE 患者必须同时满足下述条件才可以考虑妊娠。①病情稳定≥6个月;②糖皮质激素泼尼松用量为 15mg/d 以下;③24 小时尿蛋白定量 <0.5g;④无重要器官损害;⑤停用免疫抑制药物如环磷酰胺、甲氨蝶呤、雷公藤、霉酚酸酯等 6 个月以上。对于服用来氟米特的患者,先进行药物清除治疗后,停药至少 6 个月后才可以考虑妊娠。孕前应复查免疫指标(包括抗磷脂抗体)及肌酐,排除疾病活动及肾脏受累。对于抗磷脂抗体阳性者,建议孕前即服小剂量阿司匹林,维持整个孕期。根据凝血指标,调整阿司匹林用量,必要时加用肝素或低分子量肝素。

(2) 妊娠期 SLE 活动的早期识别:由于妊娠期的生理变化可能与活动性疾病的特征有重叠(见表 4-5-1),因此很难识别妊娠期疾病的活动性和突发性。并且妊娠本身会影响检测指标的正常范围,因此对于临床出现的症状以及实验室检查需谨慎评估及解释。

表 4-5-1　妊娠和 SLE 的重叠特征

		妊娠改变	SLE 活动
临床特征		面部潮红	光敏皮疹
		掌红斑	口腔或鼻腔溃疡
		关节痛	炎性关节炎
		疲劳	疲劳、嗜睡
		轻度水肿	中度至重度水肿
实验室特征		轻度贫血	免疫性溶血性贫血
		轻微的血小板减少	血小板减少症,白细胞减少症,淋巴细胞减少症
		红细胞沉降率轻度升高	炎症标志物水平升高

(3) SLE 患者妊娠期监测

1) 母体监测:SLE 患者一旦妊娠即属高危妊娠,应在产科和风湿免疫科的共同监测下渡过妊娠期和产褥期。定期产前检查和内科随诊,了解 SLE 病情和各脏器的功能状态,避免劳累与日晒,

指导患者学会自我监护,注意观察有无面部蝶形红斑、关节痛、口腔溃疡、光敏等症状。观察血压、体重、宫高、腹围的变化。定期检查血常规、尿常规、24 小时尿蛋白总量、肝肾功能、心电图、血沉及血小板聚集试验、抗双链 DNA 抗体、狼疮抗凝物、抗磷脂抗体、抗 SSB 抗体、补体 C3、补体 C4 等。妊娠晚期进行性加重的蛋白尿,需鉴别是狼疮肾炎病情活动,还是子痫前期病情加重。

2) 胎儿监测:SLE 合并妊娠的胎儿属高危儿,围产期应加强胎儿监护。按时进行产前检查,妊娠晚期要求患者自测胎动,如发现胎动异常应及时处理。妊娠早期 B 超检查确定胎龄、胚胎情况,妊娠中、晚期 B 超检查监测胎儿生长和胎儿有无畸形,必要时进行胎儿心电图和超声心动图检查,了解胎儿心脏传导阻滞及心脏受损情况。妊娠晚期加强电子胎心监护(每周 1~2 次)以随时了解胎儿发育情况。此外,通过多普勒了解胎儿血流情况,对是否可以继续妊娠具有指导意义。以上具体监护措施参照第二章胎儿宫内安全性的评估技术。

(4) 药物治疗

1) 肾上腺皮质激素:肾上腺皮质激素是治疗 SLE 合并妊娠的主要药物。大多数学者主张在妊娠期用泼尼松预防 SLE 恶化和控制 SLE 活动。目前未发现有使用泼尼松致胎儿畸形的报道,因胎盘产生的 11β- 去氢酶可以将泼尼松氧化成无活性的 11- 酮基物,所以能避免此药对胎儿的影响。孕期用药要根据孕前 SLE 病情是否稳定及其泼尼松剂量来决定,并定期在产科和风湿免疫科复查,监测疾病情况,及时调整泼尼松剂量。凡妊娠前已经停用肾上腺皮质激素者,妊娠后根据病情给予泼尼松 5~10mg/d;凡妊娠前已使用泼尼松 5~15mg/d 者,妊娠后泼尼松的治疗剂量可以加倍。同时在整个孕期密切监测血沉,根据病情调整泼尼松剂量。若病情有活动迹象,则加大泼尼松剂量至 40mg/d,根据病情调整剂量,最大剂量可达 60mg/d。手术及分娩亦可诱发 SLE 活动,故分娩当日起加用氢化可的松 100~200mg,静脉滴注 3 天,因妊娠期增加的糖皮质激素在产后骤然下降,会出现反跳式恶化,故产后泼尼松用量为产前的加倍量,在产后 2 周后逐渐减量。

2) 非甾体抗炎药:小剂量阿司匹林(25~50mg/d)可用于整个孕期,尤其适用于有多次自然流产史、妊娠期抗磷脂抗体阳性或其效价增高、有妊娠高

血压病史和检查提示凝血功能亢进的患者,有利于扩张血管、抑制血小板聚集、改善胎盘血供和预防胎死宫内,对改善胎儿预后有一定作用。小剂量使用在妊娠期尚安全,但使用时,必须同时检测血浆凝血酶原时间和活动度。

3)免疫抑制剂:此类药物能在孕期安全应用的品种非常有限,除非病情危及生命或出现肾上腺皮质激素抵抗,否则免疫抑制剂一般不用于SLE合并妊娠患者,但硫唑嘌呤被认为致畸风险较低,孕期可酌情小剂量使用(50mg/d)。环孢素可用于SLE合并妊娠但不宜过量应用糖皮质激素治疗的患者。而妊娠早期应用环磷酰胺和甲氨蝶呤对胎儿有较大致畸风险。应用这类药物时,应充分意识到其对胎儿的潜在影响,尽可能避免妊娠早期使用,最大限度地降低对胎儿的影响,同时用药期内避免哺乳。

(5)终止妊娠的时机及方式:除外产科指征,若孕妇处于SLE活动期、已有重型SLE表现且现有可行的治疗无效时,可考虑治疗性终止妊娠。根据SLE病情及产科指征,决定经阴道分娩或剖宫产,并积极预防产后出血。产时做好新生儿复苏准备,出生后新生儿转入高危新生儿病房。

(二)抗磷脂综合征

抗磷脂综合征(antiphospholipid syndrome,APS)是一种由抗磷脂抗体引起的非炎症性自身免疫病,是以动静脉血栓形成、病理妊娠或血小板减少为主要表现的临床综合征。该病好发于育龄期女性,5%~20%的育龄期妇女实验室检查可被检出抗磷脂抗体。临床上根据有无合并其他自身免疫性疾病或者发病的轻重,将APS分为原发性APS、继发性APS以及恶性APS。妊娠合并APS患者妊娠丢失率可达23%~52%,临床上约90%以上的妊娠失败均发生在没有接受过治疗的APS患者。因此,临床医师要充分重视妊娠合并APS的早期诊断和规范处理。

1. 病理生理改变

(1)抗磷脂抗体的种类和产生机制:抗磷脂抗体(antiphospholipid antibody,APA)是一组靶抗原为各种带负电荷磷脂、磷脂结合蛋白及他们的复合物的多种自身抗体的总称。目前已发现有20余种APA,可分为两大类,一类是常规抗体,包括狼疮抗凝物(lupus anticoagulant,LA)抗体、抗心磷脂抗体(anticardiolipin antibody,ACA)、抗β2-糖蛋白1抗体(anti-β2-glycoprotein1 antibody)。ACA是一种以血小板和内皮细胞膜上带负电荷的心磷脂作为靶抗原的自身抗体。ACA的免疫分型有IgG、IgA和IgM,其中以IgG类最有临床意义。抗β2-糖蛋白1抗体是由肝细胞合成的,有热稳定性,能抑制磷脂依赖性凝血反应,是天然的抗凝物,可促进血栓形成;LA是一种磷脂依赖性病理性循环抗凝物质。另外一类是非传统的抗体,以阴离子型抗体更常见,如抗磷脂酰乙醇胺抗体、抗凝血酶原抗体及抗磷脂酰丝氨酸依赖的抗凝血酶抗体、抗膜蛋白A5抗体、IgA型的抗β2-糖蛋白1抗体、免疫球蛋白A亚型抗体等。这些非传统抗体目前相关研究较少。这些抗体中以ACA、LA与临床关系密切。与其他多数自身免疫疾病一样,APA的产生机制可能与遗传因素和环境因素有关,而环境因素可能起重要作用,研究发现最重要的环境因素是病原体感染。但迄今为止关于APA产生的确切机制尚不明确,有待进一步深入研究。

(2)APS引起慢性胎儿窘迫的发病机制:APS的发病机制是多方面的,涉及血管内皮、血小板、凝血与抗凝、纤溶等多个病理途径,但确切的致病机制尚不完全清楚。目前可能的发病机制为,①作用于滋养层表面的磷脂依赖抗原,影响其黏附、融合和分化过程,使合体滋养层细胞形成不足,造成子宫对胚胎接受性降低,维持妊娠的胎盘激素如hCG、人胎盘催乳素(human placental lactogen,HPL)分泌减少。②干扰血栓素(thromboxane A$_2$,TXA$_2$)和前列环素(prostaglinI2,PGI$_2$)的平衡。初始的试验报道了APS患者胎盘梗死和血栓形成情况,推测抗核抗体可能通过数种机制使胎盘产生促凝血因子,但是这些报道并没有被后续的试验所证实。对多数流产的APS患者的胎盘进行组织病理学分析,发现并没有血栓形成。③作用于胎盘血管内皮细胞膜的磷脂上,引起胎盘血管收缩,还能使子宫动脉血流阻力增高,胎盘血流量减少,或引起胎盘血管炎,从而影响胎儿发育。④对抗凝物有抑制作用。ACA干扰β2-糖蛋白1与磷脂结合,β2-糖蛋白1为天然的抗凝物质,与带负电荷的磷脂结合后可抑制磷脂依赖性凝血反应。⑤通过抑制血栓调节素的生理作用,使蛋白C的活化受阻,进一步抑制纤维蛋白原和蛋白S激活,导致蛋白C抗凝功能和促纤维蛋白溶解功能障碍。⑥补体过度激活产生了细胞毒性作用,导致血管内血栓的形成,从而导致自然流产。低补体血症在APS妊娠结局中,被认为是一种新的预后因素,低补体 C3、C4 基线水平与胎儿死亡、早产和新生儿预后差等妊娠失败被联系在一起。但是这种联系尚没有定论,因为没有得到后续研究的证实,也没有报告低补体血症与产科并发症的联系。

以上的病理改变导致滋养层细胞直接损伤,抑制滋养细胞增殖并减弱滋养细胞的侵蚀能力,干扰子宫螺旋动脉血管重铸,最终导致胎盘发育异常,从而出现妊娠丢失、胎儿生长受限、死胎等慢性胎儿窘迫的发生。

2. APS 的诊断　　目前 APS 的诊断仍采用 2006 年 Sapporo 诊断标准,即同时符合 Sapporo 标准的临床标准和实验室标准各一项,即可诊断为 APS(见表 4-5-2)。

表 4-5-2　APS 的诊断标准

APS 诊断的临床标准

1. 血管血栓经影像学或组织学证实,任何组织器官的动脉、静脉或小血管血栓 1 次或以上发作
2. 妊娠并发症①经超声或直接检查所证实,有 1 次或以上不明原因的妊娠≥10 周的形态学正常胎儿死亡,或;②1 次或以上由于子痫前期或重度子痫前期导致妊娠 34 周之前形态学正常新生儿早产,或符合胎盘功能不全的表现,或;③排除孕妇解剖或激素异常、父方和母方染色体因素后,有 3 次或以上不明原因小于妊娠 10 周的连续自然妊娠丢失

APS 诊断的实验室标准:至少间隔 12 周,≥2 次

1. 血浆中有狼疮抗凝物。解释标准为"无"或"有"。狼疮抗凝物检测应在患者接受抗凝治疗前进行
2. 血清或血浆中有抗心磷脂抗体 IgG 和 / 或 IgM 异构体,中、高滴度(如大 40GPL 或 MPL,或大于第 99 百分位数)
3. 血清或血浆中有抗 β2- 糖蛋白 1 的 IgG 和 / 或 IgM 异构体(滴度大于正常人群实验室检查的第 99 百分位数)

3. 监护和治疗

(1) 风险评估:所有患有 APS 的女性在孕前都应该进行充分评估和咨询。详细询问病史,着重了解母亲有无高危因素,如既往血栓病史、不良妊娠史,目前有无器官受累,是否合并 SLE 或其他自身免疫性疾病等因素。同时了解目前 APA 的水平,并告知妊娠相关不良结局风险。以下实验室指标可作为治疗有效的评估,①孕前 ACA、抗 β2- 糖蛋白 1 抗体转阴;②ACA、抗 β2- 糖蛋白 1 抗体难以转阴时,其滴度均控制在 3 倍以内;③补体 C3、C4 水平在正常偏高值。

(2) 妊娠期间母胎管理:妊娠合并 APS 的治疗目的是降低血栓风险,从而减少产科并发症,最终改善母亲和胎儿的结局。因此妊娠期间的 APS 患者应采取多学科管理模式,即需要妇产科、风湿免疫科和血液科等多学科医师共同参与管理,严密观察母体病情变化及胎儿的发育情况,加强母胎监护。妊娠期应严密监测 APA 滴度变化以及患者凝血状态,以便及时调整药物剂量。分娩期注意调整抗凝剂的剂量,使血栓或出血的风险降到最低。建议抗凝剂使用至产后 6 周,产后应嘱咐风湿免疫科就诊。胎儿监护措施参照第二章胎儿宫内安全性的评估技术。

(3) 治疗方案:目前比较公认的妊娠合并 APS 的治疗方法是免疫调节加抗凝。但根据患者的临床表现不同,治疗方案也不尽相同。

1) 抗凝治疗:抗凝治疗为产科 APS 的常规治疗方案,药物为小剂量的阿司匹林联合低分子量肝素或普通肝素。研究显示在治疗妊娠合并 APS 时,单用小剂量的阿司匹林的活产率约 40%,而联合低分子量肝素者,活产率可提高到约 70%。且联合治疗对预防早发型子痫的复发是有效的。低剂量的阿司匹林在孕前 4 周开始使用,确认妊娠后加用低分子量肝素。根据有无血栓史选择预防量或治疗量的低分子量肝素。联合用药一直持续整个孕期,围产期建议在终止妊娠前 1 周停阿司匹林,目前临床上一般是 36 周停用阿司匹林,低分子量肝素需在终止妊娠 24 小时前停用,产后 6~8 小时恢复低分子量肝素直至产后 6 周。有血栓史的患者在产后 2~3 周改用华法林[国际标准化比值(international normalized ratio,INR) 2.0~2.5],华法林需覆盖血栓形成后至少 3 个月(若为孕前或孕早期血栓,则华法林使用是产后 2~3 周用至产后 6 周;若孕晚期或产后血栓形成,华法林使用是产后 2~3 周至血栓形成后 3 个月)。对于临床表现符合 APS 诊断,实验室诊断阴性或 APA 抗体低滴度的患者,使用抗凝治疗同样可改善妊娠不良结局。

2) 免疫调节治疗:APS 除诱发血栓形成外,还有引起自身紊乱的机制。尽管抗凝治疗可降低血栓形成和不良妊娠结局风险,但仍有 20% 的患者会出现不良妊娠。所以 APS 的治疗除了抗凝治疗外还应包括免疫调节治疗。产科 APS 常用的免疫调节药物主要为羟氯喹、小剂量糖皮质激素、免疫

球蛋白。

A. 羟氯喹:适用于普通抗凝治疗效果欠佳的患者或合并 SLE 的 APS 患者。羟氯喹虽可通过胎盘,但是用量(200~400mg/d)在整个孕期都是安全的。研究显示,APA 阳性者在常规抗凝治疗的基础上添加羟氯喹,血栓复发率降低、活产率更高、妊娠发病率更低。

B. 糖皮质激素:能抑制抗体的产生和抗原抗体反应,减少血小板破坏。孕期临床上常用的糖皮质激素为泼尼松。当 APA 滴度明显升高或 APS 伴发血小板明显减少、溶血性贫血时应考虑使用。一般使用低剂量泼尼松 5~15mg/d。研究表明,对于单纯使用抗凝药物效果不明显的 APS 患者,也称难治性 APS,在使用标准抗凝治疗(小剂量阿司匹林 + 低分子量肝素)的基础上加用小剂量泼尼松可降低早产、先兆子痫、HELLP 综合征等风险,提高新生儿活产率。当疾病严重或合并其他严重自身免疫病如 SLE 时需要加大剂量或静脉使用较大剂量皮质激素冲击治疗以控制病情。

C. 静脉注射免疫球蛋白(IVIG):研究表明免疫球蛋白具有抑制 NK 细胞的活性、调节淋巴细胞免疫功能、降低抗体滴度、抑制 B 细胞和抗体功能、封闭 Fc 受体抑制补体功能、减少被致敏的血小板在网状内皮系统的破坏等作用,可作为二线药物治疗妊娠合并 APS。具有下列情况可考虑使用 IVIG,①抗凝治疗无效者;②APA 滴度重度增加,使用糖皮质激素控制不理想者;③APS 合并其他严重自身免疫病;④APS 合并血小板减少,糖皮质激素治疗效果不理想者。IVIG 剂量及疗程目前尚无统一方案,有孕前就开始应用的,多数在孕后开始使用。使用方案有周疗和月疗等方法,如 IVIG 20g/d,连续 5~7 天,每个月 1 个疗程,直到孕 20~32 周或足月不等。由于免疫球蛋白属于血制品,应根据患者的经济状况谨慎选择。

四、妊娠期高血糖

(一)概述

妊娠期高血糖(hyperglycemia in pregnancy,HIP)是妊娠期最常见的合并症之一,与母胎近远期不良结局密切相关。2013 年,WHO 指出:妊娠期间首次发现的高血糖应分为妊娠糖尿病(gestational diabetes mellitus,GDM)和糖尿病合并妊娠(diabetes mellitus in pregnancy,DIP),DIP 也称作孕前糖尿病(pregestational diabetes mellitus,PGDM)。近年来,随着经济水平的发展、GDM 诊断标准的更新以及对 GDM 筛查的重视,GDM 在全球范围内的发病率显著增加;并且随着 2 型糖尿病(type 2 diabetes mellitus,T2DM)发病率的显著上升,孕前未识别而在孕期首次发现的 T2DM 患者也随之增多。

(二)妊娠期糖代谢特点

妊娠这一特殊的时期,其糖代谢较非孕期有自身特点。在妊娠早中期,随孕周增加,胎儿对营养物质需求量增加,同时妊娠期肾血浆流量及肾小球滤过率均增加,从而导致尿糖排出增加,加之雌激素和孕激素增加母体对葡萄糖的利用,孕妇血浆葡萄糖水平随孕周增加而降低,空腹时孕妇清除葡萄糖的能力较非孕期增强,空腹血糖约降低 10%。

到孕中晚期,胎盘的胰岛素抵抗开始明显,胎盘产生的胎盘催乳素、雌激素、孕激素等激素均有抵抗胰岛素的作用,而且胎盘还产生胰岛素降解酶破坏体内的胰岛素,导致孕妇对胰岛素的敏感性随孕周增加而下降,为维持正常糖代谢水平,胰岛素需求量相应增加。所以,孕中晚期糖代谢的主要特点是葡萄糖需要量增加、胰岛素抵抗增加和胰岛素分泌相对不足。对于胰岛素分泌受限的孕妇,妊娠期不能代偿这一生理变化而使血糖升高,使得既往无糖尿病的孕妇发生 GDM,或使原有糖尿病的患者病情加重。

(三)高危因素

1. **孕妇因素**　年龄≥35 岁,孕前肥胖(BMI≥28kg/m^2)或超重(BMI 24~27.9kg/m^2)(亚裔人群以 BMI 23kg/m^2 作为超重的分界点),糖尿病前期,多囊卵巢综合征。

2. **妊娠分娩史**　GDM 史,巨大胎儿分娩史,原因不明的胎儿畸形、死胎、死产、新生儿死亡史。

3. **家族史**　糖尿病家族史(一级亲属患 T2DM)。

4. **本次妊娠因素**　妊娠期发现胎儿大于孕周,羊水过多,或反复发作外阴阴道假丝酵母菌病。

(四)引起胎儿窘迫的病理生理改变

由于胎盘反映了母亲和胎儿的代谢环境,在妊娠合并糖尿病时,胎盘会发生一系列功能和结构的病理改变,胎盘重量增加,胎盘病变如绒毛成熟缺陷和纤维蛋白样坏死等发生率增加。血糖的水平在多大程度上导致胎盘异常仍不清楚,有研究报道,当母体血糖水平得到良好控制时,糖尿病患者的胎盘在常规光镜检查中是正常的;但也有一些研究发现,即使是控制良好的 GDM 妇女也会出现胎盘组织病理异常。妊娠合并血糖异常的胎盘可能同时表现为分支血管和非分支血管生成的增加,此外,胎盘绒毛不成熟的发生率普遍增加。这种胎盘异常与围产期死亡风险增加独立相关,可能是母亲糖尿病和胎儿宫内死亡风险增加之间的关联,但尚需要进一步的研究阐明其发病机制。

尽管与 1 型糖尿病(type 1 diabetes mellitus, T1DM)、T2DM 和 GDM 相关的胎盘组织病理学结果有一些相似之处,但这三种类型 HIP 的病理生理学可能会对胎盘产生不同的影响。例如,与 T1DM 相比,高血压和炎症更常与 T2DM 相关,它们与明显的胎盘病理异常相关,这些异常可能在 T2DM 中占主导地位;研究报道,与血管异常的 T1DM 相比,T2DM 的胎盘梗死显著增加,这在妊娠高血压疾病的研究中也有发现,在控制了高血压后,这种差异变小。

尽管血糖控制被认为是胎盘异常病理生理学的重要影响因素,但多项研究表明,即使血糖得到良好控制,胎盘组织的病理变化也会持续。胎盘病变的发病机制仍未完全了解,但普遍认为,其程度不仅取决于母体糖尿病的严重程度和持续时间,还取决于妊娠期间的血糖控制程度,而且糖尿病患者全身微血管的改变比胎盘微血管的改变更重要。胎儿窘迫时胎盘毛细血管数量增加,这可能是慢性缺氧的结果。绒毛水肿被认为具有病理意义,是胎儿缺血缺氧的原因之一,当发生在胎儿窘迫时,很可能是糖尿病性胎盘。

(五) 对母胎的影响

1. 对孕妇的影响

(1) 孕早期自然流产发生率增加,多见于 PGDM 孕妇,因为早期妊娠期高血糖可导致胎儿畸形,严重者胎儿发育停止,最终发生流产。所以,糖尿病妇女宜在血糖控制接近或达到正常后再考虑妊娠。

(2) 妊娠高血压疾病发病率为正常妇女的 3~5 倍,尤见于糖尿病病程长伴微血管病变者;糖尿病并发肾脏病变时,妊娠高血压疾病发生率高达 50% 以上。

(3) 未能良好控制血糖的孕妇易合并感染,以泌尿生殖系统感染最常见。

(4) 羊水过多发生率较非糖尿病孕妇增多 10 倍,可能与胎儿高血糖、高渗性利尿导致胎尿产生增多有关。

(5) 因巨大胎儿发生率明显增高,肩难产、产道损伤、手术产的概率增加,子宫过度膨胀和产程延长导致产后出血发生率增加。

(6) 酮症酸中毒主要见于血糖控制不佳的 T1DM 孕妇,由于妊娠期复杂的代谢变化,加之高血糖及胰岛素相对或绝对不足,代谢紊乱进一步发展到脂肪分解加速,血酮体急剧升高,进一步发展为代谢性酸中毒,是糖尿病孕妇死亡的主要原因。

(7) GDM 孕妇再次妊娠时,复发率高达约 25%~75%,未来 5~10 年罹患 T2DM 的概率为 30%~50%,是正常人群的 5~10 倍,远期心血管疾病发生率也增加。

2. 对胎儿的影响

(1) 胎儿畸形的发生率高于非糖尿病孕妇 2~3 倍,早孕期高血糖环境是胎儿畸形的高危因素,酮症、缺氧及糖尿病治疗药物等也与胎儿畸形有关。

(2) 孕妇的高血糖通过胎盘屏障使胎儿长期处于高血糖状态,刺激胎儿胰岛 β 细胞增生产生大量胰岛素。胰岛素通过作用于胰岛素受体或增加胰岛素样生长因子 1 的生物活性,活化氨基酸转移系统,促进蛋白质、脂肪合成和抑制脂解作用,促进胎儿生长,巨大胎儿发生率明显增加。

(3) 胎儿生长受限主要见于 PGDM 孕妇,长期存在的高血糖影响胎盘功能,尤其是严重糖尿病伴有血管病变者。GDM 孕妇饮食控制过度时也可能出现胎儿生长不良。

(4) 胎儿窘迫和胎死宫内发生率增加,尤其在发生酮症酸中毒时。

3. 对新生儿的影响

(1) 新生儿呼吸窘迫综合征:孕妇高血糖刺激胎儿胰岛素分泌增加,形成高胰岛素血症,后者具有拮抗糖皮质激素促进肺泡 II 型细胞表面活性物质合成及释放的作用,使胎儿肺表面活性物质产生及分泌减少,致使胎儿肺成熟延迟。

(2) 新生儿低血糖:新生儿脱离母体高血糖环境后,高胰岛素血症仍存在,若不及时喂养,容易发生新生儿低血糖,严重时危及新生儿生命。

(3) 新生儿红细胞增多症:胎儿高胰岛素血症使机体耗氧量加大,造成慢性宫内缺氧,诱发红细胞生成素产生增多,刺激胎儿骨髓外造血而引起红细胞生成增多。

(4) 新生儿高胆红素血症:红细胞增多症的新生儿出生后大量红细胞被破坏,胆红素产生增多,造成新生儿高胆红素血症。

（5）其他：低钙血症和低镁血症等的发生率均较正常妊娠的新生儿高。

（6）远期影响：暴露在高血糖环境中的胎儿在青少年期以及成年阶段患 T2DM 及其他代谢综合征的危险性也明显增加。

（六）临床表现与诊断

已经诊断的 PGDM 或妊娠期有"三多一少"（多饮、多食、多尿、体重减少）症状，孕期较易确诊。但 GDM 患者大多数无明显的临床表现，有时空腹血糖可能正常，容易漏诊或延误治疗。

1. 糖尿病合并妊娠 符合以下 2 项中任意一项者，可确诊。

（1）妊娠前已确诊糖尿病的患者。

（2）存在糖尿病高危因素者，首次产前检查时应进行 75g 口服葡萄糖耐量试验（oral glucose tolerance test，OGTT），血糖升高达到以下任何一项标准应诊断为 PGDM：①空腹血糖（fasting plasma glucose，FPG）≥7.0mmol/L；②服糖后 2 小时血糖 ≥11.1mmol/L。值得注意的是，由于妊娠期糖代谢的生理特点，孕中晚期胰岛素抵抗增加，2018 年 ACOG 在 PGDM 指南中指出，上述标准仅在孕早期至孕中期早期阶段（通常可以设定为妊娠 20 周前）使用，目前尚缺乏孕中期后期及孕晚期的推荐。

2. GDM 推荐所有孕妇，在妊娠 24~28 周以及 28 周后首次就诊时行 75g OGTT，诊断标准为空腹及服糖后 1 小时、2 小时血糖值应分别低于 5.1mmol/L、10.0mmol/L、8.5mmol/L，任何一项血糖值达到或超过上述标准即诊断为 GDM。妊娠期诊断的 GDM，经饮食和运动疗法，血糖控制良好者为 GDM A1 级；经饮食和运动疗法，血糖控制不良，需加用药物治疗者为 GDM A2 级。

（七）处理

1. 综合管理 PGDM 患者，在计划妊娠时除了常规的孕前检查外，应针对疾病进行孕前咨询及病情评估，包括药物使用咨询、血糖控制目标、并发症及合并症的筛查、孕前体重管理等。孕期对患者进行包括内分泌科、产科、营养科等多学科综合管理。PGDM 患者可能因合并高血压、高血脂或者甲状腺功异常等而应用相关药物治疗，孕前即应停用或调整可能致畸的药物。孕前及孕期良好的血糖控制，可以降低流产、胎儿畸形、死胎及新生儿死亡等风险。同时，应积极筛查视网膜病变、糖尿病肾病、心血管及甲状腺疾病等。为了

预防子痫前期，推荐 PGDM 患者从妊娠 12~16 周开始使用小剂量阿司匹林（50~150mg/d），直到妊娠 28 周 ~36 周；最佳起始时间是 16 周前，但即使已经超过 16 周，只要在 28 周之前，都可以应用。

2. 孕期血糖的管理 HIP 的治疗目标是血糖监测达标，孕妇体重增长达标和胎儿生长指数达标，三个目标均不可偏废，新生儿出生体重最好能控制在 3kg 左右。

（1）血糖控制目标及血糖监测：孕期主要监测空腹及三餐后 2 小时血糖（即小轮廓），目标为空腹血糖 ≤5.3mmol/L，餐后 2 小时 ≤6.7mmol/L，全天无低血糖表现。根据血糖控制情况，调整血糖监测频率，2/3 的血糖值达标，即为血糖控制满意，可一周监测 1~2 天，若血糖控制不满意，则增加监测频率。

（2）饮食疗法：所有 HIP 孕妇均需要接受医学营养治疗（即饮食疗法），其在糖尿病的控制上起决定性的作用，大约 90% 的 GDM 孕妇经过饮食及运动疗法即能维持血糖在正常范围。根据孕前 BMI 确定孕期体重增长范围，指导每日摄入的总能量，制订个体化、合理的膳食方案。每日摄入总热量应根据理想体重及孕前 BMI 综合计算（一般来说每日需能量 1 800~2 200kcal），在控制总热量的原则下，营养全面均衡，规律进餐，少量多餐（三大餐三小餐），定时定量，保证母胎需要，体重正常增长。食物选择的总体原则为食物多样化（谷薯类、蔬果类、鱼禽蛋肉类、奶类及大豆制品、油脂类），保证主食的摄入，碳水化合物以粮食及豆类为主，应注意粗细粮搭配；蛋白质、脂肪、矿物质及维生素等都应适量摄入。热卡的分配主要包括：碳水化合物占 50%~60%，蛋白质占 15%~20%，脂肪占 25%~30%；其中早餐摄入占总热卡的 10%~15%，午餐和晚餐各占 30%，每次加餐（共 2~3 次）各占 5%~10%。

（3）运动疗法：运动疗法可降低妊娠期基础胰岛素抵抗、提高胰岛素的敏感性，肌肉在运动时会消耗更多的葡萄糖，通过科学适量的运动使糖尿病的病情得到一定程度的控制。适当、适量的运动不但可以控制血糖，对高血压、肥胖、高脂血症这些和糖尿病共存的疾病也有明显的控制作用。建议每周至少 5 天有 30 分钟中等强度的有氧运动或每周至少 150 分钟的总运动时间。餐后 30 分钟后进行一种低至中等强度的有氧运动对母胎无不良影响（如平路快步走、游泳等），运动时间可

自 10 分钟开始逐步延长至 30 分钟。需要注意的是,对于严重的心脏或呼吸系统疾病者,运动是相对禁忌的;对于胎膜早破、前置胎盘、先兆早产、宫颈功能不全或宫颈环扎术后等患者,可以选择进行上肢运动(如前平举、侧平举、划圈等)。

(4) 药物治疗

1) 胰岛素:大多数 GDM 孕妇通过生活方式的干预即可使血糖达标,经饮食及运动疗法血糖仍不达标,或调整饮食后出现饥饿性酮症、增加热量摄入后血糖又超过妊娠期血糖控制标准者,应及时加用胰岛素治疗。目前,胰岛素是实现孕期理想血糖控制的最安全有效的药物治疗,因此,建议 PGDM 孕妇孕前或孕早期改用胰岛素控制血糖。

由于孕早期糖代谢特点可产生低血糖,胰岛素有时需减量。随孕周增加体内抗胰岛素样物质增多,胰岛素用量需相应增加。胰岛素用量高峰时间在妊娠 32~36 周,妊娠 36 周后胰岛素用量可能会减少。目前应用最普遍的一种方法是超短效或短效胰岛素和中效或长效胰岛素联合使用,即三餐前注射超短效或短效胰岛素控制餐后血糖,睡前注射中、长效胰岛素控制空腹血糖。从小剂量开始应用,一般从 4U 用量起,每次 2U 逐渐增加,根据血糖标准逐渐调整至理想剂量。产程中产妇血糖波动很大,由于体力消耗大、进食少,易发生低血糖。因此产程中停用所有皮下注射胰岛素,每 1~2 小时监测一次血糖,根据血糖结果必要时静脉应用。

产后随着胎盘排出,体内抗胰岛素物质急骤减少,胰岛素需要量明显下降。胰岛素用量应减少至产前的 1/3~1/2,并根据血糖调整用量,多在产后 1~2 周逐渐恢复至孕前剂量。

2) 口服降糖药物:因孕妇主观因素不能使用胰岛素的 GDM 患者(包括拒绝使用、无法安全使用或不能负担胰岛素费用等情况)及使用胰岛素后血糖控制不满意的 T2DM,可考虑使用口服降糖药物,二甲双胍及格列苯脲都是合理的。目前更倾向选择二甲双胍,虽然可通过胎盘,但目前尚未发现药物对子代有明确的不良影响,故认为是安全的,建议与患者充分沟通后使用。

(5) 糖尿病酮症酸中毒(diabetic ketoacidosis,DKA)的治疗:T1DM 的孕妇更容易发生 DKA,即使在血糖接近正常的情况下,仍有可能发生 DKA。DKA 可导致不同程度的低氧血症、血容量不足和酸中毒,可使 T1DM 孕妇流产或早产、胎儿窘迫甚至胎死宫内风险增加,严重者可危及母胎安全。妊娠期 DKA 的治疗方式与非孕期相似,包括静脉给予胰岛素、适当补液、纠正电解质紊乱、监测血糖和酸中毒,以及寻找并去除诱因。在纠正 DKA 时,应加强胎心监护。母体酸中毒所致的胎心率异常,可随着 DKA 的纠正和母体状态的好转而改善。DKA 并非终止妊娠的指征,在母体状况稳定前,紧急剖宫产可能增加母体并发症及死亡风险,也可能导致分娩的早产儿出现缺氧和酸中毒,一般通过宫内复苏可获得更好的围产结局。另外,暴发性 T1DM 是 T1DM 的亚型,起病急骤,常以 DKA 起病,可发生在妊娠各期,胎儿死亡率达 80% 左右,并伴有上腹痛、血淀粉酶升高等症状。

及时应用胰岛素是治疗的关键,当血糖 ≥16.7mmol/L,先给予胰岛素 0.2~0.4U/kg 一次性静脉注射,继而将胰岛素加入 0.9% 氯化钠注射液,以 0.1U/(kg·h) 或 4~6U/h 的速度持续静脉滴注,并从使用胰岛素开始每小时监测 1 次血糖。当血糖降至 13.9mmol/L 时,改用 5% 葡萄糖液或葡萄糖盐水加入胰岛素,每 2~4g 葡萄糖加入 1U 胰岛素,直至血糖降至 11.1mmol/L 以下、尿酮体阴性,逐渐平稳过渡到餐前皮下注射治疗时停止静脉用药。补液原则为先快后慢,先盐后糖,注意出入平衡。

3. **孕期母胎监护**　严密监护孕妇血糖、尿酮体、糖化血红蛋白、眼底检查和肾功能等。孕早中期采用超声及血清学筛查胎儿畸形,妊娠早期血糖未得到控制的孕妇尤其要注意应用超声检查胎儿中枢神经系统和心脏的发育,有条件者行胎儿超声心动图检查。建议从 32 周开始每周对胎儿进行电子胎心监护及超声检查评估胎儿及羊水情况,对于血糖控制欠佳、巨大胎儿、胎儿生长受限、有不良孕产史及其他合并症等 HIP 孕妇,可酌情增加检查频率及内容,也可酌情将监护时间提前。

4. **终止妊娠时机及方式**

(1) 终止妊娠时机:GDM A1 级孕妇如无母胎并发症,可在严密监测下期待至 40 周,如仍未自然临产,考虑适时引产终止妊娠,不要超过 41 周。对于 PGDM 及 GDM A2 级孕妇,如血糖控制良好且无母胎并发症,可在严密监测下妊娠至 39 周后终止妊娠,不要超过 40 周;对于血糖控测不满意或出现母胎并发症者,应及时入院,并根据病情个体化的决定终止妊娠时机。

（2）终止妊娠方式：HIP 本身不是剖宫产指征。决定阴道分娩者应制订分娩计划，产程中密切监测血糖、宫缩、胎心等，并避免产程过长。择期剖宫产的手术指征为糖尿病伴严重微血管病变或胎位异常等其他产科指征。妊娠期血糖控制不良、巨大儿或既往有死胎死产史者应适当放宽剖宫产指征。

5. 新生儿处理　所有 HIP 孕妇的新生儿均按高危儿处理，注意保温，早开奶，出生后 30 分钟内检测血糖，并严密监测血糖变化，及时发现低血糖，并注意防治低血钙、高胆红素血症及新生儿呼吸窘迫综合征等。

（八）预后与远期随访

HIP 患者分娩后一定时期内血糖可能恢复正常，但 GDM 患者中一半以上将在未来 10~20 年内发展成为 T2DM，而且有越来越多的证据表明其子代发生肥胖症及糖尿病的风险增加。HIP 患者产后应坚持母乳喂养，无论对于母亲还是新生儿，母乳喂养有利于改善双方的代谢水平，长期母乳喂养可能通过降低体内血糖水平，降低远期 T2DM 的发生率。使用胰岛素或二甲双胍的孕妇，哺乳都是安全的。

所有妊娠期诊断的 GDM 孕妇，产后 6~12 周需复查 75g OGTT，参照非孕期成人标准（仅检查空腹及服糖后 2 小时血糖），对于 FPG≥7.0mmol/L 或服糖后 2 小时血糖≥11.1mmol/L 均诊断为糖尿病，需到内分泌专科按照糖尿病管理；FPG≥5.6mmol/L 或 6.1mmol/L（ACOG 标准或 ADA 标准）、服糖后 2 小时血糖 <7.0mmol/L，考虑空腹血糖受损；FPG<5.6mmol/L 或 6.1mmol/L（ACOG 标准或 ADA 标准）、服糖后 2 小时≥7.8mmol/L 但 <11.1mmol/L，考虑糖耐量受损，也需到内分泌专科进一步评估和管理；即使 FPG<5.6mmol/L 或 6.1mmol/L，且服糖后 2 小时血糖 <7.8mmol/L 的正常血糖者，仍需继续健康的生活方式，包括饮食及运动管理，并控制体重，产后每 1~3 年须行 75g OGTT 检查。

五、发绀型心脏病

（一）概述

发绀型心脏病（cyanotic heart disease）是因心脏结构异常导致低氧静脉血直接流入体循环而以发绀为共同临床表现的一组先天性心脏病，即右向左分流的心脏病，主要包括法洛四联症（或者三联症和五联症）、艾森门格综合征、完全性大动脉转

位、右（左）心室双出口、三尖瓣闭锁、肺动脉瓣闭锁等类型。随着心脏外科手术矫正水平的提高，能够存活至生育年龄的女性患者逐渐增多。研究报道发绀型心脏患者手术矫治后且心功能改善，多数可安全渡过妊娠期及分娩期，围产儿结局良好。而未手术的发绀型心脏病妇女，妊娠风险极大，母亲发生低氧及多脏器功能损害，甚至危及生命，属于妊娠禁忌证。同时，母亲低氧状态导致胎儿慢性宫内缺氧，宫内生长受限、胎儿死亡、医源性早产、出生后神经系统后遗症很常见。

（二）法洛四联症

法洛四联症（tetralogy of Fallot，TOF）是最常见的发绀型先天性心脏病，包括肺动脉狭窄、室间隔缺损、主动脉骑跨和右心室肥厚。该病的自然病程表现为肺动脉狭窄逐渐加重，伴随着症状恶化和发绀。未经手术治疗的法洛四联症患者死亡率极高，属妊娠禁忌证。最常见的死亡原因是低氧血症。

1. 病理解剖　目前认为，法洛四联症是因胚胎发育时心脏漏斗隔向前向左移位，导致肺动脉狭窄和室间隔缺损，继而可产生主动脉骑跨和右心室肥厚。肺动脉狭窄可分为右心室漏斗部狭窄、肺动脉瓣膜狭窄、肺动脉主干型狭窄，以右心室漏斗部狭窄居多（约占 50%）。室间隔缺损多为膜周部嵴下型缺损（约占 80%），位于主动脉瓣下方，通常面积较大。主动脉根部右移，骑跨在有缺损的心室间隔上，因此与左右心室直接相连。约 50% 的患者右心室壁肥厚。

2. 病理生理　法洛四联症的病理生理变化主要取决于肺动脉流出道梗阻程度以及室间隔缺损处两侧心室间血流方向。而肺动脉狭窄的程度决定左右心室压力的高低，若狭窄较轻，则室间隔缺损产生的分流是左向右分流，临床可无明显的发绀，多出现在疾病早期；若狭窄严重，右心室后负荷加重，右心室加强收缩保持心输出量，长期作用下右心室逐渐肥厚，右心室压力也逐渐增高，则室间隔产生双向甚至右向左分流，出现明显的发绀。此外，肺动脉狭窄会造成血流入肺障碍，右心室排出的血液大部分经室间隔缺损进入骑跨的主动脉，进入肺动脉的血流减少，而动静脉血经主动脉送达身体各部，造成血氧饱和度显著降低，出现发绀并继发红细胞增多症。

3. 临床表现

（1）发绀、呼吸困难和缺氧发作：最常见，程度和出现早晚取决于肺动脉狭窄的程度。随着病情

逐渐加重,发绀也逐渐加重。因组织缺氧,患者易乏力、活动耐力下降,可出现阵发性呼吸困难,甚至头痛、头晕等不适。

(2)蹲踞:本病的特殊表现之一,可缓解呼吸困难和乏力,下蹲使外周阻力增加,导致左心室压力增加,使右向左分流减轻,右心室进入肺的血流增多,在肺部进行气体交换,从而增加外周血氧饱和度,改善缺氧。

(3)体征:杵状指/趾是常见的体征,缺氧越重,杵状指/趾越明显。胸骨左缘第2、3肋间有收缩期吹风样喷射性杂音,可伴有震颤。肺动脉瓣区第二心音减弱并分裂。心前区抬举样搏动。

4. 辅助检查

(1)心电图:电轴右偏,右心室肥厚,右侧心前区各导联R波明显增高,T波倒置,常有不完全性右束支传导阻滞。

(2)超声心动图:主动脉根部扩大,主动脉前壁与室间隔之间的连续性出现中断,主动脉后壁与二尖瓣保持联系,右心室肥厚、其流出道以及肺动脉狭窄,可见心室右向左分流的血流信号。超声心动图对孕期法洛四联症的诊断具有重要价值。

(3)放射性检查:包括胸部X线检查、心导管及心血管造影术,X线可见肺动脉瓣或肺动脉内径狭窄,右心室扩大肥厚,心尖轻度上翘,近25%的患者可见右位主动脉弓。右心导管检查能测得室缺部位和大小、两心室压力、肺动脉狭窄类型和程度等,诊断的同时为手术提供指导价值。孕期需慎用这些检查。

(4)实验室检查:红细胞计数、血红蛋白含量和血细胞比容均显著增高。脑钠肽、心肌酶学和肌钙蛋白可以帮助了解心脏功能。

5. 妊娠结局　妊娠期易发生肺栓塞、心律失常、心力衰竭、脑血管意外、感染性心内膜炎、肺部感染等并发症,其中心律失常和心力衰竭最常见,血栓栓塞和心内膜炎较罕见。右心室功能障碍和/或中度至重度肺动脉瓣反流是危险因素,没有手术治疗的法洛四联症患者不宜妊娠。手术矫正后的法洛四联症患者复查心脏超声未见异常血流通道则妊娠耐受性较好,8%的患者可能出现心血管并发症,尤其是在妊娠前服用心脏药物的患者。

随着孕周增加,胎儿需氧量增加,但母体因低氧血症而影响胎儿生长发育,同时代偿性增加的血红蛋白导致血液高凝,引起胎盘供血供氧不足,

造成子代并发症的风险增加,特别是胎儿生长受限。复杂性先天性心脏病有一定的遗传倾向,要进行产前诊断和胎儿心脏超声检查。

(三) 艾森门格综合征

房(室)间隔缺损或动脉导管未闭等左向右分流的先天性心脏病若不及时手术治疗,可能出现严重的继发性肺动脉高压。当发生严重肺动脉高压导致右心压力大于左心压力时,则出现心脏血流右向左分流,临床上出现发绀,称为艾森门格综合征(Eisenmenger syndrome)。该病患者肺血容量减少,严重缺氧,死亡率高,妊娠将加速疾病的发展,属妊娠禁忌证。最常见的死亡原因是肺高压危象、右心衰竭、心源性休克。

1. 病理解剖及病理生理　先天性心脏缺损包括室间隔缺损、房间隔缺损和动脉导管未闭,由于缺损较大,左向右分流造成右心室舒张末期压力升高,肺动脉血流增加,肺血管血流增加,使肺小动脉代偿性收缩,造成肺小动脉管壁增生、管腔狭窄,使肺循环阻力增加,形成肺动脉高压。当肺动脉高压使得右心压力高于左心时,即发生双向分流或右向左分流,到达一定程度可出现发绀。合并妊娠时,其血流动力学变化可造成孕妇和胎儿严重缺氧。

2. 临床表现

(1)症状:轻度到中度发绀,劳力性呼吸困难,头晕、乏力,轻微活动可使症状明显加重。由于肺血增多、肺淤血,易反复发生肺部感染,表现为咳嗽、咳痰、呼吸困难等症状。因肺动脉压是逐渐升高的,部分患者可以没有任何不适主诉,由此而漏诊。

(2)体征:由于右向左分流,静脉血进入左心,常可见到杵状指/趾。心前区有抬举性搏动,心脏浊音界增大,查体肺动脉瓣区有收缩期杂音、第二心音亢进并可分裂,可有吹风样舒张期杂音。心功能下降者可见右心衰竭征象,如颈静脉怒张、肝大、周围组织水肿。

3. 辅助检查

(1)心电图:右心室肥大及劳损、右心房肥大图形。

(2)X线检查:肺动脉段显著凸出,周围肺血管影减少,心影扩大,主要为右心室,有时右心房也可扩大。

(3)超声心动图:可发现心脏缺损的部位、右心室扩大及不同程度的肺动脉高压。

4. 妊娠结局　妊娠合并艾森门格综合征的预后取决于肺动脉高压的严重程度。文献报道，艾森门格综合征的孕妇心脏不良事件发生率为65.5%，其中心力衰竭为48.3%，死亡率10.3%；也有相关文献报道死亡率高达30%~70%，多发生在分娩期或者分娩后一周内。该病胎儿发生宫内发育迟缓可高达50%，早产、死胎发生率明显增加。故确诊艾森门格综合征者不宜妊娠，应采取避孕措施，如发生妊娠，及时终止。已行矫正手术的妇女，不再出现发绀，可在严密监护下妊娠分娩。

（四）埃布斯坦综合征

埃布斯坦综合征（Ebstein anomaly，EA）是一种少见的先天性畸形，在先天性心脏病中比例不到1%。EA主要累及三尖瓣和右心室，主要改变包括三尖瓣隔瓣与右心室肌壁粘连，附着点下移，功能三尖瓣瓣环向心尖和右室流出道移动；右心室被"房化"，明显扩大；三尖瓣前瓣冗长纤细，多与右心室肌小梁存在粘连和牵拉，多有裂隙；右心室房室环明显扩大，三尖瓣明显反流。研究发现，EA患者常合并有其他先天性畸形和疾病，如83.5%可合并房间隔交通，少数患者也可合并室间隔缺损、肺动脉瓣狭窄或闭锁。

1. 病理生理　EA患者正常的右心室结构发生变化，右心室功能不全，三尖瓣多合并有大量反流，因此肺动脉前向血流减少。同时，由于房化右心室存在且往往伴有扩张，起到储血功能，导致肺动脉前向血流进一步减少。

2. 临床表现

（1）症状：EA由于畸形程度不等，临床严重程度及表现有较大差异，取决于三尖瓣反流程度和右心室功能。轻者无症状，常见症状为心悸、气喘、乏力、头晕等。EA心律失常发生率很高，20%患者可出现预激综合征，30%~40%可出现室上性心动过速、心房颤动、室性心律失常。重症患者可出现发绀和杵状指/趾，颈静脉怒张、肝淤血肿大、下肢凹陷性水肿等右心衰竭表现。

（2）体征：心浊音界增大，胸骨左下缘可有收缩期吹风样和舒张期隆隆样杂音，由于三尖瓣关闭不全，可在三尖瓣听诊区闻及收缩期反流性杂音。

3. 辅助检查

（1）心电图：右心房肥大、PR间期延长、完全性或不完全性右束支传导阻滞。同时也可出现预激综合征、室上性心动过速等心律失常。

（2）超声心动图：可以提供三尖瓣瓣环、附着位置、瓣叶发育情况，成人中三尖瓣隔瓣附着位置下移超过20mm或8mm/m²即可达到诊断标准。还可以评价房室大小、三尖瓣反流情况，右心房、右心室明显扩大，可合并有不同程度的三尖瓣反流。

（3）心脏磁共振：可以多角度、多切面运用不同序列实现心脏的多参数综合成像，实现心脏形态和功能的准确评估，准确地计算房化右心室及功能右心室的三维容积及指数，从而更好地评估EA的严重程度。

4. 妊娠结局　EA病理改变差别较大，预后也不同，没有合并症的轻者可耐受妊娠和分娩过程，而重者则可出现发绀、心力衰竭、胎儿生长受限、早产、死胎的发生率增加，感染性心内膜炎和血栓形成风险亦增加。

（五）其他右向左分流的心脏病

1. 完全性大血管转位　由于发育畸形而引起大血管解剖关系的变化，称为大血管转位（transposition of the great arteries，TGA），包括完全性大血管转位（complete transposition of the great arteries）、纠正型大血管错位（congenitally corrected transposition of the great arteries）等。其中纠正型大血管错位在大血管错位的同时有心室的转位，从功能上纠正了错位的大血管引起的血流异常，较少引起发绀。

TGA亦称右型大血管错位，主动脉由右心室发出，肺动脉自左心室发出，主动脉位于肺动脉的前右。从周围静脉回流的未氧合血，到右心房和右心室后不经肺而直接射入主动脉，从肺静脉回流的氧合血到左心房和左心室后，再射入肺动脉回到肺。若循环之间互不相通，患者无法生存。常伴有房间隔缺损、室间隔缺损、动脉导管未闭等合并存在，但周围动脉的血氧含量仍低，临床表现为发绀、杵状指、易患呼吸道感染。体征为心浊音界增大，胸骨左缘有收缩期吹风样杂音，常常有奔马律等。

未接受手术治疗的患者死亡率高，虽然接受大动脉调转术的女性可以妊娠，但妊娠风险仍然大，出现心律失常和心力衰竭的风险增加。右心功能不可逆转的下降和三尖瓣反流的恶化，右心功能中度以上减退或中度以上三尖瓣反流的患者不建议妊娠。

2. Fontan循环　Fontan手术是治疗三尖瓣

闭锁、单心室、大血管转位、右心室双出口和左心发育不良综合征等多种复杂发绀型先天性心脏病的首选术式。虽然多年来演变出多种术式，但基本原则仍是右心房 - 肺动脉转流，在功能上创建一种连续循环，类似于正常心脏血流，术后则称之为Fontan 循环（Fontan circulation）。Fontan 手术属于姑息手术，大部分患者仍然存在发绀，妊娠风险仍属于高风险（WHO Ⅲ~Ⅳ级），妊娠期心脏病并发症通常包括心功能恶化和心律失常（心房扑动和室上性心动过速），尤其是既往有心律失常、心力衰竭、心功能（NYHA 分级）>Ⅱ级、发绀或左心室射血分数 <40% 的妇女。胎儿由于母体缺氧导致胎盘功能不全，宫内发育迟缓、早产、流产增加。

（六）引起胎儿窘迫的病理生理改变

正常情况下，脐静脉氧分压约 32mmHg，血氧饱和度约 80%。因胎盘氧耗、血管分流等因素，胎儿动静脉血中的含氧量及血流量低于母血，胎儿通过增快心率及增加排血量来提高血红蛋白对氧的亲和力和释放量（即胎儿氧解离曲线左移），收缩周围血管以保证心、脑等重要脏器的供血供氧，并以低氧代谢消耗维持正常生长发育，这也是胎儿娩出时往往测得脐血气分析类似酸中毒前期表现的原因，娩出后，新生儿建立自己的呼吸和气体交换，低氧可得到纠正。

发绀型心脏病妇女的低氧血症是引起慢性胎儿窘迫的中心环节，可能有 2 个原因引起胎儿氧转运的降低：母体血氧分压减少和子宫 - 胎盘 - 胎儿血流减少。

孕中晚期，胎儿各器官系统已逐渐发育完善，循环系统压力及化学感受器、血管神经内分泌系统对刺激具有良好的反应。母体血氧分压减少会引起胎儿脐静脉血氧分压降低，缺氧刺激胎儿肾上腺髓质直接分泌或通过化学感受器、压力感受器的反射作用，使血中儿茶酚胺浓度增高，胎儿血液重新分布，心、脑、肾上腺血管扩张，其他器官如肾、胃肠道血流量减少，肾血流减少则会引起羊水减少。儿茶酚胺使心率加快，如果缺氧持续，则无氧酵解增加，乳酸堆积致代谢性酸中毒，对心、脑造成进行性的损害，心肌细胞局部 H^+ 浓度升高，抑制心肌收缩，胎儿心率减慢，根据 Frank-starling 机制，心输出量急剧下降，胎儿容易出现心力衰竭；中枢神经系统缺氧，可产生脑水肿、出血等神经系统损伤，产生不可逆的损害。严重缺氧还可致胎儿呼吸运动加深，羊水吸入，出生后易出现新

生儿吸入性肺炎。

此时，若母亲疾病加重，发生心力衰竭、心源性休克，有效循环血量减少，血管收缩，子宫循环也减少。母体血携氧能力下降，造成子宫 - 胎盘 - 胎儿血流减少，胎盘功能下降，胎儿血流灌注急剧下降，出现急性缺氧，乳酸继续堆积，同时二氧化碳排出障碍，碳酸亦堆积，母胎交换受到影响，出现代谢性酸中毒、呼吸性酸中毒。如果不及时干预，则可能造成永久性的损害，甚至胎死宫内。

（七）对母胎的影响

为适应胎儿生长发育的需要，妊娠期母体循环系统包括血容量、心率及心排血量增加，水钠潴留，周围静脉压升高，新陈代谢及氧耗增加，子宫增大和膈肌上抬致心脏移位、大血管扭曲等，这些改变增加了心脏负担，尤其在孕晚期、分娩期、产褥早期血流动力学变化大，对心脏病患者造成极大的危险。发绀型心脏病患者对上述改变的耐受性极差，心力衰竭、血栓栓塞、心律失常、心内膜炎发生率 ≥15%，母体预后不佳。

低氧血症是发绀型心脏病病理生理改变的中心环节，也是最主要的母亲死亡原因。由于患者长期处于低氧血症，胎儿摄氧量不足，严重影响胎儿的生长发育，胎儿宫内慢性窘迫、早产、新生儿窒息和新生儿死亡率明显升高。文献报道，如果血氧饱和度 >90%，新生儿存活率约为 90%，妊娠结局较好；如果氧饱和度 <85%，新生儿存活率仅 12%。

对于发绀型心脏病患者，需结合母亲疾病情况和胎儿的风险选择合适的终止妊娠时机。为保证母亲的安全往往需要医源性早产。早产儿的预后与孕周、出生体重及出生后治疗息息相关，孕 24~28 周内早产儿存活率约每天增加 2%，28~32 周内存活率每天增加 1%。≥32 周的新生儿并发症和病死率则明显下降。另外，新生儿出生后转送会增加病死率，所以，当必须提前终止妊娠改善母亲病情时，应转到有 NICU 条件的医院进行分娩，尽量降低早产儿的病死率，改善早产儿的妊娠结局。

（八）临床表现

1. 母体临床表现　见前述。

2. 胎儿临床表现　母体低氧血症可造成胎儿慢性宫内缺氧，可表现为流产、胎儿生长受限、胎死宫内。孕晚期行胎心监护时可有基线平滑、无反应或者出现晚期减速、变异减速等。生物物理

评分可 <8 分。

（九）诊断与鉴别诊断

1. 诊断 根据病史、临床表现、体格检查、心电图和超声心动图即可明确诊断。与内科诊断不同，胸部 X 线及心导管等检查因具有放射性，在孕期不作为首选检查。若因疾病诊断或治疗必要，在做好孕妇及胎儿防护后，可酌情进行放射学检查。

心脏病妊娠妇女完整的诊断还应包括对其妊娠风险的评估。目前常用 WHO 风险评估分级及在此基础上根据中国国情修改的《妊娠合并心脏病的诊治专家共识(2016)》中的妊娠风险分级，发绀型心脏病大多属于妊娠高风险甚至妊娠禁忌证。专家共识表明，对于未手术的发绀型心脏病患者，血氧饱和度 85%~90% 时妊娠风险属于Ⅳ级，孕妇死亡率明显增加，母胎并发症重度增加；血氧饱和度 <85% 时妊娠风险属于Ⅴ级，孕妇死亡率极高，母胎并发症严重，属妊娠禁忌证。如果孕前已行手术矫治，术后无残余的心脏结构异常且无并发症者，妊娠风险则降至Ⅰ~Ⅱ级，母亲和胎儿预后明显改善。

2. 鉴别诊断 发绀型心脏病需要与非发绀型心脏病、肺部疾病(如重症肺炎、急性呼吸窘迫综合征)、周围循环缺血疾病等鉴别，结合病史、超声心动图等不难鉴别。

（十）处理

发绀型心脏病患者妊娠风险属Ⅳ~Ⅴ级，建议尽可能在妊娠前行手术治疗。孕早期就诊则建议终止妊娠；若孕中晚期就诊，患者及家属在充分了解风险后拒绝终止妊娠，需要转诊至综合诊治和抢救实力强的医院进行产检，加强产前母胎监护，尽力改善母胎结局。胎儿并发症的发生与母体心脏病的种类、缺氧严重程度、心功能状况、妊娠期抗凝治疗、是否出现严重心脏并发症等密切相关，因此需加强母胎监测，定期评估母亲心功能，准确评估胎儿宫内情况。本节主要探讨发绀型心脏病妇女妊娠后出现慢性胎儿窘迫的处理。一般原则是结合孕周、胎儿成熟程度及胎儿窘迫的严重程度拟定治疗方案。根据孕妇年龄、孕周、心功能、胎儿宫内情况及有无其他并发症综合考虑，与心内科、麻醉科、重症医学科等多学科加强合作。

1. 孕期管理 产科医师和心脏科医师共同评估心脏病的严重程度及心功能。孕早期的发绀型心脏病患者劝其终止妊娠。若已至孕中期，充分告知母胎风险，母体情况尚稳定，应尽量延长孕龄。孕 28 周后疾病严重者要在充分告知母胎风险的前提下，严密监测母亲心功能，促胎肺成熟，为可能发生的医源性早产做准备。同时，与家属沟通，期待治疗过程中，随时有胎死宫内的风险，胎盘功能低下会影响胎儿发育，预后不良。

（1）母体管理

1）限制体力活动，多休息，减轻心脏负荷。取左侧卧位，有条件者低流量吸氧，改善孕妇和胎儿的血氧饱和度。

2）合理营养，多补充蛋白质和维生素，必要时可予营养治疗和改善微循环的治疗。

3）母体监测：除常规的产科项目外，还应注重心功能的评估，有无胸闷、气促、乏力、咳嗽、水肿等症状，加强心率/律和心肺的听诊。酌情定期复查血红蛋白、心肌酶学、肌钙蛋白、脑钠肽、心电图(或动态心电图)、超声心动图、血气分析、电解质等，尤其是血气分析、心肌酶学和超声心动图，有助于了解心脏右向左分流是否加重。复查频率根据疾病性质及病情变化而定。

（2）胎儿管理

1）胎儿心脏筛查：发绀型心脏病患者，建议孕早期 NT 测定和孕中期胎儿心脏超声检查，孕 20~24 周是胎儿心脏超声的最佳时机。

2）产前筛查和产前诊断：母亲患严重心脏病，有胎儿遗传可能。心脏病遗传因素主要包括染色体异常和基因异常等，其中 80%~85% 为多基因突变，3%~5% 为单基因遗传，8%~10% 为染色体病，因此建议加强产前诊断。若本次妊娠诊断明确胎儿患先天性心脏病，建议患者行胎儿染色体和基因检查，根据染色体结果决定胎儿去留。

3）胎儿生长发育监测：母亲长期缺氧，胎儿生长受限发生率增加。监测母亲的宫高和腹围。定期超声监测胎儿生长发育的指标，胎儿腹围和股骨长是估算胎儿体重的重要指标，及时发现胎儿生长受限，并积极治疗。

4）胎儿宫内窘迫的监测

A. 彩色多普勒超声：孕 28 周后超声监测脐动脉(UA)、大脑中动脉(MCA)和静脉导管(DV)等指标，可有效反映胎儿体内血流动力学变化和胎儿宫内状况。UA 是胎儿血流灌注丰富的血管，其搏动指数(PI)、阻力指数(RI)、收缩期血流峰值速度与舒张期血流峰值速度比值(S/D)能灵敏反映胎儿的血供情况，是重要的阻力评估指标。研究表明,当UA舒张末期血流缺如或者S/D升高时,围产儿死亡率升高。MCA是大脑血液供应最丰富的血管,其血液阻抗指标PI值、RI值、S/D是反映胎儿脑部血流循环动态变化的重要指标可直接反映颅脑循环的动态变化。DV是脐静脉和下腔静脉的连接血管,输送脐静脉富氧血液到左心,主要供应主动脉弓之上的重要脏器。若胎儿脐血流S/D升高,MCA血流阻力指标降低,DV分流率升高,可提示脐血流减少,胎盘循环血流量降低,提高妊娠者宫内缺氧检出率。

B. 无应激试验(NST):NST在无宫缩情况下监测胎儿储备功能,包括胎心率基线、基线变异、胎心加速等变化。

C. 生物物理评分(BPP):BPP是一项综合评价胎儿健康状况的试验,包括胎动、胎儿呼吸运动、NST、胎儿肌张力、羊水量五项,每项2分,得分≤8分者,则可能存在急性或慢性缺氧,得分越低,缺氧症状越严重。

D. 其他:妊娠期口服抗凝药的心脏病孕妇,其胎儿颅内出血和胎盘早剥的风险增加,应加强超声监测;应用抗心律失常药物者应关注胎儿心率和心律。

2. 围产期管理　发绀型心脏病孕妇的妊娠风险评级为Ⅳ~Ⅴ,即使心功能尚好,也需考虑提前终止妊娠,避免孕晚期增加母亲心脏负担,增加母亲妊娠风险。国外指南推荐,对于孕32~37⁺⁶周胎儿生长受限并合并羊水减少、脐动脉血流异常或母体合并严重疾病者,应终止妊娠。所以对于母体心脏功能下降或胎儿监测提示胎儿宫内缺氧严重者应尽快终止妊娠。《妊娠合并心脏病的诊治专家共识》强调,心脏疾病妊娠风险分级Ⅳ级但仍然选择继续妊娠者,即使心功能Ⅰ级,也建议在妊娠32~34周终止妊娠,部分患者经过临床多学科评估可能需要在孕32周前终止妊娠,如果有很好的综合监测实力,可以适当延长孕周;出现严重心脏并发症或心功能有下降者及时终止妊娠。心脏疾病妊娠风险分级Ⅴ级者属妊娠禁忌证,一旦诊断需要尽快终止妊娠。

大多数发绀型心脏病患者,为避免产程中的疼痛、紧张、屏气等因素加重心脏负荷,或者已经严重心力衰竭和低氧无法耐受产程,剖宫产终止妊娠更为安全。避免贸然急诊终止妊娠,完善术前评估,多学科会诊尤其重要。有临床试验表明,对于<34周持续生长受限的胎儿,立即终止妊娠

和期待疗法两组围产儿存活率无差异,并且12年内在认知、行为、语言等方面并无差异。我国早产儿诊治水平的提高,为产科及时终止妊娠创造了条件。

(1)围手术期管理

1)术前准备

A. 促胎肺成熟:孕34周前终止妊娠者促胎肺成熟;国外指南亦推荐对于34~36⁺⁶周者也促胎肺成熟。

B. 抗生素使用:结构异常性心脏病者剖宫产术终止妊娠前预防性应用抗生素1~2天。

C. 辅助检查:完善血常规、凝血功能、血气分析、电解质、心肌酶学、心电图和心脏超声等检查。

D. 麻醉方式:术前需请麻醉科医师评估患者情况,选择合适的麻醉方法。目前常用椎管内麻醉和全身麻醉。因椎管内麻醉可以阻滞交感神经,致外周血管阻力降低,使血压下降,所以对于需要避免体循环阻力下降及肺循环阻力增加、需维持外周血压的心脏病如右向左分流的心脏病(法洛四联症、艾森门格综合征)、重度肺高压、心力衰竭患者,应选择全身麻醉。另外,对于严重胎儿窘迫需要紧急手术者,也宜选择全身麻醉。

2)术中监护和处理

A. 开放静脉:建立静脉通路,但要控制补液速度和胶体液的应用,防止心脏负荷的增加。

B. 生命体征监测:常规监测无创血压、心电图、脉搏、血氧饱和度。必要时进行血流动力学有创监测,包括动脉血压、中心静脉置管、肺动脉导管及心输出量监测和/或超声心动图监测,能够准确了解分流加重的程度、心输出量和心腔内压力变化的情况。严重和复杂心脏病者行心电监护、中心静脉压(central venous pressure,CVP)和氧饱和度监测、动脉血气监测、尿量监测。

C. 避免腹压骤降:胎儿娩出后可以腹部沙袋加压,防止腹压骤降导致的回心血量减少。

D. 缩宫素的使用:小剂量使用缩宫素预防产后出血或使用其他宫缩剂治疗产后出血,但要防止血压过度波动。

3)术后监护和处理

A. 生命体征监测:严重和复杂心脏病者酌情进行心电监护、CVP和血氧饱和度监测、动脉血气监测、尿量监测。对于需要避免体循环压力下降的心脏病,可予以血管活性药物维持血压。

B. 限制入量:限制每天的液体入量和静脉输

液速度,心功能下降者尤其要关注补液问题;对无明显低血容量因素(大出血、严重脱水、大汗淋漓等)的患者,每天入量一般宜在 1 000ml 左右,保持每天出入量负平衡约 500ml,以减少水钠潴留,缓解症状。产后 3 天后,病情稳定逐渐过渡到出入量平衡。在负平衡下应注意防止发生低血容量、低血钾和低血钠等,维持电解质及酸碱平衡。

C. 抗生素使用:结构异常性心脏病者术后继续使用抗生素预防感染 5~10 天。

D. 预防并发症:预防产后出血。对于妊娠合并发绀型心脏病患者,产后数日仍可能出现心力衰竭、肺动脉高压危象、感染性心内膜炎、肺栓塞等,是重要的致死原因,产褥期仍应加强监护。

(2) 阴道分娩管理:发绀型心脏病妇女,若因产科因素而只能阴道分娩者(如临产宫口开大来不及手术),围产期准备和监护与围手术期管理原则类似,在心电监护下阴道分娩,避免腹压骤降、宫缩乏力,管理出入量,预防性使用抗生素,预防并发症。

(十一) 总结

对于有发绀型心脏病病史的女性患者,应接受孕前和孕早期疾病评估和心功能评估,对于妊娠风险较高的患者,应根据指南建议其避免受孕或及时终止妊娠。而对于继续妊娠的妊娠风险高危患者,应在专业的妊娠期心脏团队指导下,加强孕期和围产期管理。母亲出现持续低氧或者出现心力衰竭等严重心脏并发症时,胎儿疾病发生率增加,如胎儿生长受限和胎儿宫内窘迫,要加强胎儿宫内情况监测,积极预防和治疗,改善母胎妊娠结局。

六、胎母输血

(一) 概述

胎母输血(fetomaternal hemorrhage,FMH)指在分娩前或者分娩时胎盘屏障破坏,胎儿血液进入母体循环从而导致胎儿失血。少量输血时,对妊娠影响较小;但大量输血时(胎儿失血量大于血容量的 20%),可导致胎儿贫血、胎儿水肿,甚至死胎、死产及新生儿死亡。

(二) 高危因素

1. **产科手术**　如羊膜腔穿刺、绒毛活检等介入性产前诊断取样术,外倒转术,球囊引产,人工剥离胎盘术等均为胎母输血的高危因素。

2. **产科并发症**　包括单绒毛膜单羊膜囊双胎、子痫前期、胎盘早剥、前置胎盘、前置血管、绒毛膜癌、绒毛膜血管瘤、死胎、脐带绕颈和低出生体重等。

3. **其他**　腹部创伤或缩宫素诱发的强直宫缩也是胎母输血的高危因素。

(三) 引起胎儿窘迫的病理生理改变

胎母输血的发病机制尚不明确,可能与滋养层细胞功能紊乱、母胎界面功能异常有关。炎症或机械因素可能导致滋养细胞功能紊乱,胎儿红细胞从高压的胎儿循环系统进入绒毛间隙,并最终进入母体血液循环。胎母输血引起胎儿窘迫的病理生理机制与胎儿失血性贫血有关。如胎儿失血量较小,胎儿通常能够代偿,胎儿可无症状或仅表现为轻微贫血,往往不引起胎儿窘迫。胎儿急性大量失血或慢性持续性失血时,会导致胎儿出现严重的失血性贫血。若胎儿不能代偿,急性大量出血可导致急性胎儿窘迫、重要脏器灌注不足、宫内死亡,慢性持续性输血时可导致胎儿贫血、继发贫血性心力衰竭、羊水过多、胎儿水肿甚至宫内死亡。

(四) 对母胎的影响

胎母输血对母胎的影响取决于胎儿的失血量及失血的急慢性程度。对于胎母输血严重程度的界定,目前无统一标准。临床可通过胎母输血量占胎儿胎盘容量的百分比来评估胎母输血的严重程度。胎母输血超过胎儿胎盘血容量的 20% 时往往与胎儿贫血、慢性宫内窘迫、新生儿窒息、死亡等妊娠不良结局相关,因此将失血量大于胎儿胎盘容量的 20% 定义为大量胎母输血。

当少量胎母输血时(小于胎儿胎盘容量的 20%),可不引起或仅引起胎儿轻度贫血,对母胎的影响相对较小。当大量输血时,母体可表现出发热、寒战、恶心等的输血反应。急性大量输血或慢性持续性输血会引起胎儿急、慢性宫内窘迫,胎儿失血性贫血、水肿,胎儿宫内死亡率、剖宫产率、早产率及新生儿窒息率等均增高,婴幼儿也可能面临不同程度的神经系统损伤等远期后遗症。

胎儿胎盘容量的估算可采用以下三种方法之一:

胎儿胎盘容量 =0.1ml/g× 估计胎儿体重(g);

胎儿胎盘容量 =0.15ml/g× 估计胎儿体重(g);

胎儿胎盘容量 =1.046+［估计胎儿体重(g)×0.14。

(五) 临床表现

胎儿失血量很大的胎母输血常发生于孕中

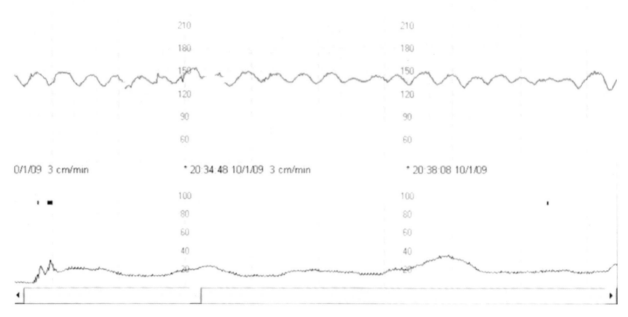

图 4-5-2　电子胎心监护显示为正弦波形

期或孕晚期,可表现为急性失血或慢性持续性失血(呈间歇性复发性)。大量或慢性持续性胎母输血的晚期征象常表现为胎动减少或消失、正弦波形胎心率(图 4-5-2)及胎儿水肿的三联症。胎动减少或消失是胎母输血最常见的产前表现,临床可发现异常的胎心率描记图,如正弦波形、无反应型、晚期减速或胎儿心动过速等。超声下可出现异常的胎儿生物物理评分(小于 8 分)。随着时间延长及病情进展,慢性持续性胎母输血在超声下可出现胎儿贫血或水肿的相关表现,如多普勒超声测量大脑中动脉收缩期峰值流速(MCA-PSV)大于等于 1.5 倍中位值(MoM)(图 4-5-3),胎儿心胸比增大,羊水过多,体腔积液(以腹腔积液为主)等。此外胎儿生长受限、胎儿心律失常、不明原因的死胎、新生儿贫血、病理性黄疸等也可能是胎母输血的临床表现。

（六）胎母输血的早期识别

1. 胎动改变　胎动减少或消失是胎母输血的一个标志。

2. 电子胎心监护　电子胎心监护可出现正弦波形、无反应型、晚期减速或胎儿心动过速等异常表现,其中以正弦波形改变最为典型。

3. 超声检查　超声检查时可出现胎儿生物物理评分异常,如多普勒超声测量 MCA-PSV≥1.5MoM,胎儿心胸比增大,羊水过多,体腔积液等。

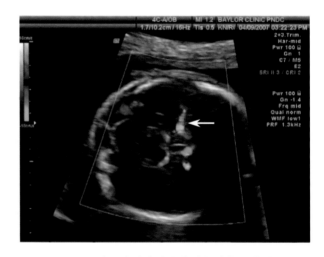

图 4-5-3　胎儿大脑中动脉收缩期峰值流速测定

4. 实验室检查

（1）酸洗脱试验（Kleihauer-Betke 试验,简称 K-B 试验）:通过涂片、干燥、固定、染色一系列步骤制片后,在显微镜下计数胎儿细胞数,并以其占母体细胞的百分比数作为报告呈现(图 4-5-4)。由于该试验完成所需的时间长达数天,且假阳性率高,可重复性差,因此很难快速指导临床处理。

（2）流式细胞术:是一种替代性的诊断试验,与 K-B 试验相比较,试验结果更客观准确,可重复性好(图 4-5-5)。当临床需要快速诊断时,流式细胞术是诊断胎母输血的首选检查。

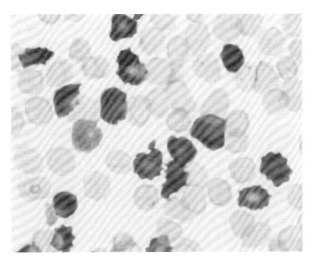

图 4-5-4　K-B 试验阳性

胎儿血红蛋白（HbF）不被酸洗脱，含有 HbF 的细胞被伊红染色，成人红细胞不含 HbF 而不被伊红染色。

依靠 K-B 试验的结果来估测胎儿失血量的计算公式：

胎母输血量 = 胎儿红细胞所占百分比 × 5 000ml

例如，K-B 试验结果为胎儿红细胞占比 0.3%，胎母输血量 =（0.3/100）× 5 000ml，胎母输血量为 15ml。

（七）诊断与鉴别诊断

依据病史、症状、体征，结合实验室检查及超声检查结果，对于大量胎母输血或慢性持续性胎母输血不难做出临床诊断。胎母输血引起胎儿各种异常表现的病理生理机制为失血性贫血，临床上要注意与引起胎儿贫血 / 水肿或宫内死亡的其他病理性因素进行鉴别，如免疫性因素和非免疫性因素等（表 4-5-3）。

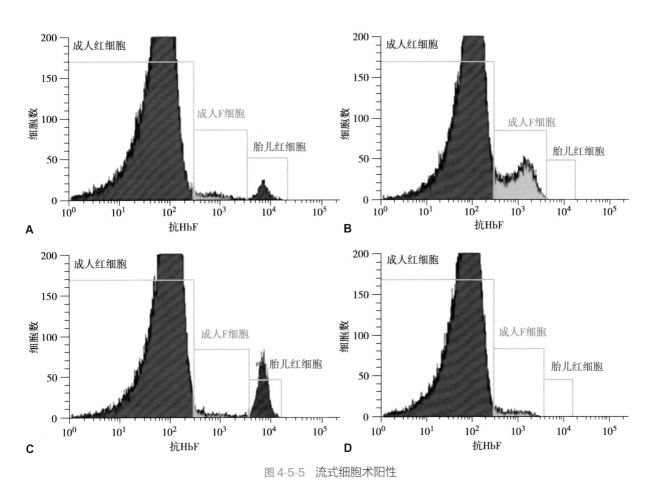

图 4-5-5　流式细胞术阳性

使用抗 HbF 抗体流式细胞术检测胎母输血。图 A 与图 C 显示胎儿红细胞数目增加；图 B 显示成人 F 细胞数目增加；图 D 显示胎儿红细胞数目没有增加。

表 4-5-3   胎母输血的鉴别诊断

免疫性因素	红细胞同种免疫性血型不合 Rh 血型系统 其他少见的血型系统（Kell、MNS 等）
非免疫性因素	
宫内感染	B19 病毒，巨细胞病毒，弓形虫，梅毒等
遗传因素	溶酶体贮积症，Blackfan-Diamond 贫血，范科尼贫血，a- 地中海贫血，丙酮酸激酶缺乏症，葡萄糖 -6- 磷酸脱氢酶缺乏症等
其他	染色体非整倍体，胎儿 / 胎盘肿瘤，胎儿心脏结构异常或心律失常等

（八）并发症

1. **胎儿期**   主要为胎儿失血性贫血、水肿、宫内死亡，通常发生于急性大量或慢性持续性胎母输血时。

2. **新生儿期**   主要为新生儿贫血、弥散性血管内凝血、心力衰竭、肺出血以及肾功能不全等。

3. **婴幼儿期**   主要为严重贫血所导致的神经系统后遗症。

（九）处理

1. **胎母输血量小于 20% 的胎儿胎盘容量或者胎儿 MCA-PSV<1.5MoM**   若胎心监护提示反应型 NST 和 / 或生物物理评分 8 分，可采取期待治疗。每日评估持续 1 周，寻找有无慢性胎母输血的证据，如果胎母输血量增加，结合 K-B 试验或流式细胞术、产前电子胎心监护以及超声表现，警惕慢性持续性胎母输血。

2. **胎母输血大于 20% 的胎儿胎盘容量或 MCA-PSV>1.5MoM**

（1）孕周小于 34 周：孕妇对胎儿持积极救治态度时，可提供宫内输血术纠正胎儿贫血，尽可能延长孕周。若胎儿有存活能力，通过宫内输血未能改善胎儿急性或慢性窘迫，结合电子胎心监护及超声表现，适时剖宫产终止妊娠，出生后新生儿期抢救复苏、输血治疗。对孕 34 周前可能分娩者，予以糖皮质激素促进胎肺成熟。对于 32 周前可能分娩者，可给予硫酸镁保护胎儿神经系统。

（2）孕周超过 34 周：若积极救治，建议剖宫产，并做好新生儿抢救复苏、输血的准备。

3. 处理流程

见图 4-5-6。

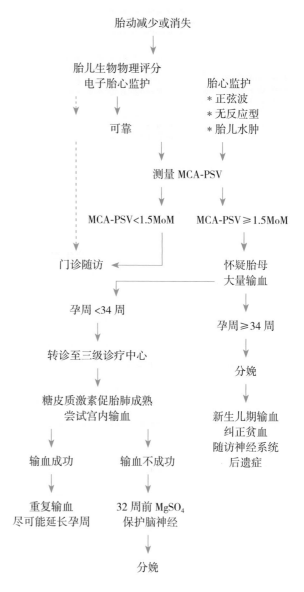

图 4-5-6   胎母输血处理流程图

七、复杂性双胎

复杂性双胎（complicated twin pregnancies）指合并双胎特殊并发症的妊娠，包括双绒毛膜双胎并发症，如双胎生长不一致、一胎结构异常、一胎胎死宫内；单绒毛膜双胎特殊并发症，如双胎输血综合征（twin-to-twin transfusion syndrome，TTTS）、选择性胎儿宫内生长受限（selective intrauterine growth restriction，sIUGR）、双胎反向动脉灌注序列（twin reversed arterial perfusion sequence，TRAP）、双胎贫血 - 多血质序列征（twin anemia polycythemia sequence，TAPS）、单羊膜囊双胎等。

与单胎妊娠相比,多胎妊娠的胎盘面积较大,附着范围较广,容易发生脐带插入点的异常、胎盘植入的不充分和胎盘位置的异常。这种情况可致胎盘功能不全,子宫胎盘单位不足以支持多胎的正常生长,导致母胎间血氧运输及交换障碍,有胎儿宫内窘迫的风险。胎盘疾病使得多胎妊娠发生妊娠高血压疾病、糖尿病等的风险明显增高,子宫胎盘血管硬化、狭窄、梗死,使绒毛间隙血液灌注不足,亦可导致胎儿宫内缺氧。此外,多胎妊娠中高龄孕妇多见,多胎妊娠母体妊娠并发症(如心肺功能异常、重度贫血等)的风险较单胎妊娠增加,也可致母体血液含氧量不足,引起胎儿慢性宫内窘迫。

脐带因素是双胎妊娠急性宫内缺氧的重要原因。如单羊膜囊双胎可因脐带缠绕发生急性宫内缺氧而胎死宫内;此外,脐带脱垂也可致胎儿急性缺氧死亡,可发生于双胎胎位异常或胎先露未衔接发生胎膜早破时,也见于第一胎儿娩出后、第二胎儿娩出前。

绒毛膜性的判定至关重要。确定绒毛膜性的方法取决于孕周。孕早期时如果宫内见两个孕囊考虑为双绒毛膜双胎;孕早期后期或孕中期早期,如超声显示宫内两个独立胎盘或者融合胎盘交界处呈"λ征",考虑为双绒毛膜双胎。反之,如孕早期宫内是一个孕囊的双胎妊娠,或者孕早期后期/孕中期早期时羊膜与胎盘交界处呈"T征",考虑为单绒毛膜双胎。λ征是指胎膜与胎盘交界处的绒毛组织呈楔形凸入羊膜腔分隔内。T征表现为菲薄的羊膜层与胎盘交界处直角相交。

多胎妊娠发生脑瘫等远期神经系统异常的风险增加,其中单绒毛膜双胎的风险尤其突出。单绒毛膜双胎发生心脏畸形等胎儿异常的风险增高,致胎儿运输及利用氧的能力下降。临床上TTTS和sIUGR常可合并胎儿窘迫。单绒毛膜双胎的胎盘存在多种血管吻合,包括动脉-动脉吻合、动脉-静脉吻合、静脉-静脉吻合,胎盘间的血管吻合容易引起双胎血流动力学的不稳定,可造成胎儿的短暂性低血压,增加胎儿宫内窘迫的发生风险。双胎间的血液交换主要发生在动静脉之间,由于动脉-静脉吻合支的血流方向呈单向流动,可导致潜在的血容量不平衡风险,但得益于动脉-动脉吻合支的双向血流平衡调控机制,两胎儿间可维持血容量的动态平衡。然而如果这种动脉-动脉吻合支的数量较少,动脉-静脉吻合的血液交

换占据了主导,会导致一个胎儿血容量增加,另一胎儿血容量减少,出现较严重的并发症,围产儿发病率和死亡率增加。

(一)双胎输血综合征

1. **病因** 目前认为,双胎输血综合征时,双胎之间通过胎盘表面的动脉-静脉吻合支发生血液及血管活性物质的交换,产生一系列复杂生理改变。供血儿血容量不足,为维持循环灌注,胎儿体内分泌多种血管活性物质,肾素-血管紧张素系统激活,体循环血管阻力增加。由于循环血量不足,供血儿心腔处于高血流动力学状态;同时由于胎儿肾脏灌注不足,尿液产生减少,膀胱缩小,出现羊水过少。

供血儿产生的血管活性物质经过胎盘血管连接作用于受血儿,导致受血儿在血容量增多、心脏前负荷增加的同时,还要受到血管紧张素Ⅱ等血管活性物质的影响,受血儿心脏可在数周内发生心肌重构和心肌病,表现为心室扩大、心肌肥厚、房室瓣反流,受血儿体内脑钠肽分泌增加,甚者发生充血性心力衰竭、胎儿水肿乃至死亡。约10%的受血儿在容量负荷和血管活性物质的作用下,可发展为"获得性先天性心脏病",表现为肺动脉狭窄和右室流出道梗阻。但是单绒毛膜双胎并发症相关的胎儿心脏异常不是太过严重,多数出生后自然或经过手术治疗可缓解。

TTTS时,供血儿由于血容积过少可引起胎儿生长受限;此外由于胎盘血管阻力升高,供血儿脐动脉血流异常,表现为舒张期血流缺失或反向,导致预后不良。由于双胎血容量的异常,供血儿和受血儿均可出现大脑灌注异常及神经损伤,如出血性、缺血性白质损伤等。未经治疗的TTTS,双胎之一宫内死亡的发生率较高;由于两胎儿间血管吻合的存在,一个胎儿死亡后会导致存活胎儿的反向输血,突发的低灌注状态可致存活儿的神经系统损伤甚者胎儿宫内死亡。

2. **诊断** 目前TTTS的诊断依据:①单绒毛膜双胎;②双胎出现羊水过多-过少序列征(twin oligo-polyhydramnios sequence,TOPS),一胎羊水池最大深度大于8cm(20周后大于10cm),另一胎小于2cm。

根据Quintero分期,TTTS可分为5期:Ⅰ期,仅羊水量异常;Ⅱ期,超声不能显示供血儿膀胱;Ⅲ期,出现脐动脉、静脉导管、脐静脉多普勒血流异常;Ⅳ期,任何一胎水肿;Ⅴ期,任何一胎死亡。

此外,针对 TTTS 胎儿的心血管系统特征性改变,费城儿科医院建立了一套 TTTS 胎儿心血管评分体系(CHOP)。评分系统的最大分值为 20,评分越高则胎儿心血管损害越为严重,根据分值可进一步分为 4 级:1~5 分为 I 级,6~10 分为 II 级,11~15 分为 III 级,16~20 分为 IV 级。

(1) 受血儿心室评估项目:心室肥厚(无 =0,有 =1),心室扩大(心胸面积比值 >1/3=1,>1/2=2),收缩功能异常(无 =0,轻度 =1,重度 =2)。

(2) 受血儿房室瓣功能:三尖瓣反流(无 =0,轻度 =1,重度 =2),二尖瓣反流(无 =0,轻度 =1,重度 =2)。

(3) 受血儿静脉多普勒超声:三尖瓣血流(双峰 =0,单峰 =1),二尖瓣血流(双峰 =0,单峰 =1),静脉导管 a 波(前向 =0,缺失 =1,反向 =2),脐静脉搏动征(无 =0,有 =1)。

(4) 受血儿大血管评估:肺动脉与主动脉内径比较(肺动脉内径大于主动脉内径 =0,肺动脉内径与主动脉内径相近 =1,肺动脉内径小于主动脉内径 =2,肺动脉狭窄或右室流出道梗阻 =3),肺动脉反流(无 =0,有 =1)。

(5) 供血儿脐动脉舒张期血流(正常 =0,减少 =1,缺失或反向 =2)。

TTTS 的预后与发病孕周、临床分期及疾病进展等有关。未经治疗的 TTTS,其围产儿死亡率可接近 100%。经过胎儿镜激光手术治疗的 TTTS,至少一胎的存活率约为 80%,两胎存活率约为 50%,两胎同时死亡的风险约 20%;其平均分娩孕周为孕 33~34 周。

由于 TTTS 的血流动力学不稳定,无论是否接受治疗,神经系统损伤的风险都难以避免。在接受胎儿镜激光治疗的病例中,5% 以上会发生神经系统损伤的后遗症,此外早产等相关风险亦可影响胎儿的远期预后。常见的神经系统后遗症包括脑瘫、神经系统发育迟滞、颅内出血或白质软化等,因此对于 TTTS 接受宫内干预的孕妇,建议术后 3~4 周进行胎儿头颅 MRI 检查,以期发现严重的胎儿颅内异常。

3. 处理 约 15% 的单绒毛膜双胎可能发生 TTTS。目前尚缺乏肯定的 TTTS 孕早期预测手段。有研究发现,孕早期两胎儿 NT 差距明显可能与 TTTS 风险增加有关。临床上建议孕 11~14 周完成双胎 NT 检查并进行绒毛膜性的评估;自孕 16 周起每隔 2 周进行一次单绒毛膜双胎的超声评估。若短期内孕妇腹围明显增加、腹胀明显,应警惕 TTTS 的发生。

根据 TTTS 的分期及孕周,可供选择的治疗方案有所不同。

目前认为对于 II~IV 期的 TTTS,胎儿镜下激光凝固交通血管术能有效提高围产期生存率。孕 16~26 周是目前普遍认同的手术窗口期。术中同时对受血儿进行羊水减量。术后应定期超声监测,评估胎儿宫内状况及生长发育情况。如评估显示羊膜腔中的羊水量趋于平衡,供血儿膀胱显示,受血儿心功能改善,则考虑 TTTS 治疗效果满意。

对于 I 期 TTTS,目前其治疗方案尚存在争议。约 2/3 以上的 I 期病例有望通过一次或多次的羊水减量术维持病情的稳定或好转,不到 1/3 的病例仍有进展的可能。故这类病例需要密切超声评估,以决定下一步的治疗方案。

对于 TTTS 合并 sIUGR 的病例,可能合并出现脐动脉多普勒血流的异常。如小胎儿占有的胎盘份额过小,胎儿镜手术后可能会由于缺乏大胎儿的血流支持而导致生长受限加重,甚者可能胎死宫内。因此,评估时对于部分病例亦可考虑提供选择性减胎,减去小胎儿。对于 IV 期 TTTS,如水肿胎儿的血流呈终末期恶化表现,经评估预后不良可能性大的情况下,也可考虑提供选择性减胎术,减去受血儿(水肿胎)。

如母体合并严重的并发症,如镜像综合征等,需考虑终止妊娠;此外,鉴于 TTTS 本身存在预后不良的风险,需结合家庭的具体情况及患者对本疾病的接受程度,孕 28 周前也可提供终止妊娠作为一项选择。

对于经宫内干预后的 TTTS,母体方面的监护极为重要。TTTS 羊水减量后母体处于稀释状态,如围手术期调整不到位,血液稀释进一步加重,可能增加围手术期的相关风险。因此术后应严格控制母体的容量负荷。

对于经宫内干预后的 TTTS,产前胎儿监护对于妊娠预后有重要意义,监测内容包括定期的胎儿超声评估、孕晚期电子胎心监护等。这在经宫内干预后仍存在血流多普勒异常的胎儿中尤其重要。胎儿超声评估主要用于监护胎儿的宫内状况及生长发育情况;同时可能及早发现相关的并发症,如羊膜贯通、脐带缠绕及复发性 TTTS、TAPS 等。

需结合病例的自身情况,制订个体化的分

娩方案。通常情况下未经宫内治疗、病情稳定的 TTTS 的分娩孕周约为孕 32~34 周,如行胎儿镜治疗后可期待至 34~36 周分娩。对于胎儿宫内状况不稳定的病例,在密切加强胎儿监护的同时,应考虑适时给予地塞米松促胎肺成熟及硫酸镁保护脑神经等治疗。应结合当地新生儿救治水平及孕妇家属的态度,权衡早产儿相关并发症与胎死宫内的风险后,适时终止妊娠。在条件许可的情况下,对于孕 32 周后的胎儿脐动脉血流明显恶化(舒张期倒置)、静脉导管 a 波倒置和 / 或出现 Ⅲ 类胎心监护异常等情况,与孕妇家属沟通后可考虑即时终止妊娠。对于胎儿镜激光术后发生羊膜贯通、脐带缠绕的双胎,其妊娠管理按照单绒毛膜单羊膜囊双胎进行。

(二) 选择性胎儿宫内生长受限

1. 病因 sIUGR 的发病原因主要是胎盘分配不均,小胎儿通常存在脐带边缘附着或帆状插入,由于小胎儿侧的胎盘份额不足以支持胎儿的生长,可发生小胎儿宫内生长受限,造成宫内的慢性缺氧。此外,胎盘血管吻合支也可影响病情。如前所述,动脉 - 动脉吻合支有动态平衡的保护作用,sIUGR 时如果这种吻合支数量较多,大胎儿的血供可以通过这一途径流向小胎儿,以部分支持小胎儿的生长发育,sIUGR 的程度会较轻。

因此,双胎间的血管吻合区域、动静脉网络和动脉 - 动脉吻合支的粗细程度都可对病情造成影响。小胎儿由于胎盘份额或保护性血管吻合支较少,生长所需的血供不足,可导致胎儿生长受限、胎儿宫内缺氧等。如小胎儿拥有较大的胎盘份额,也意味着可能存在更多的血管吻合区域用于支持胎儿生长。有时虽然小胎儿胎盘面积不小,但保护性的血管吻合支稀少,亦表现为严重的生长受限。这种胎盘血管网络的不确定性使得 sIUGR 的病程及临床结局存在明显的个体差异。如果动脉 - 动脉吻合支过于粗大,可能会导致两胎儿间的双向血液流动过频,造成两侧血流动力学的不稳定;如果一胎儿宫内死亡,另一胎儿同时发生神经系统损伤或死亡的风险更高。

单绒毛膜双胎的双胎生长不一致可能发生于任何孕周。TTTS 常可与 sIUGR 合并存在,使得诊断和治疗复杂化。如单绒毛膜双胎中脐动脉多普勒血流异常,可能是由于胎盘功能不全,但也可能与双胎间血管吻合和血管反应性改变有关。与单胎的胎儿生长受限相比,单绒毛膜双胎脐动脉舒张期血流异常至情况恶化需立即分娩的间隔期相对较长,在此期间需要严密的胎儿生长和宫内状况监测。

2. 诊断 目前诊断 sIUGR 的主要依据:单绒毛膜双胎,小胎儿体重估测位于该孕周第 10 百分位数以下,两胎儿体重相差 25% 以上,但尚存在争议。

根据小胎儿脐动脉多普勒血流情况,sIUGR 可分为 3 型:

Ⅰ 型:小胎儿脐血流正常。该类型的小胎儿虽有生长受限,但病情出现恶化(如脐血流缺失或倒置)的情况较少见,临床预后最好。

Ⅱ 型:小胎儿出现脐动脉舒张期缺失或倒置。小胎儿大多存在严重的胎盘灌注不良,多数胎儿会在孕 28~32 周间出现病情恶化。

Ⅲ 型:小胎儿出现间歇性脐动脉舒张期改变。该类型的双胎之间大多存在较大直径的动脉 - 动脉吻合支。由于大胎儿的血供代偿调节作用,小胎儿大多可宫内存活至孕 32~34 周,两胎儿同时存活的可能性约 85%。但当吻合支较为粗大,大胎儿向小胎儿体内输血的发生往往较为大量而突然;有发生小胎儿突然宫内状况恶化的可能性。一旦小胎儿宫内死亡,大胎儿同时发生神经系统损伤或死亡的风险更高。因此,sIUGR Ⅲ 型具有不可预测性。

3. 处理 sIUGR 见于约 15% 的单绒毛膜双胎。目前尚缺乏肯定的孕早期 sIUGR 预测手段。有研究发现,孕早期两胎儿冠 - 臀长(CRL)差距明显可能与 sIUGR 风险增加有关。建议孕 11~14 周完成双胎 NT 检查并进行绒毛膜性的评估;自孕 16 周起每隔 2 周进行一次单绒毛膜双胎的超声评估。如合并有小胎儿的血流异常或者羊水量分布不均等情况,则有增加监测频率的需要,如每周 1~2 次的胎儿宫内状况评估。

根据 sIUGR 的分期及孕周,可供选择的治疗方案有所不同,包括期待妊娠、选择性减胎、终止妊娠等。

sIUGR Ⅰ 型:大多预后良好,发生胎儿宫内窘迫的风险相当较低,可在定期严密监护下期待治疗,如未合并多普勒血流的恶化或胎心监护的异常,可期待妊娠至孕 35 周。

sIUGR Ⅱ 型:由于小胎儿发生宫内状况恶化的风险较高,在充分告知胎儿预后的情况下,结合家属意愿提供可能的选择方案,包括期待治疗、选择性减胎、终止妊娠等方案。如决定继续期待妊娠，需充分告知妊娠过程中的可能风险，严密随访胎儿生长及宫内状况，一般建议孕 32 周前终止妊娠。选择性减胎是目前 sIUGR Ⅱ 型最为常用的宫内干预手段，其手术窗口期一般位于孕 16~26 周，小胎儿体重不超过 500g。该技术通过主动减灭预后不良的小胎儿，使大胎儿避免因小胎儿宫内死亡所致的神经系统损伤或同时死亡等风险，选择性减胎的另一胎儿存活率为 70% 左右。

sIUGR Ⅲ 型：由于其妊娠结局存在不可预测性，可供选择的治疗方案存在显著的个体差异，建议结合病情的严重程度、家属意愿和宫内干预的能力综合考量。由于约 85% 的 Ⅲ 型病例有望双胎存活，且在孕 32~34 周之前宫内状况相对稳定，故可以考虑在严密监护的前提下继续期待妊娠，一般分娩孕周不超过孕 34 周；如在期待过程中出现小胎儿宫内死亡，需立即评估大胎儿的大脑中动脉血流以了解其失血情况，结合孕周、孕妇及家属的态度及新生儿救治能力，决定是否进一步给予宫内输血治疗；双胎之一宫内死亡后即使立即娩出存活儿也无法降低神经系统损伤的风险。如决定存活儿继续妊娠，需安排胎儿头颅 MRI 以评估存活儿的神经系统损伤情况。但 Ⅲ 型病例存在孕晚期小胎儿突然宫内死亡、存活儿脑损伤的风险，孕中期是否提供小胎儿选择性减胎目前尚存争议，需要更多的数据积累。鉴于这类病例存在预后不良的可能性，因此终止妊娠也可作为一项选择提供给孕妇及家属。

（三）其他单绒毛膜双胎特有的并发症

1. 双胎贫血 - 多血质序列征（TAPS） 约占单绒毛膜双胎的 3%~5%。目前认为由于双胎间的胎盘上存在细小的动脉 - 静脉血管吻合支而导致慢性双胎输血，由于血流动力学的缓慢代偿作用，TAPS 并不合并羊水过多 - 过少的表现，而是以两胎儿显著的血红蛋白差异为特征。

TAPS 可以是原发的，也可能是 TTTS 胎儿镜激光手术的后遗症。TAPS 的受血儿由于红细胞增多、血液黏稠、血流速率减慢，可导致大脑缺氧、胎儿及胎盘发生血栓；TAPS 的供血儿由于贫血，可影响大脑血氧供应，发生缺氧缺血性脑病。

孕期对 TAPS 的产前诊断主要通过测量胎儿大脑中动脉收缩期峰值流速（MCA-PSV），如受血儿 MCA-PSV<0.8MoM，供血儿 MCA-PSV>1.5MoM 可诊断 TAPS。超声下供血儿侧的胎盘呈水肿样表现，可表现为胎盘增厚、回声增强；而受血儿侧的胎盘表现相对正常。TAPS 的产后诊断标准为两胎儿的血红蛋白差异 >80g/L，且符合以下任一条件：供血儿及受血儿的网织红细胞比值 >1.7，或胎盘灌注发现仅有直径 <1mm 的血管吻合支。TAPS 的预后存在较大差异，严重者可发生双胎宫内死亡，部分存活胎儿可合并远期的神经系统损伤，但也有相当部分的 TAPS 双胎无远期并发症。

TAPS 的治疗方案目前仍有争议，可供选择的方案包括期待妊娠、胎儿镜激光治疗、胎儿宫内输血、终止妊娠等，具体的方案取决于孕周、孕妇及家属的态度。如决定继续妊娠，则孕期需密切加强胎儿监护，结合胎儿宫内状况适时终止妊娠。

2. 双胎反向动脉灌注序列（TRAP） 又称一胎无心畸形，约占单绒毛膜双胎的 1%。其特征是单绒毛膜双胎中结构正常的泵血胎通过胎盘表面的异常动脉 - 动脉血管吻合向另一无心胎供血，血流的方向是从泵血胎流向无心胎。由于无心胎接收的动脉血呈相对低氧状态，处于长期缺氧状态，故可引起无心胎发育异常，表现为头部、上肢及躯干的发育退化。约有 10% 的 TRAP 合并有胎儿染色体的异常。

约 10% 的泵血儿可合并心脏等结构异常。由于泵血儿的心脏同时负担了无心胎的血流灌注，故呈高输出量的状态，存在心功能受损、甚者可因高输出性心功能衰竭而宫内死亡。目前认为，无心胎的体积超过泵血胎一半以上时，泵血胎心力衰竭的风险明显增加。高输出性心力衰竭的泵血胎还可合并羊水过多、胎儿水肿等，增加母体流产、镜像综合征等的风险。如不加干预，至少一半以上的 TRAP 发生宫内死亡。

TRAP 的处理包括选择性减胎、期待治疗、终止妊娠等。经射频消融选择性减去无心胎，可使泵血胎的存活率达到约 90%，其手术窗口期位于孕 16~26 周；但由于部分 TRAP 的发病孕周较早、泵血胎受累在孕 16 周之前，目前也有学者尝试在孕中期的早期进行选择性减胎术，相关数据尚在积累中。对于体积小且血供稀少的无心胎，也可考虑在密切的胎儿超声随访下继续期待治疗，监测泵血胎的生长发育、宫内状况及心功能情况，同时评估无心胎的体积变化情况。在泵血胎受累严重、预计预后不良或母体症状严重等情况时，也可与孕妇及家属充分沟通，考虑终止妊娠。

3. 单羊膜囊双胎 单羊膜囊双胎占单卵双

胎的 1%,是指位于同一个羊膜囊内的单绒毛膜双胎。单羊膜囊双胎在孕期儿乎都会发生脐带缠绕的情况,故可发生急性宫内窘迫,引发单胎或双胎急性宫内死亡。此外,约 10% 的单羊膜囊双胎可合并胎儿结构异常,也可能合并有其他单绒毛膜双胎的特殊并发症。

鉴于上述原因,孕期需加强对单羊膜囊双胎的监护。可在胎儿具备存活能力后入院监测,以减少宫内不良事件的发生风险。单羊膜囊双胎的分娩孕周一般不超过孕 32~34 周。

(四)双绒毛膜双胎并发症

1. 双绒毛膜双胎生长不一致 双胎生长不一致是指双绒毛膜双胎中两胎儿生长差距较大,可能与双胎的遗传潜能不同、一胎结构异常或染色体异常、小胎儿胎盘份额较小有关。其中胎盘植入的不充分,可致小胎儿的胎盘灌注不良、胎儿生长受限乃至慢性宫内缺氧等。

双绒毛膜双胎生长不一致的诊断标准尚未统一。我国目前以双胎估测体重相差 ≥25% 为诊断标准。有研究发现,双绒毛膜双胎孕早期冠 - 臀长差异明显与双胎生长不一致的发生相关,孕 14~22 周胎儿腹围的差异对双胎生长不一致有预测价值。

对于双绒毛膜双胎生长不一致应进行详细的胎儿结构筛查,并咨询胎儿遗传学的相关检查。虽然双胎生长不一致对围产儿的预后无明显不良影响,但应于孕晚期加强母胎监护,结合胎儿估重、孕周、母体情况等因素适时终止妊娠。

2. 双绒毛膜双胎中一胎异常 双绒毛膜双胎中一胎发生结构异常或染色体异常等时,应综合考虑胎儿异常的严重程度、对母胎的影响、孕周以及孕妇及家属的意愿,制订个体化的治疗方案。对于严重的胎儿异常,可行选择性减胎术,并对保留胎儿提供相关的遗传学检查。

双绒毛膜双胎由于胎盘之间无吻合血管,一胎儿宫内死亡一般不会对另一胎造成不良影响。如存活儿未合并相关的高危因素,可考虑期待观察,临床处理同单胎妊娠,临床结局大多良好。

八、母胎血型不合

(一)概述

母胎血型不合(maternal-fetalbloodtypemismatch)是孕妇与胎儿之间因血型不合而产生的同种免疫性疾病,由于母亲缺乏胎儿从父亲遗传来的红细胞血型抗原,对胎儿所特有的血型抗原产生免疫反应,可导致流产、早产、胎儿生长发育异常、死胎、死产和新生儿溶血病,是围产期一种潜在性重症疾患。

(二)发病机制

血型是人体的一种遗传性状,受染色体上的基因控制,遵循孟德尔遗传定律,胎儿的血型系统一部分来自母亲,另一部分来自父亲。若胎儿从父方所获得的红细胞血型抗原为其母亲所缺乏的,这一抗原在妊娠或分娩期间可通过破损的胎盘绒毛或绒毛上皮裂隙进入母体,激发母体体液免疫系统,使母体致敏而产生相应的抗体,抗体可通过胎盘进入胎儿体内,与胎儿红细胞膜上的血型抗原结合,使胎儿红细胞凝集破坏,造成胎儿溶血、贫血、心力衰竭、胎盘胎儿水肿、死胎、死产和新生儿溶血病,严重者引起新生儿核黄疸或死亡,偶有幸存胎儿也常有智力低下、神经系统损伤及运动障碍等后遗症。血型抗体是一种免疫球蛋白,有 IgG、IgM 两种。IgG 分子量小,为不完全抗体,能通过胎盘;而 IgM 分子量大,为完全抗体,不能通过胎盘。血型不合时能通过胎盘起作用的是 IgG 抗体。

(三)病因及临床特点

目前已知人类红细胞抗原超过 400 种,分属于 23 个血型系统。常见的母胎血型不合包括 ABO 血型不合(占 66%)和 Rh 血型不合(占 33%)两大类,其他如 MN 血型不合仅占 1%。

1. ABO 血型不合

(1)病因:ABO 血型系统中,孕妇多为 O 型,父亲及胎儿则为 A、B 或 AB 型。胎儿的 A、B 抗原即为变应原,其抗 A 及抗 B 抗体效价较 A 型母亲的抗 B 抗体及 B 型母亲的抗 A 抗体效价更高;因为 O 型母亲的抗 A 和抗 B 抗体主要是 IgG,而 A 型母亲的抗 B 抗体及 B 型母亲的抗 A 抗体主要是 IgM,所以 ABO 血型不合多发生在 O 型的孕妇中。目前孕妇 ABO 系免疫抗体阳性发生频率由高至低依次为 O 型(48.9%)、A 型(26.4%)、B 型(21.1%)、AB 型(3.8%)。

(2)临床特点:①ABO 血型不合的新生儿溶血病在第一胎就可以发病。由于自然界广泛存在与 A 型和 B 型抗原类似的物质(植物、寄生虫、接种疫苗等),O 型母亲可以在孕前接触这些抗原而致敏,产生免疫性抗 A 及抗 B 抗体,即孕妇体内可以在妊娠前已存在免疫性抗体,在妊娠后 IgG 抗体进入胎儿体内而致病。②ABO 血型不合的发生率高达 20%~25%,但真正发生溶血病的只占 10%(2%~5%)。究其可能的原因,一是胎儿红细胞表面血型抗原密度较成人小,结合的抗体量少;二是胎儿血浆及组织中存在可溶性 A 型或 B 型血型物质,与来自母体的免疫抗体结合,阻止抗体对红细胞的破坏作用。

2. Rh 血型不合

(1) 病因:Rh 血型抗原共有 5 种,即 C、c、D、E 和 e,D 抗原最早发现且抗原性最强,d 抗原不能被识别,无 D 抗原被称为 RhD 阴性,DD 为 Rh 阳性的纯合子,Dd 为 Rh 阳性的杂合子,dd 为 Rh 阴性。RhD 抗原出现的频率有明显的种族差异,在白种人中 RhD 阴性者约占 15%,我国维吾尔族人群约为 4%,而汉族人群约为 0.5%。在少量胎母输血的情况下,RhD 阳性胎儿的 RhD 阴性母亲将产生抗 D 抗体,这种免疫反应被称为"致敏",过程历时 5~16 周,不会危害母体和胎儿。然而再次妊娠时,即使仅有少量的 RhD 阳性胎儿红细胞进入母体循环,血液中的记忆 B 淋巴细胞遇到已识别的抗原就会产生大量 IgG 抗体,导致胎儿溶血。此外,Rh 血型系统还包括其他的抗原(C、c、E、e),"RhD 阴性"(即没有 D 抗原)但其红细胞携带有 C 抗原的女性,可因胎儿红细胞上 c 抗原阳性经胎盘少量输血而产生抗 c 抗体。因此,在既往妊娠中 RhD 阴性者即使已接受预防性的抗 D 免疫球蛋白,但也并不能预防其发生 c 抗原同种免疫。

(2) 临床特点:①由于 Rh 血型抗原没有天然抗体,自然界中无类似物,因此 Rh 溶血病一般不会发生在第一胎,只能发生于第一次妊娠(足月妊娠、早产、流产甚至异位妊娠)后的再次妊娠。②特殊情况下,约 1% 的 Rh 溶血病可发生于第一胎。一是孕妇怀孕前输 Rh 血型不合血或孕期有一些宫腔侵入性操作,如羊膜腔穿刺或胎盘损伤史;二是所谓的"外祖母理论",即孕妇在胎儿时期,其母亲的 RhD 阳性红细胞在分娩时进入胎儿的循环中,导致 RhD 阴性的新生儿对这些 RhD 阳性细胞产生低水平的抗体。③RhD 阴性母体致敏概率与母胎 ABO 血型不合相关。如果胎儿是 RhD 阳性,ABO 血型相容,在没有接受抗 D 免疫球蛋白预防治疗的情况下,16% 的母亲可能被致敏,2% 发生在分娩时,7% 发生在产后 6 个月,7% 在再次妊娠时才可以检测到抗体;如果胎儿是 RhD 阳性,母胎 ABO 血型不合,在同样没有预防

治疗的情况下,RhD 阴性母亲被 RhD 抗原致敏的危险性只有 2%,原因可能是进入母体的胎儿红细胞受到 ABO 抗体的作用后,很快被中和来不及产生 Rh 抗体,故不易发生 Rh 溶血病,即使发病病情也较轻,也就是说母胎 ABO 血型不合对 Rh 血型不合有缓冲保护作用。

(四) 诊断要点及孕期监护

1. 病史　母亲既往有流产、早产、胎死宫内史、有分娩过黄疸或水肿新生儿史、曾接受过输血。这些妇女在准备妊娠前均应进行有关夫妇血型和血型抗体的检查,以便明确是否存在母胎血型不合。

2. 母体血型检查

(1) ABO 血型不合:①一般母亲血型为 O 型,父亲血型为 A、B 或 AB 者多见;②少见情况如母亲血型为 A 或 B 型,父亲为 B、A 或 AB。

(2) Rh 血型不合:①常见母亲为 Rh 阴性,父亲为 Rh 阳性;②极少数母亲虽然是 Rh 阳性即 D 阳性或 Rh 阴性,但存在 Rh 系统其他少见因子不合,如 E、C 的不合,需要进行 C、c、D、E、e 抗体的测定,以便确定血型不合的类型。

3. 母体血型抗体的测定　一般于妊娠 16 周做首次检查,作为抗体的基础水平,然后于妊娠 28~32 周做第二次测定,以后每隔 2~4 周复查一次,以监测抗体效价上升速度。

(1) ABO 母胎血型不合:①检查母体的 IgG 抗 A(B)效价,抗体滴度达到 1:64 开始即有意义,1:128 可疑胎儿溶血,达到 1:512 认为胎儿溶血情况加重。②但 ABO 母胎血型不合的抗体效价仅作参考,因母体的 IgG 抗 A(B)效价高低和胎儿的发病及病情严重程度并不一定成正比,胎儿溶血发生率低,即使发生,症状也较轻,极少发生水肿或核黄疸,妊娠期无需常规检查。

(2) Rh 母胎血型不合:①首先进行间接 Coombs 试验,如果结果阳性,需要进行抗 D 抗体滴度测定;抗 D 抗体滴度自 1:2 开始即有意义,1:16 可疑胎儿溶血,达到 1:32 胎儿溶血情况加重,需要进行羊水检查,以便进一步确定胎儿溶血严重程度。②Rh 母胎血型不合与 ABO 血型不合不同,抗 D 抗体滴度与胎儿溶血程度成正比,抗 D 抗体滴度与胎儿水肿死亡危险也密切相关。

4. 胎儿贫血、溶血检测　孕期监护的重点是胎儿危险度评估。胎儿监护要个体化,包括超声观察胎儿、胎盘、羊水情况、胎儿 MCA-PSV 以及胎

儿心脏功能评估、胎儿羊水胆红素值测定、电子胎心监护，必要时取胎儿脐带血检测。

（1）超声检查：①超声监测。在排除胎儿结构异常的前提下，还需要检查是否存在胎儿肝大、胎盘水肿、心脏增大及羊水过多等胎儿贫血的其他征象。一般孕 18 周开始，2~4 周进行一次检查，必要时每周一次。②胎儿 MCA-PSV 监测。胎儿贫血时血液分流以保障大脑用氧，心输出量增加和血液黏滞度降低导致血流速度加快，因此，可以用 MCA-PSV 高于相应孕周的中位数值 1.5 倍以上来预测中重度贫血，其灵敏度达 100%，假阳性率为 12%。如果 MCV-PSV 值在 1.0~1.5 倍中位数，需要加强监测胎儿情况，最好每周测量 1 次 MCV-PSV，如果超过 1.5 倍中位数，有必要取胎儿脐带血做进一步的评估。妊娠 35 周后，由于心输出量生理性增加，MCA-PSV 假阳性率会明显增加。目前，超声 MCA-PSV 检测法因其灵敏度、准确性及无创性的明显优势，有取代羊水穿刺的趋势。根据 2012 年美国妇产科医师学会指南要求，羊水穿刺光谱分析仅用于 MCA-PSV 测量困难或妊娠超过 35 周者，后者如果经 ΔOD_{450} 检测结果提示是轻度溶血，建议可等待至 37~38 周终止妊娠。③胎儿心脏功能评估。由于胎儿期卵圆孔和动脉导管的交通是右向左分流，其血流动力学的变化较为复杂。胎儿心脏功能的评价包括舒张和收缩功能，即心脏的充盈与射血。胎儿心功能异常主要表现在右心室，早期表现为右心扩大、收缩力下降，随着心脏收缩功能的下降及心脏舒张期时间的缩短，致冠状动脉血流灌注不足，继而影响左心功能致全心衰竭。心血管整体评分系统包括胎儿水肿、心胸面积比、脐动脉、脐静脉血流频谱及房室瓣反流 5 项指标。

（2）羊水 ΔOD_{450}（光密度）的测定：当母亲血清血型抗体达到一定高度时，如 Rh 血型不合，抗 D 抗体达到 1∶16，或超声检查发现胎儿水肿需要进行羊水穿刺确定病情，建议行羊水 ΔOD_{450}（光密度）的测定。正常羊水呈无色透明，或混有少许乳白色胎脂。胎儿溶血后羊水变黄，溶血程度愈重，羊水胆红素愈高，羊水愈黄。应用分光光度计，通过观察羊水在光密度为 450nm 处（ΔOD_{450}）的值，确定胎儿溶血度，决定处理方案。任何时候 ΔOD_{450} 值在第Ⅰ区，说明胎儿无溶血或轻度溶血；在第Ⅱ区提示中度溶血；一旦进入第Ⅲ区提示胎儿溶血严重，有死亡危险，需要立即进行处理。

（3）电子胎心监护：妊娠 30 周起进行 NST 检查，如果出现正弦波形，说明胎儿严重贫血缺氧。

（4）脐带血管穿刺：脐血穿刺为有创检查，具有一定风险。一般在进行脐血管换血或输血的同时，取样检查胎儿血型、Rh 因子、血红蛋白、胆红素，监测溶血度和检查治疗效果，指导进一步治疗。

（五）治疗措施

1. 一般综合性治疗

（1）中药治疗：用茵陈蒿汤、益黄散等结合辨证加减，自抗体效价升高时开始，隔日或每日 1 剂煎服，直至分娩。目前认为大黄、黄芩、益母草、当归、川芎、白芍中所含 A、B 血型物质（是一种半抗原，可中和抗体）成分较高，对新生儿溶血症的免疫性抗体有抑制作用。

（2）口服苯巴比妥：预产期前 2 周开始，10~30mg/ 次，3 次 /d，能加速胎儿肝脏成熟，并能促使新生儿胆红素的结合。

（3）加强胎儿宫内监护：①定期 B 超检查，包括胎盘、羊水情况、胎儿 MCA-PSV 以及胎儿心脏功能评估，观察胎儿发育情况及有无水肿。②电子胎心监护，妊娠 30 周起进行 NST 检查，如果出现正弦波形，说明胎儿贫血缺氧。

（4）羊膜腔穿刺：如孕妇已对 Rh 因子致敏，应当在孕 26~30 周时做羊膜腔穿刺，具体时间根据病情的严重程度而定。在检测羊水胆红素的同时，还需测卵磷脂与鞘磷脂比值（lecithin/sphingomyelin ratio，L/S），以估计胎儿的肺成熟程度，指导宫内输血及终止妊娠的时机。

（5）胎儿宫内输血或换血：宫内输血或换血指征根据胎儿贫血的程度而定，包括水肿儿、羊水 ΔOD_{450} 在Ⅲ区，胎儿尚未成熟且出生后尚不能成活。胎儿宫内输血有两条途径，即胎儿腹腔内输血和脐静脉输血，胎儿腹腔内输血操作简单，相对风险小。宫内输血为有创治疗，具有一定风险，常在 Rh 母胎血型不合时，输入 Rh 阴性 O 型血，胎儿腹腔内输血输入浓缩红细胞，输血量 =（胎龄 −20）× 10ml。

2. 终止妊娠的时机和方式 根据病史、母亲血清抗 D 滴度、胎儿贫血的程度及宫内安全状况决定分娩时机。妊娠越接近预产期，抗体产生得越多，对胎儿的危害也越大。Rh 血型不合溶血较严重，更应适时终止妊娠。

（1）轻度：不超过预产期，无其他剖宫产指征可以阴道分娩，产程中行胎心监护。

（2）重度：需宫内输血者一般维持妊娠至32~33周，有条件的医院可以更早终止妊娠，测羊水预测胎肺成熟度，给予地塞米松促胎肺成熟，剖宫产终止妊娠。

（3）Rh 血型不合引产的指征：①胎龄 >35 周，且病情严重；②胎龄虽然 <35 周，但是孕妇血清抗体效价在 1 :（32~64）以上或过去有死产、流产及严重新生儿溶血病史，需结合羊水 L/S 综合考虑；③过去有新生儿溶血病史，本次妊娠抗体效价及羊水胆红素含量均为轻型，但是孕周已达 37 周以上，预期胎儿已经成熟。

3. 分娩时的处理

（1）一般以自然分娩为原则：因手术操作可增加母血直接进入胎儿体内的机会，而加重溶血；应尽量采取无创性方法，避免徒手剥离胎盘以免把胎儿红细胞挤入母体循环。

（2）胎儿娩出尽快钳夹脐带并断脐：以减少进入新生儿体内的抗体量，保留脐带长 6~10cm，用 1 : 5 000 呋喃西林包裹保湿，外套消毒塑料袋，以备插管换血用。

（3）胎盘端脐静脉采血：注意勿将母血混入，查血型及溶血试验等。

（4）胎盘：测量大小、重量，并送病理检查。

（5）新生儿查体：观察新生儿肤色、心率、呼吸、水肿情况，检查心、肝、脾的大小；有溶血的新生儿应即刻交给儿科医生处理，以便需要时及时换血。

4. 产后处理

（1）新生儿的观察及处理：①观察新生儿贫血、黄疸进展，是否有心力衰竭。如果脐带血胆红素 <68μmol/L（4mg/dl），血清总胆红素增长幅度 <8.5μmol/（L·h）（每小时 0.5mg/dl），间接胆红素 <342μmol/L（20mg/dl），可以采用保守治疗，包括光疗、白蛋白、激素、保肝药、苯巴比妥、γ 球蛋白。②新生儿换血治疗指征为脐带血胆红素 >76μmol/L（4.5mg/dl），血红蛋白 <110g/L，伴有水肿、肝脾大及心力衰竭；给予 4~6 小时光疗后，血清总胆红素水平下降幅度 <34~50μmol/L（2~3mg/dl），间接胆红素 >342μmol/L（20mg/dl）。

（2）母亲预防性注射抗 D 免疫球蛋白：Rh 阴性孕妇，应常规产后 72 小时内肌内注射抗 D 免疫球蛋白 300μg，以防下一胎发生母胎血型不合。

（六）预防

1. 加强孕前检查及计划生育   妊娠 3 个月时胎儿血型抗原已形成，妊娠时胎盘绒毛有小的破损，胎儿抗原即可致敏母体产生抗体，并随胎次增加而加重。因此孕前检查应鉴定男女双方血型，如女方是 Rh 阴性或 O 型而丈夫血型不同时，应做好计划生育安排，尽量避免第一胎做人工流产。

2. 母亲预防性注射抗 D 免疫球蛋白   Rh 母胎血型不合母亲，间接抗球蛋白试验阴性，分别于妊娠 28 周、34 周、产后 72 小时内，肌内注射抗 D 免疫球蛋白 300μg。如果经济条件不允许，应于产后注射一次，宫腔侵入性操作（如羊水穿刺）、流产、早产后也应注射抗 D 免疫球蛋白，以便保护母亲和下一次妊娠。

九、羊水过少

（一）概述

羊水可为胎儿生长提供物质交换、保护和活动的空间，对胎儿发育至关重要。羊水的生成和代谢过程复杂，羊水量随胎龄而呈现动态的变化过程。羊水量正常是胎儿健康的重要指标之一，羊水量的异常则与围产儿死亡和发病关系密切。

通常认为妊娠晚期羊水量小于 300ml 为羊水过少（oligohydramnios）。由于妊娠的不同时期，羊水量的变化较大，随着学科发展和研究的不断深入，孕中期及孕晚期早期的羊水过少也越来越受到关。因为不同研究所采取的定义及研究人群不同，世界范围内羊水过少的发生率差异较大，从 0.5%~5% 不等。目前研究已经证实羊水过少明显增加围产儿不良预后，因此临床工作中应高度重视羊水量的评估。

（二）病因

羊水过少的原因目前尚不完全清楚，许多导致羊水产生减少、丢失增加的产科高危因素均与羊水过少有关，包括子宫 - 胎盘功能不全、母体低血容量、胎膜早破、胎儿畸形、药物暴露等。另外，有一些羊水过少原因不明，称为特发性羊水过少。

1. 子宫 - 胎盘功能不全   妊娠中、晚期羊水量减少的主要原因包括胎盘异常、妊娠合并症、并发症、过期妊娠等。其机制可能是子宫 - 胎盘血供减少，胎儿血供、氧供减少，从而导致胎儿生长受限、胎儿宫内缺氧。胎儿宫内慢性缺氧时其心率和心输出量下降，体内的血液重新分布，心、脑、肾上腺等重要脏器的血管扩张，血流量增加；肾脏、四肢、皮肤等外周脏器的血管收缩，血流量减少，胎儿尿量减少，从而导致羊水过少。临床上与羊水过少相关的并发症有：

（1）胎盘异常：如慢性胎盘早剥、胎盘栓塞、梗死、钙化等。

（2）妊娠合并症和并发症：包括妊娠高血压疾病、自身免疫性疾病如 SLE 和 APS，以及肾脏疾病等。

（3）过期妊娠：妊娠晚期特别是 40 周后，随着孕周延长，胎盘功能逐渐下降、老化、退行性改变，羊膜及胎盘绒毛失去正常的透析作用，羊水逐渐减少；胎儿过度成熟，肾小管对抗利尿激素的敏感性增强，胎儿尿量减少，羊水亦减少。Magann 等发现羊水量在 40 周后以每周 8% 的速度减少。

2. 母体低血容量　研究已证实羊水量与母体血容量之间有密切的联系。孕妇脱水、血容量不足时，其血浆渗透压增高，胎儿血浆渗透压相应增高，胎盘吸收羊水增加，同时胎儿肾小管重吸收水分增加，胎儿尿量减少，从而导致羊水减少。

3. 胎膜早破　胎膜破裂后羊水流出的速度大于产生速度，可导致继发性羊水过少。

4. 胎儿畸形　主要是先天性泌尿系统畸形，胎儿排尿减少甚至无尿，从而导致羊水过少，是严重羊水过少的最常见原因。也有研究指出，妊娠晚期出现的羊水过少，即使超声未发现明显的胎儿结构异常，也有 9.8% 在产后发现与胎儿肾脏异常有关。

（1）肾脏发育异常：包括 Potter 综合征（先天性肾缺如）、双肾发育不全、双侧多囊肾、单侧肾发育不全伴对侧多囊肾以及常染色体隐性遗传病——多囊肾病的婴儿型等。肾小管发育不全也可导致羊水过少，其肾脏形态正常，但镜下可见近端肾小管缩短及发育不全，通常在新生儿期即出现肾衰竭，常有家族史。

（2）尿路梗阻：如输尿管肾盂交界处或输尿管的狭窄、梗阻，还有后尿道瓣膜、膀胱出口梗阻，巨膀胱微结肠综合征（megacystis microcolon intestinal hypoperistalsis syndrome）等。单侧或双侧输尿管肾盂交界处梗阻可能要到妊娠晚期才能检测到。单侧尿路梗阻很少引起羊水量的明显减少。

5. 药物暴露　包括非甾体抗炎药（nonsteroidal anti-inflammatory drug，NSAID）、前列腺素合成酶抑制剂（prostaglandin synthetase inhibitor，PGSI）、血管紧张素转换酶抑制剂（angiotensin converting enzyme inhibitor，ACEI）和血管紧张素Ⅱ受体阻滞剂（angiotensinⅡ receptor blocker，ARB）等。NSAID

（如阿司匹林）可能导致胎儿动脉导管收缩和胎儿尿量降低。新生儿使用这些药物可能导致急性和慢性肾功能不全。PGSI 类药吲哚美辛有抗利尿作用，可用于治疗羊水过多，但使用时间太长，可能导致羊水过少及动脉导管早闭。妊娠中晚期服用 ACEI（如卡托普利）和 ARB（如厄贝沙坦）可能导致胎儿低血压、肾灌注不足和肾缺血，最后出现无尿性肾功能衰竭。

（三）诊断

1. 临床表现　羊水过少常无典型的临床症状。明显羊水过少或合并胎儿生长受限时孕妇可自觉腹部偏小或胎动时有不适感。因子宫 - 胎盘功能不全导致羊水过少时，孕妇可自觉胎动减少。查体发现宫高小于相应孕周，触诊时易于触及胎儿，有子宫紧紧包裹住胎儿肢体的感觉。胎膜早破时，孕妇自觉阴道排液、内裤湿透等，可通过阴道窥器检查发现阴道后穹隆羊水池来明确。

2. 辅助检查

（1）胎膜早破检测：胎膜早破时取阴道液显微镜下观察可见羊齿状结晶（临床基本淘汰），阴道液的 pH 试纸检测呈蓝绿色。需要注意 pH 试纸试验受阴道分泌物、血液、尿液及精液等的影响，可出现假阳性。新的研究提示可以检测阴道内羊水中的特殊蛋白，如胰岛素样生长因子结合蛋白 -1（IGFBP-1），其比羊齿状结晶、pH 试纸具有更高的灵敏度和特异度。

（2）超声检查：如果没有胎膜早破的证据，应进行针对性的超声检查，包括羊水量的测量及胎儿筛查。

（3）羊水量的测量：采用超声测量羊水量常用单个最大羊水池深度（single deepest pocket，SDP），也称为最大羊水暗区垂直深度（maximal vertical pocket，MVP）和羊水指数（amnionic fluid index，AFI）。这两种半定量技术均可重复及连续动态观察，易于操作，为评估羊水量及临床决策提供重要依据。通常认为妊娠晚期 MVP≤2cm 或 AFI≤5cm 为羊水过少；MVP≤1cm 称为严重羊水过少；当超声下没有可测量的羊水池时，称为无羊水。

研究证实，孕晚期评估双胎羊水量时，每个妊娠囊的 MVP 类似于正常的单胎妊娠。而使用 AFI 来测量双胎妊娠的羊水，即测量四个象限的最大羊水深度总和，而不考虑羊膜囊，结果发现其对羊水过少和羊水过多的预测能力都较差。因此，当测量双胎及其他多胎妊娠时,一般仅测量每个羊膜囊的 MVP,其参考范围参照单胎,而不使用 AFI。

很多研究对比了 MVP 和 AFI 测量羊水对妊娠结局的影响,发现没有单独一种超声方法可以明显地优于另外一种。Nabhan 等的一项回顾性研究纳入 3 200 多例高风险和低风险妊娠,比较了使用不同测量方法的妊娠结局,发现两组间的剖宫产率、新生儿 NICU 入住率、脐动脉 pH 值 <7.1 比例、5 分钟 Apgar 评分 <7 分比例并无差异。然而,使用 AFI 时 2 倍的孕妇被诊断为羊水过少,这组的引产率翻倍,因胎儿窘迫而行剖宫产的概率增加了 50%。Kehl 等同样对 1 000 多名根据 AFI 或 MVP 诊断为羊水过少的足月孕妇进行了前瞻性试验,将其随机分为引产组和期待组,他们发现使用 AFI 诊断羊水过少的孕妇明显多于使用 MVP 诊断的孕妇,前者为 10%,后者仅为 2%。这导致 AFI 组的引产率更高,但新生儿结局无差异。这些研究均发现 AFI 增加了羊水过少的诊断和引产概率,但围产结局无差异。这提示我们在评估羊水过少方面,MVP 优于 AFI。超声测量单个最深羊水池可能更适用于临床操作和诊治过程。

(4) 胎儿筛查:包括筛查胎儿肾脏、膀胱等解剖结构和评估胎儿生长情况。

1) 泌尿系统的筛查:包括肾脏大小和肾实质形态、肾盂大小和膀胱形态。双侧肾发育不全通常与严重羊水过少有关,一般孕 16 周可检测到,单侧或双侧输尿管肾盂交界处梗阻及多囊肾可能要到妊娠晚期才能检测到,而且通常合并轻度的羊水过少。单侧尿路梗阻很少引起羊水量明显减少。如果胎儿肾脏及膀胱未能显示,则有可能是肾缺如,这是致死性的畸形。如果发现胎儿生长受限(胎儿的腹围、EFW 等指标滞后于相应孕周),建议进行脐动脉、大脑中动脉、子宫动脉多普勒检查,亦可结合胎儿生物物理评分等评估胎盘功能及胎儿宫内情况,及早发现胎儿宫内缺氧。

2) 染色体或基因检查:羊水过少胎儿的染色体异常发生率为 13%。如果发现羊水过少合并胎儿泌尿系畸形或其他结构畸形,建议行羊膜腔穿刺术或脐血穿刺做产前诊断。因羊水过少时穿刺困难,可行羊水灌注后取样做染色体核型分析、微阵列基因检测微缺失、微重复或全基因组测序。

3) 电子胎心监护:因子宫 - 胎盘功能不全导致的羊水过少,电子胎心监护可出现 NST 无反应型或在分娩期因脐带受压出现变异减速、晚期减速甚至延长减速等。

4) 胎肺发育情况检查:如测量胎儿胸围、胸围 - 头围比值、肺面积比值[(胸部面积 – 心脏面积)/胸围]以及薄层三维胎儿肺容积 - 胎儿体重比值。最近有学者提出用胎儿肺组织的 MRI 和超声多普勒来预测肺发育不良。

总之,羊水过少的诊断需对孕妇进行全面的病史回顾、体格检查以及有针对性的超声检查,排查胎膜早破、胎儿泌尿系统解剖结构及功能异常,超声评估胎儿生长情况、子宫 - 胎盘功能以及胎肺发育情况。在临床实践中建议动态评估羊水量,同时结合其他检查及监护手段来综合评估胎儿宫内情况,努力查找可能的病因,不宜凭单次超声测量结果进行临床处置。

(四) 对母胎的影响

1. 对围产儿的影响　　不管病因如何,合并羊水过少的胎儿因脐带事件导致不良妊娠结局的风险相应增加。羊水过少导致的不良妊娠结局包括围产儿死亡、新生儿入住 NICU、早产等。围产儿死亡的原因主要是胎儿畸形及胎儿宫内窘迫,其原因为:①羊水过少若发生在妊娠早期,易造成胎儿肢体粘连、挛缩甚至缺如;②胎儿合并先天性泌尿系统畸形,除非选择胎儿治疗,否则这种原因导致的羊水过少胎儿预后都非常差;③长期羊水过少易导致肺发育不良,妊娠中期特别是妊娠 16~24 周(肺泡增殖期)出现严重羊水过少时,肺发育不良的风险最大;④羊水过少常合并胎儿生长受限,易发生胎儿宫内窘迫甚至胎死宫内;⑤妊娠中晚期发生羊水过少时,子宫壁直接包裹胎体,脐带容易受压,导致慢性胎儿宫内窘迫;而在临产后,宫缩直接影响胎盘血流以及胎儿脐带均可引起胎儿宫内窘迫,并反射性引起胎儿肠蠕动亢进,肛门括约肌松弛,胎粪排出,羊水粪染、浓稠,导致胎粪吸入综合征、胎儿宫内窘迫及新生儿窒息甚至死亡。

有研究对 7 582 例合并羊水过少的高危妊娠进行回顾性分析发现,当使用 MVP 测量羊水时,羊水过少胎儿的死亡率为 11%,正常羊水量胎儿的死亡率为 0.2%。MVP1~2cm 的孕妇,其胎儿死亡率增加至 3.7%。Chamberlain 等发现当 MVP<1cm 时,围产儿死亡率增加 50 倍;Petrozella 等报道,在孕 24~34 周,AFI≤5cm 与死产、自发性或医源性早产、胎心异常和生长受限的风险增加有关;也有研究提示过期妊娠中羊水过少增加羊水粪染、分娩时胎儿窘迫和 1 分钟 Apgar 评分降低

的风险。Casey 等对 6 423 名 AFI<5cm、孕周 >34 周的孕妇进行研究,发现其胎儿宫内死亡、NICU 入住率、新生儿死亡率、低出生体重以及胎粪吸入综合征的发生率高于 AFI>5cm 的孕妇;但如果排除出生缺陷和胎儿生长受限的影响,则在 NICU 入住率、新生儿死亡或呼吸窘迫综合征等方面无显著差异。这说明胎儿生长受限和出生缺陷增加了围产儿的患病率和死亡率,而非羊水过少本身。这也提示我们潜在的病因很大程度上决定了围产期结局,例如肾缺如引起的羊水过少病例,其新生儿死亡率达到 100%,原因是胎儿肺发育不良,也有研究提示未足月胎膜早破致羊水过少的新生儿预后同样严重。有研究对 31 例妊娠 24 周前发生胎膜破裂的孕妇进行随访,观察 MVP 大于或小于 1cm 的妊娠结局,结果显示:MVP<1cm 组活产率为 8.3%,MVP>1cm 组活产率为 60%,而败血症、绒毛膜羊膜炎和胎盘早剥等两组间则无统计学差异。

2. 对母体的影响 羊水过少与不良围产期结局相关,是催引产的适应证之一,但宫颈不成熟并不利于引产,因此难产、阴道助产、引产失败或因胎儿宫内窘迫中转剖宫产的概率增加,软产道损伤、产后出血的概率亦增加。一项包含 1 万多名羊水过少孕妇的 meta 分析中,因胎儿窘迫而行剖宫产的风险比正常羊水量者高 2 倍。

(五) 治疗

羊水过少的治疗取决于其病因及诊断时的孕周。

1. 合并胎儿严重致死性畸形或染色体异常 常为严重羊水过少,应详细告知新生儿预后,尊重孕妇及家属的意见,尽快引产终止妊娠。近年来,随着宫内手术和小儿外科的发展,一部分泌尿系畸形已存在救治可能,因此,可请小儿外科会诊或进行多学科讨论协助评估病情,充分告知孕妇及家属病情,知情同意下选择继续妊娠,并制订孕期管理及出生后救治方案。

2. 未发现明显胎儿畸形 包括期待治疗和终止妊娠。

(1) 期待治疗:对于胎儿解剖结构和生长都正常且未达 36 周的羊水过少病例,一般在加强胎儿监护的同时进行期待治疗,但如出现产科指征,应及时终止妊娠,不应仅仅考虑早产。合并胎儿生长受限者,其围产儿发病率和死亡率明显升高,应密切监护胎儿宫内情况,出现胎儿窘迫及时终止妊娠。对于合并妊娠高血压疾病、系统性红斑狼

疮和抗磷脂综合征等的患者,可请相应专科会诊并按相关诊治指南实施诊疗方案,加强胎儿宫内状况监测,定期评估病情,调整治疗方案。

胎儿宫内状况监测包括胎动计数、电子胎心监护、超声动态监测羊水量、胎儿生物物理评分和脐动脉血流情况,每 1~2 周超声评估胎儿生长发育情况。

另外,很多研究报道了经腹羊膜腔灌注提高羊水量的成功病例,其操作方法是:常规消毒腹部皮肤后,在超声引导下避开胎盘行羊膜腔穿刺,以 10ml/min 的速度输入 37.0℃ 的生理盐水 200ml 左右。术后酌情使用宫缩抑制剂预防流产或早产。其并发症包括子宫过度膨胀、胎心异常、绒毛膜羊膜炎、脐带脱垂、子宫破裂、胎盘早剥、母体心肺压迫症状及理论上有羊水栓塞的可能性。增加的羊水可提高超声检查的清晰度,有助于筛查胎儿畸形,另外可促进胎儿肺发育,从而减少羊水过少的不良妊娠结局。然而这些研究大部分都是病例报道,缺乏大样本的前瞻性研究,所以尚不能证实该方法可常规用于治疗孕中期的严重羊水过少。

对于未足月胎膜早破导致的羊水过少,预防感染的同时加强监护下期待治疗、延长孕周以提高胎儿存活率、减少新生儿发病率。国外有报道经宫颈行羊膜腔灌注来治疗胎膜早破导致的羊水过少。这些研究表明,在胎膜早破所致羊水过少的妇女中,预防性经宫颈盐水灌注可显著改善新生儿预后,降低剖宫产率,而不会增加产后子宫内膜炎的发生率。也有使用纤维蛋白凝胶、明胶海绵、羊膜补丁等封堵胎膜破口取得了成功的报道,但这些措施的有效性和安全性均需进一步验证。

(2) 终止妊娠:虽然有部分研究认为如果孕晚期仅单纯羊水过少,无其他妊娠合并症、并发症,可以考虑期待治疗,但对于已孕足月的羊水过少,大部分学者还是认为应积极终止妊娠以降低羊水粪染、胎儿窘迫、低 Apgar 评分、新生儿窒息的风险。分娩方式取决于胎儿的宫内情况及宫颈成熟度。胎儿宫内储备力尚好,宫颈已成熟者在详细告知阴道试产风险、知情同意后可在严密监护下阴道试产,动态监测胎心变化、产程进展以及羊水性状等,综合评估病情,若出现胎儿窘迫,短期内无法结束分娩时应立即剖宫产终止妊娠;胎儿宫内储备力不佳,宫颈不成熟或胎儿窘迫者,短期内无法经阴道分娩的建议剖宫产。很多研究者采用羊膜腔灌注治疗产程中因羊水过少压迫脐带而引

起的频繁的胎心变异减速、延长减速及严重羊水粪染的病例,证实羊膜腔灌注可降低胎心变异减速的发生频率,改善新生儿结局,降低剖宫产率。但也有研究发现羊膜腔灌注虽然确实可明显减少胎心变异减速,但未能降低剖宫产率和改善围产儿结局,因此在国内还未普遍使用。

(六) 临界性羊水过少

通常将 5cm<AFI<8cm 称为临界性羊水过少。目前的研究对于临界性羊水过少对妊娠结局的影响及其临床处理仍存在较大争议。Petrozella 等发现,孕 24~34 周,与 AFI>8cm 的孕妇相比,AFI 5~8cm 的孕妇高血压、死产或新生儿死亡概率并没有增加,但发现 AFI 5~8cm 的孕妇早产、因胎心率异常行剖宫产的概率、胎儿生长受限的概率较高。Wood 等也同样报道了胎儿生长受限在临界性 AFI 的孕妇中发生率更高。Kwon 等的研究提示孕足月临界性羊水过少者胎儿窘迫发生率、Apgar 评分<7 分以及发生呼吸窘迫综合征的概率显著增高。Sahin E 等却发现孕足月的无并发症的单纯性临界性羊水过少与不良围产期结局无关。Magann 等也认为,目前并无足够的证据支持 AFI5~8cm 的病例终止妊娠。因此有学者推荐,近足月的临界性羊水过少(AFI 5~8cm,MVP 2~3cm),在排除胎膜早破及胎儿发育异常后,只要 MVP>2cm,就可在加强胎儿监护下继续待产。但目前对于临界性羊水过少是否终止妊娠以及何时终止妊娠仍无定论,不同医疗机构,甚至同一医疗机构不同医师对于临界性羊水过少的管理方案均不一致,因此,迫切需要进行大样本的随机对照研究以提供高质量的数据。

十、TORCH 等病原体感染

(一) 概述

TORCH 是弓形虫(toxoplasma,Toxo)、风疹病毒(rubella virus,RV)、巨细胞病毒(cytomegalovirus,CMV)、单纯疱疹病毒(herpes simplex virus,HSV)及其他病原体如梅毒螺旋体(Treponema pallidum,TP)、水痘-带状疱疹病毒(varicella-zoster virus,VZV)、人类细小病毒 B19(human parvovirus B19,HPV B19)等英文名称首字母缩写组合而成。TORCH 病原微生物可通过垂直传播,造成宫内感染,导致不良妊娠结局。

(二) 感染途径

1. 孕妇感染 感染途径与普通人群相似,但孕妇易感。弓形虫感染多为食用有包囊的生肉或未煮熟的肉类、蛋类和未洗涤的蔬菜、水果;风疹病毒经直接或经呼吸道飞沫传播;巨细胞病毒主要经呼吸道和性传播;单纯疱疹病毒(2 型)和梅毒螺旋体主要通过性传播;水痘-带状疱疹病毒和人类细小病毒 B19 主要经由呼吸道飞沫和密切接触传播。

2. 胎儿及新生儿感染 通过垂直传播,主要有三种途径:

(1) 宫内感染:①经胎盘感染。病原微生物进入孕妇血中,通过胎盘屏障感染胚胎或胎儿。②上行感染。宫颈口扩张后,阴道内的病原微生物通过包蜕膜进入羊膜腔或在胎膜破裂后胎儿直接吸入和吞咽感染的羊水。③病原体沿胎膜经胎盘感染胎儿。

(2) 产道感染:分娩时胎儿经过已存病原微生物的软产道而感染。

(3) 出生后感染:母亲的乳汁、唾液和血液均可能感染新生儿。

(三) 引起胎儿窘迫的病理生理机制

TORCH 病原微生物宫内感染可导致胎盘发生绒毛炎、绒毛干血管坏死性动脉炎以及绒毛成熟障碍,可使胎盘供给胎儿的氧及营养物质运送障碍;感染后可干扰胎儿正常细胞的复制,影响胎儿器官的正常发育,使胎儿宫内发育变缓,导致胎儿慢性宫内低氧,甚至胎死宫内。

(四) 对母胎的影响

1. 对孕妇的影响 孕妇感染后大部分无明显症状或症状轻微。

2. 对胎儿和新生儿的影响 TORCH 感染对胎儿或新生儿的影响取决于病原微生物的种类、数量及胚胎发育的时期。

(1) 弓形虫感染:孕早期感染可致流产或发育缺陷,多不能生存,幸存者智力低下;孕中期感染可引起死胎、早产或胎儿脑内钙化、脑积水、小眼球等严重损害;孕晚期感染可致胎儿肝脾大、黄疸、心肌炎,或出生后数年甚至数十年出现智力、听力或视力障碍。

(2) 风疹病毒感染:可致胚胎和胎儿严重损害,发生流产、死胎及先天性风疹综合征(主要表现是胎儿或新生儿患先天性白内障、心脏病、耳聋)。致畸率与感染时胎龄大小相关,孕 8 周内感染,先天性风疹综合征可达 85%,9~12 周约 52%,孕 20 周后感染的胎儿罕见。

（3）巨细胞病毒感染：可分为，①原发感染，指初次感染，在被感染前缺乏 CMV-IgG 抗体，在感染后出现 CMV-IgG 抗体转化。②复发感染，由潜伏在人体内的 CMV 再激活引起的感染。③再次感染，CMV-IgG 抗体阳性个体暴露于外源性 CMV 新病毒株所引发的感染，是宫内感染的重要来源，需通过基因测序鉴定有新病毒株出现才能确认。在孕早、中、晚期，孕妇原发性感染宫内传播发生率分别为 30%、34%~38% 和 40%~70%。复发感染孕妇体内的 CMV-IgG 抗体对阻止母婴传播发挥一定作用，只有 0.5%~2% 的复发感染孕妇发生母婴垂直传播导致胎儿感染。感染后的胎儿可出现肝脾大、瘀斑、黄疸、脉络膜视网膜炎、血小板减少症和新生儿死亡，出生时无症状的患儿 2 岁内可能出现感觉神经性耳聋、视觉障碍等后遗症。

（4）单纯疱疹病毒感染：分为 HSV-1 型和 HSV-2 型，HSV-1 型是口唇疱疹、龈口炎和角结膜炎的主要病原体，也可导致生殖器疱疹。多数生殖器疱疹病毒来源于 HSV-2 型。妊娠期间感染 HSV 增加自然流产、早产、死产和母婴传播的风险。新生儿 HSV 感染可分为散播性疾病、中枢神经系统疾病和局限于皮肤、眼睛或嘴部的疾病，部分感染的新生儿有长期神经系统后遗症。

（5）水痘-带状疱疹病毒感染：妊娠期水痘致胎儿先天性水痘综合征风险较低，孕早、中期分别为 0.4%、2%，表现为皮肤瘢痕形成、四肢发育不全、脉络膜视网膜炎和小头畸形。孕妇分娩前 5 天至分娩后 48 小时内发生水痘，因这一时期的新生儿免疫系统相对不成熟，又缺乏母体抗体的保护，所以新生儿病死率较高。

（6）微小病毒 B19 感染：感染后多数情况下无不良结局，但亦可致自然流产、胎儿水肿、死胎，20 周前感染胎儿丢失的发生率为 8%~17%，20 周后这一发生率降至 2%~6%。

（五）筛查

成人 TORCH 感染临床症状轻微，无特异性的临床表现，但在无典型表现的人群中可能存在潜在的感染高危对象。因此，中华医学会妇产科学分会产科学组的《孕前和孕期保健指南》将 TORCH 筛查（包括 TOX、RV、CMV、HSV）列为孕前检查的备查项目之一，以明确受检者对 TORCH 的自然免疫状态，同时也会筛查出可能存在的潜在感染者。TORCH 筛查可检测体内病原体感染后产生的免疫球蛋白 IgM 和 IgG，结果的临床意义判读见表 4-5-4 和表 4-5-5。然而，TORCH 筛查既不能确定感染时间，也不能识别 IgM 的假阳性和长期持续阳性。在特异性 IgG 抗体阳性的情况下，特异性 IgG 抗体亲和力可验证是否有近期感染，特异性 IgG 抗体高亲和力可排除患者检测前 4~5 个月发生的感染。建议当出现无法解释的结果时，应该在同一实验室用定量方法测定，动态观察。

（六）诊断

1. 病史及体征

（1）病史：有 TORCH 感染史；反复自然流产、死胎、死产及无法解释的新生儿缺陷或死亡史；有哺乳类动物接触史；有摄食生肉或未熟肉、蛋类及未洗涤的水果、蔬菜史。

（2）体征：孕期淋巴结肿大，皮肤出现浅红色斑丘疹；生殖器、肛门及腰部以下皮肤出现疱疹。

2. 辅助检查

（1）实验室检查：采用聚合酶链式反应（polymerase chain reaction，PCR）测定病原体核酸是判断特定病原体急性感染的最直接证据。当血清学检测阳性或有结果疑问时，建议选用核酸检验以确认。

表 4-5-4　TORCH 筛查结果的初步判断和下一步策略

IgM	IgG	初步判断或解释	下一步检测策略
+	−	近期感染，或急性感染；也可能为 IgM 假阳性	2 周后复查，如 IgG 阳转，为急性感染，否则判断为假阳性
+	+	既往感染（IgM 持续存在）；或近期感染	加做 IgG 亲和力试验加以鉴别：高亲和力排除近期感染；低亲和力可判定为疑似急性感染（加做双份样本观察 IgG 滴度、亲和力变化以明确诊断；或 PCR 判断是否宫内感染）
−	−	无免疫力，易感人群	定期检测 IgM、IgG 变化
−	+	既往感染，或接种过疫苗；或 IgM 缺失	亲和力检测，排除近期感染；若为既往感染，建议孕晚期监测是否复发

表 4-5-5　孕前 TORCH 筛查 IgG 结果的临床意义

病原体	IgG 阳性	IgG 阴性
风疹病毒	终身免疫(仅对现有基因型病毒),孕期可不再进行筛查	孕前注射疫苗,产生抗体;孕早期动态定量监测血清 IgG 是否转为阳性,及时发现初次感染
巨细胞病毒	非终身免疫,可能复发感染	孕期动态监测血清 IgG 是否转为阳性,及时发现初次感染
弓形虫	终身免疫(以无免疫缺陷病、未用免疫抑制剂为前提),孕期可不再进行弓形体筛查	孕早期动态定量监测血清 IgG 是否转为阳性,及时发现初次感染;避免接触猫、狗等动物的排泄物和进食被污染的肉食
单纯疱疹病毒(1 型 +2 型)	非终身免疫,可能复发感染	孕早期进行免疫状况评估;孕晚期防止初次感染
人类细小病毒 B19	终身免疫(仅对现有基因型病毒),孕期可不再进行筛查	应在孕 4 周内复查确认,孕 19~20 周进行血清学动态定量监测,及时发现 IgG 阳性

用于 TORCH 病原体核酸测定的临床样本主要有血液、羊水、尿液、疱疹液、脑脊液等。在孕 21 周以后且距离孕妇首次发现感染 5 周以上,通过羊膜腔穿刺等介入性手段,取得羊水、脐血等胎儿样本检测病原体特异性 DNA 或 RNA,是产前诊断胎儿宫内感染的首选方法。

(2) 影像学检查:如果 TORCH 宫内感染,胎儿超声诊断异常大多为非特异性的,灵敏度仅 15% 左右,孕中晚期重复检查可发现迟发性胎儿超声异常表现。MRI 具有多方位成像、对软组织分辨率高、安全等优点,尤其在胎儿神经系统结构异常诊断方面具有较大优势,能够更准确地判断脑室扩张程度及周围脑实质的发育情况,常用于超声发现异常后孕晚期进一步检查。

(七) 处理

1. **治疗性流产**　孕早期 TORCH 感染者应评价胎儿受累风险,必要时行治疗性流产;孕中期确诊胎儿宫内感染伴胎儿严重畸形者应终止妊娠。

2. **药物治疗和孕期监测**　TORCH 感染孕妇孕期应定期接受超声检查等,动态监测胎儿生长发育情况,加强胎心监护以判断胎儿宫内情况。根据所感染的病原微生物采用相应的药物。

(1) 弓形虫:急性 Toxo 感染的孕妇,妊娠 18 周前建议给予乙酰螺旋霉素 3g/d 治疗 7~10 天,乙酰螺旋霉素属于大环内酯类抗生素,很少透过胎盘,治疗虽然不能防止胎儿 Toxo 宫内感染,但可以降低 Toxo 的垂直传播率,且可能降低新生儿先天性感染的严重程度。妊娠 18 周后诊断 Toxo 感染的孕妇和确诊或高度可疑 Toxo 宫内感染但胎儿无超声异常者,可联合应用磺胺嘧啶、乙胺嘧啶和甲酰四氢叶酸治疗,治疗方案为乙胺嘧啶 50mg/12h,

用 2 天,然后 50mg/d;磺胺嘧啶初始剂量 75mg/(kg·12h),然后 50mg/(kg·12h),最大剂量 4g/d;甲酰四氢叶酸 10~20mg/d,与乙胺嘧啶同时用药或治疗 1 周后再用,因乙胺嘧啶具有可逆的、剂量依赖性的骨髓抑制作用,应密切监测孕妇血常规。胎儿出生后,建议继续上述联合方案治疗 1 年。对确诊 Toxo 宫内感染且已经出现超声异常的胎儿,上述治疗疗效尚不明确。

(2) 风疹病毒:目前尚无有效治疗手段。一般而言,孕妇 RV 感染仅表现为低热、出疹,无须治疗可自愈。如无保护性抗体或 RV IgG 滴度过低者建议补种 RV 疫苗至少 1 月后再妊娠,育龄期妇女尚未普遍开展筛查和 RV 疫苗的补种,但妊娠期意外接种疫苗非终止妊娠的指征。

(3) 巨细胞病毒:目前尚没有孕妇或胎儿 CMV 感染的治疗方法。虽然有报道表明,更昔洛韦能够通过简单扩散的方式透过胎盘,可以用于治疗先天性 CMV,但是由于更昔洛韦在动物实验中显示可致胚胎停育、致畸(如肾脏及胰腺等发育不良、唇裂、无眼或小眼)、胎儿生长受限等,不推荐用于研究之外的临床。CMV 特异性免疫球蛋白有望用于原发性 CMV 感染的孕妇的被动免疫治疗,从而预防先天性 CMV 感染,然而其临床效果有待进一步证实,目前不推荐 CMV 特异性免疫球蛋白用于除研究以外的先天性 CMV 感染的预防。对于确诊 CMV 感染的孕妇,推荐转诊至有产前诊断资质的母胎医学专家处进行妊娠期的咨询和随访,定期接受系列超声检查,评估胎儿脑室和胎儿生长发育情况。

(4) 单纯疱疹病毒:建议在 35~36 周定量检测 HSV 感染的孕妇血清 IgM、IgG 抗体,同时检测生殖道皮损病灶的 HSV-DNA 拷贝数,有前驱症状或活动性感染的孕妇,在孕 36 周给予口服阿昔洛韦或伐昔洛韦(400mg/ 次,3 次 /d,连续 5 日)治疗,抑制病毒复制,降低病毒垂直传播风险,可降低剖宫产率。

(5)水痘 - 带状疱疹病毒:疱疹出现后 24 小时内开始口服阿昔洛韦(800mg/ 次,5 次 /d,连续 7 天)虽不能减少或阻断胎儿先天性水痘综合征,但能够缩短皮疹持续时间,并能减少新皮损形成,也有助于减轻患者全身症状;皮损有进展时需使用阿昔洛韦;合并肺炎时应静脉用阿昔洛韦,可减轻相应并发症和病死率;孕妇分娩前 5 天至分娩后48 小时内患水痘,其新生儿要应用水痘 - 带状疱疹免疫球蛋白;出生后 2 周内患水痘的新生儿应静脉应用阿昔洛韦。

(6)人类细小病毒 B19:通常不需要治疗孕妇传染性红斑。确诊孕妇急性人类细小病毒 B19 感染,应行超声检查动态监测胎儿有无水肿或贫血。

3. 分娩方式 无产科并发症、产道病原体检测阴性者,尽量阴道分娩。HSV 感染孕妇是否剖宫产需要医师权衡手术风险、新生儿感染风险、产道情况及病灶部位 HSV-DNA 检测结果决定。

4. 产褥期处理 孕前可疑感染的,胎儿出生后应检测胎盘、脐血,明确胎儿是否已受感染,从而更好地预防 TORCH 感染,降低出生缺陷率。产褥期应警惕母乳传播,乳头感染及巨细胞病毒感染者不宜哺乳。母婴均应定期复查,减少母婴传播。哺乳期孕妇接种灭活风疹疫苗后乳汁中可检测到病毒,故建议哺乳期结束后再进行风疹疫苗接种。

5. 处理流程 见图 4-5-7。

十一、贫血

(一)概述

贫血是人体血液红细胞不能满足生理功能需求而产生的一类疾病,是妊娠期常见的合并症。我国妇女妊娠合并贫血的发病率约为 22%~28%。严重贫血是造成孕产妇死亡率和发病率的主要原因之一,也是导致胎儿不良结局的重要因素。

1. 病因

(1)常见病因:生理性贫血、缺铁性贫血。

(2)少见病因:叶酸缺乏性贫血、维生素 B_{12} 缺乏性贫血、血红蛋白病(地中海贫血、镰状细胞贫血等)、消化道出血、慢性溶血综合征(如遗传性球

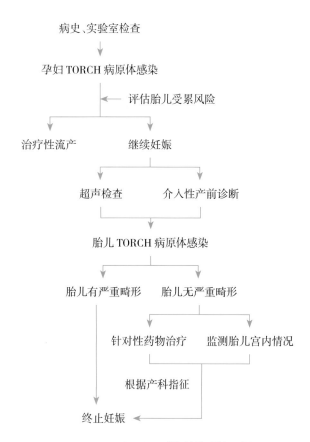

图 4-5-7 TORCH 感染的处理流程图

形红细胞增多症、阵发性睡眠性血红蛋白尿等)、血液系统恶性肿瘤、减肥手术后等。

2. 引起胎儿窘迫的病理生理改变 氧气从肺泡弥散至母体血液循环后,98% 的氧气与血红蛋白(hemoglobin,Hb)结合,以氧合血红蛋白的形式运输,经子宫螺旋动脉灌注至胎盘绒毛间隙,由于绒毛间隙氧分压降低,血红蛋白释放的氧气穿过胎盘血 - 血屏障进入胎儿循环,然后与胎儿血红蛋白结合以供氧。严重贫血时,母体血红蛋白亲和力降低,使得母体携氧能力下降,引起胎儿供氧不足,从而导致胎儿窘迫,严重者甚至胎死宫内。

3. 妊娠与贫血的相互影响

(1)妊娠对贫血的影响:贫血可导致组织缺氧和高动力性循环,出现乏力、头晕、劳力型呼吸困难和心动过速等症状。但是妊娠期贫血的妇女以轻度贫血为主,大多没有典型的临床表现,常常因孕期血常规检查而被诊断。

(2)贫血对妊娠的影响:妊娠合并贫血对母体、胎儿和新生儿均会造成近期和远期影响,对母体可增加妊娠高血压疾病、胎膜早破、产后出血、产褥期感染和产后抑郁的发病风险;对胎儿和新

生儿可增加胎儿生长受限、胎儿窘迫、羊水减少、死胎、死产、早产、新生儿窒息、新生儿缺氧缺血性脑病的发病风险。

4. 妊娠期贫血的诊断标准　母体血容量自妊娠 6~8 周起,逐渐增加 40%~45%,红细胞总量增加 18%~25%,这种生理性的血液稀释导致血红蛋白浓度降低,因此,妊娠期贫血的诊断标准不同于非妊娠妇女。世界卫生组织推荐,妊娠期血红蛋白浓度 <110g/L 时,可诊断为妊娠合并贫血。根据血红蛋白水平分为轻度贫血(100~109g/L)、中度贫血(70~99g/L)、重度贫血(40~69g/L)和极重度贫血(<40g/L)。

5. 妊娠期贫血的分类　贫血可以分为多种类型,包括营养性贫血、再生障碍性贫血、地中海贫血等,其中营养性贫血较为普遍。营养性贫血是指由于营养不良,导致参与血红蛋白和血红细胞形成的营养素包括铁、叶酸、维生素 B_{12}、维生素 B_6、维生素 A、维生素 C、蛋白质及铜等不足而产生的贫血,其中又以铁缺乏引起的缺铁性贫血(iron deficiency anemia,IDA)最为常见。

根据红细胞平均体积(mean corpuscular volume,MCV)、红细胞平均血红蛋白浓度(mean corpuscular hemoglobin concentration,MCHC),贫血可以分为小细胞、正细胞的和大细胞三种类型(表 4-5-6)。

表 4-5-6　贫血的细胞学分类及病因

分类	MCV/fl	MCHC/%	常见病因
小细胞	>100	32~35	铁缺乏、地中海贫血和其他血红蛋白病等
正细胞	80~100	32~35	急性失血、溶血性贫血和再生障碍性贫血等
大细胞	<80	<32	叶酸/维生素 B_{12} 缺乏、酗酒和肝病等

(二)缺铁性贫血

我国妊娠合并缺铁性贫血(iron deficiency anemia,IDA)的患病率约为 19.1%,孕早、中、晚期 IDA 患病率分别为 9.6%、19.8% 和 33.8%。

1. 诊断

(1)病史和临床表现:铁缺乏的高危因素包括曾患贫血、孕前月经过多、多胎妊娠、多次妊娠及素食习惯等。存在高危因素的孕妇,即使 Hb≥110g/L 也应检查是否存在铁缺乏。临床表现中,疲劳是最常见的症状,贫血严重者可有脸色苍白、乏力、心悸、头晕、呼吸困难或烦躁等表现。

(2)实验室检查

1)血常规:IDA 患者 Hb<110g/L、MCV<80fl。平均红细胞血红蛋白含量和平均红细胞血红蛋白浓度均降低。外周血涂片表现为红细胞染色浅淡,中心淡染区扩大。网织红细胞大多正常或轻度增多。

2)血清铁蛋白:血清铁蛋白是判断铁缺乏(iron deficiency,ID)的重要指标,不受近期铁摄入影响,能较准确地反映铁储存量。根据储存铁水平,IDA 分为 3 期。①铁减少期,体内储存铁下降,血清铁蛋白 <20μg/L,转铁蛋白饱和度及 Hb 正常。②缺铁性红细胞生成期,红细胞摄入铁降低,血清铁蛋白 <20μg/L,转铁蛋白饱和度 <15%,Hb 正常。③IDA 期,红细胞内 Hb 明显减少,Hb<110g/L。缺铁时血清铁蛋白降低 <20μg/L。血清铁蛋白 <30μg/L 即提示铁耗尽的早期,需及时治疗。合并炎症或肝病时,铁蛋白增高,可能会掩盖缺铁的表现。应结合临床或骨髓铁染色加以判断。

3)血清铁、总铁结合力(total iron blinding capacity,TIBC)和转铁蛋白饱和度:血清铁和 TIBC 易受近期铁摄入、昼夜变化以及感染等因素影响,转铁蛋白饱和度受昼夜变化和营养等因素影响,均属不可靠的铁储存指标。

4)网织红细胞 Hb 含量和网织红细胞计数:铁缺乏导致网织红细胞 Hb 含量下降、计数减少。

5)骨髓象:诊断困难时需做骨髓检查。骨髓涂片呈现增生活跃,幼红细胞数量增多,早幼、中幼红细胞比例增高。骨髓铁染色后,铁粒幼细胞极少或消失,细胞外铁减少。

2. 治疗

(1)饮食:孕中晚期需要摄入元素铁 30mg/d。含铁丰富的食物有红色肉类、鱼类、猪肝、动物血及禽类等。水果、土豆、绿叶蔬菜、菜花、胡萝卜和白菜等含维生素 C 的食物可促进铁吸收。牛奶及奶制品可抑制铁吸收。其他抑制铁吸收的食物还包括谷物麸皮、谷物、高精面粉、豆类、坚果、茶、咖啡和可可等。

(2)铁剂:铁剂的补充以口服制剂为首选。常用的有琥珀酸亚铁、多糖铁复合物和富马酸亚铁等,每天服元素铁 100~200mg。非贫血孕妇如果血清铁蛋白 <30μg/L,应摄入元素铁 60mg/d,治疗 8 周后评估疗效。对于口服铁剂不能耐受或疗效差的患者,可改用胃肠外给药。常用的有山梨醇

铁、右旋糖酐铁和蔗糖铁。注射铁剂的用量计算方法为，总注射铁剂量(mg)=[Hb 目标值(g/L) –Hb 实际值(g/L)] × 体重(kg)× 0.24+ 储存铁量(mg)，储存铁量 =500mg。注射铁的不良反应为注射部位疼痛，也可头痛，偶有致命性过敏反应。故最好住院期间使用，且决定使用注射铁前，应确诊铁缺乏。网织红细胞于补铁后逐渐上升，7 天左右达高峰。Hb 于 2 周后上升，1~2 月后可恢复正常。

(3) 输血：输注浓缩红细胞是治疗重度贫血的重要方法之一。Hb<70g/L、短期内需要终止妊娠者可考虑输血；Hb 在 70~100g/L，根据患者手术与否和心脏功能等因素，决定是否需要输血。

(4) 产科处理：妊娠合并缺铁性贫血的妇女在妊娠期应接受铁剂治疗，积极纠正贫血。由于贫血孕妇对失血耐受性低，有出血高危因素者应产前备血，严密监护产程，防止产程过长，同时应避免发生产伤。积极预防产后出血，当胎儿前肩娩出后，可给予缩宫素 10U 稀释后静脉滴注。产时出现明显失血时应尽早输血。

轻度 IDA 对胎儿影响不大，可定期产检。重度 IDA 可导致胎儿窘迫，在纠正贫血的同时，应严密监测胎儿宫内安危。孕晚期可通过孕妇自数胎动、电子胎心监护以及超声软指标加以辅助诊断，必要时提前终止妊娠。储存铁减少的孕妇分娩时，延迟 60~120 秒钳夹脐带，可提高新生儿储存铁，有助于降低婴儿期和儿童期铁减少相关后遗症的风险。早产儿延迟 30~120 秒钳夹脐带，可降低输血和颅内出血的风险。

3. 预防

(1) 所有孕妇在首次产检时检查血常规，每 8~12 周重复检查血常规。

(2) 建议血清铁蛋白 <30μg/L 的孕妇口服补铁 60mg/d。

(三) 巨幼红细胞贫血

巨幼红细胞贫血(megaloblastic anemia)是由于叶酸和 / 或维生素 B_{12} 缺乏引起 DNA 合成障碍所致的贫血。由于骨髓红细胞、粒细胞和巨核细胞三系及上皮细胞均可受累，严重者表现为全血细胞减少。妊娠期 95% 的巨幼红细胞性贫血由于叶酸缺乏所致。

1. 妊娠与巨幼红细胞贫血的相互影响 妊娠期胎儿的需求增加了母体对叶酸的需求量，且妊娠期胃肠道对叶酸的吸收能力降低，加上肾脏排泄量的增加，从而导致妊娠期巨幼红细胞贫血的

发生。足量的叶酸对胎儿和胎盘的发育非常重要，围产期叶酸缺乏可增加胎儿神经管缺陷的风险。

2. 诊断

(1) 病史和临床表现：除了贫血的临床表现外，叶酸缺乏的患者可以出现皮肤粗糙、舌乳头萎缩而致表面光滑(牛肉舌)。维生素 B_{12} 缺乏的患者可出现周围神经炎、脊髓后侧束联合变性或脑神经受损，表现为手足对称性麻木、深感觉障碍及共济失调等。

(2) 实验室检查

1) 外周血象：属大细胞性贫血，MCV>100fL，MCH>32pg。血涂片中红细胞大小不等，以大卵圆形红细胞为主，中性粒细胞分叶过多。网织红细胞数正常或轻度增多。

2) 骨髓象：骨髓增生活跃，红细胞各系统呈巨幼细胞增生，不同成熟期的巨幼细胞系统占骨髓细胞总数的 30%~50%，核染色质疏松，可见核分裂。

3) 叶酸和维生素 B_{12} 测定：血清叶酸值 <6.8mmol/L(3ng/ml)、红细胞叶酸 <227nmol/L(100ng/ml)提示叶酸缺乏。若叶酸值正常，应测血清维生素 B_{12}，若 <74pmol/L 提示维生素 B_{12} 缺乏。

3. 治疗

(1) 叶酸的补充：确诊为巨幼红细胞贫血的孕妇，应口服叶酸 15mg/d，或每日肌内注射叶酸 10~30mg，直至症状消失、贫血纠正。如果同时有维生素 B_{12} 缺乏，不应单用叶酸治疗，否则会加重神经系统症状。

(2) 维生素 B_{12} 的补充：维生素 B_{12} 100μg，每天 1 次，连续 14 天。对恶性贫血或全胃切除患者需维生素 B_{12} 1mg，肌内注射，每月 1 次。

(3) 输血：Hb<70g/L、短期内需要终止妊娠者可考虑输血。

(4) 产科处理：对叶酸缺乏所引起的贫血，除了积极补充叶酸外，需进一步筛查胎儿神经管缺陷的发生。孕期积极纠正贫血，分娩时避免产程延长，预防产后出血和产褥感染。

4. 预防

(1) 加强营养宣教，摄入绿叶蔬菜、水果、肉类和动物肝脏。

(2) 无高危因素的妇女，从孕前至少 3 个月开始，每日增补 0.4mg 或 0.8mg 叶酸，直至妊娠满 3 个月。

(3) 对于双胎妊娠、患糖尿病、肥胖或癫痫的妇女，正服用增加胎儿神经管缺陷风险药物的妇

女,患胃肠道吸收不良疾病的妇女,从孕前至少3个月开始,每日口服叶酸0.8~1mg,直至妊娠满3个月。

(4)对于既往分娩过神经管缺陷儿或患高同型半胱氨酸血症的妇女,建议从孕前至少1个月开始,每日增补4mg叶酸,直至妊娠满3个月。

(四)再生障碍性贫血

再生障碍性贫血(aplastic anemia,AA),简称再障,是一组由于化学、物理、生物因素及不明原因引起的骨髓造血功能衰竭,以造血干细胞损伤、外周全血细胞减少为特征的疾病。临床上常表现为较严重的贫血、出血和感染。

1. 再障与妊娠的相互影响　再障可分为原发性再障和获得性再障,少数女性在妊娠期发病,分娩后缓解,再次妊娠时复发。再障不影响孕妇的受孕率,但增加孕妇妊娠并发症的发生率,特别是妊娠高血压疾病,病情严重者可导致心力衰竭、胎盘早剥。再障患者如长期贫血,可引起胎盘血氧运输障碍,导致胎儿窘迫、胎儿生长受限、死胎等。

目前认为妊娠不是再障的原因,但妊娠可能使原有病情加重,出血和感染的风险增加,严重者可发生致命性大出血、脓毒血症、感染性休克等。

2. 诊断

(1)病史和临床表现:再障的主要临床表现为贫血、出血和感染。妊娠合并再障以慢性型居多,主要表现为贫血,出血以皮肤、黏膜为主,感染以呼吸道多见。重型再障表现为明显的乏力、头晕及心悸,出血部位广泛,可以有深部出血,如便血、血尿或颅内出血。皮肤或肺部感染多见,严重者可发生败血症。

(2)实验室检查

1)血常规:全血细胞减少,网织红细胞计数明显降低。

2)骨髓象:骨髓穿刺病理提示骨髓颗粒很少,脂肪滴增多。涂片呈现增生不良,粒系及红系细胞减少,淋巴细胞、浆细胞、组织嗜碱性粒细胞相对增多。巨核细胞减少或缺如。

3. 治疗

(1)支持治疗:保持皮肤及口腔卫生,注意休息,增强营养,避免感染。Hb<60g/L时可给予红细胞悬液维持组织氧供,血小板<20×10⁹/L或有出血倾向时可给予血小板输注预防出血。

(2)免疫抑制剂:根据患者不同情况可考虑使用甲泼尼龙、大剂量丙种球蛋白静脉滴注,或者环

孢素A。

(3)造血细胞因子:用于免疫抑制剂治疗期间或以后,有促进血象恢复的作用。包括粒细胞集落刺激因子(granulocyte colony-stimulating factor,G-CSF)、粒细胞-巨噬细胞集落刺激因子(granulocyte-macrophage colony-stimulating factor,GM-CSF)及促红细胞生成素(erythropoietin,EPO)。

(4)产科处理:再障患者在病情未缓解前应采取避孕措施。若已妊娠,重型再障的患者在孕早期应做好输血准备同时终止妊娠。孕中晚期孕妇,应加强支持治疗,监测胎儿宫内安危,严密监护下妊娠至足月。分娩期应维持Hb>80g/L,血小板≥20×10⁹/L,防止第二产程用力过度,尽量避免产道裂伤、预防产后出血和感染。

(五)地中海贫血

地中海贫血(thalassemia)是由于珠蛋白基因突变或者缺失导致的珠蛋白链合成减少或完全缺失所引起的遗传性慢性溶血性疾病。在我国,广东、广西、福建、湖南、海南、湖北、四川、重庆、香港、澳门等地区高发。

1. 地中海贫血的分类　地中海贫血以受累的珠蛋白肽链进行分类,可分为α-地中海贫血和β-地中海贫血。95%的α-地中海贫血是由于α基因缺失引起的,其常见表型有静止型、标准型、血红蛋白H(HbH)病和重型α-地中海贫血。β-地中海贫血的分类基于分子突变类型或临床表现,常见表型有轻型、中间型、重型β-地中海贫血和遗传性胎儿血红蛋白持续增多症。杂合突变者为轻型β-地中海贫血,纯合突变者为重型β-地中海贫血或相对较轻的中间型β-地中海贫血。

2. 地中海贫血对妊娠的影响　地中海贫血的孕妇有效红细胞生成减少、溶血、脾功能亢进,加之妊娠期间血液处于稀释状态,血液中红细胞和血红蛋白浓度降低,供给胎儿的营养物质减少,可导致流产、早产、胎儿生长受限、羊水过少等不良妊娠结局,且与其他贫血孕妇比,地中海贫血孕妇发生胎儿生长受限和羊水过少的概率更高;与此同时,由于供氧减少,胎儿窘迫发生率增加,继而剖宫产、胎死宫内的风险较正常人群明显增加。国外相关研究指出,轻型地中海贫血与妊娠糖尿病、子痫前期的发生明显相关,但其发生机制并不十分明确。

重型α-地中海贫血(Hb Bart's)胎儿多于孕中晚期或产后数小时死亡,胎儿发育差,皮肤苍

白,轻度黄疸,全身水肿,肝脾肿大,腹腔、胸腔等体腔积液,常伴有多器官畸形、胎盘水肿等。

3. 筛查及诊断

(1) 血液学改变:呈小细胞低色素性贫血,网织红细胞计数正常或增高,白细胞计数多正常,血小板计数常增高,脾功能亢进时白细胞、血小板计数减少。

(2) 血红蛋白分析:α- 地中海贫血患者 HbA2< 2.5%;β- 地中海贫血患者 HbA 减少而 HbF、HbA2 增多,HbF 占 3.5%~50%,HbA2 多大于 4%;β- 地中海贫血患者除 HbF、HbA2 增多外,可出现 HbE。HbH 病患者可检测到 HbH 区带,HbH 占 5%~40%,HbA2 及 HbF 多正常。

(3) 基因诊断:可采用限制性酶切片段长度多态性(restriction fragment length polymorphism, RFLP)连锁分析、PCR 限制酶切法、PCR-ASO 点杂交、反向点杂交和 DNA 测序等方法检测地中海贫血基因缺陷。

(4) 产前诊断:若父母双方为 β- 地中海贫血基因携带者,于妊娠的不同时期,可分别采集胎儿绒毛、羊水细胞或脐血,获得基因组 DNA 对高危胎儿进行产前诊断。

4. 治疗

(1) 对于重型 β- 地中海贫血患者,建议通过输血维持 Hb≥80g/L,脏器功能正常并接受去铁治疗后妊娠。

(2) 孕期监护:对高危胎儿进行产前诊断,若诊断明确为重型 β- 地中海贫血,建议终止妊娠。孕期加强胎儿监测,胎儿心胸比以及 MCA-PSV 可用来预测胎儿地中海贫血。HbBart's 胎儿水肿的超声表现为心脏扩大、胎盘增厚、MCA-PSV 增高,最终出现胎儿水肿。如果孕中晚期超声已经有胎儿水肿的表现,脐带血穿刺可以从表型和基因型上明确诊断。

(3) 产科处理:妊娠期监测 Hb 水平及心脏功能,通过输血使 Hb 达到或接近 80g/L,暂停去铁胺等药物治疗。妊娠期间地中海贫血如果不合并 IDA,不进行补铁治疗。分娩期应避免产程延长、防治产后出血和产褥感染。

5. 预防　积极开展优生优育工作,婚前进行地中海贫血筛查,避免轻型地中海贫血患者联婚,或孕早期追踪产前筛查等,可明显降低重型、中间型地中海贫血患儿的出生率。

近年还有应用于试管婴儿技术,取样于早期胚胎细胞,用 PCR 技术对可疑地中海贫血胚胎细胞进行胚胎植入前遗传学诊断,在妊娠前即可选择健康的胎儿。

6. 处理流程

见图 4-5-8。

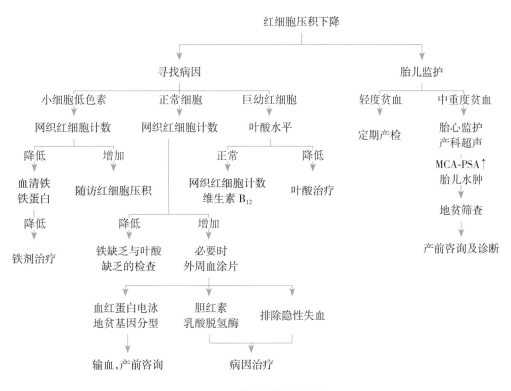

图 4-5-8　贫血的处理流程图

十二、胎儿先天性结构异常

（一）先天性心血管结构异常

先天性心脏病（congenital heart disease，CHD）是胎儿期心血管发育异常、发育障碍或出生后应该退化的组织未能退化所造成的心血管畸形，是控制心脏发育的基因产生突变及这些基因在时间和空间调控表达异常引起的。CHD 是人类最常见的出生缺陷疾病，是婴幼儿非感染性疾病中最主要的死亡原因。据报道，我国 CHD 患儿在出生后活产占 6%~8%，据此估计我国每年出生先天性心脏病患儿约为 15 万。CHD 可因心脏结构和血流动力学异常而导致身体运动耐力下降、脑发育延迟、肺动脉高压、心脏扩大、心功能衰竭、艾森门格综合征以及死亡等。检出的先天性心脏病中占前 5 位的分别是：室间隔缺损、房间隔缺损、动脉导管未闭、肺动脉狭窄和法洛四联症，绝大多数先天性心脏病在孕早期可被发现。

1. 高危因素

（1）存在全身系统性疾病：母亲患糖尿病、系统性红斑狼疮、类风湿关节炎、苯丙酮尿症与胎儿先天性心脏病有关。有学者研究发现，母亲患糖尿病，胎儿的室间隔厚度明显增加，血糖控制正常后，室隔厚度逐渐恢复正常，同时糖尿病母亲的胎儿先天性心脏病发病率可达 3%~5%，主要畸形为室间隔缺损、主动脉缩窄、大动脉转位、右心室双出口等。母亲患苯丙酮尿症的胎儿 25%~50% 发生先天性心脏病，包括主动脉缩窄、大动脉转位、右心室双出口、左心发育不良、冠状动脉起源异常等。

（2）生育年龄偏大：Dinesh 等研究显示，父母的年龄越大染色体畸变发生率越高，父母的年龄偏大是出生缺陷发生的危险因素，且大多数学者认为母亲孕期年龄偏大与先天畸形的发生关系密切，并与 CHD 发病率有关。

（3）不良生活方式：吸烟、被动吸烟与 CHD 之间存在明显关系。研究发现，CHD 患儿母亲孕早期有饮酒习惯为胎儿 CHD 的危险因素之一，怀孕前 3 个月饮酒，胎儿发生房间隔缺损的风险将增加 1 倍。

（4）既往不良生育史：有研究指出自然流产、死胎、死产是 CHD 发生的危险因素，在自然流产的胚胎中，13% 的病例有 CHD，以室间隔缺损最为常见。

（5）CHD、先天畸形、染色体异常家族史、近亲结婚史：亚特兰大都会先天性缺陷计划研究发现 12.3% 的先天性心脏病与染色体异常相关。流行病学调查证实，倘若家族中有 CHD 患者则该家族中 CHD 的再发率及复发的危险性都是相当高的。有文献报道，若母亲所生的第一胎患有 CHD，第二胎患病的可能性为 2% 左右；若连续两胎皆为 CHD 者，再生 CHD 患儿的可能性增至 10%。若母亲患有 CHD，第二代患 CHD 的危险性为 10%。总的来说，拥有一个患 CHD 的兄弟姐妹或父母患有 CHD 的人其 CHD 的发病率在 2%~4%。

（6）负性生活事件：主要包括一级亲属死亡或突然病重、家庭关系不和、计划外怀孕等引起的精神紧张、焦虑、情绪低落、抑郁等。Carmichael 等报道孕期存在应激性事件与出生婴儿患流出道心脏畸形、神经管畸形和唇裂有关。国内的多项研究也发现孕早期负性生活事件或精神刺激会增加婴儿患 CHD 的风险。

（7）孕期营养不良：维生素的缺乏和使用不当是导致出生缺陷的重要原因之一。维生素 A 缺乏也同样与多种心脏畸形的发生有关，Millemann 等分析原因可能是通过诱导和调控 HOX 基因的表达而影响了胚胎的生长发育。

（8）孕 2~8 周即孕早期是胎儿心脏发育的关键时期。孕妇孕早期感冒是胎儿 CHD 发生的危险因素，引起感冒的病原体以病毒为主，多为呼吸道合胞病毒、流感病毒、柯萨奇病毒、鼻病毒等，多数病毒可经过胎盘进入胎儿体内增加患 CHD 的风险；孕妇本身就存在较为严重的心脏疾病，心律异常等有关疾病也会增加胎儿 CHD 风险；其余危险因素包括孕妇年龄偏大、先天性心脏病家族病史、存在不良妊娠史、妊娠合并糖尿病、不良生活方式（吸烟、饮酒）等。

2. 超声筛查 胎儿 CHD 早期诊断一直是筛查工作的重点和难点，主要借助于超声技术提高确诊率，孕妇产前进行胎儿超声检查可以排除胎儿先天性心脏病的可能。二维超声心动图是产前宫内诊断胎儿心脏瓣膜畸形的主要方法，具有无创、实时及高分辨率等优点，但二维超声无法显示瓣环的立体形态及瓣叶的具体数目。彩色及频谱多普勒超声是在二维超声基础上利用多普勒原理进行检查的方法，可检测瓣膜是否存在异常血流，频谱多普勒超声可检测血流速度，从而判断是否存在瓣膜狭窄，多普勒超声技术的应用可缩短胎儿心脏的检查时间,并提高先天性心脏病筛查的可靠性。三维超声是在二维超声的基础上,利用容积探头采集并获得胎儿心脏容积数据,再对研究部位进行立体重建得到三维图像的检测方法。利用三维立体重建技术可观察到先天性心脏病胎儿的心脏深部病变。通过检查胎儿心脏四腔心结构、左右心室流出道、瓣膜、大血管等的发育情况,可以大大提高先天性心脏病的产前检出率。对于可矫正的畸形心脏如大血管异位等,产前即明确诊断有利于提前做好转运及手术预案,避免了新生儿出生后错失手术时机而引起预后不良;对于预后较差的复杂心脏畸形,可在合适的孕周终止妊娠。

3. 遗传学筛查 遗传学因素是导致先天性心脏病发生的重要因素。目前羊水穿刺是产前诊断技术中最直接、最有效的检测方法,临床常用于胎儿先天性代谢疾病和染色体异常筛查,对于优生优育有着重要指导作用。根据遗传学检测技术,选择准确有效的分子生物学技术对先天性心脏病胎儿进行产前遗传学诊断,可最大程度避免伴有遗传性疾病胎儿的出生,对于提高人口质量具有重大现实意义。染色体非整倍体是最早被确认的胎儿先天性心脏病致病原因之一,如21三体综合征、18三体综合征和13三体综合征等。染色体核型分析是诊断染色体数目和结构异常的遗传学检查技术,但分辨率低。荧光原位杂交技术是检测微缺失、微重复的金标准,但该技术每次只能检测有限的预先选定区域,实验操作过程烦琐且价格昂贵,临床应用受限。染色体微阵列分析(chromosomamicroarrayanalysis,CMA)通过定位拷贝数变异精确的位置从而确定目标基因,具有高通量和高灵敏度等优势,目前已广泛应用于复杂性先天性心脏病研究,2013年美国妇产科学医师协会推荐CMA作为先天性心脏病胎儿的首选检测方法,但CMA对染色体结构异常检测仍有局限。无创DNA检测结果受孕妇血液中胎儿细胞浓度影响,故其结果仍有诸多争议。目前任何一项检查各有利弊,并不能全面评估遗传信息,需根据具体情况选择最优的先天性心脏病胎儿遗传筛查方案。

4. 检查时间 在孕早期,超声筛查心脏严重畸形主要通过观察胎儿颈项透明层(NT)增厚和静脉导管(DV)频谱异常来间接诊断。孕11~14周,在正中矢状切面上测量胎儿皮肤强回声与胎儿颈椎软组织强回声之间的无回声NT厚度。NT增厚与先天性心脏畸形密切相关,当NT≥3.5mm时,对先天性心脏病的灵敏度为2.6%,特异度为99.8%。DV在胎儿相对安静状态下进行测量,获得右腹部旁矢状切面,同时显示胎儿心脏、静脉导管和脐静脉腹腔段,静脉导管a波反向或消失视为频谱异常。目前国内外大多数医疗机构把胎儿心脏畸形的筛查时间定在孕18~24周,此时羊水较多,胎儿心脏发育已趋向完善、骨影遮挡又少,超声图像显示清晰,能有效提高心脏畸形筛查准确率。

5. 我国胎儿先天性心脏病介入治疗探索

(1) 胎儿肺动脉瓣成形术:手术干预时机的选择是实现胎儿右心室重新发育的关键点。多项研究发现,孕晚期出现室间隔完整型肺动脉瓣闭锁(pulmonary atresia with intact ventricular septum,PA/IVS)胎儿伴发右心发育不良(hypoplastic right heart,HRH)大多为轻至中度,生后经干预治疗多可实现双心循环,无须胎儿肺动脉瓣成形术(fetal pulmonary valvuloplasty,FPV)干预,对于少数中度HRH胎儿因接近预产期,右心室无继续发育时间,通常错过FPV干预时机。因此,FPV干预主要针对孕早期HRH。国内PA/IVS伴HRH超声诊断依据已成熟一致,多可于孕中期(18~26周)明确诊断,FPV治疗干预的孕周为26^{+2}~29周,与国外报道基本一致。目前国内外均缺乏远期大样本随机研究,FPV手术干预的最佳时机仍缺乏统一的客观评估指标,而生后单心室结局产前预测是这一评估指标的主要目的。超声下引导经皮穿刺胎儿心脏实施FPV手术的操作方法与国外介绍的操作基本一致,FPV应用球囊直径与胎儿肺动脉瓣环合适比例为1:1.5。一项欧洲多中心回顾性研究发现,与先天性重度主动脉瓣狭窄自然病程队列相比,FAV术后胎儿双心室修复比例相似(36% vs.38%),但术后存活者随访10年生存率明显提高,同时10%FAV胎儿存在手术并发症,增加早产概率,因此FAV术后胎儿受益情况仍有争议。国外学者研究显示FAV术后胎儿生后随访过程中主动脉瓣膜病变逐渐改善,但左心舒张功能障碍持续加重,因此术后双心室循环可能并不是评价FAV成功与否的合适指标。Laraja等对52例FAV术成功的活产儿进行长期随访,借助多项神经评分系统对其作神经系统发育评价,结果显示与未接受FAV干预的患儿相比,FAV术后实现双心室循环的患儿神经系统发育迟缓,无明显改善。

因此,国内外均需精心设计临床试验研究,以便清楚地证明 FAV 对先天性重度主动脉瓣狭窄伴左心发育不良患儿远期的真正受益。

(2) 房间隔造口术:目前房间隔造口术治疗指征仍缺乏客观指标,左心发育不良胎儿超声心动图特征明显,产前筛查率可达 90%。超声心动图观察左心房和肺静脉扩张,彩色多普勒肺静脉血流收缩期呈双向且逆流显著是该手术参考指征。左心发育不良阈值评分法:左心室长轴内径 Z 值 >0 分,左心室短轴内径 Z 值 >0 分,主动脉瓣瓣环 Z 值 >-3.5 分,三尖瓣瓣环 Z 值 >-2 分,跨三尖瓣或主动脉瓣血流压差 ≥20mmHg(1mmHg=0.133kPa),符合上述任何一项可予以手术干预。左心发育不良综合征(hypoplasticleft heart syndrome,HLHS)伴高度限制性房间隔缺损或房间隔完整胎儿的解剖病理证实,第 23 孕周即可出现胎儿肺部毛细血管发育畸形,因此房间隔造口术预治疗应尽早。国外统计发现房间隔球囊造口术成功率为 85%,但受穿刺针限制,术中应用球囊直径多为 2.0~4.0mm,术后房间隔缺损周围肌肉回缩,最终缺口内径往往 <2mm。美国波士顿儿童医院通过回顾分析发现,房间隔造口 >3mm,胎儿生后血氧饱和度才能得到改善,因此房间隔造口术实际效果大打折扣。国外尝试房间隔打孔后植入支架维持缺损开放,但多数报道显示其临床受益率差,技术仍不稳定、难度高,手术成功率偏低。

(3) 建立以防治先天性心脏病发生为重点的三级预防干预模式:先天性心脏病居我国出生缺陷儿首位,且逐年上升,有必要利用完善的妇幼保健网络,制订易宜推行的以先天性心脏病防治为重点的三级预防措施,做到针对性强、干预到位,确实降低先天性心脏病的发生。①预防为主,把好先天性心脏病防治的第一道防线。广泛持久开展社会宣传和健康教育;将出生缺陷预防的科普知识列为群众健康教育的重点内容。将预防工作提前到婚前、孕前,改造良好的妊娠环境,杜绝父母亲的不良嗜好,在妊娠期避免有毒有害物质的侵袭,减少先天性心脏病的发生。②提高孕期保健的质量,做好二级预防。严格按照围产保健服务程序及服务内容提供服务,切实做好高危妊娠的筛查、指导、追踪、随访工作,加强孕期营养宣教工作。对于糖尿病患者及苯丙酮尿症孕妇,要注意严格控制饮食,维持正常状态。杜绝吸烟、饮酒、吸毒等不良生活习惯。③加强新生儿保健,规范

新生儿体检,对先天性心脏病患儿及早进行手术治疗。产前诊断可早期发现胎儿心脏缺陷,有利于治疗时机及策略的选择。早期介入或手术治疗对改善先天性心脏病患儿的预后至关重要。

(二) 膈疝

膈肌从胚胎 4~8 周起开始发育,在此期间的发育停顿可导致膈肌部分缺损、腹部脏器通过横膈上的裂孔疝入胸廓,称为先天性膈疝,发生率为 1/5 000~1/2 000,其致死的主要原因是肺发育不良和肺动脉高压。疝入的腹腔脏器多为胃、肠,压迫肺组织,影响肺组织的发育。膈肌缺损的类型有几种,最常见的是胸腹裂孔疝,左侧多于右侧(85% vs. 13%),其他少见的有胸骨后膈疝、食管裂孔疝和膈膨升。先天性膈疝常伴发有心肺发育异常和其他畸形,其中心血管畸形占 27.5%。先天性膈疝预后极差,病死率可高达 20%~60%。

超声检查不能观察到膈肌缺损,也无法判断膈肌缺损的类型,只有在腹腔内容物疝入胸腔时才能间接诊断。膈疝的超声声像可显示胸腔病变的部位。大部分病例合并羊水过多、胎儿腹围小于相应孕周。

1. **膈肌缺损大小分级**　膈肌缺损越大,就有越多腹腔脏器疝入胸腔,继而压迫肺脏导致更严重的肺发育不良和肺动脉高压。是否需要补片修补可以间接反映膈肌缺损程度。先天性膈疝研究小组(CDHSG)回顾性分析了 3 062 例 CDH 患儿的临床资料,发现膈肌缺损越大,患儿存活率越低,住院周期及呼吸机辅助通气时间越长。该研究将膈肌缺损按严重程度分为 3 类:第一类指膈肌完全缺损,需要补片修补;第二类指膈肌缺损较大但可见残存膈肌,需要补片修补;第三类指膈肌缺损较小,无须补片修补。三类患者的存活率分别约为 57%,75% 和 95%。此后,CDHSG 通过膈肌修补术中术者的观察直接将膈肌缺损大小进行分级:A 级指膈肌缺损较小;B 级指膈肌缺损稍大,但小于单侧膈肌面积的 50%;C 级指膈肌缺损较大(大于单侧膈肌面积的 50%);D 级指膈肌几乎全部出现缺损。在 1 638 例患儿中,A 级缺损 218 例,B 级缺损 716 例,C 级缺损 495 例,D 级缺损 209 例,存活率分别约为 99%、95%、77% 和 56%。多因素回归分析结果发现,膈肌缺损大小分级和是否合并严重心脏畸形是 CDH 患儿预后不良的主要危险因素。因此,CDHSG 依据膈肌缺损大小分级和有无严重心脏畸形将 CDH 患儿进一步分成 5 类:

1类为膈肌缺损A级,无严重心脏畸形;2类为膈肌缺损A级且有严重心脏畸形,膈肌缺损B级且无严重心脏畸形;3类为膈肌缺损B级且有严重心脏畸形,膈肌缺损C级且无严重心脏畸形;4类为膈肌缺损C级且有严重心脏畸形,膈肌缺损D级且无严重心脏畸形;5类为膈肌缺损D级且有严重心脏畸形。其对应存活率分别约为99%、96%、78%、58%和38%。Putnam等研究指出膈肌缺损较大(C级和D级)需要呼吸机辅助通气时间约为膈肌缺损较小者(A级和B级)的2~3倍,且更容易出现术后并发症(包括呼吸系统、消化系统和神经系统并发症)。

2. 先天性膈疝的病理改变　是腹腔脏器疝入胸腔后导致的占位效应,因此测量胎儿肺体积更能直观地反映患侧肺的受压和健侧肺的发育情况。目前,胎儿肺体积(total fetal lung volume, TFLV)的测量可通过产前MRI检查实现。Lee等研究发现,当TFLV>40ml时,存活率约为90%,需要接受体外膜氧合器(extracorporeal membrane oxygenator,ECMO)治疗的比例约为10%;当TFLV<20ml时,存活率约为35%,需要接受ECMO治疗的比例约为86%,住院周期随着TFLV增加而增加。Akinkuotu等计算了产前、产后各风险因素与先天性膈疝患儿生后6个月存活率、需要接受ECMO治疗比例的相关性,发现实际肺体积占预测肺体积的百分比(observed to expected TFLV, o/eTFLV)与先天性膈疝预后相关性最高。当o/eTFLV<35%时,存活率约为56%,需要接受ECMO治疗的比例约为48%;当o/e TFLV>35%时,存活率约为94%,接受ECMO治疗比例约为11%。Ruano等研究结果也显示o/eTFLV越小,死亡和需要接受ECMO治疗的概率越大。Oluyomiobi等在一篇meta分析中发现o/eTFLV可用于预测CDH患儿存活率,当患儿o/eTFLV数值分别为<25%、25%~35%、>35%时,其对应的生存率分别为0~25%、25%~69%、75%~89%。与产前超声检查相比,产前MRI检查能提供更清晰的图像,胎儿肺脏、肝脏和肠管信号的MRI图像存在较明显的特征差异,且几乎不受孕妇体型的影响,很少出现因回声衰减而造成图像质量下降的问题,更有助于判断患侧肺和健侧肺的发育情况。产前MRI在诊断胎儿膈疝及评估预后方面虽然有较好的应用前景,但目前仍缺乏一种具体、实用的判断标准,故仍有待更加深入、系统的研究。

Kitano等研究发现若胃疝入胸腔,患儿死亡率将明显增加。可根据胃泡与胸腔的位置关系将严重程度分为4个等级:0级,胃泡位于腹腔内;1级,胃泡位于左侧胸腔未进入右侧胸腔;2级,胃泡疝入左侧胸腔且进入右侧胸腔的比例不超过50%;3级,超过50%胃泡疝入右侧胸腔。其需要接受补片修补的比例分别为0、46%、62%和94%。胃泡疝入分级与患儿生后90天存活率相关(OR=2.59,P=0.014)。Cordier等发现在左侧膈疝中,无论患儿是否行胎儿期气管封堵术,胃泡疝入胸腔部分的大小分级都是影响患儿存活率的主要因素。Basta等发现胃泡疝入胸腔部分的体积越大,患儿需要接受ECMO治疗和补片修补的概率就越大,呼吸机辅助通气时间更长,死亡率越高。有关胃泡位置评估CDH患儿预后的研究多为单中心回顾性研究,其结论外推的能力仍需通过多中心随机对照研究进一步探索。

3. 诊断

(1)产前诊断:膈疝胎儿存在胸腔解剖关系异常和肺发育不良。超声检查是最常用的筛查方式,在孕25周可确诊,其典型的特点是胸腔内见胃、肝脏、肠管等结构存在回声异常,并且伴有心脏、纵隔等脏器受压移位,胎儿腹围小于相同胎龄儿,60%~80%的CDH可以通过超声诊断。

(2)产后诊断:患儿出生后表现出一系列临床症状,包括发绀、气促、呕吐、便血、呼吸困难等,体格检查可见吸气性三凹征、桶状胸、舟状腹,患侧呼吸音消失。通过X线的辅助检查,可查见纵隔向健侧移位,同时患侧出现多个气液平面或圆形密度减低阴影,患侧胸腔见胃、肝脏和肠管等影像。

4. 治疗

(1)产前治疗:随着产前诊断水平的提高,许多先天性膈疝患儿在胎儿期就被诊断出来,产前尽早诊断可使得产前干预先天性膈疝得到重视。产前治疗最常采取的是胎儿镜气管封堵术,主要通过胎儿镜操作,人为地堵塞胎儿气管,使胎儿不能排出呼吸道的分泌物,分泌物不停累积,使胎肺膨胀,促进肺发育。胎儿镜气管封堵术虽然创伤较小,但也存在一些并发症,如胎膜早破、胎盘和胎儿损伤、流产和早产、羊水渗漏和羊膜腔感染、母体肺水肿和脏器的损伤等。

(2)产后治疗:出生后新生儿膈疝治疗的首要步骤仍然是手术方式修补缺损。国内学者将新生儿膈疝的手术时机分为三种：①急诊手术，疝嵌顿的患儿；②亚急诊手术，患儿出生后经初步治疗后需尽早手术解除疝内容物对心肺的压迫；③延期手术，通过改善肺功能，降低肺动脉压力以稳定患儿基本情况后再行手术。

先天性膈疝是少见但危重的一种疾病，起病隐匿，病情发展快，病死率高。它的病因学与发病机制迄今仍未阐明，临床医师应重视患儿长期生存质量进行随访，结合多学科医师，更好完成其诊断、治疗及护理。

（郑明明　胡娅莉　刘思诗　刘彩霞　孙雯
陈敦金　张力　卫蔷　林建华　缪慧娴
傅勤　孙路明　邹刚　卫星　孟梦
彭萍　滕伟　陈慧　张雪芹　徐霞
颜建英　胡芸　丁依玲　范建霞）

参考文献

［1］中华医学会围产医学分会胎儿医学学组，中华医学会妇产科学分会产科学组．胎儿生长受限专家共识(2019版)．中华围产医学杂志，2019，22(6)：361-377．

［2］American College of Obstetricians and Gynecologists' Committee on Practice Bulletins—Obstetrics，Society for Maternal-Fetal Medicin.ACOG practice bulletin No. 204：fetal growth restriction. ObstetGynecol，2019，133(2)：e97-e109．

［3］中华医学会妇产科学分会妊娠期高血压疾病学组．妊娠期高血压疾病诊治指南(2020)．中华妇产科杂志，2020，55(4)：227-238．

［4］American College of Obstetricians and Gynecologists. ACOGpractice bulletin No.202 gestational hypertension and preeclampsia.ObstetGynecol，2019，133(1)：1．

［5］中国系统性红斑狼疮研究协作组专家组，国家风湿病数据中心．中国系统性红斑狼疮患者围产期管理建议．中华医学杂志，2015，95(14)：1056-1060．

［6］刘平，樊尚荣．产科抗磷脂综合征的诊断和治疗．中华产科急救电子杂志，2019，8(2)：87-92．

［7］1型糖尿病合并妊娠多学科综合管理专家组．1型糖尿病合并妊娠多学科综合管理专家共识．中华糖尿病杂志，2020，12(8)：576-584．

［8］Queensland Clinical Guidelines. Gestational diabetes mellitus(GDM). 2021．

［9］中华医学会妇产科学分会产科学组．妊娠合并心脏病的诊治专家共识(2016)．中华妇产科杂志，2016，51(6)：401-409．

［10］REGITZ-ZAGROSEK V，ROOS-HESSELINK J W，BAUERSACHS J，et al. 2018 ESC Guidelines for the management of cardiovascular diseases during pregnancy. Eur Heart J，2018，39(34)：3165-3241．

［11］American College of Obstetricians and Gynecologists. ACOG practice bulletin No. 212：pregnancy and heart disease. Obstet Gynecol，2019，133(5)：e320-e356．

［12］V STEFANOVIC. Fetomaternal hemorrhage complicated pregnancy：risks，identification，and management.Cur OpinObstetGynecol，2016，28(2)：86-94．

［13］中华医学会妇产科学分会．双胎妊娠临床处理指南(第二部分)．中华妇产科杂志，2015，50(9)：641-647．

［14］徐丛剑，华克勤．实用妇产科学．4版．北京：人民卫生出版社，2017：197-201．

［15］张宁，于月新，封志纯，等．孕前TORCH筛查专家共识．发育医学电子杂志，2019，2(7)：81-85．

［16］章锦曼，阮强，张宁，等.TORCH感染筛查、诊断与干预原则和工作流程专家共识．中国实用妇科与产科杂志，2016，6(32)：535-540．

［17］中华医学会妇产科学分会产科学组．孕前和孕期保健指南(2018)．中华妇产科杂志，2018，53(1)：7-13．

［18］中华围产医学分会．妊娠期铁缺乏和缺铁性贫血诊治指南．中华围产医学杂志，2014，17(7)：451-454．

［19］中华医学会血液学分会红细胞疾病(贫血)学组．再生障碍性贫血诊断与治疗中国专家共识(2017)．中华血液学杂志，2017，38(1)：1-5．

［20］中华医学会血液学分会红细胞疾病学组．非输血依赖型地中海贫血诊断与治疗中国专家共识(2018)．中华血液学杂志，2018，39(9)：705-708．

第五章

新生儿窒息及新生儿复苏

新生儿出生时，在宫内到宫外生活环境的转变过程中，机体各系统，特别是呼吸系统和循环系统，经历了剧烈的变化。随着新生儿产生呼吸运动、清除肺内液体及产生与维持肺功能残气量，肺从胎儿时期充满液体的状态转变为充满气体的状态，并开始实施气体交换功能；随着脐带结扎和出生后呼吸的建立，胎盘功能终止，体循环阻力增加，肺循环阻力减少，循环系统逐步从胎儿循环转变为新生儿循环。在转变期，约85%的足月儿在出生后10~30秒可以启动自主呼吸，10%的新生儿在擦干和刺激后开始启动自主呼吸，3%左右的新生儿在正压通气后启动自主呼吸，2%需要气管插管呼吸支持，不到0.1%的新生儿需要胸外心脏按压或肾上腺素治疗。虽然绝大多数新生儿出生时不需要干预就能实现宫内到宫外环境的过渡，但仍有部分新生儿需要帮助才能达到呼吸和循环功能的稳定。

世界卫生组织估计每年全世界约100万新生儿死于围产期窒息，从窒息中恢复的新生儿具有较高的神经系统残疾风险，有效复苏能提高新生儿存活率，防治或减轻神经系统不良预后的风险。1987年，美国儿科协会发起了新生儿复苏项目（The Neonatal Resuscitation Program，NRP），在此基础上1992年成立了国际复苏联络委员会（International Liaison Committee on Resuscitation，ILCOR）新生儿复苏专业委员会，致力于新生儿复苏指南的制订和修订，目前使用的国际新生儿复苏指南是2020年制订的。我国也于2004年建立了中国新生儿窒息复苏项目，项目组专家参考国际复苏指南并结合中国国情，制订和修订了中国新生儿复苏指南。本章参考国内外新生儿复苏指南和相关教程，总结了新生儿窒息和新生儿复苏相关内容的新进展。

第一节　新生儿出生时的评估

一、新生儿评估前准备

1. **了解母亲产前情况**　新生儿出生前,临床医生应常规了解新生儿母亲的病史,包括母亲年龄、既往疾病及妊娠情况、本次妊娠情况及并发症、孕周、用药情况等。

2. **了解产时情况**　包括分娩方式,胎心监测情况,麻醉药应用情况,有无胎膜早破及绒毛膜羊膜炎,是否有羊水污染,有无脐带脱垂、胎盘早剥或前置胎盘,有无明显的产科出血。

3. **仪器设备准备**　新生儿出生后评估应在预热的辐射台保暖下进行,事先准备好听诊器、卷尺、体重秤、脉搏血氧饱和度仪、心电图仪(有条件的单位)等设备。

二、患儿出生时快速评估

新生儿出生时需立即进行快速评估,以判定刚出生的新生儿是否需要进行复苏。《中国新生儿复苏指南(2021 年修订)》推荐出生后立即快速评估 4 项指标:①足月吗? ②羊水清吗? ③肌张力好吗? ④哭声或呼吸好吗?

1. **是否足月**　早产儿各器官和系统发育不成熟,出生后需要复苏的概率比足月儿大,复苏时对于保暖、氧气供给及呼吸支持等与足月儿有区别,因此在出生前和出生时了解胎龄很重要。可通过孕妇末次月经情况估算胎龄,如孕妇月经紊乱,可通过 B 超评估胎龄。在紧急状态且无法通过 B 超评估胎龄时,临床医师可初步通过新生儿外观快速判定是否足月。与足月儿相比,早产儿皮肤较薄,皮下脂肪少,耳郭软,足底纹理少,乳腺结节小,男婴睾丸未降或未全降,大阴唇不能覆盖小阴唇。

2. **评估羊水情况**　正常新生儿出生时羊水是清亮的,4%~22% 的活产儿可能发生羊水胎粪污染。羊水粪染的发生率随胎龄增长而增加,英国的一项多中心研究显示,羊水胎粪污染在早产儿、足月儿和过期产儿中的发生率分别为 5.1%、16.5% 和 27.1%,由新生儿皮肤和肠道的脱落细胞、胃肠道黏液、毳毛、胎脂、羊水和肠道分泌物等组成,胎儿肠道蠕动增加和肛门括约肌松弛可导

致胎粪排出,污染羊水。研究显示,羊水胎粪污染往往是由于胎儿脐带受压导致的迷走神经冲动传出增加或缺氧时交感神经冲动传入增加,因此羊水粪染可能与胎儿宫内缺氧相关。20%~33% 羊水胎粪污染的新生儿出生时会发生呼吸抑制,这可能是宫内窘迫或感染所致,往往需要进行新生儿复苏。胎儿宫内缺氧初期会刺激胎儿呼吸及喘息,促使胎儿吸入污染了胎粪的羊水,导致胎粪吸入综合征。

3. **评估肌张力**　新生儿肌张力的快速评估可以通过观察新生儿姿势来进行,正常足月新生儿出生后四肢处于屈曲状态,上肢呈“W”型,下肢呈“M”型。宫内窘迫可导致肌张力降低,此时足月儿仰卧时呈青蛙样姿势,髋关节外展,四肢异常伸展,伴自发运动减少。

4. **新生儿呼吸评估**　通过观察新生儿是否有胸廓运动或哭声判断新生儿有无呼吸。

三、新生儿复苏过程中的评估

新生儿复苏过程中需要不断评估,以确定复苏的步骤是否有效,是否进入下一复苏步骤。评估主要基于 3 个体征:呼吸、心率、脉搏血氧饱和度。其中,心率对于是否进入下一步骤是最重要的。

(一)评估心率

出生后立即对新生儿心脏进行评估,用于评估自发呼吸的有效性,并确定后续干预的必要性。在复苏过程中,新生儿的心率增加被认为是判定每次干预是否成功的最敏感指标,建立快速、可靠和准确的新生儿心率测量方法非常重要。新生儿心率评估常用的方法包括:触诊动脉搏动、听诊心率、脉搏血氧饱和度仪评估心率和心电图评估心率。《中国新生儿复苏指南(2021 年修订)》指出,心前区听诊是最初评估心率的首选方法。新生儿出生时心率评估的各种方法及优缺点见表 5-1-1。

1. **触诊和听诊**　触诊动脉搏动(主要是脐动脉、肱动脉或股动脉搏动)是快速、简单的新生儿心率评估方法。通常触摸脐带根部,脐动脉搏动比肱动脉及股动脉准确性高,但是仍有一部分新生儿出生后脐血管收缩导致脐动脉搏动不明显,需要用听诊器在胸骨左缘听诊心率。触诊或听诊评估新生儿出生时心率,一般计数 6 秒,乘以 10 得出每分钟心率的快速估计值。触诊或听诊评估心率容易受主观因素影响,与心电图相比,可能低

表 5-1-1　新生儿出生时评估心率的常用方法及优缺点

心率评估方法	触诊	听诊	脉搏血氧饱和度仪	心电图
准确性	低估心率,特别是心率 <100 次 /min 时准确性差	低估心率,特别是心率 <100 次 /min 时准确性差	准确,但在出生后前 2 分钟内可能低估心率	金标准
评估所需要时间	7~19 秒	7~19 秒	60~120 秒	30~60 秒
可靠的评价方法	感受脉搏搏动	听诊心跳	观察脉搏血氧饱和度仪上规则的波形	观察心电图上规则的 QRS 波形
局限性	(1) 需要高度集中精力。 (2) 噪声、精神压力等可能导致评估不准确	(1) 需要高度集中精力。 (2) 噪声、精神压力等可能导致评估不准确	(1) 可靠的心率检测延迟(传感器接触患儿后 48 秒)。 (2) 出生后 2 分钟内低估心率。 (3) 外周低灌注、低血容量、环境因素等会导致心率信号丢失或不可靠	(1) 心率检测延迟(安放电极后 24 秒)。 (2) 需要花时间清洁新生儿皮肤液体。 (3) 增加早产儿皮肤损害或感染风险。 (4) 胎儿水肿、无脉冲电活动等特殊情况可导致心率显示不可靠

估心率,心率 <100 次 /min 时准确性较差。

2. 脉搏血氧饱和度仪　脉搏血氧饱和度仪可连续、同时测量新生儿的血氧饱和度和心率。它由两个发光二极管(分别发红光和红外光)和一个光探测器的传感器组成,传感器放在皮肤上,发光二极管发出的光进入皮肤,被皮肤毛细血管内红细胞反射并被光探测器识别并转变为数字显示在显示屏上,以血红蛋白氧饱和度的百分数表示。毛细血管血流是脉冲血流,脉搏血氧饱和度仪也能显示心率。脉搏血氧饱和度仪检测心率时,也有许多的局限性,包括:①延迟显示第一个心率值;②与心电图结果相比低估心率;③当心率较慢时,如心率 <100 次 /min 时,比较难以获得良好的信号质量;④其他情况,如外周低灌注、低血容量、皮肤水肿、肢端发绀、心律失常和周围环境因素的干扰,都可能影响脉搏血氧饱和度仪对心率的显示。

3. 心电图　用于新生儿复苏心率评估的心电图采用三电极心电图,电极通常放置于新生儿的右臂、左臂和左腿或腹部。众多的研究显示,新生儿复苏时,心电图监测心率比较准确和可靠,是心率监测的"金标准"。新生儿出生时评估过程中心电图的使用也有一些局限性,包括:①血液、黏液或羊水胎儿对于电极有影响,需清洁新生儿皮肤;②早产儿皮肤比较娇嫩,贴电极可能导致皮肤损害和感染;③一些临床特殊情况,如胎儿水肿或无

脉冲电活动(pulseless electrical activity,PEA)可能误导心率的评估。PEA 是一种心输出量为零但心电图有心率显示的现象,产生这种现象的原因是心肌有电生理活动但无心肌收缩,心脏亦无泵血,无脉搏的产生,常见于严重缺氧、休克或心搏骤停后。此时临床医师如果单靠心电图评估心率可能导致治疗的延误。

2020 年 ILCOR 系统回顾了既往新生儿复苏中采用不同方法评估心率的临床研究。研究显示,通过听诊或触诊评估新生儿心率往往会出现低估心率的情况,即使在健康新生儿中,复苏者也常常不能触摸到脐动脉的搏动,听诊或触诊评估新生儿心率可能是不可靠和不准确的。心电图能比脉搏血氧饱和度仪更快、更可靠地显示心率,特别是新生儿出生后 1 分钟内的心率。因此,2020 年 ILCOR 推荐在足月和早产儿复苏期间使用心电图快速、准确测量新生儿心率可能是合理的。但心电图的使用不能代替脉搏血氧饱和度仪对于血氧饱和度的监测。

临床上,如果新生儿出生时心率较低或存在灌注不良,有条件的单位首选心电图评估新生儿心率。在特殊情况下,如患儿存在 PEA 时,建议结合脉搏的触诊、听诊、脉搏血氧饱和度仪和心电图综合评估心率。

近年来,一些新的新生儿心率评估技术,如电子听诊器、多普勒超声、光电容积脉搏波描记

表 5-1-2 新生儿复苏心率评估技术的可靠性比较

心率评估	应用方法	连续性/间断性监测	准确性	从仪器应用开始到心率显示的时间
心电图	需要安放 3 个导联	连续性监测	金标准	平均获得时间为 1~24 秒
脉搏血氧饱和度仪	需要安放传感器	连续性监测	与心电图相比,平均差为 −5 次/min~+0.5 次/min	平均获得时间为 20~60 秒
电子听诊器	需听诊	连续性或间断性监测	与心电图相比,平均差为 −7.4 次/min~+27 次/min	平均获得时间为 2~45 秒
基于叩击的智能手机应用	需要听诊并叩击手机屏幕	间断性监测	模拟和评估高度相关 (r=0.99)	平均获得时间为 15 秒
多普勒超声	需要使用凝胶和探头,需专业人员解释结果	连续性或间断性监测	与心电图相比,平均差为 −3.2 次/min~+5.4 次/min	平均获得时间为 3~28 秒
光电容积脉搏波描记法	需要传感器安放于婴儿皮肤	连续性监测	与心电图高度相关(r=0.99)	研究中无描述
基于摄像机的光电容积脉搏波描记法	需要软件应用并连续监测	连续性监测	与心电图相比平均差为 ±2.4 次/min	研究中无描述
压点转换器	需要安放传感器及连续监测	连续性监测	与心电图高度相关(r=0.92)	研究中无描述
电容式传感器	需要安放传感器在婴儿皮肤上并连续监测	连续性监测	86% 心率准确	研究中无描述

法(photoplethysmography)、基于叩击的智能手机应用(tap-based smartphone application)、压点转换器(piezoelectric transducer)、电容式传感器(capacitive sensor)等,这些技术的可靠性总结见表 5-1-2。目前这些技术在临床应用尚少,仍需加强临床研究,验证这些技术在新生儿复苏中的临床应用价值。

（二）评估呼吸

评估新生儿呼吸时可以通过观察新生儿胸廓运动判断有无呼吸,新生儿有力的哭声有说明有自主呼吸。但在新生儿窒息缺氧时,可导致呼吸抑制,新生儿可出现一系列单次或多次的深吸气,称为喘息样呼吸,出生时喘息样呼吸往往需要正压通气。

（三）评估血氧饱和度

既往复苏指南推荐把肤色作为新生儿是否需要进一步处理的指标,但一些研究显示通过评估皮肤颜色确定血氧水平是不可靠的,新生儿因皮肤颜色而影响发绀的判断。另外一些研究显示,新生儿出生后由宫内到宫外的正常转变,血氧饱和度由大约 60% 的正常宫内状态增至 90% 以上往往需要数分钟时间,故从 2010 年开始,国际复苏指南推荐使用脉搏血氧饱和度仪评估血氧饱和度,并作为新生儿复苏决策的重要指标。正常新

生儿出生后 10 分钟内动脉导管前氧饱和度目标值见表 5-1-3。

表 5-1-3 正常新生儿出生后 10 分钟内动脉导管前氧饱和度目标值

出生后时间/min	氧饱和度范围/%
1	60~65
2	65~70
3	70~75
4	75~80
5	80~85
10	85~95

在使用脉搏血氧饱和度仪时,应注意:①为获得最迅速的信号,传感器应先连接新生儿,后连接仪器;②脉搏血氧饱和度仪感知部位的氧合应与灌注心肌和颅脑等重要脏器的血液有同一氧饱和度。传感器应连接在新生儿右臂上,此处接受动脉导管前主动脉的血液;③传感器应放在毛细血管丰富、皮肤比较薄的部位,通常放置于新生儿腕部侧面或手掌部;④光和探测器必须朝向正确,使感受器能感知反射光。传感器应环绕探测部位。

（石晶）

第二节　新生儿复苏技术的发展与评价

一、复苏时氧气供给

2005 年前，新生儿初始复苏时均采用 100% 吸入氧浓度进行，不管胎龄和孕周如何，并且，没有常规监测经皮动脉血氧饱和度（percutaneous arterial oxygen saturation, SpO_2），大多数的产房内缺乏空氧混合仪。2005 年美国心脏协会和澳大利亚指南均推荐在足月儿中使用空气进行初始复苏，随着健康早产儿及足月儿的 SpO_2 在出生后变化数据的认识和获得增多，各国指南推荐初始的复苏，特别是足月儿，应该使用空气复苏，以防 SpO_2 生后快速上升，吸入气氧浓度（fractional concentration of inspired oxygen, FiO_2）应该根据 SpO_2 进行相应的调整。

国际复苏联络委员会新生儿生命支持工作组对 5 个随机和 5 个半随机对照研究进行 meta 分析，共纳入 2 164 名新生儿，与吸入纯氧相比，空气复苏明显减少了死亡率（$n=1\,469$；$RR=0.73$；$95\%CI$ $0.57\sim0.94$），神经发育障碍和新生儿缺血缺氧脑病（hypoxic-ischemic encephalopathy, HIE）方面无差异。2020 年国际新生儿复苏指南推荐足月和晚期早产儿（$\geqslant 35$ 妊娠周）出生时接受呼吸支持，最初使用 21% 的氧气是合理的；不推荐纯氧用于复苏的初始阶段，因为纯氧增加了死亡率。

早产儿由于各脏器，特别是呼吸系统发育不成熟，出生时往往需要比足月儿更多的呼吸支持和用氧，由于早产儿体内抗氧化系统发育不完善，过多的氧摄入可导致肺、脑及视网膜病变，因此早产儿复苏时更强调用氧的管理，具体见本章第七节早产儿复苏。

二、延迟脐带结扎

新生儿从宫内到宫外生活的转变过程中，呼吸和循环系统变化最大。孕中期，胎盘与胎儿相比体积较大，血液在胎儿和胎盘之间均匀分布。足月妊娠时，胎盘血流占整个胎儿胎盘循环的 1/3。因此，出生后立即结扎脐带导致 1/3 的胎儿胎盘循环总血容量留在胎盘中。延迟脐带结扎 60 秒可使残留在胎盘内的血量减少至 20%，延迟

脐带结扎至 3~5 分钟，胎盘内残留血量约为 13%。延迟脐带结扎而促进胎盘输血的目的是促进血容量从胎盘转移到新生儿。研究显示，在新生儿出生后呼吸启动前结扎脐带可迅速导致暂时性左心房充盈减少，左心输出量降低，在出生后延迟脐带结扎（delayed cord clamping）30~60 秒可以促进胎盘 - 胎儿输血，增加新生儿心输出量，稳定血压，更平稳地从胎儿循环过渡到新生儿循环。

对于足月新生儿，延迟脐带结扎可以增加出生时血红蛋白含量，改善生后数月内铁储备，对于发育结局具有良好的作用。出生时延迟脐带结扎也能使早产儿明显受益，包括改善宫内到宫外过渡期的循环、增加血细胞比容、减少输血需要，降低新生儿坏死性小肠结肠炎（necrotizing enterocolitis, NEC）和颅内出血的发生率等。表 5-2-1 总结了延迟脐带结扎对于新生儿和孕母的近期和远期益处。

2020 年国际新生儿复苏指南指出，对于出生时不需要复苏的足月儿和早产儿，大于 30 秒的延迟脐带结扎是合理的。2017 年美国妇产科学会推荐，在出生时，有活力的足月儿或早产儿延迟脐带结扎 30~60 秒。对于新生儿出生时的一些特殊状况，意大利胎盘输血指南推荐：①胎儿 - 母亲血型不合溶血病时，出生后 30 秒内新生儿出现呼吸，建议在出生后 30 秒内结扎脐带。②单卵双胎由于出生时存在胎儿 - 胎儿输血综合征可能，建议出生时不进行延迟脐带结扎。③剖宫产或阴道分娩的双卵双胎，如果出生时有自主呼吸，建议延迟脐带结扎 30~60 秒。

当新生儿出生时需要紧急复苏或孕母血流动力学不稳定时，延迟脐带结扎可能影响新生儿复苏和孕母抢救。美国妇产科学会建议在以下情况下考虑立即结扎脐带或个体化处理：母亲出血、血流动力学不稳定；胎盘循环中断，如胎盘早剥、脐带断裂，脐带多普勒超声评估异常的宫内发育迟缓等；胎盘异常，如前置胎盘等。意大利胎盘输血指南指出，在以下情况下不推荐延迟脐带结扎：缺氧缺血性事件引起的出生窒息，如胎盘早剥、脐带脱垂、子宫破裂、肩难产、前置血管破裂，母体衰竭、羊水栓塞、母体心搏骤停；双胎输血；HIV 阳性母亲；Rh 血型不合溶血病；胎儿水肿；脐带不完整；全身麻醉剖宫产术。对于宫内发育迟缓儿，可能存在宫内慢性缺氧、红细胞增多症、血液黏滞度高，延迟脐带结扎可恶化新生儿红细胞增多症，故

表 5-2-1 延迟脐带结扎对于新生儿和孕母的近期和远期益处

	近期益处			远期益处	
早产儿	足月儿	母亲	早产儿	足月儿
（1）减少以下疾病风险： 　　颅内出血 　　坏死性小肠结肠炎 　　晚发型败血症 （2）减少以下需要： 　　因贫血或低血压输血 　　肺表面活性物质 　　机械通气 （3）增加： 　　血细胞比容 　　血红蛋白 　　血压 　　脑氧合 　　红细胞流动	（1）提供足够的血容量和出生时的铁储备。 （2）增加： 　　红细胞压积 　　血红蛋白	（1）对第三产程无影响。 （2）降低胎盘残留的发生率	（1）增加 10 周龄的血红蛋白。 （2）可能有助于神经系统的发育	（1）有助于改善出生后 2~4 个月的血细胞比容和血红蛋白。 （2）提高 6 月龄时的铁含量

意大利指南推荐这部分患儿出生前需要多学科团队充分沟通延迟脐带结扎的风险。

延迟脐带结扎可导致复苏延迟，故有研究者进行了脐带挤压促进胎盘-胎儿输血的研究。大多数研究采用的脐带挤压方法是：新生儿娩出后将新生儿置于母亲会阴水平或低于胎盘水平，操作者用拇指和示指在近会阴部、距离婴儿肚脐 20cm 水平夹住脐带，并向新生儿脐根部滑动，每次 2 秒，重复 3~5 次后结扎脐带。研究显示，对于足月儿和孕周大于 34 周的早产儿，与出生后立即结扎脐带相比，延迟脐带结扎或挤压脐带都可以提高新生儿血容量，改善组织灌注，有助于新生儿出生早期循环的稳定。对于需要复苏的新生儿通过挤压脐带促进胎盘输血也是可行的。但是，目前的研究缺乏标准化的脐带挤压程序，纳入研究的例数较少，尚缺乏大规模的随机对照试验，挤压脐带对于新生儿，特别是极早和超早产儿的安全性和有效性尚不确定，2020 年国际新生儿复苏指南不推荐孕周小于 28 周的超早产儿出生时挤压脐带。

三、床旁复苏

对于出生后需要立即复苏的新生儿，特别是早产儿，延迟结扎脐带可能导致低体温和呼吸支持的延误，2012 年世界卫生组织及 2015 年欧洲新生儿复苏指南指出，出生时没有呼吸或不哭的新生儿应行脐带结扎，立即开始复苏。近年来，一些临床研究尝试将新生儿复苏设备放到母亲产床或手术床旁，利用可移动的复苏台在母亲床旁对新生儿进行复苏，以便在复苏的同时可以进行脐带延迟结扎。在需要复苏的新生儿延迟结扎脐带过程中，婴儿放置于母亲腹股沟或腹部，剖宫产娩出的婴儿放置于母亲的大腿前侧。Duley 等纳入了 276 名胎龄小于 32 周的极早产儿，比较出生后母亲床旁复苏并延迟脐带结扎与立即脐带结扎对于新生儿的影响，出生后在母亲床旁进行复苏并延迟脐带结扎的早产儿死亡率低于生后立即结扎脐带的早产儿（5.2% *vs.* 11.1%，*RR*=0.47，95%*CI* 0.20~1.11），颅内出血的风险也较低（32%*vs.* 36%，*RR*=0.9，95%*CI* 0.64~1.26），但是由于纳入样本量过少，导致可信区间较大，仍需要扩大样本，进行多中心临床研究验证床旁复苏同时延迟脐带结扎对于新生儿结局和预后的影响。

四、喉罩通气道

新生儿复苏的关键是建立正常的通气，决定新生儿稳定和复苏结果的最重要因素是熟练的气道管理。进行正压通气时通常需要使用面罩或气管插管作为患者的主要界面，在球囊面罩正压通气无效及气管插管不可能或不成功的情况下，如颌面部先天发育异常、Pierre-Robin 综合征等，可考虑使用喉罩通气道（laryngeal mask airway，LMA）。

LMA 最早由 Brain 于 20 世纪 80 年代研发并被投入临床使用。经典的 LMA 是由一个小的可充气的椭圆形边圈喉罩与一个弯曲的气管导管连接而成。在使用时，操作者示指将喉罩罩体开口向前插入口腔，然后沿着硬腭向前置入，完全插入后喉罩气囊环位于声门上方，通过向喉罩边圈注入空气可使喉罩覆盖声门，喉罩气管导管连接复苏囊或呼吸器可进行正压通气。1994 年，Paterson 等人首次报道了新生儿复苏时使用 LMA 代替面罩正压通气的前瞻性临床观察研究，结果发现 LMA 首次尝试插入时成功率较高，通气和复苏效果较好。其后的多项随机对照临床研究也证实了新生儿复苏时使用 LMA 通气的安全性和有效性。LMA 操作相对简单，不需要借助特殊的仪器，可以在模具上进行相应的训练和培训。2004 年，Gandini 等研究发现，在 15 分钟 LMA 操作培训后，受训者在新生儿临床复苏实践中成功插入 LMA 的平均时间为 5 秒，并且培训前和培训后问卷评估发现使用者使用 LMA 的信心从 8% 增加到 97%。这表明，与气管内插管相比，LMA 培训花费时间短，在临床实践中操作成功率高，即使是相对缺乏经验的医务人员也可以有效地使用 LMA。2000 年美国儿科学会和美国心脏协会新生儿复苏指南中首次对 LMA 进行了推荐。2015 年国际新生儿复苏指南也推荐在晚期早产儿（>34 周胎龄）、足月新生儿和 / 或出生体重≥2 000g 的新生儿在球囊面罩通气无效、气管插管失败或不可行时使用 LMA。

近年来，在经典的 LMA 基础上，新的喉罩通气道做了一些改良，使操作者插入更方便，LMA 与声门周围组织形成更好的密封。虽然研究者尝试在新生儿复苏时需要使用气管插管的某些特殊情况中使用 LMA 替代气管插管，如胎粪吸引、急救药物的使用、配合胸部按压和新生儿转运等，但目前没有足够的证据推荐在这些特殊情况下 LMA 替代气管插管有更多获益。

LMA 的并发症包括软组织损伤、呕吐、反流、部分气道阻塞及腹胀等。特别在小于 34 周龄或体重小于 1 500g 的婴儿中使用 LMA 的安全性和有效性尚未确定。

（石晶）

第三节　新生儿窒息的诊断

一、概述

新生儿窒息（neonatal asphyxia）是围产期各种因素引起的新生儿出生后不能建立正常的自主呼吸，从而导致缺氧、酸中毒及相关的全身多器官功能损害。新生儿窒息是导致新生儿死亡、遗留严重神经系统后遗症的主要原因之一。

二、危险因素

产前、产时及产后任何可引起胎儿或新生儿气体交换障碍的因素均可导致新生儿窒息。

1. **孕母产前因素**　①孕母合并氧合异常疾病，如心肺功能不全、重度贫血；②妊娠并发症，如妊娠高血压、妊娠糖尿病；③高龄孕妇，母亲吸毒、吸烟或被动吸烟、多胎妊娠等。

2. **子宫、胎盘及脐带因素**　子宫破裂、胎盘早剥、脐带脱垂、脐带真结及脐带撕脱等。

3. **胎儿因素**　胎儿先天畸形、宫内感染、早产儿或巨大胎儿等。

4. **新生儿因素**　先天性心脏病、胎粪吸入综合征、新生儿持续性肺动脉高压和脓毒症休克等。

三、病理生理

1. **循环系统改变**　胎儿或新生儿缺氧时，机体启动代偿机制产生"潜水反射"，肾、肠、皮肤和肌肉血管收缩，血流集中分配至心脏、脑和肾上腺等重要脏器。机体众多因素参与了"潜水反射"：低氧血症刺激颈动脉化学感受器，释放儿茶酚胺，收缩外周血管，血流集中分配至重要脏器；胎儿缺氧时，肺血管收缩，肺血流量减少，左心房血液回流减少，左心房压力降低，右心房通过卵圆孔至左心房的血流增加，向左心输送更多的含氧血，保障大脑和心肌的供氧；在缺氧初期，胎儿大脑血管阻力降低，脑血流量增加。当缺氧缺血因素继续存在，代偿机制失败，血压下降，心、脑等重要脏器缺氧，导致多脏器功能损伤。尽管潜水反射是窒息缺氧初期保障重要器官功能的途径，但并不是所有的新生儿都表现出这些保护性的适应机制。急性或严重缺氧可直接损害脑、心肌等重要脏器。

2. **呼吸系统改变**　导致新生儿窒息的主要原

因是气体交换障碍。产前胎儿的呼吸功能是通过胎盘完成的,胎盘功能正常时,氧气从母亲供给胎儿,并排出二氧化碳。当各种原因引起胎盘呼吸功能衰竭时,胎儿供氧不足,二氧化碳不能有效排出,导致高碳酸血症和酸中毒,胎心监护提示胎儿活动减少,心率变异消失和心率减慢。在缺氧初期,新生儿呼吸代偿性加深加快,如果缺氧不能及时纠正,随即发生呼吸停止和心动过缓,即原发性呼吸暂停,在此阶段给予触觉刺激可恢复自主呼吸。如果缺氧因素持续存在,胎儿或新生儿在几次喘息样呼吸后出现呼吸停止,即继发性呼吸暂停,此阶段患儿肌张力降低、心率、血压和血氧饱和度下降,需要辅助正压通气才能恢复自主呼吸。缺氧较重的新生儿可能需要胸部按压和肾上腺素治疗使受损的心肌恢复循环。

3. 酸中毒 孕期母亲子宫动脉通过螺旋动脉向胎盘和胎儿输送含氧血液。氧气通过简单被动、非能量依赖的方式扩散。当胎盘供氧功能不足时,细胞启动无氧酵解,乳酸积累,pH 值降低。研究显示,窒息缺氧导致严重酸中毒,pH 值小于 7.0 时,神经系统不良结局的风险增高。

四、临床表现

1. 胎儿窘迫 胎儿宫内缺氧时可表现为胎心和胎动改变,胎心监护可表现为胎心率减速、包括变异减速、晚期减速,或有胎心率基线变异消失等。

2. Apgar 评分 Apgar 评分于 1952 年由 Virginia Apgar 医生提出,旨在出生后快速评估新生儿临床状况的评分体系,由 5 项体征组成,包括皮肤颜色、心率、反射、肌张力和呼吸,每项 0~2 分,分别在出生后 1 分钟、5 分钟和 10 分钟进行评估,低于 7 分者需要每间隔 5 分钟重复评估,至出生后 20 分钟(表 5-3-1)。Apgar 评分 5 分钟和 10 分钟低于 5 分提示脑瘫风险增加。Apgar 评分可评价窒息的严重程度和复苏的效果,评分者不需借助实验室检查即可对出生的婴儿进行简便、快速的评估,是目前国际公认的评估新生儿窒息最简便和最实用的方法。

Apgar 评分用于评估新生儿窒息的敏感性较高,但其本身也有许多局限之处:早产儿由于自身发育不成熟,肌张力低下,对外界刺激的反应相对较差,Apgar 评分可低于正常;伴有先天发育异常的患儿可能存在肌张力低下、呼吸节律或心律异常,影响 Apgar 评分结果;产妇分娩前及分娩中使用镇静剂、麻醉剂等药物亦可影响新生儿,使其处于抑制状态,导致 Apgar 评分偏低;复苏措施也是影响 Apgar 评分的重要因素。因此,建议填写 Apgar 评分辅助表(表 5-3-2),以便正确描述新生儿出生时的状况及所采取的复苏措施。

3. 多脏器功能损害 新生儿窒息可影响多脏器功能,导致多器官功能损害,临床表现为:①脑损伤,如缺氧缺血性脑病、颅内出血及脑卒中等;②肺损害,如肺出血、持续性肺动脉高压及急性呼吸窘迫综合征等;③心脏损害,如缺氧缺血性心肌损伤、心律失常、心力衰竭及心源性休克等;④泌尿系统损伤,如急性肾损伤、肾功能不全及肾静脉栓塞等;⑤消化系统损害,如消化道溃疡、坏死性小肠结肠炎及肝功能损害;⑥血液系统,如血小板减少、弥散性血管内凝血;⑦代谢紊乱,如低血糖或高血糖、电解质紊乱及酸中毒等。

五、辅助检查

1. 产前监护 产前电子胎心监护、生物物理评分及胎儿头皮血 pH 值和乳酸测定等可辅助评价胎儿宫内缺氧程度。

表 5-3-1 新生儿 Apgar 评分标准

体征	评分标准		
	0 分	1 分	2 分
皮肤颜色	青紫或苍白	身体红,四肢青紫	全身红
心率	无	<100 次 /min	>100 次 /min
对刺激的反应	无反应	有些动作,如皱眉	哭或反应灵敏
肌张力	松弛	四肢略屈曲	四肢活动
呼吸	无	微弱,不规则	良好,哭声响

表 5-3-2 Apgar 评分辅助表

体征	0分	1分	2分	1分钟	5分钟	10分钟	15分钟	20分钟
皮肤颜色	青紫或苍白	身体红,四肢青紫	全身红					
心率	无	<100 次 /min	>100 次 /min					
对刺激的反应	无反应	有些动作,如皱眉	哭或反应灵敏					
肌张力	松弛	四肢略屈曲	四肢活动					
呼吸	无	微弱,不规则	良好,哭声响					
总分								

备注	复苏				
	时间 /min	1	5	10	15	20
	给氧					
	PPV/NCPAP					
	气管插管					
	胸外按压					
	肾上腺素					

注:PPV. 正压通气(positive pressure ventilation);NCPAP. 鼻塞持续气道正压(nasal continuous positive airway pressure)。

2. 出生后检查

(1) 脐动脉血气分析:脐动脉血气分析 pH 值和碱剩余可准确提供胎儿代谢情况和酸碱平衡状态,pH 值 <7.0 提示新生儿窒息程度较重,脐动脉血气分析结果是诊断新生儿窒息的重要指标之一。

(2) 血生化、心肌酶学、心肌损伤标志物检查明确患儿有无肝、肾功能及心脏损害,有无代谢紊乱;脑损伤患儿建议行脑功能监测、头颅磁共振检查;有呼吸系统症状者行胸部 X 线片检查;凝血功能障碍患儿行弥散性血管内凝血(disseminated intravascular coagulation,DIC)检查。

六、新生儿窒息的诊断标准

既往国内往往根据 Apgar 评分诊断新生儿窒息,但 Apgar 评分受许多因素影响,包括胎龄、母亲用药、患儿合并神经肌肉疾病及脑发育异常等,并且 1 分钟 Apgar 评分与患儿远期预后无明显相关性,因此,单独依据 Apgar 评分判断是否存在新生儿窒息可导致诊断的扩大化。目前,国内外指南推荐 Apgar 评分结合患儿脐动脉血气分析、围产期高危因素及患儿临床表现等综合诊断新生儿窒息。

1. **美国标准** 1996 年,美国妇产科医师学会和美国儿科学会共同提出,可能引起神经系统后遗症的严重围产期窒息应同时具备以下 4 条标准:①脐动脉血气分析提示严重的代谢性或混合性酸中毒(pH 值 <7.00);②Apgar 评分 0~3 分持续超过 5 分钟;③新生儿出现神经系统的异常表现,如惊厥、昏迷或肌张力低下;④多器官功能损害,如心血管系统、消化系统、血液系统、呼吸系统或泌尿系统损害。

2. **中国标准** 近年来,一些学者提出上述美国标准较为严格,可能导致缺氧缺血性脑病漏诊。2013 年,中国医师协会新生儿专业委员会制定了新生儿窒息诊断和分度标准建议,诊断标准:①有导致窒息的高危因素。②生时有严重呼吸抑制、至生后 1 分钟仍不能建立有效的自主呼吸,且 Apgar 评分≤7 分;包括持续至出生后 5 分钟仍未建立有效的自主呼吸,且 Apgar 评分≤7 分,或出生时 Apgar 评分不低但至出生后 5 分钟降至≤7 分者。③脐动脉血气分析 pH<7.15。④除外其他引起低 Apgar 评分的病因,如呼吸、循环、中枢神经系统先天性畸形、神经肌肉疾患、胎儿失血性休克、胎儿水肿以及产妇产程中使用大剂量麻醉镇痛剂、硫酸镁引起的胎儿被动药物中毒等。第 2~4

条为必备指标,第 1 条为参考指标。分度标准:①轻度窒息,无缺氧缺血性脏器损伤;②重度窒息,有缺氧缺血性脏器损伤。

国内多中心研究显示,新生儿窒息脐动脉血 pH 值临床校正值分布范围为 7.00~7.20,碱剩余分布范围为 –10mmol/L~–18mmol/L。2016 年中华医学会围产医学分会新生儿复苏学组提出关于了结合 Apgar 评分及脐动脉血气分析 pH 诊断新生儿窒息的方案:①轻度窒息,1 分钟 Apgar 评分≤7 分,或 5 分钟≤7 分,伴脐动脉血 pH 值 <7.2;②重度窒息,1 分钟 Apgar 评分≤3 分或 5 分钟≤5 分,伴脐动脉血 pH 值 <7.0。该方案同时强调应重视围产期缺氧病史,尤其强调胎儿窘迫及胎心率异常,可作为新生儿窒息的辅助诊断标准。

(石晶)

第四节　新生儿复苏的流程与方法

一、新生儿复苏的基本原则

1. 每次分娩时,产房应确保至少有一名熟练掌握新生儿复苏技术的医护人员在场。

2. 加强产科和儿科合作,儿科医师参加高危产妇分娩前讨论,在产床前等待分娩及实施复苏,负责复苏后新生儿的监护和查房等。产科和儿科医师共同保护胎儿完成向新生儿的平稳过渡。

3. 在 ABCD 复苏原则下,新生儿复苏可分为 4 个步骤:①快速评估(或有无活力评估)和初步复苏;②正压通气和脉搏血氧饱和度监测;③气管插管正压通气和胸外按压;④药物和 / 或扩容治疗。每个复苏步骤耗时不应超过 30 秒,在初步复苏时,如需要气管插管吸引胎粪,复苏时间可延长。

二、新生儿复苏基本程序

新生儿复苏基本程序包括"评估 - 决策 - 措施",在整个复苏中不断重复(图 5-4-1)。评估主要基于以下 3 个体征:呼吸、心率、脉搏血氧饱和度。

通过评估这 3 个体征中的每一项来确定每一步骤是否有效。其中,心率对于决定是否进入下一步骤是最重要的。

三、复苏流程与步骤

2020 年 ILCOR 对原有的国际新生儿复苏指南进行了更新,我国新生儿复苏项目专家组参考 ILCOR 指南,结合中国国情,修订了《中国新生儿复苏指南》。中国新生儿复苏指南与国际新生儿复苏指南流程图见图 5-4-2。流程均包括产前准备、快速评估(或有无活力评估)、初步复苏、正压通气和脉搏血氧饱和度监测、气管插管正压通气和胸外按压、药物和 / 或扩容及复苏后护理和监护。

《中国新生儿复苏指南(2021 年修订)》与 2020 年国际新生儿复苏指南的区别为:国际指南在新生儿出生后快速评估 3 项,足月吗？肌张力好吗？有呼吸或哭声吗？对于羊水胎粪污染无活力的新生儿除气道有阻塞外,不再常规推荐气管插管吸引胎粪。我国指南根据我国国情和实践经验,建议新生儿出生后快速评估 4 项,足月吗？羊水清吗？肌张力好吗？有呼吸或哭声吗？当新生儿出生时有羊水污染,需要评估新生儿的活力。有活力的新生儿定义是强有力的呼吸,心率 >100 次 /min,肌张力好。如新生儿无活力,需要进行气管插管吸引胎粪。如果新生儿无活力,不具备气管插管条件时,应快速清理口鼻后尽快开始正压通气。

(一) 产前准备

1. **人员准备**　分娩前新生儿复苏团队人员要问产科医师 4 个问题:孕周多少？羊水是否清亮？预期分娩的新生儿数目？母婴有何高危因素？根据这些问题的答案确定复苏团队的人员人数及物品。每次分娩必须至少有 1 名能够实施初步复苏并启动正压通气的医护人员在场,负责护理新生儿。如果有高危因素,则需多名医护人员在场,组建合格的、熟练掌握复苏技术的团队。团队要明确组长和成员的分工,做好复苏计划。

2. **物品准备**　应在每次分娩前使用标准化的"新生儿复苏物品核查表"(表 5-4-1),准备复苏所需的全部用品和设备,并确保其功能正常。

(二) 初步复苏

1. **快速评估**　我国 2020 年新生儿复苏指南推荐新生儿出生后快速评估 4 项指标:足月吗？羊水清吗？肌张力好吗？哭声或呼吸好吗？如 4

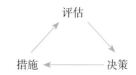

图 5-4-1　新生儿复苏的基本程序

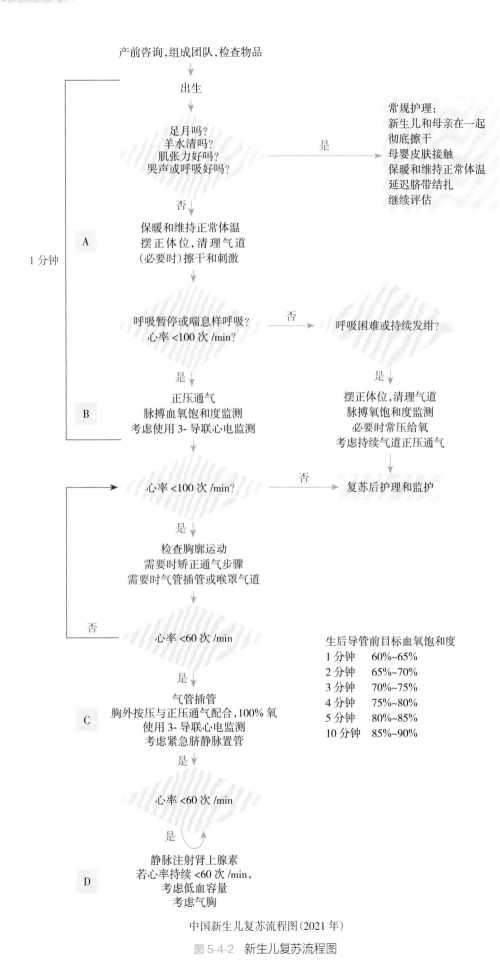

产前咨询,组成团队,检查物品

出生

足月吗?
羊水清吗?
肌张力好吗?
哭声或呼吸好吗?

是 →

常规护理:
新生儿和母亲在一起
彻底擦干
母婴皮肤接触
保暖和维持正常体温
延迟脐带结扎
继续评估

否 ↓

A 保暖和维持正常体温
摆正体位,清理气道
(必要时)擦干和刺激

呼吸暂停或喘息样呼吸?
心率 <100 次/min?

否 →

呼吸困难或持续发绀?

是 ↓

B 正压通气
脉搏血氧饱和度监测
考虑使用 3-导联心电监测

是 ↓

摆正体位,清理气道
脉搏氧饱和度监测
必要时常压给氧
考虑持续气道正压通气

心率 <100 次/min?

否 →

复苏后护理和监护

是 ↓

检查胸廓运动
需要时矫正通气步骤
需要时气管插管或喉罩气道

否

心率 <60 次/min

是 ↓

生后导管前目标血氧饱和度
1 分钟　60%~65%
2 分钟　65%~70%
3 分钟　70%~75%
4 分钟　75%~80%
5 分钟　80%~85%
10 分钟　85%~90%

C 气管插管
胸外按压与正压通气配合,100% 氧
使用 3-导联心电监测
考虑紧急脐静脉置管

是 ↓

心率 <60 次/min

是 ↓

D 静脉注射肾上腺素
若心率持续 <60 次/min,
考虑低血容量
考虑气胸

1 分钟

中国新生儿复苏流程图(2021 年)

图 5-4-2　新生儿复苏流程图

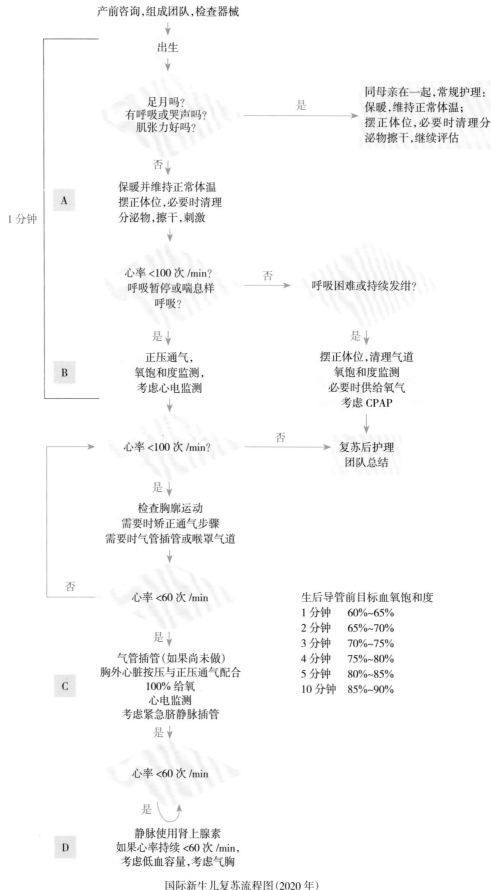

国际新生儿复苏流程图(2020 年)

图 5-4-2(续)

表 5-4-1　新生儿复苏物品核查表

设备	物品
保温设备	预热的辐射保温台及温度传感器、预热的毛巾或毯子、转运暖箱、消毒的塑料袋或保鲜膜(孕周 <32 周)、化学保暖垫(必要时)、婴儿帽子
清理气道	肩垫、吸引球、负压吸引器(80~100mmHg)、10F 和 12F 吸痰管、胎粪吸引管
正压通气	自动充气式气囊、面罩(足月儿与早产儿型号)、6F 和 8F 胃管、注射器、T 组合复苏器
给氧	氧源、空氧混合仪、吸氧导管
气管插管	不同型号气管导管、金属导芯、喉镜、镜片(0 号、1 号)、软尺和气管插管深度表、防水胶布、剪刀、喉罩通气道
药物	0.9% 氯化钠、肾上腺素(配成 1∶10 000)
脐静脉插管用品	脐静脉导管、三通管、消毒剪刀或外科手术刀、消毒溶液
评估及监测设备	脉搏氧饱和度仪及传感器、3 导联心电监测仪和电极片、计时器、听诊器、目标血氧饱和度参考值表格
其他	无菌手套、不同规格注射器(1ml、2ml、5ml、10ml、20ml、50ml)

项均为"是",应快速彻底擦干,和母亲皮肤接触,进行常规护理。如 4 项中有 1 项为"否",则开始进行初步复苏。2010 年开始国际新生儿复苏指南不再常规评估羊水情况,也不推荐常规进行气管内胎粪吸引,所以国际复苏指南中只评估 3 项:是否足月、呼吸或哭声及肌张力。《中国新生儿复苏指南(2021 年修订)》推荐如羊水有胎粪污染,则进行有无活力的评估,并决定是否需要气管插管吸引胎粪。

2. 初步复苏

(1) 保暖:产房温度设置为 24~26℃。提前预热辐射保暖台,足月儿辐射保暖台温度设置为 32~34℃,或腹部体表温度 36.5℃;早产儿根据其中性温度设置。用预热毛巾包裹新生儿放在辐射保暖台上,注意头部擦干和保暖。复苏胎龄 <32 周和 / 或出生体重 <1 500g 的早产儿时,将其头部以下躯体和四肢包裹在清洁的塑料袋内,或盖以塑料薄膜置于辐射保暖台上,摆好体位后继续初步复苏的其他步骤。避免高温,防止引发呼吸抑制。新生儿体温(腋下)应维持在 36.5~37.5℃。

(2) 体位:新生儿头轻度仰伸位(鼻吸气位)。

(3) 吸引:必要时(分泌物量多或有气道梗阻)用吸引球或吸痰管先口咽后鼻清理分泌物。过度用力吸引可导致喉痉挛,并刺激迷走神经,有引起心动过缓和呼吸抑制的风险。应限制吸痰管插入的深度和吸引时间(<10 秒),吸引器负压不超过 100mmHg(1mmHg=0.133kPa)。

(4) 羊水胎粪污染(简称羊水粪染)的处理:

2015 年国际复苏协会指南指出,羊水污染的新生儿评估无活力时,常规气管插管吸引胎粪可能导致正压通气的延迟,故不推荐常规气管插管吸引胎粪,但对于正压通气时有气道梗阻的新生儿,气管插管吸引胎粪可能有益。2017 年美国妇产科学会推荐出生时羊水粪染的新生儿无论活力如何,复苏的原则同羊水清亮的新生儿。

根据国情和实践经验,《中国新生儿复苏指南(2021 年修订)》推荐如羊水有胎粪污染,进行有无活力的评估再决定是否气管插管吸引胎粪。有活力的定义是:规则呼吸或哭声响亮,肌张力好及心率 >100 次 /min,以上 3 项中有 1 项不好者为无活力。有活力者继续初步复苏,无活力者需进行气管插管,并用胎粪吸引管在 20 秒内完成气管内胎粪吸引(见图 5-4-3)。

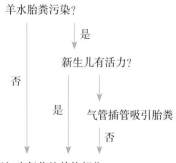

图 5-4-3　羊水胎粪污染新生儿复苏流程图

使用胎粪吸引管吸引胎粪时,将胎粪吸引管直接连接气管导管,吸引时复苏者用右手示指将气管导管固定在新生儿的上腭,左手示指按压胎粪吸引管的手控口使其产生负压,边退气管导管边吸引,3~5秒将气管导管撤出气管外并随手快速吸引一次口腔内分泌物。如果不具备气管插管条件,而新生儿无活力时,应快速清理口鼻后立即开始正压通气。

(5)擦干和刺激:快速彻底擦干头部、躯干和四肢,去掉湿毛巾。如仍无呼吸,用手轻拍或手指弹新生儿足底或摩擦背部2次以诱发自主呼吸。

3. 评估新生儿　如新生儿没有呼吸或喘息样呼吸,或心率<100次/min,应立即给予正压通气。

(三)正压通气

新生儿复苏成功的关键是建立有效的通气。

1. 正压通气指征　①呼吸暂停或喘息样呼吸;②心率<100次/min。对有以上指征者,要求在"黄金一分钟"内实施有效的正压通气。如果新生儿有呼吸,心率>100次/min,但有呼吸困难或持续发绀,应监测脉搏血氧饱和度,可常压给氧或给予持续气道正压通气,经上述处理,血氧饱和度仍不能达到目标值,可考虑正压通气。有自主呼吸的早产儿,出生后如需即刻呼吸支持,应给予持续气道正压通气而不是气管插管正压通气。

2. 球囊面罩正压通气

(1)压力:通气压力需要20~25cmH$_2$O,少数病情严重的新生儿可用2~3次30cmH$_2$O压力通气。对需要正压通气的新生儿,最好同时提供呼气末正压通气。

(2)频率:40~60次/min。

3. 新生儿正压通气装置

(1)自动充气式气囊:挤压后自动充气,将气体吸进气囊内,有减压阀,能减少过度充气,使用方便,可作为新生儿复苏的常备装置。自动充气式气囊不连接氧源,氧浓度21%;连接氧源不加储氧器,氧浓度约40%;连接氧源,加袋状储氧器,氧浓度能达到100%,加管状储氧器,氧浓度90%。缺点是当面罩和面部有缝隙时,仍然能充气,操作者不容易判断面罩与新生儿的面部是否密闭;不能通过面罩进行常压给氧,不能用于持续气道正压通气。

(2)气流充气式气囊:需要将压缩气源的气体送至气囊内,且气囊开口端密封时,如面罩紧贴患儿面部或气囊开口连于患儿的气管插管导管

时,气囊才能充盈,可以用于常压给氧。气流充气式气囊氧浓度与进入气囊的氧浓度相同,可提供21%~100%的氧气。缺点是必须有气源才能充盈,无减压阀,要求使用压力计监测每一次呼吸的压力。

(3)T组合复苏器:是一种由气流控制、有压力限制的机械装置,能提供恒定的吸气峰压及呼气末正压,维持功能残气量,对早产儿的复苏更能提高效率和安全性。在使用前需接上压缩气源,采用空氧混合仪调节氧浓度。预先设定吸气峰压20~25cmH$_2$O、呼气末正压5cmH$_2$O、最大气道压(安全压)40cmH$_2$O。操作者用拇指或示指关闭或打开T形管的开口,控制呼吸频率及吸气时间,使气体直接进入新生儿气道。提供恒定一致的呼气末正压及吸气峰压,维持功能残气量,更适合早产儿复苏时正压通气的需要。本装置操作容易,使用灵活,压力输出稳定,操作者不易疲劳。

(4)面罩:新生儿复苏面罩有不同的大小型号,以适用于足月儿和早产儿。面罩应大小合适,边缘刚好覆盖新生儿的下颌和口鼻,与新生儿的面部形成密闭,不覆盖眼睛。使用时通常用拇指、示指和中指环绕下压面罩边缘,同时环指和小指将下颌抬起以保持气道的通畅。

4. 用氧　孕周≥35周的早产儿和足月儿使用空气进行初始复苏,孕周<35周的早产儿使用21%~30%的氧气进行初始复苏,避免初始使用65%~100%的氧气进行复苏。复苏时使用空氧混合仪根据血氧饱和度调整给氧浓度,使血氧饱和度达到目标值。胸外按压时给氧浓度要提高到100%。

在新生儿复苏期间,脉搏血氧饱和度仪的传感器应放在新生儿右手掌或右手腕部以检测动脉导管前血氧饱和度,传感器应先连接新生儿后连接仪器,以迅速获得信号。

5. 判断有效通气　开始正压通气时即刻连接脉搏血氧饱和度仪,并观察胸廓是否起伏。有效的正压通气表现为胸廓起伏良好,心率迅速增快。正压通气开始后,边操作边观察胸廓是否起伏,同时连接脉搏血氧饱和度仪,考虑使用3导联心电监测。对于需要复苏的新生儿,脉搏血氧饱和度仪和3导联心电监测是重要的辅助手段,可提供持续的心率评估。为了更快速、准确地评估心率,在胸外按压时,推荐使用3导联心电监测。

6. 矫正通气的步骤　如达不到有效通气,需

矫正通气步骤,可以用字母缩写"MRSOPA"记忆矫正通气的步骤。①M(mask):调整面罩,检查面罩和面部之间是否密闭。②R(reposition airway):重新摆正体位,重新摆正头和颈的位置,调整为"鼻吸气位"。完成M和R步骤后,给予正压通气,并观察有无胸廓起伏,如无胸廓起伏,进行以下步骤。③S(suction):吸引口鼻,清除分泌物。④O(open mouth):使新生儿的口张开。⑤P(increase pressure):增加气道压力。完成以上步骤后再次尝试正压通气,如仍无胸廓起伏,或心率<100次/min,进行以下步骤。⑥A(airway):改变气道,考虑气管插管或喉罩通气道。

7. 评估及处理　经30秒有效正压通气后,如有自主呼吸且心率≥100次/min,可逐步逐渐降低正压通气的压力和频率,同时观察自主呼吸是否良好。①如心率持续>100次/min,自主呼吸好,则逐渐停止正压通气。如脉搏血氧饱和度未达到目标值,可常压给氧。②如心率在60~99次/min,再次评估通气的有效性,必要时再做矫正通气步骤,可考虑气管插管正压通气。③如心率<60次/min,再次评估通气有效性,必要时再做矫正通气步骤,给予气管插管,增加氧浓度至100%,连接3导联心电监测,开始胸外按压。

8. 其他　持续球囊面罩正压通气(>2分钟)可产生胃充盈,需经口插入胃管,用注射器抽气并保持胃管远端处于开放状态。

(四)气管插管

1. 指征　①需要气管内吸引胎粪。②球囊面罩正压通气无效或正压通气需要延长时。③胸外按压。④经气管注入药物(肾上腺素、肺表面活性物质)。⑤特殊复苏情况,如先天性膈疝等。

2. 气管导管选择和插入深度　常用的气管导管为上下直径一致的直管,不透射线和有刻度标识。如使用金属导丝,导丝前端不可超过管端。气管导管的型号和插入深度(唇端距离)根据新生儿的体重而定,见表5-4-2和表5-4-3。插管深度也可以根据公式计算:插管深度(cm)=出生体重(kg)+(5.5~6.0)cm。

表5-4-2　不同体重和孕周新生儿气管导管内径选择

体重/g	胎龄/周	导管内径/mm
<1 000	<28	2.5
1 000~2 000	28~34	3.0
>2 000	>34	3.5

表5-4-3　不同出生体重新生儿气管导管插入深度(唇端距离)

胎龄/周	出生体重/g	插入深度/cm
23~24	500~600	5.5
25~26	700~800	6.0
27~29	900~1 000	6.5
30~32	1 100~1 400	7.0
33~34	1 500~1 800	7.5
35~37	1 900~2 400	8.0
38~40	2 500~3 100	8.5
41~43	3 200~4 200	9.0

3. 方法　将新生儿置于轻度仰伸位。关键在于暴露声门,并要强调小指的3个用处。

(1)插入喉镜:左手持喉镜,使用带直镜片(早产儿用0号,足月儿用1号)的喉镜进行经口气管插管。将喉镜柄夹在拇指与前3个手指间,镜片朝前。小指靠在新生儿颏部提供稳定性(小手指的第1个用处)。喉镜镜片应沿着舌面右侧滑入,将舌推至口腔左侧,推进镜片直至其顶端达会厌谷。

(2)暴露声门:采用"一抬一压"手法。轻轻抬起镜片,上抬时需将整个镜片平行于镜柄方向移动,使会厌软骨抬起即可暴露声门和声带。如未完全暴露,操作者用自己的小指(小手指的第2个用处)或由助手用示指向下稍用力压环状软骨使气管下移有助于暴露声门。在暴露声门时不可上撬镜片顶端来抬起镜片。

(3)插管:插入有金属管芯的气管导管,将管端置于声门与气管隆嵴之间,接近气管中点。

(4)操作时限及技巧:整个操作要求在20~30秒内完成。如插入导管时声带关闭,可采用Hemlish手法,即助手用右手示指和中指在胸外按压的部位向脊柱方向快速按压1次促使呼气产生,声门就会张开。

4. 判断气管导管位置的方法　正压通气时导管管端应在气管中点,判断方法如下。①声带线法:导管声带线与声带水平吻合。②胸骨上切迹摸管法:操作者或助手的小指尖垂直置于胸骨上切迹上(小手指的第3个用处),当导管在气管内前进时小指尖触摸到管端,则表示管端已达气管中点。③体重法:根据体重,初步判断气管导管位置。

5. 确定插管成功的方法　①胸廓起伏对称。

②听诊双肺呼吸音一致,尤其是腋下,且胃部无呼吸音。③无胃部扩张。④呼气时导管内有雾气。⑤心率、血氧饱和度上升。⑥有条件可使用呼出气 CO_2 检测器,可快速确定气管导管的位置是否正确。

(五)喉罩通气道

喉罩通气道是一个用于正压通气的气道装置,多用于出生体重 ≥2 000g 的新生儿。

1. 适应证　①新生儿存在口、唇、舌、上腭和颈部的先天性畸形,球囊面罩难以形成良好的密闭气道,或使用喉镜观察喉部有困难或不可能;②球囊面罩正压通气无效及气管插管不可能或不成功。

2. 方法　喉罩通气道由一个可扩张的软椭圆形边圈(喉罩)与弯曲的气道导管连接而成。弯曲的喉罩越过舌产生比面罩更有效的双肺通气。采用"盲插"法,用示指将喉罩罩体开口向前插入新生儿口腔,并沿硬腭滑入,至不能推进为止,使喉罩气囊环安放在声门上方。向喉罩边圈注入约 2~4ml 空气,使扩张的喉罩覆盖声门。喉罩通气道导管有一个 15mm 接管口可连接复苏气囊或 T 组合复苏器进行正压通气。

3. 喉罩通气道的使用限制　在以下情况下不能使用喉罩通气道:①需要气管内吸引胎粪时;②需要气管内给药时;③体重很小的新生儿;④需要较高的正压通气时;⑤需要实施胸外心脏按压时。

(六)胸外按压

1. 指征　有效正压通气 30 秒后心率 <60 次/min。胸外按压必须与正压通气同时进行。

2. 要求　此时应气管插管正压通气配合胸外按压以使通气更有效。胸外按压时给氧浓度增加至 100%。同时进行脉搏血氧饱和度和 3 导联心电监测,考虑脐静脉置管。

3. 方法

(1)胸外按压的位置:胸骨下 1/3(两乳头连线中点下方),避开剑突。

(2)按压深度:约为胸廓前后径的 1/3,产生可触及脉搏的效果。

(3)按压和放松的比例:按压时间稍短于放松时间,放松时拇指或其他手指不应离开胸壁。

(4)按压的方法:①拇指法,双手拇指的指端按压胸骨,根据新生儿体型不同,双拇指重叠或并列,双手环抱胸廓支撑背部。②双指法,右手示指和中指 2 个指尖放在胸骨上进行按压,左手支撑背部。

拇指法能产生更高的血压和冠状动脉灌注压,操作者不易疲劳,加之采用气管插管正压通气后,拇指法可以在新生儿头侧进行,不影响脐静脉插管,是胸外按压的首选方法。

4. 胸外按压和正压通气的配合　胸外按压时应气管插管进行正压通气。由于通气障碍是新生儿窒息的首要原因,因此胸外按压务必与正压通气同时进行。胸外按压与正压通气的比例应为 3:1,即 90 次/min 按压和 30 次/min 呼吸,达到每分钟约 120 个动作,每个动作约 1/2 秒,2 秒内 3 次胸外按压加 1 次正压通气。胸外按压者大声喊出"1-2-3- 吸",其中"1-2-3-"为胸外按压,"吸"为助手做正压通气配合。

5. 胸外按压时心率的评估　研究显示,胸外按压开始后 60 秒新生儿的自主循环可能才得以恢复,因此应在建立协调的胸外按压和正压通气 60 秒后再评估心率。尽量避免中断胸外按压,因为按压停止后,冠状动脉灌注减少,延迟心脏功能的恢复。如心率 ≥60 次/min,停止胸外按压,应以 40~60 次/min 的频率继续正压通气。如心率 <60 次/min,检查正压通气和胸外按压操作是否正确,以及是否给予了 100% 的氧气。如通气和按压操作皆正确,做紧急脐静脉置管,给予肾上腺素。为便于脐静脉置管操作,胸外按压者移位至新生儿头侧继续胸外按压。

(七)药物

新生儿复苏时,很少需要用药。新生儿心动过缓通常是由于肺部通气不足或严重缺氧,纠正心动过缓最重要的步骤是充分有效的正压通气。

1. 肾上腺素

(1)指征:有效的正压通气和胸外按压 60 秒后,心率持续 <60 次/min。

(2)剂量:新生儿复苏应使用 1:10 000 的肾上腺素。静脉用量 0.1~0.3ml/kg;气管内用量 0.5~1ml/kg。必要时 3~5 分钟重复 1 次。

(3)给药途径:首选脐静脉给药。脐静脉插管操作尚未完成或没有条件做脐静脉插管时,可气管内快速注入,若需重复给药,则应选择静脉途径。静脉给药后用 1~2ml 生理盐水冲管,气管内给药后要快速挤压气囊几次,确保药物迅速进入体内。骨髓腔也是给药途径之一。如果在血管通路建立之前给予气管内肾上腺素无反应,则一旦建立静脉通路,不需要考虑间隔时间,即刻静脉给予肾上腺素。

2. 扩容剂

(1) 指征:根据病史和体格检查,怀疑有低血容量的新生儿尽管给予了正压通气、胸外按压和肾上腺素,心率仍然 <60 次 /min,应使用扩容剂。低血容量新生儿可表现为皮肤苍白、毛细血管再充盈时间延长(>3 秒)、心音低钝和大动脉搏动微弱。如无低血容量表现或急性失血史,不常规扩容。

(2) 扩容剂:推荐生理盐水。

(3) 方法:首次剂量为 10ml/kg,经脐静脉或骨髓腔 5~10 分钟缓慢推入。必要时可重复使用。不推荐采用外周静脉进行扩容治疗。

3. 其他药物　分娩现场新生儿复苏时一般不推荐使用碳酸氢钠。

4. 脐静脉置管　脐静脉是静脉给药的最佳途径,用于注射肾上腺素以及扩容剂。可插入 3.5F 或 5F 的不透射线的脐静脉导管。当新生儿需要正压通气及胸外按压、预期使用肾上腺素或扩容时,复苏团队中的 1 名成员应放置脐静脉导管,而其他人员继续进行正压通气和胸外按压。

置管方法:常规消毒铺巾,沿脐根部用线打一个松的结,如在切断脐带后出血过多,可将此结拉紧。在夹钳下离脐根部约 2cm 处用手术刀切断脐带,可在 11、12 点位置看到大而壁薄的脐静脉。脐静脉导管连接三通管和 5ml 注射器,充以生理盐水,导管插入脐静脉,导管尖端深入脐根部以下 2~4cm,抽吸有回血即可。早产儿插入导管稍浅。插入过深时,高渗透性药物和影响血管的药物可能直接损伤肝脏。务必避免将空气推入脐静脉。

四、正压通气不能使肺部充分通气的特殊复苏情况

如按复苏流程规范复苏,新生儿心率、脉搏血氧饱和度和肌张力状况应有改善。如无良好的胸廓运动,未闻及呼吸音,持续发绀,可能存在表 5-4-4 所列的特殊情况。新生儿持续发绀或心动过缓,可能为先天性心脏病,此类患儿很少在出生后立即发病。所有无法成功复苏的原因几乎都是通气问题。新生儿复苏时的特殊情况及干预措施见表 5-4-4。

五、继续或停止复苏

如果复苏的所有步骤均已完成,而心率始终无法检测到,应在生 20 分钟后与团队和患儿监护人讨论,做出继续复苏或停止复苏的决定。决定应个体化。对于生存机会很小、可能早期死亡或有严重合并症的新生儿,经专家讨论,监护人参与决策,可以不进行复苏或仅给予有限步骤的复苏。

表 5-4-4　新生儿复苏的特殊情况及干预措施

特殊情况	病史 / 临床表现	干预措施
气道机械性梗阻		
胎粪或黏液阻塞	胎粪污染羊水 / 胸廓运动不良	气管导管吸引胎粪 / 正压通气
后鼻孔闭锁	哭时红润,安静时发绀;用吸痰管经鼻孔插入后咽不能通过	口咽通气道置管或气管导管插入口咽部
咽部气道畸形(如 Pierre-Robin 综合征)	小下颌,仰卧时吸气性呼吸困难	俯卧体位后鼻咽插管或喉罩通气道
肺功能损害		
气胸	突发呼吸困难,持续发绀;患侧呼吸音减弱,胸壁透光试验阳性	胸腔穿刺术,排气
胸腔积液	双肺呼吸音不对称,呼吸困难,持续发绀;呼吸音减低,常伴有全身水肿	立即气管插管,正压通气;胸腔穿刺术,引流放液
先天性膈疝	生后呼吸困难,持续发绀,舟状腹	气管插管,正压通气 插入胃管排气
心脏损害		
先天性心脏病	持续发绀 / 心动过缓	诊断评价
胎儿失血	苍白;对复苏反应不良	扩容,可能包括输血

(石晶)

第五节　新生儿复苏后的管理

新生儿出生后,从宫内至宫外的生理转变需持续数个小时。需要复苏的婴儿即使在复苏后生命体征恢复正常仍然可能出现窒息导致的并发症。新生儿窒息复苏并发症累及多个器官系统,需进行密切监护和及时治疗。

一、新生儿复苏后监护

有高危因素的新生儿如果在初始复苏阶段反应良好,只须密切观察,无须母婴分离。母婴同室期间需持续观察新生儿呼吸、体温调节、进食和活动。出生后需要吸氧或正压通气的新生儿要在出生后更密切地评估和监护,早期发现并及时处理并发症。

(一) 脐动脉血气分析

需要复苏的新生儿断脐后立即进行脐动脉血气分析,结合出生后脐动脉血 pH 值、碱剩余和 Apgar 评分有助于窒息的诊断和预后的判断。

(二) 脏器功能监测

1. 密切监测患儿的生命体征包括呼吸、心率、血压、血氧饱和度监测;早产儿对高动脉氧分压非常敏感,易发生氧损害,复苏后应使血氧饱和度维持在 90%~94%,定期眼底检查随访。

2. 监测和维持内环境稳定包括血细胞比容、血糖、血气分析、血电解质及肝、肾功能等。新生儿复苏后常并发代谢性酸中毒,严重的代谢性酸中毒可影响机体循环功能。在大多数情况下,当新生儿缺氧症状好转,呼吸和循环系统功能恢复时,代谢性酸中毒能明确缓解。我国和国际新生儿复苏指南均不推荐在复苏过程中或复苏后常规使用碳酸氢钠纠正代谢性酸中毒。静脉使用碳酸氢钠具有潜在的副作用:碳酸氢钠与酸混合后生成 CO_2,当患儿存在肺通气或换气功能障碍时,可导致酸中毒加重;快速推注碳酸氢钠可能会增加早产儿脑室内出血的发生风险。

3. 脑功能监测窒息缺氧导致脑损伤,临床可表现为肌张力、意识状态、原始反射的改变,病情严重者可发生惊厥或呼吸暂停。临床应密切观察患儿神经系统症状和体征,有条件的单位进行床旁振幅整合脑电监测、脑氧和脑血流监测等。临床或脑电监测发现惊厥者给予及时抗惊厥治疗。

二、体温管理

复苏后的新生儿可能由于种种原因导致低体温或体温过高。早产儿有较高的低体温风险,早产儿低体温与死亡密切相关。早产儿复苏体温管理见本章第七节。如果孕妇发热或患有绒毛膜羊膜炎,婴儿合并感染,或辐射台温度调节不当,可导致婴儿体温过高,加重复苏后新生儿脏器损害,在新生儿复苏过程中和复苏后应保持体温在参考值范围内。在特殊状况下,如考虑中至重度新生儿缺氧缺血性脑病时,推荐进行亚低温疗法。新生儿稳定后,如体温 <36℃(无计划进行亚低温治疗)应立即进行复温,以避免低体温相关并发症的发生(包括死亡率增加、脑损伤、低血糖和呼吸窘迫)。快速(0.5℃/h)或慢速(小于 0.5℃/h)复温均可。

三、亚低温治疗

缺氧缺血性脑病是围产期窒息所导致的严重并发症之一。中至重度缺氧缺血性脑病死亡率至少为 25%,25% 的婴儿将遗留严重的神经系统后遗症,包括脑瘫和认知损害。在窒息后应积极进行脑功能的评估和监测,采取脑保护策略,降低脑损伤。

研究显示,对于程度较重的缺氧缺血性脑病患儿进行亚低温治疗可有效地减轻脑损伤程度,改善患儿的预后。国际新生儿复苏指南推荐孕周 36 周以上的新生儿,合并中至重度缺氧缺血性脑病者,在有条件的单位可尽早进行亚低温治疗。新生儿亚低温治疗应按照清楚明确的方案实施综合性、多学科的治疗,进行亚低温治疗的单位应具备静脉输液、呼吸支持、脉搏血氧饱和度仪、抗生素、抗惊厥药物及病理检测等条件。治疗策略应与国际临床研究方案一致,亚低温治疗最好在出生后 6 小时内进行,控制核心温度为 33~34℃,持续 72 小时,复温至少 4 小时。

四、血糖监测和管理

葡萄糖是脑组织能量代谢的主要来源。新生儿窒息缺氧时,无氧酵解增加,脑内葡萄糖利用增加,加速肝脏糖原储备消耗,导致低血糖。另外,新生儿窒息缺氧也可导致高胰岛素血症,进一步损害肝葡萄糖的产生,并通过增加外周组织对葡萄糖的摄取而加重脑组织能量缺乏。早产儿体内糖原储备不足,窒息复苏后更容易发生低血糖。

机体发生低血糖时,可导致或加重神经系统损害。临床和动物研究均表明,窒息缺氧后低血糖与神经系统不良结局密切相关。部分窒息复苏的新生儿可在复苏后出现短暂性应激性高血糖,高血糖可增加体内渗透压,导致脑损伤或加重原有的脑损害。在新生儿复苏后,需要定期密切监测血糖,维持血糖稳定。

新生儿窒息复苏后最大程度减少脑损伤的最佳血糖范围目前没有依据。目前的临床指南推荐:在新生儿复苏后密切监测血糖;避免发生血糖极端异常情况,低血糖者推荐静脉输注葡萄糖稳定血糖水平。

五、循环管理

1. 低血压　围产期窒息可导致新生儿心肌损伤和血管张力降低,从而发生低血压。此外,导致新生儿窒息的病因,包括感染、低血容量等也可导致新生儿低血压。低血压影响组织和脏器的灌注,加重各脏器损害。复苏后的新生儿需要密切监测患儿的心率、血压和外周灌注情况直至病情稳定,必要时需扩容或使用血管活性药物治疗。

2. 肺动脉高压　胎儿期间肺血管处于收缩状态,出生后,肺通气增加肺泡内氧浓度,使肺血管舒张,增加肺血流量。出生时的窒息缺氧可导致新生儿肺血管持续收缩,引起新生儿持续性肺动脉高压(persistent pulmonary hypertension of the newborn,PPHN)。新生儿复苏后,肺血管张力不稳定,可因血氧饱和度的突然降低或低体温导致肺血管张力增高;因此,在新生儿复苏过程中及复苏后应避免不必要的抽吸和过度刺激,避免复苏后立即进行婴儿沐浴。在临床治疗过程中,可通过脉搏血氧饱和度仪及血气分析等密切监护患儿的体内氧和情况,维持氧分压和血压饱和度在参考值范围,避免低氧和过高的血氧饱和度。

PPHN 常见于孕 34 周以上的新生儿。PPHN 患儿通常可通过氧疗或机械通气改善氧合,降低肺动脉压力。严重的 PPHN 需要吸入性一氧化氮或体外膜肺治疗。

六、液体管理

围产期窒息缺氧可导致心、肾功能损害,在复苏后数天内应密切监测患儿的输入液体量、尿量、体重、肾功能及血电解质水平。水和电解质的摄入应根据患儿的生命体征、尿量、生化检查结果进行调整,避免液体负荷过重,加重脏器损害。

七、呼吸支持和管理

新生儿复苏后仍有明显的呼吸困难或需要吸氧,应考虑新生儿呼吸系统疾病(如新生儿肺透明膜病、新生儿肺炎或新生儿湿肺)或败血症,必要时需继续给予呼吸支持,考虑感染者需给予抗生素治疗。如果新生儿在复苏过程中或复苏后出现呼吸状况的急剧恶化,应考虑是否合并气胸,必要时给予胸腔穿刺等治疗。

早产儿由于肺发育不成熟,肺泡表面活性物质缺乏,病情需要时可气管内注入肺泡表面活性物质。

八、喂养问题

新生儿胃肠道对缺氧和缺血非常敏感,在复苏后可发生喂养不耐受,消化道出血,坏死性小肠结肠炎及肠穿孔等并发症。合并神经功能障碍的新生儿也可出现吸吮模式和经口喂养的不协调,在这个阶段,可能要向新生儿提供肠外营养。进行肠内喂养时,开奶应首选母乳。

九、随访

围产期窒息可导致多脏器功能损害,特别是脑损伤可遗留远期神经系统后遗症,新生儿窒息患儿出院后需进行长期多学科医护团队随访,对患儿进行发育监测和评估,早期发现异常,早期进行干预,以改善患儿预后。

十、新生儿窒息后多器官功能损害的诊断标准

2016 年,全国新生儿窒息多器官损害临床诊断多中心研究协作组制定了新生儿窒息多器官损害的诊断标准:合并 2 个或以上器官损害诊断为新生儿窒息多器官损害。各脏器损害标准如下:

(1)脑损害:需符合新生儿缺氧缺血性脑病、颅内出血或颅内压增高的诊断,建议降颅内压前进行颅内压测定,需 >90mmH$_2$O 或头颅 B 超观察有脑水肿。推荐有条件的医院使用新生儿振幅整合脑电图在出生后早期(2~6 小时)进行连续监测,结合临床表现,可辅助诊断新生儿缺氧缺血性脑病并进行临床分度,已证实其对诊断评估有较好的特异度和阳性预测值,且可成为缺氧缺血性脑病亚低温治疗的适应证。

（2）肺损害：①Ⅰ型及Ⅱ型呼吸衰竭（临床表现及血气分析结果符合）；②需要呼吸支持，如无创和有创正压通气；③持续性肺动脉高压；④肺出血，呼吸困难和青紫短时间内突然加重、经皮血氧饱和度逐渐下降、肺内细湿啰音增多、气管分泌物内含血性液体及胸部 X 线片可呈现肺内模糊片影（斑片或大片）；⑤新生儿窒息合并急性肺损害及急性呼吸窘迫综合征。具备以上 1 条即可诊断，但需胸片、血气分析及超声证实。凡无呼吸衰竭的肺炎、胎粪吸入综合征及新生儿肺透明膜病等肺疾病不能列为肺损害。

（3）心脏损害

1）临床特征：①心率减慢（<100 次 /min）、心音低钝；②烦躁哭闹、青紫、呈现心力衰竭表现；③循环不良，如面色苍白、指端发绀、毛细血管再充盈时间（前胸）>3 秒；④严重心律失常和 / 或心搏骤停。

2）心电图Ⅱ或 V_5 导联有 ST-T 改变且持续 >2 天。

3）血清肌酸激酶同工酶≥40U/L 或心脏肌钙蛋白 T≥0.1μg/L。

4）超声心动图（推荐）：显示新生儿右心扩大，三尖瓣反流并有左心室壁运动异常，心脏射血分数常减少、心包积液、心肌收缩力降低、心输出量减少以及肺动脉压力增高；或采用多普勒组织成像显示窒息后 24 小时内二尖瓣收缩期峰值速度、舒张晚期峰值速度和室间隔峰值速度均降低。

满足第 1 条中至少一项，加上第 2~4 条之一可诊断心脏损害。无临床表现而仅有一项心肌酶（肌酸激酶同工酶）增高，不可诊断。

（4）肾损害：①临床有少尿、无尿，尿量 <1ml/（kg·h）持续 24~48 小时。②血尿素氮 >7.14mmol/L，肌酐 >100μmol/L。③血 β_2 微球蛋白和尿 β_2 微球蛋白是公认的能早期反映肾功能改变的灵敏指标。测定 β_2 微球蛋白能敏感地检出肾小球滤过率下降（血 β_2 微球蛋白升高）及肾小管重吸收功能障碍（尿 β_2 微球蛋白升高）。④推荐使用多普勒超声检测肾血流，在新生儿出生后第 1 天观察左、右肾动脉主干收缩期峰值血流情况，窒息缺氧主要表现为血流灌注阻力增大，血流速度减慢，从而使血流灌注量减少。凡符合第 1~3 条或第 4 条均可诊断肾损害。

（5）胃肠道损害：①喂养不耐受和胃滞留；②腹胀、呕吐咖啡样物、便血、肠鸣音减弱或完全消失；③X 线呈现肠胀气、僵硬肠段、间隙增厚、肠壁积气、肠梗阻或穿孔等。只满足第 1 条不可诊断胃肠道损害，满足第 2、3 条中任意一条可诊断。

（6）肝损害：出生后 1 周内血清谷丙转氨酶 >80U/L。

（石晶）

第六节　新生儿复苏后的转运

新生儿窒息复苏后需要重症监护或进一步治疗的新生儿需转运至新生儿重症监护室进行治疗。鼓励实施宫内转运，将具有妊娠高危因素及新生儿窒息风险的孕妇转运至上级设有新生儿重症监护室的高危孕产妇抢救中心进行分娩。如本单位不具备新生儿重症监护和处理的条件，需进行院间转运。

一、转运前准备

1. 转出产房前准备工作　新生儿窒息复苏后需进一步进行重症监护者，需提前与接收新生儿的病房做好沟通，保持联系畅通；告知家长新生儿的情况及转运必要性，在转运途中患儿可能发生的风险，指导家长签署转运同意书；填写新生儿转运单。在转运队伍到达前，对患儿进行密切监护和急救，稳定病情。

2. 人员准备　复苏后的新生儿应由专门的新生儿转运团队转运至本院新生儿科或上级医院新生儿重症监护室。转运团队由新生儿科医师、护士组成，如涉及院间转运，还需司机的参与。新生儿科医师在转运小组中应起主导作用，是转运的组织者和决策者。转运医生和护士应接受专业化的培训，必须熟练掌握新生儿复苏技术和急救技术，还应具备良好的团队组织、协调和沟通能力。

3. 装备准备

（1）院间转运需准备新生儿转运专用的救护车。

（2）专用的新生儿转运暖箱，转运前应预热至新生儿适宜温度。

（3）药品和仪器配置，见表 5-6-1。

（4）转运医护人员应配备移动电话，保证信息联络通畅。

表 5-6-1 新生儿转运装备

转运设备		药物配制
转运暖箱	喉镜及各型号镜片	5%、10% 葡萄糖注射液
转运呼吸机	气管导管	生理盐水注射液
心电监护仪	吸痰管和胃管	盐酸肾上腺素注射液
脉搏氧监护仪	吸氧管	5% 碳酸氢钠注射液
微量血糖仪	复苏囊及各型号面罩	硫酸阿托品注射液
氧气筒(大)	输液器	盐酸多巴胺注射液
负压吸引器	静脉注射针	盐酸利多卡因注射液
便携氧气瓶	胸腔闭式引流材料	呋塞米注射液
输液泵	备用电池	甘露醇注射液
T 组合复苏器	听诊器	苯巴比妥钠注射液
急救箱	固定胶带	肝素钠注射液
空氧混合仪	体温计	无菌注射用水
	无菌手套	皮肤消毒制剂
	吸氧头罩或面罩	
	喉罩	

二、转运前评估及稳定

1. 转运人员应尽快熟悉患儿产前、产时情况及复苏过程,评估患儿的整体状况,进行危重评分,填写评分表格。

2. 参照"S.T.A.B.L.E."流程对患儿进行转运前稳定。S(sugar),维持血糖稳定:可足跟采血,应用快速血糖仪检测,确保患儿血糖维持在 2.6~7.0mmol/L。T(temperature),保持体温稳定:确保患儿的体温维持在 36.5~37.2℃,在做各项操作及抢救时都应注意保暖,但也要防止过热。A(assisted breathing),保证呼吸道通畅:清除患儿呼吸道内的分泌物,视病情需要给氧,必要时行气管插管维持有效通气,此时应适当放宽气管插管的指征。B(blood pressure),维持血压稳定:监测患儿的血压、心率及血氧饱和度,血压偏低时可使用生理盐水扩容,也可应用多巴胺及多巴酚丁胺维持血压。L(lab works),注意监测患儿血气指标,根据结果进行纠酸和补液,确保水、电解质及酸碱平衡;如果血常规提示感染应尽早给予抗生素。E(emotional support),情感支持:由医师向患儿的法定监护人讲明目前患儿病情及转运途中可能会发生的各种意外情况,稳定家属情绪,使其主动配合。

三、转运途中的监护与处理

1. **转运过程中的观察和处理** 转运途中应确保患儿的生命安全,注意预防各种"过低症",如低体温、低血糖、低氧血症和低血压等。

(1) 保持患儿体温:将患儿置于预热的转运暖箱中保暖,如需院间救护车转运,则转运暖箱推上救护车后注意锁定暖箱的箱轮,以减少途中颠簸对患儿脑部血流的影响。胎龄比较小的早产儿出生时需直接用聚乙烯或聚氨酯袋包裹头部(面部除外)和身体,然后放置于预热的辐射台进行复苏。在转运过程中需继续使用聚乙烯或聚氨酯袋包裹头部(面部除外)和身体保持体温恒定。

(2) 注意体位:防止颈部过伸或过曲,保持呼吸道通畅,防止呕吐和误吸。

(3) 密切监测患儿的生命体征:连接监护仪,加强对体温、呼吸、脉搏、经皮血氧饱和度、血压、肤色、输液情况的观察。

(4) 如需机械通气,推荐使用 T 组合复苏器或转运呼吸机,注意防止脱管和气胸等并发症。

(5) 控制惊厥、纠正酸中毒、低血糖等,维持途中患儿内环境稳定。

(6) 途中如果出现病情变化,应积极组织抢救,同时与新生儿重症监护室取得联系,通知新生儿重症监护室值班人员做好各方面的抢救与会诊准备。

2. 填写转运途中记录单 转运人员必须填写完整的转运记录单,内容包括途中患儿的一般情况、生命体征、监测指标、接受的治疗、突发事件及处理措施。

四、转运后处理

患儿经转运后,应由绿色通道直接入住新生儿重症监护室,监护室值班人员需按照先稳定患儿病情,再办理住院手续的程序进行。转运人员与监护室值班人员应全面交接患儿情况。监护室值班人员对患儿进行必要的处置,包括危重评分,进一步详细询问病史,完成各种知情同意书的告知并签字。待患儿病情基本稳定后,协助监护人完成入院手续。

(石晶)

第七节 早产儿复苏

新生儿出生时,从胎儿循环到新生儿循环的转变过程中,机体面临重大的挑战。早产儿由于各脏器发育不成熟,在从胎儿循环过渡到新生儿循环的过程中,可能出现呼吸、循环及体温不稳定,导致早产儿出生时需要复苏的可能性增加,复苏过程中的管理与足月儿也有一定程度的差异。

一、早产儿复苏中的体温管理

(一)早产儿体温调节特点

早产儿体温调节中枢发育不全,出生时体内缺乏足够的棕色脂肪,产热能力不足,并且早产儿体表面积相对较大,表皮角化差,散热较多,容易出现低体温情况。研究提示,在复苏过程中,合并低体温的早产儿死亡率高于正常体温者,呼吸窘迫综合征、肺出血、代谢紊乱、颅内出血、败血症、低血糖等发生率均增高。早产儿转入新生儿病房时如体温 <36℃,每降低 1℃,死亡率增加 28%。中度低温(体温 <36℃)被认为是早产儿死亡的独立危险因素。在产房复苏时,更要强调体温管理。

(二)产房内维持体温的稳定措施

机体体温恒定取决于机体产热和散热功能的平衡,早产儿产热差,散热大,体温管理主要是针对减少散热的各环节进行管理。新生儿散热的主要途径是传导、蒸发、对流和辐射。产房内复苏过程中可采取相应的措施或手段减少早产儿的散热,维持体温恒定。这些措施包括:

1. 提高产房温度。研究显示,孕周 <32 周的早产儿,与 22℃ 比较,早产儿复苏时产房内温度在 25℃ 左右更适宜,可减少在新生儿入院时的低体温的发生率。2015 年欧洲新生儿复苏指南建议产房内温度维持在 23~25℃,28 周前超早产儿复苏时,产房内温度至少在 25℃ 以上。

2. 孕周 <32 周的早产儿出生后无须擦干,直接用聚乙烯或聚氨酯袋包裹头部(面部除外)和身体,然后放置于预热的辐射台进行复苏。

3. 孕周 <32 周的早产儿为了维持体温稳定在 36.5~37.5℃,可能需要额外的保温措施,包括复苏时气体加温加湿、放置加热的床垫、复苏的气体加热加温、头部佩戴聚乙烯帽子、产房内增加温度等。

4. 避免体温过高(体温 >38℃)带来的潜在的风险。

对于新生儿复苏后入院时低体温的情况,体温低于 36℃,重新升温的方法,美国复苏指南指出,目前对于这部分患儿采用快速复温(每小时 ≥0.5℃)或缓慢复温(每小时 ≤0.5℃),目前没有足够证据推荐哪种方法更合适。

二、延迟脐带结扎与挤压脐带

近年来,一些高质量的随机对照试验证实了早产儿延迟脐带结扎的益处,Hunter 等对 18 个延迟脐带结扎的随机对照试验进行了 meta 分析,共纳入 2 834 个孕周 <37 周的早产儿,比较了延迟脐带结扎(≥30 秒)与早期脐带结扎(<30 秒)对早产儿住院期间死亡率和发病率的影响。结果显示,延迟脐带结扎降低了早产儿住院期间的总体死亡率,包括孕周 ≤28 周的超早产儿死亡率,延迟脐带结扎组血细胞比容增加了 2.73%,输血减少 10%。

(一)早产儿延迟结扎的方法

1. 不同指南推荐 目前对于延迟脐带结扎的最佳时间尚不明确,大多数延迟结扎脐带研究为延迟结扎 30~180 秒。不同国家的指南对于足月儿和早产儿延迟脐带结扎的时间及方法有不同的推荐,具体见表 5-7-1。

2. 以生理为基础的脐带结扎 胎儿期,肺循环阻力高,肺血流少,胎儿左心输出量大部分来自脐静脉通过静脉导管进入下腔静脉的血流,早产

表 5-7-1　不同指南对于延迟脐带结扎的时间推荐

来源	时间 / 年	延迟脐带结扎推荐
世界卫生组织	2012	出生时不需要正压通气的足月儿和早产儿，推荐延迟脐带结扎至少 60 秒，建议启动新生儿常规护理的同时延迟脐带结扎 1~3 分钟
ILCOR 和美国心脏协会	2015	出生时不需要复苏的足月儿和早产儿，大于 30 秒的延迟脐带结扎是合理的
美国妇产科协会	2017	有活力的足月儿或早产儿延迟脐带结扎 30~60 秒
欧洲复苏委员会	2015	出生时不需要复苏的足月儿和早产儿，推荐延迟脐带结扎至少 60 秒
意大利脐带结扎工作委员会	2018	(1) 出生时不需要复苏的新生儿经阴道分娩时，足月儿延迟脐带结扎 1~3 分钟；晚期早产儿 (孕周≥34 周) 延迟结扎脐带至少 30 秒；剖宫产时，足月儿延迟脐带结扎至少 1 分钟，晚期早产儿 (孕周≥34 周) 延迟结扎脐带至少 30 秒。 (2) 孕周 <34 周的早产儿，推荐延迟脐带结扎至少 30 秒。初步复苏步骤推荐在母亲床旁由新生儿科主治医师进行，在此阶段，推荐维持体温的恒定，进行抚触刺激，确保气道通畅，必要时吸引。 (3) 出生后 30 秒时，推荐评估肌张力和呼吸：如果新生儿心率 <100 次 /min、呼吸暂停或喘息样呼吸，推荐结扎脐带并立即开始正压通气；如果心率 >100 次 /min，呼吸良好，剖宫产娩出，孕周 <29 周，推荐生后 60 秒结扎脐带；经阴道分娩儿，孕周 29~33^{+6} 周，出生后无须呼吸支持，婴儿可以在生后 90~120 秒结扎脐带

儿出生后如果在肺通气前结扎脐带可导致左心前负荷减少，左心输出量急剧下降，影响机体血压和脑循环。早产动物实验显示，在肺通气后开始结扎脐带可以防止心输出量降低及脑血流减少，需氧更少。有学者认为，早产儿延迟结扎脐带至肺膨胀后，被称为以生理为基础的脐带结扎（physiological-based cord clamping，PBCC）可以增加左心前负荷，增加心脏输出量，使血流动力学过渡更平稳，避免循环系统及脑血流动力学大的紊乱。近来，小样本的研究随机对照试验显示，与标准的延迟脐带结扎相比，接受 PBCC 治疗的小于 32 周的早产儿达到呼吸稳定所需的时间较少，两组之间的母亲失血量、母亲产后出血发生率、入院时新生儿体温或短期新生儿结局没有显著差异。尚需扩大样本来证实 PBCC 的安全性和有效性。

（二）挤压脐带

因为没有足够的证据证实挤压脐带的益处，美国 2015 年指南不推荐早产儿常规挤压脐带。2015 年，Al-Wassia 等进行 meta 分析（n=501）显示，与其他出生时处理脐带的措施相比，孕周小于 33 周的早产儿挤压脐带组在校正胎龄 36 周时用氧需求更少（RR=0.42，95%CI0.21~0.83），颅内出血发生率较低（RR=0.62，95%CI0.41~0.93）。随后的一项 meta 分析（n=255）比较了延迟脐带结扎与脐带挤压对早产儿的影响，结果显示，脐带挤压组早产

儿在 2 岁时，Bayley 评分较延迟结扎脐带组高。但近来 Katheria 等纳入了 474 例孕周在 23~31 周的早产儿，比较延迟结扎脐带与挤压脐带对早产儿的影响，结果显示，与延迟脐带结扎相比，挤压脐带组具有较高的严重颅内出血发生率（8% $vs.$ 3%，95%CI 0.01~0.09，P=0.02），23~27 周早产儿脐带挤压组严重颅内出血的发生率明显高于延迟脐带结扎组（22%$vs.$ 6%，95%CI　0.06~0.26，P=0.002）。但是仍需进行更多的随机对照试验，来指导需要复苏的早产儿，特别是小胎龄的早产儿，出生时挤压脐带的安全性和有效性。

三、呼吸支持

早产儿由于肺发育不成熟，通气阻力大，不稳定的间歇正压给氧易使其受伤害。正压通气需要恒定的吸气峰压及呼气末正压，推荐使用 T 组合复苏器进行正压通气。

与足月儿相比，早产儿肺发育不成熟，出生时往往需要更多的呼吸支持帮助肺复张。对于孕周小于 30 周，出生时有自主呼吸的早产儿，随机对照试验显示，在出生后最初 15 分钟使用持续气道正压通气（continuous positive airway pressure，CPAP）可减少气管插管的机会和机械通气时间。一项系统评价也显示，孕周小于 32 周的早产儿，出生时给予 NCPAP 辅助通气，在纠正胎龄 36 周

时，死亡或支气管肺发育不良风险较出生时气管插管的患儿低。因此 2015 年美国新生儿复苏指南推荐，产房内有呼吸窘迫的早产儿需要呼吸支持时，推荐使用无创 CPAP，而非气管插管及间歇正压通气。欧洲专家共识推荐对于出生时有自主呼吸早产儿，出生时通过短双鼻鼻塞或面罩实施无创 CPAP，压力 6~8cmH₂O，根据临床状况、氧合及患儿灌注情况决定呼吸终末正压。对于持续呼吸暂停后心动过缓的早产儿，给予 20~25cmH₂O 吸气峰压通气。对于需要气管插管的早产儿，往往合并新生儿肺透明膜病，推荐在这部分早产儿中使用肺泡表面活性物质。

四、复苏时用氧管理

早产儿抗氧化系统发育不成熟，初始使用100% 氧气进行复苏可增加体内氧化压力，过多氧自由基形成，增加肺、脑、眼和其他脏器损害的发生率。2015 年国际新生儿复苏指南推荐孕周大于35 周的早产儿和足月儿使用空气进行复苏，孕周小于 35 周的早产儿根据脉搏氧饱和度氧仪监测的血氧饱和度使用 21%~30% 氧气进行初始复苏，避免初始使用 65%~100% 氧气进行复苏。近年来的研究显示，在孕周小于 28 周的超早产儿中，使用空气复苏的患儿心率恢复较慢，增加了死亡率；另一项临床研究也显示，出生孕周小于 32 周的早产儿在生后最初 5 分钟仍有心动过缓（心率小于100 次 /min）与低血氧饱和度（小于 80%），死亡或颅内出血发生率增高。鉴于大多数早产儿在生后10 分钟内，使用 30%~40% 吸入氧浓度即可进行有效复苏，因此，2019 年欧洲新生儿肺透明膜病专家共识推荐，对于孕周小于 28 周的早产儿在产房复苏时吸氧浓度从 30% 开始，28~31 周早产儿吸入氧浓度从 21%~30% 开始。32 周前早产儿在生后 5 分钟 SpO₂ 应达到或超过 80%。然后根据脉搏血氧饱和度仪显示的血氧饱和度进行吸入氧浓度的调整，一般每分钟升高 10%，直到达到目标血氧饱和度。

（石晶）

参考文献

［1］PERLMAN JM，WYLLIE J，KATTWINKEL J，et al. Part 11：neonatal resuscitation：2010 International Consensus on Cardiopulmonary Resuscitation and Emergency Cardiovascular Care Science With Treatment Recommendations. Circulation，2010，122（suppl 2）：S516-S538.

［2］PERLMAN JM，WYLLIE J，KATTWINKEL J，et al. Part 7：neonatal resuscitation：2015 International Consensus on Cardiopulmonary Resuscitation and Emergency Cardiovascular Care Science With Treatment Recommendations. Circulation，2015，132（suppl 1）：S204-S241.

［3］WYCKOFF MH，WYLLIE J，AZIZ K，et al. Neonatal Life Support Collaborators. Neonatal Life Support：2020 International Consensus on Cardiopulmonary Resuscitation and Emergency Cardiovascular Care Science With Treatment Recommendations. Circulation，2020，142（16suppl1）：S185-S221.

［4］中国新生儿复苏项目专家组，中华医学会围产医学分会新生儿复苏学组. 中国新生儿复苏指南（2021 年修订）. 中华围产医学杂志，2022，25（1）：4-12.

［5］JOHNSON PA，CHEUNG PY，LEE TF，et al. Novel technologies for heart rate assessment during neonatal resuscitation at birth-A systematic review. Resuscitation，2019，143：196-207.

［6］Committee on Obstetric Practice. Committee opinion No. 684：Delayed umbilical cord clamping after birth. ObstetGynecol，2017，129（1）：1.

［7］Committee on Obstetric Practice. Committee opinion No. 689Summary：Delivery of a newborn with meconium-stained amniotic fluid. ObstetGynecol，2017，129（3）：593-594.

［8］BANSAL SC，CAOCI S，DEMPSEY E，et al. The laryngeal mask airway and its use in neonatal resuscitation：A critical review of where we are in 2017/2018. Neonatology，2018，113（2）：152-161.

［9］American Academy of Pediatrics Committee on Fetus and Newborn，American College of Obstetricians and Gynecologists Committee on Obstetric Practice.The Apgar Score. Pediatrics，2015，136（4）：819-822.

［10］中华医学会围产医学分会新生儿复苏学组. 新生儿窒息诊断的专家共识. 中华围产医学杂志，2016，19（1）：3-6.

［11］全国新生儿窒息多器官损害临床诊断多中心研究协作组. 新生儿窒息多器官损害的临床诊断标准. 中华围产医学杂志，2016，19（4）：241-242.

［12］中国医师协会新生儿科医师分会. 新生儿转运工作指南（2017 版）. 发育医学电子杂志，2017，5（4）：193-197.

［13］SWEET DG，CARNIELLI V，GREISEN G，et al. European consensus guidelines on the management of respiratory distress syndrome-2019 update. Neonatology，2019，115（4）：432-450.

第六章

新生儿缺氧缺血性脑病

第一节　新生儿缺氧缺血性脑病的发病原因与机制

一、病因

新生儿缺氧缺血性脑病(hypoxic ischemic encephalopathy,HIE)具有明确的病因,缺氧是发病的核心。由于围产期(临近分娩和/或产时、产后)的特殊事件造成胎儿或新生儿生后缺氧。脑缺血为脑血流灌注减低。缺氧与缺血互为因果,缺氧可使全身及脑内血流动力学发生改变而缺血,缺血又通过组织灌注减少造成组织和细胞内缺氧,缺氧缺血的共同作用导致急性脑损伤。病因涉及产科急症及多种母胎严重疾病。

(一)出生前缺氧

1. 母亲机体氧合降低　主要是一些呼吸系统疾病的急性发作,如重症肺炎、哮喘、羊水肺栓塞等,由于母亲血氧含量降低,影响了对胎儿的供氧。

2. 母亲-胎盘间血流灌注障碍　指母亲因各种疾病状态通过胎盘、脐带向胎儿供血不足,如严重的胎盘早剥、脐带脱垂或打真结、严重脐绕颈、母亲心跳呼吸骤停、心力衰竭、休克、低血压、子痫或子痫前期、惊厥持续状态等。

(二)出生时缺氧

出生时缺氧指在产程中突然发生有碍胎儿供氧供血的急症,如子宫破裂、难产、产程延长、羊水栓塞、胎粪及羊水吸入等。

(三)出生后缺氧

新生儿出生后,胎粪吸入、肺透明膜病、频发呼吸暂停、重度溶血、胎-母间或胎-胎间大量输血、血栓性疾病、严重感染等均可影响组织氧代谢,导致 HIE 的发生。

二、发病机制

1. 脑血流量改变　轻度缺氧时存在"潜水反射",优先保证脑、心脏、肾上腺血流供应;持续缺氧,脑血流灌注下降。

2. 脑组织生化代谢改变　脑代谢旺盛,其所需能量全部由葡萄糖供应,脑组织中葡萄糖储备量很少,缺氧缺血时导致脑代谢障碍,另外,乳酸堆积,钠钾泵失灵,导致脑微循环障碍和脑水肿。

3. 再灌注损伤　脑再灌注产生大量氧自由基、兴奋性氨基酸、炎症细胞释放大量细胞因子、钙通道开放、细胞内钙超载、脑细胞大量死亡和凋亡。

三、病理变化

(一)能量代谢障碍

1. 原发性能量代谢损伤　缺氧缺血后,伴随着全身和脑的血流动力学异常,脑组织氧和血流灌注减少,脑细胞能量代谢过程最早受到影响。新生儿脑内糖原储备极少,耗氧量却占全身耗氧量的一半。当脑细胞缺氧,有氧代谢减弱,无氧代谢增加或取而代之,乳酸产生增加,出现组织酸中毒。缺氧使脑细胞线粒体形态破坏,呼吸链复合酶体的电子传递过程及线粒体对氧的摄取过程发生障碍,ATP 产生减少,使脑细胞不能维持正常生理功能。

2. 继发性能量代谢衰竭　在原发性能量代谢损伤发生后,如未能恢复组织供氧,仍处于缺氧缺血状态,6~24 小时即引发前述的其他损伤机制相继发生,共同作用于此前已受损的细胞,对能量代谢过程则是再次打击,继之出现细胞内外离子紊乱和脑水肿。

(二)再灌注与氧自由基损伤

一般认为在自由基引起的缺血性脑损伤中,缺血后再灌注比单纯缺血更为严重,在缺氧缺血的低灌注和再灌注阶段会出现一系列生化代谢改变,出现脑细胞损害。自由基连锁反应所引起的脂质过氧化是其中一种脑损伤途径。

(三)钙超载与缺氧缺血性脑损伤

在生理情况下,细胞质中的 Ca^{2+} 浓度维持低水平,而细胞外或某些细胞器中的 Ca^{2+} 浓度约为细胞质中的 10 000 倍,细胞内钙总量的 99% 以上是以蛋白质、磷脂的结合形式存在,或被隔离在内质网腔和线粒体中。完全缺血后的 Ca^{2+} 内流是新生动物皮质组织的一种反应,实验研究表明细胞外几乎所有的 Ca^{2+} 都移入了细胞内。Ca^{2+} 的膜处理持续紊乱又引起继发性 Ca^{2+} 逐渐增高,至 Ca^{2+} 超载和线粒体出现氧化障碍,线粒体电化学质子梯度崩溃,ATP 生成停止,最终导致细胞死亡。

(四)兴奋毒性细胞损伤

缺氧缺血后脑内神经元突触前膜对兴奋性氨基酸(excitatory amino acid,EAA)的释放增加,进入突触间隙,而再摄取机制受阻,使突触间隙中以谷氨酸和门冬氨酸为代表的兴奋性氨基酸大量堆积,使突触后神经元过度兴奋、去极化,细胞内离子紊乱,继而变性、坏死。

(五)细胞因子

脑缺氧缺血是与急性炎症反应相关的病理过程,缺氧缺血后大脑通过多种神经调节物质调节免疫功能,免疫系统也通过一些特殊的物质对神经系统发挥着重要的调节作用。参与中枢神经系统(central nervous system,CNS)内炎症反应及免疫反应的细胞因子种类很多,包括白细胞介素(interleukin,IL-1、2、6)以及干扰素(interferon,IFN)、肿瘤坏死因子(tumor necrosis factor,TNF)、转化生长因子(transforming growth factor,TGF)、集落刺激因子(colony stimulating factor,CSF)等。

(六)神经细胞凋亡

在神经系统的发育过程中,细胞死亡是正常和重要的整修过程,神经系统的许多退行性病变的细胞死亡形式是凋亡。凋亡是缺血引起选择性神经元丢失的一种重要形式,且损害程度与细胞死亡有关。

(王华)

第二节　新生儿缺氧缺血性脑病的诊断与处理

一、临床诊断依据和分度

(一)临床诊断依据

新生儿 HIE 的临床诊断依据主要依靠产科病史和新生儿期神经症状。临床医师必须详细询问产前孕母健康情况,有无妊娠合并症,宫缩开始后的分娩全过程,第一、二产程时间,脐带、胎盘有无异常,有无助产方式等。临床诊断依据主要有以下数项。

1. 有明确的可导致胎儿宫内缺氧的异常产科病史及严重的胎儿宫内窘迫表现,如胎动明显减少、胎心减慢 <100 次 /min,胎粪污染羊水呈Ⅲ度以上浑浊。

2. 出生时有窒息,尤其是 1 分钟 Apgar 评分 ≤3 分,5 分钟≤5 分,或苍白窒息经抢救 10 分钟后始有自主呼吸;或需气管内插管用呼吸囊正压给氧,人工通气达 2 分钟以上。

3. 生后 12 小时内出现意识障碍,如过度兴奋(肢体颤抖、睁眼时间长、凝视、易激惹等)或抑制,如嗜睡、昏睡甚至昏迷;肢体肌张力改变,如张力增强、减弱或松软;原始反射增强或减弱,如拥抱反射过分活跃、减弱或消失,觅食反射不能引出,吸吮反射减弱或消失。

4. 病情较重时可有惊厥,如面部、肢体不固定和不规则的节律性抽动,因脑水肿而出现囟门饱满、张力增高。

5. 重症病例可出现脑干损伤症状,如呼吸节律不齐、呼吸减慢、呼吸暂停等中枢呼吸衰竭症状,瞳孔缩小或扩大,瞳孔对光反射迟钝甚至消失。

HIE 的临床诊断必须根据产科病史和新生儿期神经症状 2 方面,只根据临床症状不能诊断为 HIE,因围产期还有许多其他病因可引起新生儿中枢神经系统疾病。

(二)临床分度

HIE 根据病情轻重可分为轻、中、重 3 度。应注意出生后神经症状可逐渐进展,部分患儿可由兴奋转为抑制甚至昏迷,病情于 72 小时左右达最重程度,72 小时后逐渐好转。出生后 2~3 天内应密切观察病情变化,及时给予处理。

1. **轻度**　主要表现为激惹兴奋,以 24 小时内最明显,持续 2~3 天即消失;肢体肌张力正常或略增强,自发动作增多;原始反射正常或稍活跃;无惊厥;无囟门张力增加。若激惹、兴奋持续 3 天以上,应考虑可能有大脑半球表面蛛网膜下腔出血。轻度通常不需治疗,预后良好。

2. **中度**　以抑制症状为主,表现为嗜睡或迟钝,哭声弱;肢体肌张力降低,尤以上肢明显,颈牵拉征阳性,自发动作减少;原始反射减弱,拥抱反射动作常不完整,吸吮动作无力,吃奶少。部分患儿有颅内压增高和惊厥,颅内压增高最早在生后 4 小时便可出现,24 小时后增高明显,通常持续 3~4 天;惊厥一般在 12 小时内发生,以微小型、阵挛型多见,中度患儿惊厥频发较少见。多数患者的症状在第 4~5 天开始好转,第 7~8 天明显好转;少数患者症状持续时间较长,若 10 天后仍有明显神经症状,则可能有后遗症。

3. **重度**　以昏迷为主,不哭也不会吸吮,肢体张力消失,呈松软状态,无自发动作,原始反射也消失。多数患者有颅内压增高和惊厥,有时惊厥频繁发作,虽用足量镇静药也难以控制。约半数重度患儿出现脑干症状,表现为呼吸浅慢、呼吸节律不齐、甚至呼吸暂停等中枢性呼吸衰竭症状,瞳孔缩小或扩大,瞳孔对光反射迟钝或消失。2~3 天内死因多为死于心功能不全,因脑病死亡者多在 1 周末。存活者神经症状可持续数周甚至数月,若在新生儿期后能坚持继续治疗,或可减轻神经后遗症程度。

二、鉴别诊断

(一) 新生儿颅内出血

新生儿颅内出血是新生儿期常见的严重疾病,死亡率高,存活者常可留有神经系统后遗症。主要表现为硬脑膜下出血、蛛网膜下腔出血、脑室周围及脑室内出血、脑实质出血、小脑出血及混合性出血。临床可分为缺氧及产伤性,前者多见于早产儿,后者多见足月儿及异常分娩儿。近年来,随着产科技术的提高,因产伤所致的硬脑膜下出血及蛛网膜下腔出血已较少见,早产儿尤其是 <1 500g 的极低体重儿由缺氧引起的室管膜下出血 / 脑室内出血已成为新生儿颅内出血的主要类型。

(二) 新生儿化脓性脑膜炎

新生儿脑膜炎病原菌不同于其他年龄,临床表现很不典型,颅内压增高症状出现较晚,又常缺乏脑膜刺激征故早期诊断困难。一旦出现体温不稳定、精神萎靡、哭声尖、吸吮差或拒乳、面色不好时,应仔细检查有无凝视或前囟紧张、饱满,骨缝增宽等提示颅内感染的表现。确诊需要行脑脊液检查。

(三) 宫内病毒感染

宫内病毒感染常有神经系统损害,常见的病毒为巨细胞病毒和风疹病毒,在头颅超声中可表现为脑室周围钙化点、脑室扩张以及小囊肿改变。对宫内发生病毒感染所致的脑损伤,影像学检查是确诊的重要手段,能够提示损伤的病变特征。

(四) 低血糖脑病

发生在出生后能量严重摄入、储备不足和其他内分泌激素紊乱、细胞能量代谢异常的婴儿,突出的临床征象是顽固、难以纠正的低血糖状态,早期脑影像学可显示脑组织大范围水肿,但选择性脑枕叶、顶叶损伤严重。

(五) 遗传代谢性疾病和其他先天性疾病

在生后短时间内尚无先天性代谢异常确切的诊断证据时,对脑损伤性质的判断需要十分慎重。一般而言,代谢性脑病神经系统症状较重,常与缺氧程度不平行,症状持续存在甚至进行性加重,还伴有一些难以解释的特殊表现。其他先天异常主要是指脑发育异常,这种患儿出生后早期常以顽固性惊厥为突出表现。

三、治疗

(一) 治疗原则

1. **加强监护** 正确判定损伤程度,早期综合治疗。

2. **早期治疗** 窒息复苏后密切观察,出现神经系统症状即应开始治疗,最好在 24 小时内,最长不超过 48 小时。

3. **采取综合措施** 保证机体内环境稳定和各脏器功能,对症处理,恢复神经细胞的能量代谢,促进受损神经细胞的修复和再生。

(二) 支持对症治疗

支持对症治疗的目的是阻断缺氧缺血性原发事件、避免或减轻继发性脑损伤,是 HIE 的非特异性基础综合治疗措施。

1. **维持适当的通气和氧合** 维持正常的氧分压和二氧化碳分压,避免低氧血症、高氧血症、高碳酸血症和低碳酸血症的发生。

2. **维持适当的脑血流灌注,避免血压剧烈波动** HIE 存在压力被动性脑血液循环,任何轻度的血压波动都会加重脑损伤。因此,应维持正常动脉压,避免血压波动及血液高凝状态。

3. **维持适当的血糖水平** 低血糖和高血糖对 HIE 患儿都是无益的,血糖以维持在 4.2~5.6mmol/L (75~100mg/dl) 为宜。

4. **适量限制入液量** 预防脑水肿,不建议常规使用甘露醇及激素减轻脑水肿。

5. **控制惊厥** 推荐苯巴比妥作为一线抗惊厥药,不建议其作为 HIE 惊厥发生的预防用药。

(三) 神经保护治疗

1. **亚低温治疗** 推荐亚低温治疗足月儿中、重度 HIE。接受治疗的患儿需胎龄≥36 周,出生体重≥2 500g,并且同时存在胎儿宫内窘迫的证据,有新生儿窒息证据及新生儿 HIE 或脑功能监测异常的证据。治疗有选择性头部亚低温(冰帽系统)和全身亚低温(冰毯系统)2 种方式。最适宜在生后 6 小时内进行,越早越好,治疗时间为 72 小时,治疗结束复温后至少严密观察 24 小时。

2. **不推荐的治疗方法** 不建议高压氧治疗;不建议促红细胞生成素治疗。

3. **新生儿期后的治疗** 出生后 6 个月内尤其

是 2~3 个月,脑部病变尚未固定,有修复可能,因此此时期康复训练十分重要。另外,值得注意的是,部分重度 HIE 患儿在 6 个月内会出现癫痫,常为难治性的,应选用最有效的抗癫痫药物在最短时间内控制癫痫发作。

(王华)

第三节　新生儿缺氧缺血性脑病的预防

一、胎儿宫内缺氧的防治

(一)胎儿宫内缺氧的预防

除积极防治妊娠期并发症外,胎儿宫内缺氧预防的重点在于胎儿宫内监护水平的提高,只有多种监护结果的综合应用与联合分析,才能判断胎儿宫内是否缺氧以及缺氧的严重程度,判断出这种缺氧是否即将引起脑损伤,以便选择适当时机,用适当的方法终止妊娠,借此达到预防胎儿宫内窘迫及新生儿 HIE 的目的。

(二)胎儿宫内缺氧的治疗

1. 吸氧　通过母亲吸氧提高胎儿的血氧饱和度,改善宫内缺氧,缓解胎心率变化。目前主张采用高流量纯氧面罩间断给氧。

2. 针对病因治疗　关于宫内缺氧的处理要具体问题具体分析,对于慢性缺氧,常由一些妊娠期并发症所致,因此,应积极加以治疗,加强营养,尽量卧床休息,使病情得以控制,尽可能解除缺氧诱因的存在,并加强支持疗法。

3. 宫内复苏　如果在临产后突然发生胎儿窘迫,又不可能将胎儿立即娩出,此时停止宫缩成为首选,方法有立即停止正在静脉滴注的缩宫素;单次用硫酸镁 4g 静脉注射;单次 β 受体激动剂静脉注射;吸氧的同时变换体位;考虑剖宫产。

4. 羊水过少的处理　羊水过少导致脐带受压是引起胎儿宫内缺氧的常见因素。静脉补液治疗有使羊水量增加的可能性,但在没有母体并发症的前提下,如果胎心监护正常,即使没有补液羊水量也有增加的可能。所以单纯一次超声检查羊水过少不能作为剖宫产的手术指征,应该结合胎心监护进行动态观察。

5. 胎儿宫内治疗　主要是某些先天畸形在宫内发育阶段危及重要器官发育时采取的治疗手段,例如胎儿肺囊肿影响肺发育,在 B 超引导下囊肿内置管引流降低肿物体积,继而减少对肺的压迫;另外,还有双胎血管异常时的胎儿镜下激光治疗,均可通过改善胎儿循环达到改善宫内缺氧的目的。

6. 终止妊娠　如果缺氧的诱因难以解除并对胎儿造成危害,可以考虑终止妊娠。终止妊娠的时机很关键,需要权衡利弊,应根据医院处理早产儿的水平做出抉择,必要时转入上级医院处理,同时在分娩过程中要对胎儿持续监护,尽量减少分娩过程中胎儿缺氧的发生。

(三)胎儿宫内复苏的注意事项

1. 禁止使用呼吸兴奋剂　呼吸兴奋剂会刺激胎儿深呼吸,可能把羊水甚至是被胎粪污染的羊水吸入到下呼吸道中,危害极大。

2. 不提倡使用阿托品　阿托品是一种全身性的微血管扩张剂,它的应用干扰了缺氧引起的代偿性血液重新分布,同时增加了心率,这种表面上的有利反应是以增加心肌氧耗及能量消耗为代价的,因而不提倡使用。

二、胎儿窘迫与新生儿窒息复苏

许多学者提出胎儿窘迫的定义应该与宫内窒息密切相关,胎儿窒息能引起许多不良后果,但窒息后胎儿的个体反应差异极大,可能是死亡,也可能无明显影响。目前根据中华医学会围产医学会新生儿复苏学组 2016 年所提出的《新生儿窒息诊断的专家共识》中有如下几点意见。

(一)关于 Apgar 评分的应用

1. 由于 Apgar 评分存在缺陷,单纯用 Apgar 评分诊断新生儿窒息有一定的局限性,不能将 Apgar 评分作为诊断窒息的唯一标准。

2. Apgar 评分可作为评价窒息严重程度和复苏效果的部分手段,但不能完全指导复苏,因为它不能决定何时应开始复苏,也不能为复苏过程提供决策。复苏程序要按照新生儿复苏指南流程图的要求进行。因为复苏措施是改变 Apgar 评分的要素,因此在评分时应用的复苏措施也应同时记录。

(二)关于脐动脉血气分析

如上所述,Apgar 评分灵敏度较高而特异度较低,脐动脉血气分析(pH 和碱剩余)特异度较高而灵敏度较低,两者结合可增加准确性。因此建议在二级以上或有条件的医院,对出生后怀疑有窒息的新生儿,应常规做脐动脉血 pH 检查,Apgar 评分要结合脐动脉血 pH 的结果作出窒息的诊断。在无条件做脐动脉血气分析的医院,仅 Apgar 评分异常仍可列入新生儿窒息的诊断。

(三) Apgar 评分与脐动脉血气分析的结合

我国结合 Apgar 评分及脐动脉血气分析 pH 结果诊断新生儿窒息的具体方案如下:

1. 新生儿生后仍做 Apgar 评分,在二级及以上或有条件的医院,出生后即刻应做脐动脉血气分析。轻度窒息:1 分钟 Apgar 评分≤7 分,或 5 分钟≤7 分,伴脐动脉血 pH 值 <7.2;重度窒息:1 分钟 Apgar 评分≤3 分,或 5 分钟≤5 分,伴脐动脉血 pH 值 <7.0。

2. 未取得脐动脉血气分析结果的新生儿,Apgar 评分≤3 分列入重度新生儿窒息,Apgar 评分≤7 分列入轻度新生儿窒息。

3. 应重视围产期缺氧病史,尤其强调胎儿窘迫及胎心率异常,在有条件的医院常规定时做胎心监护,呈现不同程度的胎心减慢、可变减速、晚期减速、胎心率变异或消失等,可作为新生儿窒息的辅助诊断标准,尤其是对于没有条件做脐动脉血气分析的单位,可作为诊断的辅助条件。

(王华)

第四节　新生儿缺氧缺血性脑病的近远期影响

一、与预后有关的各种因素

(一) 正确了解围产期缺氧的严重程度

缺氧是脑损伤发生的基础,通过详尽地询问病史,准确地掌握患儿在出生前后的缺氧程度十分重要。此外,也可根据出生后即采集的脐动脉血气作为参考标准,如 pH 值 <7.2、PO_2 下降、PCO_2 升高、碱剩余降低等,都是严重缺氧酸中毒的客观反应,若同时合并肺、心脏、肾脏缺氧缺血性损害,也表示缺氧程度严重。

(二) 动态观察临床症状的变化

HIE 在新生儿期要经历一个发生、发展、转归的过程。一般在生后 12 小时左右出现神经症状,72 小时左右达到高峰,并持续 1~3 天,4~5 天开始好转,多数中度患儿以后症状逐渐减轻,并能存活,少数极重者于 1 周末死亡。不同时期对于 HIE 有不同的评估内容

1. 出生后 24~48 小时内,评估窒息缺氧对机体及各脏器功能损害的严重程度,通过患儿对治疗的反应判断是否有生命危险。

2. 72 小时左右,神经症状发展至高峰,可以判断患儿属于中度还是重度,根据病情严重程度对预后初步估计。

3. 7~9 天,绝大多数中度患儿及部分重度患儿经过充分治疗病情可明显好转,提示预后可能良好;重度患儿若此时仍处于昏睡、不会吸吮、昏迷等状态,提示病情严重,需继续积极治疗,否则预后可能不好。

4. 12~14 天,此时新生儿神经行为评分若能达到 36 分以上,大多预后良好,小于 35 分者则可能预后不好,需继续加强治疗。

5. 28 天左右,全面评估小儿神经系统功能恢复情况,复查脑电图、脑 CT 或 MRI 等,以明确是否需要新生儿期后的继续治疗。

(三) 可能导致预后不良的危险因素

1. 重度窒息抢救 20 分钟以上才出现自主呼吸。

2. 临床分度为重度 HIE,呈深度昏迷,肢体松软。

3. 出现脑干症状,如瞳孔缩小或扩大、瞳孔对光反射消失、眼球震颤,或有呼吸节律不齐、呼吸变浅变慢、呼吸暂停等中枢性呼吸衰竭。

4. 频繁惊厥发作,虽用药足量、正规治疗,但仍不能控制。

5. 同时合并严重缺氧缺血性心肌损害、胎粪吸入综合征、急性肾损伤等多脏器功能损害,症状持续 48 小时以上仍不能恢复正常。

6. CT 或 B 超表现为广泛缺氧缺血性改变,有大面积梗死或基底节有明显病变;28 天左右复查时出现脑软化灶、轻度脑萎缩、脑室扩大、基底节病变或脑室周围白质软化等。

7. 一周后神经症状仍未消失,如意识迟钝或昏迷,肌张力仍明显降低,不会吸吮,原始反射不能引出等。

8. 生后 12~14 天新生儿神经行为评分 <35 分。

二、认识预后与治疗的关系

近 20 年来国外在降低窒息发生率方面做了大量工作,使新生儿窒息发生率降至 0.5% 左右,也就明显降低了 HIE 的发生率,从根本上降低了

脑损伤致残儿童的发生率。我国医疗条件和经济发展很不平衡，仍然要加强新生儿窒息复苏培训才能更好地提高这部分患儿的近期及远期预后。

无论是中度还是重度 HIE，为了减少神经细胞死亡，避免发生神经系统后遗症，必须设法阻断凋亡过程，使受损神经细胞得以修复和再生。可以认为治疗方法的改进能够有效改善预后，在评估预后时必须考虑治疗的因素。动态观察患儿对治疗的反应，只有经过一系列动态观察发现患儿对治疗反应很差，不能达到各阶段治疗目标时，才能够判断预后不良。

三、预后

新生儿 HIE 常见的后遗症有脑瘫、癫痫、智力低下、视觉损害、注意缺陷、认知障碍和学习困难等。近、远期预后与损伤严重程度有关，临床和不同的辅助检查均可提供一些协助预估预后的信息。

轻度 HIE 一般在生后 3 天内各项指标恢复正常，预后多数正常；中度 HIE 患儿有 20%~35% 可能会发生远期异常；重度 HIE 患儿中 75% 新生儿期死亡或放弃治疗，存活者可能有较严重的神经系统后遗症。发生后遗症的小儿多有明显的影像学及脑电生理异常表现，反复发作性惊厥和惊厥持续状态的小儿后期发展为癫痫的可能性很大。严重的电活动背景异常，包括重度、持续低电压，暴发抑制；严重的异常放电，如频繁、持续痫样放电，高波幅放电后紧随电活动抑制等，均是严重脑损伤的表现，不但远期后遗症重，近期死亡率也会增加。

（王华）

参考文献

[1] 邵肖梅,叶鸿瑁,邱小汕.实用新生儿学.5版.北京:人民卫生出版社,2019.

[2] 王卫平,孙锟,常立文.儿科学.9版.北京:人民卫生出版社,2018.

[3] 韩玉昆,杨于嘉,邵肖梅.新生儿缺氧缺血性脑病.2版.北京:人民卫生出版社,2010.

[4] 邵肖梅.亚低温治疗新生儿缺氧缺血性脑病方案(2011).中国循证儿科杂志,2011,6(5):337-339.

[5] 中华医学会围产医学分会新生儿复苏学组.新生儿窒息诊断的专家共识.中华围产医学杂志,2016,19(1):3-6.

第七章

产科分娩安全标准化管理

第一节　产房标准化配置

产房是孕妇分娩的重要场所。作为自然分娩的关键一环，产房建设应有利于母婴安全，同时符合医院感染预防与控制的基本要求。宏观上，便于急救和转运，要求与手术室、产科病房、母婴同室和新生儿室等科室相邻近或有便捷通道。微观上，产房规模、面积等建筑标准和产房通道、布局、功能分区等管理标准要符合国家相关规定，同时产房作为孕妇分娩和新生儿诞生的地方，产房的装修和环境设计应温馨和温暖，通过声、光、色彩等提供安全、舒适的服务，充分体现助产照顾的人文理念，促进自然分娩。总之，保障母婴安全，促进自然分娩，应从产房的建设开始。

一、产房建设标准

按照《三级妇幼保健院评审标准实施细则(2016 年版)》产房设置应符合《医院感染管理办法》和《医院隔离技术规范》的要求，布局合理。最基本要求是：

1. 有分娩室的管理制度。
2. 产房相对独立，周围清洁无污染源。
3. 分娩区总面积应在 $100m^2$ 以上，应集中设在病区一端，远离污染源，应有污染区、缓冲区、清洁区、隔离产房与污物专用通道。若分娩室为单人单间，每间使用面积不少于 $25m^2$，若设置 2 张及以上产床的分娩室，每张产床使用面积不少于 $20m^2$，产床之间须有屏障设施。
4. 产房应有调温、控湿设备，温度保持在 24~26℃，湿度以 50%~60% 为宜，新生儿抢救台温度在 30~32℃。各房间应设足够的电源接口。
5. 洗手区域水龙头采用非手触式(脚踏式、肘式、感应式)，室内配备动态空气消毒装置。
6. 隔离待产室和分娩室所有器械应单独使用，用后的产房、产床应彻底消毒。
7. HIV 感染孕产妇住院分娩的院感防控符合相关要求。

二、产房分区和功能

目前对于产房的分区存在较多争议，按照医院感染管理对产房在硬件建设上的要求，一直采用"三区两通道"即清洁区、污染区、无菌区和清洁通道、污物通道的模式，分娩室被划在无菌区内。但是，分娩又不是无菌手术，故有人主张将传统的"三区两通道"中的三区定义为限制区、半限制区、污染区，分娩室属于限制区。无论采用哪种分类方式，都应布局合理，有明显的物理标志。

本书按照《三级妇幼保健院评审标准实施细则(2016 年版)》将产房划分为缓冲区、清洁区、无菌区、分娩区、污物区五个区域进行介绍。

1. 缓冲区　面积不少于 $20m^2$，作为分娩区与其他区域及外界之间的地带，保持产房的独立性及清洁，内设有更衣室、换鞋处。

2. 清洁区　完成分娩前的一系列评估、检查及处理，为分娩作准备。内设有规模及功能相当的待产室、预处理室、医护工作站和办公室、库房等，有条件的医院还应设独立治疗室，完成药品配制、输液准备等工作。

3. 无菌区　为无菌物品存放柜或无菌物品存放间，用来存放灭菌产包、器械包等无菌物品。有条件的医院，还应设置与消毒供应中心相通的无菌物品专用传输通道。

4. 分娩区　产房的主要功能区，内设分娩间、外科洗手装置、卫生间等，满足孕产妇分娩过程中的生理需要和助产工作需要。有条件的医院还应设至少一间能完成急诊剖宫产手术的产科手术室(面积 >40m²，功能完善)或具有与手术室之间的快速通道(保证 2 分钟内到达)，以应对分娩过程中突发的母胎安全状况，快速、就近进行手术与抢救。

5. 污物区　污物处理间及污物处理专用通道。每间分娩室应有一扇通向污物通道的门，用来传输分娩过程中使用过的物品和产生的垃圾，在污物处理间集中处置，然后通过污物专用通道运送出去。

三、产房基本配置

(一)产房设备配置

依据《医疗器械分类目录》(2018 版)，产房应配有以下几大类别的设备，具体见表 7-1-1。

(二)分娩室基本配置

设有多功能产床、器械台、手术照明灯或移动式无影灯、氧源及吸氧装置、中心吸引装置、中心胎心监护仪、新生儿保暖台及新生儿复苏用品(具体参考《中国新生儿复苏指南(2021 年修订)》中复

表 7-1-1　产房配套设备类别

分类序号	一级分类	二级分类
01	有源手术器械	手术照明设备
06	医用成像器械	超声影像诊断设备
07	医用诊察和监护器械	监护设备;遥控、中央及监护设备;生理参数分析测量设备
08	呼吸、麻醉和急救器械	急救设备;麻醉器械;呼吸、麻醉、急救设备辅助装置
14	输注、护理防护器械	注射、穿刺器械
15	患者承载器械	医用病床
18	妇产科 / 辅助生殖 / 避孕器械	妇产科测量、监护设备
22	临床检验器械	电解质及血气分析设备

苏用物核查表推荐)、新生儿体重秤等,同时可配置分娩球、分娩椅等支持工具。对于隔离分娩室,除上述必要条件外,其布局和设备应便于消毒隔离。宜设在产房区的末端位置。入室处备有专用的口罩、帽子、隔离衣及鞋等。门口处备有洗手和手消毒的设备。隔离分娩室应有专用污物通道。建议有条件的医院应设有层流负压室。以上仪器设备要定时检查维修,应保证其功能状态,要随时可及、随手可用。

（三）产房药品 / 物品配置

根据《三级妇幼保健院评审标准实施细则(2016年版)》要求,产房中应备有产程中所需物品、药品、抢救包、抢救流程图和急救设备,并固定位置,定期检查维护,及时补充和更换。具体要求如下:

1. 有产程中所需物品、药品、抢救流程图和急救设备的管理制度。

2. 配备专门抢救包(如产后出血包括宫纱、气囊填塞器具等,子痫抢救包,羊水栓塞抢救包等)、长效宫缩剂、新生儿T组合复苏器及中心静脉留置管等器材。

3. 分娩室设备、急救药品齐全,满足分娩操作的需要,固定位置,定期检查维护,及时补充和更换,有定期检查维护记录。

4. 相关人员熟悉本部门管理要求,熟悉药品及急救设备的位置及性能。

（四）产房仪器设备和药品管理

产房像一个危机四伏的战场,场景复杂、设施众多、物资众多、流程众多,面对争分夺秒的抢救,仪器设备和药品管理成为抢救成功的重要一环。科学的仪器设备和药品管理能够为抢救提供重要保障,赢得抢救时间。

1. 仪器设备和药品管理介绍

(1) 规范化:将企业管理中的理念方法引入仪器设备和药品管理中建立一套有效的仪器设备管理模式,使所有的仪器设备处于正常的可用状态,定类、定位、定量,标识清楚。

(2) 结构化:针对产房特点,将仪器设备分为常规仪器设备、急救仪器设备、特殊仪器设备。按照仪器设备的使用状态、紧急程度、数量等,又将急救仪器设备分为一级急救设备、二级急救设备和三级急救设备,分类和分权进行管理。特殊仪器设备包括即时检验(point-of-care testing,POCT)仪器设备和计量仪器设备。如图7-1-1和表7-1-2。

(3) 集束化:针对某一类疾病或某一种抢救将所需仪器设备和物资进行集中放置和管理,节约时间。如图7-1-2所示,新生儿复苏急救物资根据取用顺序分层放置,第一层放置初步复苏所需手套、血气片、血氧饱和度探头等,第二层放置各种型号气管插管用物和喉镜,第三层吸痰用物(提前准备),第四层保暖用物。

(4) 信息化:通过现代化的管理手段进行仪器设备的入库、使用、登记、追踪、巡检等,改变传统繁杂的管理方式,达到无纸化办公、提高工作效

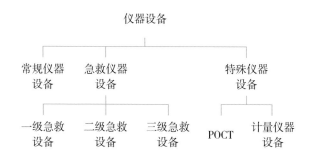

图 7-1-1　仪器设备结构化管理

表 7-1-2   急救物资的交接和监管

	种类	接班规定	监管
一级急救物资	急救手机、急救电动吸引器、吸痰箱、除颤仪、冰帽、新生儿转运车、成人氧气面罩、成人简易呼吸器等	CN1 及以上	护理组长或者负责人
二级急救物资	大氧气筒、灭菌注射用水、防护用具箱、氧气枕、抢救车、胃管、T 型引流管、三腔尿管、便携式血糖仪、子宫填塞球囊导管、急救取胎器械、异常紧急剖宫产准备箱、新生儿抢救车、新生儿辐射台等	CN0 及以上	CN2 及以上
三级急救物资	负压吸引表、胎心监护仪、心电监护仪、输液泵、推注泵、止血纱布、防粘膜、各种急救箱等	CN0 及以上	CN2 及以上

注:护士层级划分为 CN0-3 四个层级,(clinical nurse,CN)。

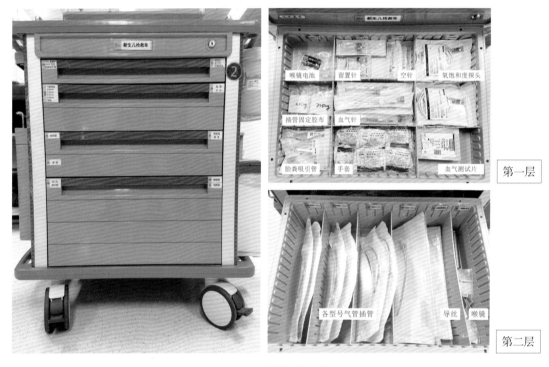

图 7-1-2   新生儿复苏急救用物

率、降低成本的目的。如高资耗材的管理,通过扫描产品二维码进行使用登记;设备巡检,在每个仪器设备张贴巡检登记二维码等。

2. 仪器设备和药品日常管理

仪器设备和药品的日常管理分为三级质控,一级质控由每班次接班者完成;二级质控由专岗(总务岗)完成;三级质控由科室护士长每周固定时间完成。

(1)成立仪器设备管理小组:在意识上达到,每一部仪器设备都是抢救仪器。在管理上要做到,"四定"(定种类、定位放置、定数量、定期检查),"三无"(无过期、无损坏、无安全隐患),"二及时"(及时检查、及时补充),"一专"(专人管理)。

(2)日常保养与维护:①每天检查,由岗位负责人执行,做到"三查",即使用前查、使用时查、使用清洁后查,出现问题及时请专业人员进行维修。②定期检查,由设备管理人员、操作人员、维修人员参加,全面检查,根据发现的问题及时进行维护。③规范医疗设备状态标识管理,拟报废用红色标签,待维修用黄色标签,正常可用绿色标签、巡检标签或不贴标,备用仪器用蓝色标签。

(3)日常操作培训:①"三新"培训。新进的仪器设备培训,新进人员(包括新入职员工和学员等)培训,新更新制度培训。②贵重仪器设备培训。贵重医疗设备,即价值≥50 万元(如胎儿镜、激光治疗系统、彩色超声仪、外科智能工作台),要求专人接受培训、专人管理、专人操作。

（4）药品管理：①麻醉药品和精神药品要求"五专"管理，专人负责、专柜加锁、专用账册、专用处方、专册登记。②高警示药品管理。Ⅰ类高警示药品，设置专用存放区域、药架或药柜等，不与其他药品混合存放；设置"高危药品"标识；医院信息系统中设置专用标示和警示语；注射剂不经患者手。产房常用的Ⅰ类高警示药品有硝普钠、硫酸镁、胰岛素、葡萄糖酸钙等。③急救药品管理。"四定"即定人、定位置、定品种、定数量。指定专人负责药品的领取、补足、检查和保养。急救车（急救箱）中药品应在使用后及时补齐；每月对急救药品进行一次检查，定期对产房人员进行急救药品管理及使用的培训和考核。

四、一体化产房介绍

随着社会的进步，医学模式也由生物医学模式向"生理-心理-社会"一体化转变，人们对产科的要求也逐步提升。《母婴安全行动提升计划（2021—2025年）》中提出以高质量发展为主题，聚焦服务质量提升、专科能力提升和群众满意度提升。以家庭为中心的产科护理模式（family-center maternity care，FCMC）应运而生，其强调"以孕产妇为中心，以家庭为主体，保障母婴安全"的服务理念，采用集"待产-分娩-产后康复"（labor delivery recovery，LDR 或 labor delivery recovery postpartum，LDRP）为一体的家庭式产房，既有家庭化装饰设计，也兼有产科病房和产房的医疗功能，给孕产妇和新生儿营造温馨的住院环境和安全舒适的分娩条件，适合孕产妇从住院、待产、分娩到产后康复的整个过程（图7-1-3）。

LDR/LDRP一体化产房内有三个区域：家庭区、临床区及辅助区，面积至少在28m²以上。LDR产房设在分娩中心内，需要和手术室、护士站紧密相连。LDRP产病房多设在病房区，既要和分娩中心、手术室联系方便，又要考虑产后休养对环境的要求，自然采光，环境安静，方便家人探视。LDR/LDRP每个房间内设施齐全，尽量让医务人员不出房间就能完成治疗和护理工作。房间的装饰似家庭，让孕产妇与家属均有居家的感觉，同时配有促进自然分娩的各种非药物镇痛设施，如分娩球、分娩车、各种各样的按摩工具等可供孕产妇选用。LDR/LDRP产房使孕产妇在同一个房间内完成分娩的所有阶段，有效减少或避免在转运过程中发

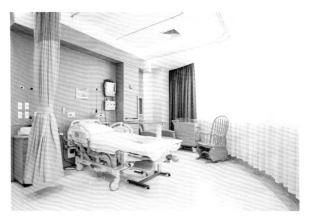

图7-1-3 LDR一体化产房

生的母婴不安全因素，以及孕产妇不断接触陌生环境带来的焦虑和恐惧，促进自然分娩，提高医院满意度。LDR/LDRP一体化产房正在被越来越多的人所接受。

（王国玉　张金玲）

第二节　产科安全助产配置

助产士，产房安全的守护者。2014世界助产状况报告中指出，助产士可以满足妇女和新生儿87%的基本护理服务需求，是改善妇幼保健的关键因素。助产人力资源配置是否合理，直接关系母婴安全。目前，针对我国助产人力资源的研究比较少，尚无科学的、统一的配置标准，部分参考来源于国家或地区相关的检查标准。

一、助产人员配置的基本原则

产房医师和助产士应该获取《母婴保健技术考核合格证》。每例产妇接产时必须由2名以上助产技术人员在场，至少有1名熟练掌握新生儿复苏技能的工作人员。

二、国内助产人员的配置标准

目前国内助产士人力资源配置依据主要有床护比配置法、分娩量测算法及基于患者分类系统理念的分娩率加权法。

1. **床护比配置法**　即临床一线的待产床和分娩床总数与在编助产人员总数的比例。三级和二级妇幼保健院评审标准（2016版）中规定：每2张待产床应配1名助产士，每张产床应配备3名助产士。

2. 分娩量测算法　WHO 推荐,每名助产士每年宜为 175 名孕产妇提供服务,即每 1 000 名孕产妇需要 6 名助产士。北京市卫生健康委员会 2019 年印发的《北京市区域母婴安全保障筑基行动方案》中要求,年分娩量 800(1 000)人的二(三)级机构,产房固定助产士人数不得少于 6(8)人;年分娩量每增加 800(1 000)人,在此基础上至少增加助产士 3 人。

3. 分娩率加权法(Birthrate Plus,BR+)　由英国学者 Jean Ball 于 1993 年创立,是专门针对助产领域的人力资源配置的工具,其原理是使用"产妇分类系统"将产妇分为 5 个类型,计算各类型所需的助产服务时数,以评估助产工作量,从而计算助产士的需求量。2016 年,北京大学护理学院陆虹团队将此方法引入中国,并根据国情进行修订和验证,认为"分娩率加权法"针对产时照护需求对助产士需求量进行预测,与目前我国助产士的工作范围主要集中在产房这一现状基本吻合,该方法具有科学性,实施简单易行,预测结果合理,适合在我国推广应用。目前,此方法尚未在我国得到普遍应用,仅在少部分地区应用此方法来研究和验证助产人力资源配置是否合理充足。

三、国外助产人员的配置标准介绍

2015 年 2 月,NICE 发布了产科安全助产配置指南。从组织机构、助产人员配置、助产士数量和技能组合、助产人员配置需求检测与评估四个方面进行了阐述。

(一)组织机构

1. 确保孕产妇、新生儿及其整个家庭 24 小时都能够受到助产服务,包括助产专家和助产顾问。服务范围从怀孕前、产前、产时到产后。服务场所涵盖所有提供产科护理的地方,包括家庭、社区、独立的或者助产士主导的医疗机构、医院等。

2. 制订流程预案以确保助产人员配置能够提供持续的产科服务,并且在任何时间和任何环境下都能为孕产妇和新生儿提供安全的照顾。管理者应该确保所有情况下助产士人员配置的预算。

3. 确保产科服务,包括以下内容。

(1)孕产妇和新生儿所需的所有孕前、产前、产中和产后护理。

(2)每个产科医疗机构提供助产士的所有角色,包括每项服务的协调和监督。

(3)允许当地同意的助产技能组合,如助产专家和顾问助产士。

(4)对已临产的孕妇提供一对一服务。

(5)参考当地其他员工比例,同时要考虑到员工休假,如年假、产假、病假等;特殊情况的需求,如计划内和计划外转院、助产需求的变化等。

4. 使用本地区的数据,如人口变化、服务特点等,预测助产人员配置,提前做好应对。

5. 助产人员配置应该由受过培训且有经验的人员制订,并得到主任、护理部主任或者护理领导者的同意。

6. 确保每班次由高年资的助产士或其他有责任的助产士负责,并且安排足够的有经验和受过训练的助产士。

7. 制订制度、流程和预案,以应对孕产妇和新生儿需求的变化及各种因素的变化,如人员的增加、重新安排工作给更有能力和受过培训的员工、重新安排非紧急的工作等。所有的制度、流程和预案等都要得到护理部主任或护理领导者的同意。

8. 至少每 6 个月要在管理层面查看助产士的人员配置是否合理,要包括产科服务需求的变化、助产士"警示事件"(见表 7-2-1)和助产士安全配置标准(见表 7-2-2)。当有助产人员频繁短缺、服务质量有所下降、产科服务需求有意外的增加等情况发生时,助产士主管可根据情况请管理层重新审核,进行调整。

9. 确保产科服务部门制订了监控和应对助产人员需求意外变化的程序。

表 7-2-1　助产士"警示事件"

"警示事件"是一种警告信号,警示助产士人员配置是否存在某一方面的错误。一旦发生,机构负责人会被通知。负责人需要确定事件是否是由助产士人员配置引起的,以及需要采取的行动。

在关键活动中,迟到或者未到

延迟服务或者遗漏服务

用药错误

延迟 30 分钟或者更长时间缓解疼痛

从就诊到分诊延迟 30 分钟或者更长时间

临产时未进行全面的医疗检查

从入院到开始实施照顾延误 2 小时及以上

对异常生命体征的识别和行动异常

一名助产士无法在分娩期间为女性提供持续的一对一护理和支持

*其他地方性规定

表 7-2-2 助产士安全配置标准

"标准"是积极的或消极的事件,在检查时以确定助产人员配置是否合理。

孕产妇:

与助产团队沟通的充分性

分娩过程中孕产妇需求满足的充分性

产妇母乳喂养需求满足的充分性

产妇产后需求满足的充分性

结局:

怀孕 13 周内(或者更短)预约:记录预约是否在 13 周内(或者更短时间),如果超过 13 周,应做好登记并记录原因

母乳喂养:可以使用英国国家医疗服务体系的孕产妇和母乳喂养数据报表收集母乳喂养开始率

产前和产后入院及 28 天内再入院:记录产前和产后入院及再入院的详细信息,包括出院日期

分娩期间外阴损伤:包括撕裂和会阴切开

出生地点的选择

助产士:

错过休息时间:记录助产士无法利用的预期休息时间的比例

助产士加班:计算助产士加班时间

助产士的疾病:记录助产人员计划外缺勤的比例

助产士满意度

助产士配置测量:

记录每个班次的计划助产士、所需助产士和可用助产士

在特定时间段(例如 24 小时)内,确定临产的人数和可用助产士的人数

记录临时助产人员在产科病房提供的助产时间比例

助产人员的强制性培训

* 其他地方性助产士人员配置标准

10. 确保产科服务部门有以下程序:

(1) 告知员工、孕产妇和照顾者,什么是助产士"警示事件"及如何报告。

(2) 负责的助产士应该采用与助产"警示事件"相关的恰当的行动。

(3) 记录和监控助产士"警示事件"作为异常报告的一部分。

11. 让助产士参与助产士发展、助产士配置的各项政策和管理的制订中。

12. 确保助产士有时间参与专业发展相关的、法定的和强制的培训,及监督、参与间接护理活动,如临床管理、维护及与其他专业人员联系等。

(二) 助产人员配置

1. 每个产科服务机构至少每 6 个月确定一次助产士的配置。

2. 使用一个 NICE 认可的方法,系统地计算助产士的配置情况。

具体步骤:

(1) 使用过去一段时间内(例如,过去 12 个月或者更长时间)产科服务的人数和护理需求的历史数据。

(2) 估计这段时间产科服务需求的总时间,需要综合考虑孕产妇及婴儿的风险因素、自理能力,助产人员执行其他活动的时间等因素。

(3) 用计算的总时间除以这段时间孕产妇的总人数,得出每一位孕产妇需要的服务时间。

(4) 使用目前获得产科服务的孕产妇人数和新的预约趋势的数据,预测未来 6 个月内的孕产妇人数。

(5) 每一位孕产妇需要的服务时间乘以预测的未来 6 个月孕产妇人数,得出未来 6 个月的总服务时间。

(6) 将总服务时间除以 26(26 周),得出未来 6 个月每周平均需要的服务时间。

(7) 每周需要的服务时间除以一周全职工作的小时数,确定未来 6 个月内的助产士配置。学生助产士、参与其他项目的助产士、新获得资格的助产士或重新执业的助产士等不应计算在内。

(三) 助产士的数量和技能组合

1. 评估所有环境下每项产科服务所需助产士数量和可用助产士数量之间的差异。

2. 在服务期间或轮班期间,重新评估所需助产人员和可用人数之间的差异。评估过程中要考虑到环境因素、患者的风险因素、自理能力及病情的轻重缓急等。

3. 如果可用助产士数量与所需助产士数量不同,参考助产士应急管理方案。

4. 如果发生"警示事件",则应通知机构或轮班的负责人,以确定是否由于助产人员配置原因造成,以及需要采取的行动。

5. 即便没有采取行动,仍需记录"警示事件"以供审查。

(四) 助产人员配置需求检测与评估

1. 检查助产士人员配置是否满足表 7-2-2 中的助产士安全配置标准,是否充分满足孕产妇和新生儿的服务需求。

2. 至少每 6 个月将助产士安全配置标准的结果与之前的结果进行比较。

3. 分析"警示事件"及采取的行动。

4. 分析每班次所需助产士数量和可用助产士数量之间的差异,为未来助产士配置提供信息。

5. 通过分析"警示事件"、助产士安全配置标准或两者之间的差异,审查助产人员配备的充分性。

四、助产服务模式

目前国际上助产服务模式主要有两大类:产科医师主导模式和助产士主导模式。后者又分为责任制助产(caseload midwifery)和团队助产(team midwifery)。由于历史原因,我国助产士的受教育水平偏低,主要工作场所多集中在产房,为自然分娩产妇提供临产后、产时和产后 2 小时的观察和照顾。近年来助产士本科教育开始开设,助产服务模式逐步多样化,工作场所向门诊、家庭、社区等延展,服务范围也进一步拓展,以助产士为主导的助产士专科门诊、产时一对一导乐陪伴分娩、责任制助产模式等多种形式在许多医院开始探索和尝试,助产人力资源的配置需求进一步增加。

产房助产人力资源的配置应结合助产服务模式、助产工作内容、分娩产妇风险高低、开展新技术、所在医疗机构的规模等综合考虑,既要满足助产岗位工作需要,达到人力资源的有效利用,又要保证母婴安全及助产工作安全。

(王国玉　张金玲)

第三节　产科安全医师配置

产房是孕产妇急救及围产儿急救的重要场所,也是医疗差错及医疗纠纷频发的场所。产后出血、羊水栓塞、胎盘早剥、子痫等疾病常威胁孕产妇生命,而急性胎儿窘迫、肩难产、产程停滞等处理不当常导致新生儿死亡、损伤等不良后果。产房医疗系统的安全运行,产科医师、麻醉科医师、新生儿科医师等人员配置缺一不可。

一、产科医师

根据医院级别、接收孕产妇人群种类、工作范畴等,产科医师的配置要求有所不同。北京市卫生健康委员会 2019 年印发的《北京市区域母婴安全保障筑基行动方案》中要求年分娩量 800(1 000)人的二(三)级机构,固定产科医师人数不得少于 8(10)人,年分娩量每增加 800(1 000)人,在此基础上至少增加产科医师 3 人。《危重孕产妇救治中心建设与管理指南》中规定具备危重孕产妇救治资质的医疗机构人员配置要求如表 7-3-1 所示。

二、麻醉科医师

产科麻醉主要包括孕产妇的手术麻醉(剖宫产麻醉、妊娠期非产科手术麻醉)、镇痛(分娩镇痛、术后镇痛)和危重症救治(羊水栓塞)等。各级医疗机构应根据剖宫产率、分娩镇痛率、危重症抢救率等综合考虑麻醉人员设置。部分有条件的医院,麻醉医师可以 24 小时进驻产房。

《分娩镇痛技术管理规范》中对麻醉医师要求如下:

1. 取得医师执业证书,执业范围为麻醉科专业,执业地点为申请单位。

2. 3 年以上高年资住院医师及以上职称,经科室评估具备独立从事分娩镇痛的能力。

3. 具有毒麻类药品处方权。

三、新生儿科医师

三级和二级妇幼保健院评审标准(2016 版)中规定高危妊娠分娩时必须有产科医师和新生儿科医师在场;急诊剖宫产中,新生儿急救人员至少能

表 7-3-1　危重孕产妇救治中心抢救床位和人员配置要求

序号	项目	危重孕产妇救治中心		
		县级	市级	省级
1	抢救床位数	≥2	≥6	≥8
2	医师床位比	≥0.8	≥0.8	≥0.8
3	医师高级职称构成比	≥30%	≥40%	≥40%
4	业务负责人技术职称	副高级以上≥1 人,从事相关专业 10 年以上	副高级以上≥2 人,从事相关专业 10 年以上	副高级以上≥4 人,从事相关专业 10 年以上

随叫随到。针对多胎妊娠、早产儿、极低体重儿等，部分有条件的医院还可以配备新生儿专业团队进行抢救。

孕产妇和新生儿预后不良事件80%发生在产房。产科患者突发情况多，病情变化快，随着三孩生育政策的开放，有越来越多的高危孕产妇妊娠，产房多学科团队配置能更好地为产房安全保驾护航。

（王国玉　张金玲）

第四节　孕妇心肺复苏

心肺复苏是针对各种原因所致的心搏骤停进行的急救技术，及时而有效的心肺复苏是挽救患者生命的有力保障。孕妇在妊娠期由于体内激素的改变、子宫的增大等，使其循环系统、消化系统等发生了显著改变，妊娠期心搏骤停的心肺复苏技术又有其特殊的要求。虽然不是每个产科医护工作者都会遇到妊娠期的心搏骤停，但掌握心肺复苏这门技术，为有生命危险的孕产妇及时实施高质量的心肺复苏，改善孕产妇及围产儿结局，是每个产科医护工作者义不容辞的责任。

一、操作目的及意义

对发生心搏骤停的孕产妇进行紧急抢救，降低死亡率，改善预后。

二、物品准备

简易呼吸器、氧气、自动体外除颤器（automated external defibrillator，AED）或除颤仪、按压板等。

三、操作步骤

1. 快速评估

（1）发现孕产妇无反应并且无呼吸时，立即在两侧耳旁呼唤孕产妇，确认并判断意识情况。意识丧失者禁忌剧烈摇晃。立即呼救，计时、确认操作环境安全（排除危险源，如电源、高空坠物等），遣散围观人群。如有其他人员协助，尽快准备抢救物品、药品，尽快取得AED。

（2）即刻判断颈动脉搏动。触摸孕产妇同侧颈动脉搏动，以示指和中指的指尖轻触气管正中旁开2指处。判断时间为5~10秒，同时眼观胸廓有无起伏。

2. 胸外心脏按压

（1）患者无颈动脉搏动，置于硬板床上（或身下垫硬板），尽量不搬动患者，去枕，松领口，解腰带。如果孕产妇宫底高度超过肚脐水平，徒手将子宫向左侧移位（如图7-4-1所示），有助于在胸部按压时减轻主动脉和下腔静脉压力。

（2）立即行胸外按压。救援者一只手掌根部放置于胸骨下半段，另一只手掌根部叠放其上，双手指紧扣。胸外按压频率≥100次/min，深度≥5cm，每次按压后必须让胸廓充分回弹，按压间隔最小化，按压与通气比率为30：2。除高级气道建立和除颤等特殊情况外，按压中断时间≤10秒。

3. 开放气道

（1）清除口鼻中的异物和呕吐物（如有义齿应先取出），开放气道（仰头抬颏法、托颌法）。左手下压前额保持气道开放，拇指和示指捏住患者鼻孔，右手置于下颌，将下颌向前向上抬起，抬高程度以患者的唇齿未完全闭合为限；如患者紧闭双唇，可

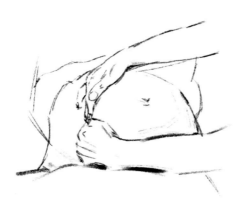
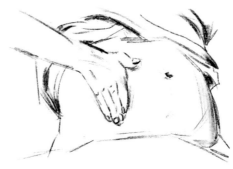

图7-4-1　将子宫向左侧推移

用手指将双唇分开,操作者正常吸气后,将双唇紧贴并包裹患者嘴唇形成一个封闭腔,自然吹气,吹气完毕手松鼻孔,侧转观察患者胸部,观察有无胸廓起伏,人工呼吸连续 2 次,每次吹气时间不少于 1 秒。

(2) 球囊面罩使用方法:操作者到患者头部正上方位置,抬患者下颌使其仰头(仰头抬颏),以鼻梁做参照,把面罩放在患者脸上,将一只手的拇指和示指放在面罩两边形成"C"形,并将面罩边缘压向患者面部,使用剩下的手指提起下颌角(3 个手指形成"E"形),即"E-C"手法,开放气道,使面部紧贴面罩,给气 2 次(5 秒内完成),每次给气持续 1 秒,使胸廓隆起。

4. 5 个循环　胸外按压与人工呼吸比例为 30：2,共进行 5 个循环。抢救过程中随时观察患者自主呼吸及心跳是否恢复。

5. 有效指征　复苏成功时可以扪及大动脉搏动,自主呼吸恢复,散大的瞳孔开始回缩,意识逐渐恢复,面色、口唇、甲床由发绀变红润,肢端转暖,收缩压≥60mmHg,心电图恢复窦性节律(视频 3)。

视频 3　孕妇心肺复苏

四、注意事项

1. 心肺复苏抢救成功的关键包括:快速识别患者心搏骤停、迅速启动抢救系统、早期进行心外按压、尽早除颤、有效地进行进一步支持和复苏后管理。

2. 心肺复苏强调尽早胸外心脏按压的作用,有效的按压包括第一时间实施按压、按压深度、按压后胸廓完全回弹、频率等,双人操作 2 分钟应更换 1 次以免施救者疲劳影响按压效果。

3. 当宫底达到或超过脐部时,增大的子宫影响下腔静脉回流,因而进行心肺复苏时需将子宫推至左侧,或身体左倾 30°。

4. 孕妇的氧储备与非孕期相比下降,代谢需求增加,早期通气支持是非常必要的。应由经验丰富的喉镜医师实施气管插管,选择 6.0~7.0mm 内径的气管内导管,最好在 2 次内完成,以防机体

缺氧、呼吸道损伤出血等。

5. 对妊娠 >20 周或宫底高度平脐或脐以上的孕妇,尽快施行 PMCS(perimortem cesarean section)即心肺复苏后开始的剖宫产术,只有子宫排空之后,自主循环才能够恢复,母体的血流动力学才能够改善,尽可能在心搏骤停 4 分钟内施行剖宫产。

6. 抢救成功后记录,安抚患者,整理床单位,洗手。遵医嘱给氧,记录抢救时间、生命体征、病情变化及抢救过程等并签字。

2020 年美国心脏协会心肺复苏和心血管急救——成人基础 / 高级生命支持指南对心肺复苏和心血管急救进行了全面的循证医学评估和建议,对孕妇心搏骤停的救治提出了新的观念和建议:

(1) 孕妇心搏骤停更易发生缺氧,血氧饱和度和气道管理在复苏过程中应居于首位。对心搏骤停的孕妇早期行高级气道管理,有助于提高孕妇的救治成功率。

(2) 胎儿监护在复苏过程中可能干扰复苏质量,故不建议在救治心搏骤停孕妇的过程中行胎儿监测。对心搏骤停孕妇及时进行心肺复苏,必要时行围骤停期剖宫产可以提高孕妇及胎儿的存活率。

(3) 对于复苏后昏迷的孕妇患者,建议实施亚低温治疗。在亚低温治疗期间持续监测胎儿是否出现心动过缓。

(王国玉　张金玲)

第五节　分娩病情告知

一、概述

妊娠和分娩是一个自然的生理过程,而在某些情况下又是一个病理过程。由于妊娠和分娩的特殊性、复杂性和现代医学的局限性,妊娠和分娩存在一定的母婴并发症和不良妊娠结局的可能。妊娠和分娩是一个动态变化的过程,可能因母胎合并症出现危及母胎生命的情况。所以,必须通过有效的沟通让孕产妇及其家属清楚地了解该过程存在的风险及医师需要采取的措施,一旦出现紧急情况,孕妇及家属有一定的思想准备,从而及时做出正确地选择并积极配合治疗。

二、母体合并症相关告知

1. 子痫前期 有发生抽搐、脑出血、脑水肿、脑疝、昏迷、子痫、截瘫、神经系统功能受损、遗留终身后遗症以及成为植物人状态的可能;有心脑血管意外、心力衰竭、肝肾功能损害及衰竭、凝血功能障碍、DIC、多器官功能衰竭的可能;可能发生胎盘早剥,致大出血、失血性休克、DIC、胎儿宫内窘迫甚至胎死宫内等,严重危及母胎生命。

2. 心脏病 可能因各种原因导致心脏负荷过重,引起心力衰竭、急性肺水肿,甚至危及生命;在多种诱因下(如疼痛、补液等),可能发生各种心律失常,甚至心律失常不能纠正,从而导致死亡;可能发生低氧合,患者对缺氧耐受性差,围产期发生心源性猝死的风险高。

3. 肝脏疾病及高胆汁酸血症 随时有不可预料的胎儿宫内窘迫、胎死宫内的可能。转氨酶升高,继续妊娠可能使肝功能继续受损,可能发生肝衰竭、肝性脑病、肝昏迷、脑水肿,脑疝,凝血功能失常、大出血、DIC、休克、多器官功能衰竭,甚至有死亡风险,危及母胎生命。

4. 妊娠期急性脂肪肝 死亡率极高,患者病情可能随时进行性加重危及母胎生命,可能出现肝衰竭、肝性脑病、肾衰竭、大出血、DIC、多器官功能衰竭等,甚至死亡,改善凝血功能后需尽快终止妊娠。围产期可能出现羊水栓塞、大出血、失血性休克、DIC、感染、败血症、伤口愈合不良、晚期产后大出血等,严重时危及母胎生命;必要时需输血,甚至切除子宫止血,术后丧失月经及生育能力。

5. 胎盘早剥 若胎盘早剥面积大,出血多,胎儿可因缺血缺氧而死亡。羊水栓塞风险增加。子宫肌层收缩受影响致产后出血。若并发DIC,产后出血难以纠正,引起休克、多脏器功能衰竭,导致希恩综合征、急性肾衰竭等,危及产妇生命。

6. 前置胎盘 在待产过程中可能出现阴道出血、出血性休克、DIC、多器官功能衰竭、席汉综合征甚至死亡;可能出现胎儿宫内窘迫甚至胎死宫内等,必要时需紧急剖宫产终止妊娠;术中可能需结扎双侧子宫动脉、双侧子宫动脉介入栓塞术、B-Lynch缝合或子宫填塞球囊压迫止血等多种止血术式,必要时输血治疗,甚至需切除子宫,子宫切除后无月经及生育功能。胎盘穿透膀胱者,可能需行部分膀胱切除,术后可能发生尿瘘等,必要时需二次手术或长期专科随诊。术中、术后可能

大量出血、羊水栓塞、休克、DIC、多器官功能衰竭,危及患者生命。术后仍有可能发生产后大出血,需要行介入或再次手术切除子宫止血。产前大出血及剖宫产术中穿过胎盘取胎儿,均可能造成胎儿宫内缺血、缺氧,发生新生儿贫血、死胎、死产、新生儿死亡风险增加。

三、催引产相关告知

可能发生子宫收缩过频、过强,甚至子宫强直性宫缩,有胎儿宫内窘迫、子宫破裂、死胎、死产等风险;可能发生急产、产道损伤、胎盘剥离不全、产后出血、胎盘胎膜残留、产后感染等;也可能对药物不敏感,无有效宫缩;个别情况可能发生药物过敏、羊水栓塞等危急情况;如引产不成功需再次用药或进行其他处理。

四、新生儿相关告知

1. 早产儿 易发生肺不张、吸入性肺炎、呼吸窘迫综合征、缺氧缺血性脑病、病理性黄疸、坏死性小肠结肠炎、感染、败血症、颅内出血等疾病的风险高,必要时需转儿科治疗,但仍可能遗留脑瘫、智力低下、生存能力低下等严重后遗症,甚至死亡。

2. 足月儿 可能发生新生儿贫血、窒息、颅内血肿、头皮损伤、头皮血肿、臂丛神经损伤、骨折、胸锁乳突肌痉挛或血肿。

五、分娩方式相关告知

1. 剖宫产 术中、术后可能发生因子宫收缩乏力、子宫切口裂伤、胎盘粘连或植入等出现产后出血、休克、多器官功能衰竭,甚至危及生命,必要时需输血、介入治疗、子宫切除止血等抢救治疗。术中可能发生子宫下段裂伤,损伤神经、血管及邻近器官(膀胱、输尿管、阴道、肠道等),导致神经损伤、大出血、尿瘘或粪瘘等,可能需要再次手术治疗及后续治疗。术后感染,包括切口感染、盆腔感染、盆腹腔粘连、宫腔及宫颈粘连狭窄,甚至脓肿形成、尿路感染及肾衰竭等。切口出血、血肿、感染、切口疝、切口愈合不良(切口脂肪液化、缝合线吸收不良)等,切口二期缝合可能延迟愈合、切口瘢痕形成、瘘管形成、子宫内膜异位症等。术后有血栓性静脉炎、肺栓塞、脑栓塞等可能。剖宫产术后再次妊娠需在严格避孕一年半以后,再次妊娠发生切口妊娠、子宫破裂、前置胎盘、胎盘植入等

风险增加。

2. 阴道分娩　待产及试产过程中,尽管采取了常规监护胎儿的措施,但仍有极个别情况会突然出现不明诱因的胎心变化,甚至胎儿死亡。围产期实施各种治疗及使用引产促宫缩药物后,极个别孕产妇会出现药物中毒、过敏或高敏反应,严重时危及母胎生命。分娩过程中或分娩后可能因子宫收缩乏力、产道撕裂伤、子宫破裂等出现产时和产后出血、休克、多器官功能衰竭,必要时需行输血、血管介入栓塞、开腹手术等治疗,危及生命时需行子宫切除止血。羊水栓塞发生率低,但发生后死亡率高。分娩中可能发生胎盘粘连,需手取胎盘,分娩后可能发生胎盘胎膜残留,必要时需行手取胎盘及清宫手术,操作可能导致宫腔感染、宫腔粘连,甚至闭经、不孕等。经阴道分娩可能导致宫颈或阴道严重撕裂伤、会阴切口感染、生殖道瘘等情况;产钳助产、胎头吸引器助产、臀位助产等阴道助产方式可能造成肛门括约肌损伤。

六、沟通技巧

产科是一个集患者病情急、危、重特点于一身的高风险科室,关系到母胎的健康,因此产科医疗任务重且压力大,医护人员需具有良好的职业素质、心理素质以及严谨的工作态度和过硬的技术水平。对于正常生理妊娠需帮助孕妇树立自然分娩信心,充分告知不同分娩方式的利弊。因妊娠合并症需要提前终止妊娠,要及早沟通,做到病情随时变化随时沟通。日常工作中提高医护人员沟通技能十分重要,采取多种多样的沟通方式,使孕产妇及其家属更加尊重、理解医务人员,积极配合治疗的开展,减少不必要的纠纷发生。

(邓春艳　马宏伟)

参考文献

[1] 刘小丽,刘焕舒,张鑫,等.我院产房医疗设备配置管理探讨.中国医疗设备,2019,34(12):122-126.
[2] 姜梅,卢契.助产士专科培训.北京:人民卫生出版社,2019.
[3] 姜梅,庞汝彦.助产士规范化培训教材.北京:人民卫生出版社,2017.
[4] 徐小艳.以家庭为中心的产科护理模式对初产妇心理状态及分娩结局的影响.兰州:甘肃中医药大学,2018.
[5] 余艳红,陈叙.助产学.北京:人民卫生出版社,2017.
[6] 陆虹,侯睿.我国助产人力资源的发展与建设.中国卫生人才,2015(10):22-24.
[7] 姚家思,朱秀,陆虹.基于"分娩率加权法"预测助产士需求量.护理管理杂志,2016,16(2):132-134.
[8] 中华医学会麻醉学分会.中国产科麻醉专家共识(2020).2020.
[9] 陈敦金,陈艳红.2015年美国心脏协会孕妇心肺复苏指南解读.实用妇产科杂志,2018,34(7):499-503.
[10] 何亚荣,郑玥,周法庭,等.2020年美国心脏协会心肺复苏和心血管急救指南解读:成人基础/高级生命支持.华西医学,2020,35(11):1311-1323.

第八章

胎儿窘迫临床案例分析

第一节 胎盘早剥致急性胎儿窘迫

一、入院病史

女性患者,34 岁,因"停经 31^{+4} 周,发现血压升高 1 天"于 2019 年 1 月 23 日入院。

1. 现病史 末次月经:2018 年 6 月 16 日;预产期:2019 年 3 月 23 日。停经 13 周始口服阿司匹林 100mg q.d. 至今,因高龄妊娠行羊膜腔穿刺,抽取羊水检查胎儿染色体核型分析及染色体微阵列分析(chromosome microarray analysis,CMA)未见异常,胎儿地中海贫血基因检测示 β-29 基因突变。停经 25^{+2} 周行口服葡萄糖耐量试验(oral glucose tolerance test,OGTT)空腹及 1 小时、2 小时血糖分别为 5.2mmol/L、11.2mmol/L、11.4mmol/L,诊断孕前糖尿病(pregestationaldiabetesmellitus,PGDM),给予控制饮食及适当运动后血糖控制可,空腹血糖波动在 4.3~5.6mmol/L,餐后 2 小时血糖波动在 4.7~6.8mmol/L。孕期定期检查尿蛋白阴性,昨日夜间自测血压 140/88mmHg,今晨复查 150/90mmHg,无头晕、头痛,无目眩、视物模糊,无腹痛、阴道流血、排液等不适。

2. 婚育史 孕 2 产 1。2013 年 10 月因"重度子痫前期"孕 34 周剖宫产 1 女婴,新生儿出生体重 2.3kg,否认产后出血及产褥期感染等病史。配偶年龄 33 岁,患有 β-地中海贫血(β-29 基因突变),无吸烟、饮酒等不良嗜好。

3. 体格检查 体温(body temperature,T)36.6℃,脉搏(pulse,P)84 次/min,呼吸(respiration,R)20 次/min,血压(bloodpressure,BP)153/94mmHg。心肺听诊未闻及明显异常。腹形呈纵椭圆形;宫高 32cm,腹围 97cm;单胎,胎方位枕左横(LOT);胎心率 145 次/min,未扪及宫缩;头先露,未衔接;跨耻征阴性。未行阴道检查。

4. 辅助检查 停经 25^{+2} 周 OGTT 结果为 5.2mmol/L、11.2mmol/L、11.4mmol/L;产前诊断:染色体核型分析及 CMA 未见异常,胎儿地中海贫血基因检测示 β-29 基因突变;停经 29^{+6} 周产科超声示宫内妊娠,胎儿发育相当于 29$^+$ 孕周,胎儿颈周见脐血流环绕,注意脐带绕颈。

【入院病史分析】

该患者既往有重度子痫前期病史,高危因素明确;本次妊娠发现孕前糖尿病,妊娠合并糖尿病孕妇发生妊娠高血压疾病的概率较非糖尿病孕妇高 2~4 倍,胎儿窘迫及新生儿呼吸窘迫综合征等并发症的发生率明显升高;孕 31$^+$ 周发现血压升高,发病时间相对较早,易出现严重并发症,该类型患者入院后应密切观察妊娠高血压的病情变化。

二、入院诊断

1. 孕 2 产 1,宫内妊娠 31^{+4} 周,单活胎,LOT,未临产
2. 妊娠高血压
3. 孕前糖尿病
4. 妊娠合并瘢痕子宫
5. 胎儿 β-地中海贫血(β-29 基因突变,父源性)

三、入院后病情变化

【病情变化】

患者入院至 2019 年 1 月 27 日上午无下腹痛、阴道流血、排液,无头晕、头痛,无目眩、视物模糊,无胸闷、气促等不适,自觉胎动正常。查体:血压波动于 139~153/79~94mmHg,腹部隆起,腹软,无压痛,未扪及宫缩,每日胎心监测均为正常 NST,空腹血糖波动在 3.9~6.4mmol/L,餐后 2 小时血糖波动在 4.8~8.3mmol/L。入院检查血常规结果无明显异常;糖化血红蛋白(glycosylated hemoglobin,HbA1c)5.7%,血尿酸(ureaacid,UA)465μmol/L;尿蛋白(+),24 小时尿蛋白定量 0.731g。复查产科超声示宫内妊娠,胎儿存活,胎儿发育相当于 31$^+$ 周,脐血流频谱未见明显异常,胎儿颈周见彩色血流环绕,注意脐带绕颈。入院后予以修正诊断:子痫前期。给予地塞米松 6mg q.12h. 肌内注射促胎肺成熟,口服拉贝洛尔 100mg q.8h. 及拜新同 30mg q.d. 控制血压,监测血压血糖情况,定期复查肝肾功能及尿蛋白,密切母胎监测。

2019 年 1 月 27 日 16:20,接护士通知,孕妇突发下腹痛,约(30~50)秒/(1~2)分,无阴道流血、排液,自觉胎动如常。查体:血压 158/96mmHg,心率 67 次/min,余生命体征正常。心肺听诊未发现异常,腹部隆起,腹软,全腹轻压痛,无反跳痛。可扪及宫缩(30~50)秒/(1~2)分。窥检见阴道畅,未见活动性出血,宫口未开,宫颈长约 2cm。胎心监护示胎心率基线 152 次/min,微小变异伴频发晚期减速,宫缩(30~50)秒/(1~2)分,强度中等,无宫缩间歇期(图 8-1-1)。立即行床旁超声提示胎盘与子

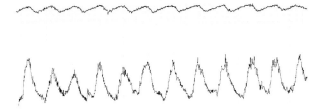

图 8-1-1　胎盘早剥典型胎心监护

宫壁间可见不规则液性暗区。

【病情变化分析】

入院后病情变化符合子痫前期并发胎盘早剥并急性胎儿窘迫的诊断。

1. 发病机制　胎盘早剥指妊娠 20 周后正常位置的胎盘在胎儿娩出前,部分或全部从子宫壁剥离,多发生于子痫前期、高血压及慢性肾脏疾病的孕妇。这些疾病可引起全身血管痉挛、硬化,子宫底蜕膜也可发生螺旋小动脉痉挛或硬化,引起远端毛细血管缺血坏死而破裂出血,在底蜕膜与胎盘之间形成血肿,导致胎盘从子宫壁剥离,胎盘后血液积聚于胎盘与子宫壁之间,压力增大,血液浸入浆膜层时,子宫表面呈现紫蓝色瘀斑,以胎盘附着处明显,称为子宫胎盘卒中。

2. 母体表现　胎盘早剥起病急,发展迅速。临床表现可以隐性出血为主,主要症状可为突发的持续性腹痛、腰酸及腰背痛,常无阴道流血或阴道流血不多。腹部检查可发现子宫多处于高张状态,有压痛。

3. 胎儿表现　临床上,胎盘早剥(尤其是后壁胎盘)常无典型的临床症状,而早期出现急性胎儿窘迫的临床表现,胎心监护出现基线变异消失、正弦波形、变异减速、晚期减速及胎心率缓慢等,应警惕胎盘早剥的发生。胎盘早剥引起胎儿急性缺氧,围产儿窒息率、死亡率、早产率均升高。

4. 本例患者表现　本例患者胎心监护出现胎心率基线变异 <5 次 /min,伴频发晚期减速,提示胎儿缺氧严重,随时可能胎死宫内,同时胎心监护显示宫缩频密,1~2 分钟 1 次,且无宫缩间歇期。床旁超声提示胎盘与子宫壁间可见不规则液体暗区,为典型胎盘早剥的表现。

四、治疗经过

1. 术前准备　患者突发下腹痛,胎心监护示宫缩(30~50)秒 /(1~2)分,频发晚期减速,考虑胎

儿窘迫。床旁超声提示胎盘与子宫壁间可见不规则液性暗区,不排除胎盘早剥的可能,阴道检查提示宫颈条件未成熟,宫口未开,结合孕妇为瘢痕子宫,为了母胎安全,建议急诊剖宫产术终止妊娠,向患者及家属告知病情及相关风险,其表示知情并理解,同意行剖宫产术终止妊娠,急查血常规、凝血功能,积极备血,做好术前准备,即送手术室行剖宫产术。

2. 手术过程

手术日期:2019-01-27。

麻醉方式:全身麻醉。

手术方式:子宫下段横切口剖宫产术 + 双侧子宫动脉上行支结扎术 + 宫腔止血球囊放置术 + 盆腔粘连松解术。

术中诊断:孕 2 产 2,宫内妊娠 32^{+1} 周,LOT,剖宫产;重度子痫前期;胎盘早剥;胎儿窘迫;新生儿轻度窒息;早产;子宫胎盘卒中;孕前糖尿病;妊娠合并瘢痕子宫;新生儿 β- 地中海贫血;未足月未成熟一活婴。

手术经过:开腹后见子宫胎盘卒中,行子宫下段剖宫产术,见胎盘剥离,胎盘下方大量血块,约 500ml,血性羊水,迅速娩出胎儿及胎盘(图 8-1-2)。术中娩出一活婴,出生体重 1.90kg,身长 41cm,1 分钟新生儿 Apgar 评分为 4 分(呼吸、肌张力各扣 1 分,喉反射、肤色各扣 2 分);5 分钟为 9 分(肌张力扣 1 分);10 分钟为 10 分。胎盘完整娩出,胎盘母体面见约 500ml 血块附着。胎盘娩出后子宫收缩差,立即给予按摩子宫、缩宫素 20U 静脉滴注、卡贝缩宫素 100μg 静脉推注、卡前列素氨丁三醇 250μg 子宫肌层注射,20 分钟后再次给予卡前列素氨丁三醇 250μg 肌内注射加强宫缩治疗。经处理后患者宫腔及子宫切口无明显渗血,考虑患者宫缩仍差,凝血功能障碍,给予结扎双侧子宫动脉上行支及放置子宫腔止血球囊预防产后出血。术中出血 300ml,宫腔积血 500ml,给予静脉滴注 10U 冷沉淀、400ml 新鲜冰冻血浆、2g 人纤维蛋白原。术程顺利,术毕带气管插管转入重症监护病房监护治疗。产后 24 小时出血 850ml。

3. 治疗要点分析　胎盘早剥一旦发生,胎儿娩出前剥离面可能继续扩大,持续时间越长,病情越重,急性胎儿窘迫和子宫胎盘卒中等并发症发生风险越高,因此原则上胎盘早剥一旦确诊,必须及时终止妊娠。本例患者胎心监护提示胎儿窘迫,同时为瘢痕子宫,阴道检查提示宫口未开,

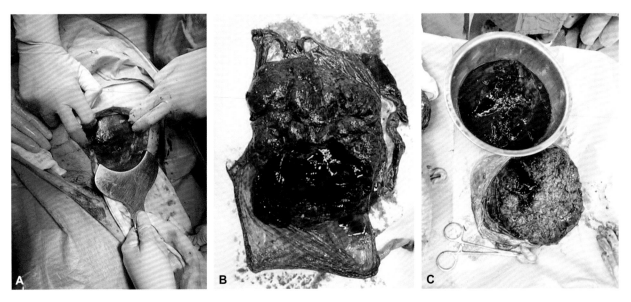

图 8-1-2　胎盘早剥术中所见

A. 子宫胎盘卒中;B. 胎盘早剥压迹;C. 胎盘早剥血块。

短时间内无法经阴道分娩,应立即剖宫产终止妊娠,术前应做好抢救新生儿的准备。同时胎盘早剥易发生产后出血、DIC 等并发症,应积极备足新鲜血、血浆、血小板以及冷沉淀、纤维蛋白原等血制品。

4. 术后胎盘病理报告(图 8-1-3)

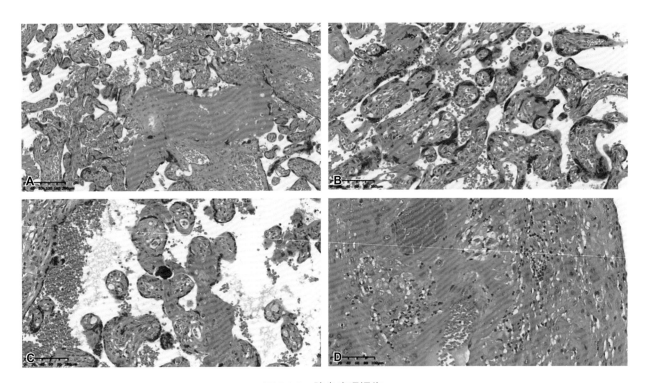

图 8-1-3　胎盘病理报告

A. 胎盘绒毛间见纤维蛋白沉积,未见梗死 ×100;B. 胎盘绒毛成熟 ×200;C. 胎盘可见小灶钙化 ×200;D. 胎膜可见少许中性粒细胞浸润 ×200。

五、小结

1. 胎盘早剥是妊娠高血压疾病最常见的并发症之一，易发生于子痫前期，起病急，发展迅速，可直接导致急性胎儿窘迫，典型表现为阴道流血、腹痛、胎心率异常，然而临床表现个体差异较显著，近1/3的患者由于临床表现不典型而出现漏诊、误诊。胎盘早剥的首发临床征象至处理的时限是胎盘早剥轻重程度的独立影响因素，缩短这一时限可减少不良妊娠结局。胎心监护常表现为胎心率异常，宫缩频密且无间歇期。超声是诊断胎盘早剥的重要辅助手段，早期可观察到底蜕膜区回声带消失，胎盘与子宫壁间出现液体暗区。为了减少漏诊和误诊，临床上需要结合患者临床表现、胎心监护、超声检查等动态观察。

2. 急性胎儿窘迫指胎儿在子宫内因急性缺氧危及其健康和生命的综合症状，多发生于分娩期，产时胎心率变化是急性胎儿窘迫的重要征象，包括胎心监护出现基线变异消失、正弦波形、反复变异减速、晚期减速或胎心过缓等。急性胎儿窘迫的诊断应结合胎心监护、羊水、胎动等情况进行评估。单纯羊水粪染不是急性胎儿窘迫的证据。胎儿缺氧初期可出现胎动频繁，继而减少甚至消失。胎儿窘迫的诱发因素较多，一旦诊断胎儿窘迫，需积极寻找病因，同时产前更要对诱发因素进行详细了解，以便对其进行有效的预防，如存在高危因素，应警惕胎盘早剥的发生。

3. 新生儿窒息是胎儿宫内窘迫的延续，严重威胁新生儿生命健康，胎儿宫内窘迫是胎儿围产期死亡与新生儿神经系统后遗症的常见原因，因此胎盘早剥导致急性胎儿窘迫应尽快终止妊娠，如短时间无法经阴道分娩应立即行剖宫产，术前检查凝血功能，并备足新鲜血、血浆、血小板以及冷沉淀、纤维蛋白原等血制品，同时必须做好抢救新生儿的准备。

4. 胎盘早剥是妊娠期发生凝血功能障碍最常见的原因，当胎盘早剥发生子宫胎盘卒中时，子宫收缩受影响会导致严重产后并发症出现，需积极预防产后出血及DIC。

（王冬昱　王子莲）

第二节　子宫破裂致死胎

一、入院病史

女性患者，25岁，因"停经5个月，反复腹痛3天，加重半天"于2019年5月23日入院。

1. **现病史**　末次月经2019年1月（具体不详），未建卡，于当地不规律产检，3天前患者无明显诱因出现上腹痛，阵发性绞痛，无放射，不伴恶心、呕吐，不伴畏寒、发热、腹泻等，于当地医院行腹部彩超及血常规检查自诉无异常，腹痛持续1天后患者缓解，疼痛为上腹部间断性隐痛，未予特殊处理。半天前，患者进食后再次出现上腹痛，阵发性绞痛，伴恶心、呕吐，呕吐物为胃内容物，伴有发热、寒战，无咳嗽、咳痰、腹泻，当地医院检查提示白细胞（whitebloodcell，WBC）23.10×10⁹/L，血红蛋白（haemoglobin，Hb）101g/L，急诊转入我院，我院急诊彩超提示腹腔中量积液，产科彩超提示宫内单活胎相当于孕21周，羊水适量。血常规提示WBC 29.60×10⁹/L，Hb93g/L，急诊建立静脉通道，以"急性全腹膜炎，腹腔积液，宫内妊娠5个月"收入急诊ICU。

2. **生育史**　孕1产0。

3. **既往史**　2010年因"阑尾炎"行阑尾切除术。

4. **体格检查**　T 36.4℃，P 102次/min，R 22次/min，BP 91/53mmHg，SpO₂ 98%（鼻导管吸氧2L/h），急性病容，表情痛苦，神志清楚，平车推入，心肺听诊未闻及明显异常，腹部稍膨隆，腹软，全腹压痛，无明显反跳痛及肌紧张，移动性浊音阳性。宫底脐上一指，可扪及子宫轮廓，未扪及宫缩，宫体压痛，胎心率132次/min。

5. **辅助检查**　2019年5月23日超声提示：孕中期，宫内单活胎，胎儿各项指标相当于21周，胎心率130次/min，胎盘功能1级，羊水适量；腹腔中量积液；肝脏、餐后胆囊、胆管、胰腺、肾脏未见明显异常。2019年5月23日血常规：WBC 29.60×10⁹/L，中性粒细胞百分率73.7%，Hb 93g/L，血小板（platele，PLT）243×10⁹/L。

【入院病史分析】

该患者妊娠5个月，3天前无明显诱因出现腹痛，未予特殊处理后缓解，半天前进食后再次出现腹痛,伴消化道症状、发热、腹膜炎刺激症状、腹腔积液,患者妊娠合并全腹膜炎,腹痛及腹腔积液原因不明,不排除盆腹腔脏器破裂出血可能,易出现严重并发症,该类型患者应急诊入院后立即完善检查,密切观察生命体征、腹痛、阴道流血、监测是否有腹腔内出血等病情变化,请产科及急诊外科急会诊,做好随时手术的准备。

二、入院诊断

1. 腹痛原因待诊,急性胃肠穿孔?胃肠炎?肠梗阻?子宫破裂?
2. 腹膜炎
3. 腹腔积液
4. 孕 1 产 0,宫内妊娠 5 个月,单活胎
5. 贫血(中度)

三、入院后病情变化

【病情变化】

患者入院后密切监测生命体征,BP 85~92/41~50mmHg,P 110 次 /min,T 36.7℃,SpO$_2$ 98%~100%,面色苍白,腹部绞痛加剧,伴恶心、呕吐、发热,积极完善相关检查,开放第 2 个静脉通道,给予静脉滴注头孢哌酮钠舒巴坦钠 1g/12h 抗感染,床旁超声引导下行腹腔穿刺,抽出不凝血 10ml。入院后急诊复查血常规示血红蛋白 68g/L;产科会诊:产科查体示腹部稍膨隆,子宫轮廓不清,压痛明显,移动性浊音阳性,阴道见少许鲜红色血液流出,胎心率 100 次 /min,不排除子宫破裂可能,患者腹腔内出血,建议立即急诊手术。

【病情变化分析】

入院后病情变化符合腹腔内出血、腹膜炎、休克、急性胎儿窘迫、子宫破裂的诊断。

1. **发病机制**　子宫破裂于妊娠中晚期或分娩期均可发生。病因不同其发病机制亦不同,而子宫畸形为子宫破裂的病因之一,临床常见的是纵隔子宫、双角子宫、单角子宫、子宫肌层发育不良。各种类型的子宫畸形均可能因畸形处肌层发育不良而增加妊娠后子宫破裂的风险。

2. **母体表现**　子宫破裂因破裂的部位、面积、孕周等不同,临床表现不尽相同,多见不同于宫缩的腹痛、胎心异常、消化道症状、晕厥或休克等症状,部分患者缺乏明显的先兆子宫破裂症状及体征。

(1) 子宫完全破裂瞬间,产妇常感撕裂样剧烈腹痛,随之子宫收缩骤然停止,疼痛缓解,但随着血液、羊水及胎儿进入腹腔,很快又感到全腹持续性疼痛。

(2) 出现母体心动过速、脉搏放慢或脉搏微弱、呼吸急促、血压下降、晕厥等休克症状。

(3) 检查时有全腹压痛及反跳痛,若胎儿位于子宫外,在腹壁下可清楚扪及胎体,子宫缩小位于胎儿侧方,胎心位置变化或胎心、胎动消失。

(4) 阴道可能有鲜血流出,量可多可少或肉眼血尿。

(5) 不典型的子宫破裂,由于破裂口小、周围血管不丰富、活动性出血量较少,症状和体征不明显,极易漏诊或误诊,诊断难度大。

3. **胎儿表现**　临床上,子宫破裂早期即可出现急性胎儿窘迫的临床表现,胎心率出现异常,孕晚期胎心监护常见反复晚期减速、反复变异减速、胎儿心动过缓等。子宫破裂可导致急性胎儿窘迫及围产儿窒息、缺血性脑病、甚至胎儿宫内死亡等无法预料的并发症,增加围产儿死亡率。

4. **本例患者表现**　本例患者出现区别于宫缩的腹痛,病程 3 天,伴消化道、腹膜炎症状,易导致误诊,入院血压、血红蛋白进行性下降,彩超提示腹腔积液,腹腔穿刺抽出不凝血,提示腹腔内出血伴休克,胎心心动过缓,提示胎儿缺血缺氧,随时可能胎死宫内,为典型子宫破裂的表现。

四、治疗经过

1. **术前准备**　目前考虑患者腹腔内出血,休克,急性胎儿窘迫,高度怀疑子宫破裂,拟行急诊剖腹探查,如为子宫破裂,患者孕周小,新生儿为无生机儿,存活力低,向患者及家属告知病情及相关风险,同意剖腹探查术。积极备足红细胞悬液、新鲜冰冻血浆等血制品,立即送手术室行剖腹探查术,术前手术室床旁未探及胎心。从决定手术到手术开始时间为 13 分钟。

2. **手术过程**

手术日期:2019 年 5 月 23 日。

麻醉方式:全身麻醉。

手术方式:剖腹探查术 + 剖宫取胎术 + 子宫修补术 + 子宫纵隔切除术 + 盆腔粘连松解术。

术中诊断:子宫破裂;子宫畸形(完全性纵隔子宫);失血性休克;G$_1$P$_0^{+1}$,宫内妊娠 5 个月,剖宫取一死胎。

手术经过:开腹后见腹膜蓝染,腹腔积血

1 500ml,血凝块 400g,左侧宫底偏宫角处见 3cm 大小破口,有活动性出血,胎儿游离于腹腔中,部分胎盘从破口处向外突出(图 8-2-1),大网膜与子宫部分疏松粘连,左侧输卵管与子宫后壁致密粘连,左侧输卵管与卵巢包裹粘连,剥离面可见活动性出血,给予缩宫素注射液 20U 宫体注射,间断缝合数针后出血明显减少,见子宫有一纵隔,其上见一破口,切除子宫纵隔,清除右侧宫腔内蜕膜组织后,于活动性出血处行多个 8 字缝合止血,予以卡前列腺素氨丁三醇注射液 250μg 宫体注射,连续缝合子宫破口,检查胎盘及蜕膜组织陈旧,分离粘连,冲洗腹腔,清点纱布器械无误,安置腹腔引流管一根,逐层关腹。术中给予静脉输入 6U 红细胞悬液、800ml 新鲜冰冻血浆,术程顺利,术毕安返 ICU,给予抗感染、促进子宫收缩、补液支持等对症治疗。

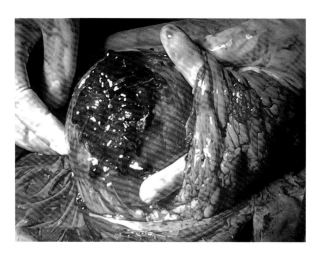

图 8-2-1　子宫破裂术中所见

3. 治疗要点分析　子宫破裂因破裂的部位、面积、孕周等不同,临床表现不尽相同,多见不同于宫缩的腹痛、胎心异常、消化道症状、晕厥或休克等症状,部分患者缺乏明显的先兆子宫破裂症状及体征。不典型的子宫破裂,症状和体征不明显,有些或同消化道疾病、妇产科其他疾病表现,易漏诊或误诊。本例患者 3 天前出现腹痛后很快缓解,可能为先兆子宫破裂或不完全性子宫破裂,由于破口较小、周围血管不丰富、活动性出血不明显,且胎膜完整,胎心正常,入院半天前随着再次腹痛发展为完全性子宫破裂,随着血液、羊水等进入腹腔,发展为全腹持续性疼痛,伴有消化道症状、休克、腹腔积液、腹膜刺激症状。因此妊娠期

或分娩期若出现不能解释的腹痛或胎心改变、盆腹腔积液或生命体征改变,则应高度警惕子宫破裂的可能。

子宫破裂为产科的危急重症之一,起病急,病情发展迅速,变化快,严重危及母婴生命。

子宫破裂可导致产妇产后出血、输血、感染、子宫切除甚至死亡等并发症。

(1)抢救休克:一旦确立,立即予以吸氧、建立静脉通道,发现并处理 DIC 早期,及时深静脉置管、充分补充血容量及凝血因子是抢救出血性休克、DIC 成功的关键。

(2)尽快手术:无论胎儿是否存活均应尽快手术治疗。子宫破裂口整齐、距破裂时间短、无明显感染者,可进行破口修补术。子宫破裂口大、不整齐、有明显感染者,应行子宫次全切除术。破口大、撕裂超过宫颈者,应行子宫全切除术。子宫下段破裂者,应注意检查膀胱、输尿管、宫颈及阴道,若有损伤,应及时修补。

(3)手术前后应足量、足疗程使用广谱抗生素控制感染。

子宫破裂还可导致急性胎儿窘迫及围产儿的窒息、缺血性脑病、甚至胎儿宫内死亡等无法预料的并发症,因此需及时抢救,处理的关键是尽最大可能缩短从开始出现子宫破裂的症状、体征或胎心率变化到胎儿娩出的时间。子宫破裂从发生到手术胎儿娩出的时间最好在 30 分钟内,时间越短越能够降低母婴发病率及死亡率。

本例患者出现不同于宫缩的持续性腹痛,伴有消化道症状、腹腔积液、腹膜刺激症状,入院后血压、血红蛋白进行性下降,腹腔穿刺抽出不凝血,提示腹腔内出血伴休克,胎心率由胎心正常到胎心过缓,再到术前胎心未探及,提示胎儿宫内窘迫,应立即抢救休克同时剖腹探查,同时子宫破裂易发生产后出血、DIC、感染等并发症,应积极备足新鲜血、血浆、血小板以及冷沉淀、纤维蛋白原等血制品,手术前后足量、足疗程使用广谱抗生素控制感染。

五、小结

1. 完全性子宫破裂可见于有子宫手术史(瘢痕子宫)、梗阻性难产、宫缩剂使用不当、子宫畸形、产科手术损伤等患者。完全性子宫破裂因破裂的部位、面积、孕周等不同,临床表现不尽相同,多见不同于宫缩的腹痛、胎心异常、消化道症状、晕厥

或休克等症状,部分患者缺乏明显的先兆子宫破裂症状及体征。妊娠期或分娩期若出现不能解释的腹痛或胎心改变、盆腹腔积液或生命体征改变,则应高度警惕子宫破裂的可能。

2. 子宫破裂早期即可出现急性胎儿窘迫的临床表现,胎心率出现异常,孕晚期胎心监护常见反复晚期减速、反复变异减速、胎儿心动过缓等,尤其完全性子宫破裂短时间出现胎心消失、胎死宫内的风险极大。

3. 子宫破裂一旦确立,立即抢救休克的同时,无论胎儿是否存活均应尽快手术治疗;怀疑子宫破裂时立即停用促子宫收缩药物,必要时给予抑制子宫收缩的药物;手术前后应足量、足疗程使用广谱抗生素控制感染。术前检查血常规、凝血功能,积极备足新鲜血、血浆、血小板以及冷沉淀、纤维蛋白原等血制品,围产期患者需同时做好抢救新生儿的准备。积极预防产后出血、DIC以及感染。

4. 随着我国生育政策的开放,孕妇选择剖宫产后阴道分娩(vaginal birth after cesarean,VBAC)的意愿增强,而子宫手术史是子宫瘢痕破裂的主要原因,因此对于瘢痕子宫特别是VBAC的评估和处理需严格把控,以降低子宫破裂的发生率。

(梅劼)

第三节 催引产致急性胎儿窘迫

一、入院病史

患者,女,30岁,以"停经40周,入院待产"之主诉于2020年1月7日上午8:30入院。

1. **现病史** 末次月经为2019年4月30日,预产期为2020年1月7日。根据孕早期超声检查胎儿冠-臀长(crown-rump length,CRL)核实孕周无误。定期产前检查,唐氏筛查为低风险,系统B超及胎儿心脏超声结果未提示异常,孕25周口服葡萄糖耐量试验(oral glucose tolerance test,OGTT)空腹5.3mmol/L、1小时8.5mmol/L、2小时7.4mmol/L,HbA1c5.3%,诊断为妊娠糖尿病,给予健康宣教、医学营养及运动指导等,定期监测空腹及餐后2小时血糖均在参考值范围。孕36周门诊阴道分泌物清洁度检查Ⅱ度、阴道及肛周B族链球菌筛查阴性。妊娠40周,无特殊不适,因无产兆住院待产。孕期体重增加12kg。

2. **生育史** 孕1产0。

3. **体格检查** T 36.5℃,P 95次/min,R 20次/min,BP 124/76mmHg,体重72kg,身高160cm。一般情况好,心肺未闻及异常,腹膨隆,肝脾触及不满意。产科检查:宫高35cm,腹围103cm,枕左前位(LOA),胎心率140次/min,胎头衔接。阴道检查:宫颈质中,中位,颈管未消,宫口未开,头先露S-2。宫颈评分3分。骨盆内测量未见异常,估计胎儿体重3500g,头盆评分7分。

4. **辅助检查** B超(2020年1月7日):BPD 9.5cm,AC 35.1cm,FL 7.2cm,AFI 7.5cm,胎盘Ⅱ级,附着于右侧壁,胎儿颈部可见脐带回声压迹呈"U"形。提示单活胎,头位。

【入院病史分析】

该患者系初产妇,平素月经规律,预产期以早期超声胎儿CRL再次核实孕周无误。整个孕期经过尚顺利,产前检查均在本院完成,孕25周发现OGTT异常,诊断为"妊娠糖尿病",经过健康教育、饮食及运动等控制血糖,监测血糖正常。预产期仍无产兆,故住院拟行引产。

二、入院诊断

1. 妊娠糖尿病(A1级)
2. 孕1产0,40周妊娠,LOA待产

三、入院后病情变化

【病情变化】

1. 1月7日8:30患者入院后完善相关检查,空腹血糖正常,尿常规无异常,行胎心监护NST有反应,偶有宫缩但无痛感。头盆评分7分,有阴道试产条件,宫颈Bishop评分3分,提示宫颈不成熟,孕36周门诊阴道分泌物清洁度检查Ⅱ度,阴道及肛周B族链球菌筛查阴性。遂制订引产计划,因"羊水偏少(AFI 7.5cm)"拟先行阴道放置宫颈扩张球囊促宫颈成熟。向患者及家属告知病情,并签署知情同意书,于17:00放置宫颈扩张球囊,操作过程顺利,放置后复查胎心监护NST有反应。患者夜间休息好,胎动正常,无明显腹痛,无阴道排液、流血等。

2. 1月8日8:30取出球囊,严格消毒后行阴道检查宫颈质软,中位,颈管消50%,宫口未开,头先露S-2,宫颈评分5分。行胎心监护NST有反应,无明显宫缩,考虑宫颈评分有改善,但仍<7分,提示宫颈不成熟,复查AFI8.5cm,再次向患者及家属

告知病情,拟阴道放置地诺前列酮栓继续促宫颈成熟。签署知情同意书,10:00 消毒外阴后于阴道后穹窿横置一枚地诺前列酮栓。2 小时后复查胎心监护 NST 有反应,无明显宫缩,16:00、20:00 分别复查 2 次胎心监护 NST 均有反应,有不规律宫缩 10 余秒 /(5~8) 分钟,无阴道流水、流血。患者下床室内活动,23:00 感觉腹痛(宫缩)渐明显,尚可耐受。

3. 1 月 9 日 0:00 患者自诉腹痛(宫缩)频繁胎心监护可见子宫过度刺激,宫缩(20~30)秒 /(1~2) 分钟,NST 有反应,FHR 140 次 /min,基线变异性好(图 8-3-1)。立即常规消毒行阴道检查,将阴道后穹窿横置的栓剂移至阴道中下段,评估宫颈管消

70%,质软,居中,宫口可容一指,羊膜囊可扪及,胎先露 S-2,宫颈评分 6 分,同时给予 25% 硫酸镁 5g 加入 0.9% 氯化钠 100ml 静脉滴注抑制宫缩,持续胎心监护,半小时后 NST 有反应,宫缩(20~30)秒 /(2~3) 分钟。3:00 胎心监护提示基线变异性差≤5 次 /min,出现频发的变异减速,胎心最低至 70 次 /min,自然破膜后见黄绿色、黏稠羊水流出。立即取出栓剂,再次阴道检查:宫颈管展平,宫口开大 2cm,胎先露 S-1,未扪及羊膜囊,可见黄绿色、黏稠伴胎粪样羊水自阴道流出(图 8-3-2)。

【病情变化分析】

阴道放药后产妇诉宫缩频繁结合胎心监护结果提示子宫过度刺激(定义为持续胎心监护,每 10

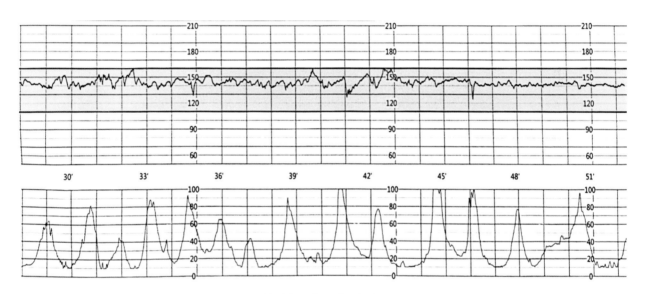

图 8-3-1 催引产用药后过强宫缩的胎心监护

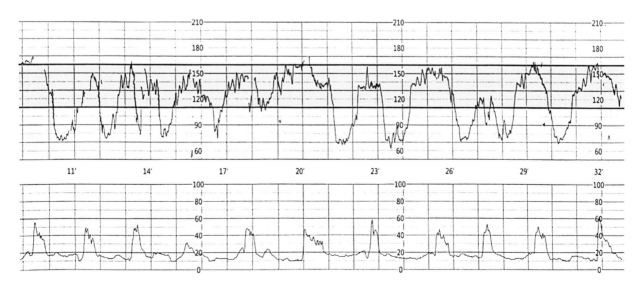

图 8-3-2 催引产用药后过强宫缩引发胎儿窘迫的胎心监护

分钟出现 5 次以上的宫缩,伴有或不伴有胎心异常),故及时应用宫缩抑制剂纠正过频宫缩并将阴道栓剂下移至阴道中下段,并继续严密观察宫缩及胎心变化,发现自然破膜羊水胎粪污染伴胎心监护提示Ⅲ类图形,考虑胎儿窘迫。

1. 发病机制　子宫收缩力是临产后的主要产力,子宫收缩极性及缩复作用能迫使宫颈管消失、宫口扩张及胎先露下降。子宫收缩节律性即宫缩间歇期有利于满足胎盘血流灌注,以保证胎儿能够耐受整个产程中越来越强的宫缩而顺利娩出。

自然临产初期宫缩 30 秒 /(5~6)分,随着产程进展,宫缩强度增加,持续时间延长,间歇期缩短,当宫口开全时,宫缩(50~60)秒 /(1~2)分。而在药物促宫颈成熟诱发宫缩时,由于个体对药物敏感性不同或阴道内环境对药物释放吸收速度的影响可能引起子宫过度刺激,导致宫缩间歇时间缩短,胎盘血流灌注减少,引起胎儿缺氧。缺氧早期,交感神经兴奋,胎心率加快,缺氧严重时,迷走神经兴奋,胎心率减慢,胎儿血氧分压(PO_2)急剧下降,二氧化碳(CO_2)迅速积聚,出现酸中毒。若宫缩过频不能及时抑制,胎儿宫内缺氧短时间得不到改善,易造成胎儿窘迫甚至胎死宫内,出生后发生新生儿缺氧缺血性脑病、胎粪吸入综合征、吸入性肺炎甚至远期脑瘫等风险。

2. 母体方面　主要表现为自觉胎动减少、宫缩过频、过强(腹痛难忍)、羊水胎粪污染,这可能与患者对引产药物敏感性不同导致子宫过度刺激有关。

3. 胎儿方面　表现为胎心率过快(>160 次 /min)或减慢(<110 次 /min),胎心电子监护提示基线变异减少或缺失,伴有频发的变异减速或晚期减速,以及羊水胎粪污染等应考虑胎儿窘迫,结合胎儿出生后脐动脉血气分析 pH 值 <7.2,可考虑为胎儿酸血症,pH 值 <7.0 有发生胎儿脑损伤的潜在风险,应加强新生儿监测与随访。

4. 本例患者表现　本例患者使用地诺前列酮栓促宫颈成熟,放置 14 小时后患者腹痛(宫缩)加重且宫缩频繁,属于典型的子宫过度刺激。当监护宫缩过频时,立即采取下移阴道栓剂并给予硫酸镁抑制宫缩,宫缩过频缓解至(20~30)秒 /(2~3)分时,当自然破膜发现羊水黄绿色、黏稠伴胎粪污染时,立即取出栓剂,结合胎心监护出现Ⅲ类图形即胎心监护基线变异性差≤5 次 /min 伴频发的变异减速,胎心率最低至 70 次 /min,考虑胎儿窘迫,故决定急诊剖宫产术。

四、治疗经过

1. 术前准备　当阴道放药后产妇自然破膜后发现羊水黄绿色、黏稠伴胎粪污染时,结合胎心监护出现Ⅲ类图形,立即给予吸氧,左侧卧位,复方醋酸钠 500ml 静脉滴注,同时立即取出栓剂,行阴道检查宫颈管展平,宫口开大 2cm,胎先露 S-2,未扪及羊膜囊,可见黄绿色、黏稠伴胎粪样羊水自阴道流出,结合胎心监护为Ⅲ类图形,考虑胎儿窘迫,且短时间不能经阴道分娩,需尽快急诊行剖宫产手术结束分娩。积极完善术前准备,向患者及家属交待病情,签署手术知情同意书,并通知新生儿科医生到手术室做好新生儿复苏抢救准备。

2. 手术过程

手术日期:2020 年 1 月 9 日 3:20。

麻醉方式:蛛网膜下腔 + 硬膜外复合麻醉。

手术方式:子宫下段剖宫产术。

术后诊断:胎儿窘迫;妊娠糖尿病(A1 级);孕 1 产 1,40^{+2} 周妊娠,LOA,剖宫分娩;足月活婴。

手术经过:麻醉满意后取平卧位,常规消毒手术野皮肤,铺无菌巾,行子宫下段剖宫产术,术中见羊水黄绿色,有胎粪,黏稠,量约 200ml,以 LOA 位徒手娩出一男活婴,重 3 470g,新生儿断脐后交台下新生儿科医生处理,并抽取脐动脉血行血气分析,1 分钟 Apgar 评分为 8 分(呼吸、肌张力各扣 1 分);5 分钟为 9 分(肌张力扣 1 分);10 分钟为 10 分。胎盘、胎膜自然剥离完整(图 8-3-3),子宫收缩差,缩宫素 20U 入液体静脉滴注、马来酸麦角新碱 0.2mg 宫体注射,子宫收缩好转,常规关腹,手术顺利,全胎盘、胎膜、脐带送病检,术毕脐动脉血气回报 pH 值 7.10,患者安返病房,新生儿血糖 3.4mmol/L。

3. 治疗要点分析

(1) 终止妊娠时机明确:妊娠糖尿病,孕期血糖控制良好,孕周核实无误,至预产期仍无产兆,因此入院完善检查后拟行引产。

(2) 促宫颈成熟方法适宜:①阴道放置宫颈扩张球囊。因宫颈评分 3 分且超声提示 AFI 7.5cm,阴道清洁度Ⅱ度,故给予阴道放置宫颈扩张球囊 12 小时后,取出时评估宫颈评分虽有改善,但仍 <7 分。②阴道放置地诺前列酮栓。复查超声提示 AFI 8.5cm,宫颈仍不成熟,征得孕妇及家属同意后阴道后穹窿放药促宫颈成熟,严格掌握使用规范

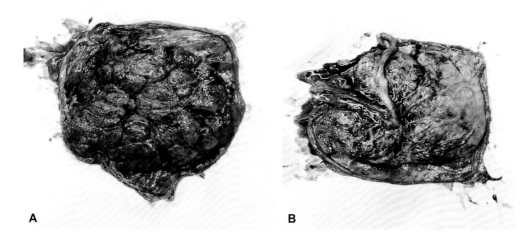

图 8-3-3　胎儿窘迫术中胎盘肉眼检查（胎膜、脐带因粪染的羊水被染黄）
A. 胎盘母面；B. 胎盘子面。

及操作要点,用药过程中定时胎心监护并做好宫缩监测及记录。

（3）用药过程监测严密:患者放药后每 2~4 小时复查一次胎心监护,放置 14 小时后患者腹痛(宫缩)频繁,胎心监护提示 NST 有反应且基线变异性好,但宫缩过频,提示子宫过度刺激,故将栓剂下移至阴道中下段并静脉滴注 25% 硫酸镁抑制宫缩,继续胎心监护。

（4）发现异常处理及时:产程中发现胎心监护基线变异性差≤5 次 /min,出现频发的变异减速,

胎心率最低至 70 次 /min,自然破膜时见黄绿色、黏稠伴胎粪样羊水自阴道流出,考虑胎儿窘迫,立即取出地诺前列酮栓,同时进行宫内复苏并行阴道检查评估产程进展。

（5）分娩方式决策果断:发生胎儿窘迫,充分评估后因短时间内不能经阴道分娩,立即进行术前准备并征得产妇及家属同意后,尽快剖宫产手术结束分娩,术中请新生儿科医生到场做好新生儿复苏准备,才取得母婴安全的良好结局。

4. 胎盘病理报告(图 8-3-4)

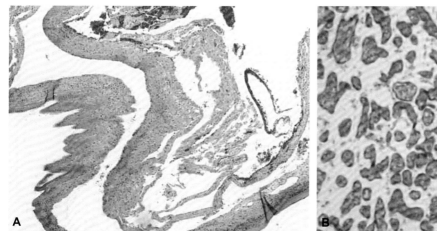
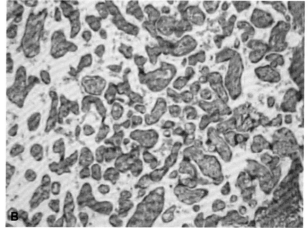

图 8-3-4　胎盘、胎膜、脐带病理报告
A. 胎盘 ×40 合体细胞结节增生；B. 胎盘 ×200 局灶纤维素沉着。

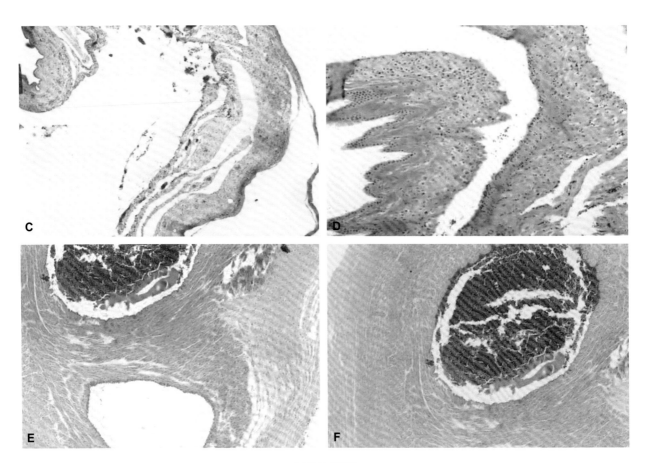

图 8-3-4(续)

C. 胎膜 ×40;D. 胎膜 ×200 局部附壁血栓;E. 脐带 ×40;F. 脐带 ×200 局部血栓形成。

五、小结

1. 严格掌握指征　妊娠糖尿病是妊娠期最常见并发症之一,终止妊娠时机取决于血糖控制情况及有无并发症。若血糖控制良好,无母胎并发症,至预产期仍未临产,可引产终止妊娠;若血糖控制不佳,需胰岛素治疗者可根据病情个体化决定终止妊娠时机。

2. 正确实施引产　可以减少母儿不良结局,如胎儿窘迫、死胎、新生儿低评分及远期并发症等,降低剖宫产率。但不恰当引产可能增加宫缩过频、胎儿窘迫、脐带脱垂、子宫破裂、感染、产后出血等风险。

应严格把握引产指征、规范用药及临床操作,严密观察,及时发现异常及时处理,才能最大限度减少母胎并发症的发生。

3. 及时发现异常　急性胎儿窘迫主要表现为胎动频繁或减少,胎心率异常,羊水粪染及胎心监护异常等,监护异常即 Ⅲ 类图形包括胎心率基线变异消失伴有频发变异减速或频发晚期减速、或胎心过缓及正弦波形等,故应严密观察产程及胎心变化,必要时持续胎心监护。

4. 及时评估处理　一旦发生胎儿窘迫,应边对症处理边积极寻找病因,若使用药物促宫颈成熟或引产时,应首先考虑药物诱发过强宫缩的可能,立即停药并进行胎儿宫内复苏,必要时使用宫缩抑制剂抑制宫缩,同时行阴道检查评估产程进展情况,若短时间不能经阴道分娩,应尽快剖宫产结束分娩,同时做好新生儿复苏准备。

催引产后子宫过度刺激处理流程如图 8-3-5。

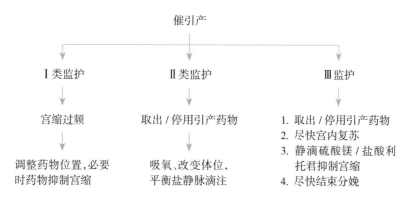

图 8-3-5　催引产后子宫过度刺激处理流程图

（曹引丽　韩香）

第四节　脐带脱垂致急性胎儿窘迫

一、入院病史

女性患者,34 岁,因"停经 39^{+2} 周,不规律下腹痛 2 小时"于 2019 年 5 月 14 日 12 时入院。

1. **现病史**　末次月经:2018 年 8 月 12 日;预产期:2019 年 5 月 19 日。停经 35 天自测尿 HCG 阳性,停经 7 周行 B 超确定宫内妊娠(符合孕周),孕早期无明显早孕反应,否认腹痛、阴道流血及保胎史,否认发热、放射线及毒物接触史,孕 12 周行胎儿颈后透明层厚度(nuchal translucency,NT)超声未见明显异常,停经 20 周无创 DNA 检查提示低风险,孕 24 周胎儿三维超声未见明显异常,孕 26 周 OGTT 阴性。孕期否认头晕、目眩、心慌、胸闷、双下肢水肿、皮肤瘙痒等不适。2 小时前出现不规律下腹痛,间隔 30 分钟,持续 15~20 秒,否认阴道流血及排液,孕期体重增加 12kg。

2. **生育史**　孕 4 产 1。2017 年 9 月 6 日孕 40 周自然分娩一活男婴,出生体重 3.5kg,现体健。2014 年 12 月、2016 年 10 月早孕行人工流产 2 次。

3. **体格检查**　T 36.5℃,P 80 次 /min,R 20 次 /min,BP 122/78mmHg。心肺听诊未闻及明显异常。腹部膨隆,宫高 36cm,腹围 102cm,先露头,胎方位 LOA,胎心率 138 次 /min,估计胎儿体重 2 850g;宫缩间歇 25~30 分钟,持续 20 秒。阴道检查:宫颈容受 75%,位置中,质软,宫口未开,胎先露高浮,胎膜未破,坐骨棘间径 >10cm,骶骨弧度中弧型,

尾骨尖不翘,骶尾关节活动度好。

4. **辅助检查**　2019 年 5 月 14 日门诊检查 NST 有反应型;B 超示胎儿头位,胎方位 LOA,有胎心搏动,心律齐,心率 144 次 /min,有胎动,有呼吸运动;双顶径 9.3cm,头围 32.1cm,腹围 31.8cm,股骨长 7.2cm,胎盘位于子宫后壁,下缘距宫颈内口大于 2cm,羊水指数 19.6cm。

【入院病史分析】

该患者前次妊娠自然分娩,分娩时无异常,前次分娩与本次间隔时间 1 年余;此次妊娠产前检查无异常,无妊娠合并症及并发症,入院前门诊胎心监护有反应,目前有不规律宫缩,B 超提示羊水偏多,入院后阴道检查胎先露高浮。该类型患者有脐带脱垂高危因素,入院后应密切观察胎心、宫缩、胎膜破裂及产程进展情况。

二、入院诊断

1. 孕 4 产 1,孕 39^{+2} 周,单活胎,LOA
2. 先兆临产

三、入院后病情变化

【病情变化】

患者入院后完善相关检查,急查血常规、凝血功能、生化等符合妊娠期生理改变。2019 年 5 月 14 日 14 时胎心监护(图 8-4-1):反应良好,宫缩间歇 20 分钟,持续 20 秒,强度 40%,嘱患者继续观察腹痛及阴道流血、排液情况。16 时患者自诉腹痛加重,间隔 5 分钟,持续 30~40 秒,并伴有少量阴道流血。查体可触及规律宫缩,胎心率 143 次 /min。阴道检查:宫颈容受 100%,位置中,质软,宫

口未开,先露高度 S-3,胎膜未破。胎心监护(图 8-4-2):反应良好,宫缩间歇 4 分钟,持续 60 秒,强度 80%,继续密切观察胎心、腹痛及阴道流血、排液情况。17 时 20 分,患者自诉腹痛明显,阴道流血增多,查体可触及规律宫缩,胎心率 147 次 /min。阴道检查:宫颈容受 100%,宫口开 1cm,先露高度 S-3,胎膜未破。胎心监护(图 8-4-3):反应良好,宫缩间歇 2 分钟,持续 60 秒,强度 100%。

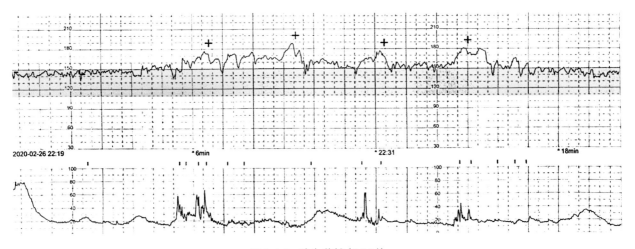

图 8-4-1 胎心监护(14 时)

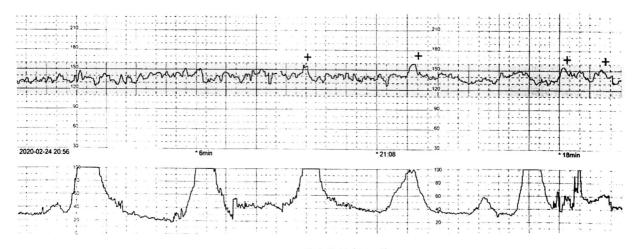

图 8-4-2 胎心监护(16 时)

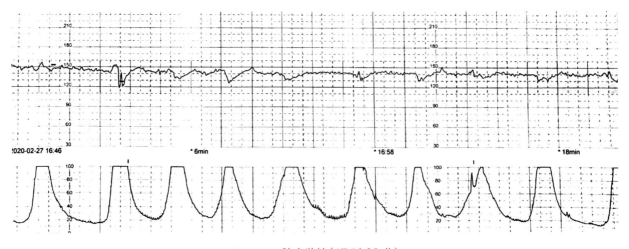

图 8-4-3 胎心监护(17 时 20 分)

考虑患者宫缩频繁,送入产房监护观察。

17 时 30 分,患者入产房,查体可触及规律宫缩,间歇 2 分钟,持续 1 分钟,强度强,胎心率 143 次 /min。阴道检查:宫颈容受 100%,宫口开 1~2cm,先露高度 S-3,胎膜未破。17 时 40 分,患者胎膜自破,羊水 I 度污染,量约 400ml,立即听胎心率 101 次 /min。阴道检查:宫口开 2cm,先露高度 S-2,宫颈口外可触及条索状物,并可触及血管搏动,考虑脐带脱垂。

【病情变化分析】

患者入院后病情变化符合脐带脱垂并急性胎儿窘迫胎的诊断。脐带脱垂是产科急症之一,可在产前、产时突然发生,造成围产儿死亡。发生原因包括:经产妇、多胎妊娠、低出生体重儿、早产、胎儿先天畸形、胎先露异常、胎产式异常、羊水过多、胎先露未衔接、脐带异常、低置胎盘、人工破膜、胎头旋转术、倒转术、羊膜腔灌注术、子宫腔内压力传感器放置、大型号球囊引产术等。此患者为经产妇,先露高浮,羊水偏多,前次分娩与此次分娩间隔时间短,临产后产程进展快,宫缩频繁,宫腔压力大,一旦胎膜破裂后极易发生脐带脱垂。

四、治疗经过

1. 术前准备 助产士呼叫二线、三线医生,同时立即抬高患者臀部,给予吸氧,一线医生由阴道内持续上推胎先露,听诊胎心率波动在 90~110 次 /min,考虑患者短时间自然分娩困难,三线医生向患者及家属交代病情建议急诊行剖宫产终止妊娠。同时二线医生联系麻醉医生行全身麻醉前准备,联系新生儿科医生手术室会诊协助抢救新生儿,助产士做好术前准备,即送手术室行剖宫产术。患者于 17 时 50 分进入手术室,术前听胎心率 90 次 /min。

2. 手术过程

手术日期:2019 年 5 月 14 日;开始时间,17 时 52 分;结束时间,18 时 20 分。

麻醉方式:全身麻醉。

手术方式:子宫下段横切口剖宫产术。

术前诊断:孕 39^{+2} 周,孕 4 产 1,单活胎,LOA;脐带脱垂;急性胎儿窘迫。

术后诊断:孕 39^{+2} 周,孕 4 产 2,LOA,剖宫产娩一活女婴;脐带脱垂;新生儿轻度窒息。

手术经过:二线医生消毒铺巾,麻醉生效后,取脐耻之间纵切口长 10cm,常规进腹,于 17 时 54

分娩出一活女婴,出生体重 3.0kg,身长 49cm,新生儿 1 分钟 Apgar 评分为 5 分(心率 1 分,呼吸 1 分、肌张力 1 分、喉反射 1 分、肤色 1 分);5 分钟为 9 分(肌张力 1 分,余 2 分);10 分钟为 10 分。(胎儿娩出后维持上推胎先露的一线医生即把手从阴道内撤出,三线主刀医生更换无菌手套)胎盘完整娩出,大小约 20cm×18cm×2cm,脐带长 80cm(无绕颈、无扭转),羊水 I 度污染,量约 800ml,胎盘娩出后子宫收缩良好,给予缩宫素 20U 静脉滴注,术程顺利,术中出血 200ml,术毕转入 PICU 复苏。

3. 术后治疗 产妇术后予头孢唑林钠 1.5g q.12h.+ 甲硝唑 500mg q.8h. 静脉滴注 48 小时预防感染,缩宫素 10U q.d. 肌内注射 72 小时,腹部切口愈合好,子宫收缩良好;新生儿于新生儿科观察 24 小时后母婴同室,术后第 4 天母婴安全出院。

4. 治疗要点分析 脐带脱垂处理的关键是早期发现,及时正确处理。因脐带脱出宫腔后受到外界冷刺激,同时脐带受压于胎先露与骨盆之间,导致脐带血流受阻,脐带血流受阻超过 8 分钟可导致胎儿中枢神经受到损害或胎儿死亡。临床工作中,脐带脱垂一旦发生,应迅速解除脐带受压,根据胎儿有无生机、宫口开大程度、胎先露决定分娩方式。若宫口开全,预计短时间可经阴道分娩者,由有经验的产科医师行产钳助产或臀牵引术,如不能短时间阴道分娩者,应利用改变患者体位、充盈膀胱、使用抑制子宫收缩药物等方法,缓解或减轻脐带受压,同时尽快行剖宫产术。

五、小结

1. 脐带脱垂发生突然,可直接导致围产儿死亡,一旦发现须紧急处理。

2. 妊娠晚期应定期产前检查,尽早发现高危因素,仔细宣教,重在预防。

3. 严格掌握产科干预指征,存在脐带脱垂相关风险因素的孕妇,胎膜破裂后要立即行阴道检查及电子胎心监护排除脐带脱垂。

4. 确定脐带脱垂后,重点是迅速解除脐带受压,尽快娩出胎儿,有效抢救新生儿。

5. 根据胎儿有无生机、宫口开大程度、胎先露决定分娩方式。

6. 急救过程中强调产科、新生儿科、麻醉科、产房、手术室等多学科之间快速高效配合。

(武建利　朱启英)

第五节　妊娠期肝内胆汁淤积症致急性胎儿窘迫

一、入院病史

患者,35岁,因"停经32⁺⁴周,皮肤瘙痒3⁺月"于2014年10月9日入院。

1. 现病史　末次月经2014年2月23日;预产期2014年11月30日。患者平素月经规律,停经30⁺天自测尿妊娠试验阳性,因既往2次自然流产史,本次妊娠早期使用黄体酮肌内注射保胎治疗(具体不详),卧床休息至孕3⁺月。无早孕反应,早孕期间无阴道流血、排液,无毒物、药物及放射线接触史。孕11⁺³周产科建卡。实验室检查提示,丙氨酸转氨酶(alanine aminotransferase,ALT)83.5U/L、天冬氨酸转氨酶(aspartate aminotransferase,AST)34.4U/L、总胆汁酸(total bile acid,TBA)6.1μmol/L、总胆红素(total bilirubin,TB)10.6μmol/L、纤维蛋白原(fibrinogen,Fg)400mg/dl、国际标准化比值(international normalized ratio,INR)0.86。腹部超声提示肝内胆管结石。未诉腹痛等特殊不适,未予治疗,定期随访。孕12⁺周行产科超声检查,胎儿NT测值在参考值范围内,孕周与停经时间相符。孕19⁺周感胎动。孕19⁺周因"高龄"行羊膜腔穿刺羊水染色体检查,结果未见明显异常。孕20⁺周,孕妇出现皮肤瘙痒,主要局限在四肢,不伴有厌油、恶心和皮肤黄染等特殊不适,未及时就诊。孕22⁺²周产前检查诉皮肤瘙痒,首发于双手掌、双脚底,逐渐扩展至脐周和全身,有夜间加重,查体脐周可见散在抓痕,不伴有皮肤黄染。实验室检查:ALT 615.5U/L、AST 303.7U/L、TBA 119.3μmol/L、TB 26.9μmol/L、Fg 423mg/dL、INR 0.78,给予口服熊去氧胆酸片(250mg t.i.d.)和多烯磷脂酰胆碱(456mg t.i.d.)治疗。孕22⁺⁶周复查ALT 597U/L、AST 241U/L、TBA 155.3μmol/L、TB 16.4μmol/L,患者诉瘙痒减轻,不伴厌油、恶心、黄疸和腹痛等特殊不适,继续口服熊去氧胆酸片(250mg t.i.d.)和多烯磷脂酰胆碱(456mg t.i.d.)治疗。孕23⁺周胎儿系统超声及胎儿心脏超声未见明显异常。孕25⁺周行OGTT检查:空腹血糖5.1mmol/L,餐后1小时血糖11.6mmol/L,餐后2小时血糖13.9mmol/L,提示妊娠糖尿病(GDM),调节饮食及运动、监测血糖。孕25⁺周复查ALT 714U/L、AST 313U/L、TBA 64.7μmol/L、TB 17.1μmol/L;各类嗜肝病毒标志物检测未发现异常,更换药物为熊去氧胆酸(500mg p.o.,b.i.d.)。孕26⁺³周再次复查ALT 627U/L、AST 357U/L、TBA 71.9μmol/L、TB 21.6μmol/l、Fg 503mg/dl、INR 0.91,加用丁二磺酸腺苷蛋氨酸治疗(500mg p.o.,b.i.d.)。孕28⁺周超声提示中央型前置胎盘,不伴出血。孕32⁺²周复查ALT 532.5U/L、AST 300U/L、TBA 119.7μmol/L、TB 29.1μmol/l、Fg 444mg/dl、INR 1.01,收入院治疗。孕期血糖控制满意。孕中晚期,无胸闷、气紧,无头晕、目眩,无多饮、多食、多尿,无乏力、厌油、黄疸等特殊不适。孕期大小便正常,无双下肢水肿,体重增加约9kg。

2. 生育史　孕9产0,人工流产6次,自然流产2次。

3. 既往史　孕妇1996年发现"肝内胆管结石",保守治疗,随访观察至今;2011年因"宫腔粘连"行"宫腔镜下粘连分解术";2012年诊断为"垂体微腺瘤",口服溴隐亭6.25μg/d治疗至孕28周后停药;否认糖尿病及妊娠期肝内胆汁淤积症(intrahepatic cholestasis of pregnancy,ICP)家族史。

4. 体格检查　T 36.5℃,P 88次/min,R 20次/min,BP 115/80mmHg。内科查体心肺听诊未闻及明显异常,无黄疸、肝脾肋下未触及、肝区无叩压痛,腹形纵椭圆形,脐周可见散在皮肤抓痕。产科查体,宫高34cm,腹围99cm;单胎,胎方位LOA;胎心率140次/min,头先露,未衔接,跨耻征阴性,未扪及宫缩但子宫敏感。因孕妇系中央型前置胎盘,未行阴道检查。

5. 辅助检查　2014年10月9日复查肝胆B超提示右侧肝胆管内查见多个点状强回声,后方伴声影,最大直径0.37cm,胆管未见明显扩张,肝静脉走行正常,门静脉不扩张,胆囊未见异常回声。2014年10月9日产科B超提示胎位LOA,BPD 8.63cm,FL 6.2cm,HC 31.55cm,AC 32.06cm,胎盘附着子宫右侧壁,厚3.8cm,成熟度1级,胎盘下缘完全覆盖宫颈内口,胎盘后间隙不连续,宫颈内口上方胎盘实质内查见4cm×2.6cm×4.3cm的液性暗区,内可见红细胞自显影,羊水深度6.5cm,羊水指数12.6cm,脐动脉血流S/D=1.81,有胎心胎动,胎心率129次/min,心律齐。

【入院病史分析】

该患者自妊娠中期出现典型的皮肤瘙痒,初起于手掌及足底,扩展至全身,夜间加重,不伴厌油、恶心、黄疸和腹痛等特殊不适。孕早期外周血 TBA 水平正常，孕中期出现外周血 TBA 水平升高，门诊随访治疗，先后口服熊去氧胆酸、丁二磺酸腺苷蛋氨治疗，随访患者外周血 TBA 波动于 64.7~155.3μmol/L，转氨酶中至重度升高，但胆红素无明显升高、凝血功能正常。妊娠糖尿病通过饮食及运动疗法，监测血糖，血糖控制满意。中央型前置胎盘（胎盘植入？）但不伴出血。孕 32$^+$ 周复查外周血 TBA 水平为 119.7μmol/L，因患者系重度妊娠期肝内胆汁淤积症，合并中央型前置胎盘（胎盘植入？）、妊娠糖尿病、肝内胆管结石和垂体微腺瘤，胎儿出现不良妊娠结局的风险增加，收入院治疗，密切监测、评价病情，积极预防控制宫缩，促进胆汁酸排泄，促进胎肺发育，预防母胎出血，适时终止妊娠。

二、入院诊断

1. 妊娠期肝内胆汁淤积症（重度）
2. 中央型前置胎盘（胎盘植入？）
3. 妊娠糖尿病（A1 级）
4. 孕 9 产 0，宫内妊娠 32^{+4} 周，头位，单活胎待产
5. 妊娠合并肝内胆管结石
6. 妊娠合并垂体微腺瘤
7. 高龄初产妇

三、入院后病情变化

【病情变化】

患者入院后，完善血常规、凝血功能、输血免疫全套和小便分析，复查头颅 MRI 等辅助检查，行胎心监护，请肝胆外科及神经外科会诊。结果血常规、凝血功能、输血免疫全套和小便分析未见明显异常；头颅 MRI 发现垂体微腺瘤较孕前无明显变化。神经外科会诊和肝胆外科会诊均无特殊处理意见。嘱患者自数胎动，严密监测子宫收缩及胎儿宫内状况，给予硝苯地平预防宫缩和硫酸镁等治疗，肌内注射地塞米松促进胎肺成熟，肌内注射维生素 K$_1$ 降低母胎出血风险；口服熊去氧胆酸、多烯磷脂酰胆碱、肝苏颗粒、静脉滴注丁二磺酸腺苷蛋氨等舒肝治疗。监测肝功能及 TBA 结果见图 8-5-1。住院期间孕妇无明显宫缩、无阴道流血，血糖控制平稳。

2014 年 11 月 7 日上午查房：孕妇停经 36^{+5} 周，自数胎动正常，胎心监护提示胎心正常、有正常变

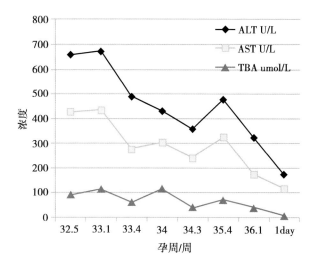

图 8-5-1 住院期间外周血肝功能及总胆汁酸结果

异及加速，无明显宫缩，无阴道流血、排液等特殊不适。复查 ALT 182U/L、AST 87U/L、TBA 23.9μmol/L、TB 24.8μmol/l、Fg 431mg/dl、INR 1.03。查体腹软，未扪及宫缩。复查产科超声提示中央型前置胎盘，余未见明显异常。患者系重度 ICP，合并妊娠糖尿病、中央型前置胎盘，经阴道试产风险大，可考虑择期剖宫产终止妊娠。

【病情变化分析】

患者妊娠期病情变化符合 ICP（重度）的诊断。

1. 发病特点 ICP 是妊娠期特有疾病，多发生在妊娠中晚期。年龄 >35 岁、合并慢性肝胆基础疾病、既往妊娠有 ICP 病史和双胎妊娠者高发。ICP 主要症状为无诱因的皮肤瘙痒，典型的生化特征为外周 TBA 升高、转氨酶水平轻至中度升高，主要临床表现和生化异常在产后迅速消失或恢复正常。ICP 的病因及发病机制尚不明确，对围产儿有严重不良影响，可导致早产、羊水粪染、突发胎儿宫内窘迫甚至死亡等。

2. 母体表现 ICP 最常见临床表现为孕中晚期出现不同程度的皮肤瘙痒，多起自手掌、足底或脐周，可逐渐加剧并延伸至四肢、躯干及颜面部，夜间加重，严重者可引起失眠。查体时可见皮肤抓痕，不伴有原发皮损。多数 ICP 患者的血清转氨酶 ALT、AST 轻至中度升高，血清 TBA 升高（>10μmol/L）。少数 ICP 孕妇还可能合并食欲减退、轻度脂肪泻等非特异性的消化系统症状。极少数 ICP 孕妇可能出现维生素 K 相关凝血因子缺乏，导致产后出血风险增加。

3. 胎儿表现 ICP 主要危害胎儿，导致羊水粪染、突发胎儿宫内窘迫甚至死亡，围产儿死亡率

增加,因担心死胎发生而使医源性早产率和剖宫产率升高。

4. 本例患者表现　本例患者存在 ICP 的高危因素,年龄 >35 岁和合并慢性肝胆基础疾病(胆结石)。妊娠中期起病,孕 20⁺ 周出现无诱因的皮肤瘙痒,起自手掌、足底,逐渐加剧并扩展至脐周和全身,夜间加重,不伴厌油、恶心、腹痛和腹泻等特殊不适。查体脐周可见散在皮肤抓痕,无黄疸。孕 22⁺ 周辅助检查提示外周血 TBA 升高(119.3μmol/L),转氨酶中度升高,凝血功能正常。门诊随访治疗,给予熊去氧胆酸片等治疗后,外周血 TBA 水平及转氨酶升高控制不理想,换用熊去氧胆酸联合丁二磺酸腺苷蛋氨。因患者发病孕周 <32 周,外周血 TBA>40μmol/L,合并妊娠糖尿病、中央型前置胎盘,考虑诊断为重度 ICP,于孕 32⁺⁴ 周收入院治疗。

四、治疗经过

1. 术前准备　患者系重度 ICP 伴妊娠糖尿病、中央型前置胎盘,孕周达 36⁺⁵ 周,为保证母胎安全,考虑择期剖宫产终止妊娠。向患者及家属充分告知病情及相关风险,患者及家属表示知情并理解,选择剖宫产终止妊娠,并签署知情同意书,予以积极备血,做好术前准备,送手术室拟行剖宫产。

2. 手术过程

手术日期:2014 年 11 月 7 日。

麻醉方式:腰硬联合麻醉。

手术方式:子宫下段横切口剖宫产术 + 人工剥离胎盘术 + 子宫下段捆绑术 + 子宫颈内口成形术。

术中诊断:孕 9 产 0,宫内妊娠 36⁺⁵ 周,头位,已剖宫分娩一活婴;重度妊娠期肝内胆汁淤积症;中央型前置胎盘(伴植入);妊娠糖尿病(A1 级);妊娠合并肝内胆管结石;妊娠合并垂体微腺瘤;高龄初产妇;早产;早产儿;产后出血。

手术经过:开腹后见子宫大小与孕周相符,下段长 6cm,血管重度怒张,无病理性缩复环,尽量避开胎盘取子宫下段横切口,见羊水黄绿色,量约 600ml,胎膜染色呈深绿,以头位娩出一活婴,取胎顺利。新生儿身长 48cm,体重 2 550g,外观未见明显畸形,1 分钟、5 分钟、10 分钟 Apgar 评分分别为 10 分、10 分、10 分。留取脐血样本送生化检测。胎儿娩出即给予缩宫素 20U 静脉滴注、卡贝缩宫

素 100μg 静脉滴注,胎盘附着于子宫右后壁,完全覆盖宫颈内口,胎儿娩出后胎盘无剥离征象,行人工剥离胎盘术,胎盘附着面粘连紧密,部分植入肌层,术后检视胎盘大小约 20cm×18cm×3cm,重约 550g。子宫收缩不良,立即按摩子宫,行子宫下段捆绑术,子宫颈内口成形术。大量出血基本控制后,给予卡前列素氨丁三醇 250μg 子宫肌层注射,子宫收缩较好,逐层关腹。术中出血约 1 000ml。

3. 治疗要点分析　ICP 的主要危害是增加早产、羊水胎粪污染及围产儿死亡率,难以预测的胎儿缺氧可能导致死胎、产时胎儿窘迫,甚至死产,因担心死胎发生而使医源性早产率和剖宫产率升高。本例患者发病孕周 20⁺ 周,明显早于 32 周,血清 TBA 最高超过 100μmol/L,明显大于 40μmol/L,持续时间长,系重度早发 ICP,并发妊娠糖尿病和中央型前置胎盘,伴发母胎并发症的发生率显著增高。患者发病后给予熊去氧胆酸和多烯磷脂酰胆碱治疗,门诊严密监测病情变化,每周复查肝功能及 TBA。因效果不明显,改用熊去氧胆酸 1 000mg/d 后,效果仍不理想,联合口服丁二磺酸腺苷蛋氨 1 000mg/d,继续严密监测病情变化。重度 ICP 患者在延长孕周的观察处理过程中,极有可能发生羊水胎粪污染和胎儿突然死亡,不规律或规律性子宫收缩、羊水粪染可能是 ICP 胎儿缺氧的主要诱因。ICP 先兆早产率近 20%,近 90% 发生于 32 周后,故本例患者孕周满 32 周后,收入院治疗,定期行胎心监护,严密监测子宫收缩及胎儿状况,给予硝苯地平预防宫缩、硫酸镁等治疗,肌内注射地塞米松促进胎肺成熟,肌内注射维生素 K₁ 降低母胎出血风险;口服熊去氧胆酸、多烯磷脂酰胆碱、肝苏颗粒,静脉滴注丁二磺酸腺苷蛋氨等舒肝治疗,转氨酶及 TBA 下降明显。住院治疗期间,患者病情平稳,血清 TB 水平波动于 119.7~23.9μmol/L,无明显宫缩、无阴道流血,血糖控制平稳。孕周达 36⁺⁵ 周后,为母胎安全,行择期剖宫产术终止妊娠,手术顺利,术中出血量约 1 000ml,新生儿 Apgar 评分满分。

4. 脐血生化检测结果及产后随访　脐血生化检测结果提示 TBA 14.8μmol/L、TB 22.2μmol/L、直接胆红素(direct bilirubin,DBIL)13.4μoml/L。患者产后第一天复查肝功能及 TBA:ALT 171U/L、AST 114U/L、TBA 5.1μmol/L、TB 13.1μmol/L。术后第 43 天复查肝功能及 TBA:ALT 103U/L、AST 57U/L、TBA 4.3μmol/L、TB 9.2μmol/L。复查 OGTT:空腹

血糖 5.5mmol/L、餐后 1 小时血糖 10.4mmol/L、餐后 2 小时血糖 6.0mmol/L。产后随访结果符合 ICP 和妊娠糖尿病的诊断。随访新生儿至 4 月龄，其身高、体重和头围发育曲线均在参考值范围内。

五、小结

1. ICP 常发生于妊娠中晚期，主要危害是增加早产、羊水胎粪污染及围产儿死亡率，难以预测的胎儿缺氧可能导致死胎、产时胎儿窘迫，甚至死产，因担心死胎发生而使医源性早产率和剖宫产率升高。

2. ICP 规范治疗的基本措施为监护评价病情、宫缩及胎儿情况，积极预防控制宫缩，使用熊去氧胆酸 500~1 500mg/d，或联合应用丁二磺酸腺苷蛋氨酸 800~1 000mg/d，促进胎儿生长及肺发育，产前肌内注射维生素 K_1 预防母胎出血，以及适时终止妊娠。

3. 孕周、胎儿状况及病情程度等是决定 ICP 适时终止妊娠的关键，把握选择性早期分娩原则仍是避免延长孕周过程中发生死胎的有效措施。

（周凡　邓春艳　王晓东）

第六节　宫内感染致急性胎儿窘迫

一、入院病史

女性患者，30 岁，因"停经 33^{+4} 周，发热 8 小时"于 2010 年 12 月 25 日入院。

1. **现病史**　既往月经规律，周期 30 天，经期 4 天，末次月经 2010 年 5 月 3 日，预产期 2011 年 2 月 10 日。停经 40 余天出现恶心、食欲不振，持续 1 个月余自行缓解。孕早期无感冒、无下腹痛及阴道流血、无药物、毒物及放射线接触史。孕 4 个月余出现牙疼，伴发热，最高体温达 39℃，就诊于外院口腔科诊断为牙周炎，门诊给予"青霉素"治疗 5 天后好转（具体用药剂量不详）。8 小时前出现发热，自测体温 38.8℃，5 小时前自觉下腹隐痛，无阴道流血、排液，无头晕头痛，无目眩及视物模糊等不适。

2. **生育史**　孕 1 产 0。

3. **体格检查**　T 39.1℃，P 136 次/min，R 24 次/min，BP 120/70mmHg。神志清楚、查体合作，心肺查体无明显异常。腹膨隆，无压痛及反跳痛，双下肢无水肿。产科检查：宫高 30cm，腹围 96cm，胎方位 LOA、胎心率 180 次/min。头先露，先露浮，胎膜未破。可扪及不规律宫缩。肛诊：宫颈管未消，质硬，居中，宫口未开，先露高度 S-3。

4. **辅助检查**　NST 提示胎心率基线 180 次/min，反应型。2010 年 12 月 25 日停经 33^{+4} 周，产科 B 超提示胎儿大小相当于 32^{+1} 周，羊水适量，胎心率快。

【入院病史分析】

该患者本次妊娠孕 4 月有牙周炎伴发热病史，使用青霉素抗感染治疗；孕 33$^+$ 周出现发热，体温 39.1℃，伴心率增快，胎心率 >160 次/min。患者未临产，未使用任何药物，无泌尿系及呼吸道等其他器官系统感染的表现，考虑宫内感染可能，该类型患者入院后应积极完善血常规等检查，严密监测胎心及体温变化。

二、入院诊断

1. 孕 1 产 0，孕 33^{+4} 周，LOA，先兆早产
2. 发热原因待查，宫内感染？
3. 胎儿窘迫？

三、入院后病情变化

【病情变化】

患者入院后体温波动于 38.5~39.3℃，血常规提示：Hb 106g/L、WBC 28.18×10^9/L、中性粒细胞（neutrophil，N）25.53×10^9/L、中性粒细胞百分率 90.6%，肝肾功能、感染指标等检查未见明显异常。入院后复查胎心监护提示基线波动于 160~180 次/min，变异差，无反应型。给予头孢呋辛抗感染、补液对症支持治疗。复查胎心监护，胎心率基线仍快，变异及反应差。考虑羊膜腔感染、胎儿窘迫，与患者及家属沟通，拟行子宫下段剖宫产术。

【病情变化分析】

入院后病情变化符合羊膜腔感染并胎儿窘迫的诊断。

1. **发病机制**　各病原微生物可通过以下四个途径进入羊膜腔：下生殖道上行性感染（最常见）、血行感染（牙周感染、肺炎、上呼吸道感染和急性胃肠炎等）、腹腔病原微生物经输卵管扩散到宫腔、医源性侵入性操作。病原微生物侵入羊膜腔后，机体会启动一系列的炎症反应，产生大量炎症因子和趋化因子，中性粒细胞在众多趋化因子的趋

化作用下,从蜕膜血管逐渐迁移至绒毛膜,同时绒毛间隙的中性粒细胞也逐渐迁移至绒毛膜板,进而再迁移至羊膜及羊膜腔,发生坏死性绒毛膜羊膜炎。

2. 母体表现　绒毛膜羊膜炎的发病具有机会致病性,当母体免疫力较差、阴道防御力差时,各种病原体的数量和释放毒素的毒力累积到一定程度,病原体便会通过生殖道逆行感染或血行感染等引起羊膜及羊膜腔感染。主要症状可为体温升高 >37.8℃,心率增快 >100 次 /min,胎心率 >160 次 /min,查体子宫收缩伴有压痛,子宫颈出现脓性分泌物,严重者可出现中毒性休克症状,胎盘、胎膜和羊水粪染并伴有臭味。

3. 胎儿表现　若胎儿感染,可出现胎儿窘迫的临床表现,胎心监护出现胎心率快、基线变异消失、变异减速、晚期减速等,出生后新生儿可表现为心率快、呼吸急促、发绀、嗜睡,甚至出现新生儿脓毒症、肺炎、脑膜炎和中耳炎等。

4. 本例患者表现　本例患者体温升高,心率增快,胎心监护出现胎心率基线波动于 160~180 次 /min,变异 <5 次 /min,无反应型,提示胎儿宫内缺氧严重,随时可能出现胎死宫内,胎心监护显示不规律宫缩,8~15 分钟 1 次(图 8-6-1)。

四、治疗经过

1. 术前准备　患者入院后反复复查胎心监护,胎心率基线仍快,变异及反应差,考虑胎儿窘迫,宫内感染可能,取阴道分泌物行细菌培养及药敏试验。阴道检查提示宫颈条件未成熟,宫口未开,估计短时间内经阴道分娩困难,为了母胎安全,建议急诊剖宫产术终止妊娠,向患者及家属告知病情及相关风险,其表示知情并理解,同意剖宫产术,积极备血,做好术前准备,即送手术室行剖宫产术。

2. 手术过程
手术日期:2010 年 12 月 25 日。
麻醉方式:硬膜外麻醉。
手术方式:子宫下段横切口剖宫产术。
术中诊断:孕 1 产 1,孕 33^{+4} 周,LOA,剖宫产一女活婴;胎儿窘迫;宫腔积脓;早产。

手术经过:术中切开子宫下段可见黄色脓液流出,伴恶臭,羊水Ⅲ度污染伴胎粪,抽取羊水送细菌培养及药敏试验。于 15:37 以 LOA 位娩出一女活婴,新生儿外观无畸形,体重 2 170g,身长 43cm,新生儿 1 分钟、5 分钟、10 分钟 Apgar 评分分别为 2 分、4 分、7 分。胎盘胎膜自然娩出伴恶臭,胎盘、胎膜送病检,干纱布擦拭宫腔、甲硝唑冲洗宫腔、Ⅲ型安尔碘擦拭宫腔、卵圆钳扩张宫口,子宫收缩可、出血不多,考虑患者年轻且此胎为早产儿,暂给予保留子宫,术后加强抗生素使用,严密监测体温及感染指标(图 8-6-2、图 8-6-3)。常规缝合子宫全层。新生儿吸痰管中可见脓液,送新生儿口咽部分泌物行细菌培养。

3. 治疗要点分析　一旦发生羊膜腔感染,时间越长,产褥病发生率越高,对新生儿的危险性更取决于胎儿在感染环境内时间的长短,时间越长,发生胎儿窘迫、新生儿感染和死胎的可能性越大,因此羊膜腔感染一旦诊断,应尽早终止妊娠。本例患者胎心监护提示基线升高,变异及反应差,考虑胎儿窘迫,阴道检查提示宫颈条件未成熟,宫口未开,估计短时间内经阴道分娩困难,遂急诊行剖宫产终止妊娠,并术前做好新生儿复苏准备。如术中发现感染严重,影响子宫收缩,严重出血不止,必要时须切除子宫。术后加强抗感染治疗,预

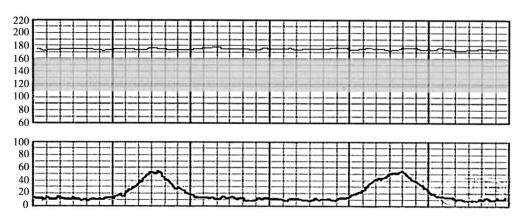

图 8-6-1　患者的胎心监护图

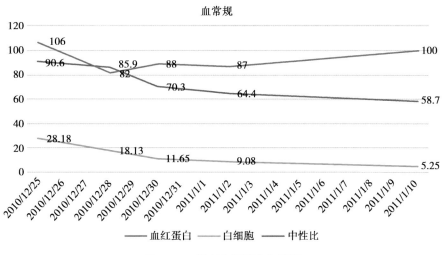

图 8-6-2　患者血常规变化情况

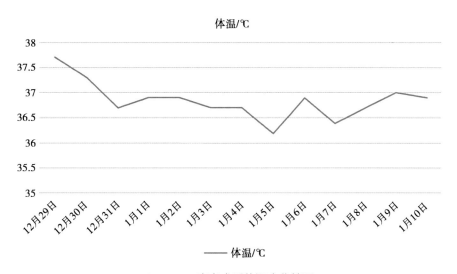

图 8-6-3　患者术后体温变化情况

防手术切口感染、盆腔感染、产后出血等。新生儿一出生立即清理呼吸道,仔细吸去咽喉和气管部位污染的胎粪和黏液,同时行耳、咽、鼻拭子及脐血等细菌培养和药敏试验,并及时使用抗生素。

4. **胎盘病理报告**(图 8-6-4)

五、小结

1. 孕期母体免疫功能受到抑制,当局部抵抗力下降,为微生物的入侵创造了条件,易发生宫内感染。宫内感染严重时,绒毛水肿,影响胎儿血供、氧供,导致胎儿窘迫。

2. 胎儿窘迫主要表现为胎心率增快或胎心监护异常,当胎心监护出现基线升高、变异减弱或消

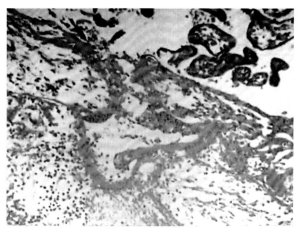

图 8-6-4　胎盘病理报告
胎盘可见中性粒细胞浸润 ×10。

失、变异减速、晚期减速等时,应诊断胎儿窘迫,再结合母体的症状、体征等,考虑是否存在宫内感染的情况。

3. 诊断宫内感染应尽快终止妊娠,如短时间无法经阴道分娩者应尽快剖宫产,术前使用抗生素抗感染治疗,必须同时做好抢救新生儿的准备。

4. 积极预防产后出血、产褥感染等。

(董欣 李雪兰)

第七节 羊水栓塞致急性胎儿窘迫

一、入院病史

患者女,33岁,因"停经39周,阴道排液3小时"于2020年5月14日9时20分入院。

1. **现病史** 患者平素月经规律,末次月经2019年8月15日,预产期2020年5月22日。孕12⁺²周建卡定期产前检查,检查无特殊,孕期体重增加10kg。3小时前出现阴道排液,液体清亮,无明显腹痛。

2. **既往史** 5年前顺产一男活婴,出生体重3 200g,现健在。5年前产检发现β-地中海贫血(β-珠蛋白基因CD43位点突变),其丈夫检查地中海贫血基因未见异常。余无特殊病史。

3. **月经婚育史** 平素月经规律,月经周期28~30天,经期6天,轻度痛经,月经量正常。26岁结婚,配偶体健,无离异、再婚、丧偶史。孕2产1,顺产1次。

4. **体格检查** T 36.6℃,P 90次/min,R 20次/min,BP 109/74mmHg,心率90次/min。内科查体示腹部膨隆,心肺听诊无明显异常。专科查体:宫高34cm,腹围98cm,胎方位LOA,胎心143次/min。先露头,S -2~-3,宫颈质软,消退约50%,宫口可容1指,上推胎头可见清亮羊水流出,未扪及条索状物及脐带搏动。宫缩不规律,间隔10~20分钟,强度弱。

5. **辅助检查** 血常规(2020年5月14日):Hb 102g/L;凝血功能、肝肾功能、血电解质未见明显异常。胎儿彩超(2020年5月10日):胎位LOA,BPD 9.64cm,HC 35.23cm,FL 7.31cm,AC 33.64cm;胎盘附着子宫前壁,厚度3.8cm,成熟度II⁺级;羊水深度6.5cm,羊水指数19.0cm;胎儿颈部未见脐带绕颈;脐动脉血流S/D=2.10;有胎心胎动,胎儿

心率156次/min,心律齐。

【入院病史分析】

该患者系经产妇,本次妊娠胎儿估重约3 400g,考虑分娩方式为经阴道试产。现孕周已39周,入院前3小时发生胎膜早破,无规律宫缩,入院后应积极引产。但胎膜早破可能发生脐带脱垂、羊水栓塞,应注意预防。另外,患者轻度贫血,对失血耐受性差,在分娩过程中应注意预防产后出血。

二、入院诊断

1. 胎膜早破
2. 妊娠合并β-地中海贫血(轻度贫血)
3. 孕2产1,宫内妊娠39周,头位,单活胎,先兆临产

三、入院后病情变化

【病情变化】

患者入院后行胎心监护示NST反应型,宫缩间隔10~15分钟,持续20~30秒,强度弱。因宫缩不规律,于11:10开始给予小剂量缩宫素静脉滴注引产。13:40患者出现规律宫缩,转入产房继续待产。

转入产房后宫缩间隔3分钟,强度中等,宫口1⁺cm,遂停止缩宫素静脉滴注,并予以分娩镇痛。15:18胎心监护示胎心重度变异减速,胎心率基线110次/min,变异稍差,宫缩间隔约1.5分钟,阴道检查示宫口开大4cm,先露0,羊水II度粪染,未扪及脐带,立即给予左侧卧位、吸氧、静脉补液行宫内复苏。患者出现烦躁、恶心,呕吐1次。15:28突然出现胎心率下降,最低降至65次/min,持续2分钟未恢复,立即送入手术室准备急诊剖宫产,并呼叫新生儿科医师到场参加抢救。

【病情变化分析】

1. **高危因素** 该病例系经产妇、胎膜早破、使用缩宫素引产,以上均为该病例所具有的羊水栓塞发病的高危因素。羊水栓塞的高危因素很多,所有可能增加羊水成分进入母体血液循环概率的因素都被认为是诱发羊水栓塞的危险因素。实际上,这些高危因素对于临床上预测羊水栓塞的阳性率很低,也没有特异性,不能通过高危因素预测和预防羊水栓塞,但在临床操作上可以做到尽量减少羊水进入母体血液循环的机会,如减少不必要的引产及手术操作,使用药物引产时严密监测宫缩情况,避免宫缩过频过强,剖宫产术中在胎盘

剥离前尽快吸尽羊水等。

2. 母体表现 羊水栓塞的典型临床表现为突发的低氧血症、低血压和凝血功能障碍,病人可在极短时间内因心肺功能衰竭、休克而死亡。本病例患者首先出现急性胎儿宫内窘迫及一些不典型的前驱症状,对这种临床表现不典型的患者更应提高警惕,早发现早治疗,改善患者预后。

30%~40%的羊水栓塞患者会出现非特异性的前驱症状,包括呼吸急促、憋气、胸痛、呛咳、心慌、寒战、恶心、呕吐、头晕、乏力、麻木、针刺样感觉、精神状态改变、焦虑、烦躁及濒死感等。本病例患者即出现了恶心呕吐、烦躁不安的前驱症状,但这种在产程中出现的类似症状,易被误认为是由于宫缩疼痛刺激或对胎儿的担忧等引起的症状,容易被疏漏掉。

3. 胎儿表现 如果羊水栓塞发生在胎儿娩出前,胎心监护可显示胎心减速、胎儿心动过缓、胎心变异消失等。急性胎儿窘迫可能为羊水栓塞的首发表现,在孕妇出现典型症状之前可能已经发生胎儿宫内窘迫或死亡。

4. 本例患者表现 本例患者前期临床表现不典型,首发症状为急性胎儿窘迫,伴恶心、呕吐、烦躁的非特异性前驱症状。虽然目前临床医生根据上述症状还不能做出羊水栓塞的诊断,但在抢救胎儿的同时,应该警惕羊水栓塞导致胎儿窘迫的可能性,做好抢救患者的准备。

5. 治疗要点 对于尚未分娩时发生羊水栓塞、急性胎儿窘迫的情况,应在抢救孕妇的同时根据情况及时终止妊娠。分娩方式的选择:对于宫口已开全可行阴道助产者,给予产钳或胎吸助产;若宫口未开全或宫口未开者,则行剖宫产,术中留置盆腔引流管,以便观察术后出血情况。本病例患者在第一产程中发生急性胎儿窘迫,宫口开大4cm,先露0,无阴道助产条件,故选择进行紧急剖宫产。必须做好新生儿窒息复苏抢救的准备,并呼叫新生儿科医师提前到场准备参加抢救。

四、治疗经过

1. 手术过程 15:28患者突然出现胎心率下降,最低降至65次/min,持续2分钟未恢复,立即送入手术室准备急诊剖宫产。因已行分娩镇痛,故麻醉方式为持续性硬膜外麻醉。15:43开始手术,15:45娩出一活女婴,体重3 400g,新生儿出生后无哭声、四肢皮肤发绀,1分钟Apgar评

分为2分,5分钟为6分,10分钟为9分,因新生儿重度窒息转新生儿科。胎儿娩出后患者突感呼吸困难,心电监护示心率120~130次/min,血压92/58mmHg,血氧饱和度83%~88%,改为面罩吸氧后氧饱和度仍无好转,立即实施全身麻醉气管插管辅助通气。

胎盘剥离后子宫收缩差,使用缩宫素和麦角新碱、持续按摩子宫、结扎子宫动脉无效,胎盘剥离面仍大量渗血,手术创面持续渗血,血液不凝,尿液为浓茶色,血压持续下降,立即呼叫上级医生,并通知重症医学科、检验科、血库、医务科等实施抢救。

将血浆管穿过两侧阔韧带无血管区,捆绑子宫下段,大盐水纱布持续压迫手术创面,同时给予抗过敏、抗休克、强心、补充血容量及新鲜冰冻血浆、纤维蛋白原、凝血酶原复合物、冷沉淀、血小板等血制品,2小时后患者生命体征逐渐恢复,手术创面渗血减少,严格止血后关腹,腹腔留置引流管一根,转妇产科ICU继续观察治疗。

2. 治疗要点分析 羊水栓塞的处理原则是:维持生命体征、抗过敏、纠正凝血功能障碍、保护器官功能。

(1)产科处理

1)分娩后宫缩剂的应用目前尚有争议,现并无明确依据表明宫缩剂会促使更多的羊水成分进入母体血液循环,羊水栓塞患者常伴有子宫收缩乏力,适当使用宫缩剂可以增强宫缩,减少出血,中国专家共识仍推荐积极治疗宫缩乏力,必要时可使用宫缩剂,如缩宫素、麦角新碱、前列腺素等。但若母体已处于严重缺血缺氧状态时,对宫缩剂反应差,可能使用无效。本病例患者出现宫缩乏力时使用了缩宫素、麦角新碱,并持续按摩子宫,但因患者已发生心源性休克,对宫缩剂及物理刺激均无反应,此时止血应以尽快纠正凝血功能障碍为主,可采用子宫捆绑、压迫手术创面的方法减少出血,争取纠正凝血功能障碍的时机。若凝血功能好转,生命体征平稳,可以避免切除子宫,否则应及时切除子宫以减少出血、挽救生命。

2)产后密切观察子宫出血情况,实施子宫切除术并非必须,应根据患者的病情严重程度(生命体征是否稳定、出血速度是否减缓)和医院的自身抢救条件(包括血库提供血源的速度和血量)进行综合评估。当已发生凝血功能障碍,子宫大量出

血难以控制时,应尽早行子宫切除术。术中缝合要严密,止血需彻底,术毕放置腹腔引流管,以便观察术后出血情况。

(2)内科处理

1)纠正呼吸循环衰竭:增加氧合,立即面罩给氧,病情严重时行气管插管或气管切开,机械通气,正压给氧,提供足够的氧合与通气。心搏骤停患者,立即提供高质量的心肺复苏。解除肺动脉高压,使用西地那非、一氧化氮、前列环素等舒张肺血管平滑肌,降低肺动脉压力,也可给予罂粟碱、阿托品、氨茶碱、酚妥拉明等药物。

2)抗过敏:糖皮质激素应用于羊水栓塞尚存在争议,临床实践表明早期使用大剂量糖皮质激素解除痉挛可能有所获益,因早期休克系过敏反应血管舒缩功能异常导致,此时可给予抗过敏治疗,可选择使用氢化可的松或地塞米松。

3)抗休克:①补充血容量。在羊水栓塞抢救过程中,患者大量失血同时伴有大量的凝血因子消耗,因此在补充血容量时要以补充血液、凝血因子和纤维蛋白原为主,应尽快输全血、新鲜冰冻血浆、纤维蛋白原、血小板等血制品以补充血容量、抗休克,同时纠正凝血功能障碍。②可使用血管活性药物,如去甲肾上腺素、多巴胺或多巴酚丁胺。

4)纠正凝血功能障碍:①肝素。已经发生弥散性血管内凝血的羊水栓塞病人使用肝素要非常慎重,主要用于早期高凝状态,目的是在高凝期减少凝血因子的大量消耗,一般原则是"尽早使用,小剂量使用"或者是"不用"。②抗纤溶药物。羊水栓塞由高凝状态向纤溶亢进发展时,可使用抗纤溶药物,如6-氨基己酸、氨甲环酸、氨甲苯酸。③补充凝血因子。应及时输全血、新鲜冰冻血浆、纤维蛋白原、凝血酶原复合物、冷沉淀、血小板等血制品。

5)保护器官功能:①预防肾衰竭。在抢救过程中应注意尿量,当发生少尿、无尿时应及时使用利尿剂,可选用呋塞米或甘露醇,若发生肾功能不全或衰竭,应尽早给予血液透析;②其他器官保护,包括神经系统保护、维持血流动力学稳定、血糖维持、胃肠功能维护、积极预防感染等。

五、小结

该病例系临床上较少见的以急性胎儿窘迫为首发症状的羊水栓塞病例。羊水栓塞虽然发病率极低,但一旦发生对母胎的健康均可能造成严重

的损害,在临床工作中应随时提高警惕,早发现、及时快速处理,尽量改善母胎预后。

本病例患者系经产妇,因足月胎膜早破入院,入院后给予缩宫素引产,第一产程中突发胎儿心动过缓,胎心延长减速,立即行急诊剖宫产,新生儿因重度窒息转新生儿科。产后短时间内患者出现低氧血症,低血压(与失血量不符合),凝血功能障碍,系羊水栓塞三联症,立即按羊水栓塞实施抢救,救治措施得当。该病例以急性胎儿窘迫为首发症状,前期表现不典型,容易漏诊。羊水栓塞患者大多有前驱症状,对尚未分娩者几乎均有胎儿宫内缺氧情况出现,有时胎心监护异常、胎心晚期减速、延长减速为前期首发甚至唯一症状,应提高警惕,特别是对于同时出现了前驱症状或发生血氧饱和度下降、血压下降的患者更应加强监护。

对于发生羊水栓塞的孕妇应尽早终止妊娠,但需根据母体情况具体分析。本病例患者在发生急性胎儿窘迫时并未出现明显血流动力学异常及其他休克症状,可以立即终止妊娠抢救胎儿。当孕妇发生心搏骤停时,若胎儿孕周≥23周则立即终止妊娠,尽量于5分钟内娩出胎儿,这样可能挽救胎儿的生命,对患者的预后也无显著影响。但当母体血流动力学不稳定但未发生致死性心律失常的情况下,具体医疗决策就比较困难,目前暂没有数据可以指导临床决策,需根据胎儿孕周及危及胎儿的程度、母体状况和麻醉支持的可获得性等情况进行个体化治疗。

(吴琳　胡诗淇)

第八节　前置胎盘、产前出血致急性胎儿窘迫

目前前置胎盘产前出血、早产低体重胎儿的胎心监护的研究、报道较少。1980年美国妇产科杂志发表了第一篇早产低体重(≤1 500g)胎儿胎心监护的研究,提出胎心监护模式可帮助极低体重儿及时进行手术干预和新生儿复苏,在产时评估中发挥重要作用。本例病例的诊疗、近期随访经过,提示了前置胎盘产前出血期待治疗期间胎心监护的作用。

一、入院病史

患者,38岁,因"孕29⁺⁴周,暗红色阴道流血4

小时"于 2019 年 6 月 5 日 9 时 34 分急诊入院。

1. 现病史 孕期未定期产前检查,未带产前检查资料。孕期第一次住院:孕 24 周无明显诱因出现无痛性鲜红色阴道流血,于某医院保胎治疗 4 天,静脉滴注硫酸镁溶液,未肌内注射地塞米松。第二次住院:孕 26+4 周,再次出现阴道出血,鲜红色,多于月经量,至当地医院就诊,给予硫酸镁、青霉素、维生素 C 等治疗 5 天后转入我院治疗。孕 27+2 周第三次住院:当天彩超提示,单活胎,胎盘下缘越过宫颈内口,胎盘下缘与子宫后壁肌层分界不清,血流信号丰富,胎盘下缘至宫颈内口间可见多个不规则的无回声,内可见滚动的光点回声,其中一处范围约 1.7cm×1.5cm;宫颈管长约 3.8cm,未见明显扩张。住院后给予抑制宫缩、促胎肺成熟、预防感染等治疗 10 天,无阴道出血出院。今晨 5:30 左右再次少许咖啡色阴道出血,遂第四次住院期待治疗。

2. 生育史 孕 5 产 1。2004 年孕 7 个月因"头盆不称"行剖宫产分娩一活男婴,健存。

3. 体格检查 T 36.4℃,P 88 次/min,R 24 次/min,BP 110/70mmHg。宫高 29cm,腹围 90cm,头先露,胎心率 144 次/min,无宫缩,宫口未查,外阴可见暗红色血迹。

4. 辅助检查 孕 28+4 周本院 B 超提示:单活胎,头位,估计体重 1 184g,胎盘位于子宫后壁,越过宫颈内口覆盖子宫前壁,长度约 3.2cm,前壁胎盘基底血流信号丰富,后壁胎盘下段宫颈内口上方胎盘实质内可见形态不规则的无回声,内可见滚动光点回声,最大处约 3.8cm×4.8cm×2.2cm,后壁胎盘与子宫肌层界限不清;宫颈管长约 3.4cm。

5. 既往史 2017 年因"宫腔粘连"行电切术分离粘连。

【入院病史分析】

该孕妇有前次剖宫产史、宫腔镜电切术分离宫腔粘连病史,前置胎盘、胎盘粘连的高危因素明确。本次妊娠从孕 24 周开始因胎盘前置状态(中央型)产前出血住院期待治疗 4 次,易突发大出血危及母胎生命,该类患者应做好随时急诊剖宫产的准备。

二、入院诊断

1. 产前出血,中央性前置胎盘
2. 妊娠合并子宫瘢痕(前次剖宫产)
3. 胎盘粘连,胎盘植入?
4. 孕 5 产 1,孕 29+4 周,头位待产

三、入院后病情变化

【病情变化】

住院后,继续抑制宫缩、止血治疗。孕 30 周复查彩超提示:单活胎,斜臀位,估计体重 1 349g±200g;胎盘位于后壁,越过宫颈内口到前壁,前壁长约 7.8cm,后壁胎盘长约 14.8cm,后壁胎盘下段宫颈内口上方的胎盘实质内可见形态不规则的无回声,内可见滚动的光点回声,其中两处大小约 4.1cm×2.2cm,2.7cm×1.4cm,前壁胎盘基底部血流信号丰富;子宫浆膜层与膀胱壁界限清晰,距离宫颈内口 5.2cm,子宫偏右侧浆膜层连续性中断,面积约 1.67cm×2.3cm,距离宫颈内口 1.76~1.83cm 处,子宫浆膜层中偏右回声连续性中断,范围约 2.4cm×3.0cm。孕 30 周仍有少许阴道出血,7:50 胎心监护基线 135 次/min,基线变异正常(6~25 次/min),胎动时胎心率加速约 15 次/min,持续 15 秒(图 8-8-1)。次日查房行胎心监护期间突然阴道出血增加,鲜红色,大于月经量,胎

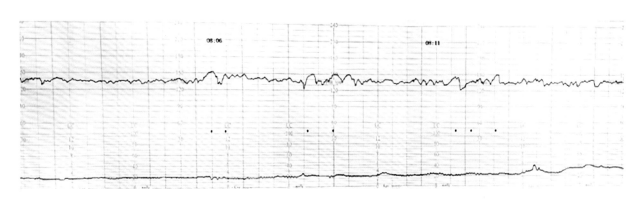

图 8-8-1 孕 30 周胎心监护

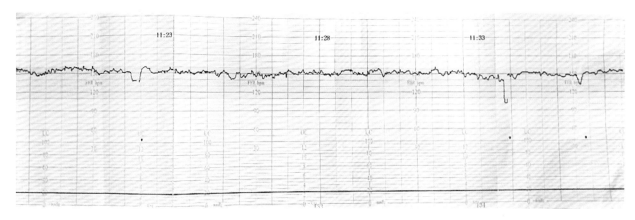

图 8-8-2　孕 30^{+1} 周胎心监护

心监护基线 155 次 /min,基线变异小于 5 次 /min,胎动时胎心率无明显加速,出现减速(图 8-8-2)。

【病情变化分析】

根据孕妇现病史和入院后病情变化、辅助检查,中央性前置胎盘产前大出血的诊断成立。

1. 发病机制　妊娠晚期子宫峡部拉长形成子宫下段,牵拉宫颈内口,宫颈管逐渐缩短,附着于子宫下段及宫颈内口的胎盘前置部分伸展性能力差,与附着处发生错位分离,血窦破裂出血。

2. 母体表现　前置胎盘典型症状为妊娠晚期发生无诱因、无痛性反复阴道流血。出血前一般无明显诱因,初次出血量较少,血液凝固出血可停止;但不排除初次出血即发生致命性大出血导致休克的可能。

3. 胎儿表现　反复出血或一次性大出血可使胎儿宫内缺氧,胎心异常甚至消失,严重者胎死宫内。胎心监护表现为基线变异消失、变异减速、晚期减速甚至出现正弦波,胎心率可过速再过缓,亦可能未捕捉到心动过速直接出现胎儿心动过缓。

4. 本例患者表现　孕妇胎心监护基线由少量出血时的 135 次 /min,增至大出血时的 155 次 /min,基线变异由中度变异迅速变为细微变异,发展到变异缺失,同时胎动时出现频繁减速,是前置胎盘大出血导致胎儿窘迫的典型胎心监护表现。

四、治疗经过

1. 术前准备　孕妇中央性前置胎盘大出血,胎心监护基线变异消失,胎动时频繁减速,提示胎儿窘迫,为了母胎安全,以急诊剖宫产终止妊娠为宜。立即在床边向孕妇及家属告知病情、相关风险,胎儿出生后为极早产儿,预后有待观察。孕妇及丈夫签字同意剖宫产、新生儿转科治疗。请新生儿科会诊。

2. 手术过程

手术日期:2019 年 6 月 9 日。

麻醉方式:腰硬联合麻醉。

手术方式:子宫下段横切口剖宫产术 + 宫腔缩窄缝合 + 宫颈提拉缝合。

术中诊断:产前出血,中央性前置胎盘;妊娠合并子宫瘢痕(再次剖宫产);胎盘粘连,胎盘植入;极早产儿;孕 5 产 2,孕 30^{+1} 周,LOT,剖宫产一活男婴。

手术经过:开腹见子宫前壁瘢痕菲薄,子宫下段血管迂曲粗大,避开血管,做子宫下段横切口娩出一活男婴,体重 1 500g。1 分钟、5 分钟、10 分钟 Apgar 评分分别为 6 分、9 分、9 分,转新生儿科。助手将子宫从腹腔取出,另一助手以止血带捆扎子宫下段,见胎盘完全覆盖宫颈内口,向前壁延伸达子宫前壁瘢痕处,胎盘边缘可见血凝块(图 8-8-3),子宫后壁广泛粘连,不排除

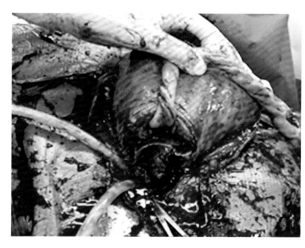

图 8-8-3　术中所见

植入可能。人工剥离胎盘,剥离面广泛渗血,缩窄缝合宫腔、提拉缝合子宫颈管止血。手术出血约 800ml,补液 2 000ml,尿量 900ml,血压波动于 90~110/50~68mmHg。术后转入成人 ICU 监护。

3. **治疗要点分析** 中央性前置胎盘晚期妊娠孕妇一旦大出血,胎儿已可存活,可行急诊手术。本例孕妇产前大出血,胎心监护显示胎儿窘迫,同时为瘢痕子宫,应立即备血、剖宫产终止妊娠止血挽救母胎生命,术前请新生儿科医生到手术室做好抢救新生儿的准备。前置胎盘易导致贫血、产后大出血、休克、DIC、产褥感染、围产儿不良预后等并发症,孕期积极治疗贫血,少许阴道出血,在保障母胎安全的前提下,适当延长孕周。一旦发生阴道大出血,积极备血、完善术前准备,同时启动多学科团队协作,为迅速、及时、有效、科学的救治母胎开辟绿色通道。

4. **术后胎盘病理报告** 见图 8-8-4。

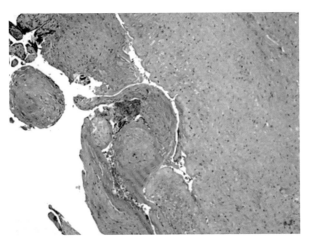

图 8-8-4 胎盘病理报告
胎盘绒毛纤维样变性,侵及浅肌层(×200)。

5. **新生儿预后** 新生儿医师参与复苏,1 分钟 Apgar 评分为 6 分,5 分钟为 9 分,10 分钟为 9 分,体重 1 500g,转新生儿科住院 48 天,体重达 2 400g 出院。产后半年随访,发育正常,MRI 显示无明显颅内异常。

五、小结

1. 中央性前置胎盘易出现产前大出血,迅速影响胎盘灌注,是导致急性胎儿窘迫的原因之一。

2. 胎心率基线变异减少或消失最常见于慢性缺氧及酸中毒;基线变异增多,可见于频繁胎动及急性缺氧早期。

3. 孕 20~30 周的胎儿胎心监护普遍会出现变异减速,但减速幅度小,持续时间短。本病例孕妇在前置胎盘产前大出血的情况下,出现胎动时胎心监护频繁减速,而且持续时间长,超过 20 分钟,故胎儿窘迫诊断成立,出生时新生儿轻度窒息也提示存在胎儿窘迫。

4. 前置胎盘持续少量阴道出血,可能出现宫颈口胎盘母体面剥离,面积小,阴道出血不多,胎心监护正常,但不排除短时间内胎盘剥离面迅速加大的可能,导致胎儿窘迫,故有潜在的母胎生命危险。期待治疗期间需谨慎,决定手术的同时做好新生儿救治工作。

(赵蕾 肖梅)

第九节 子痫前期致慢性胎儿窘迫

一、入院病史

患者,女,30 岁,主因"停经 7 个月余,血压升高 21 天,发现胎儿 S/D 比值增高 1 天"入院。

1. **现病史** 平素月经规律,13 岁初潮,5 天 /30 天,月经量多,偶有痛经。末次月经(last menstrual period,LMP):2019 年 6 月 10 日。停经 40 日验尿 HCG(+),停经 50 天行彩超检查提示宫内妊娠,可见胎芽胎心搏动,超声推算预产期(expected date of confinement,EDC):2020 年 3 年 16 日。无恶心、呕吐等早孕反应。孕期无药物及放射线接触史。孕 4 个月始觉胎动,活跃至今。孕期行唐氏筛查提示低风险;OGTT 检查示空腹血糖 5.0mol/L 餐后 1 小时血糖 10.5mmol/L,餐后 2 小时血糖 8.3mol/L,饮食控制血糖良好,空腹血糖控制在 4.3~5.2mmol/L,餐后 2 小时血糖 6.3~6.7mmol/L。患者妊娠 28 周时发现血压增高,最高达 165/100mmHg,尿蛋白(++),于当地医院住院降压、解痉治疗。现患者发现胎儿 S/D 比值增高 1 天,遂转入我科。现服用盐酸拉贝洛尔(100mg,每日 3 次)降压治疗,患者入院血压 149/73mmHg。近期无头晕、头痛,无视物不清,双下肢及手轻度水肿。现患者无腹痛,偶有腹部紧缩感,无阴道流血、排液,胎心胎动良,孕期饮食可,睡眠可,二便可。

2. **生育史** 否认输血及手术史,否认糖尿病、心脏病及高血压病史,否认肝炎、结核等传染病史,否认药物及食物过敏史。孕 1 产 0,结婚年龄

28 岁,配偶体健。

3. 体格检查   T 36.5℃,P 97 次 /min,R 18 次 /min,BP 150/90mmHg。神志清楚,无贫血貌,心肺听诊未闻及异常,腹膨隆,腹部无压痛、反跳痛、肌紧张,无阴道流血、排液,双下肢轻微水肿,四肢活动良。产科检查:呈纵产式腹型,宫高 28cm,腹围 96cm,胎心率 150 次 /min,头先露。阴道检查:外阴发育正常,宫颈质中,居中,宫颈管未消退,宫口未开,先露高度 S-3。

4. 辅助检查   胎儿三维彩超所见:双顶径约 7.7cm,股骨长约 6.1cm,头围 28.6cm,腹围 25.5cm。胎心率 152 次 /min。羊水深度 5.4cm,羊水指数 14cm。脐动脉 S/D=4.2。胎盘附着在子宫后壁,成熟度 I 级,胎盘厚度约 3.0cm。尿蛋白(++)。胎心监护:基线变异良好,有反应型。

【入院病史分析】

患者为妊娠糖尿病,易并发妊娠高血压疾病,患者现血压升高已 3 周,尿蛋白(++),为子痫前期,属于早发型子痫前期,入院前超声提示脐血流 S/D 值增高,胎儿存在发生慢性胎儿窘迫的风险,入院后应密切监测血压,给予降压治疗,同时给予患者促胎肺成熟治疗,每日动态复查血流及胎心监护,适时终止妊娠。

二、入院诊断

1. 孕 1 产 0,妊娠 31 周,单胎,头位
2. 子痫前期重度
3. 妊娠糖尿病

三、入院后病情变化

【病情变化】

患者入院后,主诉无下腹痛、阴道流血、排液,无头晕、头痛,无目眩、视物模糊、胸闷、气促等不适,自觉胎动正常。查体:BP 波动于 164~135/101~81mmHg,腹部隆起,腹软,无压痛,未扪及宫缩,每日胎心监护未发现异常。空腹血糖控制在 4.1~5.7mmol/L,餐后 2 小时血糖控制在 4.8~7.8mmol/L。入院检查血常规结果无明显异常。尿蛋白(++),24 小时尿蛋白定量 1.39g。入院后给予患者复查彩超提示 S/D=2.9。给予地塞米松促胎肺成熟,解痉,降压,监测血压血糖情况,定期复查肝肾功能及尿蛋白,密切监测母胎变化。入院后 10 天 24 小时尿蛋白定量为 9.4g,给予补充白蛋白,入院后第 6 天复查 S/D=4.19,胎心监护为

基线变异良好;第 7 天复查 S/D=3.4;第 8 天复查 S/D=3.1;第 9 天复查 S/D 比值为 3.57~4.40;入院后第 13 天复查超声提示脐动脉舒张期血流消失,并且患者自觉胎动减少。胎心监护提示:基线变异差,<5 次 /min。生物物理评分为 4 分。

入院后第 13 天超声提示:胎儿胎头轮廓完整,脑中线居中,双顶径约 7.9cm,头围约 30.1cm。胎儿心率约 141 次 /min。腹壁回声连续,腹围 25.9cm。胎儿部分肢体可见,股骨长约 6.0cm。根据骨性标志,胎儿体重估计为(1 648±500)g。头位,胎盘附着于子宫后壁,成熟度 I 级,厚约 2.9cm。羊水深度约 4.7cm,羊水指数 9cm。脐动脉舒张期血流消失。右子宫动脉:S/D=4.31,PI 值 =1.83,RI 值 =0.77,切迹(+);子宫动脉血流高危评分 2 分。左子宫动脉:S/D=2.34,PI 值 =1.00,RI 值 =0.57,切迹(+);子宫动脉血流高危评分 1 分。大脑中动脉:PSV=64.24cm/s,PI 值 =1.16。脐动脉舒张期血流消失。腹腔内脐静脉频谱未见异常。见图 8-9-1~图 8-9-4。

【病情变化分析】

入院后病情变化符合子痫前期并发慢性胎儿窘迫的诊断。

1. 脐动脉 S/D 比值   重度子痫前期的基本病理改变为全身小动脉痉挛,这导致了有效血管腔的减少和血管阻力的增大,而胎盘绒毛血管痉挛、血管狭窄、梗死等改变引起绒毛间质渗出增加、绒毛小动脉截面积减少、子宫 - 胎盘循环阻力增高,这使得进入胎盘绒毛间隙的血流量减少,最终导致了脐动脉系统的供血不足和阻力增加,本病例患者首先表现为脐动脉 S/D 比值升高,随着病情进展及加重,进而出现了脐动脉舒张期血流消失。

2. 胎动计数   慢性胎儿窘迫主要表现为胎动减少或消失,胎动减少为胎儿缺氧的重要表现,临床常见胎动消失 24 小时后胎心消失。虽然,孕期胎动计数不能降低胎死宫内的发生率。但胎动减少是提示胎儿可能宫内状况不良甚至死胎的首发信号,应重视。若胎动计数≥10 次 /2h 为正常,则 <10 次 /2h 或减少 50% 提示胎儿缺氧可能。该患者脐动脉舒张期血流消失,同时自觉胎动减少,考虑存在胎儿窘迫。

3. 胎心监护   当胎儿缺氧时,胎心监护可出现无反应型,或者出现胎心过快或胎心减慢,基线变异缺失,OCT 可见频繁的重度变异减速或晚期

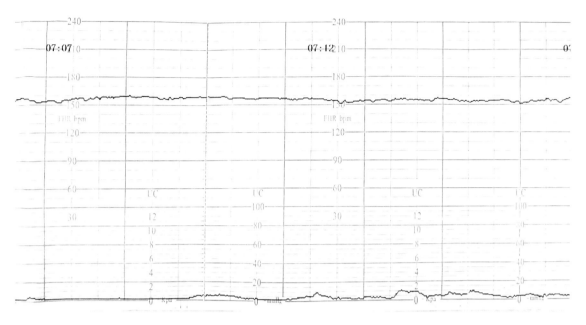

图 8-9-1 胎心监护

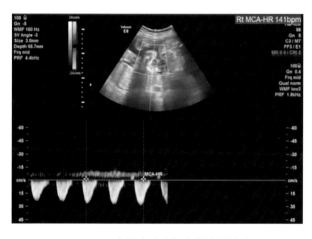

图 8-9-2 胎儿脐动脉舒张期血流消失

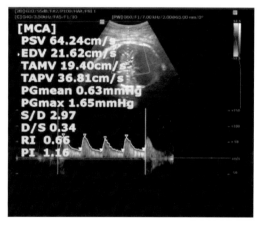

图 8-9-3 胎儿大脑中动脉血流

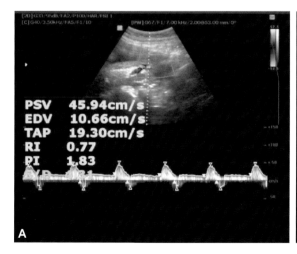

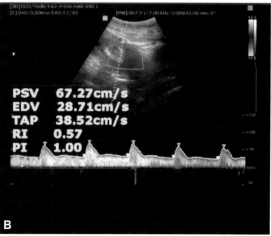

图 8-9-4 子宫动脉血流图

A. 右侧子宫动脉血流；B. 左侧子宫动脉血流。

减速。微小变异和变异缺失往往提示胎儿储备能力下降，是存在酸中毒的重要参考指标。本例患者胎心监护出现基线变异缺失，进一步行生物物理评分，评估后胎儿生物物理评为 4 分，进一步说明存在胎儿窘迫。

4. 大脑中动脉　除了胎儿脐动脉血流外，其他一些血流指数在评估胎儿宫内窘迫中也起着重要作用，其中，妊娠期内大脑中动脉（middle cerebral artery，MCA）波动指数、阻力指数值基本恒定不变，直至 32 周后随妊娠进展，胎儿脑血管逐渐发育，脑血管管径增粗，阻力减少，脑血流增加，波动指数、阻力指数逐渐下降。当胎儿宫内缺氧时，机体为保证心、脑等重要脏器供血，血流重新分布，使腹部器官、周围血管处于收缩状态，而脑血管阻力下降，形成窒息早期高灌注，脑血流量代偿性增加，即所谓胎儿自身"脑保护效应"。脑保护效应出现早于脐血流改变和晚期减速前 2~3 周，故胎儿 MCA 血流指数变化在胎儿宫内缺氧时出现的更早、更敏感。脑 - 胎盘率（C/P）是大脑中动脉搏动指数（PI 值）与脐动脉 PI 值之比，C/P 明显减低时提示可能存在严重胎儿窘迫，需行紧急剖宫产。本病例患者的 C/P 值显著下降，提示胎儿窘迫，需尽快终止妊娠。另外，若出现脐静脉或静脉导管搏动、静脉导管血流 a 波反向则提示胎儿处于濒死状态。

5. 孕周　对于子痫前期患者，当慢性胎儿窘迫发生孕周小，估计胎儿娩出后存活可能性小，应尽量期待治疗延长胎龄，同时促胎肺成熟，争取胎儿成熟后终止妊娠，该患者入院时孕周为 31 周，入院后即给予患者促胎肺成熟治疗，考虑患者胎动减少，脐动脉舒张期血流消失，胎心监护示无反应型，考虑为慢性胎儿窘迫，向患者说明选择分娩方式的重要性和若不及时终止妊娠可能对胎儿的影响，并建议患者剖宫产终止妊娠。

四、治疗经过

1. 术前准备　患者胎心监护为无反应型，脐动脉舒张期血流消失，患者应尽快结束分娩，行阴道检查：宫颈居中，质韧，宫颈管未消退，宫口未开。考虑患者现宫颈不成熟，重度子痫前期，短时间内无法经阴道分娩，建议患者剖宫产终止妊娠，向患者及家属告知病情及相关风险，其表示知情并理解，同意剖宫产术。积极行备皮、备血等术前准备。

2. 手术过程

手术日期：2020 年 1 月 27 日。

麻醉方式：腰硬联合麻醉。

手术方式：子宫下段横切口剖宫产术。

术中娩出一活婴，出生体重 1 550g，身长 39cm，1 分钟新生儿 Apgar 评分为 8 分（呼吸、肌张力各扣 1 分），5 分钟为 10 分。胎儿脐动脉 pH 值为 7.25。

术中诊断：孕 1 产 0，妊娠 32^{+6} 周，LOT，剖宫产；重度子痫前期；胎儿窘迫；妊娠糖尿病；早产儿。

3. 治疗要点分析　对于早发型子痫前期患者，应严密监测母体血压、尿蛋白、肝肾功能等情况，同时密切监测胎儿宫内情况，对于孕周小、新生儿存活可能小的情况，应尽量延长孕周，给予促胎肺成熟治疗，若出现胎儿情况进一步恶化，需综合评估，适时终止妊娠。本病例中胎儿估测的体重小于同孕龄第 10 百分位，并且生长潜力受损，考虑存在胎儿生长受限（FGR），对于 FGR 的患者要根据 FGR 的严重程度和脐血流频谱决定监护的次数。在脐血流正常的情况下，可以每周 1~2 次，反之要增加监护频次。FGR 的胎儿每 2 周行超声监测胎儿生长情况、羊水和脐动脉血流，如脐动脉血流阻力增高，甚至出现舒张末期血流缺失或反向，建议转诊到有 FGR 监护和诊治经验的医疗中心。本例患者入院时为重度子痫前期患者，胎儿脐动脉血流增高，给予患者降压、解痉、促胎肺成熟等对症治疗，并严密监测胎儿宫内情况，包括胎心监护和胎儿血流的监测，在出现脐动脉舒张期血流消失、胎动明显减少、胎心监护无反应型时，及时终止妊娠，使母胎达到最佳预后。

五、小结

1. 子痫前期可导致子宫胎盘血管病变、细胞变性坏死，胎盘血管可发生痉挛、硬化、狭窄，绒毛间腔血流灌注不足，从而导致慢性胎儿窘迫。

2. 慢性胎儿窘迫的表现为胎动减少或消失，胎儿生物物理评分低下，胎儿生长受限，电子胎心监护异常，胎儿血流异常。

3. 子痫前期可导致慢性胎儿窘迫，若孕周小，应积极治疗，促胎肺成熟，尽量延长孕周，适时终止妊娠。

（刘思诗　刘彩霞）

第十节 风湿免疫性疾病致慢性胎儿窘迫

一、妊娠合并系统性红斑狼疮

(一) 入院病史

女性患者,23 岁,因"停经 36^{+3} 周,发现胎儿生长受限 1 天"于 2019 年 9 月 25 日入院。

1. 现病史 患者平素月经规律,末次月经:2019-01-12;推算预产期:2019-10-19。促排卵后自然受孕。3 年前诊断为系统性红斑狼疮,规律就诊,孕期给予甲泼尼龙 8mg q.d. 至今。孕期 NT、唐氏综合征筛查、三级大排畸超声、OGTT 未见明显异常。孕期口服阿司匹林片至孕 28 周。孕 34^+ 周产科超声提示:子宫内妊娠,如孕晚期,单活胎。孕 34^+ 周产科 B 超:宫内妊娠,单活胎,胎方位枕右横位(ROT),胎儿估重 2 041g,双顶径 83.1mm,头围 294.8mm,腹围 290.9mm,股骨长 61.8mm,羊水最大径线 3.9cm,脐动脉 PI 值 =1.07,RI 值 =0.66。今日产科超声提示:胎儿生长受限,宫内妊娠,单活胎,胎方位枕右前(ROA),胎儿估重 2 054g,双顶径 84.1mm,头围 295.6mm,腹围 271.2mm,股骨长 68.5mm,羊水最大径线 3.2cm,脐动脉 PI 值 =0.69,RI 值 =0.50。患者无腹痛腹胀、阴道流血排液,无畏寒发热,无头晕,无视物模糊,无心悸胸闷,无呼吸困难等不适。孕晚期精神食欲佳,睡眠好,大小便正常。

2. 生育史 孕 1 产 0。

3. 既往史 3 年前诊断为系统性红斑狼疮(systemic lupus erythematosus,SLE),规律就诊。

4. 入院体格检查 T 36.5℃,P 92 次 /min,R 20 次 /min,BP 125/91mmHg。神志清楚,心肺听诊未见明显异常,腹膨隆,宫体无压痛,未扪及明显宫缩。产科检查:宫高 34cm,腹围 96cm,头先露,未衔接,跨耻征阴性。胎方位 ROT,胎心率 132 次 /min,胎心规则,律齐。阴道检查:宫颈居中,宫颈质中,宫颈管未消退,宫口未开,先露 S-3,宫颈 Bishop 评分 2 分。

5. 辅助检查 入院当日检查:抗核抗体 10.816U/ml,抗双链 DNA 抗体 124.263IU/ml,抗核小体抗体 13.532RU/ml,红细胞沉降率 16mm/h,补体 C3 1.26g/L,补体 C4 0.16g/L。产科 B 超提示,宫内妊娠,单活胎,胎方位 ROA,估计胎重 2 054g,双顶径 84.1mm,头围 295.6mm,腹围 271.2mm,股骨长 68.5mm,羊水最大径线 3.2cm,脐动脉 PI 值 0.69,RI 值 0.50。

(二) 入院诊断

1. 胎儿生长受限
2. 妊娠合并系统性红斑狼疮
3. 孕 1 产 0,孕 36^{+3} 周,ROA,单活胎

(三) 入院后病情变化分析

1. 发病机制 SLE 患者合并妊娠时,胎盘存在免疫损害,胎盘绒毛病理性改变,胎盘绒毛中的血管管壁病理性增厚,管腔变得狭窄,血栓在血管中逐渐形成,最终导致管腔堵塞,引起胎盘局部或者更大范围的坏死。胎盘坏死进而影响胎盘在母胎之间所承担的进行物质交换的功能,胎儿通过胎盘从母体获得营养物质和氧气,并向母体排出代谢废物和二氧化碳的路径被阻断,而引起胎儿宫内的一系列不良反应,包括宫内发育受限等。

2. 本例患者表现 本例患者孕 36^+ 产科超声提示:胎儿生长受限,双顶径、头围、腹围较同孕龄胎儿显著偏小,脐血流未见明显异常,符合慢性胎儿窘迫表现。

(四) 诊疗经过

患者入院后完善相关检查,血常规、凝血常规、肝功能、肾功能、尿液分析等未见明显异常。请风湿免疫科会诊后,患者孕期长期于风湿免疫科门诊诊治,无 SLE 活动表现。考虑患者 SLE 病情稳定,无产科剖宫产指征,给予催引产治疗,在缩宫素滴注过程中出现反复变异减速,考虑胎儿窘迫,胎儿耐受性差,短期内经阴道分娩可能性小,给予急诊剖宫产术终止妊娠。

(五) 小结

1. 妊娠和 SLE 之间有相互影响的关系。妊娠一般不改变 SLE 的长期预后,但妊娠可诱发 SLE 病情活动或加重;SLE 一般不影响女性的生育力,但增加流产、死胎、胎儿生长受限、早产和胎儿窘迫的发生率。

2. 由于 SLE 对妊娠有不良影响,合并 SLE 的孕妇应接受正规内科治疗,并加强胎儿监护,根据内科病情变化和胎儿情况适时终止妊娠。

二、妊娠合并抗心磷脂综合征

(一) 入院病史

女性患者,32 岁,因"停经 37^{+4} 周,自觉胎

动减少 1 天"于 2019 年 11 月 4 日 22 时 35 分入院。

1. 现病史　患者平素月经规律,末次月经 2019 年 2 月 14 日,推算预产期 2019 年 11 月 21 日。本次受孕为自然受孕。2019 年 3 月 13 日抗心磷脂抗体 IgG 20.10CU,自然受孕 4 周开始,每周给予免疫球蛋白 25g 静脉滴注,孕 8 周停止用药,低分子量肝素 0.6ml 治疗至孕 28 周停用,并口服醋酸泼尼松 5mg q.d.、羟氯喹 100mg b.i.d. 治疗至今。孕期动态复查抗磷脂抗体均在参考值范围。孕期 NT、唐氏综合征筛查、三级大排畸超声、OGTT 未见明显异常。1 天前患者自觉胎动减少,无腹痛腹胀,无阴道排液、流血,胎心监护提示Ⅱ类可疑。患者无腹痛腹胀、阴道流血、排液,无畏寒、发热,无头晕,无视物模糊,无心悸、胸闷,无呼吸困难等不适。孕晚期,精神、食欲佳,睡眠好,大小便正常。

2. 生育史　孕 2 产 1,2018 年稽留流产行清宫 1 次。

3. 既往史　2018 年发现抗心磷脂抗体阳性。

4. 入院体格检查　T 36.7℃,P 99 次 /min,R 20 次 /min,BP 101/71mmHg。神志清楚,心肺听诊未见明显异常,腹膨隆,宫体无压痛,未扪及明显宫缩。产科检查:宫高 33cm,腹围 97cm,头先露,半入盆。胎方位 LOA,胎心率 132 次 /min。

5. 辅助检查　入院当日检查,电子胎心监护提示为不典型 NST,胎心率基线降低,变异减少。产科 B 超:宫内妊娠,单活胎,胎方位 ROT,估计胎重 3 465g,双顶径 96.8mm,头围 329.7mm,腹围 349.0mm,股骨长 72.1mm,羊水最大径线 7.3cm,脐动脉 PI 值 0.76,RI 值 0.54,大脑中动脉 PI 值 1.72,PSV 37.2cm/s。2019 年 5 月 14 日抗核抗体 (antinuclear antibody,ANA)1.11S/CO 值,抗双链 DNA-IgG 37.44IU/ml。2019 年 6 月 17 日抗双链 DNA-IgG 48.67IU/ml。2019 年 8 月 27 日狼疮四项:抗双链 DNA-IgG 49.67IU/ml,余项正常。

(二) 入院诊断

1. 胎儿窘迫
2. 妊娠合并抗磷脂抗体综合征
3. 孕 2 产 0,孕 37[+4] 周,头位,单活胎

(三) 入院后病情变化分析

1. 发病机制　抗磷脂抗体作用于绒毛外滋养细胞,使其增殖侵袭能力降低,导致子宫螺旋动脉血管重铸障碍,造成进入胎盘的血流减少或中断,

胎儿血氧及营养物质的供应减少,最终引发流产、胎儿窘迫、死胎、胎儿生长受限、子痫前期等不良妊娠结局。

2. 本例患者表现　本例患者停经 37[+4] 周,自觉胎动减少 1 天,胎心监护提示Ⅱ类可疑,胎心率基线降低,变异减少,符合慢性胎儿窘迫表现。

(四) 诊疗经过

患者入院后完善相关检查,血常规、凝血常规、肝功能、肾功能、尿液分析等未见明显异常,无手术禁忌证。患者有妊娠合并抗磷脂抗体综合征,长期用药治疗,有高危因素,患者自觉胎动减少,胎心监护反应欠佳,考虑胎儿宫内缺氧,有急诊剖宫产指征,给予急诊剖宫产术终止妊娠。

(五) 小结

1. APS 导致不良妊娠结局的病理基础为胎盘血管病变、血栓形成、局部免疫损害。在孕前和早孕期表现为不孕、复发性流产等。在孕中晚期表现为并发子痫前期、胎儿生长受限、胎儿窘迫、死胎、早产等。

2. APS 的治疗原则为抗凝和抑制抗体产生、抗原抗体反应。孕期加强胎儿监护,根据胎儿情况适时终止妊娠。

(孙雯　陈敦金)

第十一节　糖尿病酮症酸中毒致死胎

一、入院病史

女性患者,38 岁,因"停经 34[+1] 周,腹痛 1 天,胎动消失伴腹痛加重 9 小时"于 2018 年 2 月 13 日 5 时 30 分急诊入院。

1. 现病史　末次月经:2017 年 6 月 20 日。2017 年 7 月 7 日于我院行试管婴儿移植 3 天龄胚胎。孕 17 周于门诊建卡定期产检,建卡即行 75g OGTT,结果示空腹、服糖后 1 小时、服糖后 2 小时血糖值分别为 4.8mmol/L、11.5mmol/L、8.55mmol/L,诊断妊娠糖尿病,给予医学营养指导及运动指导,血糖控制基本正常,孕前体重 58.5kg,孕期体重增加 19kg。因 38 岁高龄,行羊水穿刺产前诊断未查见染色体数目异常,未查见明确致病或可能致病的拷贝数变异。孕期胎儿系统彩超及心脏彩超未见明显结构异常。孕 33[+2] 周彩超提示胎儿各径线

正常,胎位 ROA,双顶径 8.26cm,头围 30.1cm,股骨长 6.27cm,腹围 28.9cm,羊水最大深度 5.1cm。1 天前患者无明显诱因出现腹痛,无阴道流血、排液,未予重视。9 小时前感胎动消失伴腹痛加重,疼痛有间隙,伴有恶心、呕吐、食欲减退。遂于我院急诊就诊,彩超提示未见确切胎心搏动,胎盘后间隙未见明显占位。急诊以"死胎,胎盘早剥?"收入院。患者患病以来精神高度紧张、烦躁、食欲减退,睡眠差。

2. 生育史 孕 3 产 0,2008 年及 2012 年均系孕早期人工流产。

3. 体格检查 T 37℃,P 126 次 /min,R 36 次 /min,BP 138/66mmHg,身高 155cm,体重 77.5kg,急性病容,呼吸急促。心肺听诊未闻及明显异常。腹围 90cm,宫高 26cm,胎位 ROA,未闻及胎心,腹壁紧张,子宫扪诊不满意,子宫张力不高,未扪及宫缩。骨盆出口测量:坐骨结节间径 8.5cm。阴道检查:头先露,S-3,宫颈管居中,质中,消退 50%,宫口未开,内骨盆未扪及异常。

4. 辅助检查 产科超声:胎位 ROA,双顶径 8.1cm,股骨长 6.3cm,胎盘左侧壁为主,胎盘后间隙未见明显占位,未见确切胎心胎动。急诊生化及血气分析:血糖 33.2mmol/L,血钾 6.77mmol/L,pH 值 6.9,$PCO_2$1.5kPa,$[HCO_3^-]$2.2mmol/L,二氧化碳结合力 2.5。小便常规示:尿酮体(4+)。

【入院病史分析】

该患者系高龄初产妇、孕前超重(BMI=24.35kg/m^2),高危因素明确;本次妊娠在 17 周建卡时即诊断妊娠糖尿病,孕期虽自诉经医学营养指导及运动指导后血糖控制良好,但体重增长过多,到入院时 34^{+1} 周,已增重 19kg,孕期血糖波动、孕妇内环境等情况不明,易出现严重并发症,该患者入院时血糖高达 33.2mmol/L,考虑糖尿病酮症酸中毒,入院后应密切观察生命体征、血糖、电解质、血气等指标变化。

二、入院诊断

1. 孕 3 产 0,宫内妊娠 34^{+1} 周,头位,死胎
2. 妊娠糖尿病
3. 酮症酸中毒
4. 高龄初产妇
5. 体外受精胚胎移植术后
6. 死胎

三、入院后病情变化

【病情变化】

患者入院后,立即请妇产科 ICU 及内分泌科会诊协助处理,给予胰岛素持续静脉泵入、纠正酸中毒、维持水电解质平衡等治疗。6:20 内分泌科会诊,考虑糖尿病酮症酸中毒诊断明确,建议:①记 24 小时出入量;②积极补液,1 小时内补液 1 000ml,24 小时内可补液 4 000ml 以上,补液总量根据血压、心率、外周循环情况调整;③小剂量胰岛素持续泵入,0.1U/(kg·h)起始,测血糖 q.1h.,根据血糖监测结果调整泵入速度;④补足能量,阻断酮体生成,血糖降至 13.9mmol/L 以下,换为比例糖水静脉滴注[葡萄糖胰岛素比(3~4):1];⑤全过程注意监测血钾;⑥pH 值 <7.1 时可静脉补碱。

入院当日 8:30 医疗组长查房,复习患者产前检查资料及仔细查体,详细追问患者病史,患者诉近一周未监测血糖,昨日感头晕,自认为低血糖,擅自加餐,进食红糖荷包蛋 2 枚,进食后 2 小时开始出现恶心、呕吐、食欲减退等不适,未引起重视。因腹痛于我院急诊科就诊,入院后查血糖 33.2mmol/L,结合患者呼吸急促,考虑为糖尿病酮症酸中毒,已给予降糖、补碱、补液等治疗。患者生命体征平稳,情绪较稳定。9:20 查血糖 13.9mmol/L,无恶心呕吐、乏力、多饮、多尿,呼吸无烂苹果味,遵内分泌科会诊意见,改胰岛素静脉泵入为比例糖水静脉滴注(5% 葡萄糖溶液 500ml+胰岛素 8U),监测血糖 q.h.,监测血气分析及糖化血红蛋白。继续严密监测患者生命体征、血糖等情况,待患者病情稳定后考虑引产。同时,请营养师专科门诊指导患者饮食、内分泌科指导饮食恢复后血糖控制方案、眼科检查患者眼底有无病变。内分泌科会诊建议恢复饮食后可给予"三短一长"胰岛素强化降糖方案(三餐前短效胰岛素皮下注射,睡前长效胰岛素皮下注射),起始剂量均为 6~8U,根据血糖监测结果调整胰岛素剂量。血糖控制目标:空腹 <8mmol/L,餐后 2 小时 <10mmol/L。眼科会诊暂未发现糖尿病视网膜病变。

2018 年 2 月 14 日至 2018 年 2 月 23 日均根据患者血糖情况动态调整胰岛素用量,期间患者血糖出现波动,多次启用胰岛素静脉滴注并调整"三短一长"胰岛素用量,4 次请内分泌科会诊指导处理,至 2018 年 2 月 23 日患者胰岛素用量为:早、中、晚三餐前生物合成人胰岛素注射液用量分

别为 26U、22U、16U 皮下注射,睡前精蛋白生物合成人胰岛素注射液 26U 皮下注射,空腹及三餐后 2 小时血糖分别为 7.4mmol/L、8.4mmol/L、5.3mmol/L、10.3mmol/L,无恶心呕吐、乏力、多饮、多尿,呼吸无烂苹果味。评估患者血糖情况波动较前稳定,患者仍无产兆,考虑引产。

【病情变化分析】

入院后病情变化符合糖尿病酮症酸中毒的诊断。

1. **发病机制** 糖尿病酮症酸中毒是由于胰岛素不足和升糖激素不适当升高引起的糖、脂肪、蛋白质和水盐与酸碱代谢严重紊乱的综合征。糖尿病患者在各种诱因下,由于严重的胰岛素缺乏,与胰岛素作用相反的激素如胰高血糖素、儿茶酚胺、生长激素、肾上腺皮质激素对代谢的影响变得更加显著,使脂肪分解加速。脂肪酸在肝脏内经 β 氧化产生大量酮体(包括乙酰乙酸、β 羟丁酸和丙酮),当酮体生成大于组织利用和肾脏排泄时,可使血酮体和尿酮体升高,称为酮症。乙酰乙酸、β 羟丁酸消耗体内大量碱储备,导致代谢性酸中毒,故称酮症酸中毒。

2. **母体表现** 根据酸中毒的程度,分为轻度、中度和重度 3 度。轻度仅有酮症而无酸中毒(糖尿病酮症);中度除酮症外,还有轻至中度酸中毒(糖尿病酮症酸中毒);重度是指酸中毒伴意识障碍(糖尿病酮症酸中毒昏迷),或虽无意识障碍,但二氧化碳结合力低于 10mmol/L。酮症酸中毒时,一方面葡萄糖不能被组织利用;另一方面拮抗胰岛素作用的激素(其中主要是儿茶酚胺、胰高血糖素和糖皮质激素)分泌增多,肝糖原和肌糖原分解增多,肝内糖异生作用增强,肝脏和肌肉中糖释放增加;两者共同作用的后果是血糖升高。早期患者乏力、口渴、多饮、多尿;继而食欲减退,伴极度口渴、恶心、呕吐、尿量显著增加;不同程度脱水甚至出现休克;进行性意识障碍、烦躁、嗜睡,严重者可出现昏迷;呼吸深快,呼出气体有烂苹果味;少数患者出现急性腹痛。

3. **胎儿表现** 发生酮症酸中毒时,可导致不同程度的低氧血症、血容量不足和酸中毒。由于母体内环境紊乱、低氧血症,使得胎儿缺氧,胎心异常,严重者甚至发生胎死宫内。酮症酸中毒引起胎儿缺氧,围产儿窒息率和死亡率均升高。

4. **本例患者表现** 本例患者在孕中期即诊断为妊娠糖尿病,给予饮食及运动疗法控制血糖,发病前近一周未监测血糖,一天前擅自加餐,进食红糖荷包蛋,进食后 2 小时开始出现恶心、呕吐、食欲减退等不适,未引起重视,因腹痛于急诊科就诊入院。入院后查血糖高达 33.2mmol/L,伴呼吸急促,考虑为糖尿病酮症酸中毒。患者有基础疾病(妊娠糖尿病),入院前一周血糖控制情况不详,发病前存在明确诱因(进食过量、过甜),随后出现腹痛、恶心、呕吐等典型的症状。由于孕妇内环境紊乱,导致胎死宫内。

四、治疗经过

1. **引产经过** 患者一般情况稳定,无腹痛及阴道流血、排液,子宫无压痛,宫底位于脐上一横指。阴道检查:头先露,S-3,宫颈居中,质中,宫颈管消退 70%,Bishop 评分 4 分,宫颈条件不成熟,考虑使用地诺前列酮栓促宫颈成熟后引产。与患者及家属沟通后,于 2018 年 2 月 23 日 9:00 在阴道后穹窿放置地诺前列酮栓。放置后 24 小时(2018 年 2 月 24 日 9:00),扪及不规律宫缩,取出地诺前列酮栓,再次阴道检查:头先露,S-2,宫颈管居中,质软,完全展平,宫口未开。宫颈 Bishop 评分 7 分,宫颈成熟,给予催产素静脉滴注引产。

2. **分娩过程**

分娩日期:2018 年 2 月 24 日。

麻醉方式:局部麻醉。

手术方式:死胎接产术 + 会阴裂伤缝合术。

产后诊断:孕 3 产 1,宫内妊娠 34^{+1} 周,ROA,已引产一男死胎;妊娠糖尿病;酮症酸中毒;高龄初产妇;死胎;体外受精胚胎移植术后;会阴 I 度裂伤。

分娩经过:患者于 2018 年 2 月 24 日 14:00 开始出现规律宫缩,16:45 宫口开全,17:00 死胎娩出,性别男,体重 2 108g,身长 45cm,浸软,外观未见明显畸形。胎盘自然剥离,检查胎盘、胎膜完整,胎盘大小约 16cm×15cm×2cm,重 374g;脐带未见明显异常,长 40cm,附着于胎盘旁中央。会阴 I 度裂伤,未见宫颈裂伤及外阴、阴道血肿。分娩顺利,母亲生命体征平稳,血压 114/64mmHg,产后测随机血糖 5.0mmol/L,停止胰岛素静脉泵入。死胎娩出后给予缩宫素 40U+平衡液 500ml 以 100ml/h 持续静脉泵入,氨甲环酸 1g 及葡萄糖酸钙 1g 静脉滴注。产时及产后 2 小时出血量 210ml,子宫收缩好,宫底位于脐下三横指。

3. 治疗要点分析　酮症酸中毒一旦发生，治疗方式与非孕期相似，包括静脉给予胰岛素、适当补液、纠正电解质紊乱、监测酸中毒以及寻找并去除诱因。在纠正酸中毒时，应加强胎心率的监护。母体酸中毒所致的胎心率异常，可随着酸中毒的纠正和母体状态的好转而改善。仅有酸中毒并非终止妊娠的指征，在母体情况稳定前，紧急剖宫产可增加母体并发症及死亡风险，也可能导致分娩的早产儿出现缺氧和酸中毒，一般通过宫内复苏可获得更好的围产结局。治疗过程中应加强母胎监护，胎儿持续电子胎心监护，孕妇密切监测血糖、血电解质、血气分析等指标。

4. 随访　患者产后 6 周复查 75g OGTT，诊断为 1 型糖尿病，并开始使用胰岛素泵控制血糖，经过 3 年的内分泌科治疗以及生殖医学科促排卵等处理，2019 年 3 月行试管婴儿胚胎移植失败，于 2019 年 8 月自然受孕。孕期正规建卡、产前检查，内分泌科定期随诊，给予小剂量阿司匹林（100mg）口服至孕 36 周。2010 年 5 月 5 日，于孕 38 周临产后选择剖宫产，顺利分娩一活婴，体重 3 360g，1 分钟及 5 分钟 Apgar 评分均为 10 分。

五、小结

1. 糖尿病酮症酸中毒易在感染、饮食不当及各种应激因素的情况下诱发，起病急，发展迅速，直接导致胎儿窘迫，甚至胎死宫内。

2. 胎儿窘迫主要表现为胎心率或胎心监护异常，胎心监护出现基线变异消失、变异减速、晚期减速及胎心率缓慢等，应诊断胎儿窘迫，积极纠正孕妇酸中毒及电解质紊乱，改善内环境及低氧血症，有利于改善围产结局。

3. 酮症酸中毒导致的胎儿窘迫并非终止妊娠的指征，在母体情况稳定前，紧急剖宫产可增加母体并发症及死亡风险，也可能导致分娩的早产儿出现缺氧和酸中毒。

4. 酮症酸中毒所引起的病理生理改变，经及时正确的治疗是可以逆转的。因此，酮症酸中毒的预后在很大程度上取决于能否早期诊断和正确治疗。

（张力　卫蔷）

第十二节　妊娠合并发绀型心脏病致慢性胎儿窘迫

一、入院病史

女性患者，34 岁，因"停经 31^{+6} 周，胸闷、心慌 7 月余，加重 3 日"于 2019 年 1 月 13 日入院。

1. 现病史　末次月经：2018 年 6 月 4 日；预产期：2019 年 3 月 11 日。7 个月前无明显诱因开始出现胸闷、心慌以及乏力感，可走平地，但快走极易感胸闷、气喘，不能从事一般家务劳动。外院检查后提示宫内妊娠，考虑早孕反应，未给予特殊处理，共产前检查 5 次。期间大排畸检查无异常。近 3 日来，心慌、胸闷症状加重，稍有体力活动（行走、轻微家务等）均可出现胸闷、气喘，近期有咳嗽，咳白色痰，夜间睡眠尚平稳，可一枕平卧，否认夜间胸闷憋醒。就诊查体见杵状指，测指脉氧 SpO_2 82%，急诊收住院。

2. 生育史　孕 1 产 0。此次为自然受孕。

3. 体格检查　T 36.8 ℃，P 110 次 /min，R 18 次 /min，BP 107/60mmHg，SpO_2 82%。无贫血貌，有杵状指，指甲发绀，心率 110 次 /min，心律齐，心前区可闻及收缩期杂音Ⅲ级，胸骨左缘第 2 肋间肺动脉瓣区第二心音（P_2）亢进。双肺呼吸音清，未闻及干湿啰音。腹形呈纵椭圆形；宫高 30cm，腹围 85cm；单胎，胎方位 LOA；胎心率 145 次 /min，未扪及宫缩；头先露，未衔接；跨耻征阴性。未行阴道检查。

4. 辅助检查　2019 年 1 月 13 日急诊血气分析：pH 值 7.442，动脉血氧饱和度 87.4%，PO_2 53.3mmHg，PCO_2 27.8mmHg。急诊心电图：窦性心动过速，ST 段改变。超声心动图：右心增大，左心内径正常；室间隔膜周流出道部件回声缺失，上下径 22mm，左右径 21mm，可见双向分流血流信号，右向左为主；二尖瓣不增厚，少量反流；主动脉瓣不增厚，未见明显反流；三尖瓣不增厚，轻度反流，反流速度 5.3m/s，压差 114mmHg；肺动脉瓣不增厚，轻度反流；二尖瓣口血流 E 峰 <A 峰；左室侧壁一侧 S 波峰值 10.2cm/s，E' 峰 >A' 峰，射血分数 67%。提示先天性心脏病，室间隔缺损，重度肺动脉高压（估算 114mmHg），双向分流（右向左为主）。血常规提示 Hb 120g/L。脑钠肽（brain natriuretic peptide，BNP）305pg/ml，肌钙蛋白 I（troponinI，TnI）和心肌酶学在参考值范围内。尿蛋白（-）。胎儿超声：单胎，头位，双顶径 74mm，头围 273mm，腹围 220mm，股骨长 51mm，羊水指数 115mm。脐血流 S/D=3.8，生物物理评分 9 分。NST 有反应型。

【入院病史分析】

患者因胸闷、呼吸困难入院，发绀、血氧饱和度 <85%、杵状指，考虑患者长期处于缺氧状态，存在先天性心脏病可能。心脏听诊可闻及杂音，超声心动图提示室间隔缺损伴重度肺动脉高压。患者主诉心悸，心率加快，BNP 升高，提示心功能减退。另外胎儿超声提示胎儿小于孕周，NST 有反应型，脐血流阻力升高，暂无急性胎儿窘迫，考虑宫内生长受限和慢性胎儿窘迫。入院后除完成常规化验外，密切监测母胎情况，多学科讨论制订下一步治疗方案。

二、入院诊断

1. 孕 1 产 0，宫内妊娠 31^{+6} 周，单活胎，LOA，未临产

2. 先天性心脏病，室间隔缺损，艾森门格综合征

3. 重度肺动脉高压

4. 心功能不全（NYHA 分级 III 级）

5. 胎儿生长受限

6. 慢性胎儿窘迫

三、入院后病情变化

【病情变化】

患者入院后告病危，并完善入院检查，肝肾功能、免疫指标等结果无明显异常。诊断明确，组织多学科讨论后，建议吸氧；利尿，减轻心脏负荷，改善心功能；降肺动脉压治疗；抗凝治疗。待肺动脉压力下降后，择期行剖宫产手术。同时，患者产科超声提示胎儿生长径线小于该孕周胎儿大小，宫内生长受限，考虑为长期缺氧所致慢性胎儿窘迫。生物物理评分 9 分，脐血流频谱有异常，但 NST 呈有反应型，暂无急性胎儿窘迫症状，故暂不予终止妊娠，期待治疗，并予以促胎肺成熟。

2019 年 1 月 14 日至 2019 年 1 月 24 日，予以患者西地那非口服、曲前列尼尔静脉泵入降肺动脉压，低分子量肝素皮下注射抗凝，地塞米松 5mg q.12h. 促胎肺成熟（1 月 22 日起，共 4 针）。同时卧床休息、持续低流量吸氧，鼓励患者加强营养。定期复查血常规、BNP，密切母胎监测。治疗期间经皮血氧饱和度可上升至 95%（吸氧状态下），血压波动于 90~110/60~70mmHg，后几日心率 90~110 次 /min，BNP 逐渐上升至 504pg/ml。自觉胎动正常。每日胎心监护 NST 呈反应型。偶有胸闷，否认气促、呼吸困难，否认头晕、头痛，目眩、视物模糊，否认下腹痛、阴道流血、排液等不适。查体：腹部隆起，腹软，无压痛，未扪及宫缩。

2019 年 1 月 24 日复查超声心动图，提示肺动脉压力下降至 90mmHg。产科超声示宫内妊娠，胎儿存活，单胎，头位，双顶径 80mm，头围 280mm，腹围 250mm，股骨长 58mm，羊水指数 120mm。脐血流频谱 S/D=3.0，生物物理评分 10 分。胎儿发育相当于 29^{+} 周，胎儿颈周见彩色血流环绕，注意脐带绕颈。

患者现孕 33^{+2} 周，结合以上检查，2019 年 1 月 25 日再次产科、心内科、重症医学科、麻醉科等多学科讨论，考虑降肺动脉压有效，但患者短期内心率有上升趋势、BNP 逐渐升高，心功能无明显改善，疾病有加重可能。此外，胎儿超声提示仍存在胎儿生长受限，小于该孕周胎儿 3 周大小，慢性宫内缺氧仍存在，故拟于 2019 年 1 月 28 日行剖宫产术终止妊娠。

2019 年 1 月 26 日起给予青霉素静脉滴注预防性抗感染治疗，1 月 27 日行胎心监护 NST 提示加速不满意，无反应，复查后加速满意。2019 年 1 月 28 日 8：00 行胎心监护 NST 示基线平滑，变异及加速均不满意，无反应，复查后基线仍变异差，无加速，有可疑减速（图 8-12-1）。超声检查提示胎动扣 1 分。再次谈话告知手术风险，并告知患者及家属早产儿可能存在胎儿宫内缺氧、胎儿窘迫可能，严重者甚至胎死宫内，发生胎儿窘迫的胎儿预后差，可能存在神经系统后遗症等风险。上午 10：00 手术。

2019 年 1 月 28 日因"重度肺动脉高压、艾森门格综合征、可疑胎儿窘迫"行全身麻醉下腹膜内子宫下段剖宫产术，术中娩出一活女婴，体重 1 300g，1 分钟、5 分钟、10 分钟 Apgar 评分分别为 9-9-10 分（肤色扣 1 分），胎盘粘连，人工剥离，卵圆钳钳夹去除子宫前壁粘连胎盘，脐带螺旋，羊水量中等，III 度污染。探查双侧附件外观未见明显异常。术前放置右心漂浮导管，手术全程曲前列尼尔继续降肺动脉压，测得平均动脉压 90mmHg，血氧饱和度 90%~99%，应用肾上腺素及多巴胺维持

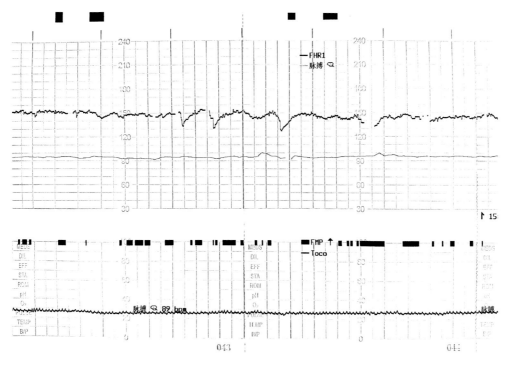

图 8-12-1　胎心监护

血压,手术结束时血压 130/84mmHg。

术后带气管插管转入重症监护室治疗,继续曲前列尼尔、西地那非降肺动脉压力,肾上腺素及多巴胺维持血压,因心率逐渐增快至 110~120 次 /min,给予艾司洛尔降心率治疗,并控制出量大于入量。对症治疗后效果不佳,呼吸机维持中血氧饱和度低至 75%。术后第 2 天体温上升至 38.4℃,复查床边超声心动图提示肺动脉压 100mmHg,左室射血分数 59%。床边胸片提示肺部渗出,考虑肺部感染可能。组织全院大讨论后,给予调整呼吸机参数,加大氧浓度保持组织供氧,维持血氧饱和度在 80% 以上;增加体循环压力,去甲肾上腺素、多巴胺维持血压的同时,给予少量胶体补液;调整抗生素为美罗培南抗感染;继续降肺动脉压力。

2019 年 1 月 31 日(术后第 3 天)患者仍气管插管中,镇静状态,血氧饱和度未见明显下降,逐渐上升至 80%。当天体温最高 38℃。去甲肾上腺素、多巴胺维持血压 120~130/80~90mmHg,心率逐渐下降,波动在 90~110 次 /min。BNP 405pg/ml。

2019 年 2 月 1 日至 2019 年 2 月 4 日期间,患者血氧饱和度逐渐上升至 90% 以上,逐渐下调呼吸机参数,并于 2 月 3 日(术后第 6 天)拔除气管插管,改为无创通气。体温逐渐下降,无明显发热。逐渐撤除多巴胺,以去甲肾上腺素维持血压。心

率逐渐下降,波动在 80~100 次 /min,期间 BNP 复查最低至 160pg/ml。

2019 年 2 月 5 日 8 时查房,患者意识清醒,经鼻高流量吸氧中,吸氧状态下血氧饱和度 96%,脱氧状态下 89%。体温正常,心率 80~100 次 /min,血压 128/86mmHg,撤去升压药。床边胸片提示肺部渗出较前吸收。

【病情变化分析】

患者临床表现符合发绀型心脏病合并慢性胎儿窘迫并急性胎儿窘迫的诊断。

1. **发病机制**　房 / 室间隔缺损或动脉导管未闭等左向右分流心脏病,若不及时治疗,可继发肺动脉高压,进展为艾森门格综合征。母体长期低氧血症,引起胎儿脐静脉血氧分压降低,通过刺激胎儿肾上腺髓质直接分泌肾上腺素或通过化学感受器、压力感受器的反射作用,胎儿血液重新分布,心、脑、肾上腺血管扩张,其他器官如肾、胃肠道血流量减少,可表现为羊水少、胎儿生长受限。若母体心功能下降,有效循环血量减少,子宫循环也减少,胎儿胎盘功能下降,可出现急性缺氧表现。

2. **母体表现**　孕期不明心脏疾病,孕后出现胸闷、气促、头晕、乏力,并随孕周增加而症状加重。来院急诊发现患者有低氧血症表现,完善检查发现其有严重心脏病,先天性心脏病室间隔缺

损导致继发性肺动脉高压,发生心脏右向左分流,出现发绀。发绀型心脏病,母体以发绀、劳力性呼吸困难为主要表现,根据发绀程度可有胸闷、气促、头晕、乏力,轻微活动后即可使症状加重。由于肺部淤血,易发生肺部感染。

3. 胎儿表现　母体低氧血症造成胎儿慢性宫内缺氧,可表现为孕期流产、胎儿宫内生长受限,严重者胎死宫内。早期可能仅以胎儿生长受限为主要表现,可无急性胎儿窘迫表现,孕晚期行胎心监护时可有基线变异消失、胎心率减慢、无反应或者出现晚期减速、变异减速等。生物物理评分可<8分。长期慢性缺氧导致的慢性胎儿窘迫围产儿的窒息率、死亡率、早产率均升高。

4. 本例患者表现　本案例患者孕期出现胸闷、气促、乏力等症状,但孕早期没能及时明确严重心脏病的诊断。产科医生将胸闷、气促、乏力等症状误认为妊娠的生理性表现,缺乏心脏病的内科知识和心功能的评判能力,直至孕晚期才明确诊断。孕31周入院后对症治疗,肺动脉压力有所下降,但心功能无明显改善,心率、BNP逐渐上升,考虑疾病加重。胎儿因母亲长期低氧血症而发生慢性胎儿窘迫和宫内生长受限,期待治疗10天后生长径线仍落后该孕周3周大小。在孕33周胎心监护NST示基线平滑,变异<5次/min,变异及加速均不满意,无反应,复查后基线仍变异差,无加速,有可疑减速。行超声评估胎儿生物物理评分7分,提示慢性胎儿窘迫的同时可能存在急性胎儿窘迫,继续期待治疗可能会影响围产儿预后,甚至胎死宫内。

四、治疗经过

1. 术前准备　患者重度肺动脉高压伴心功能下降,并且出现胎儿窘迫,择期手术终止妊娠。手术前多次多学科讨论,制订诊治方案。向患者及家属告知病情及相关风险,其表示知情并理解,同意剖宫产术。患者已完成促胎肺成熟,抗生素已用,查血常规、凝血功能、动脉血气分析、电解质等,积极备血,做好术前准备,行剖宫产术。术前联系麻醉科,评估患者麻醉风险,选择合适的麻醉方式,并做好围手术期麻醉管理。联系重症监护室,准备术后周转患者。同时做好新生儿抢救准备。

2. 手术过程

手术日期:2019年1月27日。

麻醉方式:全身麻醉。

手术方式:子宫下段横切口剖宫产术。

术前放置右心漂浮导管。

术中诊断:孕1产1,宫内妊娠33^{+6}周,LOA,剖宫产;重度肺动脉高压;艾森门格综合征,室间隔缺损,心功能Ⅲ级;胎盘粘连;胎儿窘迫;早产;未足月未成熟一活女婴

手术经过:进腹后见子宫外观正常,行子宫下段剖宫产术,术中娩出一活女婴,体重1 300g,身长44cm,新生儿1分钟Apgar评分为9分(肤色扣1分);5分钟为10分,10分钟为10分。胎盘粘连,给予人工剥离,卵圆钳钳夹去除子宫前壁粘连胎盘,脐带螺旋,羊水量中等,Ⅲ度污染。胎盘娩出后子宫收缩尚可,给予缩宫素10U子宫肌层注射促进子宫收缩。手术全程曲前列尼尔继续降肺动脉压,测得平均动脉压90mmHg,血氧饱和度90%~99%,应用肾上腺素及多巴胺维持血压,手术结束时血压130/84mmHg。术程顺利,术毕带气管插管转入重症监护室治疗。

3. 术后治疗

(1) 生命体征支持治疗:①保证组织供氧。术后气管插管有创通气,待病情好转后,改为无创通气。②维持循环血压。艾森门格综合征患者需要维持一定循环血压,故采用血管活性药物维持血压。③降低心率。使用抗心律失常药物降低心率,防止心力衰竭。④降肺动脉压力。曲前列尼尔、西地那非继续降肺动脉压。

(2) 限制入量:严格控制补液量及补液速度,入量约1 000ml/d,出量大于入量。

(3) 控制感染:心脏病患者需预防感染性心内膜炎,呼吸机患者需预防吸入性肺炎,故此患者体温升高后及时升级抗生素,控制感染。

(4) 其他:心脏病患者需预防血栓,监测患者D-二聚体,使用低分子量肝素皮下注射治疗。

4. 治疗要点分析　发绀型心脏病妇女妊娠属于高风险,此患者为先天性心脏病、艾森门格综合征、重度肺动脉高压,属妊娠禁忌证,应尽早、及时终止妊娠。如果孕早期明确诊断,则及时高危人工流产。孕中晚期心脏负荷增加,增加母亲风险,甚至危及母亲生命。这类孕妇因存在低氧血症,往往伴有慢性胎儿窘迫和胎儿生长受限。患者至孕31周才明确发绀型心脏病的诊断,故入院后即告病危,启动危重孕产妇抢救流程,给予利尿剂降低心脏负荷、降肺动脉压力、升压、促胎肺成熟、营

养支持、加强母胎监护等治疗,因患者疾病加重并出现胎儿缺氧加重表现,择期终止妊娠。多学科合作,术前联系好重症监护室、麻醉科、新生儿科,并做好新生儿和孕产妇抢救准备。术后继续多学科联合治疗,母亲转危为安。早产儿随访生长发育正常。

5. 胎盘病理报告 送检"胎盘胎膜"为部分胎盘胎膜组织,伴变性,钙化灶 1 处。

五、小结

1. 发绀型心脏病是一组以发绀为共同表现的严重先天性心脏病,妊娠风险大,孕妇死亡率较高。孕期母亲会出现胸闷、气促、乏力等心功能下降的临床表现。

2. 因患者低氧血症明显,易出现胎儿流产、早产、慢性宫内缺氧、宫内生长受限等,围产儿结局差。慢性胎儿窘迫常无典型的临床症状,早期可能仅表现为胎儿生长受限,行胎心监护时可有基线变异消失、胎心率减慢、无反应或者出现晚期减速、变异减速等。生物物理评分可 <7 分。

3. 发绀型心脏病妇女病情加重或胎儿宫内缺氧严重时,需尽早终止妊娠。

4. 发绀型心脏病妇女的救治需多学科参与,包括麻醉科、重症监护室、心内科、胸外科等科室共同合作、共同救治。

(林建华 缪慧娴)

第十三节 胎母输血致慢性胎儿窘迫

一、入院病史

女性患者,28 岁,因"停经 33^{+5} 周,自觉胎动减少 2 天"入院。

1. 现病史 末次月经:2017 年 12 月 16 日;预产期:2018 年 9 月 23 日。停经 9 周超声提示宫内妊娠,胚芽长 23mm,见心管搏动。无明显早孕反应,停经 4 月余自觉胎动至今。孕 12 周起正规建卡、产前检查,NT 评估正常,无创产前筛查低风险,超声结构筛查未见明显异常。孕妇血型 B 型,Rh 阳性,不规则抗体筛查阴性,OGTT 在正常范围内。孕期否认明显多饮、多食、多尿,否认头痛、目眩、胸闷、皮肤瘙痒等不适。末次超声(孕 32 周)

提示:胎儿生长相当于 32^{+2} 周,羊水指数及脐血流评估未见异常;胎盘前壁,下缘距宫颈内口 8cm。近 2 日自觉胎动减少,至我院急诊就诊,胎心监护为无反应型,超声生物物理评分 6 分,胎盘基底层与子宫肌层之间未见异常回声。孕妇无腹痛,无阴道流血,否认阴道排液等不适。拟"胎儿窘迫?"收入院观察。

追问病史,2 天前在家中与儿子玩耍时,孕妇腹部意外被撞击,无明显自觉症状,未予以重视。

2. 生育史 孕 2 产 1,2013 年足月顺产一男婴,体重 3.6kg,现体健。

3. 体格检查 T 36.6℃,P 75 次 /min,R 16 次 /min,BP 120/65mmHg。心肺听诊未闻及明显异常,腹膨隆,宫高 33cm,腹围 97cm,胎心率 140 次 /min。未扪及宫缩,头位,未衔接,跨耻征阴性,未行阴道检查。

4. 辅助检查 母体孕前 TORCH 筛查:巨细胞病毒 IgG(+),IgM(−);风疹病毒 IgG(+),IgM(−);弓形虫 IgG(−),IgM(−);孕期梅毒 RPR 及 TPPA 均为(−)。孕妇血型 B 型,Rh 阳性,不规则抗体筛查(−),血常规 Hb、血细胞比容(hematocrit,Hct)、平均红细胞体积(mean corpuscular volume,MCV)及平均细胞血红蛋白浓度(mean corpuscular hemoglobin concentration,MCHC)均在参考值范围内。OGTT 结果正常;无创产前筛查低风险,超声结构筛查未见明显异常。末次超声(孕 32 周):胎儿生长相当于 32^{+2} 周,羊水及脐血流评估未见异常;胎盘前壁,下缘距宫颈内口 8cm。

【入院病史分析】

患者正规建卡、产前检查,期间母胎评估均未见明显异常。2 天前有腹部外力碰撞史,结合孕妇为前壁胎盘,伴有胎动及胎心监护、生物物理评分的变化,不排除为胎盘屏障破坏引起的慢性胎儿窘迫,如隐匿性胎盘早剥或胎母输血综合征。该类型患者入院后需严密观察,并鉴别上述疾病相关的症状、体征、辅助检查等变化。

二、入院诊断

1. 孕 2 产 1,孕 33^{+5} 周,单活胎,LOT,未临产
2. 胎儿窘迫? 原因待查

三、入院后病情变化

【病情变化】

患者入院后自觉胎动仍少,无腹痛、见红、阴

道排液等其他不适主诉。

查体:生命体征平稳,腹膨隆,腹软,无明显压痛。给予地塞米松促胎肺成熟,加强母胎监测。

入院后第1日,胎心监护见典型正弦波(图8-13-1),行急诊超声:生物物理评分4分(胎动0分,呼吸氧运动0分,羊水2分,肌张力2分),大脑中动脉收缩末期峰值流速(MCA-PSV)增快(1.68MoM),胎盘基底层与子宫肌层之间未见异常回声,胎儿宫内中重度贫血不除外。通过病史回顾,与可能引起胎儿贫血的其他因素进行鉴别,高度怀疑胎母输血引起的胎儿贫血、宫内窘迫,行母体外周血K-B试验,并完善病情告知。

【病情变化分析】

结合病史分析,患者有腹部外伤史,不排除为胎盘屏障破坏所致的胎母输血。

1. 发病机制 胎母输血的发病机制尚不明确,可能与滋养层细胞功能紊乱、母胎界面功能异常有关。炎症或机械因素可能导致滋养细胞功能紊乱,胎儿红细胞从高压的胎儿循环系统进入绒毛间隙,并最终进入母体血液循环。

胎母输血引起胎儿窘迫的病理生理机制与胎儿失血性贫血有关。少量失血时,胎儿可无症状或仅表现为轻微贫血,不引起胎儿急性或慢性窘迫。胎儿急性大量失血或慢性持续性失血时,会出现严重的失血性贫血,若胎儿不能代偿,急性大量出血可导致急性胎儿窘迫、重要脏器灌注不足、宫内死亡,慢性持续性输血可导致胎儿贫血、继发贫血性心力衰竭、羊水过多、胎儿水肿,甚至宫内死亡。

2. 母体表现 孕妇自觉胎动减少或消失是胎母输血的一个标志。

3. 胎儿表现 大量或慢性持续性胎母输血的晚期常表现为胎动减少或消失、正弦波型胎心率及胎儿水肿的三联症。胎动减少或消失是胎母输血最常见的产前表现,临床可发现异常的胎心率描记图,如正弦波、无反应型、晚期减速或胎儿心动过速等。超声下可出现异常的胎儿生物物理评分(小于8分)。随着时间延长及病情进展,慢性持续性胎母输血在超声下可出现胎儿贫血或水肿的相关表现,如多普勒超声测量大脑中动脉收缩期峰值流速≥1.5MoM,胎儿心胸比增大、羊水过多、体腔积液(以腹腔积液为主要表现)等。

4. 本例患者表现 本例患者表现为胎动减少,胎心监护从无反应型进展为正弦波,同时伴有超声下胎儿MCA-PSV的增高,无论是胎心监护表现,还是超声MCA-PSV表现,均提示该胎儿很可能存在中重度的宫内贫血。结合病史,2天前有腹部撞击史,但腹部张力如常,且胎盘影像学表现并不符合胎盘早剥,K-B试验阳性(图8-13-2),考虑为胎母输血可能大。

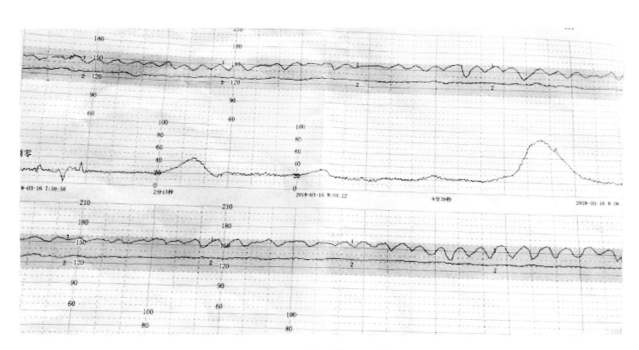

图 8-13-1 胎心监护呈正弦波

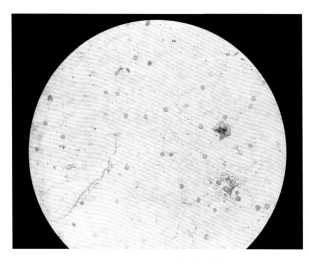

图 8-13-2　K-B 试验阳性

四、治疗经过

向孕妇及家属告知病情及处理方案,考虑目前孕周已近 34 周,评估宫内输血与急诊剖宫产的各自利弊,不建议使用宫内干预来纠正胎儿贫血。由于孕妇及家属对胎儿持积极救治的态度,故决定急诊行剖宫产术终止妊娠。

1. 术前准备　向患者及家属告知病情及相关风险,其表示知情并理解,要求剖宫产救治胎儿,做好术前准备,送手术室行剖宫产术。

2. 手术过程

手术日期:入院后第 1 天。

麻醉方式:硬膜外麻醉。

手术方式:子宫下端横切口剖宫产术。

术中诊断:孕 2 产 1,孕 33+6 周,LOT,剖宫产;新生儿重度贫血,胎母输血可能;早产。

手术经过:胎儿娩出后见肤色苍白,出生体重 2kg,性别女,身长 45cm。新生儿 1 分钟 Apgar 评分为 5 分(呼吸 1 分,心率 2 分,喉反射 2 分),5 分钟为 8 分(肤色 2 分)。剖宫产术顺利,安返病房观察。

3. 新生儿期处理　该患儿入院后完善相关检查,血常规提示 Hb 60.2g/L,Hct 22%,外观贫血貌,予以输注红细胞悬液(15ml/kg)纠正贫血,心肌酶升高予以营养心肌治疗。同时头罩吸氧,抗生素预防感染,因腹胀行静脉营养。住院 20 天后治愈出院。

4. 治疗要点分析　胎母输血一旦发生,对胎儿的影响取决于胎儿的失血量,若出现持续慢性输血,胎儿则可表现为慢性贫血,部分胎儿可代

偿;若急性大量输血,则可能发生急性胎儿窘迫甚至胎儿死亡。此例患者的病史、辅助检查等均提示为胎母输血可能大,故结合孕周,不再行宫内输血,而是剖宫产终止妊娠,娩出后于新生儿科进一步治疗。

五、小结

1. 胎母输血的具体发病机制目前尚不明确,胎动减少是产前最常见的表现。

2. 对于存在产科高危因素的孕妇,若胎心监护出现正弦波、超声生物物理评分异常或胎儿大脑中动脉收缩末期峰值流速增快,临床应高度怀疑胎母输血的发生。通过 K-B 试验和流式细胞术有助于诊断。

3. 根据发病孕周、出血量及胎儿贫血的严重程度,制订个性化的诊治方案,如宫内输血或及时终止妊娠等。

4. 胎母输血的新生儿存在神经系统后遗症的风险,婴幼儿期需定期随访生长发育。

(孙路明　卫星)

第十四节　双胎胎儿窘迫

一、双胎输血综合征

(一)入院病史

女性患者,30 岁,因"停经 27+4 周,腹胀 3 天"于 2019 年 12 月 6 日入院。

1. 现病史　末次月经:2019 年 5 月 27 日;预产期:2020 年 3 月 2 日。本次为自然受孕,2019 年 7 月 6 日 B 超检查:宫内早孕,可见 2mm×0.9mm 的孕囊。2019 年 8 月 3 日孕 9+5 周复查 B 超:宫内早孕,一个孕囊,两个胚芽,冠-臀长分别为 41/44mm,确定绒毛膜性为单绒毛膜双胎。孕期在当地医院建卡,定期产检,孕早期甲状腺功能在参考值范围内。行 NT 检查未见异常,无创 DNA 筛查结果示低风险。OGTT 结果正常,大排畸检查未见明显结构异常。2019 年 11 月 19 日孕 25+1 周 B 超:单绒毛膜双羊膜囊双胎,羊水偏多,羊水最大深度 99mm。近 2 天孕妇自觉腹胀不伴有心慌、胸闷,无阴道流血、排液,无下肢水肿。2019 年 12 月 5 日孕 27+3 周就诊当地医院,两胎儿羊水池最大深度分别为 16.4cm、1.8cm,建议转院。今为求进一

步诊治就诊于我院,行超声检查提示:胎盘位于后壁,一胎儿(F1),体重位于该孕周第27.1百分位,羊水最大深度17.1cm,血流评估未见异常;另一胎儿(F2)体重位于该孕周第27.7百分位,羊水最大深度1.1cm,血流评估未见异常。考虑F1羊水过多,F2有羊膜包裹趋势,两胎儿膀胱均可见。故考虑双胎输血综合征(twin to twin transfusion syndrome,TTTS)I期。因孕妇腹胀明显拟行羊水减量术收住入院。目前患者无腹痛,无阴道流血、排液。孕期否认明显多饮、多食及多尿,无头痛、目眩,无皮肤瘙痒、蛋白尿及血压高。孕期神清,精神好,饮食及睡眠佳,大小便如常。

2. 生育史　孕2产1,2012年顺产一男婴,健在。此次妊娠为自然妊娠。

3. 体格检查　T 36.6℃,P 94次/min,R 20次/min,BP 123/74mmHg,心肺听诊未闻及明显异常,腹形呈纵椭圆形;宫高32cm,腹围97cm;双胎,胎方位LOT、ROT;胎心率145/150次/min,未扪及宫缩;未行阴道检查。

4. 辅助检查　无创产前检查结果低风险。OGTT在参考值范围内,当地超声未见明显结构异常。末次超声提示:胎盘位于后壁,F1体重位于该孕周第27.1百分位,羊水最大深度17.1cm,血流评估未见异常;F2体重位于该孕周第27.7百分位,羊水最大深度1.1cm,血流评估未见异常。考虑F1羊水过多,F2有羊膜包裹趋势,两胎儿膀胱均可见。

【入院病史分析】

该患者TTTS I期,为单绒毛膜双胎并发症,胎儿高危因素明确;因双胎妊娠,本次妊娠应警惕母体高血压、糖尿病等并发症的出现,予以密切观察母胎病情变化。

(二)入院诊断

1. 孕2产1,孕27+4周,单绒毛膜双羊膜囊双胎

2. 双胎输血综合征I期

(三)入院后病情变化

【病情变化】

患者入院后,完善相关检查,血红蛋白95g/L,余化验未见异常,心电图、超声心动图、双下肢及肝脾肾超声结果无异常,当日行羊水减量,减去羊水3 000ml,色清,手术顺利,术后予以积极纠正贫血,复查相关血液指标,警惕血液稀释,严密监测母胎病情变化,每周2次胎儿超声评估,因孕妇腹胀明显分别于12月11日、12月23日、1月2日行羊水减量术,期间因母体血液稀释至血红蛋白70g/L,予以输血联合呋塞米对症处理后血红蛋白纠正至术前水平,期间使用地塞米松促胎肺成熟及硫酸镁保护脑神经,完善新生儿科会诊。1月8日孕32+2周复查胎儿超声提示:①原受血儿羊水最大深度18cm,静脉导管a波低深伴倒置(图8-14-1);三尖瓣中度反流。②原供血儿羊水未见,膀胱见,血流评估未见明显异常。考虑受血儿羊水快速增长,伴有明显心功能不全表现,考虑TTTS病情进展为Ⅲ期。当日胎心监护示大胎儿胎心率基线150次/min,见延长减速及变异减速(图8-14-2),提示胎儿缺氧可能,随时可能胎死宫内。完善谈话,患者及家属要求剖宫产终止妊娠,积极抢救新生儿。

【病情变化分析】

入院后病情变化符合TTTS并发急性胎儿窘迫的诊断。

1. 发病机制　TTTS最主要的病理生理基础是共用胎盘的血管交通吻合支,主要包括动脉-动脉交通吻合支、动脉-静脉(静脉-动脉)交通吻合支和静脉-静脉交通吻合支。由于这些血管交通支的存在,单绒毛膜双胎的两个胎儿之间存在血液交换。而当异常的动静脉吻合支增多,并

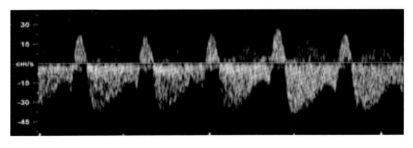

图8-14-1　超声图像示静脉导管a波低深伴倒置

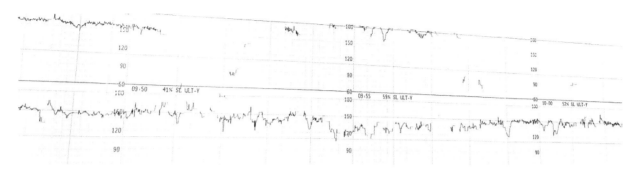

图 8-14-2　小胎儿胎心监护可见延长减速及变异减速

且由于血管内压力差导致吻合血管内对流量不均等,单向血流增加,造成一个胎儿相对持续地向另外一个胎儿"输血",输出的胎儿被命名为供血儿(donor),接受的胎儿被命名为受血儿(recipient)。这种"持续输血"状态会引起一系列的病理生理变化。供血儿渐渐处于低血容量、贫血、营养不良性生长受限、少尿及羊水过少的状态,而受血儿则由于高血容量而发生多尿及羊水过多、右心室肥大及心力衰竭。

2. **临床表现**　①母体症状:患者可能表现为在妊娠中晚期突然出现的腹胀并逐渐加重,有时会伴有宫缩。主要原因是双胎之一突然出现的羊水激增。但是并不是所有的 TTTS 病例均会出现羊水量急剧增加,因此许多病例发病隐匿,容易被临床忽略,因此规范的超声筛查尤为重要。此外,当出现镜像综合征时,母体还可能表现出胸腔积液、血压升高以及心包积液等类似受血胎儿的症状。②胎儿症状:主要为超声表现受血胎儿羊水过多、水肿、心脏结构改变;供血胎儿羊水过少、脐动脉血流改变、生长受限等。

3. **本例患者表现**　本例患者经羊水减量术后,孕 32^{+2} 周受血儿脐血流恶化,静脉导管 a 波反流,胎心监护出现频繁变异减速,提示胎儿缺氧,随时可能胎死宫内。

（四）治疗经过

1. **术前准备**　完善术前谈话,若患者及其家属对胎儿态度积极,权衡早产儿出生后严重不良并发症的发病率与胎死宫内的风险,可考虑终止妊娠。但目前孕周较小,孕周越小,早产儿并发症的发生风险越高,包括各器官发育欠完善,发生颅内出血、呼吸窘迫综合征、坏死性小肠炎、视网膜病变、脑瘫等近期及远期并发症。如态度消极,可选择继续待产,告知继续妊娠过程中出现胎死宫内的风险增高。患者及家属要求急诊剖宫产术终止妊娠,并积极抢救新生儿,做好术前准备,即送手术室行剖宫产术。

2. **手术过程**

手术日期:2020 年 1 月 8 日。

麻醉方式:腰硬联合麻醉。

手术方式:子宫下段横切口剖宫产术。

术中诊断:孕 2 产 2,孕 32^{+2} 周,单绒毛膜双羊膜囊双胎;双胎输血综合征Ⅲ期,第 4 次羊水减量后;早产儿;胎儿窘迫。

手术经过:术中见受血胎儿,男,体重 1 700g,5 分钟、10 分钟 Apgar 评分分别为 6 分、9 分,羊水量 8 800ml,羊水清。供血胎儿,男,体重 1 530g,5 分钟、10 分钟 Apgar 评分分别为 8 分、9 分,无羊水,外观均无特殊,胎盘胎膜娩出完整,缩宫素 20U 宫体注射、20U 静脉滴注,宫缩良好,常规关腹,手术过程顺利,术后安返病房。胎盘灌注见图 8-14-3。

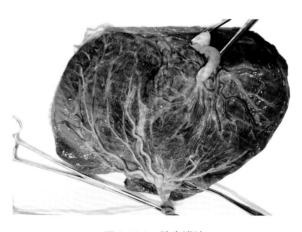

图 8-14-3　胎盘灌注

3. 治疗要点分析

（1）筛查与诊断：双胎超声是筛查和诊断TTTS的最主要手段，对于妊娠16周之后的单绒毛膜双胎而言，至少每2周1次超声多普勒筛查是非常重要的；腹胀、腹部快速增大等也是不容忽视的临床症状，需要引起重视。TTTS的诊断主要依靠超声，诊断标准为超声提示受血儿羊水最大深度大于8cm，同时供血儿羊水最大深度小于2cm。

（2）处理方法：对于Ⅱ期或者Ⅱ期以上TTTS主要的处理方法是26周前胎儿镜下胎盘血管交通支激光凝固术，此外在胎盘位置不理想或者胎儿濒死情况下行选择性减胎术或选择羊水减量术治疗。对于孕周大、不适合手术治疗或者TTTSⅠ期的患者，可行支持治疗并严密观察，以期待延长孕周或等待手术时机。

由于该患者已达32周，超声发现受血胎儿宫内血流恶化和胎心监护出现Ⅲ类胎心监护，考虑胎儿窘迫，如对胎儿态度积极可考虑终止妊娠，避免不良妊娠结局，术前应做好抢救新生儿的准备。

（五）小结

1. TTTS是单绒毛膜双羊膜囊双胎妊娠的严重并发症。大约有10%~15%的单绒毛膜多胎妊娠发生该并发症。

2. 急性胎儿窘迫主要表现为胎心率或胎心监护异常，胎心监护出现基线变异消失、变异减速、晚期减速及胎心率缓慢等和/或胎儿脐血流恶化，应诊断胎儿窘迫，加强监护，抓住拐点。

3. 严密监测待产过程中如出现胎儿脐血流恶化和/或出现Ⅲ类胎心监护，处理方式取决于对患者及家属对待胎儿的态度。

二、选择性宫内生长受限

（一）入院病史

患者，女，33岁，因"因停经29⁺³周，发现双胎大小差异3个月余"于2019年7月30日入院。

1. **现病史**　末次月经：2019年1月5日，预产期：2019年10月12日。此次因"婚后6年未孕"行体外受精，移植1枚囊胚，移植后10余天查血HCG阳性，确认妊娠，并行黄体酮保胎治疗持续至妊娠3个月。孕早期有轻微恶心等早孕反应。2019年2月1日B超提示：宫内可见一个孕囊，内可见2枚卵黄囊及胚芽，提示宫内单卵双胎，子宫前壁可见约15mm×14mm凸起，提示子宫肌瘤。2019年4月1日孕12⁺²周胎儿B超提示：冠-

臀长分别为55.6mm、63.7mm，NT分别为1.03mm、1.87mm，一胎儿（F1）脐带边缘插入，单绒毛膜双羊膜囊双胎，羊水及静脉导管血流正常。无创产前筛查提示低风险。定期于产科随访，2019年4月29日孕16⁺²周B超评估提示另一胎儿（F2）胎儿生长落后于孕周，羊水量正常，间歇性脐动脉舒张末期血流缺失，静脉导管血流未见明显异常，脐带边缘插入，两胎儿估重相差37%，前壁胎盘下缘完全覆盖宫颈内口，考虑选择性宫内生长受限（selective intrauterine growth retardation，sIUGR）Ⅲ型可能，胎盘前置状态。遂每周产科随访，病情稳定，未见明显恶化。2019年5月28日孕20⁺³周B超提示：F2间歇性脐动脉舒张期血流缺失，静脉导管血流未见明显异常。小胎儿侧胎盘局部增厚，内见血池，脐带边缘插入，两胎儿估重相差51%，宫颈长度在正常范围，前壁胎盘，下缘距内口约16mm。因小胎儿严重FGR，存在染色体异常等风险，建议羊水穿刺检查，孕妇及家属拒绝羊水穿刺。继续密切规律产前检查。孕21⁺⁶周胎儿颅脑MRI未见明显异常。2019年6月19日孕23⁺⁴周大排畸B超提示：F1（大胎儿）未见明显大结构发育异常，两胎儿估重差距52%，F2（小胎儿）尚有正常区域羊水，脐血流舒张期缺失伴倒置为主，静脉导管血流正常，胎盘低置状态。OGTT：空腹血糖为4.1mmol/L，餐后1小时血糖为11.0mmol/L，餐后2小时血糖为7.8mmol/L，诊断妊娠糖尿病；指导饮食、运动控制后空腹血糖在4.5~4.6mmol/L，餐后血糖在4.7~4.8mmol/L。每周产科随诊，2019年7月4日孕25⁺⁵周评估F2（小胎儿）仍有生长趋势，羊水最大深度5.2cm，脐动脉舒张末期血流间歇性缺失，两胎儿估重相差46%，定期检查，病情稳定，未见明显恶化。孕28⁺⁴周行地塞米松促胎儿成熟治疗。2019年7月29日孕29⁺²周F1（大胎儿）估重1 325g，羊水血流无异常，F2（小胎儿）估重703g，羊水正常，观察期间脐动脉血流未见明显缺失。宫颈长度31mm，胎盘低置。为加强胎儿监护，遂收入院。孕期精神、饮食、睡眠可，大小便正常，无特殊不适，有胎动。

2. **婚育史**　2013年结婚，孕1产0，丈夫体健。

3. **体格检查**　T 36.6℃，P 84次/min，R 18次/min，BP 123/74mmHg。心肺听诊未闻及明显异常，腹形呈纵椭圆形；宫高32cm，腹围97cm；胎心率145~150次/min，未扪及宫缩；未行阴道检查。

4. **辅助检查**　OGTT：空腹血糖为4.1mmol/L，

餐后 1 小时血糖为 11.0mmol/L,餐后 2 小时血糖为 7.8mmol/L。无创产前筛查低风险。孕 29^{+2} 周 F1(大胎儿)估重 1 325g,羊水、血流无殊;F2(小胎儿)估重 703g,羊水正常,观察期间脐动脉血流未见明显缺失。宫颈长度 31mm,胎盘距离宫颈内口 20mm。

【入院病史分析】

该患者此次妊娠为 sIUGR Ⅲ 型,为单绒毛膜双胎并发症,胎儿高危因素明确;本次妊娠母体发现妊娠糖尿病,容易发生妊娠高血压疾病等;入院后应密切观察母胎的病情变化。

(二)入院诊断

1. 孕 1 产 0,孕 29^{+3} 周,单绒毛膜双羊膜囊双胎

2. 选择性宫内生长受限Ⅲ型

3. 小胎儿脐带边缘插入

4. 低置胎盘

5. 体外受精受孕(原发不孕)

6. 妊娠糖尿病

7. 妊娠合并子宫小肌瘤

(三)入院后病情变化

【病情变化】

患者入院后,自诉无下腹痛、阴道流血、阴道排液,无目眩、视物模糊,无胸闷、气促等不适,自觉有胎动。入院检查血常规、凝血功能、血生化及心肌酶谱结果无明显异常,HbA1c 5.5%,严密监测母体血压、血糖情况,入院后空腹及餐后 2 小时血糖控制在正常范围,血压均在正常范围,并每日复查尿常规警惕母体子痫前期。胎儿超声每周 2 次,胎心监护每日 2 次均未见不典型 NST 图形,胎儿超声提示 F2(小胎儿)脐血流间歇性缺失,静脉导管(-),羊水在正常范围内,未见宫内恶化表现。孕 30^{+4} 周再次行地塞米松促胎肺成熟及硫酸镁保护脑神经,完善新生儿科会诊。孕 32^{+2} 周高危超声评估:①F1 为大胎儿,羊水最大深度 5.2cm,血流评估未见异常。②F2 为小胎儿,羊水最大深度 6.5cm,脐血流持续倒置,静脉导管(-),小胎儿血流较前有恶化,胎心监护提示胎心率基线 150 次/min,见频繁重度变异减速,最低降至 70 次/min。提示胎儿缺氧严重,随时可能胎死宫内,完善谈话,患者及家属要求剖宫产终止妊娠,积极抢救新生儿(图 8-14-4,图 8-14-5)。

【病情变化分析】

入院后病情变化符合 sIUGR 并发急性胎儿窘迫的诊断。

1. **发病机制** sIUGR 是单绒毛膜双胎较常见的并发症,在单绒毛膜双胎中的发生率为 10%~15%,主要表现为两个胎儿间的体重差异较大。sIUGR 的发生、发展及转归主要与以下两个因素有关:供应两个胎儿的胎盘面积比例不均衡,不同类型的胎盘吻合血管存在。后者是影响该病临床转归的关键因素。约 95% 单绒毛膜双胎的胎盘存在一条以上的吻合血管,主要有三种类型,即动脉 - 动脉(arterio-arterial,AA)吻合/静脉 - 静脉(veno-venous,VV)吻合以及发生在绒毛小叶深部毛细血管水平的动脉 - 静脉(arterio-venous,AV)连接。双胎间吻合血管区域面积的大小,AA 吻合血管直径的粗细以及 AV 吻合网络的血流灌注影响了最终两部分胎盘的血流分配。血管有代偿和保护作用,而在小胎儿状况恶化时有损害作用。其分型主要依据彩超对小胎儿脐动脉舒张末期血流频谱的评估分为 3 型:Ⅰ 型,小胎儿脐动脉舒张末期血流频谱正常;Ⅱ 型,小胎儿脐动脉舒张末期血流持续性缺失或倒置;Ⅲ 型,小胎儿脐动脉舒张末期血流间歇性缺失或倒置。

2. **临床表现** 胎儿常表现为小胎儿脐血流恶化和/或伴有胎心监护的异常表现。胎心监护会出现急性胎儿窘迫的临床表现,胎心监护出现基线变异消失、变异减速、晚期减速及胎心率缓慢等,引起胎儿急性缺氧,围产儿窒息率、死亡率、早产率均升高。

3. **本例患者表现** 本例患者胎心监护出现频繁重度变异减速,提示胎儿缺氧,随时可能胎死宫内。

(四)治疗经过

1. **术前准备** 完善术前谈话,若患者及家属对胎儿态度积极,权衡早产儿出生后严重不良并发症的发病率与小胎儿胎死宫内的风险,可考虑终止妊娠。但目前孕周较小,孕周越小,早产儿并发症的发生风险越高,包括各器官发育欠完善,可能发生颅内出血、呼吸窘迫综合征、坏死性小肠炎、视网膜病变、脑瘫等近期及远期并发症。如态度消极可选择继续待产,告知继续妊娠过程中小胎儿胎死宫内的风险会较此前有进一步的增高,即使严密监测,也不能预测突然发生的宫内事故。一旦小胎儿突然死亡,对大胎儿来说会增加发生宫内神经系统损伤的风险。患者及家属了解病情后要求急诊剖宫产术终止妊娠,并积极抢救新生

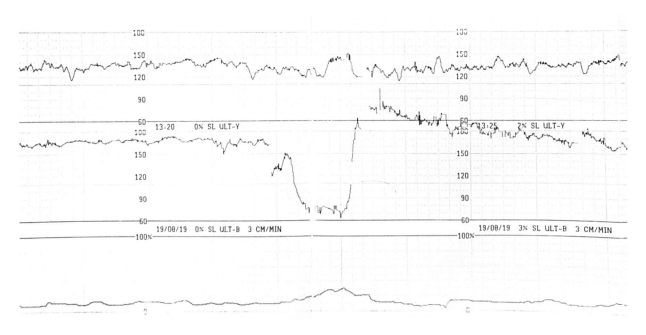

图 8-14-4　小胎儿胎心监护提示重度变异减速

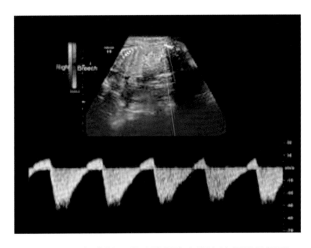

图 8-14-5　超声提示脐动脉舒张末期血流间歇性倒置

儿,做好术前准备,即送手术室行剖宫产术。

2. 手术过程

手术日期:2019 年 8 月 19 日。

麻醉方式:腰硬联合麻醉。

手术方式:子宫下段横切口剖宫产术。

术中诊断:孕 1 产 1,孕 32⁺² 周手术产;单绒毛
膜双羊膜囊双胎;选择性宫内发育迟缓Ⅲ型;小胎
儿脐带边缘插入;体外受精受孕(原发不孕);妊娠
糖尿病;妊娠合并子宫小肌瘤;胎儿窘迫。

手术经过:术中见 F2,男,体重 1 150g,1 分
钟、5 分钟 Apgar 评分分别为 9 分、9 分,羊水清,
脐带边缘插入;F1,男,体重 1 650g,1 分钟、5 分钟
Apgar 分别为 9 分、9 分,外观均无特殊,胎盘胎膜

自然娩出完整,缩宫素 20U 宫体注射、20U 静脉滴
注,宫缩良好,子宫前壁可见多个直径 2cm 的肌瘤
结节,常规关腹,术程顺利,术后安返病房。胎盘
灌注见图 8-14-6

3. 治疗要点分析　由于胎盘吻合血管的存
在,尤其是粗的 AA 吻合的存在,一旦小胎儿脐血
流恶化或失代偿,大胎儿会由于血管吻合存在而
对小胎儿进行急性的宫内输血而受损,主要是神
经系统的损伤。据文献报道,如果小胎儿死亡,则
由于急性的宫内输血,大胎儿同时死亡的风险约
为 25%~30%,存活的大胎儿中发生神经系统损伤
的风险约为 30%。该患者已达孕 32 周,超声发现
小胎儿宫内脐血流恶化和胎心监护出现Ⅲ类胎心
监护,考虑胎儿窘迫,如对胎儿态度积极可考虑终

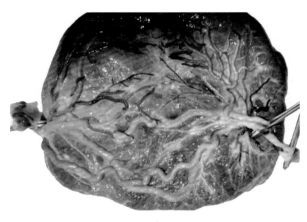

图 8-14-6　胎盘灌注

止妊娠,避免不良妊娠结局,术前应做好抢救新生儿的准备。

(五)小结

1. 选择性宫内生长受限Ⅲ型终止妊娠的时机为 32~34 周,不超过 34 周终止。因待产过程中,小胎儿出现低血压或短暂的心动过缓,都会引起大胎儿向小胎儿急性的快速的较大量的宫内输血,此种情况往往突然发生,因此具有不可预测性。

2. 急性胎儿窘迫主要表现为胎心率或胎心监护异常,胎心监护出现基线变异消失、变异减速、晚期减速及胎心率缓慢等,应诊断胎儿窘迫,加强监护,抓住拐点。

3. 待产过程中如出现小胎儿脐血流恶化和/或出现Ⅲ类胎心监护,处理方式取决于对患者及家属对待胎儿的态度。

(孙路明 邹刚)

第十五节　母胎血型不合致慢性胎儿窘迫

一、入院病史

女性患者,26 岁,因"停经 38 周,发现胎动减少 2 天余"于 2018 年 11 月 07 日入院。

1. **现病史**　末次月经:2018 年 2 月 14 日;预产期:2018 年 11 月 21 日。孕期规律产前检查,查 OGTT、早期唐氏筛查、NT、Ⅲ级超声等均未见明显异常,患者血型为 A 型,Rh(−),孕期定期于血液中心监测抗 D 抗体滴度,自诉未见明显异常,孕 28 周注射抗 D 免疫球蛋白 300IU。2018 年 10 月 18 日尿蛋白 0.789g/24h,2018 年 11 月 6 日复查尿蛋白 0.510g/24h,血压监测未见明显异常,肾内科就诊后嘱继续观察。自诉 10 天前不慎摔倒,腹部着地,而后有下腹紧缩不适,伴少量阴道流血,行急诊产科超声检查未见明显异常,后症状缓解,阴道流血自行停止。患者近 2 日自觉胎动减少,少于既往一半,伴偶发下腹紧缩感,自行在家中行远程胎心监护,结果显示基线平直,变异差,偶见变异减速,急诊就诊复查胎心监护可疑型,拟"胎儿窘迫"收治入院。现无头晕、头痛,无目眩及视物模糊,无双下肢水肿,无腹痛及阴道流血、排液等不适。

2. **月经婚育史**　末次月经:2018 年 2 月 14 日。平素月经规律,7 天 /30 天,量中等,无痛经。G_3P_1A1,2016 年顺产 1 子,出生体重 3.4kg,健存,血型为 A 型,Rh(+),孕 28 周及产后 72 小时内注射抗 D 免疫球蛋白 300IU。2017 年因"计划外妊娠"孕 8 周行人工流产 1 次,未使用抗 D 免疫球蛋白。患者丈夫体健,血型为 O 型,Rh(+)。

3. **体格检查**　T 36.6℃,P 92 次 /min,R 18 次 /min,BP 129/82mmHg,体重 62kg。心肺听诊未闻及明显异常,腹形呈纵椭圆形;宫高 33cm,腹围 95cm;单胎,胎方位 LOA;胎心率 151 次 /min,可扪及不规则弱宫缩;宫颈质中,中位,宫颈管未消退,宫口未开,胎先露 S-3,胎膜未破。

4. **辅助检查**　母体血型 A 型,Rh(−)。OGTT、NT、甲状腺功能、唐氏综合征筛查、Ⅲ级超声未见明显异常。2 周前查抗 D 抗体滴度为阴性。2018 年 11 月 1 日停经 37^{+1} 周产科超声示宫内妊娠单活胎,胎儿大小相当于孕 34^{+4} 周(按头围计),孕 37^{+2} 周(按股骨长计),孕 35^{+6} 周(按实际胎龄计),胎儿脐血流未见明显异常。

【入院病史分析】

患者近 2 日自觉胎动明显减少,远程胎心监护结果提示 NST 可疑型,胎心率基线平、变异差,偶发变异减速。入院急诊复查胎心监护仍为可疑型,因此考虑胎儿窘迫可能。该患者血型为 A 型,Rh(−);丈夫血型为 O 型,Rh(+);既往生育过 1 胎,血型为 A 型,Rh(+)。由于患者夫妻双方所携带 Rh 血型不同,既往有 Rh(+)胎儿分娩史,有高危致敏史,且既往有一次人工流产史,未进行预防性注射抗 D 免疫球蛋白,因此本次孕期存在母胎高危因素。虽然患者本次孕 28 周查抗 D 抗体滴度未见明显异常,但是患者 10 日前有腹部外伤史,且出现阴道流血,存在胎盘组织损伤可能,导致胎儿红细胞进入母体,引起母体发生免疫反应产生抗红细胞抗体,导致胎儿发生溶血性贫血、宫内窘迫。

二、入院诊断

1. 孕 3 产 1,宫内妊娠 38 周,单活胎,LOA
2. 胎儿窘迫待排
3. 尿蛋白升高,原因待查

三、入院后病情变化

【病情变化】

患者入院后,无自觉胎动。床边多普勒胎心

仪听诊胎心 142 次 /min，复查胎心监护，可见胎心率基线平、变异差。给予吸氧、左侧卧位，并行床边超声：可见胎心率 145 次 /min，胎盘位于宫底，未见明显胎盘早剥声像，未见胎动及胎儿呼吸运动，刺激胎儿后仍未见胎动；大脑中动脉收缩期血流峰值大于 1.5MoM。查体：宫颈剩余长度 2cm，宫口未开，头先露，先露 S-3，偶有不规则中等强度宫缩。抗 D 抗体滴度测定为 1∶128。入院后予以修正诊断：胎儿同种免疫溶血性贫血待排。

【病情变化分析】

入院后病情变化符合母胎血型不合并发胎儿同种被动免疫性溶血性贫血合并胎儿窘迫的诊断。

1. **发病机制**　母胎血型不合顾名思义即母体和胎儿血型不一致。妊娠期间部分胎儿血细胞进入母体，使母体致敏产生 IgM 抗体，此过程一般历时 5~16 周。由于 IgM 抗体无法通过胎盘，并不会危害母体和胎儿。当再次有少量胎儿血液进入已致敏母体后可引起Ⅱ型超敏反应，母体产生大量 IgG 抗体穿过胎盘屏障，破坏胎儿红细胞，使得胎儿发生同种被动免疫，引起胎儿溶血性贫血、心力衰竭、胎儿免疫性水肿，严重者导致胎死宫内。部分新生儿出生后发生新生儿黄疸，可引起新生儿胆红素脑病，严重者导致新生儿死亡。母胎血型不合导致同种被动免疫多发生于母胎 Rh 血型不合，常见致敏因素有阴道分娩史、剖宫产史、流产史、异位妊娠史或妊娠期间一些宫腔侵入性操作史。

2. **母体表现**　母胎血型不合引起胎儿同种被动免疫多发生于妊娠晚期或者临产时，起病较隐匿。母体主要以自觉胎动减少就诊，部分患者由于抗体滴度异常就诊。Rh 血型不合患者须自孕早期开始监测抗 D 抗体滴度，孕期定期监测复查抗体滴度，抗体滴度≥1∶16 或者 2 周以后再次筛查结果是前一次筛查结果的 4 倍提示可能发生同种被动免疫。

3. **胎儿表现**　由于母体抗体经过胎盘屏障进入胎儿血液循环，破坏胎儿红细胞，导致胎儿贫血，提供胎儿脐静脉穿刺术可了解胎儿的贫血情况。破坏的红细胞代谢后使胎儿血液中胆红素上升，导致胎儿出现黄疸，严重病例可能发生胆红素脑病，甚至死亡。胎儿出现贫血后，为了保证大脑供血供氧，血液重新分布，心输出量增加和血液黏滞度降低使得血流速度加快，部分胎儿发生心力衰竭、免疫性水肿。超声是发现胎儿出现同种被动免疫症状的监测手段之一，超声下可见异常胎儿出现胸腔积液、心包积液、腹水、皮肤水肿增厚等胎儿水肿表现，或大脑中动脉收缩期血流峰值≥1.5MoM。晚期妊娠期间胎儿监护可出现异常，如变异消失、正弦波形、变异减速、晚期减速及胎心率缓慢等。

4. **本例患者表现**　患者血型为 A 型，Rh（-），丈夫血型 Rh（+），既往有一次人工流产史后未进行预防性注射抗 D 免疫球蛋白，即有致敏因素存在。患者近期有腹部外伤史，伴少量阴道流血，有发生胎儿同种被动免疫的高危因素。近 2 日自觉胎动减少，且远程胎心监护异常，入院后复查胎心监护可见基线平、变异差。床边超声未见明显胎盘早剥声像，未见胎动及胎儿呼吸运动，刺激胎儿后仍未见胎动；大脑中动脉收缩期血流峰值大于 1.5MoM。入院后抗 D 抗体滴度测定为 1∶128，显著升高，为胎儿同种被动免疫溶血性贫血导致胎儿窘迫的典型表现。

四、治疗经过

1. **术前准备**　目前患者偶有不规则中等强度宫缩，阴道检查见宫颈剩余长度 2cm，宫口未开，头先露，先露 S-3。胎儿目前情况危急，随时有胎死宫内风险，且新生儿娩出后有重度窒息甚至死亡风险，远期存在新生儿黄疸，甚至中枢神经细胞中毒性病变引发脑瘫、智力低下等严重后遗症，并危及新生儿生命。为了尽可能保证母胎安全，建议急诊剖宫产手术终止妊娠。立即向患者及家属充分告知病情及相关风险，患者及家属表示了解后，要求立即行急诊剖宫产术终止妊娠，签署手术同意书。急查血常规、凝血常规、肝肾功能及心电图等，完善术前准备，联系新生儿科做好新生儿抢救的准备，即送手术室行急诊剖宫产术。

2. **手术过程**

麻醉方式：腰硬联合麻醉。

手术方式：急诊子宫下段剖宫产术。

术中诊断：孕 3 产 2，宫内妊娠 38 周，单活胎，LOA，剖宫产；胎儿窘迫；脐带扭转；新生儿重度窒息；新生儿重度贫血，母胎血型不合，同种免疫溶血性贫血；尿蛋白升高，原因待查。

手术经过：分层入腹后可见子宫下段形成良好，打开膀胱，腹膜反折，取子宫下段横切口切开子宫，以 LOA 位徒手取出一活女婴，新生儿出生时全身皮肤黏膜苍白,出生体重 2.65kg。新生儿 1 分钟 Apgar 评分为 3 分(心率、反应、肌力各 1 分,余 0 分)。给予新生儿正压给氧抢救后,Apgar 评分:5 分钟为 7 分(心率、反应 2 分,呼吸、肌张力、肤色各 1 分),10 分钟为 8 分(肌张力、肤色各扣 1 分),15 分钟为 10 分。新生儿转至新生儿科进一步诊治。胎儿娩出后胎盘无法自行娩出,徒手探查考虑底前壁胎盘粘连,予以手动剥离,胎盘娩出后子宫收缩差,立即给予按摩子宫及缩宫素 20U 子宫肌层注射、缩宫素 20U+0.9% 氯化钠溶液 100ml 静脉滴注、卡贝缩宫素 100μg 静脉推注后宫缩改善,强度可。检查胎盘见胎盘、胎膜组织完整,胎盘大小约 20cm×18cm×1.5cm,重量 0.5kg,胎盘边缘可见 1 淤血面,大小约 2cm×1cm×1cm,呈紫黑色,表面未见明显压迹。脐带长约 60cm,呈苍白色,较细,扭转约 30 圈。分层缝合子宫切口,清点器械后逐层关腹。术程顺利,术中出血约 350ml,术中患者生命体征平稳,术毕安返病房。产妇行 K-B 试验,被染色细胞 <3%,排除胎母输血综合征。

3. 新生儿出生后的治疗及预后 新生儿转至新生儿重症病房,查血型 A 型,Rh(+),Hb 49g/L,Hct 0.177,总胆红素 31.7μmol/L,AST 608U/L,ALT 130U/L;游离试验阳性;放散试验阳性;直接 Coombs 试验阳性;出生后血气分析提示重度代谢性酸中毒、继发性高乳酸血症及电解质紊乱。给予呼吸机辅助通气,多巴胺及多巴酚丁胺改善循环,补碱、补钾及补钙对症治疗后好转。出生后给予新生儿换血、输血治疗。2018 年 8 月 11 日复查总胆红素 151.1μmol/L,11 月 11 日—11 月 13 日给予蓝光照射治疗。治疗后于 2018 月 11 月 24 日复查 Hb 120g/L,Hct 0.366,总胆红素 74.8μmol/L,予以出院。出生后 3 个月和 6 个月复查脑电图及头颅超声未见明显异常,随访至出生后 12 个月,患儿可行走和说话,生长良好。

4. 诊治要点分析 胎儿同种免疫溶血性贫血是母胎血型不合的严重并发症,可引起胎儿心力衰竭、胎儿水肿。持续时间越长,病情越重,胎儿发生宫内死亡风险越高,因此早期识别及处理对于提高胎儿同种免疫溶血性贫血的预后是十分重要的。

(1) 孕期监测:妊娠早期需常规检查血型,如为 Rh(−)血型,建议检查丈夫的血型基因型和自身血液不规则抗体,尤其是既往有 Rh 阳性胎儿生育史者。如丈夫 Rh 血型基因为 Dd 型,即胎儿存

在 Rh(+)可能,建议检测胎儿血型,目前孕早期可以采用无创 DNA 检测查胎儿血型,灵敏度 99%,特异度 95%。孕期如果筛查不规则抗体阳性,则需要进一步区分抗体类型,是 IgG 还是 IgM,并且开始监测抗体滴度,通常认为抗 D 抗体效价滴度 >1:4 时已致敏。每 4 周复查 1 次抗体滴度,如果抗体滴度呈上升趋势,需改为每 2 周检测 1 次。目前认为 Rh 抗体滴度 ≥1:16 或者 2 周以后复查的抗体滴度是上一次检查的 4 倍时,考虑胎儿发生同种免疫溶血性贫血可能。孕期还应该超声监测胎儿大脑中动脉收缩期血流峰值和水肿情况,当胎儿大脑中动脉收缩期血流峰值大于 1.5MoM 时,对胎儿中重度贫血预测的灵敏度较高。Rh 抗体滴度明显升高或胎儿大脑中动脉收缩期血流峰值大于 1.5MoM 时,需行脐静脉穿刺明确胎儿同种免疫溶血性贫血的诊断。血清学试验,包括放散试验、直接 Coombs 试验等,可提供胎儿红细胞已致敏的相关依据。

(2) 宫内输血:脐静脉穿刺确诊胎儿中重度贫血或胎儿出现水肿时需进行宫内输血,2015 年美国母胎医学会胎儿贫血诊断及管理指南认为 Hct<0.3 是宫内输血的指征,输血后目标 Hct 应在 0.4~0.5。输血途径可以包含脐静脉、腹腔、肝静脉、心脏,血液应选择 Rh 阴性、O 型、Hct 0.70~0.85、辐照的去白红细胞,血液保存时间需小于 3 天。目前认为,在胎儿中重度贫血且尚未出现胎儿水肿时进行宫内输血,较胎儿发生水肿以后再输血,预后更好。

(3) 终止妊娠时机:目前对于胎儿同种免疫溶血性贫血终止妊娠的时机尚无定论,大多数研究建议宫内输血至 30~34 周,之后可终止妊娠以降低胎儿及新生儿死亡率。2012 年美国妇产科医师学会指南建议宫内输血至 36 周,37~38 周终止妊娠。

5. 胎盘病理报告 胎盘胎膜组织,可见出血及钙化,部分变性,灶性坏死,伴一些中性粒细胞浸润。脐带血管未见畸形。

五、小结

1. 母胎血型不合,尤其是 Rh 血型不合,易发生于胎儿同种被动免疫溶血性贫血,由于胎儿红细胞不断被破坏,使得胎儿处于慢性贫血状态,可导致胎儿出现心力衰竭、胎儿水肿,甚至胎儿死亡,远期可以出现智力发育迟缓等症状。

2. 胎儿同种免疫溶血性贫血主要表现为母体抗体滴度升高、胎儿大脑中动脉收缩期血流峰值升高、胎儿水肿,孕晚期时孕妇可因自觉胎动减少,胎心监护出现基线变异消失、正弦波形、变异减速、晚期减速及胎心率缓慢等就诊。如发现存在母胎血型不合的高危因素患者,应完善检查,必要时脐血穿刺确定胎儿血红蛋白含量和血细胞比容。

3. 如在 34 周以前出现胎儿同种免疫溶血性贫血,建议根据相关检查结果密切检测胎儿贫血情况,如存在大脑中动脉收缩期血流峰值大于 1.5MoM 或 Rh 抗体滴度明显升高,需行脐静脉穿刺明确胎儿同种免疫溶血性贫血的诊断。胎儿水肿或胎儿血细胞比容小于 0.3,建议进行宫内输血治疗。当孕周大于 34 周,胎儿肺基本发育成熟,可考虑终止妊娠,待新生儿出生后决定进一步的治疗方案,必要时可进行换血、输血治疗。

(朱梦兰 陈慧 黄林环)

第十六节 贫血致慢性胎儿窘迫

一、入院病史

女性患者,28 岁,因"停经 34 周,双下肢水肿 1 月,胎动减少 1 周"于 2019 年 10 月 28 日入院。

1. **现病史** 患者平素月经规律,末次月经:2019 年 3 月 4 日,预产期:2019 年 12 月 11 日。停经 40 余天自测尿 HCG(+),早孕反应不明显,否认有毒物及放射线接触史。孕 3^+ 月在当地医院查血常规时告知贫血(具体不详),给予口服药物治疗(具体用药及用量不详),效果不佳。故于孕 4^+ 月时在当地医院给予输血治疗(具体不详),过程顺利,之后给予口服药物治疗,治疗后未复查血常规。孕 4^+ 月自感胎动,伴腹渐隆。孕期无头晕、头痛、心慌、气短等不适。孕期顺利,未定期做产前检查。1 月前出现双下肢水肿,未予特殊处理,于当地医院行产前检查,血常规提示贫血,血压正常(具体不详)。建议住院治疗,患者拒绝。近一周患者自觉胎动较前减少,未计数,偶感头晕,无腹痛、腹胀,无阴道流血、排液及其他不适。为求进一步诊治,特来我院门诊,门诊查血常规示:WBC 8.37×10^9/L,RBC 2.46×10^{12}/L,Hb 78.00g/L,Hct 22.4%,PLT 155.00×10^9/L,MCV 78.0fl,平均红细胞血红蛋白含量(mean corpuscular hemoglobin,MCH)22.8pg,MCHC 298g/L。故门诊以"胎儿窘迫? 妊娠合并贫血"收住院。患者平素饮食少食蛋类、肉类,偏好面食,蔬菜量少,睡眠尚可,大小便正常,自妊娠以来体重增长 10kg。

2. **婚育史** 2017 年再婚,夫妻双方均为广西人。孕 4 产 1,人工流产 2 次。2015 年 7 月,孕 37 周阴道分娩一男婴,出生体重 3.3kg,体健。

3. **体格检查** T 36.6℃,P 112 次/min,R 20 次/min,BP 130/90mmHg,体重 53kg,身高 158cm。精神好、神志清,贫血水肿貌,双睑结膜苍白、口唇黏膜苍白,肺部查体无明显异常,心率 112 次/min,律齐,余无明显异常。腹部隆起,宫高 27cm,腹围 88cm,枕左前位,胎心率 140 次/min,头先露,先露浮,宫缩:可疑? 宫颈管未消,宫口未开,骨盆内测量无明显异常。双下肢水肿(++)。

4. **辅助检查** B 超示:单胎,LOA,双顶径 8.1cm,头围 28.0cm,腹围 27.8cm,股骨长 6.5cm,羊水指数 10.0cm,前壁胎盘,脐带绕颈 1 周,胎儿心胸比例增大,三尖瓣反流,心包内可见 0.3cm 液性暗区。脐动脉血流 S/D=3.34,RI 值=0.72。胎心监护示:胎心率 145 次/min,基线微小变异,无反应型(图 8-16-1)。

【入院病史分析】

1. **水肿原因分析** 该患者下肢水肿 1 个月,入院时血压处临界值,贫血貌,血常规提示中度贫血(小细胞低色素性)。水肿原因首先考虑贫血;其次,不排除子痫前期所致的低蛋白血症。

2. **胎儿窘迫分析** 引起胎儿窘迫常见的原因包括母体因素、胎盘因素以及胎儿因素。本例患者导致胎儿窘迫的因素是多方面的。首先,母亲中度贫血可引起胎儿窘迫;其次,母亲入院血压偏高,不排除妊娠高血压疾病所导致胎儿窘迫;另外,产科彩超提示胎儿心包积液,不排除胎儿贫血导致胎儿窘迫。胎儿超声测值小于同孕龄,提示胎儿生长受限。胎儿生长受限可能由慢性胎儿窘迫导致,同时,胎儿生长受限也可进一步加重胎儿窘迫。是否同时存在胎盘功能障碍所致胎儿窘迫,暂无明确证据,需进一步检查和评估。因此,在分析病情的时候,需要全面考虑,综合分析,尽可能针对病因进行治疗。

二、入院诊断

1. 孕 2 产 1,宫内妊娠 34 周,LOA,单活胎,

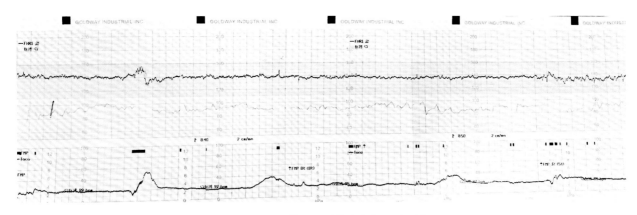

图 8-16-1　异常 NST（微小变异，无加速）

未临产

  2. 胎儿窘迫

  3. 胎儿生长受限

  4. 妊娠合并贫血

  5. 妊娠高血压？

三、入院后病情变化

【病情变化】

患者入院后完善检查：尿常规示尿蛋白（+），大便常规、肝肾功能、电解质、凝血功能、空腹血糖、血脂、糖化血红蛋白均正常，叶酸 7.5ng/ml，维生素 B_{12} 230.0pg/ml，铁蛋白 28.90ng/ml，血红蛋白电泳 HbA2 2.2%，HbA 97.8%，HbF 0.0%，HbH 未发现，HbS 未发现。入院后予以吸氧、左侧卧位改善胎盘循环，地塞米松促进胎肺成熟，并给予输血纠正贫血。经治疗后，患者自觉胎动较前好转，复查血常规：WBC 8.37×10^9/L、RBC 3.35×10^{12}/L、Hb 93.00g/L、Hct 26.5%、PLT 165.00×10^9/L，MCV 80.8fl，MCH 25.5pg，MCHC 305g/L。胎心监护为有反应型，20 分钟 1 次宫缩（图 8-16-2）。

【病情分析】

患者病情变化符合胎儿重度地中海贫血导致慢性胎儿窘迫，分娩期合并急性胎儿窘迫的诊断。

  1. **发病机制**　氧气从肺泡弥散至母体血液循环后，98% 的氧气与血红蛋白结合，以氧合血红蛋白的形式运输，经子宫螺旋动脉灌注至胎盘绒毛间隙，由于绒毛间隙氧分压降低，血红蛋白释放的氧气穿过胎盘血-血屏障进入胎儿循环，然后与胎儿血红蛋白结合以供氧。严重贫血时，母体血红蛋白亲和力降低，使得母体携氧能力下降，引起胎儿供氧不足，从而导致胎儿窘迫，严重者甚至胎死宫内。

  2. **母体表现**　母体主要有贫血相关表现，轻度贫血患者可无临床症状，大部分仅表现为疲劳，

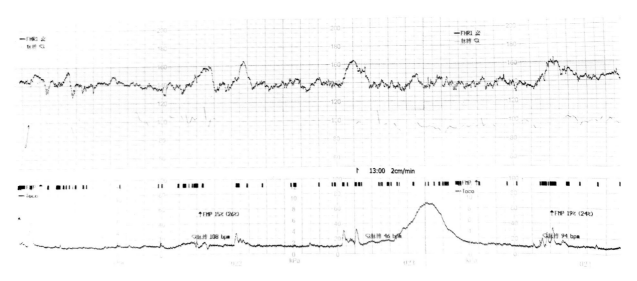

图 8-16-2　正常 NST

重度贫血可有脸色苍白、乏力、心悸、头晕、呼吸困难和烦躁等表现。

3. 胎儿表现 轻度贫血一般对胎儿影响不大,但如果母体重度贫血或合并胎儿贫血时,则可能出现胎心、胎动的变化。由于母体携氧能力下降,胎儿供氧不足,在早期胎儿对缺氧有一定的代偿能力,可引起全身血流重新分配,分流到心、脑、肾等重要脏器,临床上可发生不均称型胎儿生长受限。晚期胎盘单位失代偿可出现代谢性酸中毒,甚至胎死宫内。重型 α- 地中海贫血胎儿多于妊娠中晚期或产后数小时死亡,胎儿发育差,皮肤苍白,轻度黄疸,全身水肿,肝脾肿大,腹腔、胸腔等体腔积液,常伴有多器官畸形、胎盘水肿等。

4. 本例患者表现 本例患者孕早期即发现贫血,补铁治疗无效,应进一步明确贫血类型。患者夫妻双方均为广西人,应常规进行地中海贫血基因分型监测以排除地中海贫血,如两者均为杂合子,极有可能生育纯合子地中海贫血患儿。患者为轻型地中海贫血,妊娠早期可无临床症状,但妊娠可加重患者贫血的程度。且由于患者饮食偏素食,孕晚期贫血迅速加重,因而出现胎儿生长受限以及胎儿窘迫的表现。产前胎儿超声有胎儿心包积液等胎儿水肿的表现,应考虑胎儿贫血的可能,进而考虑患者地中海贫血的诊断。

四、治疗经过

1. 入院治疗 入院后监测血压波动在 120~150/78~92mmHg。

入院第 2 天,24 小时尿蛋白定量 780mg/24h。

地中海贫血基因分型 --SEA/αα,血清清蛋白 25.6g/L。修正及补充诊断:子痫前期,妊娠合并 α-地中海贫血,加用硫酸镁解痉、改善胎盘循环,拉贝洛尔降压治疗。

入院第 3 天,用药后血压波动在 120~135/70~85mmHg,胎心、胎动正常。其丈夫地中海贫血基因分型 --SEA/αα。因胎儿生长受限、心包积液,夫妻双方均为地中海贫血基因携带者,胎儿为重型地中海贫血可能性极大,与患者及家属交代病情,并继续予以监测血压、胎心、胎动及病情变化。

2. 分娩过程 患者入院后第 4 天 1:20 患者出现规律宫缩,30~35 秒 /2~3 分,产时胎心监护为Ⅱ类图形(图 8-16-3)。消毒后阴道检查:宫颈居中,质软,宫颈管消退 80%,宫口可容两指。予以吸氧、左侧卧位、快速滴注林格液治疗后,复查胎心监护 CST Ⅰ类图形(图 8-16-4)。患者为经产妇,尽管有胎动减少病史,但经纠正缺氧治疗后均能好转,充分告知患者及家属胎儿可能患地中海贫血,耐受宫缩的能力相对较差,阴道分娩过程中有再发胎儿窘迫的可能性,家属表示理解,签字要求阴道分娩。

7:00 宫口开全,产时胎心监护Ⅲ类图形(图 8-16-5),7:20 分娩一女活婴,体重 1 600g,患儿出生后哭声弱,肤色微红,查体腹胀明显,立即给予气管插管辅助呼吸。出生后 Apgar 评分:1 分钟为 8 分(呼吸、肤色各扣 1 分),5 分钟为 9 分(肤色扣 1 分)。患儿在气管插管、复苏囊加压给氧下转入新生儿科。患者产时出血 250ml,产后予以卡贝缩

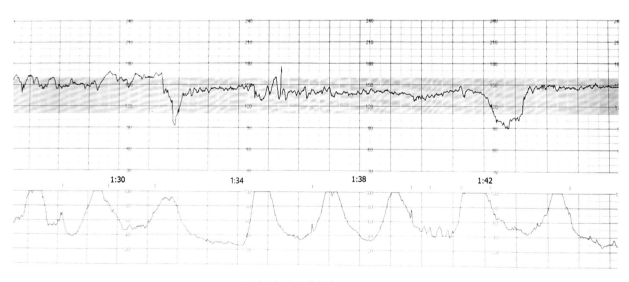

图 8-16-3 产时Ⅱ类胎心监护(变异减速 + 晚期减速)

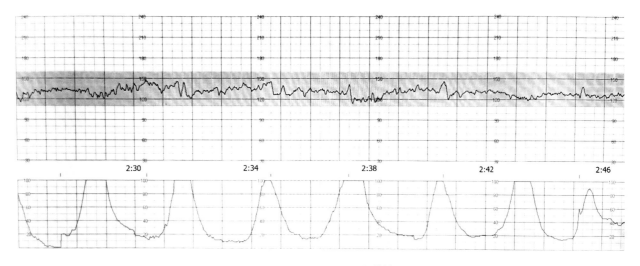

图 8-16-4　产时 I 类胎心监护

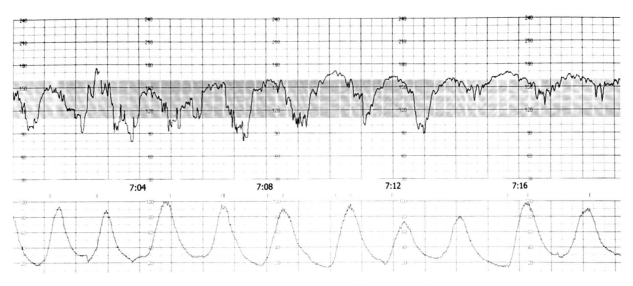

图 8-16-5　产时 III 类胎心监护（频发变异减速）

宫素 0.1mg 促进子宫收缩。产后子宫收缩好,阴道流血不多,于产后第 3 天出院。

3. 新生儿情况　新生儿转科后,WBC 8.93×10⁹/L,RBC 4.0×10¹²/L,Hb 90g/L,Ht 38.8%,MCV 97.0fL,MCH 22.5pg,MCHC 232g/L,PLT 157×10⁹/L,淋巴细胞百分率 51.4%,中性粒细胞百分率 28.1%,网织红细胞 9.92%。血红蛋白分析:Hb Bart's 83.0%,HbH 1.4%,Hb Epsilon 1.9%,HbGower 13.7%,Hb Portland 10.0%。凝血功能:凝血酶原时间(prothrombin tim,PT)25.00s,INR 2.20,活化部分凝血活酶时间(activated partial thromboplastin time,APTT)84.50s,凝血酶时间(thrombin time,TT)24.5s,纤维蛋白原(fibrinogen,Fib)0.670g/L。胸片:心影明显增大,两肺外带部分清晰,可见充气支气

管影。心脏彩超:卵圆孔未闭,动脉导管未闭,肺动脉高压,心包腔积液。肝胆胰脾彩超:肝脏弥漫性增大,胆囊、脾脏未见异常声像。双肾上腺彩超未见异常。考虑新生儿诊断:宫内感染;早发型败血症?地中海贫血(重度)?早产儿小于胎龄儿;低出生体重儿;重度代谢性酸中毒。入院后完善相关检查,告病危,给予机械通气、抗感染、纠正酸中毒、补液、监护生命体征等对症支持治疗。入院当晚给予输悬浮红细胞、血浆等处理,次日复查血常规:WBC 11.04×10⁹/L,RBC 2.4×10¹²/L,Hb 57g/L,Hct 24.7%,MCV 103.3fL,MCH 23.8pg,MCHC 231g/L,PLT 134×10⁹/L,淋巴细胞百分率 72%,中性粒细胞百分率 25%,单核细胞百分率 2%,嗜酸性粒细胞百分率 1%,嗜碱性粒细胞百分率 0。凝血功

能：PT 60.50s，INR4.6，APTT>180.00s，TT>150.00s，Fib<0.250g/L。血生化常规：尿素 5.4mmol/L，肌酐 78μmol/L，总蛋白 60.1g/L，球蛋白 25.8g/L，清蛋白 / 球蛋白比值 1.33，总胆红素 22.9μmol/L，总胆汁酸 19.30μmol/L，溶血指数 9。患儿经积极抢救后，最终因极重度贫血、代谢性酸中毒、高钾血症、DIC 于出生后第 3 天抢救无效死亡。

4. 治疗要点分析　地中海贫血孕妇发生流产、早产、胎儿生长受限、血栓栓塞风险较高。根据《孕前和孕期保健指南（2018）》，广西孕妇应常规筛查地中海贫血基因分型，一旦确诊地中海贫血，应进行实验室检查判断其严重程度，并进行产前咨询，评估是否能继续妊娠，是否需要进行产前诊断。由于妊娠会加重患者贫血，许多孕前无症状或仅轻微症状的患者，在孕晚期可能出现严重贫血，甚至出现胎儿窘迫的表现，因此，孕期应严密监护胎儿宫内状况。为了避免由于缺氧引起胎儿宫内生长迟缓、胎儿宫内死亡及早产，建议妊娠期间应维持 Hb>100g/L，妊娠过程中监测心脏、肝脏及甲状腺功能，必要时可给予输血治疗。

血红蛋白 Bart's 胎儿水肿综合征为致死性血液病，其父母双方都为 α- 地中海贫血杂合子，导致胎儿 4 个 α 基因都发生缺失。孕期加强胎儿监护，产前超声指标最早于妊娠 11~12 周可观测到心胸比值增大；15 周后随着胎儿体积增大，水肿征象更明显，可观测到心胸比值明显增大、胎盘增厚、胎儿大脑中动脉峰值速度增大；20 周后还可检测到心包积液、胸腔积液、腹水和皮肤水肿等水肿征象，如果孕中晚期超声已经有胎儿水肿的表现，脐带血穿刺可以从表型和基因型上明确诊断，必要时孕期宫内输血治疗。血红蛋白 Bart's 胎儿水肿综合征的孕妇可发生妊娠高血压综合征、子痫前期，巨大胎盘还可导致分娩时大出血等严重产科并发症，因此，孕晚期除了关注胎儿宫内安危以外，还需密切监测孕妇的血压、水肿情况，谨防妊娠高血压。

五、小结

1. 重度贫血可影响孕妇红细胞携氧能力，导致慢性胎儿窘迫，严重者可胎死宫内，孕期应重视贫血的管理并加强胎儿监护。

2. 由贫血导致的慢性胎儿窘迫需明确贫血类型，积极纠正病因，同时严密监测胎儿宫内安危。

贫血孕妇终止妊娠的方式应遵循产科指征，产后子宫收缩乏力、产后出血及感染风险随之增加，应积极加强宫缩、预防感染、防治产后出血。

3. 地中海贫血患者的家系调查极为重要，如夫妻双方均为地中海贫血患者或携带者，怀孕后应尽早进行遗传咨询，评估分析，并尽早进行诊断，产前诊断是确诊胎儿地中海贫血及分型的金标准。对于未行产前诊断的孕妇，孕期应高度重视胎儿 B 超情况，提前干预及治疗。

（胡芸　丁依玲）

第十七节　巨细胞病毒感染致慢性胎儿窘迫

一、入院病史

患者，26 岁，因"停经 38^{+3} 周，发现胎儿脐血流异常半小时"于 2015 年 02 月 03 日入院。

1. 现病史　末次月经：2014 年 5 月 10 日；预产期：2015 年 02 月 17 日。妊娠 11$^+$ 周曾发热 1 次，体温最高达 38.2℃，给予中药口服治疗后体温降至正常，未再发。停经 30^{+3} 周于当地县医院查彩超提示羊水过多（羊水指数 28.6cm），建议转上级医院就诊，多次外院复查彩超均提示羊水过多，转诊我院。复查 OGTT 结果正常；TORCH 检查提示巨细胞病毒（cytomegalovirus，CMV）IgG、IgM 均为阳性；完善胎儿颅脑 MRI，平扫未见明显异常信号影。遗传门诊咨询后考虑为"妊娠合并原发巨细胞病毒感染"，为确诊行经腹脐静脉穿刺术，查羊水 CMV-DNA $1.19×10^6$IU/ml，脐血 CMV-DNA $5.51×10^3$IU/ml。告知孕妇及家属胎儿畸形及相关风险，其要求继续妊娠，加强门诊随访。停经 38^{+3} 周时彩超提示：胎儿大脑中动脉平均流速大于脐动脉平均流速，彩超检查过程中胎心率由 140 次 / min 降至 73 次 /min，患者自觉胎动正常，无腹痛、阴道流液、阴道出血等不适。

2. 生育史　孕 1 产 0。

3. 体格检查　T 36.3℃，P 90 次 /min，R 20 次 / min，BP 100/62mmHg。肺部听诊未闻及明显啰音，心脏各瓣膜听诊区未闻及心音异常，腹形呈纵椭圆形；宫高 35cm，腹围 95cm；单胎，胎方位 ROA；胎心率 132 次 /min，未扪及宫缩；头先露，稍定；阴道指诊宫颈口未扩张，胎膜未破。

4. 辅助检查 2015 年 1 月 9 日介入性产前诊断检查结果:羊水 CMV-DNA 1.19×10^6 IU/ml,脐血 CMV-DNA 5.51×10^3 IU/ml。2015 年 2 月 3 日彩超提示:子宫内单胎妊娠,胎儿存活,头位(BPD 8.8cm,HC 32.3cm,AC 34.9cm,FL 6.8cm;羊水指数 21.2cm);胎儿大脑中动脉平均流速大于脐动脉平均流速,胎心率异常(检查过程中胎心率由 140 次 /min 降至 73 次 /min),胎儿脐带绕颈不能排除(图 8-17-1)。乙型肝炎表面抗原(hepatitis B surface antigen,HBsAg)、乙型肝炎表面抗体(hepatitis B surface antibody,HBsAb)、乙型肝炎 e 抗原(hepatitis B e antigen,HBeAg)、乙型肝炎 e 抗体(hepatitis B e antibody,HBeAb)、乙型肝炎核心抗体(hepatitis B core antibody,HBcAb)阳性,余为阴性,人类免疫缺陷病毒(human immunodeficiency virus,HIV)、丙型肝炎病毒(hepatitis C virus,HCV)、梅毒快速血浆检测和梅毒螺旋体抗体均阴性。入院后急查胎心监护:NST 有反应型,S/D 在参考值范围内。

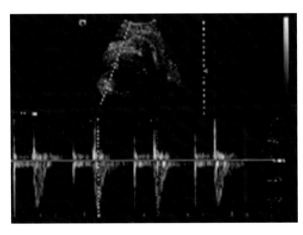

图 8-17-1 血流异常胎心减速超声表现

(检查过程中胎心率由 140 次 /min 降低至 73 次 /min,律不齐)

【入院病史分析】

该患者本次妊娠早期有发热病史,未进一步检查;以羊水过多为首发超声异常;孕 30+ 周起反复羊水过多,外周血 CMV IgG 和 IgM 抗体均为阳性,考虑孕期原发 CMV 感染。准确诊断母体感染不能预测是否会发生胎儿先天性感染,而需要进行产前诊断,结合该患者羊水及脐血 CMV-DNA 结果判断伴胎儿宫内 CMV 感染。母体 CMV 感染后的胎儿受累程度并不相同,胎儿可以不受感染,或

受感染的胎儿没有症状,或胎儿感染后出现不同的病理表现。孕期胎儿彩超表现可伴有软指标如侧脑室增宽、颅内钙化、小头畸形、肠管回声增强与胎儿生长受限等异常,对先天性 CMV 感染有一定的筛查价值。当孕期胎儿超声检查提示上述异常,特别是多项指标异常及脑部异常时,胎儿 CMV 感染可能性增大;且合并严重超声异常(如畸形、胎儿生长受限)者不良妊娠结局风险增高。本例以羊水过多为首发症状,且孕期有发热病史,也需要引起注意。对于确诊妊娠期原发 CMV 感染及胎儿宫内 CMV 感染的患者,孕期应加强监测超声以评估胎儿解剖结构(如脑室)及生长发育情况,酌情进行胎儿 MRI 检查。

二、入院诊断

1. 孕 1 产 0,宫内妊娠 38^{+3} 周,单活胎,ROA,未临产
2. 胎儿窘迫?
3. 妊娠期原发巨细胞病毒感染
4. 胎儿宫内巨细胞病毒感染

三、入院后病情变化

【病情变化】

患者入院后于 2015 年 2 月 3 日至 2015 年 2 月 4 日诉自觉胎动正常,约 3~5 次 /h,无诉头晕、腹痛,无诉胸闷、气促等不适。查体:BP 97/65mmHg,腹部隆起,腹软,无压痛,未扪及宫缩。2 月 4 日查 NST 有反应型,S/D 在参考值范围内。入院后查血常规、凝血功能、生化全套均大致正常。2 月 4 日下午床边复查 NST,过程中出现一阵宫缩后胎心率降至 70 次 /min 左右,持续约 2 分钟,考虑胎儿窘迫可能。查体:BP 122/62mmHg,心率 67 次 /min,余生命体征平稳。未扪及宫缩。阴道指诊宫口未开,宫颈未容受。持续胎儿心电监护示胎心率基线 145 次 /min,变异 20 次 /min,未见宫缩(图 8-17-2)。

【病情变化分析】

1. 发病机制 孕期 CMV 经胎盘垂直传播感染胎儿。孕妇感染 CMV 后,病毒侵入胎盘,定植于绒毛间质及其中的血管内皮,并在局部复制,可导致胎盘发生绒毛炎、绒毛干血管的坏死性动脉炎以及绒毛成熟障碍,胎盘供给胎儿的氧及营养物质运送障碍;干扰胎儿正常细胞的复制,影响胎儿器官的正常发育,导致胎儿慢性宫内低氧、宫内

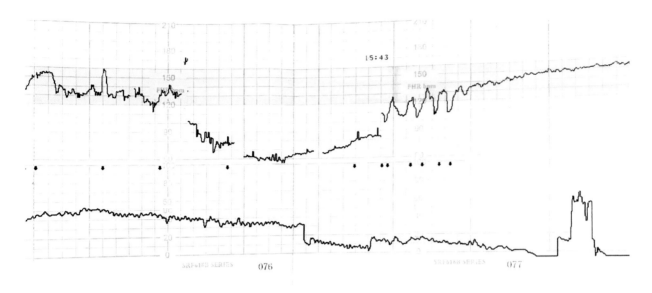

图 8-17-2　胎心监护示延长减速

发育变缓甚至胎死宫内。

2. 母体表现　CMV 感染潜伏期为 28~60 天（平均 40 天），感染可分为：①原发感染，指初次感染。原发感染后 2~3 周可检测到病毒，在被感染前缺乏 CMVIgG 抗体，在感染后出现 CMVIgG 抗体转化，但不能完全清除病毒，会发展为长期带毒或潜伏感染。②复发感染，由潜伏在人体内的 CMV 再激活引起的感染。机体免疫功能低下时，如器官移植、长期使用免疫抑制剂、合并 HIV 感染及妊娠等，体内病毒复制可再度活跃，即再激活。③再次感染。CMVIgG 抗体阳性个体暴露于外源性 CMV 新病毒株所引发的感染，即再感染。是宫内感染的重要来源。在妊娠早、中、晚期，孕妇原发性感染的宫内传播发生率分别为 30%、34%~38% 和 40%~70%。复发感染孕妇体内的 CMVIgG 抗体对阻止母婴传播有一定作用，只有 0.5%~2% 的复发感染孕妇发生母婴垂直传播，导致胎儿感染。

3. 胎儿表现　临床上，胎儿感染后可表现为无症状、轻微或严重后遗症，甚至死亡。感染后的胎儿可出现肝脾大、淤斑、黄疸、脉络膜视网膜炎、血小板减少症和新生儿死亡，出生时无症状的婴儿 2 岁内可能出现感觉神经性耳聋、视觉障碍等后遗症。

4. 本例患者表现　本例患者孕早期有发热病史，孕期以羊水过多为首发表现，胎儿颅脑彩超及 MRI 检查未见异常，无胎儿生长迟缓表现，孕晚期胎心监护出现胎心率反复变异减速，偶发延长减速，超声检查提示胎儿大脑中动脉平均流速大于脐动脉平均流速，检查过程中胎心率下降，提示胎儿存在胎儿窘迫。

四、治疗经过

1. 术前准备　结合病史，考虑胎儿窘迫，阴道指诊宫颈 Bishop 评分 3 分，无产兆，建议急诊剖宫产术终止妊娠，患方充分知情，签署剖宫产术同意书，急查血常规、凝血功能，积极备血，做好术前准备，即送手术室行剖宫产术。

2. 手术过程

手术日期：2015 年 2 月 4 日。

麻醉方式：腰硬联合麻醉。

手术方式：子宫下段横切口剖宫产术。

术中诊断：孕 1 产 1，宫内妊娠 38^{+4} 周，ROT；胎儿窘迫；妊娠期原发巨细胞病毒感染；单胎活产（足月儿）。

手术经过：2 月 4 日 18:41—19:38 基础 + 腰硬联合麻醉下行子宫下段剖宫产术。进腹探查，子宫较足月妊娠小，下段形成良好。进宫腔，探及胎位 ROT，于 18:50 分娩一男婴，哭声好，新生儿体重 3 095g，1 分钟、5 分钟、10 分钟 Apgar 评分均为 10 分。18:52 分娩出胎盘胎膜，均完整。探查子宫，双附件外观未见异常，逐层关腹，手术过程顺利，麻醉效果满意，术后给予预防感染、补液、促宫缩等治疗。

3. 治疗要点分析　我国不建议对孕妇常规进行 TORCH 筛查，但如果患者孕期存在超声软指标异常、胎儿生长迟缓、孕期发热等高危因素，需要重视妊娠期病原微生物感染。基于循证医学原则处理妊娠期感染性疾病，需要正确、客观、全面地向患者解读 TORCH 筛查结果。确定孕妇活动性 CMV 感染后，应转至产前诊断中心进一步诊治，如超声检查、介入性产前诊断如羊水或脐血穿刺术并采样检测。如果存在宫内感染，且影像学检查显示胎儿生长发育异常，应充分告知孕妇及家属。孕期应超声动态监测胎儿生长发育情况，加强胎心监护以判断胎儿宫内储备情况。我国的原发感染多数发生在婴幼儿，其唾液和尿液中含有大量病毒，孕期避免或减少与婴幼儿接触，注意个人卫生、经常洗手或手消毒，可避免孕期原发感染或再感染。孕期合理休息、营养、放松心情，有利于维持正常免疫力，可减少再激活。

4. 新生儿预后 患儿以"胎儿宫内巨细胞病毒感染"为主诉入院，入院查血病毒抗体：巨细胞病毒 IgM 抗体 117.00U/ml，巨细胞病毒 IgG 抗体 <5.0U/ml。颅脑彩超（图 8-17-3）：双侧室管膜下回声增强，考虑室管膜下出血，双侧脑室周围白质回声增强。巨细胞病毒 -DNA（尿）：1.18×10^7U/ml，考虑巨细胞病毒感染，予更昔洛韦抗病毒治疗，治疗后复查尿巨细胞病毒 -DNA 阴性。眼底检查未见异常。3 岁随访，小儿生长发育好，听力正常。

五、小结

1. 不推荐对所有孕妇常规进行原发性 CMV 感染的筛查，但具有以下情况的高危孕妇需进行 CMV 筛查：胎儿生长受限、脑钙化、小头畸形、室管膜囊肿、脑室增宽、肠管强回声、肝大或钙化、腹水、心包积液、肾脏强回声、胎盘增厚或钙化、胎儿水肿等。

2. 母体 CMV 感染后的胎儿受累程度并不相同，应转至产前诊断中心诊治，羊膜腔穿刺采样检测是诊断胎儿先天性 CMV 感染的最佳选择，应在妊娠 21 周后以及母体感染 6 周后进行。

3. 对于胎儿宫内 CMV 感染者需超声监测评估胎儿解剖结构（如脑室）及生长发育情况，酌情行胎儿 MRI 检查，孕期加强胎心监护以判断胎儿

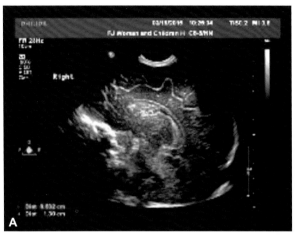

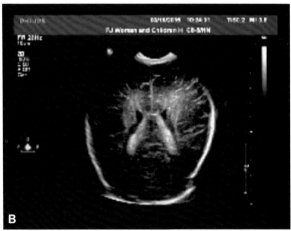

图 8-17-3　新生儿颅脑彩超报告

双侧室管膜下回声增强，考虑室管膜下出血，双侧脑室周围白质回声增强。左侧脑室前角下缘尾状核头部区域探及不均匀稍高回声区，大小 1.1cm×0.6cm×0.6cm，内见液性暗区，有光带分隔。右侧脑室前角下缘尾状核头部区域探及不均匀的稍高回声区，大小 1.3cm×0.6cm×0.6cm，内见液性暗区，有光带分隔。双侧脉络丛形态、回声基本正常。

宫内情况。

4. CMV 感染者和潜伏感染者是传染源，主要通过密切接触（包括性接触）、消化道和母胎垂直传播。孕期避免或减少与婴幼儿接触，注意个人卫生，经常洗手或手消毒，可避免孕期原发感染或再感染。

（张勤建　颜建英）

第十八节　胎儿先天性心脏病致慢性胎儿窘迫

一、胎儿主动脉狭窄案例

(一)入院病史

女性患者,41 岁。因"停经 32^{+6} 周,NST 不满意半天"入院。

1. **现病史**　末次月经:2019 年 5 月 25 日,预产期:2020 年 3 月 3 日,核实无误。停经 40$^+$ 天测尿 hCG 阳性,孕 4$^+$ 月自觉胎动至今,孕期常规建卡,阴道检查提示宫颈中度糜烂,见 1cm 息肉。规律产前检查,孕早期 B 超提示肌层低回声 25mm×18mm×22mm,子宫肌瘤可能;各项实验室检查未见明显异常,无创 DNA 检查提示低风险,OGTT 正常,B 族链球菌未查。孕期基本顺利,无头晕、目眩,无皮肤瘙痒等不适。11 月 8 日外院大排畸 B 超提示:单脐动脉,右侧缺如。遂行胎儿心脏超声检查,提示胎儿室间隔膜部缺损可能(3.5mm,可见双向血流),主动脉内径 2.8mm,肺动脉内径 4.6mm。遂至我院产前诊断门诊就诊,行羊膜腔穿刺 + 染色体分析 + 染色体微阵列分析。染色体核型 46,XN;芯片检测范围内未见明显致病性拷贝数变异(copy number variation,CNV)和杂合性丢失(loss of heterozygosity,LOH)。11 月 13 日 B 超提示:单胎,LOA,双顶径 62mm,头围 216mm,股骨长 42mm,肱骨长 40mm,胎心率 142 次 /min,胎盘位于右前壁,厚 24mm,I 级;最大羊水池深度 43mm。11 月 13 日胎儿心脏超声提示(图 8-18-1):右心优势,主动脉缩窄,三尖瓣中度反流。12 月 24 日复查胎儿心脏超声提示:右心优势,三尖瓣重度反流(三尖瓣发育异常),心包积液,主动脉内径偏窄。充分告知风险,建议每周产前检查。2020 年 1 月 13 日孕 32^{+6} 周,胎心监护提示微小变异,无反应型,伴间断胎心减速,考虑胎儿窘迫,复查 B 超提示:胎儿心包见游离无回声区 5.7mm,胎儿腹腔见游离无回声区 16.6mm;胎儿心力衰竭不能除外。故急诊拟"孕 3 产 1,孕 32^{+6} 周;胎儿窘迫?;胎儿主动脉缩窄,心包积液;胎儿腹腔积液;单脐动脉?;高龄孕妇;瘢痕子宫(前次剖宫产)"收住入院。近期食欲、睡眠、二便均正常,孕期体重增加 13.6kg。

2. **生育史**　已婚育,孕 3 产 1,2002 年行剖宫产,1 次流产史。本次自然怀孕。

3. **体格检查**　T 36.5℃,P 88 次 /min,R 20 次 /min,BP 122/72mmHg,身高 170.9cm,体重 78.6kg。一般情况可,精神好。心率 88 次 /min,律齐,未闻及杂音,双肺呼吸音清。腹部膨隆,腹软。双下肢无水肿。宫高 34cm,腹围 102cm,估计胎儿体重约 2 300g,胎心率 145 次 /min。无宫缩,子宫无压痛。

4. **辅助检查**　2020 年 1 月 14 日胎儿 B 超:单胎,头位,心包腔内见游离无回声区,宽约 6.1mm,腹腔内见游离无回声区,深约 22mm。静脉导管:血流频谱形态正常;大脑中动脉 PSV:56.5cm/s。腹围:315mm,腹左右径:100mm,胎心:151 次 /min。

诊断:1. 单胎头位 2. 胎儿心包积液 3. 胎儿腹腔积液 4. 请结合临床。

2020 年 1 月 20 日胎儿 B 超:胎儿全心增大,腹腔内见游离无回声,最大深度约 14mm,胃泡未显示,膀胱未显示。

2020 年 1 月 26 日　07:57 胎儿 B 超:单胎,头位,双顶径:82mm,头围:294mm,股骨长:64mm,胎心:150 次 /min,心律齐,检查过程中见胎动,胎儿胸腔内见游离无回声区,最大深度约 26mm,心脏增大左移,腹腔内见游离无回声区,最大深度 23mm。胎盘:胎盘位置:前壁,胎盘厚:37mm,胎盘分级:Ⅱ—级。AFV:14mm。

诊断:1. 单胎头位;2. 胎儿胸腹腔积液;3. 羊水过少。

胎心监护(图 8-18-2):

2020 年 1 月 13 日 NST:胎心率基线:145 次 /min,微小变异,无反应性。

2020 年 1 月 13 日 19 点 NST:胎心率基线:140 次 /min,加速反应欠佳。

2020 年 1 月 14 日 NST:胎心率基线:130 次 /min,无反应性。

2020 年 1 月 20 日 NST:胎心率基线:140 次 /min,无反应性,见散在变异减速,最低至 105 次 /min,迅速恢复。

2020 年 1 月 26 日 NST:胎心率基线:140 次 /min,见一阵减速,持续 2 分钟,最低至 70 次 /min,恢复慢,胎动时加速不明显。

2020 年 2 月 6 日　胎盘病理诊断:成熟前胎盘:帆状胎盘,单脐动脉,脐带过长。绒毛膜羊膜

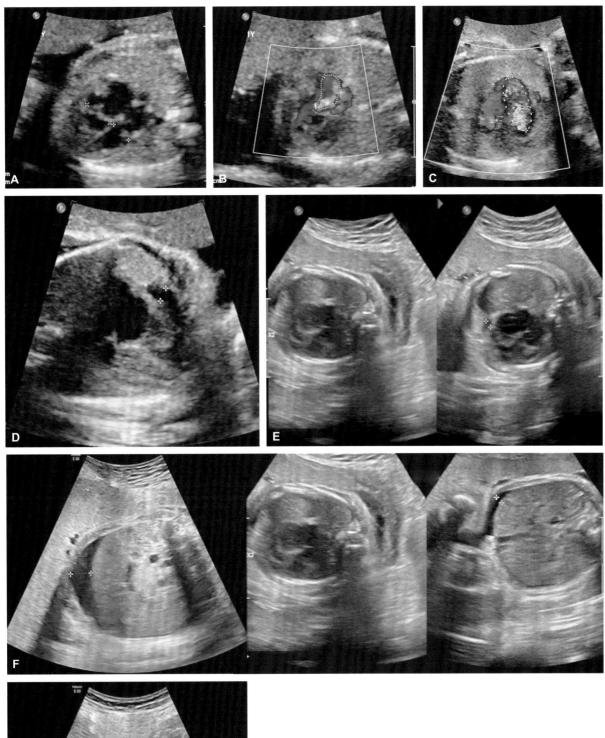

图 8-18-1　胎儿超声

A. 11 月 13 日, 右心优势; B. 11 月 13 日, 三尖瓣反流; C. 12 月 24 日, 三尖瓣反流; D. 12 月 24 日, 心包积液; E. 1 月 6 日, 心包积液; F. 1 月 20 日, 腹腔积液; G. 1 月 20 日, 全心增大。

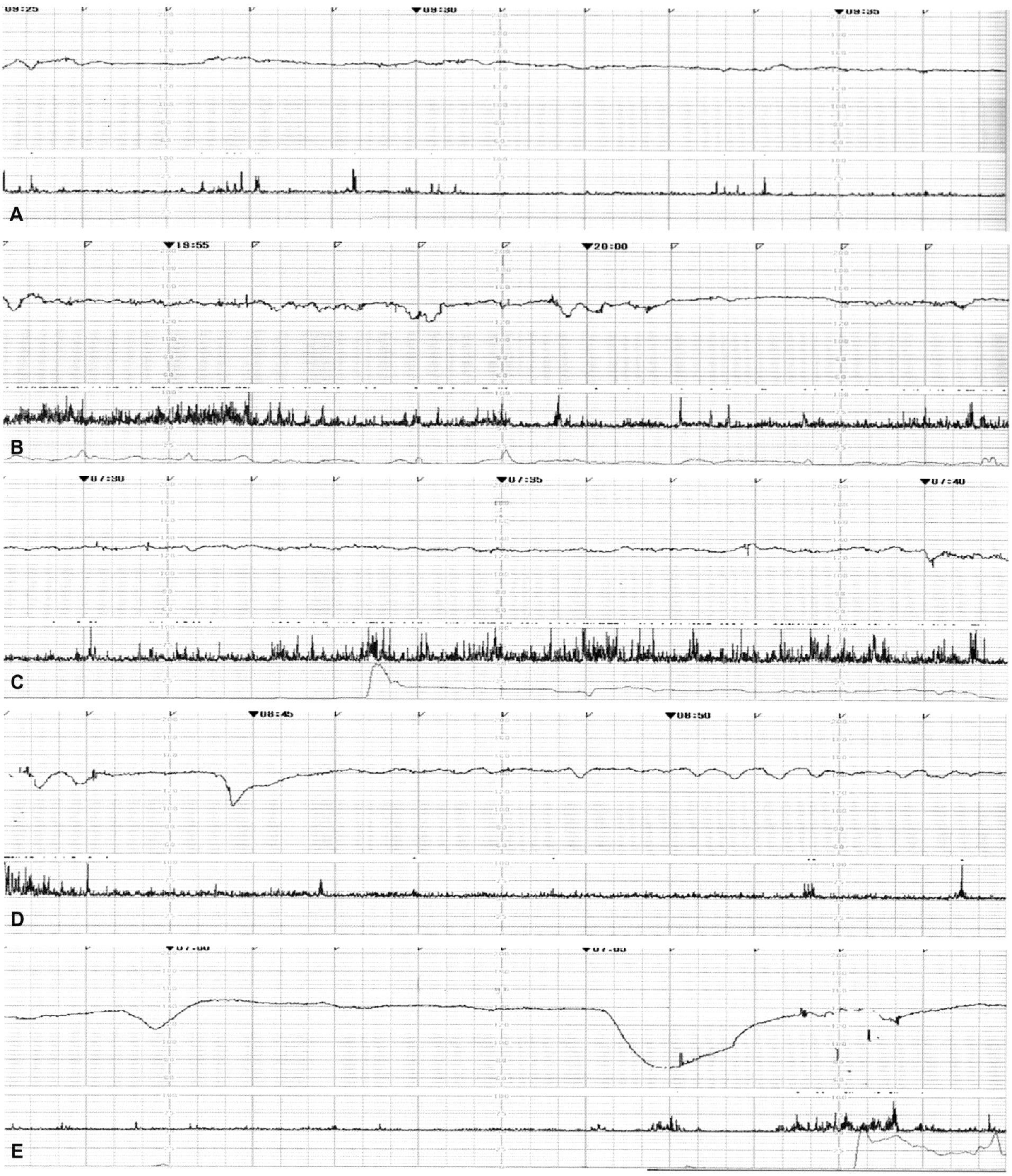

图 8-18-2　胎心监护

A. 1 月 13 日;B. 1 月 13 日 19 时;C. 1 月 14 日;D. 1 月 20 日;E. 1 月 26 日。

炎 II 期。绒毛间质致密,部分绒毛水肿;小灶区增
生性绒毛炎。

【入院病史分析】

患者,女性,41 岁。因"孕 3 产 1,孕 32⁺⁶ 周,
NST 不满意半天"而入院。2019 年 11 月 8 日 B
超提示:单脐动脉,右侧缺如。2019 年 12 月 24 日

胎儿心超:1. 右心优势 2. 三尖瓣重度反流(三尖瓣
发育异常)3. 心包积液 4. 主动脉内径偏窄。2020
年 1 月 13 日胎儿 B 超:胎儿心包见游离无回声区
5.7mm,胎儿腹腔见游离无回声区 16.6mm。超声
提示:主动脉缩窄可能。胎心监护见微小变异,无
反应性,伴间断胎心减速。

（二）入院诊断

孕 3 产 1，孕 32^{+6} 周

胎儿窘迫、胎儿主动脉缩窄、胎儿心包积液、胎儿腹腔积液、胎儿单脐动脉？

高龄孕妇、瘢痕子宫（前次剖宫产）

（三）入院后病情变化

入院后立即告知患者及其家属胎儿窘迫，随时有胎死宫内的可能，建议急诊行剖宫产终止妊娠，同时告知孕妇及家属胎儿畸形，可能预后不佳，孕妇及家属慎重考虑后拒绝胎儿因素剖宫产。要求继续观察。

入院后加强母胎监护，见多次胎心减速。1 月 26 日患者自觉下腹阵痛，再次告知孕妇及家属随时有胎死宫内、死产可能，分娩过程中如有先兆子宫破裂等危及母体因素，有需剖宫取胎可能，孕妇及家属表示理解，仍拒绝胎儿因素剖宫产。坚决要求继续观察。

2020 年 1 月 26 日 13:00 胎心监护提示胎心率减速至 80 次 /min，予以急诊 B 超检查，B 超提示胎儿检查过程中未见胎心搏动及胎动；羊水指数 45cm。告知孕妇及家属现胎死宫内，需缩宫素引产，孕妇及家属表示理解，遂给予缩宫素引产。患者于 2020 年 1 月 27 日早产一死婴，分娩过程顺利，产时及产后出血共 380ml。

（四）治疗经过

1. 治疗方案　建议紧急行剖宫产终止妊娠。孕妇及家属拒绝，坚决要求继续等待，顺其自然。

2. 依据　1 月 13 日门诊胎心监护见微小变异，无反应性，伴间断胎心减速。予复查 B 超，B 超提示：胎儿心包见游离无回声区 5.7mm，胎儿腹腔见游离无回声区 16.6mm。胎儿心衰不能除外。故胎儿窘迫，胎儿心衰不能除外。故建议急诊行剖宫产终止妊娠。

二、胎儿单心室单心房案例

（一）入院病史

患者女性，36 岁。因"停经 38^{+2} 周，自觉胎动减少半天"而入院。

1. 现病史　平素月经规律，月经周期（5~6）/（26~28）天，末次月经：2019 年 1 月 31 日，4 月 20 日移植 1 枚 D5 囊胚。5 月 23 日停经 52 天，CRL 3.7mm，相当于 43 天，预产期后推 9 天。纠正预产期：2020 年 1 月 16 日。停经 40^{+} 天测尿 HCG 阳性，孕 4^{+} 月自觉胎动至今，规则产检，无创 DNA、

羊水穿刺正常，OGTT 正常。9 月 10 日 B 超筛查提示：1. 单心房、单心室可能；2. 主动脉略偏窄。12 月 24 日胎儿 MR 提示：胎儿心脏四腔结构欠清，单心房单心室可能。之后多次 B 超提示单心房、单心室可能，主动脉偏细。无头痛、头晕、视力模糊、皮肤瘙痒。1 月 2 日 B 超：单胎，头位，双顶径：89mm，股骨长：67mm，胎心：146 次 /min。胎盘：前壁，胎盘厚：31mm，胎盘分级：Ⅱ级。羊水指数：136mm。四项指标：8 分。胎儿血流：胎儿血流（脐动脉 A/B）2.6，胎儿颈周见"U"形压迹。估计胎儿体重：2 920~3 015g。1 月 4 日孕 38^{+2} 周，孕妇自觉胎动减少半天，无腹痛腹胀，无阴道异常流血排液，门诊 NST 反应型，故门诊以"孕 2 产 0，孕 38^{+2} 周，IVF-ET 术后，胎儿单心房、单心室可能、胎儿主动脉略偏窄，胎儿窘迫？"收入院。近期食欲、睡眠、二便均正常，孕期体重增加 16kg。

2. 生育史　已婚，孕 2 产 0，2017 年生化妊娠，本院本次 IVF-ET。

3. 体格检查　身高 163cm，体重 74kg。T 36.8℃，P 90 次 /min，R 20 次 /min，BP 138/82mmHg。一般情况可，精神好。HR 90 次 /min，律齐，无杂音，双肺呼吸音清。腹膨软，子宫无压痛。双下肢无水肿。

宫高 33cm，腹围 103cm，胎儿体重估计 3 000g，胎心：132 次 /min。宫缩无，子宫无压痛。宫口未开，胎膜未破，先露居 –3。

4. 辅助检查

（1）影像学检查

2019 年 9 月 6 日胎儿畸形筛查：胎儿透明隔腔显示欠清，胎儿四腔心结构显示不清。

2019 年 9 月 10 日胎儿心超：1. 单心房、单心室可能 2. 主动脉略偏窄。

2019 年 9 月 24 日胎儿 MR：胎儿心脏四腔结构欠清，单心房单心室可能。单胎，横位。母体宫颈多发囊肿。

2019 年 9 月 24 日胎儿心超：1. 单心房单心室 2. 房室瓣反流（中度）3. 主动脉偏细（图 8-18-3，图 8-18-4）。

2020 年 1 月 8 日胎儿 B 超：单胎，头位，胎心：130 次 /min，心律齐，检查过程中见胎动。羊水指数：100mm。四项指标：8 分。胎儿血流：脐动脉 A/B3.80，脐动脉 PI1.96，脐动脉 RI0.44，胎儿大脑中动脉 A\B:6.20，胎儿大脑中动脉 PI:1.96，胎儿大脑中动脉 RI:0.84，胎儿颈周见 U 形压迹。

2020 年 1 月 10 日胎儿 B 超：单胎，头位，胎心：

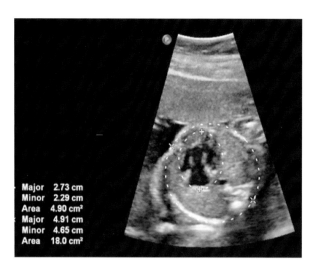

图 8-18-3 胎儿心超单心室单心房

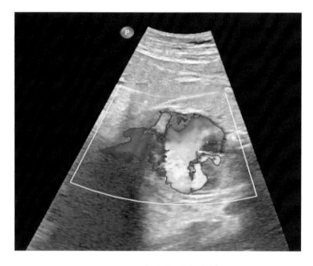

图 8-18-4 胎儿心脏血流情况

130 次/min,心律齐,检查过程中见胎动。羊水指数:29+22+11+0mm。(62)。四项指标:7分(羊水量:1)。胎儿血流:脐动脉 A/B:3.60,脐动脉 PI:1.22,脐动脉 RI:0.72,胎儿大脑中动脉 A/B:4.20,胎儿大脑中动脉 PI:1.60,胎儿大脑中动脉 RI:0.76,胎儿颈周见 U 形压迹。胎儿四腔心显示不清。胎儿四腔心显示不清。

(2) 染色体遗传学检查:2019 年 9 月 23 日羊水穿刺染色体核型:46,XN。芯片未见明显致病性 CNV 和 LOH。

(3) 胎心监护监测

2020 年 1 月 5 日 NST:胎心率基线:140 次/min,见散在变异减速,恢复快。

2020 年 1 月 8 日 NST:胎心率基线:135 次/min,见散在变异减速,恢复快。

2020 年 1 月 9 日 NST:胎心率基线:140 次/min,

加速反应可,见一阵减速,持续 2 分钟,最低至 60 次/min,恢复后基线 140 次/min,加速反应可。

【入院病史分析】

女性,36 岁。因"孕 2 产 0,孕 38^{+2} 周,自觉胎动减少半天"而入院。2019 年 9 月 10 日胎儿心超:1. 单心房、单心室可能 2. 主动脉略偏窄。

(二) 入院诊断

G_2P_0,孕 38^{+2} 周

IVF-ET 术后,胎儿单心房、单心室可能、胎儿主动脉略偏窄,胎儿窘迫?

(三) 入院后病情变化

患者入院后密切胎心监护,孕妇孕 39^{+1} 周,反复 B 超提示羊水偏少,脐血流升高,考虑胎儿窘迫?羊水过少?予 OCT+ 催产素引产 2 天,后宫缩未及,宫口开 1 指,先露头,S-3。孕妇对阴道分娩失去信心,要求剖宫产终止妊娠,考虑孕妇高龄初产,慢性胎儿窘迫不能完全除外,遂行剖宫产终止妊娠。1 月 10 日产一女,体重:2 970g,Apgar 评分 8-9 分。

(四) 治疗方案

(1) 治疗方案:密切关注胎儿胎动,胎心监护,OCT+ 催产素引产 2 天后孕妇要求剖宫产终止妊娠。

(2) 依据:自觉胎动减少,NST 偶有散在变异减速,胎儿心超提示胎儿单心房、单心室可能,密切监测过程中,胎儿反复脐血流异常,羊水偏少。故慢性胎儿窘迫不能除外。予 OCT+ 催产素引产 2 天,后宫缩未及,宫口开 1 指,先露头,S-3。孕妇对阴道分娩失去信心。故行剖宫产终止妊娠。

三、要点分析

1. 胎儿先心围产期管理 排除胎儿先天性染色体畸变和基因病后,《中国心脏出生缺陷围产期诊断和临床评估处置专家共识》以胎儿心脏结构异常为界定(不包括胎儿心脏以外的伴发缺陷和心脏功能异常),拟定了胎儿心脏出生缺陷临床预后评分体系。强调基于疾病严重程度及解剖分类的分娩-产房模型与多学科处置策略(表 8-18-1)。

2. 如何检测胎动,胎动减少后的处理 2007 年,加拿大妇产科协会(SOGC)对胎动减少后如何评估胎儿健康状况,胎动减少后胎儿健康状况评估有一流程图(图 8-18-6)。

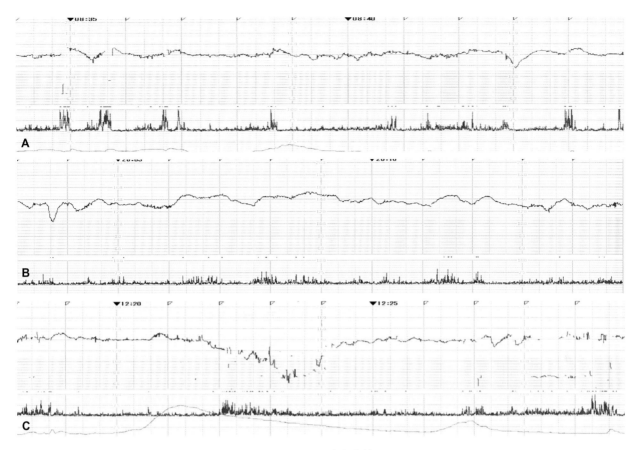

图 8-18-5　胎心监护

A. 1 月 5 日;B. 1 月 8 日;C. 1 月 9 日

表 8-18-1　胎儿心脏缺陷的围产期评分等级和多学科处置原则

等级	定义	代表病种	分娩建议	产后多学科协作处置建议
I	出生及新生儿期无血流动力学风险的先天性心脏病	房间隔缺损,室间隔缺损,房室间隔缺损,肺动脉发育良好的法洛四联症,轻—中度肺动脉瓣狭窄、部分性肺静脉异位连接、无心内畸形的主动脉弓缩窄	①分娩后安排儿童心血管专业医生会诊或门诊就诊;②普通医院正常分娩	①常规产房处理;②新生儿评估;③正常出院
II	出生及新生儿期间血流动力学基本稳定,但是需要进一步评估	肺动脉发育良好的肺动脉闭锁/室间隔缺损、动脉导管未闭、肺动脉发育欠佳的法洛四联症、主动脉瓣狭窄、三尖瓣闭锁、功能性单心室	选择有新生儿重症监护病房的中心分娩	①分娩后安排儿童心血管专业医生会诊;②新生儿评估
III	出生转运血流动力学基本稳定;新生儿期间需要心脏内外科干预治疗	室间隔缺损/主动脉弓缩窄,肺动脉闭锁/室间隔缺损伴左右肺动脉发育不良,重度肺动脉狭窄,完全性大动脉转位/室间隔缺损(非限制性)、完全性肺静脉异位连接	①选择有新生儿重症监护室的中心分娩;②临近儿童心脏疾病治疗中心	①新生儿医生在产房待命;②常规产房护理,必要时前列腺素维持;③转运至儿童心脏疾病治疗中心
IV	出生转运血流动力学基本稳定、存在新生儿急诊手术可能	主动脉弓中断、完全性大动脉转位/室间隔完整、肺动脉闭锁/室间隔完整、左心发育不良综合征、发生肺静脉梗阻的完全性肺静脉异位引流	①孕 38~39 周计划终止妊娠;②必要时剖宫产;③在能够提供快速生命支持的医院分娩;④临近儿童心脏疾病治疗中心	①新生儿医生,心血管专业医生产房待命,准备必要设备;②分娩后立即转运至儿童心血管重症监护室

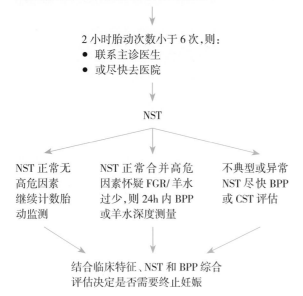

低危孕妇:一旦自感胎动减少,则自 26~32 周开始每日计数;
高危孕妇:自 26~32 周开始每日计数胎动

↓

2 小时胎动次数小于 6 次,则:
- 联系主诊医生
- 或尽快去医院

↓

NST

NST 正常无高危因素继续计数胎动监测　　NST 正常合并高危因素怀疑 FGR/ 羊水过少,则 24h 内 BPP 或羊水深度测量　　不典型或异常 NST 尽快 BPP 或 CST 评估

结合临床特征、NST 和 BPP 综合评估决定是否需要终止妊娠

图 8-18-6　胎动减少后胎儿健康状况评估流程图

3. 慢性胎儿窘迫的临床表现

(1) 胎动异常:胎动减少为胎儿缺氧的重要表现,应予警惕。临床常见胎动消失 24 消失后胎心消失。计数:正常≥10 次 /2h。如若 <10 次 /2h,或胎动减少 50%,提示胎儿缺氧可能。

(2) 产前胎心监护异常:①胎心率基线变异减少或消失;②NST 无反应型;③出现胎心率异常;④减速。

(3) 胎儿生物物理评分低:≤4 分提示胎儿缺氧,5-6 分可疑胎儿缺氧。

胎儿生物物理评分(biopH 值 ysical profile,BPP)是综合电子胎心监护及超声检查所示某些生理活动,以判断胎儿有无急、慢性缺氧的一种产前监护方法,可供临床参考。常用的是 Manning 评分法(表 8-18-2)。但由于 BPP 评分较费时,且受

诸多主观因素的影响,故临床应用日趋减少。

(4) 超声血流异常:胎儿生长受限的胎儿脐动脉多普勒血流可表现为 S/D 比值升高,提示胎盘灌注不足;

若出现脐动脉舒张末血流缺失或倒置和静脉导管反向“a”波,提示随时有胎死宫内的危险。

4. 胎儿血流异常的判断标准　　脐动脉血流指数大于各孕周的第 95 百分位数或超过平均值 2 个标准差,预示胎儿缺氧;

脐动脉的舒张末期血流频谱消失或倒置,预示胎儿缺氧严重;

胎儿大脑中动脉的 S/D 比值降低,提示血流在胎儿体内重新分布,预示胎儿缺氧;

出现脐静脉或静脉导管搏动、静脉导管血流 a 波反向均预示胎儿处于濒死状态。

5. 慢性胎儿窘迫的处理　　应针对妊娠合并症或并发症特点及其严重程度,根据孕周、胎儿成熟度及胎儿缺氧程度综合判断,拟定处理方案。

(1) 一般处理:①主诉胎动减少者,应进行全面检查以评估母儿状况,包括 NST 和 / 或胎儿生物物理评分。②左侧卧位。③低流量吸氧,每日 2~3 次,每次 30 分钟。④积极治疗合并症及并发症。⑤加强胎儿监护,注意胎动变化。

(2) 期待疗法:①孕周小,估计胎儿娩出后存活可能性小,尽量保守治疗延长胎龄,同时促胎肺成熟,争取胎儿成熟后终止妊娠。②应向患者说明,期待过程中胎儿可能随时胎死宫内;胎盘功能低下可影响胎儿发育,预后不良。

(3) 终止妊娠:妊娠近足月或胎儿已成熟,胎动减少,胎盘功能进行性减退,胎心监护出现胎心率基线率异常伴基线波动异常、OCT 出现频繁晚减或重度变异减、胎儿生物物理评分≤4 分者,均应行剖宫产术终止妊娠。

表 8-18-2　Manning 评分法

指标	2 分(正常)	0 分(异常)
NST(20 分钟)	≥2 次胎动,FHR 加速,振幅≥15 次 /min,持续≥15 秒	<2 次胎动,FHR 加速,振幅 <15 次 /min,持续 <15 秒
FBM(30 分钟)	≥1 次,持续≥30 秒	无或持续 <30 秒
FM(30 分钟)	≥3 次躯干和肢体活动(连续出现计一次)	≤2 次躯干和肢体活动
FT	≥1 次躯干伸展后恢复到屈曲,手指摊开合拢	无活动,肢体完全伸展,伸展缓慢,部分恢复到屈曲
AFV	最大羊水池垂直直径 >2cm	无或最大羊水池垂直直径≤2cm

NST:无应激反应;FBM:胎儿呼吸运动;FM:胎动;FT:胎儿张力;AFV:羊水最大暗区垂直深度。

(范建霞)

第十九节　单脐动脉合并绒毛膜羊膜炎致胎儿窘迫、新生儿窒息

一、入院病史

女性患者,29岁,因"停经40周,不规则腹痛1天"于2022年1月9日18:28入院。

1. 现病史　末次月经:2021年4月4日;预产期:2022年1月9日。既往月经规律,停经30余天查尿妊娠试验阳性,停经18周感胎动至今,孕期建卡,定期产检,期间查胎心、胎位、血压、无创DNA筛查、OGTT均无异常。孕23周B超筛查示单脐动脉,余无异常,孕35周查B族链球菌阴性。孕期体重增加15kg。近1天出现不规则下腹痛,无见红、阴道排液,入院待产。自觉胎动正常。

2. 生育史　孕3产1。2013年足月顺产1男婴,出生体重3500g。

3. 体格检查　T 36.6℃,P 86次/min,R 18次/min,BP 120/79mmHg,心肺听诊未闻及明显异常。腹形呈纵椭圆形;宫高34cm,腹围100cm;单胎,胎方位LOT;胎心音145次/min,10分钟内未扪及宫缩;头先露,已衔接;跨耻征阴性。阴道检查:宫口未开,胎膜未破,宫颈位置后,质地中等,容受30%,先露-2cm。

4. 辅助检查　Ⅰ级产前超声检查(2022年1月9日):双顶径98mm,头围341mm,腹围347mm,股骨长71mm,羊水指数94mm;脐动脉S/D=2.11,PI值=0.73,RI值=0.53;脐带绕颈一圈,单胎,头位。Ⅲ级产前超声检查(2021年9月24日):双顶径55mm,头围206mm,腹围184mm,股骨长41mm,羊水深度45mm;脐动脉S/D=1.43,PI值=0.37,RI值=0.30;脐带横断面显示2个类圆形无回声区,彩色多普勒示流向相反血管结构2根。

【入院病史分析】

该患者是经产妇,入院评估胎儿体重3400g,无头盆不称,可以顺产,目前未临产,因B超提示单脐动脉,入院后应关注胎心胎动情况。

二、入院诊断

1. 孕3产1,宫内妊娠40周,单活胎,LOT,未临产

2. 单脐动脉

三、入院后病情变化

【病情变化】

患者入院后,行胎心监护,医生判断为NST反应型,因有2次减速(图8-19-1),嘱其禁食,注意胎动第2天早晨向床位医生交班。床位医生接管病人后,复查NST反应型(图8-19-2),未有特殊处理,期间患者自觉胎动正常,有不规则宫缩。入院第3天4:55,胎心率50~60次/min,持续不恢复,考虑胎儿窘迫。查体宫口未开,胎膜未破,未触及脐带,

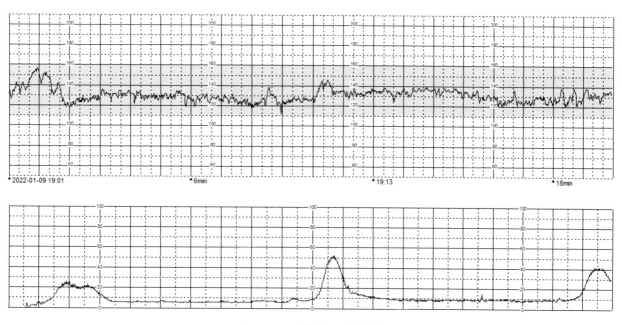

图8-19-1　入院当日胎心监护

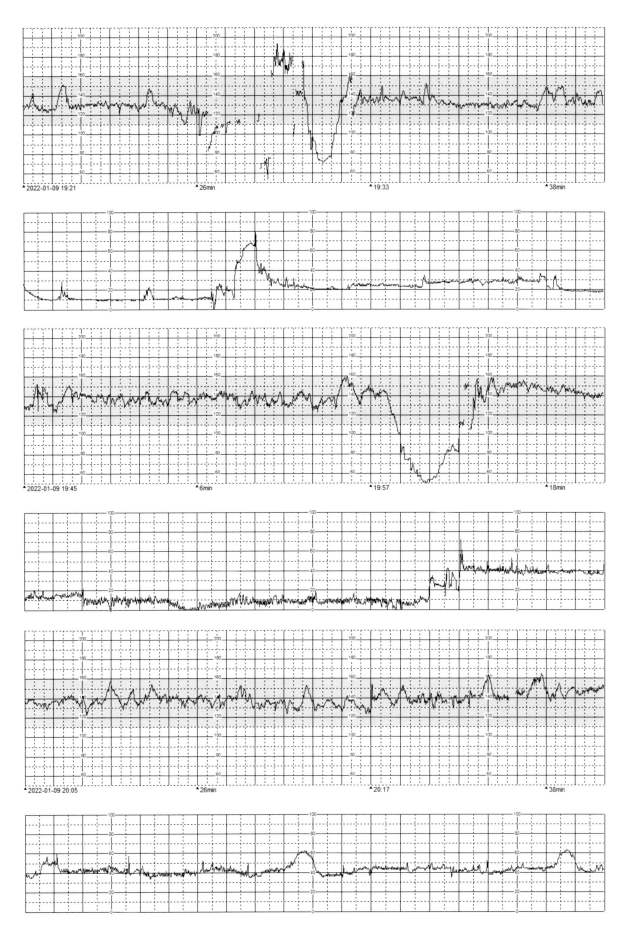

图 8-19-1(续)

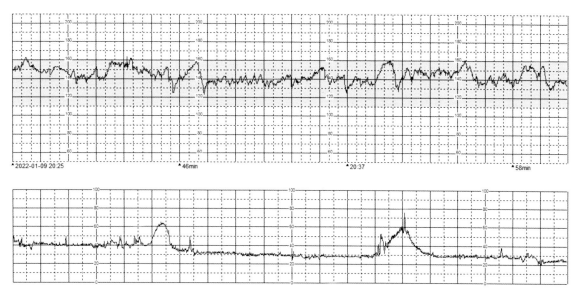

图 8-19-1(续)

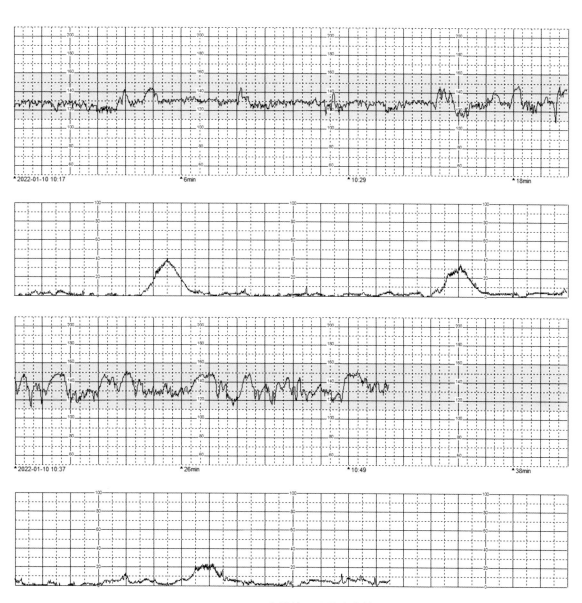

图 8-19-2　入院第 2 日胎心监护

立即启动紧急剖宫产救治方案。

【病情变化分析】

患者入院第 1 次胎心监护,胎心率基线 130 次/min,见 2 次减速。第 1 次是重度变异减速,在监护进行了 29 分钟后发生,从基线降至最低 70 次/min 时长小于 30 秒,持续 60 秒恢复,此时患者为半侧卧位,无不适主诉;第 2 次是延长减速,在监护进行了 32 分钟后发生,胎心率从基线降至最低 50 次/min 时长 120 秒,持续 180 秒恢复,此时患者为仰卧位,感胸闷不适,调整体位后胸闷缓解,胎心率恢复,延长减速考虑为仰卧低血压综合征导致。此后胎心监护呈反应型,未有减速。自觉胎动正常。在入院第 3 天时胎心 50~60 次/min,持续不恢复。入院后病情变化符合胎儿窘迫的诊断。

1. 单脐动脉及预后　正常的脐带中有两条侧脐动脉和一条较粗的位于中间的脐静脉,三条血管被华通胶包绕。本应该正常存在的左、右两条脐动脉,在脐动脉发育过程中,由于一条发育不良或者萎缩,或者左、右脐动脉合并成一条血管,即形成单脐动脉(single umbilicalartery,SUA)。不伴有胎儿畸形的单脐动脉,死胎和围产儿死亡的风险增加 5 倍以上,并与胎盘、脐带并发症相关,孕晚期和分娩期应做好评估和监测。

2. 绒毛膜羊膜炎　胎盘绒毛膜羊膜炎分为临床型绒毛膜羊膜炎(clinical chorioamnionitis,CCA)以及组织学绒毛膜羊膜炎(histologic chorioamnionitis,HCA)两种类型。HCA 又称隐匿性绒毛膜羊膜炎,常常无特殊的临床表现,也无感染的临床征象,病理学家将 HCA 定义为一种以急性粒细胞浸润到胎母间(绒毛膜蜕膜间隙)或胎儿组织(绒毛膜羊膜、羊水和脐带)为特征的宫内炎症,在足月分娩中的发生率高达 20%。HCA 与围产儿不良结局相关,包括早产、死胎、新生儿败血症等。

3. 胎儿窘迫的病因　从胎盘和脐带病检看,HCA 和单脐动脉诊断明确,并存在绒毛梗死,占胎盘比重约 20%,胎盘功能下降,这是胎心减速的原因,但入院时胎盘功能尚能代偿,故 NST 为反应型,由于患者始终有不规则宫缩,故推测在某次较强宫缩后,受到胎盘有效灌注减少与脐带受压双重影响,胎儿缺血缺氧严重,不能耐受,发生严重胎儿窘迫。本例 HCA 有脐带炎,提示胎儿有炎症侵入,这可能增加了胎儿对缺氧的不耐受性。

4. 治疗要点分析

(1) 首诊医生对胎心监护误判,处理不果断:

根据我国电子胎心监护应用专家共识,NST 图形中减速持续 1 分钟以上,胎死宫内的风险将显著增加,是否终止妊娠,应取决于继续期待治疗的利弊风险评估。患者入院 NST 图形见 1 次重度变异减速,1 次延长减速,属异常 NST,已提示有胎儿缺氧可能,首诊医生虽已发现 NST 图形异常,做了较长时间胎心监护,但因判断为仰卧位低血压综合征所致,后又被其后的正常 NST 图形迷惑,未采取进一步措施。如能仔细分析减速图形,会发现其胎心率减速幅度较大,最低 50 次/min,与通常的仰卧位低血压综合征所导致的胎心率延长减速是不一样的,再结合患者有高危因素,单脐动脉胎盘比正常脐带血管胎盘更容易发生胎盘血管灌注异常,应积极处理,行剖宫产术终止妊娠,而不是让其禁食等待白班处理。

(2) 床位医生没有进一步做好胎儿窘迫甄别:尽管白天高年资、有经验的医生更多,处理应更及时,但床位医生显然对患者的病情没有充分评估,没有进行病情讨论,仅凭一次正常 NST 就判定胎儿正常,没有行 OCT 评估胎盘功能,也没有复查超声监测胎儿脐血流,失去了补救的机会。

(3) 紧急剖宫产术处理正确:胎儿窘迫一旦发现,必须及时终止妊娠。本例患者胎心率 50~60 次/min 持续不恢复,提示胎儿处濒死状态,阴道检查提示宫口未开,短时间内无法经阴道分娩,应立即行紧急剖宫产术终止妊娠,分秒必争,属Ⅰ类剖宫产,术前应做好抢救新生儿的准备,本例为值班期间紧急手术,从决定手术到胎儿娩出的时间(decision-to-delivery interval,DDI)控制在 15 分钟内,符合要求。

(4) 新生儿窒息复苏及时有效:新生儿医生及时到场,采用直视下喉镜气管内插管、清理呼吸道、气囊正压通气、胸外心脏按压等措施,并给予 1 : 10 000 肾上腺素 1.5ml 气管内滴入,1 分钟、5 分钟、10 分钟 Apgar 评分分别为 1 分、4 分、4 分。因手术紧急,术中未做脐动脉血气分析。新生儿第 1 次血气分析提示 pH 值 7.09,PCO_2 23.7mmHg,PO_2 136mmHg,SO_2 98%,BE −20.7mmol/L,乳酸 10.7mol/L,提示严重代谢性酸中毒,也预示了新生儿不良预后。

四、治疗经过

1. 术前准备　立即启动紧急剖宫产救治方案,送手术室行剖宫产术,同时向患者及家属告知病情及相关风险,其表示知情并理解,同意剖宫产术。5:01 决定手术,5:15 胎儿娩出,因"新生儿重度窒息"送新生儿科治疗,3 天后诊断为中重度缺氧缺血性脑病。

2. 手术过程

手术日期:2022 年 1 月 11 日。

麻醉方式:局部麻醉。

手术方式:子宫下段横切口剖宫产术。

术中诊断:孕 3 产 2,宫内妊娠 40^{+2} 周,LOA,剖宫产;胎儿窘迫;脐带先露;单脐动脉;羊水,脐带绕颈,新生儿重度窒息。

手术经过:术中见羊水 500ml,Ⅲ 度污染,胎粪样,黏稠,娩出一婴。

3. 新生儿情况　微弱心跳 10 次 /min,无呼吸、肌张力和喉反射,皮肤苍白,立即给予直视下喉镜气管内插管、清理呼吸道、气囊正压通气、胸外心脏按压,并给予 1∶10 000 肾上腺素 1.5ml 气管内滴入,1 分钟后心率 80 次 /min,肤色转红,5 分钟后心率 120 次 /min,肤色红,仍无呼吸、反应和肌张力,在气管插管 + 气囊加压给氧下转入新生儿科治疗。新生儿 Apgar 评分:1 分钟为 1 分(心跳 10 次 /min,1 分);5 分钟为 4 分(心跳 2 分,皮肤 2 分);10 分钟为 4 分(心跳 2 分,皮肤 2 分)。出生体重 3.22kg,身长 51cm。入室后血气分析 pH 值 7.09,PCO_2 23.7mmHg,PO_2 136mmHg,BE –20.7mmol/L,SO_2 98%,乳酸 10.7mol/L。

4. 胎盘病理报告　孕 40 周单胎胎盘,重 480g(第 25~50 百分位数区间),胎盘绒毛发育成熟过度(图 8-19-3~ 图 8-19-8)。

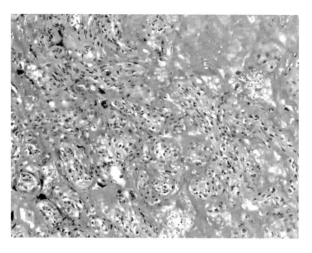

图 8-19-4　绒毛新鲜梗死,绒毛粘连周围纤维素沉积增多

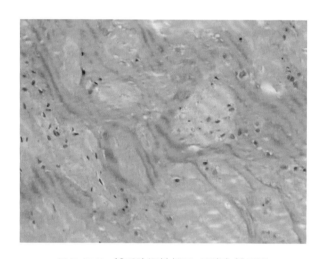

图 8-19-5　绒毛陈旧性梗死,见残存绒毛影

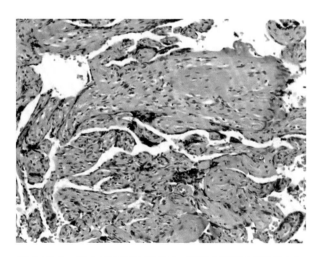

图 8-19-3　终末绒毛间质纤维化,毛细血管数量明显减少

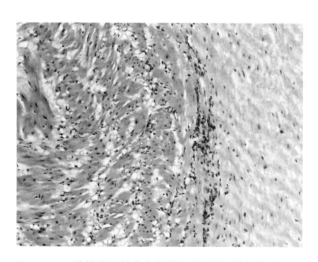

图 8-19-6　脐静脉见较多中性粒细胞浸润,脐血管平滑肌水肿变性

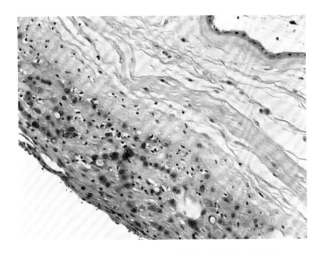

图 8-19-7　绒毛膜底板下见散在中性粒细胞浸润

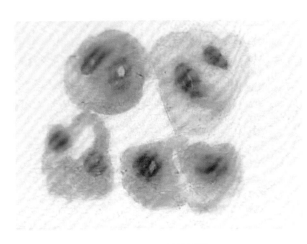

图 8-19-8　单脐动脉

（1）急性绒毛膜板下炎，Ⅰ期 1 级。急性脐带炎，Ⅱ期 1 级。

（2）终末绒毛增生，绒毛间质纤维化明显。

（3）部分区域绒毛间隙致密，间质内毛细血管数量减少，绒毛周围纤维素沉积增多，见多灶绒毛陈旧性梗死及新鲜梗死，占胎盘比重约 20%。

（4）蜕膜层部分区域纤维素样坏死。

（5）脐带 1 根，单脐动脉，螺旋 1~2 圈 /10cm。

五、小结

1. 对于 NST 图形中减速持续 1 分钟以上要充分重视，应根据其妊娠高危因素、宫颈条件决定进一步处理措施，包括 OCT、监测脐血流等。对减速的评估失误则会导致对病情的误判，延误处理，及时有效的处理才能改善预后。

2. 单脐动脉与不良妊娠结局相关，即使不存在胎儿生长受限、羊水量异常等异常表现，临床医生仍应高度重视。HCA 较隐匿，孕妇没有感染症状，早期诊断是临床难题，但易发生胎儿窘迫、死胎、严重新生儿感染等不良妊娠结局，胎盘病理检查是金标准，但只能分娩后诊断。

3. 胎盘病理检查有利于分析围产儿不良事件的原因。

（王慧艳）

第九章

国内外相关指南和共识解读

第一节　中国电子胎心监护应用专家共识(2015)解读

电子胎心监护是产科临床常用的监护手段,目的在于及时发现胎儿宫内缺氧和酸中毒,降低不良结局发生率。1985 年,国际妇产科联盟(International Federation of Gynecology and Obstetrics,FIGO) 围产医学标准委员会制订了"胎儿监护指南(1987 年出版)",第一次对电子胎心监护的专业术语、应用指征、采集技术以及结果的解释形成共识。2015 年 FIGO 对指南进行了更新。在此背景下,2015 年中华医学会围产医学分会编写了《中国电子胎心监护应用专家共识》,旨在规范基本术语、操作要点、解析及运用原则。本文对该专家共识进行进一步的解读。此共识发布时,将电子胎心监护的英文对应为"electronic fetal monitoring",缩写为 EFM。不过 EFM 意为"电子胎儿监护",并不准确。近年来国际上普遍使用"carditocography",简称 CTG。"cardi"表示心脏,"toco"表示宫缩,"graphy"表示检测仪器,意即胎心率宫缩监测。本文一律采用 CTG 表述。

1. CTG 图形的术语和定义　2015 版的《中国电子胎心监护应用专家共识》参考了 2008 年国家儿童健康生长发育研究所(National Institute of Child Health and Human Development,NICHD) 及 2014 年 ACOG 指南,对 CTG 图形的基线、基线变异、加速、减速及宫缩进行了详细的描述与定义。见表 9-1-1。

解读:这是国内首个关于 CTG 的规范,对 CTG 图形进行了完整的描述。包括 5 个方面,即基线、基线变异、加速、减速及宫缩。这 5 个要素的具体标准与传统概念略有不同。主要体现在:

(1) 目前比较公认的正常胎心率下限为 110 次/min。从临床实践角度分析,胎心基线率在 110~119 次/min,如没有合并其他胎心率异常,通常不考虑胎儿受累。与以往的观念胎心率基线 120~160 次/min 不同。

(2) 将胎心率基线分为四度,变异缺失、微小变异、正常变异、显著变异。

(3) 增加了对长变异(LTV)和短变异(STV)的定义。短变异主要表现的是心脏的每搏跳动,反映了当下的心血管系统的机能状态;长变异是描述胎心率在一分钟内上下波动的变异,反映了管理心脏节律的脑中枢,表现的是神经系统的变化。

(4) 孕周不同胎心率加速的标准不同。妊娠 32 周前,加速在基线水平上≥10 次/min,持续时间 >10 秒但 <2 分钟。妊娠 32 周及以后,加速在基线水平上≥15 次/min,持续≥15 秒但 <2 分钟。

(5) 详细说明早期减速、晚期减速、变异减速及延长减速的特征,明确了反复性减速及间歇性减速的概念,有助于 CTG 的判读。

(6) 首次定义了临床少见的正弦波形。胎心率正弦曲线是比较罕见的胎心率图形,病理生理机制还不是很清楚,其在胎儿严重贫血或胎儿濒死状态时出现。但并非所有出现正弦曲线的病例都是不可逆的胎儿损伤。正弦波形还可以出现在胎儿吮吸手指、孕妇使用麻醉镇痛药物之后。在这些情况下,这种图形持续时间不超过 20~30 分钟,之后恢复到正常变异。

(7) 明确定义正常宫缩及宫缩过频,为临床处理提供可靠依据。

2. 产前 CTG

(1) 产前 CTG 的指征和频率:不推荐低危孕妇常规进行 CTG,仅当低危孕妇出现胎动异常、羊水量异常、脐血流异常等情况时,应及时进行 CTG。对于高危孕妇,建议可从妊娠 32 周开始行 CTG,但具体开始时间和频率应根据孕妇情况及病情进行个体化应用,对于 32 周前 CTG 的判读应当慎重。

解读:目前尚无大量临床试验指导产前 CTG 的频率,应结合临床判断,根据孕妇情况及病情进行个体化应用。临床可开始于终止妊娠胎儿可存活的孕周。指南建议将 CTG 的始动时机定在 32~34 周,低危孕妇(无合并症或并发症)不推荐常规应用 CTG。对有高危因素的孕产妇应根据本地区、本医院新生儿救治能力,患者及家属知情同意并有救治新生儿的意愿情况下,提前至 26~28 周应用电子胎心监护。对于孕周小于 32 周的胎心监护的判读应该慎重,此时期胎儿神经系统发育尚不完善,监护图可参考的意义与 32 周后的有较大区别,目前缺乏更多明确指导临床医师如何判读这部分监护图形的相关研究。

(2) 无应激试验(non-stress test,NST):NST 分为反应型和无反应型。

1) NST 反应型:指监护时间内出现 2 次或以上的胎心率加速。妊娠 32 周前,加速在基线水平上≥10 次/min、持续时间≥10 秒。在 NST 图形基

表 9-1-1 电子胎心监护图形的术语和定义

术语	定义
基线 （baseline）	在 10 分钟内胎心波动范围在 5 次 /min 内的平均胎心率，并除外加速、减速和显著变异的部分。正常胎心基线范围是 110~160 次 /min。基线必须是在任何 10 分钟内持续 2 分钟以上的图形，该图形可以是不连续的。如果在观察阶段基线不确定，可以参考前 10 分钟的图形确定基线。其中： 胎儿心动过速（tachycardia）：指胎心基线 >160 次 /min，持续≥10 分钟 胎儿心动过缓（bradycardia）：指胎心基线 <110 次 /min，持续≥10 分钟
基线变异 （baseline variability）	指每分钟胎心率自波峰到波谷的振幅改变，是可直观定量的。其中： 变异缺失（absent variability）：指振幅波动消失 微小变异（minimal variability）：指振幅波动≤5 次 /min 正常变异［normal（moderate）variability］：指振幅波动 6~25 次 /min 显著变异（marked variability）：指振幅波动 >25 次 /min 短变异（short-term variability）P：指每一次胎心搏动至下一次胎心搏动瞬时的胎心率改变，即每 - 搏胎心率数值与下一搏胎心率数值之差。这种变异估测的是 2 次心脏收缩时间的间隔 长变异（long-term variability）：指 1 分钟内胎心率基线肉眼可见的上下摆动的波形。此波形由振幅和频率组成。振幅是波形上下摆动的高度，以次 /min 表示。频率是 1 分钟内肉眼可见的波动的频数，以周期 /min 表示。正常波形的频率为 3~5 周期 /min
加速 （acceleration）	指基线胎心率突然显著增加，开始到波峰时间 <30 秒 从胎心率开始加速至恢复到基线胎心率水平的时间为加速时间 妊娠 32 周前，加速在基线水平上≥10 次 /min，持续时间≥10 秒，但 <2 分钟 妊娠 32 周及以后，加速在基线水平上≥15 次 /min，持续时间≥15 秒，但 <2 分钟 延长加速（prolonged acceleration）：指胎心率增加持续≥2 分钟，但 <10 分钟 如果加速持续≥10 分钟，则考虑胎心率基线变化
减速 （deceleration）	早期减速（early deceleration，ED）：指伴随宫缩出现的减速.通常是对称地、缓慢地下降到最低点再恢复到基线，开始到最低点的时间≥30 秒。减速的最低点常与宫缩的峰值同时出现。一般来说，减速的开始、最低点、恢复和宫缩的起始、峰值和结束同步 晚期减速（late deceleration.LD）：伴随宫缩出现的减速，通常是对称地、极慢地下降到最低点再恢复到基线，开始到最低点的时间≥30 秒，减速的最低点通常延迟于宫缩峰值。一般来说，减速的开始、最低点和恢复分别落后于宫缩的起始、峰值及结束 变异减速（variable deceleration，VD）：指突发的、显著的胎心率急速下降，开始到最低点时间 <30 秒，胎心率下降≥15 次 /min，持续时间≥15 秒，但 <2 分钟。当变异减速伴随宫缩，减速的起始、深度和持续时间与宫缩之间无规律 延长减速（prolonged deceleration PD）：指明显的低于基线的胎心事下降，减速≥15 次 /min，从开始到恢复到基线持续≥2 分钟但 <10 分钟，如果减速超过 10 分钟，是基线改变 反复性减速（recurrent deceleration）：指 20 分钟观察时间内≥50% 的宫缩均伴发减速 间歇性减速（intermittent deceleration）：指 20 分钟观察时间内 <50% 的宫缩伴发减速
宫缩 （uterine contraction）	正常宫缩（normal uterine activity）：≤5 次 /10min 宫缩，观察 30 分钟，取平均值 宫缩过频（tachysystole）：>5 次 /10min 宫缩，观察 30 分钟取平均值
正弦波形 （sinusoidal fetal heart rate pattern）	明显可见的、平滑的、类似正弦波的图形，长变异 3~5 周期 /min，持续≥20 分钟

线正常、变异正常且不存在减速的情况下,NST 监护达到反应型标准即可停止,不需要持续监护至满 20 分钟。

2) NST 无反应型:指超过 40 分钟没有足够的胎心加速。

解读:NST 是建立在这样一种假说基础上的,在没有缺氧或神经系统抑制所致酸中毒的情况下,胎心率会在胎动时反应性加速。NST 反应型,定期监护即可。研究表明 NST 对一周内围产儿死亡的阴性预测值为 99%,因此低危孕妇 NST 正常可保证胎儿安全而不需要其他检查支持。

妊娠小于 32 周时,胎儿神经系统发育尚未完善,40 分钟内有 2 次或 2 次以上加速幅度超过 10 次 /min,持续 10 秒以上即为 NST 反应型。

无反应的 NST 假阳性率较高。研究显示,妊娠 24~28 周,约 50% 的 NST 为无反应型;妊娠 28~32 周,约 15% 的 NST 为无反应型。因此对于无反应的 NST 患者,需要进一步的评估,比如是否存在睡眠周期与宫缩的影响,特别是有无药物作用。这些可能会产生影响的药物包括:阿托品、β 受体激动剂、硫酸镁、糖皮质激素等。应结合孕周、胎动及临床情况等决定复查监护。

高危妊娠者,特别是有多次 NST 无反应型者,多为胎儿储备下降,存在慢性胎儿窘迫,一旦出现规律宫缩甚至不规则宫缩,即可伴随晚期减速或延长减速,如不积极干预、及时终止妊娠常可导致胎儿不良结局。如果胎儿在 40 分钟内缺乏加速,应继续电子胎心监护 80 分钟,而且要加用其他方法,如胎儿声刺激试验或乳房刺激试验。

50% 的 NST 图形中可能观察到变异减速。当变异减速类型为非反复性,且减速时间 <30 秒时,通常与胎儿并发症无关,不需产科干预。对于反复性变异减速(20 分钟内至少 3 次),即使减速时间 <30 秒,也提示胎儿存在一定危险。如 NST 图形中减速持续 1 分钟以上,胎死宫内的风险将显著增加,这种情况下,需要综合考虑潜在的利弊、风险决定是否终止妊娠。

值得注意的是,有数据显示,胎心监护缺乏反应型出现的时间晚于慢性胎儿宫内不良表现的晚期减速。Murata 等指出,胎猴在试验中逐渐缺氧到最终死亡的过程中,在胎心监护方面最早出现的缺氧表现就是晚期减速,仅仅在胎儿出现明显的酸中毒后,胎心监护才出现加速消失。因此,需要认识到,胎儿监护无反应型的胎儿状况,有可能处于非常危险的境地。

不同的国家对 NST 的判读结果略有不同,2018 年加拿大妇产科医师协会(SOGC)将 NST 分为 3 类:正常 NST,不典型 NST 及异常 NST。我国人民卫生出版社出版的第 9 版《妇产科学》也采纳了 SOGC 的分类标准。

(3) 宫缩应激试验(contraction stress test,CST):CST 的理论基础是,在宫缩的应激下,子宫动脉血流减少,可促发胎儿一过性缺氧表现。对已处于亚缺氧状态的胎儿,在宫缩的刺激下缺氧逐渐加重将诱导出现晚期减速。宫缩的刺激还可引起脐带受压。

CST 图形的判读分为以下 5 种:①阴性,无晚期减速或明显的变异减速。②阳性,50% 以上的宫缩后出现晚期减速(即使宫缩频率 <3 次 /10min)。③可疑阳性,间断出现晚期减速或明显的变异减速。④可疑过度刺激,宫缩过频时(>5 次 /10min)或每次宫缩时间 >90 秒时出现胎心率减速。⑤不满意的 CST,宫缩频率 <3 次 /10min 或出现无法解释的图形。

解读:OCT,即缩宫素激惹试验,是用缩宫素诱导宫缩,并用电子胎心监护仪记录胎心率的变化;CST 即传统上的宫缩应激试验,指临产后所做的 CTG。

2015 年我国专家共识采用 ACOG 指南意见,摒弃了 OCT 这一称谓,统一为 CST,但临床工作中应区分 OCT 及临产后 CST,两者的判读标准不同。通过 CST 可以了解在宫缩压力造成的胎盘一过性缺血缺氧时胎儿的储备能力。胎儿有其他参数不正常而需要分娩时,如果能耐受宫缩,就可以考虑阴道分娩,不适合阴道分娩者不应进行 CST。

在判读结果时,首先要观察是否有良好的宫缩,即 10 分钟内有 3 次,每次宫缩持续 40 秒。宫缩可以引起流经子宫动脉的血流量减少,宫缩间期能够提供母体高氧合的血流,恢复充盈胎盘绒毛间隙的血液供应,因此保持足够的宫缩间期是非常重要的。

CST 阴性,一般提示胎盘功能良好,一周内无胎儿死亡的风险。目前研究发现,CST 阳性时胎儿病残率较高,如果不干预,甚至可以导致较高的死亡率。足月或早产儿伴有 CST 阳性结果时就要考虑终止妊娠。发现可疑图形时,需要重复检查,或者立即进行后续的监测,如胎儿生物物理评分(BPP)。对于可疑过度刺激可以减少刺激频率,进一步评估。

3. 产时 CTG

（1）产时 CTG 的指征和频率：对于低危孕妇，产时推荐间断胎心听诊。需要注意间断胎心听诊必须包括宫缩的前、中、后。推荐第一产程潜伏期（宫口 <6cm）每 30~60 分钟听诊 1 次胎心，并及时记录；活跃期（宫口 ≥6cm）每 30 分钟听诊 1 次胎心，并记录；第二产程每 10 分钟听诊 1 次胎心，并记录；对于相对高危孕妇，需要适当增加听诊频率，必要时有条件的医疗机构可在孕妇病情需要时行持续胎心监测，如果间断听诊发现异常，应立即行持续电子胎心监护。

解读：产时胎心监护自应用于临床以来，受到了产科医护人员的喜爱，不过其临床价值存在争议，循证证据也表明低风险孕妇中，间断胎心听诊与连续电子胎心监护在减少缺氧缺血性脑病、脑瘫、围产儿死亡率上没有差异。随着 CTG 的应用与研究，发现持续电子胎儿监护假阳性率高，增加临床不必要的干预，导致阴道助产及剖宫产率增加。美国妇产科医师协会（ACOG）和母胎医学会（SMFM）数据显示，胎儿监护异常已经成为美国剖宫产的第二大原因。但目前亦没有任何有力的证据表明临床过程中是否可以放弃使用产时胎心监护。对于低危孕妇，专业人员应该推荐并提供间断胎心听诊，用以评估分娩时胎儿宫内安危。

胎心听诊的时机选择上目前没有比较一致的要求，大部分学者推荐宫缩时和宫缩后听诊 30~60 秒。听诊最佳间隔时机目前亦无明确的循证医学证据，需要更多的临床研究来确定最佳的听诊间隔时间以及结果判读的可靠性。

我国指南建议潜伏期（宫口 <6cm）每 30~60 分钟听诊 1 次胎心，活跃期（宫口 ≥6cm）每 30 分钟听诊 1 次胎心。第二产程每 10 分钟听诊 1 次胎心。

产程中任何时刻都能出现危险因素，产时 CTG 应分层管理，动态评估胎儿宫内状况，及时发现危险因素。对高危孕妇应实行持续 CTG。指南中并未明确哪些高危因素需产科医生根据临床评估个体化管理。

（2）产时 CTG 的评价方法及管理：产时 CTG 按照三级评价系统分类，对结果的判读要求熟练掌握 CTG 的基本术语特征，将结果归类为Ⅰ类、Ⅱ类、Ⅲ类。见表 9-1-2。

Ⅰ类图形：胎心率基线为 110~160 次 /min，基线变异为中度变异、无晚期减速及变异减速、存在或缺乏早期减速、存在或缺乏加速。Ⅰ类图形是正常的，可按常规的方式进行管理。

Ⅲ类图形包括胎心率基线无变异，并且存在复发性晚期减速、复发性变异减速、胎心率过缓（胎心率基线 <110 次 /min）以及正弦波形。Ⅲ级图形提示胎儿存在酸碱平衡失调（胎儿缺氧），胎儿酸中毒风险明显增加，必须立即采取相应的宫内复苏措施，同时应尽快终止妊娠。

Ⅱ类图形包括所有不能被列为Ⅰ类或Ⅲ类的胎心监护图形，其为可疑的胎心监护图形，需要持续监护和再评估，必要时实施宫内复苏措施。宫内复苏措施见表 9-1-3。

解读：基线的变异对胎儿缺氧程度的评估已经备受关注，基线中度变异能可靠判断在观察期间胎儿不存在持续性缺氧损伤和代谢性酸中毒，Ⅰ类至Ⅲ类图形的判读是根据胎心率基线变异程度作为重要指标而划分的。

专家共识对Ⅰ类及Ⅲ类电子胎心监护结果给出了明确的处理意见。但对于Ⅱ类图形的建议却比较模糊，对于这类胎心监护到目前为止没有统一的处理流程和指南。Ⅱ类胎心监护变异性较大，临床处置既要掌握原则性，又要注重个体性，既要减少不必要的干预，又不能增加胎儿缺氧的风险。

2010 年 ACOG 产时胎心监护三级分类实践公告中建议，变异和减速可作为Ⅱ类图形评估的重要依据，存在中度变异或加速的Ⅱ类图形其新生儿酸中毒发生率低。

一旦确定为Ⅱ类胎心监护，需要更频繁地评估胎儿宫内状况，甚至持续胎儿监护，及时发现异常胎心监护图形，采取宫内复苏措施，改善胎儿宫内状况，降低胎儿宫内缺氧引起的酸中毒的发生率。

宫内复苏的举措包括：

1）改变母体体位：侧卧位或胸膝卧位，改善子宫胎盘灌注或者缓解脐带受压。

2）吸氧：可采用鼻导管或面罩吸氧。

3）静脉输液：对于脱水、仰卧位低血压或分娩镇痛所致的外周血管扩张的患者，可通过改变体位及静脉输液纠正低血压，输注 500~1 000ml 乳酸林格液或生理盐水溶液改善胎盘血流和胎儿氧合。子痫前期或心脏病等容易出现容量负荷过多的孕妇，需谨慎输液。麻醉相关性低血压，应请麻醉医师评估，给予相应处理。

4）抑制宫缩：宫缩过频是导致胎儿缺氧的常

表 9-1-2　产时电子胎心监护三级评价系统及其意义

分类	描述	意义
Ⅰ类	同时包括以下各项： 基线：110~160 次 /min 正常变异 晚期减速或变异减速：无 早期减速：有或无 加速：有或无	正常的胎心监护图形，提示在监护期内胎儿酸碱平衡状态良好。后续的观察可按照产科情况常规处理，不需要特殊干预
Ⅱ类	除Ⅰ或Ⅲ类以外的图形，包括以下任一项： 1. 胎心率基线：胎儿心动过缓但不伴基线变异缺失、胎儿心动过速 2. 基线变异：变异缺失——不伴反复性减速 　　　　　微小变异 　　　　　显著变异 3. 加速：刺激胎儿后没有加速 4. 周期性或偶发性减速： 　　反复性变异减速伴基线微小变异或正常变异 　　延长减速 　　反复性晚期减速伴正常变异 　　变异减速有其他特征，如恢复基线缓慢，"尖峰"（overshoot）或"双肩峰"（shoulder）	可疑的胎心监护图形，既不能提示胎儿宫内有异常的酸碱平衡状况，也没有充分证据证明是Ⅰ类或Ⅲ类胎心监护图形。Ⅱ类胎心监护图形需要持续监护和再评估。评估时需充分考虑产程、孕周，必要时实施宫内复苏措施（表 9-1-3）。如无胎心加速伴微小变异或变异缺失，应行宫内复苏；如宫内复苏后胎心监护图形仍无改善或发展为Ⅲ类监护图形，应立即分娩
Ⅲ类	包括以下任何一项： 1. 基线变异缺失伴以下任一项： 　　反复性晚期减速 　　反复性变异减速 　　胎儿心动过缓 2. 正弦波形	异常的胎心监护图形，提示在监护期内胎儿出现异常的酸碱平衡状态，必须立即宫内复苏，同时终止妊娠

表 9-1-3　宫内复苏措施

目标	相关的胎心率模式	可行的干预措施
提高胎儿血氧饱和度和子宫胎盘血供	反复性晚期减速；延长减速、胎儿心动过缓；微小变异、变异缺失	改变体位；吸氧；静脉输液；减慢宫缩频率
抑制宫缩	胎儿心动过速	停用缩宫素或促宫颈成熟药物；使用宫缩抑制剂
减少脐带受压	反复性变异减速 延长减速、胎儿心动过缓	改变体位；如果脐带脱垂在抬高先露部的同时准备立即分娩

见原因。应立即停用宫缩剂，必要时可给予宫缩抑制剂。

经宫内复苏治疗短期观察后，仍未改善或转为Ⅲ类胎心监护应该考虑胎儿存在酸中毒的可能性，需立即终止妊娠，分娩方式根据孕妇的产程进展和头盆关系综合判断决定。

电子胎心监护已经成为孕期管理的一个关键部分，对 CTG 规范化的定义和解读有助于产科临床人员正确判读 CTG，但 CTG 结果判定后的管理迄今仍是产科临床医护人员持续探索的热点之一，关键是如何根据 CTG 图形所示对胎儿宫内缺氧进行有效预警。

（张雪芹）

参考文献

[1] 程志厚,宋树良.胎儿电子胎心监护学.北京:人民卫生出版社,2001:52-61.

[2] EGLEY CC,BOWES WA,WAGNER D. Sinusoidal fetal heart rate pattern during labor. Am J Perinatol,1991,149:465.

[3] ANGEL J,KNUPPEL R,LAKE M. Sinusoidal fetal heart rate patterns associated with intravenous butorphanol administration. Am J Obstet Gynecol,1984,149:465.

[4] ACOG Committee on Practice Bulletins. ACOG practice bulletin No. 145:Antepartum fetal surveillance. Obstet Gynecol,2014,124(1):182-192.

[5] 宋树良,郭晓辉.实用胎儿电子监护学.北京:人民卫生出版社,2016:91.

[6] BISHOP EH. Fetal acceleration test. Am J Obstet Gynecol,1981,141(8):905-909.

[7] LAVIN JP JR,MIODOVNIK M,BARDEN TP. Relationship of nonstresstest reactivity and gestational age. Obstet Gynecol,1984,63(3):338-344.

[8] MURATA Y,MARTIN CB,IKENOUE T,et al. Fetal heart rate accelerations and late decelerations during the course of intrauterine death in cheronically catheterized rhesus monkeys. Am J Obstet Gynecol,1982(144):218.

[9] ACOG Committee on Practice Bulletins. ACOG practice bulletin. Antepartum fetal surveillance. Number 9,October 1999(replaces Technical Bulletin Number 188,January 1994). Clinical management guidelines for obstetriciangynecologists. Int J Gynaecol Obstet,2000,68(2):175-185.

[10] 肖梅,赵蕾.胎心监护.北京:科学出版社,2018:226.

[11] ACOG/SMFM Obstetric Care Consensus. Safe prevention of the primary cesarean delivery. Obstet Gynecol,2014,123:693-711.

[12] BEECH B A. Electronic fetal monitoring. Inherited clinical guidelines. The practising midwife,2001,4(7):31-33.

[13] SHOLAPURKAR S. Intermittent auscultation of fetal heart rate during labour a widely accepted technique for low risk pregnancies;but are the current national guidelines robust and practical? Obstetrics Gynaecology,2010,30(6):537-540.

[14] American college of nurse-midwives(ACNM)clinical bulletin. Intermittent auscultation for intrapartum fetal heart rate surveil lance. J Midwifery Womens Health,2007,52(3):314-319.

[15] American College of Obstetricians and Gynecologists. Practice bulletin No. 116:Management of intrapartum fetal heart rate tracings. Obstet Gynecol,2010,116(5):1232-1240.

[16] SIMPSON KR. Intrauterine resuscitation during labor. MCN Am J Matern Child Nurs,2005,30(5):344.

第二节　国外产前及产时胎儿监护指南解读

胎儿监护的目标是保证胎儿足够的氧供以避免不必要的产科干预,及时发现氧供不足的胎儿,以保证在胎儿发生损伤前能够采取恰当的干预措施,减少围产儿死亡和远期后遗症。2014 年美国妇产科医师学会(American College of Obstetricians and Gynecologists,ACOG)、2015 年国际妇产科联盟(International Federation of Gynecology and Obstetrics,FIGO)、2018 年昆士兰(Queensland)相继发布了有关胎儿监护的最新指南,本文对上述各国指南(文章中简称 ACOG 指南、FIGO 指南和昆士兰指南)进行综合解读,以帮助广大产科医师提高对胎儿缺氧的识别和及时而准确的处理。

一、产前和产时母儿高危因素

(一)产前母胎高危因素

见表 9-2-1。

表 9-2-1　产前母胎高危因素

	昆士兰指南	ACOG 指南
胎儿	• 怀疑或确认 FGR • 多胎妊娠 • 分娩前一周胎动减少 • 产前 CTG 异常 • 臀位 • 已知需要监测的胎儿异常 • 多普勒超声检查和/或生物物理评分异常	• FGR • 单绒毛膜多胎妊娠(选择性胎儿生长受限) • 胎动减少 • 前次胎死宫内(原因不明或再次出现的高危因素)

续表

	昆士兰指南	ACOG 指南
母体	• 羊水过多或过少 • 原发性高血压或子痫前期 • 需要药物治疗的糖尿病或血糖控制不佳或巨大胎儿 • 孕周≥42 周 • 之前或现在在医疗条件不佳导致胎儿不良结局 • 胎膜早破≥24 小时 • 前次剖宫产或子宫手术史 • 产前出血 • 病态肥胖（BMI≥40kg/m²） • 年龄≥42 岁 • 血浆 PAPP-A 异常（<0.4MoM） • 血管前置	• 羊水过少 • 高血压疾病 • 糖尿病 • 晚期或过期妊娠 • 甲状腺功能亢进（控制不满意） • 系统性红斑狼疮 • 抗磷脂抗体综合征 • 发绀型心脏病 • 慢性肾病 • 血红蛋白病（镰状细胞贫血、地中海贫血）

注：FGR.fetal growth restriction，胎儿生长受限；CTG.cardiotocograph，心分娩力描记法；BMI.body mass index，体重指数。

（二）产时母儿高危因素

见表 9-2-2。

表 9-2-2　产时母儿高危因素

昆士兰指南	FIGO 指南
• 局部镇痛（硬膜外或脊髓）/ 宫颈旁阻滞 • 子宫激惹或宫缩过强 • 催产素引产或加强宫缩 • 前列腺素引产 • 异常阴道出血 • 体温≥38℃ • 羊水粪染或血性羊水 • 人工破膜后羊水过少 • 第一或第二产程延长 • 28~36⁺⁶ 周的早产 　<24 周，不建议 　24~27⁺⁶ 周，临床效果不明确 • 胎心听诊或 CTG 异常	• 硬膜外或脊髓外镇痛后可能发生的低血压 • 宫缩过强 • 急性呼吸窘迫 • 心跳、呼吸骤停 • 胎盘早剥 • 子宫破裂 • 脐带脱垂 • 肩难产 • 臀位 • 血管前置 • 仰卧位低血压

二、产前胎儿监护技术

（一）胎动

孕妇一般妊娠 20 周左右开始自觉胎动，以夜间和下午较为活跃。正常情况下，胎动常在胎儿睡眠周期消失，持续 20~40 分钟。目前临床上有多种计数胎动的方法，但是尚未确定理想的胎动数量和胎动间隔时间。ACOG 指南推荐了两种自计胎动的方法：一种监测方法是孕妇左侧卧位计数胎动数，2 小时内准确计数的胎动数达到 10 次即为满意的胎动。一旦连续监测到 10 次胎动就停止计数，连续 10 次胎动的平均间隔是（20.9 ± 18.1）分钟；另一种监测方法是一周 3 次，每次计数 1 小时胎动，如果胎动次数等于或超过孕妇既往的胎动计数基数就被认为是可靠的。

大量研究表明胎动减少与围产儿不良结局的风险增加相关。胎动减少预示着有胎死宫内的可能，部分病例在胎动减少后几天出现胎死宫内。而且胎动减少可能与子代远期神经系统疾病的发生风险升高有关。妊娠 28 周以后，胎动计数 <10 次 /2 小时或减少 50% 者提示胎儿有缺氧可能。胎动计数可作为产前胎儿监护的一种经济而方便

的手段,是孕妇自我评价胎儿宫内状况的有效方法。但是母体对胎动计数具有极大主观性,如果孕妇自己感觉到胎动明显减少,应进行 NST、胎儿生物物理评分等进一步评估胎儿情况。因此,无论采用何种胎动计数方法,如果无法确定准确的胎动数,建议进一步评估胎儿。加拿大妇产科医师协会(SOGC)指南中给出了胎动计数的指征和流程,如图 9-2-1。

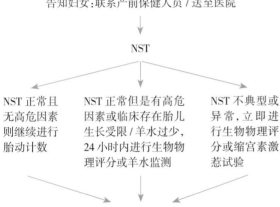

所有无高危因素的孕妇:察觉胎动减少
在 26~32 周开始每日监护 / 自数胎动
(如果他们认为胎动减少)
或
存在高危因素的妇女:26~32 周起每日进行胎儿监护或
自数胎动

胎动 <6 次 /2h
告知妇女:联系产前保健人员 / 送至医院

NST

NST 正常且无高危因素则继续进行胎动计数　　NST 正常但是有高危因素或临床存在胎儿生长受限 / 羊水过少,24 小时内进行生物物理评分或羊水监测　　NST 不典型或异常,立即进行生物物理评分或缩宫素激惹试验

根据超声检查,NST 以及总体临床情况决定进一步管理或分娩

图 9-2-1　胎动计数的指征和处理流程

(二) 无应激实验(non-stress test,NST)和宫缩应激实验(contraction stress test,CST)

NST 的理论基础是在没有酸中毒或神经抑制的情况下胎心率随着胎动而加速,是胎儿自主活动正常的良好表现。NST 常用于产前监护,以预测胎儿在宫内的储备能力。ACOG 指南将反应型 NST 或正常 NST 定义为:20 分钟内出现 2 次或 2 次以上胎心加速。无反应型 NST 是指超过 40 分钟没有满意的胎心加速。基于以上标准,孕 24~28 周有多达 50% 的 NST 是无反应型,孕 28~32 周有 15% 的 NST 是无反应型,因此孕 32 周后 NST 的预测价值较高。对于 < 孕 32 周的胎心监测则需要降低标准,要求至少胎心加速 10 次 /min 持续

10 秒。NST 的阴性预测值为 99.8%,在大多数情况下,正常的 NST 可以预测一周内胎儿情况良好,但在使用胰岛素或过期妊娠的孕妇建议至少每周做 2 次 NST。无反应型 NST 多数情况下与胎儿睡眠周期相关,但也可能是胎儿中枢神经系统受到抑制,如胎儿缺氧和酸中毒引起。但值得注意的是,NST 结果的假阳性率较高,因此对于无反应型 NST 需要适当延长 NST 监护时间,必要时进行生物物理评分或 CST,以了解胎儿情况(B 级证据)。

CST 是宫缩情况下的胎心率变化,其理论基础是宫缩会引起胎儿短暂的缺氧。ACOG 指南将 CST 的结果分类如下:①阴性,无晚期减速或明显的变异减速;②阳性,50% 以上的宫缩后出现晚期减速(即使宫缩频率 10 分钟小于 3 次);③高度可疑阳性,间断出现的晚期减速或明显的变异减速;④可疑阳性,每 2 分钟或更频繁的宫缩期间出现胎心减速,或每次胎心减速持续 90 秒以上;⑤不满意的 CST,10 分钟小于 3 次宫缩或不明确的宫缩,每次宫缩持续 <40 秒。

CST 可用于子宫胎盘有病理情况时预测胎儿风险,包括母体疾病如糖尿病或高血压等和胎儿异常状况如胎儿生长受限或过期妊娠等。CST 不应该用于有任何阴道分娩禁忌证的孕妇,如前置胎盘或前次古典式剖宫产等。CST 的阴性预测值大于 99.9%,阴性的 CST 一周内胎儿死亡的概率为 1.2/1 000。然而 CST 对于胎儿死亡的阳性预测值很低(8.7%~14.9%),因此它不能单独用于指导临床操作。

(三) 生物物理评分

胎儿生物物理评分(biophysical profile,BPP)是联合电子胎儿监护及超声检查,综合判断胎儿有无急、慢性缺氧的一种产前监护方法。ACOG 指南推荐的 BPP 包括 NST、胎儿呼吸运动、胎动、胎儿肌张力和羊水深度。每一项评分为 2 分或 0 分,8 分或 10 分为正常,6 分是可疑,4 分以下异常。无论总分多少,只要羊水过少(羊水最大深度 <2cm)就应该进一步评估。而改良 BPP 只包括了 NST 和羊水深度。随机对照试验的数据表明与羊水指数相比,用羊水最大深度诊断羊水过少可减少不必要的产科干预而不增加不良围产结局的发生(A 级证据)。ACOG 指南建议 BPP 评分 6 分,可疑阳性,需进一步评估,或结合孕周考虑终止妊娠。如果孕周≥37 周,BPP 6 分应进一步评估或考虑终止妊娠;反之,24 小时重复 BPP。BPP 4 分

通常是终止妊娠的指征,孕周 <32 周,处理应遵循个体化原则,进一步监护是合理选择。

BPP 检查比较费时,且受诸多主观因素的影响,故临床应用日趋减少。回顾性和前瞻性研究表明,较低的 BPP 分数与胎儿酸中毒、围产期发病率和死亡率、脑瘫相关。表 9-2-3 显示了 SOGC 对 BPP 判读及处理的建议。

(四) 脐动脉多普勒血流

脐动脉多普勒血流检测是一种无创产前监测胎儿血流动力学的技术,可以对有高危因素的胎儿的宫内状况做出客观判断。ACOG 指南推荐脐动脉多普勒血流检测常用的三项指标为:S/D 值(systolic to diastolic ratio)、阻力指数(resistance index,RI)和搏动指数(pulsatility index,PI)。

脐动脉多普勒血流检测不用于评估正常妊娠,因为它对这类人群没有价值,该检测方法适用于评估可疑胎盘功能不足孕妇的胎儿胎盘循环,如胎儿生长受限等。正常发育胎儿的脐动脉以舒张期高速血流为特征,而生长受限胎儿的脐动脉舒张期血流速度减低。严重的胎儿生长受限者脐动脉舒张期血流可以消失甚至反向,其围产期死亡率显著增加。脐动脉舒张末期血流减少、缺失或反向是加强胎儿监护和终止妊娠的指征。对于需要使用糖皮质激素促进胎肺成熟而延期终止妊娠的胎儿需加强胎儿监护。对于生长受限的胎儿,脐动脉多普勒血流检测联合 NST、BPP 监测可改善胎儿预后(A 级证据)。

综上所述,大量临床研究表明大多数孕妇可以在孕 32 周开始行产前胎儿监护。但是对于有多种合并症的孕妇,特别是极为复杂的高危孕妇(如高血压合并胎儿生长受限、糖尿病酮症酸中毒或肺炎导致的低氧血症等),产前监护可开始于终止妊娠时胎儿可存活的孕周(C 级证据)。

至于产前胎儿监护的频率目前尚无定论,需要具体结合母胎情况和孕周,遵循个体化原则。如大多数胎儿生长受限者,建议每 3~4 周做一次系列超声检查,以充分评估胎儿状况,过于频繁的超声检查(<2 周),可因超声检查的系统误差干扰正确的评估。一旦母胎状况发生显著变化,则需要进一步评估。

鉴于产前胎儿监护的假阳性率高、阳性预测值较低,为了避免单一监护结果异常所导致的不必要的终止妊娠,建议联合采用多种胎儿监护方法并结合孕周、母胎情况考虑合适的终止妊娠时机。

三、产时胎儿监护技术

产时胎儿监护的主要目的是防止缺氧和酸中毒引起的胎儿不良结局,以降低围产儿死亡率和减少远期后遗症的发生,同时减少不必要的产科干预。产时胎儿监护技术包括间歇胎心听诊、电子胎心监护、胎儿血 pH 值和乳酸的监测、胎儿头皮刺激等。

(一) 间歇胎心听诊

间歇胎心听诊是一种短时间内进行胎心率(FHR)听诊而没有图纸结果的听诊技术,可以用超声多普勒和 Pinard 听诊器进行胎心听诊。适用于低危孕妇或没有条件进行电子胎心监护时的产时

表 9-2-3 生物物理评分判读及处理

评分 / 分	结果	无干预 1 周内围产儿死亡率	管理
10/10 8/10(羊水正常) 8/8(未行 NST)	胎儿窘迫 风险极小	1/1 000	产科和母体因素干预
8/10(羊水异常)	可能慢性胎儿窘迫	89/1 000	如存在肾功能异常或胎膜早破,足月胎儿终止妊娠;<34 周,加强胎儿监护尽量至胎儿成熟
6/10(羊水正常)	可疑胎儿窘迫	不确定	24 小时内重复
6/10(羊水异常)	可能胎儿窘迫	89/1 000	足月胎儿终止妊娠;<34 周,加强胎儿监护尽量至胎儿成熟
4/10	高度怀疑胎儿窘迫	91/1 000	胎儿指征终止妊娠
2/10	胎儿窘迫	125/1 000	胎儿指征终止妊娠
0/10	确定胎儿窘迫	600/1 000	胎儿指征终止妊娠

监护。优点如下：①增加医护人员与产妇之间的沟通时间；②便于医护人员亲自观察孕妇的生命体征、胎动和宫缩；③孕妇行动自如，有利于阴道分娩；④医疗成本最低，在医疗条件极差的地方也可以进行。但是间歇胎心听诊不能识别胎心减速或加速，不能在纸上自动记录和保存听诊的结果，从而导致病历回顾和法医鉴定的困难。昆士兰指南建议间歇胎心听诊有异常时首先需要注意与母体脉搏进行鉴别。当确实存在胎心率异常、宫缩后胎心减速、需要使用催产素加强宫缩和出现产时并发症如羊水粪染、产时异常出血、产妇发热≥38℃等情况时，建议采取持续胎心监护。各国指南推荐间歇胎心听诊频率见表9-2-4。

（二）电子胎心监护

电子胎心监护（electronic fetal monitoring，EFM）也称为心分娩力描记法（cardiotocography，CTG），是连续监护胎心率和子宫收缩的术语。FIGO指南推荐对低危孕妇进行间断EFM监护来代替胎心听诊，当间断EFM发现异常或存在胎儿缺氧/酸中毒高危因素，如孕妇阴道流血或发热、硬膜外阻滞麻醉、羊水粪染、引产或催产发生子宫收缩过强和胎儿生长发育异常时，建议采用连续EFM监护。

昆士兰指南给出了EFM判读及处理流程图见图9-2-2。可能原因及改善措施见表9-2-5。

FIGO指南明确指出EFM是一种灵敏度高、特异度低、阳性预测值低的检查方法。该方法具有一定的局限性，主要表现在结果判读的主观性，特别是对可疑和异常EFM结果的识别和分类以及对胎儿缺氧/酸中毒的预测。连续EFM监护不仅会增加剖宫产率和器械阴道助产率，由其带来的不必要的产科干预还会增加孕妇和新生儿的风险。为了降低EFM的假阳性率以及不必要的医学干预，可以应用产时监测的辅助技术如胎儿头皮刺激、胎儿血pH值和乳酸的监测等，进一步评估胎儿氧合状态，尽早识别胎儿缺氧和酸中毒，及时采取干预措施，以降低围产儿发病率和死亡率。

（三）胎儿头皮刺激

胎儿头皮刺激（fetal scalp stimulation，FSS）是检查者用手触摸胎儿头皮、用钳子刺激胎儿皮肤或者摇晃孕妇腹部，该方法操作简单，侵入性较小，对胎儿缺氧/酸中毒的预测价值与其他方法相似。FSS的主要目的是区别CTG显示变异小是由胎儿深睡眠引起，还是胎儿处于缺氧及酸中毒状态。FSS引起胎心率加速后恢复正常，这种阴性预测价值与胎儿血pH值大于7.25相似。FSS未引起胎心率加速或者当胎心率出现加速后紧接着胎心率变异性降低，则对胎儿缺氧和酸中毒的阳性预测价值有限。采取FSS可以减少50%的胎儿血液采样。

（四）胎儿头皮血取样和乳酸检测

胎儿头皮血取样（Fetal Scalp Blood Sampling，FBS）是一种评估胎儿血样中的血气和乳酸的技术。各国指南均推荐FBS用于CTG存在可疑或异常，尽管采取了适当的纠正措施，胎心率仍然不

表9-2-4 推荐间歇胎心听诊频率

	第一产程 潜伏期	第一产程 活跃期	第二产程
SOGC	每小时	每15~30分钟	每5分钟
FIGO		每15分钟	每5分钟
ACNM		每15~30分钟	每5分钟
ACOG		每15分钟	每5分钟
AWHONN		每15~30分钟	每5~15分钟
RCOG		每15分钟	每5分钟
RANZCOG		每15~30分钟	每次宫缩后或每5分钟
昆士兰		每15~30分钟	每次宫缩后或每5分钟
中国	每30~60分钟	每30分钟	每10分钟

注：SOGC.The Society of Obstetricians and Gynaecologists of Canada；FIGO.International Federation of Gynecology and Obstetrics；ACNM.American College of Nurse-Midwives；ACOG.American College of Obstetricians and Gynecologists；AWHONN.Association of Women's Health，Obstetric and Neonatal Nurses；RCOG.Royal College of Obstetricians and Gynecologists；RANZCOG.Royal Australian and New Zealand College of Obstetricians and Gynaecologists。

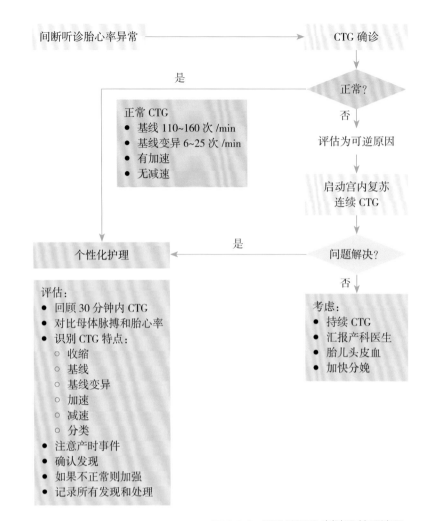

图 9-2-2　EFM/CTG 判读及处理流程

表 9-2-5　EFM 异常可能原因及改善措施

EFM 异常可能原因	潜在影响因素	可能的改善措施
胎盘灌注减少	• 体位性低血压 • 阴道检查 • 呕吐或迷走神经兴奋 • 硬膜外麻醉或加药 • 胎膜破裂	• 改变母体体位:左侧卧位 • 低血压:给予 500ml 晶体(最大 1 000ml) • 阴道检查排除脐带脱垂或前置
子宫过度刺激	• 催产素输注 • 阴道置入前列腺素	• 停止催产素输注 • 去除前列腺素 • 特布他林 250μg 皮下或静脉注射 • 舌下甘油三硝酸酯喷雾 400μg • 沙丁胺醇 100μg 静脉滴注
产妇心动过速	• 产妇感染 • 脱水 • 焦虑/疼痛引起无发热性心动过速	• 如果体温 >38℃,进行筛查和处理 • 如果脱水:给予 500ml 晶体液
CTG 数据读取不足	• 外传感器接触不良 • 头皮电极无法工作或分离	• 检查母体脉搏以区别母胎二者心率 • 重新定位外部传感器或头皮电极

表 9-2-6　FBS 参考值及判读

PH	乳酸 /(mmol·L⁻¹)	意义	处理
≥7.25	<4.2	正常	不需处理
7.21~7.24	4.2~4.8	可疑酸中毒	临界:30 分钟后重复
≤7.2	>4.8	酸中毒	异常:尽快终止妊娠

表 9-2-7　正常脐血血气值和乳酸值

部位	pH 值	碱剩余 /(mmol·L⁻¹)	PO₂/mmHg	PCO₂/mmHg	乳酸 /(mmol·L⁻¹)
脐动脉	7.10~7.38	−9.0~1.8	4.1~31.7	39.1~73	<6.1
脐静脉	7.22~7.44	−7.7~1.9	30.4~57.2	14.1~43.3	—

正常的情况。禁用于:①妊娠 <34 周;②CTG 提示胎儿严重持续性损害(如持续心动过缓超过 5 分钟);③胎儿出血性疾病(如疑似胎儿血小板减少症、血友病等);④臀位、面先露和额先露;⑤母体感染(如艾滋病、乙型病毒性肝炎、丙型病毒性肝炎、单纯疱疹病毒感染和宫内败血症)。B 族溶血性链球菌携带者不影响 FBS。进行 FBS 的必备条件是:胎膜破裂,宫口开大至少 3cm,并且首先需进行阴道检查评估胎先露的位置和状态。FIGO 及昆士兰指南推荐 FBS 参考值及判读见表 9-2-6。

胎儿头皮血气分析是评估胎儿情况的二线方法,可以减少不必要的手术分娩,如剖宫产、胎头吸引器和产钳。最近对 86 家荷兰医院的调查显示,98% 的医院使用了 FBS。然而 FBS 的使用率在不同的医院和不同的国家之间差异很大,这取决于当地的实际情况。足月分娩中 FBS 的使用率大概为 1%~4%。胎儿头皮血 pH 值通常低于脐静脉血 pH 值,而与脐动脉 pH 值相似。FBS 的假阴性率为 8%,对胎儿酸中毒的阳性预测值和阴性预测值分别为 50% 和 91%,灵敏度为 9%,特异度为 99%。

(五)脐血血气分析

脐血血气分析适用于以下情况:早产、多胎妊娠、产时发热(体温≥38℃)、羊水胎粪污染、臀位分娩、肩难产、分娩时曾进行 FBS、怀疑胎儿缺氧而进行手术分娩、小于胎龄儿或 FGR、产时出血、CTG 异常、需要新生儿复苏或 Apgar 评分 1 分钟少于 4 分和 5 分钟小于 7 分、紧急剖宫产、由临床医生决定的特殊情况等。脐血血气分析最好在 15 分钟内完成,如果脐血血气无法立即检测,一个可替代的方法是保留一段两头夹紧长约 20cm 的脐带以延迟分析,这样在室温下可稳定保存 60 分钟。脐血血样在肝素化的注射器中置于冰上或 2~4℃下可以稳定保存 72 小时。脐动脉血比脐静脉血更能反映胎儿酸碱状态。脐动脉血 pH 值低于脐静脉血 pH 值(至少 0.022 个单位),脐动脉血二氧化碳分压大于脐静脉血二氧化碳分压(至少 5.3mmHg)。脐带血的血气值因以下情况而有所不同:①孕周;②分娩方式;③出生后的时间;④先前的 pH 值和乳酸值。

正常脐血血气值和乳酸值见表 9-2-7。

目前脐血血气分析是唯一能客观定量评估出生前是否发生缺氧 / 酸中毒的方法。脐血取样对新生儿是无损害和相对便宜的。结果可及时反馈给产房工作人员,以丰富产时监护方面的经验。如果技术条件允许,所有怀疑胎儿缺氧 / 酸中毒和 / 或低 Apgar 分数的情况下都应该进行脐血血气分析。同时也应该注意代谢性酸中毒的存在,并不排除其他导致新生儿预后不良的因素,如早产、出生创伤、感染、胎粪吸入、某些先天性异常、先天存在的病变及新生儿缺氧等。同样,出生时没有代谢性酸中毒也不排除妊娠期间或更早发生过缺氧 / 酸中毒。

(龚洵　邓东锐)

参考文献

[1] Queensland Clinical Guidelines. Intrapartum fetal surveillance(IFS). 2019.

[2] American College of Obstetricians and Gynecologists. Practice bulletin No. 145:antepartum fetal surveillance. Obstet Gynecol. 2014,124(1):182-192.

[3] AYRES-DE-CAMPOS D,ARULKUMARAN S,FIGO Intrapartum Fetal Monitoring Expert Consensus Panel. FIGO consensus guidelines on intrapartum fetal monitoring: Physiology of fetal oxygenation and the main goals of

intrapartum fetal monitoring. Int J Gynaecol Obstet, 2015, 131(1):5-8.

[4] BRADFORD BF, CRONIN RS, MCCOWAN LME, et al. Association between maternally perceived quality and pattern of fetal movements and late stillbirth. Sci Rep, 2019, 9(1):9815.

[5] ZAMSTEIN O, WAINSTOCK T, SHEINER E. Decreased fetal movements: Perinatal and long-term neurological outcomes. Eur J Obstet Gynecol Reprod Biol, 2019, 241: 1-5.

[6] LISTON R, SAWCHUCK D, YOUNG D, et al. Fetal health surveillance: antepartum and intrapartum consensus guideline. British Columbia Perinatal Health Program. J Obstet Gynaecol Can, 2007, 29(9 Suppl 4):S3-S56.

[7] BISHOP EH. Fetal acceleration test. Am J Obstet Gynecol, 1981, 141:905–909.

[8] MACONES GA, HANKINS GD, SPONG CY, et al. The 2008 National Institute of Child Health and Human Development workshop report on electronic fetal monitoring: update on definitions, interpretation, and research guidelines. Obstet Gynecol, 2008, 112:661-666.

[9] MANNING FA. Fetal biophysical profile: a critical appraisal. Clin Obstet Gynecol, 2002, 45(4):975–985.

[10] LEWIS D, DOWNE S, FIGO Intrapartum Fetal Monitoring Expert Consensus Panel. FIGO consensus guidelines on intrapartum fetal monitoring: Intermittent auscultation. Int J Gynaecol Obstet, 2015, 131(1):9-12.

[11] American College of Nurse-Midwives. Intermittent auscultation for intrapartum fetal heart rate surveillance (replaces ACNM Clinical Bulletin #9, March 2007). J Midwifery Womens Health, 2010, 55(4):397-403.

[12] American College of Obstetricians and Gynecologists. ACOG Practice Bulletin No. 106: Intrapartum fetal heart rate monitoring: Nomenclature, interpretation, and general management principles. Obstet Gynecol, 2009, 114:192–202.

[13] British Columbia Perinatal Database Registry, Annual report 2005. Vancouver: British Columbia Reproductive Care Program; 2005.

[14] Royal College of Obstetricians and Gynaecologists. The use of electronic fetal monitoring: the use and interpretation of cardiotography in intrapartum fetal surveillance. London: Royal College of Obstetricians and Gynaecologists, 2001.

[15] The Royal Australian and New Zealand College of Obstetriciansand Gynaecologists. Intrapartum fetal surveillance clinical guideline. 3rd ed. Victoria: The Royal Australian and New Zealand College of Obstetricians and Gynaecologists, 2014.

[16] 中华医学会围产医学分会. 电子胎心监护应用专家共识. 中华围产医学杂志, 2015, 18(7):486-490.

[17] TAHIR MAHMOOD U, O'GORMAN C, MARCHOCKI Z, et al. Fetal scalp stimulation(FSS) versus fetal blood sampling(FBS) for women with abnormal fetal heart rate monitoring in labor: a prospective cohort study. J Matern Fetal Neonatal Med, 2018, 31(13):1742-1747.

[18] TAHIR MAHMOOD U, O'GORMAN C, MARCHOCKI Z, et al. Accuracy of intrapartum fetal blood gas analysis by scalp sampling: A retrospective cohort study. Medicine (Baltimore). 2017, 96(49):e8839.

第三节　产科安全助产配置指南 （NICE 2015）解读

产房的规范化管理秉承的是以患者为中心，以安全质量为底线，以分工合作的团队医疗为核心，从硬件设施到救治流程，从人员配置到团队协作，从而进一步提高安全性。产科分娩安全要有相应的制度、人员、物资等。鉴于此，全球多国制定了产科分娩安全相关指南共识，如 2015 年英国国家卫生与临床优化研究所（National Institute for Health and Care Excellence, NICE）产科安全助产与配置指南等。该指南特别关注护理和助产人员，根据现有的最佳证据，就安全助产人员配置要求提出建议。现将指南解读如下。

一、指南适用范围

本指南中的建议涵盖助产士提供护理的所有产科服务（例如，诊所、家访、日间评估单位、产科病房）以及整个孕产途径（怀孕前、产前、产时和产后）。包括医疗行政管理组织、医疗机构、护理管理人员以及助产士四个层面的管理。

解读: 指南要求医疗行政管理组织及医疗机构承担责任并采取行动，以支持所有产科环境中的安全助产人员配置要求，制定制度确保妇女、婴儿及其家庭获得所需的助产护理；监测是否满足安全助产要求，并且审查助产机构并在必要时对其进行调整。

二、产科安全助产人员配置的目的

指南要求依据本地区情况设定助产人员配置，以保持产科服务的连续性，并在任何情况下为妇女和婴儿提供安全护理。确保提供妇女和婴儿所需的所有孕前、产前、产时和产后护理,以涵盖每项产妇服务所需的所有助产角色,包括协调和监督每项服务,并为已分娩的妇女提供支持性的一对一护理。考虑为提高助产士根据专业指导能力给予和接受监督的时间(可能包括休假,强制性培训和持续专业发展等),以应对需求波动(如计划内和计划外的分娩)。

解读: 评估每天或每班的助产需求,包括收集和分析数据;提升员工技能,确保助产士有时间参与持续专业发展,接受法定和强制性培训以及监督培训,为助产士或其他产科服务人员提供培训和指导,监督和评估其他助产士和非助产士(包括产科支持人员)参与间接护理活动的能力,如临床管理、安全保障、管理和与其他专业人员联络。安全的助产护理应该具有可靠的系统和流程,并实践到位,以满足所需的护理需求,避免不必要的护理和伤害。从资格和经验方面看,助产团队的组成及人员配备要求符合服务所需的人员数量和技能组合,监督旨在保障和提高育龄妇女及其家庭的护理质量。通过确保助产士能够自主执业以及在助产士执业能力受损时采取行动,积极促进安

全标准,从而保护妇女和婴儿。其主要目的是兼顾育龄妇女与从事助产人员的需求。

三、产科安全助产人员配置的影响因素

以下因素可能会改变或混淆助产人员配置与产妇或新生儿安全结局之间的关系,如:产妇和新生儿因素、环境因素(例如,当地地理和人口、出生环境和单位大小以及物理布局)、人员配置因素、管理因素、组织因素以及成本和资源使用。

解读: 关于人员配备、环境和管理等这些因素可能会改变助产人员配备要求和结果之间的关系。在助产医疗机构,怀孕或分娩的妇女人数会影响助产工作人员的需求,包括产妇风险因素及新生儿需要、环境因素、助产护理模式、人员配置因素,例如,助产士技能组合、其他工作人员的可用性和提供的护理、助产士和产妇支持人员之间的任务分工以及提供额外服务的需要。与怀孕和分娩有关的产妇护理和治疗受到妇女、整个家庭和婴儿的生理和心理社会需求的影响。同时环境因素以及管理结构和方法、组织文化、组织政策和培训程序都非常重要(表9-3-1)。

表 9-3-1　在评估孕产妇保健需求时应考虑的因素

A. 风险因素、妇女和婴儿敏感度及依赖性	B. 环境因素	C. 人员配置因素
风险因素	当地护理模式,例如:	非专业助产人员,例如:
• 年龄	• 主导护理单元	• 医疗人员(如超声医生)
• 心血管疾病	• 助产士主导单元	• 数据输入人员
• 并发症(孕前)	• 共享护理单元	• 辅助人员
• 妊娠	护理单元布局,例如:	• 医疗顾问
• 残障	• 床位数量,病房数量及间隔	• 护理人员
• 内分泌	相关服务可行性,例如:	• 临时雇员
• 胎儿	• 母乳喂养	
• 胃肠道	• 胎儿医学	
• 妇科疾病	• 母体医学	
• 血液系统	• 其他专科	
• 免疫系统	地理位置及邻近产科服务机构,例如:	
• 感染	• 转运时间	
• 神经系统		
• 肥胖		
• 精神疾患		
• 肾脏		
• 呼吸系统		
• 骨骼系统		
• 药物滥用		

续表

A. 风险因素、妇女和婴儿敏感度及依赖性	B. 环境因素	C. 人员配置因素

产前因素
- 无需引产
- 引产
- 专业护理
- 治疗

产时因素
- Apgar 评分
- 产伤
- 胎儿体重
- 剖宫产
- 分娩时间
- 阴道助产

产后因素

四、产科安全助产的警示

助产红旗事件是一个警告信号，表示某件事可能是助产士出了问题。如果助产士出现危险信号（如助产红旗事件），应通知负责服务的助产士。主管助产士应确定助产事件的原因，以及需要采取的行动。延迟或取消时间关键型操作，这些事件包括错过或延迟护理、分娩时未进行全面临床检查、对异常生命体征的识别和行动延迟等。其他助产危险信号可由助产机构判断确定。

解读：加强产科助产人员安全事件预警管理，通过助产士红旗事件预警的模式提高产房安全管理。产房的规范化管理秉承的是以患者为中心，以安全质量为底线，以分工合作的团队医疗为核心，可以通过各种预警模式，采用预测、预警、预防、预案、预演的预见性医疗模式管理产房，从硬件设施到救治流程，从人员配置到团队协作，均提出了新要求，从而进一步提高产房安全性。具体见表 9-3-2 及表 9-3-3。

五、产科安全助产配置的考核指标

评估产科安全助产配置的考核指标包括环境指标、育龄妇女就诊预约率、母乳喂养率、28 天再入院率、产伤发生率、助产人员配置率以及员工的教育培训管理等。

解读：产科助产安全服务质量可通过由医疗质量委员会制订的产科服务调查表得到体现，其中包括一些重要的医疗指标。如问卷调查，在分娩和分娩期间的护理，助产士是否以您能理解的方式与您沟通？您是否充分参与了护理决策？您对在您分娩和出生期间照顾您的员工有信心和信任吗？在您怀孕期间，助产士是否提供了有关喂养婴儿的相关信息？助产士是否尊重您关于如何喂养宝宝的决定？这些问题表明，与助产团队沟通的充分性可能会影响产科安全质量管理。（见表 9-3-4）

表 9-3-2　影响助产人员的护理行为示例

产前	产时	产后	全程
一、常规护理			
预约	产时常规护理包括评估、支持、监测、处理	产后护理常规包括观察、健康教育、出院计划	护理计划、病例记录、转诊
产前检查包括评估、教育、生活方式咨询、胎儿监护	一对一护理	新生儿评估、筛查、疫苗接种	检查、预约、追踪
产前筛查/诊断		产后评估、健康教育和建议、婴儿监测	转诊

续表

产前	产时	产后	全程
二、需要额外护理			
入院	监测 / 干预 (如套管、硬膜外麻醉、胎儿监护、分娩诱导)	产妇或新生儿死亡 (包括处置及亲属支持)	病例分析
额外的产前诊断 (如胎儿畸形)	管理并发症 (如管理胎儿窘迫、难产)	处理并发症 (如产后出血、婴儿喂养问题)	以下方面: • 选择分娩地点 • 提供专家支持 • 特殊疾病的专科管理 • 特殊社会问题管理 • 沟通 (包括有感觉障碍或语言困难者) • 提供教育、培训、情感支持
产前疫苗接种 (如流行性感冒)	专业化 / 强化护理		护理协调服务或多学科团队协作

表 9-3-3　助产红旗事件

助产红旗事件是一个警告信号,表示某件事可能是助产士出了问题。如果助产士出现助产红旗事件,应通知负责服务的助产士。主管助产士应确定助产人员是否为主要原因以及需要采取的行动。

- 延迟或取消时间关键型活动
- 错过或延迟护理 (例如,清洗和缝合延迟 60 分钟或更长时间)
- 住院期间或助产士指导的病房漏服药物 (如糖尿病药物治疗)
- 疼痛缓解延迟 30 分钟以上
- 从就诊到分诊之间延迟 30 分钟或更长时间
- 分娩时未进行全面临床检查
- 从入室到开始流程之间延迟 2 小时或更长时间
- 对异常生命体征 (例如败血症或尿失禁) 的识别和行动延迟
- 任何情况下,当一名助产士无法在分娩期间为一名妇女提供持续的一对一护理和支持时

表 9-3-4　安全助产人员配备考核指标

以下指标的数据可使用材料服务调查收集

- 与助产团队沟通的充分性
- 在分娩和分娩期间满足母亲需要的充分性
- 满足母亲母乳喂养支持需求的充分性
- 充分满足母亲的产后需求 (产后抑郁症和创伤后应激障碍),并在产后由助产士进行观察

评估

- 在怀孕 13 周内 (或更早) 预约:记录是否在怀孕 13 周内 (或更早) 预约。如果预约时间在怀孕 13 周后,还应根据材料服务数据集记录预约原因
- 母乳喂养:可以使用英国国家卫生服务局的母乳喂养和母乳喂养数据报告收集当地母乳喂养开始率
- 产前和产后入院及 28 天内再入院:记录产前和产后入院及再入院的详细信息,包括出院日期。可以从 Maternity Services 数据集中收集数据
- 分娩期间生殖道创伤的发生率,包括剖宫产
- 选择的出生地点:计划与实际的计划分娩地点代码上的出生地点记录

工作人员报告的措施

- 受影响的休息时间:记录助产人员无法休息的预期休息时间的比例
- 助产士加班:记录助产士加班的比例(包括有偿和无偿)
- 助产士疾病:记录助产人员计划外缺勤的比例
- 员工士气:记录助产人员工作满意度的比例

助产士和护理人员的级别和更详细的数据收集建议

- 每个班次的计划助产人员、所需助产人员和可用助产人员:记录每个班次的总助产时间,这些时间是提前计划的,在班次当天被认为是需要的,并且是实际可用的
- 在特定时期内,如 24 小时内,从事固定劳动的妇女人数和助产人员人数
- 高度依赖和/或持续依赖临时助产人员:记录银行和机构助产人员在产科病房提供的中期工作时间比例(应在当地确定的可接受水平内)。遵守当地政策规定的任何强制性培训(这是助产人员编制规模是否足够的指标)

注:其他安全助产人员配置指标可依据当地实际情况确定。

产科安全助产配置应依据安全、科学、有效的原则。①强调护患比:产床位数与在岗助产士的比例不低于基本要求。②弹性调配:以护理工作量为基础,根据收治患者特点、护理等级比列、床位使用率以及护理人员的职称、学历层次对产科护理人力资源实行弹性调配。③层次调配:科室护理人力资源暂时短缺,先在本病区调配,病区内无法解决,上报医院护理部进行调控。④教育培训:重视助产人员各项技能培训,加强各种产科危急重症急救演练。

(岳军)

参考文献

[1] NICE guideline. Safe midwifery staffing for maternity settings.2015.

[2] World Health Organization. WHO Safe Childbirth Checklist.

[3] DOVE S,MUIR-COCHRANE E. Being safe practitioners and safe mothers:a critical ethnography of continuity of care midwifery in Australia. Midwifery,2014,30(10): 1063-1072.

[4] SETOLA N,IANNUZZI L,Santini M,et al. Optimal settings for childbirth. Minerva Ginecol,2018,70(6):687-699.

[5] BENATAR S,GARRETT AB,HOWELL E,et al. Midwifery care at a freestanding birth center:a safe and effective alternative to conventional maternity care. Health Serv Res,2013,48(5):1750-1768.

[6] Altman MR,Murphy SM,FITZGERALD CE,et al. The Cost of nurse-midwifery care:use of interventions,resources,and associated costs in the hospital setting. Womens Health Issues,2017,27(4):434-440.

[7] BRADSHAW C,MURPHY TIGHE S,DOODY O. Midwifery students' experiences of their clinical internship:A qualitative descriptive study. Nurse Educ Today,2018,68: 213-217.

[8] MCFARLAND AK,JONES J,LUCHSINGER J,et al. The experiences of midwives in integrated maternity care:A qualitative metasynthesis. Midwifery,2020,80:102544.

[9] Hickey S,Kildea S,Couchman K,et al. Establishing teams aiming to provide culturally safe maternity care for Indigenous families. Women Birth,2019,32(5):449-459.

[10] KENNEDY HP,LYNDON A. Tensions and teamwork in nursing and midwifery relationships. J Obstet Gynecol Neonatal Nurs,2008,37(4):426-435.

[11] COLVIN CJ,DE HEER J,Winterton L,et al. A systematic review of qualitative evidence on barriers and facilitators to the implementation of task-shifting in midwifery services. Midwifery,2013,29(10):1211-1221.

[12] Cummins A,Griew K,Devonport C,et al. Exploring the value and acceptability of an antenatal and postnatal midwifery continuity of care model to women and midwives,using the Quality Maternal Newborn Care Framework. Women Birth,2022,35(1):59-69.

[13] AFULANI PA,DYER J,CALKINS K,et al. Provider knowledge and perceptions following an integrated simulation training on emergency obstetric and neonatal care and respectful maternity care:A mixed-methods study in Ghana. Midwifery,2020,85:102667.

[14] HENSHALL C,TAYLOR B,KENYON S. A systematic review to examine the evidence regarding discussions by midwives,with women,around their options for where to give birth. BMC Pregnancy Childbirth. 2016,16:53.

[15] VUSO Z,JAMES S. Effects of limited midwifery clinical education and practice standardisation of student preparedness. Nurse Educ Today,2017,55:134-139.

[16] WRIGHT A, NASSAR A H, VISSER G, et al. FIGO Safe Motherhood and Newborn Health Committee. FIGO good clinical practice paper: management of the second stage of labor. Int J Gynaecol Obstet, 2021, 152 (2): 172-181.

[17] MCINNES R J, AITKEN-ARBUCKLE A, LAKE S, et al. Implementing continuity of midwife carer - just a friendly face? A realist evaluation. BMC Health Serv Res, 2020, 20 (1): 304.

第四节 羊水栓塞国内外指南与共识解读

【概述】

羊水栓塞(amniotic fluid embolism, AFE)是产科罕见并发症,其临床特点为发病迅猛、进展极快、病情凶险、难以预测,可导致母儿残疾甚至死亡等严重的不良结局。

AFE 目前尚无公认的确切的诊断标准,故在全球范围内 AFE 的发病率、病死率存在很大差异。根据现有的报道,AFE 发病率约(1.9~6.1)/10 万,死亡率 19%~86%。AFE 的确切发生原因目前仍不清楚,其高危因素包括所有可能增加羊水及胎儿成分进入母体机会的状况,如剖宫产、会阴切开等手术操作,前置胎盘、胎盘植入、胎盘早剥等胎盘异常。AFE 的低发病率也使得临床医生很难通过积累临床经验来应对。

【发病机制】

AFE 的发病机制尚不明确。目前较为公认的可能的发病机制如下(图 9-4-1):当母胎屏障破坏时,羊水成分进入母体循环,一方面引起机械性的阻塞,另一方面母体将对胎儿抗原和羊水成分发生免疫反应,当胎儿的异体抗原激活母体的炎症介质时,发生炎症、免疫等"瀑布样"级联反应,从而发生类似全身炎症反应综合征,引起肺动脉高压、肺水肿、严重低氧血症、呼吸衰竭、循环衰竭、心搏骤停及孕产妇严重出血、DIC、多器官功能衰竭等一系列表现;在这个过程中,补体系统的活化可能发挥着重要的作用。

【临床表现】

70% 的 AFE 发生在产程中,11% 发生在经阴道分娩后,19% 发生于剖宫产术中;通常在分娩过程中或产后立即发生,大多发生在胎儿娩出前 2 小时及胎盘娩出后 30 分钟。有极少部分发生在

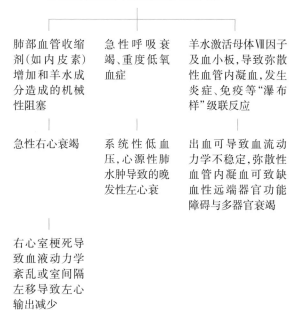

图 9-4-1 羊水栓塞的发病机制

中期妊娠引产、羊膜腔穿刺术中和外伤时。

AFE 的临床表现存在很大的异质性,特征性的表现为产时突发的低氧血症、低血压、继发的凝血功能障碍三联症。

经典 AFE 的发病过程具有戏剧性,30%~40% 的 AFE 孕产妇会出现非特异性的前驱症状,主要表现为憋气、呛咳、呼吸急促、心慌、胸痛、寒战、头晕、恶心、呕吐、乏力、麻木、针刺样感觉、焦虑、烦躁、精神状态的改变及濒死感等,随后迅速进展为突发呼吸困难和 / 或口唇发绀、血氧饱和度下降、肺底部较早出现湿啰音、插管者的呼气末二氧化碳分压测不出;心动过速、低血压休克、抽搐、意识丧失或昏迷,心电图可表现为右心负荷增加等。病情严重者,可出现心室颤动、无脉性室性心动过速及心搏骤停,于数分钟内猝死。

AFE 如在胎儿娩出前发生,由于含氧血液向子宫外分流,儿茶酚胺进一步降低子宫灌注,胎心监护可出现胎心减速、胎心率基线变异消失等异常;严重的胎儿心动过缓可为 AFE 的首发表现。

弥散性血管内凝血(DIC)在 AFE 孕产妇中发生率高达 83% 以上,且可为 AFE 的首发表现。表现为胎儿娩出后无原因的、即刻大量产后出血,且为不凝血,以及全身皮肤黏膜出血、血尿、消化道出血、手术切口及静脉穿刺点出血等 DIC 表现,在罕见情况下可能为 AFE 的唯一表现。

由于被累及的器官与系统不同,AFE 的临床表现具有多样性和复杂性。

【诊断与鉴别诊断】

目前尚无国际统一的诊断标准和有效的实验室诊断依据,故 AFE 的诊断是临床诊断。只要孕产妇符合 AFE 临床特点,即可做出诊断,母体血中是否找到胎儿或羊水成分不是诊断或排除诊断的依据。不具备 AFE 临床特点的病例,不能仅依据实验室检查做出 AFE 的诊断。孕产妇行尸体解剖,其肺小动脉内见胎儿鳞状上皮或毳毛可支持 AFE 的诊断。

根据《羊水栓塞临床诊断与处理专家共识(2018)》,建议的诊断标准如下。

1. 诊断 AFE,需以下 5 条全部符合:

(1) 急性发生的低血压或心搏骤停。

(2) 急性低氧血症:呼吸困难、发绀或呼吸停止。

(3) 凝血功能障碍:有血管内凝血因子消耗或纤溶亢进的实验室证据,或临床上表现为严重的出血,但无其他可以解释的原因。

(4) 上述症状发生在分娩、剖宫产术、刮宫术或是产后短时间内(多数发生在胎盘娩出后 30 分钟内)。

(5) 对于上述出现的症状和体征不能用其他疾病来解释。

2. 当其他原因不能解释的急性孕产妇心、肺功能衰竭伴以下 1 种或几种情况:低血压、心律失常、呼吸短促、抽搐、急性胎儿窘迫、心搏骤停、凝血功能障碍、孕产妇出血、前驱症状(乏力、麻木、烦躁、针刺感),可考虑为 AFE。这不包括产后出血但没有早期凝血功能障碍证据者,或其他原因的心肺功能衰竭者。

血常规、凝血功能、血气分析、心电图、心肌酶谱、胸片、超声心动图、血栓弹力图、血流动力学监测等有助于 AFE 的诊断、病情监测及治疗。

临床上多种疾病都可能导致产时或产后短时间内急性呼吸循环障碍,如:大面积肺栓塞、急性心肌梗死、围产期心肌病、肺水肿、子痫发作、过敏性休克、麻醉意外等,对于产时或产后短时间内突发急性循环呼吸障碍表现时,一定要在鉴别诊断中考虑到 AFE 可能。

【处理】

一旦怀疑 AFE,立即按 AFE 急救。推荐包括麻醉、呼吸、重症医学、母胎医学等专家在内的多学科会诊,及时、有效的多学科合作对于孕产妇抢救成功及改善其预后至关重要。

AFE 的治疗主要采取生命支持、对症治疗和保护器官功能,高质量的心肺复苏和纠正 DIC 至为重要。

(一) 呼吸支持治疗

立即保持气道通畅,充分给氧,尽早保持良好的通气状况是成功的关键,包括面罩给氧、无创面罩或气管插管辅助呼吸等。

(二) 循环支持治疗

根据血流动力学状态,在 AFE 的初始治疗中使用血管活性药物和正性肌力药物,以保证心输出量和血压稳定,并应避免过度输液。

1. 液体复苏   以晶体液为基础,常用林格液。在循环支持治疗时一定要注意限制液体入量,否则很容易引发心力衰竭、肺水肿,且肺水肿也是治疗后期发生严重感染、脓毒血症的诱因之一。

2. 维持血流动力学稳定   AFE 初始阶段由于肺动脉高压,表现为右心功能不全,心脏超声检查可以发现肺动脉高压,右心后负荷过重导致右心室收缩障碍及室间隔左移。如果通气不能及时改善,低氧、酸中毒、高碳酸血症会加重肺动脉高压,最终发生右心衰竭。多巴酚丁胺、米力农兼具强心、扩张肺动脉的作用,是治疗的首选药物。

3. 解除肺动脉高压   具体药物用法见表 9-4-1。

4. 生命支持   当孕产妇出现 AFE 相关的心搏骤停时,应即刻进行标准的基础心脏生命支持(BCLS)和高级心脏生命支持(ACLS)等高质量的心肺复苏。心搏骤停复苏初期不需要明确 AFE 的诊断,此时,最关键的紧急行动是高质量的心肺复苏。对未分娩的孕妇,应左倾 30° 平卧位或子宫左牵防止负重子宫压迫下腔静脉,高质量的临床演练就是熟练掌握急救技能的唯一途径。作为产科医务人员至少应当严格掌握正确的 BCLS 技能,胸外按压动作标准、到位,人工通气及时、有效,有能力在第一现场即刻展开抢救,同时有效呼救,为后续的治疗抢得时机。

5. 应用糖皮质激素   糖皮质激素用于 AFE 的治疗虽存在争议,但基于临床经验,可尝试尽早使用大剂量糖皮质激素,具体药物用法见表 9-4-1。

6. 新的循环支持策略   AFE 发生后,对于血管活性药物无效的顽固性休克孕产妇,可进行有创性血流动力学支持。体外膜氧合(ECMO)和主

表 9-4-1 羊水栓塞常用抢救药物及用法

作用	药品名	用法
纠正低血压	甲肾上腺素	0.05~3.30μg/(kg·min),静脉泵入
强心和扩张肺动脉	多巴酚丁胺	2.5~5.0μg/(kg·min),静脉泵入
	磷酸二酯酶抑制剂	0.25~0.75μg/(kg·min),静脉泵入
解除肺动脉高压	依前列醇	10~50ng/(kg·min),吸入
	伊洛前列素	10~20μg/次,吸入,6~9 次/d
	曲前列尼尔	1~2ng/(kg·min)起始剂量,静脉泵入,逐步增加直至达到效果
	西地那非	20mg/次,口服,3 次/d,或通过鼻饲和/或胃管给药
	一氧化氮	5~40ppm,吸入
	罂粟碱、阿托品、氨茶碱、酚妥拉明等	
糖皮质激素	氢化可的松	500~1 000mg/d,静脉滴注
	甲泼尼龙	80~160mg/d,静脉滴注
	地塞米松	20mg 静脉推注,然后再给予 20mg 静脉滴注

动脉内球囊反搏等策略已经在多个病例报道中被证明有效。

(三)处理凝血功能障碍

凝血功能障碍可在 AFE 并发心血管系统异常后出现,也可为首发表现,推荐早期进行凝血状态的评估和早期即按大量输血方案进行输血治疗。快速补充红细胞和凝血因子(新鲜冰冻血浆、冷沉淀、纤维蛋白原、血小板等)至关重要,尤其需要注意补充纤维蛋白原。同时进行抗纤溶治疗,如静脉输注氨甲环酸等。有条件者可使用床旁血栓弹力图指导血液成分的输注。

AFE 常伴有宫缩乏力,需要积极治疗,必要时使用宫缩剂。同时要排除其他引起产后出血的原因,如子宫颈、阴道等产道裂伤。

临床上对于肝素治疗 AFE 引起的 DIC 的争议很大。由于 AFE 进展迅速,难以掌握何时是 DIC 的高凝阶段,使用肝素治疗弊大于利,因此不常规推荐肝素治疗,除非有早期高凝状态的依据。

(四)产科处理

若 AFE 发生在胎儿娩出前,抢救孕妇的同时应及时终止妊娠,行阴道助产或短时间内行剖宫产术。当孕产妇发生心搏骤停,胎儿已达妊娠 23 周以上,立即进行心肺复苏的同时准备紧急剖宫产术;如孕产妇心肺复苏 4 分钟后仍无自主心率,可以考虑行紧急剖宫产,这不仅可能会拯救胎儿的生命,而且在理论上可以通过去除孕产妇下腔静脉的压力从而有利于其复苏。考虑到国内手术设施条件、早产新生儿救治水平、经济承受能力以及人们传统的思想观念,在决定心搏骤停患者或死亡孕妇即刻剖宫产时,也有专家学者建议将孕龄推后到 28 周左右。

子宫切除不是治疗 AFE 的必要措施,若产后出血难以控制,危及产妇生命时,果断、快速地切除子宫是必要的。

(五)迅速、全面的监测

立即进行严密的监护,全面的监测应贯穿于抢救过程的始终,包括血压、心率、呼吸、尿量、凝血功能、电解质、肝肾功能、血氧饱和度、心电图、动脉血气分析、中心静脉压、心输出量等。孕产妇经食管或经胸超声心动图和肺动脉导管,可作为监测其血流动力学的有效手段。

(六)器官功能支持与保护

AFE 急救成功后往往会发生急性肾衰竭、急性呼吸窘迫综合征、缺氧缺血性脑损伤等多器官功能衰竭及重症脓毒血症等。心肺复苏后要给予适当的呼吸、循环等对症支持治疗,以继续维持孕产妇的生命体征和内环境稳定,包括神经系统保护、亚低温治疗、稳定血流动力学及足够的血氧饱和度、血糖水平的控制、血液透析和/或滤过的应用、积极防治感染、胃肠功能的维护、微循环的监测与改善、免疫调节与抗氧化治疗等。

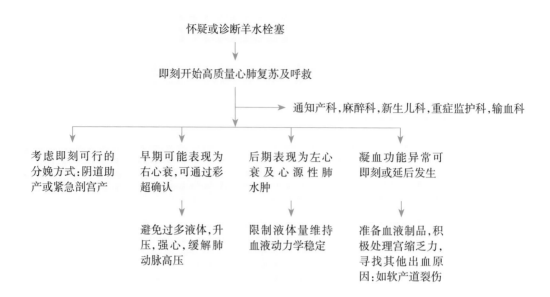

怀疑或诊断羊水栓塞

即刻开始高质量心肺复苏及呼救

通知产科,麻醉科,新生儿科,重症监护科,输血科

考虑即刻可行的分娩方式:阴道助产或紧急剖宫产

早期可能表现为右心衰,可通过彩超确认

后期表现为左心衰及心源性肺水肿

凝血功能异常可即刻或延后发生

避免过多液体,升压,强心,缓解肺动脉高压

限制液体量维持血液动力学稳定

准备血液制品,积极处理宫缩乏力,寻找其他出血原因:如软产道裂伤

图 9-4-2　羊水栓塞的处理流程

AFE 罕见而又致命,起病的根本原因仍不清楚。目前仍然是以临床表现作为诊断依据,必须注意同原发性心脏病、过敏性休克以及产后出血等相鉴别。及时、有效的多学科合作对于孕产妇抢救成功及改善其预后至关重要,准确到位的日常急救演练是 AFE 抢救成功的关键,迅速、全面的监测是实施有效治疗措施的保证。除呼吸循环复苏和支持外,要积极提前处理 AFE 继发的难治性产后出血。

【处理流程】

羊水栓塞处理流程见图 9-4-2。

（高岩　周羽）

参考文献

[1] 中华医学会妇产科学分会产科学组. 羊水栓塞临床诊断与处理专家共识(2018). 中华妇产科杂志,2018,53(12):831-835.

[2] PACHECO LD,SAADE G,HANKINS G,et al. Amniotic fluid embolism:diagnosis and management. Am J Obstet Gynecol,2016,215(2):B16-B24.

[3] ABENHAIM HA,AZOULAY L,KRAMER MS,et al. Incidence and risk factors of amniotic fluid embolisms:a population-based study on 3 million births in the United States. Am J Obstet Gynecol,2008,199:49.e1-e8.

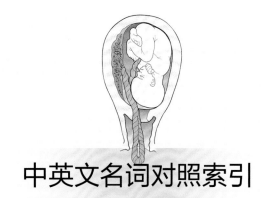

中英文名词对照索引